PHOTOGRAPHISCHES PRAKTIKUM FÜR MEDIZINER UND NATURWISSENSCHAFTLER

BEARBEITET VON

P. ABEL-WIEN · A. CERNY-WIEN · J. DAIMER-WIEN · E. DEGNER-BERLIN · K. GOLDHAMER-WIEN · G. GUIST-WIEN · A. HAY-WIEN M. HESCH-LEIPZIG · O. KAUDERS-WIEN · H. PETERSEN-WÜRZBURG E. PETERTIL-BERLIN · F. SCHEMINZKY-WIEN · G. SPIEGLER-WIEN J. THIEME-MÜNCHEN · A. WEBER-BAD NAUHEIM A. WERKGARTNER-WIEN

HERAUSGEGEBEN VON

DR. ALFRED HAY

WIEN

MIT 299 TEXTABBILDUNGEN, 3 TAFELN UND 3 DIAGRAMMEN

WIEN

VERLAG VON JULIUS SPRINGER

1930

ISBN-13: 978-3-7091-5226-3   e-ISBN-13: 978-3-7091-5374-1

DOI: 10.1007/978-3-7091-5374-1

Vorwort

Da die Photographie als objektives Ausdrucks- und Forschungsmittel fast auf allen Gebieten der Wissenschaft immer größere Bedeutung gewinnt und auch die Mediziner und Naturwissenschaftler (Zoologen, Biologen usw.) sich dieses Mittels immer häufiger zu bedienen trachten, erschien das Vorhandensein eines Buches wünschenswert, in welchem alles das zusammengetragen ist, was Mediziner und Naturwissenschaftler wissen und können sollen, damit ihnen die Photographie tatsächlich ein vielseitig brauchbares Hilfsmittel sei.

Das Buch zerfällt in 15 Kapitel, die Spezialgebieten der Medizin (Naturwissenschaft) bzw. der photographischen Aufnahmetechnik gewidmet sind; aus diesen Kapiteln geht klar hervor, wie vielfältig die Anwendungsmöglichkeiten der Photographie in diesen Wissensgebieten sind und wie Ersprießliches sie zu leisten vermag. Es wurde Wert darauf gelegt, daß die einzelnen Kapitel einander inhaltlich nicht übergreifen; trotzdem stellen sie bis zu einem gewissen Grad in sich abgeschlossene Darstellungen der betreffenden Sondergebiete dar.

Über den Gebrauch des Buches als Lehrbuch sei folgendes bemerkt: Der Anfänger lese zuerst das Kapitel „Die Photographie in der Anatomie" von Dr. KARL GOLDHAMER durch; hier findet er eine kurze Darstellung des ganzen photographischen Prozesses. Nach Durcharbeiten dieses Abschnittes und der Kapitel „Die optischen Grundlagen der Photographie" von Dr. ALFRED HAY und „Die Grundlagen der photographischen Negativ- und Positivverfahren" von Dr. JOSEF DAIMER wird er in der Lage sein, die Spezialkapitel mit Erfolg zu verwerten. Derjenige, der die Photographie bereits befriedigend beherrscht, wird die einleitenden Kapitel von HAY und DAIMER, welche die Grundlagen der Photographie exakt behandeln, zuerst vornehmen und im Anschluß daran die Spezialkapitel studieren.

Es wurde, wie dies bei einem Praktikum ja selbstverständlich ist, an keiner Stelle das Theoretische zu stark hervorgehoben. Um das Ganze praktisch brauchbar und gut lesbar zu gestalten, wurde größte Exaktheit und Klarheit der Ausdrucksweise angestrebt.

Da, wie bereits bemerkt, Übergreifungen vermieden wurden, wird man im Inhaltsverzeichnis manches nicht dort finden, wo man es vielleicht vermuten könnte; aus diesem Grunde wurde das Sachregister sehr ausführlich gestaltet: ein Suchen an dieser Stelle wird wohl zeigen, daß das Praktikum über alles Notwendige und Wissenswerte Bescheid gibt.

Einzelnen Kapiteln des Buches sind Literaturverzeichnisse angefügt, um einen Einblick in die Quellenschriften und Originalarbeiten zu vermitteln. Die Diagramme auf Seite IX und X dienen zur Ermittelung von Daten bezüglich der Leistungsfähigkeit photographischer Objektive, das letzte Kapitel „Juristische Grundlagen der medizinischen Photographie" von Dr. PAUL ABEL wird wohl insbesondere den Klinikern erwünscht erscheinen.

Daß auf reiche und sorgfältige illustrative Ausstattung des Buches Bedacht genommen wurde, liegt im Charakter desselben begründet.

Der Herausgeber wäre für Anregungen aus dem Leserkreis bezüglich Ausgestaltung dieses Praktikums bei einer eventuellen Neuauflage sehr dankbar.

Wien, im Februar 1930
Graphische Lehr- und Versuchsanstalt

Der Herausgeber

Inhaltsverzeichnis

Diagramme
zur Ermittlung geometrisch-optischer Beziehungen

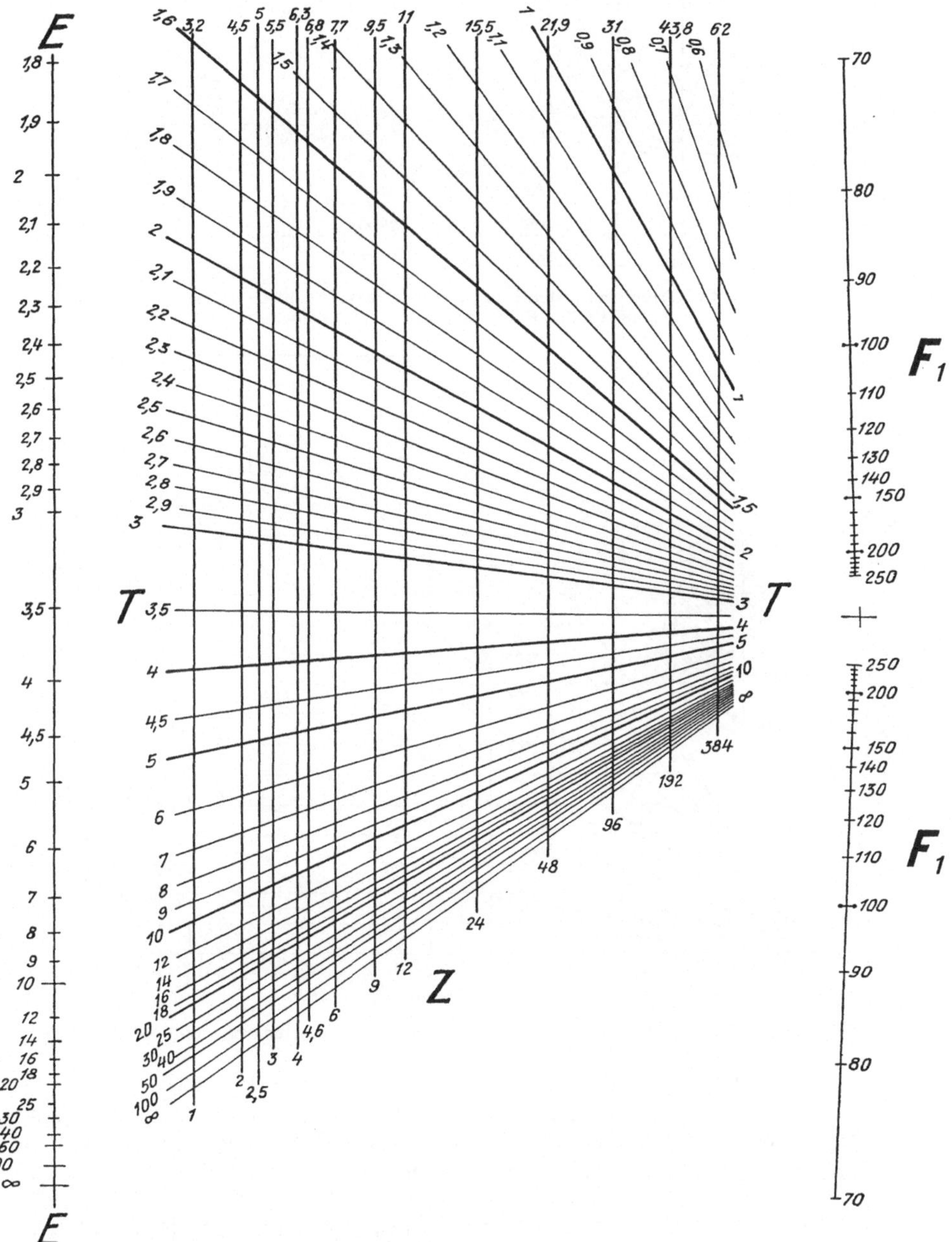

Diagramm I. Tafel zur Ermittlung der den Blenden zwischen 1:3,2 bis 1:62, den Einstellweiten 0,6 m bis ∞ und den Brennweiten 70 bis 250 mm entsprechenden Tiefen im Objektraum. (Nach K. HOECKEN, Festschrift der Fa. C. P. GOERZ 1886—1911)

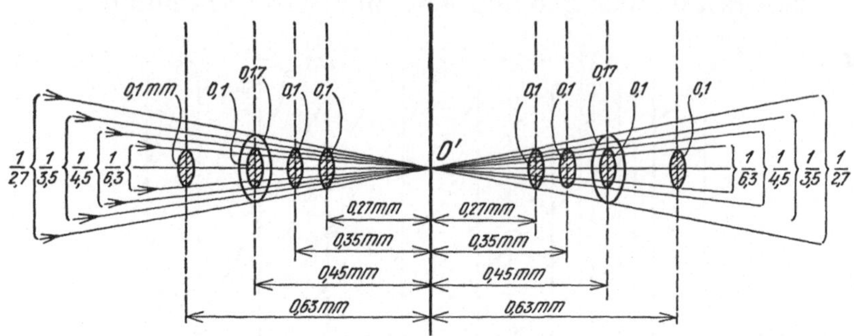

Diagramm II. Zur Erläuterung der Folgen einer Kassettendifferenz usw. (Nach Druckschrift Nr. P 258 der Fa. C. Zeiss, Jena)

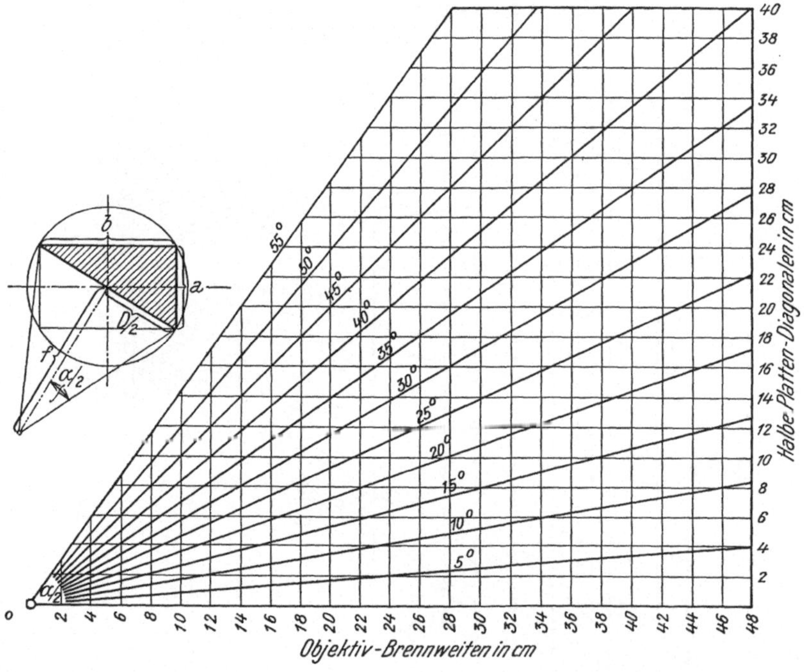

Diagramm III. Zur Bestimmung von Bildfeldwinkel, Plattengröße und Brennweite

Plattenformate und zugehörige halbe Diagonalen

Plattenformat	4×4	4×5	5×5	5×6	6×6	6×7	6×8	6×9	$6,5\times6,5$
Halbe Diag.	2,83	3,20	3,53	3,91	4,24	4,82	5,0	5,49	4,60

Plattenformat	$6,5\times9$	7×7	7×8	7×9	$7,5\times7,5$	$7,5\times10$	8×8	8×9
Halbe Diag.	5,55	4,95	5,31	5,70	5,30	6,25	5,65	6,02

Plattenformat	8×10	9×9	9×12	9×14	10×10	$10\times12,5$	10×15
Halbe Diag.	6,40	6,36	7,50	8,32	7,07	8,0	9,01

Plattenformat	12×15	12×16	$12\times16,5$	13×18	13×21	15×20	16×21
Halbe Diag.	9,60	10,0	10,2	11,1	12,35	12,5	13,2

Plattenformat	18×24	21×27	24×30	27×35	30×40
Halbe Diag.	15,0	17,1	19,2	22,1	25,0

Die optischen Grundlagen der Photographie

Von **Alfred Hay**, Wien

Mit 27 Abbildungen und 3 Diagrammen[1]

Im nachstehenden sollen die optischen Grundlagen der Photographie so weit behandelt werden, als ihre Kenntnis zu einem tieferen Verständnis für die Leistungsfähigkeit der in Betracht kommenden Geräte und Arbeitsmethoden notwendig ist.

Das photographische Objektiv

Das photographische Objektiv ist ein Gerät, mit dessen Hilfe perspektive Bilder in einer Ebene hergestellt werden können. Da die mit Hilfe des photographischen Objektivs gewonnenen Bilder Zentralperspektiven sind, so erscheint es notwendig, den Begriff des perspektiven Bildes etwas näher zu erläutern. Ein perspektives Bild entsteht folgendermaßen: Es sei E in Abb. 1 eine vertikal stehende Ebene aus Glas, O sei der Ort, an den das Auge gebracht werde; den Normalabstand des Augpunktes von der Ebene E bezeichnen wir mit d. Betrachtet man von O aus durch die Glastafel hindurch die Punkte A, B, C... und denkt man sich diese Punkte mit dem Augpunkt durch Sehstrahlen verbunden, so durchstoßen diese die Ebene E, unsere Zeichenebene, in den Punkten a, b, c...

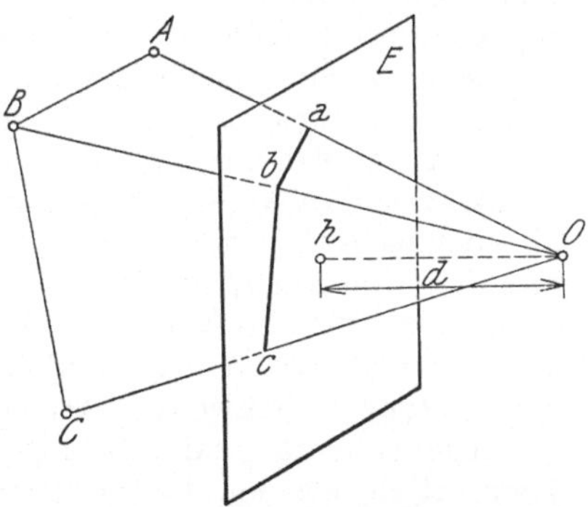

Abb. 1. Zur Entstehung eines perspektiven Bildes auf einer vertikal stehenden Glastafel

Verbinden wir diese Punkte, die Bildpunkte der Punkte A, B, C..., in gehöriger Reihenfolge miteinander, so erhalten wir ein perspektives Bild des räumlichen Linienzuges A, B, C... Vorausgesetzt, daß wir die so entstandene perspektive Zeichnung auf der Ebene E vom Augpunkt O aus betrachten,

---

[1] Diese Diagramme (auf S. IX und X) dienen als Behelf für alle Beiträge des Praktikums.

ersetzt uns diese Betrachtung bis zu einem gewissen Grad die direkte Betrachtung der Raumpunkte A, B, C ... Diese Art der Herstellung perspektiver Zeichnungen mit Zuhilfenahme von Glastafeln wurde bereits von ALBRECHT DÜRER angegeben.

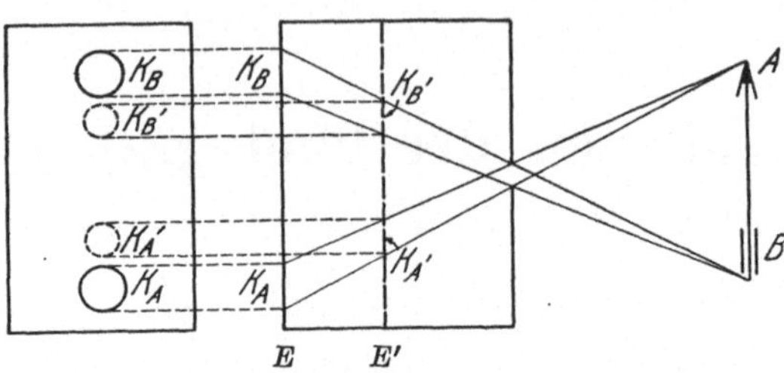

Abb. 2. Camera obscura. Rechts Strahlengang in der Camera obscura, links die bildauffangende Ebene mit den Zerstreuungskreisen. K'_A, K'_B sind die Zerstreuungskreise in der Ebene E', die der Lichteintrittsöffnung näher liegt als E

Die Camera obscura, deren Prinzip in Abb. 2 skizziert erscheint, war ein bereits um das Jahr 1550 sicher bekanntes Gerät und stand zunächst als Zeichenhilfe in Verwendung. Die Camera obscura besteht aus einem innen geschwärzten Holzkasten, in dessen vorderer Wand sich eine kleine kreisförmige Öffnung befindet. Senden die außerhalb der Camera obscura befindlichen Punkte A, B, ... nach allen Richtungen des Raumes Lichtstrahlen aus, so dringen enge Lichtstrahlenbündel durch die Öffnung der Camera obscura ein. Diese engen Lichtstrahlenbündel sind Kegel, deren Spitzen in A, B, ... liegen, und werden von der Ebene E, die wir uns etwa durch ein Pauspapier repräsentiert denken, in den Kreisen K_A, K_B, ..., die als Zerstreuungskreise bezeichnet seien, geschnitten. Ersichtlich wird der Durchmesser dieser Kreise größer, 1. wenn der Durchmesser der Lichteintrittsöffnung zunimmt, 2. wenn c. p. die Ebene E von der erwähnten Öffnung abrückt. Der Größe der Lichteintrittsöffnung erscheint sowohl nach unten als auch nach oben hin eine Grenze gesetzt. Ist diese Öffnung zu klein, so erfolgt an ihr Beugung (Diffraktion) der Lichtstrahlen, ist die Öffnung zu groß, so werden die früher erwähnten Kreise K_A, K_B zu groß. Wir fordern, daß diese Kreise genügend klein sind, um uns, etwa aus der Entfernung der deutlichen Sehweite betrachtet, als „Punkte" zu erscheinen.

Die Abbildung mit Hilfe der Röntgenstrahlen ist auch eine Zentralperspektive, bei der die Antikathode der Röntgenröhre als Projektionszentrum wirkt. Bei der Röntgenphotographie geht das Licht vom Projektionszentrum aus, der Strahlengang verläuft dem hier beschriebenen entgegengesetzt, das geometrische Ergebnis ist aber das gleiche: Es entsteht ein perspektives Bild, und zwar ein Schattenbild bei Zentralbeleuchtung.

Aus den bisherigen Betrachtungen bezüglich des Durchmessers der Lichteintrittsöffnung der Camera obscura und ihrer Entfernung von der Ebene E bzw. E' (vgl. Abb. 2) folgt, daß diese beiden Größen in einer bestimmten Beziehung zueinander stehen müssen, wenn auf die angedeutete Art „scharfe" brauchbare Bilder in der Camera obscura entstehen sollen. Da durch die immerhin kleine Öffnung der Camera obscura nur wenig Lichtstrahlen eintreten können, wird das

entstehende Bild ziemlich lichtschwach sein; dies ist um so mehr der
Fall, je weiter die bildauffangende Ebene von der Lichteintrittsöffnung
entfernt ist. Mit einer passend dimensionierten Lochkamera (Camera
obscura) lassen sich bei Verwendung einer lichtempfindlichen Platte
an Stelle des Pauspapiers recht brauchbare photographische Bilder herstellen, die den Vorzug haben, einwandfreie perspektive Darstellungen
zu sein. Daß die Bilder in der Camera obscura höhen- und seitenverkehrt
sein müssen, geht aus Abb. 2 deutlich hervor.

Vergleichen wir die Methode der Herstellung einer perspektiven
Zeichnung unter Zuhilfenahme einer Glastafel und die Entstehung eines
Bildes in einer Camera obscura, so ist es ohneweiters klar, daß auch letzt-
erwähntes Bild ein perspektives Bild ist; die Öffnung der Camera
obscura (s. Abb. 2) entspricht dem Augpunkt O, die Ebene E (bzw. E')
in Abb. 2 der Zeichenebene E in Abb. 1. Das Bild wird c. p. um
so größer, je größer der Abstand d der Öffnung (des Augpunktes O)
von der Ebene E ist.

Schon frühzeitig verfiel man darauf, die Öffnung der Camera obscura
mit einer sammelnden Linse auszufüllen; mit diesem Augenblick war die
photographische Kamera im heutigen Sinne erfunden.

Bevor wir auf die Eigenschaften photographischer Objektive eingehen, wollen wir kurz einige Eigenschaften sammelnder Linsensysteme
bzw. optischer Linsen im allgemeinen erläutern, die z. T. wenigstens aus
der Ophthalmologie bzw. Brillenlehre wohl bekannt sind.

Unter einem Linsensystem verstehen wir eine zentrierte Folge
achsensymmetrischer optischer Linsen. Eine optische Linse besteht
aus einem durchsichtigen Medium (Glas), das von stetigen Rotations-
flächen (zumeist sphärischen Flächen) begrenzt ist,
die eine gemeinsame Flächennormale, Achse, haben.
Die Linsenfolge ist zentriert, wenn die Achsen
der Einzellinsen zusammenfallen. In Abb. 3 ist eine
solche zentrierte Linsenfolge dargestellt. Es sei
gleich hier bemerkt, daß ein photographisches Objektiv, ein Mikroskop usw. sowie Kombinationen
solcher Geräte zentrierte Systeme sein müssen,
wenn sie brauchbare Bilder liefern sollen. Die einzelnen Linsen des Systems können sammelnd oder
zerstreuend sein. Eine Sammellinse ist eine solche,
die auffallende achsenparallele Strahlen in einem
reellen, d. h. auffangbaren Brennpunkt vereinigt; eine Zerstreuungslinse beeinflußt den Verlauf achsenparallel auffallender Strahlen so,
daß diese nach dem Austritt aus der Linse von einem objektwärts gelegenen Punkt, dem virtuellen Brennpunkt, auszugehen scheinen. Ein
Linsensystem heißt sammelnd, wenn es als ganzes die Eigenschaften
einer Sammellinse hat, zerstreuend, wenn es als ganzes die Eigenschaften
einer Zerstreuungslinse besitzt. Parallelstrahlen sind Lichtstrahlen, die
von einem unendlich (praktisch sehr) weit entfernten Punkt ausgehen.

Da das photographische Objektiv als ganzes ein sammelndes

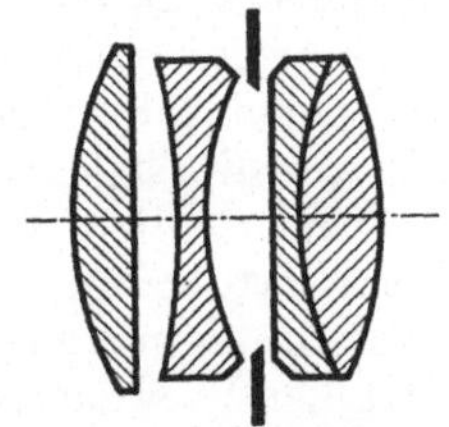

Abb. 3. Zeiss-Tessar
als Beispiel eines zen-
trierten Linsensystems

System darstellt, seien im nachstehenden die Eigenschaften eines solchen an einer sammelnden (ideal korrigierten) Einzellinse erläutert.

Wir nehmen an, die sammelnde Linse sei bikonvex und habe eine endliche Mittendicke (eine sammelnde Linse kennzeichnet sich u. a. dadurch, daß sie in der Mitte dicker ist als am Rand). Eine Sammellinse erscheint durch eine Reihe von Kardinalpunkten charakterisiert: 1. Der Brennpunkt. Dies ist jener reelle (auffangbare) Punkt auf der Linsenachse, in welchem achsenparallele Strahlen nach erfolgter Brechung vereinigt werden. 2. Die zwei Hauptpunkte[1] (sind die Medien vor und hinter der Linse gleich, z. B. Luft, so fallen Hauptpunkte und Knotenpunkte zusammen). 3. Die 2 Knotenpunkte sind auf der Linsenachse gelegene Punkte mit folgender Eigenschaft: Ein Lichtstrahl, der auf den ersten Knotenpunkt hin gerichtet ist, tritt nach erfolgter Brechung aus der Linse so aus, als ob er vom zweiten Knotenpunkt her käme. Man bezeichnet den Abstand zwischen Brennpunkt und dem diesem Brennpunkt zugekehrten Hauptpunkt als Brennweite. Ist die Linse dünn, so liegen die Hauptpunkte sehr nahe beieinander; in der unendlich dünnen Linse fallen sie ganz zusammen.

Ein optisches Linsensystem, wie das photographische Objektiv, besitzt gleichfalls zwei Hauptpunkte (Knotenpunkte), welche (außer beim Teleobjektiv) innerhalb des Systems gelegen sind. Die optische Wirkung eines zusammengesetzten Linsensystems können wir uns, was Lage und Größe der Bilder betrifft, durch die einer unendlich dünnen Linse gleicher Brennweite, der Äquivalentbrennweite, ersetzt denken.

Da das Licht auf eine Linse sowohl von rechts als auch von links einfallen kann, gibt es einen vorderen und einen rückwärtigen Brennpunkt sowie eine vordere und eine rückwärtige Brennweite; im Falle das System beiderseits an das gleiche Medium grenzt, sind vordere und rückwärtige Brennweite einander gleich. Dies ist z. B. bei einem mikroskopischen Immersionsobjektiv nicht der Fall: es grenzt objektseitig an die Immersionsflüssigkeit, bildseitig an Luft.

Wir wollen nunmehr zeigen, wie nach J. B. LISTING für die ideal korrigierte Sammellinse bzw. für ein vorliegendes sammelndes optisches System unter der Voraussetzung, daß nur achsennahe verlaufende Strahlen Verwendung finden, die Lage und Größe des durch dieses System von einem Objekt entworfenen Bildes konstruktiv ermittelt werden kann, wenn die Kardinalpunkte des Systems gegeben sind.

In Abb. 4 ist $O\overline{O}$ das abzubildende Objekt. Unter den unendlich vielen von $\overline{O}$ ausgehenden Lichtstrahlen wählen wir für die folgende Konstruktion zwei günstig verlaufende Lichtstrahlen aus: 1. den achsenparallelen Strahl; man verlängert ihn bis zum Schnitt mit H, H', den Hauptebenen; dieser Strahl muß nach erfolgter Brechung durch den

---

[1] Die Hauptpunkte kennzeichnen sich durch folgende Eigenschaft: Errichtet man in ihnen achsensenkrechte Ebenen, die Hauptebenen, so sind diese zueinander konjugiert, d. h. sie entsprechen einander als Objekt und Bild; Objekt und Bild sind in ihnen gleich groß und gleich gerichtet.

Brennpunkt F' gehen, 2. denjenigen Strahl, der durch den vorderen Brennpunkt geht; dieser muß nach erfolgter Brechung parallel zur Achse verlaufen. Im Schnittpunkt der beiden Strahlen nach der Brechung liegt der Bildpunkt $\overline{O}'$ des Punktes $\overline{O}$. Für jeden Punkt des Objektes $O\overline{O}$ ist eine analoge Konstruktion ausführbar; auf diese Art entsteht das Bild $O'\overline{O}'$ des Objektes $O\overline{O}$. Wir wiederholen diese Konstruktion zur Ermittlung des Bildes von $O_1\overline{O}_1$, eines gleich großen,

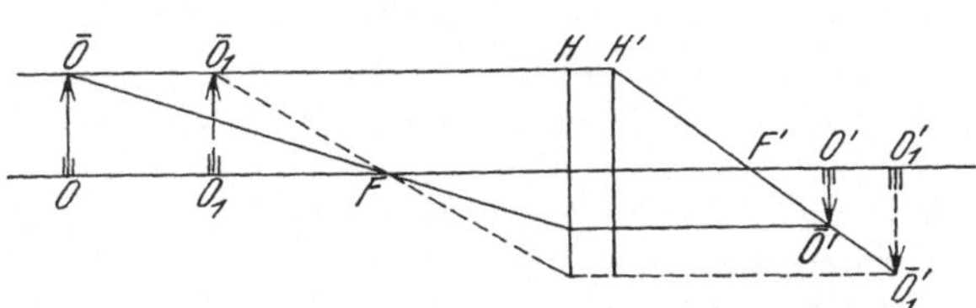

Abb. 4. Zur Konstruktion des von einer Sammellinse entworfenen optischen Bildes. (Nach M. v. Rohr, Die optischen Instrumente, 3. Aufl., Leipzig und Berlin, 1918)

aber dem vorderen Brennpunkt näher gelegenen Objekts, und finden das Bild dieses Objekts in $O_1'\overline{O}_1'$. Bei Betrachtung der Abb. 4 ergibt sich folgendes: Wandert das Objekt gegen den vorderen Brennpunkt hin, so wandert das zugehörige Bild vom rückwärtigen Brennpunkt weg und wird größer — eine solche Abbildung bezeichnet man als rechtläufig. Die Abbildung durch das photographische Objektiv ist eine rechtläufige.

Rückt der Gegenstand über den vorderen Brennpunkt hinaus, so wird sein Bild virtuell, d. h. nicht auffangbar; es liegt auf derselben Seite wie das Objekt: das sammelnde System wirkt als Lupe.

Zur vorstehend beschriebenen Konstruktion sei folgendes bemerkt: Der achsenparallele Strahl verläuft nach erfolgter Brechung an der ersten Linsenfläche nicht so, wie in unserer Konstruktion, aber er tritt aus der Linse so aus, als ob er vom Punkte H' her käme; damit erscheint unsere Konstruktion gerechtfertigt. Die Kenntnis der Lage der Kardinalpunkte eines Linsensystems ermöglicht die einfache Konstruktion der annähernden Lage und Größe von Bildern verschiedener Objekte, welche durch dieses optische System entworfen werden.

Da die konstruktive Methode der Bildfindung für die Praxis etwas umständlich wäre, wollen wir (ohne Ableitung) die Gleichung angeben, mit deren Hilfe die Ermittlung der Bildlage bei vorgegebener Objektlage möglich ist, falls man die Brennweite des abbildenden sammelnden Systems kennt. Diese Gleichung gilt exakt nur im achsennahen Raum, d. h. für sehr kleine Objekte (allgemein nur für die ideal korrigierte Linse), kann aber für überschlägige Errechnungen auch allgemein verwendet werden. Bezeichnen wir in Abb. 4 den Abstand des Objektes vom vorderen Hauptpunkt mit g (Gegenstandsweite), den Abstand des zugehörigen Bildes vom rückwärtigen Hauptpunkt mit b, den Abstand des rückwärtigen Brennpunktes F' vom rückwärtigen Hauptpunkt mit f, so gilt die Gleichung:

$$\frac{1}{g} + \frac{1}{b} = \frac{1}{f};$$

daraus läßt sich bei gegebener Gegenstandsweite die zugehörige Bildweite errechnen; auch andere Errechnungen sind mit Hilfe dieser Gleichung möglich.[1] Aus dieser Gleichung geht hervor, daß jeder Gegenstandsweite eine bestimmte Bildweite entspricht: ist z. B. g sehr groß, so wird der Bruch $\frac{1}{g}$ sehr klein und $b = f$. Das Bild eines von der Linse sehr weit entfernt gelegenen Gegenstandes liegt somit in der Brennebene. Die Abbildung durch ein sammelndes Linsensystem ist, wie früher gezeigt wurde, rechtläufig; rückt der Gegenstand in die Entfernung $g = 2f$ vom objektseitigen Hauptpunkt, so wird, wie unsere Formel lehrt, $b = 2f$.

Bezeichnen wir in Abb. 4 die Strecke FO mit x, $F'O' = x'$ und ist $FH = F'H' = f$, was dann der Fall ist, wenn des optische System beiderseits an das gleiche Medium, z. B. Luft, grenzt[2]; bezeichnen wir ferner die Größen des Objekts bzw. Bilds mit y bzw. y', so ergeben sich unter Heranziehung der elementaren Gesetze über ähnliche Dreiecke folgende Beziehungen

$$\begin{aligned}
y : y' &= x : f \\
y : y' &= f : x' \\
\hline
x : f &= f : x' \quad \text{oder} \quad x\,x' = f^2
\end{aligned}$$

Aus diesen Gleichungen ergibt sich die Größenbeziehung zwischen Objekt und Bild, wobei die Abstände von Objekt und Bild von den zugehörigen Brennpunkten des Systems gezählt sind. Setzen wir $\frac{y}{y'} = M$, d. i. der Bildmaßstab (das Verhältnis von Objekt- und zugehöriger Bildgröße), so findet man, daß $M = \frac{x}{f} = \frac{f}{x'}$.

Weiters sehen wir, daß $g = x + f$, $b = x' + f$; daher können wir auch schreiben $\frac{y}{y'} = \frac{g-f}{f} = \frac{f}{b-f}$. Der reziproke Wert von M, den wir mit m bezeichnen wollen und der das Verhältnis von Bild- und zugehöriger Objektgröße darstellt, läßt sich auf folgende Arten ausdrücken

$$m = \frac{y'}{y} = \frac{f}{x} = \frac{x'}{f} = \frac{f}{g-f} = \frac{b-f}{f}$$

Vorstehende Gleichungen ermöglichen einen tiefen Einblick in das Wesen der photographischen Abbildung. Beim Rechnen auf Grund vorstehender Gleichungen ist zu beachten, daß a l l e Größen in der gleichen E i n h e i t (cm, m) eingesetzt werden müssen. Aus der Gleichung

---

[1] Die Einstellskalen auf den Laufböden mancher photographischer Kameras basieren auf obiger Formel.

[2] Ist FH der Größe nach nicht gleich FH' (verschiedene Medien vor und hinter der Linse), so setzen wir etwa für $FH \ldots f$, für $FH' \ldots f'$; es ergeben sich diesfalls andere, aber ähnliche und gleichfalls einfache Beziehungen, auf die wir hier nicht näher eingehen wollen.

$$\frac{y'}{y} = \frac{f}{g-f}$$

folgt y' (die Bildgröße) $= \dfrac{f \cdot y}{g-f}$. In Abb. 8 ist diese Gleichung graphisch dargestellt. Auf der Abszisse sind die Gegenstandsweiten, in der Ordinatenrichtung die zugehörigen Bildgrößen für einen Gegenstand $y = 1$ m aufgetragen, und zwar für die Brennweiten $f = 6{,}5$, 9, 13,5, 18, 27,5 cm. Ist die Größe des aufzunehmenden Gegenstandes ein Vielfaches oder ein Teil von 1 m, so ist der aus den Kurven der Abb. 8 ermittelte Wert für b lediglich proportional zu vergrößern bzw. zu verkleinern.

Man erkennt aus der Formel $\dfrac{1}{g} + \dfrac{1}{b} = \dfrac{1}{f}$ und aus der Konstruktion in Abb. 4, daß dem Objektraum ein Bildraum entspricht. Der ganze Objektraum vom Unendlichen bis zum Abstand $2f$ vom vorderen Hauptpunkt wird innerhalb der einfachen und doppelten Brennweite abgebildet, erscheint also bildseitig stark zusammengedrückt, andererseits wird der Objektraum zwischen der doppelten und einfachen Brennweite im Raume zwischen der doppelten Brennweite und dem Unendlichen abgebildet. Betrachten wir die Formel $M = \dfrac{g-f}{f}$, bzw. $m = \dfrac{f}{g-f}$, so sehen wir, daß Objekte innerhalb des erstgenannten Objektraumes verkleinert, Objekte innerhalb des zweitgenannten Objektraumes vergrößert abgebildet werden (Mikrophotographie, Vergrößerungs- und Projektionsgeräte).

Wir haben bisher das sammelnde Linsensystem einfach durch seine Kardinalpunkte ersetzt und dabei eine ideale fehlerfreie Abbildung bzw. eine Abbildung im achsennahen Raum vorausgesetzt. Jetzt wollen wir die tatsächliche Strahlenbegrenzung in einem sammelnden Linsensystem untersuchen. Das photographische Objektiv ist mit strahlenbegrenzenden Blenden ausgestattet, deren Größe regulierbar ist, aber auch die Fassungsränder des Objektivs wirken strahlenbegrenzend. Es ist klar, daß die in Abb. 4 zur Konstruktion verwendeten Strahlen unter Umständen gar nicht zur Wirksamkeit gelangen können. Es sei nachdrücklich darauf hingewiesen, daß die Kardinalpunkte wohl zur Konstruktion von optischen Systemen entworfener Bilder sehr nützlich sind, daß aber der tatsächliche Strahlenverlauf in optischen Instrumenten von anderen Momenten abhängig ist.

Ohne auf die Theorie der Strahlenbegrenzung näher einzugehen,[1] wollen wir bloß darauf hinweisen, daß infolge des Vorhandenseins der Linsenfassung und der Blenden nur ganz bestimmte Teile jener Strahlenbündel, welche die einzelnen Objektpunkte aussenden, zur Entstehung der korrespondierenden Bildpunkte beitragen.

Bei der Betrachtung des Auges eines Menschen sieht man seine

---

[1] Vgl. diesbezüglich M. v. Rohr, Die Strahlenbegrenzung, Samml. opt. Aufsätze, herausgeg. von H. Harting, Heft 3, Berlin 1920.

Pupille; diese sichtbare Öffnung ist nicht die tatsächliche, materielle Öffnung des Auges, das Sehloch, sondern dessen durch die Hornhaut und das vordere Kammerwasser entworfenes Bild. In analoger Art sehen wir bei Betrachtung eines irgendwie abgeblendeten photographischen Objektivs (mit innerhalb desselben angeordneter Blende) nicht die Blende selbst, sondern deren Bild, das von den der Blende vorgelagerten Systemteilen entworfen wird. Das im Falle des photographischen Objektivs (wie auch des Auges) nicht reelle, sondern virtuelle, also nicht auffangbare, von der Seite des Objekts her gesehene Bild der materiellen Blende bezeichnet man als Eintrittspupille; das von der Seite des Bildes her gesehene Bild der materiellen Blende ist die Austrittspupille des Systems. In das Objektiv kann nur der Strahlenkegel eintreten, welcher die materielle (physische) Blende zu passieren vermag. Soll dies der Fall sein, so müssen die Strahlen dieses Kegels vor der Brechung auf die Eintrittspupille hin gerichtet sein; nach erfolgter Brechung und Durchgang durch die materielle Blende treten sie aus dem Objektiv so aus, als ob sie von der Austrittspupille herkämen. Die Austrittspupille des Objektivs ist für die Größe der Öffnungswinkel der zu den Bildpunkten konvergierenden Lichtstrahlenkegel maßgebend. Man ermittelt die Größe der unzugänglichen, zu irgend einer Blendenstellung gehörigen Eintrittspupille bei einem photographischen Objektiv mit innerhalb desselben angeordneter Blende auf folgende Art: man stelle bei irgendeiner Öffnung (also etwa bei voller Öffnung) die Mattscheibe auf Unendlich ein und bedecke sie mit einem Stück schwarzen Papiers, das in der Mitte (auf der Achse des Objektivs) ein feines Loch hat. Nun bringe man die Kamera in die Dunkelkammer und ordne hinter der kleinen Öffnung in der Mattscheibenebene eine intensive Lichtquelle an. Da die Lichtstrahlen vom Brennpunkt des Objektivs ausgehen, treten sie als Parallelstrahlenbündel aus dem Objektiv aus; halten wir nun knapp vor das Objektiv ein Stück lichtempfindliches Papier (man lege es etwa in den Objektivdeckel) und entwickeln es nach genügend langer Exposition, so sehen wir auf dem Papier einen Kreis, dessen Durchmesser demjenigen der Eintrittspupille des Objektivs gleich ist; bei zur Blende symmetrisch gebauten Objektiven ist die Austrittspupille ebenso groß wie die Eintrittspupille. Auch bei den unsymmetrischen Objektiven zeigen Ein- und Austrittspupille keine wesentlichen Größenunterschiede; anders verhält es sich bei den Teleobjektiven. Die Austrittspupille eines Mikroskops, der sogenannte RAMSDENsche Kreis, ist reell. Sie erscheint über dem Okular des Mikroskops; man läßt sie mit der Pupille des Auges zusammenfallen.

Bei der Abbildung eines Objekts durch ein photographisches Objektiv wird das Bildrelief (vgl. S. 7) durch eine Ebene, die Mattscheibenebene, bzw. die Ebene der lichtempfindlichen Platte, geschnitten. Durch Abb. 5 wollen wir folgendes erläutern: Da das Bildrelief durch eine Ebene geschnitten wird, so kann jeweils nur eine Ebene des Objekts scharf eingestellt werden; diese Ebene bezeichnet man nach M. v. ROHR als Einstellebene. Alle vor und hinter dieser Ebene gele-

genen Punkte müssen, wie Abb. 5 zeigt, in der Mattscheibenebene als mehr
oder weniger große Kreise (Zerstreuungskreise) abgebildet werden; diesen
Zerstreuungskreisen entsprechen Zerstreuungskreise in der Einstellebene
und wir gelangen zu folgendem Schluß: Die Abbildung eines Gegenstandes
mit Hilfe des photographischen Objektivs vollzieht sich immer derart,
daß eine gewählte Einstellebene mit ihren Zerstreuungskreisen in
einem ganz bestimmten Maßstab (s. S. 7) in der Mattscheibenebene
abgebildet wird. Die objektseitigen Strahlenkegel haben als gemeinsame
Grundfläche die Eintrittspupille, die Spitzen der Kegel liegen in den
Objektpunkten; die bildseitigen Strahlenkegel haben als gemeinsame
Grundfläche die Austrittspupille, die Spitzen der Kegel liegen in den
Bildpunkten. Die Mittelpunkte der Eintritts- und Austrittspupille des
Systems sind konjugierte Perspektivitätszentren, da die Austrittspupille

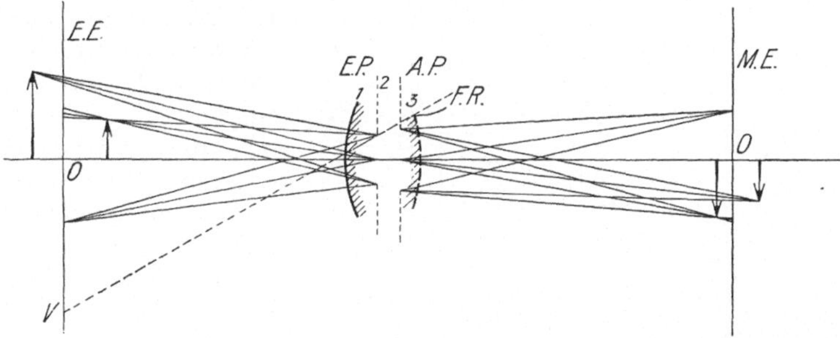

Abb. 5. Zur Erläuterung der Einstellebene: $E.E.$ = Einstellebene; $M.E.$ = Mattscheibenebene; $E.P.$ = Eintrittspupille; $A.P.$ = Austrittspupille; $F.R.$ = Fassungsrand. (Nach
M. v. Rohr, Die optischen Instrumente, 3. Aufl., Leipzig und Berlin, 1918)

als das durch das Gesamtsystem erzeugte Bild der Eintrittspupille anzusehen ist.

Der von V in Abb. 5 ausgehende Strahl ist ein Grenzstrahl, der
gerade noch den Fassungsrand FR des Objektivs passiert; Strahlenkegel, die von Punkten mit einem größeren Achsenabstand als OV
ausgehen, werden durch den Fassungsrand zerklüftet: der Fassungsrand wirkt vignettierend.

Wir können nunmehr dazu übergehen, über die Tiefe der Abbildung
durch ein photographisches Objektiv und über die Perspektive photographischer Aufnahmen zu sprechen. Aus Abb. 5 ergibt sich, daß nur
in der Einstellebene gelegene Punkte des Objekts in der Mattscheibenebene
scharf abgebildet werden. Alle vor und hinter der Einstellebene gelegenen Objektpunkte erscheinen auf dieser als Zerstreuungskreise, deren
Durchmesser mit dem Durchmesser der Eintrittspupille und mit der
Entfernung der Objektpunkte von der Einstellebene wächst. Wie früher
dargetan wurde, ist das photographische Bild auf der Mattscheibe eine
perspektive maßstäbliche Abbildung der Einstellebene mit ihren Zerstreuungskreisen. Die Bilder der Zerstreuungskreise werden um so
kleiner, je kleiner c. p. der Maßstab der Abbildung, also die Brennweite

des Objektivs, und je kleiner die Eintrittspupille ist. Sind die Durchmesser der Zerstreuungskreise auf der Mattscheibe hinreichend klein — ihre Größe steht mit dem Winkelmaß der Sehschärfe in einem bestimmten Zusammenhang; es spielt also der Betrachtungsabstand vom Bild eine Rolle — so erscheinen die Zerstreuungskreise scharf, d. h. als Punkte. Ein bestimmtes Maß, etwa 0,25 mm, für den Durchmesser dieser Kreise allgemein anzugeben, ist sinnlos, da der Abstand des betrachtenden Auges vom Bild in Betracht zu ziehen ist.

Wir bezeichnen die Strecke t in Abb. 6 (oben) als die Tiefe im Bild; Abb. 6 unten gibt die Begründung für diese Bezeichnung. Auf den Punkt O der Einstellebene ist scharf eingestellt, die Punkte O_h und O_v erscheinen bei der angenommenen Öffnung des Objektivs in der zur Einstellebene durch O korrespondierenden Bildebene als gleich große Zerstreuungskreise abgebildet. Alle innerhalb O_v und O_h, also innerhalb T, gelegenen Objektpunkte erscheinen auf der auf O eingestellten Mattscheibe als Scheibchen abgebildet, welche kleiner sind als die Bildscheibchen der Punkte O_h und O_v in der auf O eingestellten Mattscheibenebene (siehe

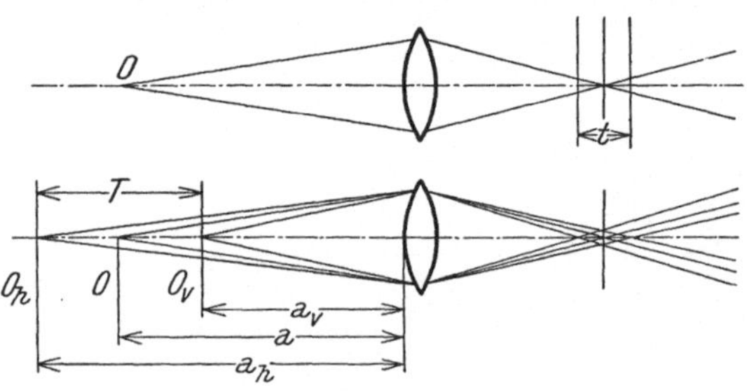

Abb. 6. Zur Erläuterung der Tiefe der photographischen Abbildung. (Nach dem Katalog Objektive der Fa. C. P. GOERZ, Ausgabe 1912)

Abb. 6 unten). Es entspricht somit der Tiefe t im Bildraum die Tiefe T im Objektraum. Nehmen wir an, die den Punkten O_h und O_v entsprechenden Bildscheibchen hätten für den gewählten oder notwendigen Betrachtungsabstand vom Bild die gehörige Größe, um als „Punkte" angesehen werden zu können, so würden unter den gegebenen Verhältnissen alle Punkte innerhalb der Strecke T im Objektraum scharf abgebildet erscheinen. Die sogenannte Tiefe eines photographischen Bildes (die Tiefenschärfe eines Objektivs) ist nur von der Eintrittspupille des Systems und seiner Brennweite, d. h. vom jeweils verwendeten Abbildungsmaßstab, abhängig, ist also keine charakteristische Eigenschaft der einen oder anderen Objektivkonstruktion.

Diagramm I auf S. IX ermöglicht, die zu den Blenden 1:3,2 bis 1:62 und den Einstellweiten (Objektentfernungen) 1,8 m bis ∞ gehörige Tiefe im Objektraum für Objektive von 70 bis 250 mm Brennweite zu ermitteln, also die Erstreckung jenes Raumes festzustellen, dessen Punkte im Bilde noch scharf erscheinen, wobei ein zulässiger Zerstreuungskreisdurchmesser von 0,1 mm angenommen wird. Dieser Wert wurde von K. HOECKEN (vgl. Festschrift der Firma C. P. GOERZ A.-G., Berlin, 1886 bis 1911) gewählt, weil man photographische Bilder, wenn auch oft fälschlich, wie wir zeigen werden, zumeist aus der Entfernung der sogenannten deutlichen Sehweite (25 cm) betrachtet; aus dieser Entfernung erscheint eine Strecke von 0,1 mm unter dem Sehschärfenwinkel von etwa einer Bogenminute. Die Benutzung des Nomogramms sei durch ein Beispiel erläutert. Es soll die Tiefe im Objektraum für ein Objektiv mit 180 mm Brennweite und dem Öffnungsverhältnis 1 : 6,8 bei einer Einstellung auf 3 m ermittelt werden (dieser Fall ergibt sich z. B. bei einer Porträtaufnahme). Man verbindet die beiden der Brennweite 180 entsprechenden Punkte der Skalen F_1 (obere und untere Skala) mit dem Punkt 3 auf der Einstellskala E. Die Schnittpunkte dieser Geraden mit jener senkrecht verlaufenden Linie im Mittelteil Z, welche dem Öffnungsverhältnis 1 : 6,8 entspricht, liegen ungefähr bei 2,85 und 3,25; diese beiden Zahlen zeigen die vordere und hintere Grenze des Tiefenbereiches im Objektraum an, der unter den gemachten Voraussetzungen in der auf 3 m Objektentfernung eingestellten Mattscheibe scharf abgebildet wird.

Die Firma C. Zeiss in Jena hat eine Tabelle „Tiefenausdehnung der Schärfe" herausgegeben, in der die gesuchten Werte gleichfalls unter Zugrundelegung eines Zerstreuungskreisdurchmessers von 0,1 mm zusammengestellt sind. Diese Tabelle ist als Druckschrift P. 199 erschienen.

An dieser Stelle sei auch auf folgendes hingewiesen. Bei der Einstellung des Bildes mit Hilfe der Mattscheibe (wir setzen ein ruhendes Objekt voraus) bemüht man sich, einen Objektpunkt oder eine Reihe von Objektpunkten, die in einer Ebene liegen, scharf einzustellen; dies gelingt je nach der Feinheit der verwendeten Mattscheibe sowie der benutzten Hilfsmittel (Einstell-Lupe) verschieden genau. Nehmen wir an, diese Einstellung sei wohl sehr exakt durchgeführt worden, es besteht aber eine Kassettendifferenz, d. h. die lichtempfindliche Schicht fällt nicht in die gleiche Ebene wie die mattierte Seite der Mattscheibe, so liegt die lichtempfindliche Schicht unrichtig. Diagramm II auf S. X zeigt, was eine solche unrichtige Lage der Platte mit sich bringt: statt eines scharfen Bildpunktes erhalten wir einen Zerstreuungskreis (Undeutlichkeitskreis). Unter der Annahme, dieser Undeutlichkeitskreis habe einen zulässigen Durchmesser von 0,1 mm, ergibt sich, daß bei starker Abblendung die Empfindlichkeit gegen unrichtige Lagen der Platte abnimmt. Man vgl. hiezu Abb. 6 (oben und unten); t in Abb. 6 (oben) entspricht auch dem Einstellungsbereich, innerhalb dessen unter bestimmten Voraussetzungen eine Verstellung der Mattscheibe zulässig ist, ohne daß das Bild von O „unscharf" würde. Man betrachte auch den unteren Teil der Abb. 6 unter Berücksichtigung der hier erörterten Fragen. Außer der Kassettendifferenz sind noch folgende Fehler möglich: beim Arbeiten mit Filmen Krümmungen des Films, beim Arbeiten mit Platten Durchbiegungen der Platten.

Die Perspektive photographischer Bilder

In der Einleitung wurde darauf hingewiesen, daß das photographische Bild ein perspektives Bild, d. h. eine Zentralprojektion, ist. Es ist klar, daß ein solches Bild von einem ganz bestimmten Punkt aus einäugig betrachtet werden muß, wenn es einen naturgetreuen Eindruck machen soll.[1] Das Auge muß bei Betrachtung des perspektiven Bildes wohl anders akkommodieren als bei Betrachtung der Objekte selbst, andererseits ist aber durch Versuche festgestellt, daß die Akkommo-

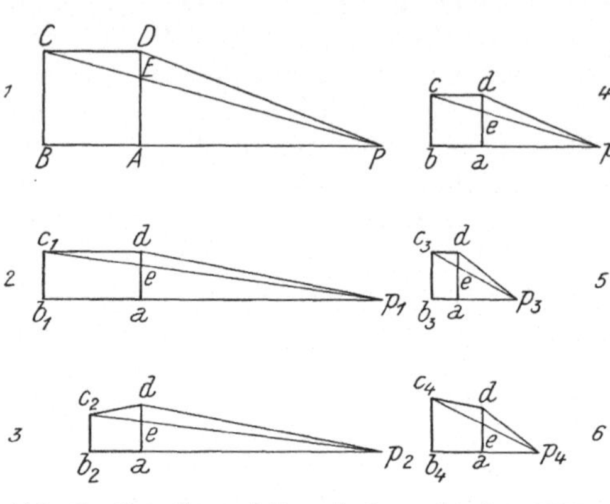

Abb. 7. Zur Perspektive photographischer Bilder.
(Nach M. v. ROHR. Die optischen Instrumente,
3. Aufl., Leipzig und Berlin, 1918)

dation hier keine so große Rolle spielt. Welche Mißdeutungen einer perspektiven Zeichnung, also z. B. eines photographischen Bildes, entstehen können, wenn sie von einem unrichtigen Augpunkt aus betrachtet werden, ergibt sich aus den Teilfiguren der Abb. 7. (Wir folgen im nachstehenden einer Darstellung M. v. ROHRs.)[2] Es sei in Abb. 7, 1 dargestellt, wie eine perspektive Zeichnung eines Würfels, dessen Kanten von starken Drähten gebildet werden, zustande kommt.

Dabei ist angenommen, es sei P das Perspektivitätszentrum, der Augpunkt; die zur Augdistanz senkrechte Ebene durch $A\,D$, die Einstellebene, sei die Zeichenebene. C erscheint in der Zeichenebene bei E abgebildet. Verfertigen wir von dieser perspektiven Abbildung eine verkleinerte Kopie z. B. in halber Größe (s. Abb. 7, 4) und betrachten diese aus p, wobei der Abstand $a\,p = {}^1/_2\,A\,P$, so erscheint die perspektive Zeichnung unter den richtigen Gesichtswinkeln und wir schließen aus dem perspektiven Bild, sobald wir wissen, daß es ein rechteckiges Gebilde darstellen soll, auf einen Würfel. Betrachten wir die gleiche perspektive Zeichnung (s. Abb. 7, 2) aus dem zu großen Abstand $a\,p_1$ ($a\,p_1$ ist größer als ${}^1/_2\,A\,P$), so glauben wir unter der Annahme, das dargestellte Objekt sei rechteckig, das in Abb. 7, 2 dargestellte Parallelepiped zu sehen. Gesetzt aber den Fall, wir machen uns nicht die Vorstellung, das Objekt sei rechteckig, machen uns aber eine richtige Vorstellung über seine Tiefenerstreckung, so schließen wir aus der gleichen perspektiven Zeichnung auf das in Abb. 7, 3 dargestellte Gebilde. Betrachten wir (s. Abb. 7, 5) dieselbe perspektive Zeichnung aus einem zu kurzen Abstand ($a\,p_3$ ist kleiner als ${}^1/_2\,A\,P$), so sehen wir bei

---

[1] Die normale Betrachtung eines ausgedehnten Gegenstandes erfolgt derart, daß das Auge die einzelnen Punkte desselben nacheinander anblickt (fixiert): direktes Sehen; dabei dreht sich das Auge um den Augendrehpunkt, der für das direkte Sehen als Perspektivitätszentrum dient. Vgl. diesbezüglich A. GULLSTRAND, Archiv für Optik, Bd. 1, 1907, S. 2—41 und 81—97.

[2] Vgl. M. v. ROHR, Die optischen Instrumente, Sammlung Aus Natur und Geisteswelt, Bd. 88, 3. Aufl. Verlag B. G. Teubner, Leipzig-Berlin. 1918.

Vorstellung eines rechteckigen Objekts das in Abb. 7, 5 dargestellte Gebilde, wogegen bei gleichem Betrachtungsabstand $a\,p_4$ und richtiger Vorstellung der Tiefenerstreckung des Objekts auf das in Abb. 7, 6 dargestellte Gebilde geschlossen wird.

Man ersieht aus vorstehenden Betrachtungen, wie sehr das Aussehen eines durch ein perspektives Bild vorgetäuschten Raumobjekts vom Betrachtungsabstand des Bildes und von den an das Objekt geknüpften Vorstellungen abhängig ist. Nur in einem Falle (Abb. 7, 4) ergibt sich eine naturgetreue Wiedergabe des Objekts durch das perspektive Bild. Daraus folgt: Man betrachte ein photographisches Bild immer aus jener Entfernung, die zwischen Objektiv und Platte bei der Aufnahme bestanden hat. Wird das photographische Bild vergrößert bzw. verkleinert, so ist auch der Betrachtungsabstand proportional zu vergrößern bzw. zu verkleinern; müßte dieser Betrachtungsabstand so klein werden, daß das normale (bzw. richtig korrigierte) Auge es nicht zu betrachten vermöchte, so bringt man das Bild in die Brennebene eines Betrachtungsglases, dessen Brennweite gleich dem notwendigen Betrachtungsabstand ist; auf diese Art sieht man das Bild ohne Akkommodationsanstrengung im Unendlichen unter den richtigen Gesichtswinkeln. Die Firma C. ZEISS hat die sogenannten Verantlupen (nach M. v. ROHR) von verschiedener Brennweite auf den Markt gebracht, mit denen die richtige Betrachtung photographischer Bilder möglich ist.

Man hört oft sagen, liest es aber auch, daß bestimmte Objektive Bilder mit einer zu „flachen‟ Perspektive (davon wird bei Teleobjektiven, also Objektiven mit langer Brennweite gesprochen), bestimmte Objektive wiederum Bilder mit einer sogenannten Weitwinkelperspektive (von solchen Bildern wird im Zusammenhang mit kurzbrennweitigen Weitwinkelobjektiven[1] gesprochen) erzeugen. Wie es zu diesen irrigen Behauptungen kommen kann, ergibt sich aus Abb. 7, 5, 6 bzw. Abb. 7, 2, 3. Im ersteren Falle betrachten wir ein etwa mit einem Teleobjektiv aufgenommenes Bild (große Brennweite) aus einem zu kleinen Abstand: Das Objekt erscheint verflacht oder verzerrt; im letzteren Fall betrachten wir ein mit einem kurzbrennweitigen Weitwinkelobjektiv aufgenommenes Bild aus einem zu großen Abstand, das Objekt erscheint vertieft oder verzerrt (und zwar entgegengesetzt zu Abb. 7, 5, 6).

Photographiert man ein und dasselbe Objekt mit Objektiven verschiedener Brennweite von einem Standpunkt aus, so sind die erhaltenen (perspektiven) Bilder ähnlich; nur der (lineare) Maßstab der Abbildungen ist verschieden, d. h. man erzielt mit dem Objektiv längerer Brennweite ein größeres Bild, eine Tatsache, die sich ohneweiters aus den Formeln auf S. 7 ergibt. Wünscht man mit einem Objektiv kürzerer Brennweite das Bild irgend eines Teils des aufgenommenen Objekts in gleicher Größe wie mit einem Objektiv längerer Brennweite zu erhalten, so muß man sich mit dem Objektiv dem Objekt nähern. Abb. 8 gibt

---

[1] Weitwinkelaufnahmen haben ihre Bezeichnung daher, daß sie einen großen Gesichtsfeldwinkel (gewöhnlich über 80°; vgl. S. 16) umfassen.

über die diesbezüglichen Verhältnisse Aufschluß: Ein Objekt von 1 m
Höhe befinde sich in einer Entfernung von 8 m von einem Objektiv von
18 cm Brennweite; sein Bild hat dann, wie aus Abb. 8, Kurve 4 hervorgeht, eine Größe von etwa 2,2 cm; soll das gleiche Objekt mit einem
Objektiv von 13,5 cm in gleicher Größe abgebildet werden, so muß man
(s. Abb. 8, Kurve 3) das Objektiv in eine Entfernung von etwa 6 m vom
Objekt bringen. Sobald wir ein in die Tiefe sich erstreckendes Objekt
abzubilden haben, stellen wir, wie bereits früher
bemerkt wurde, auf eine Ebene desselben, die Einstellebene, ein. Wir nehmen an, es sei ein aus Drähten
gebildeter Würfel von 1 m Kantenlänge einmal mit
einem Objektiv von 18 cm, ein zweites Mal mit einem
Objektiv von 9 cm Brennweite zu photographieren;
dabei soll auf die vordere achsensenkrecht stehende
Würfelfläche eingestellt werden und eine Kante der
eingestellten Würfelfläche im Bilde 4 cm groß erscheinen. Wir betrachten jetzt die Kurven 2 und 4
in Abb. 8. Um mit dem Objektiv mit 18 cm Brennweite die vordere Würfelflächenkante in der ge-

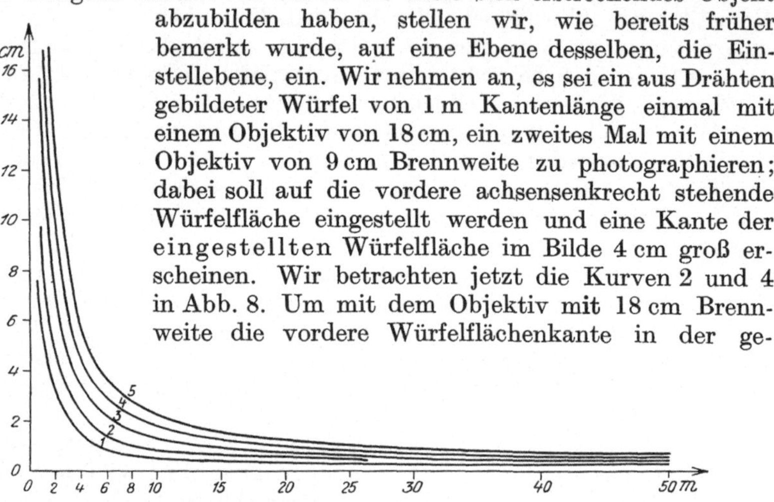

Abb. 8. Beziehung zwischen Bildgröße und Gegenstandsweite für ein Objekt von 1 m
Höhe bei Objektiven mit verschiedenen Brennweiten:

Kurve 1 . . . . . . Brennweite 6,5 cm   Kurve 4 . . . . . . Brennweite 18,0 cm
  „   2 . . . . . .   „   9,0 „   „   5 . . . . . .   „   22,5 „
  „   3 . . . . . .   „   13,5 „

(Nach AGFA Photoblätter, 4. Jahrg., Nr. 6, Dezember 1927, S. 218)

wünschten Größe zu erhalten, muß man sich der Einstellebene, wie
Kurve 4 in Abb. 8 zeigt, auf etwa 4,5 m nähern; dabei erscheint das
Bild einer rückwärtigen Würfelflächenkante, wie gleichfalls aus Abb. 8
hervorgeht, etwa 3,3 cm groß. Um mit dem Objektiv von 9 cm Brennweite das Bild der vorderen Würfelflächenkante in der gewünschten
Größe (4 cm) zu erhalten, muß man sich (s. Abb. 8, Kurve 2) der Einstellebene auf etwa 2,3 m nähern; das Bild einer rückwärtigen Würfelflächenkante . erscheint jetzt in der Größe von etwa 2,8 cm. Für sogenannte „ungünstige" Perspektiven ist nicht das Objektiv, vorausgesetzt, daß dieses fehlerfrei zeichnet, sondern die Wahl des Aufnahme-
ortes verantwortlich. (Man beachte die Bildgrößendifferenz im ersten
und im zweiten Falle!) Es sei nochmals betont, daß alle perspektiven
Bilder, vom richtigen Augpunkt aus betrachtet, den Anblick der Natur
— unter Umständen einen ungünstigen Anblick — ersetzen.
     Wir sind von Jugend an an perspektive Bilder gewöhnt, die auf
einer vertikal stehenden Ebene hergestellt wurden. Erzeugt man ein

perspektives Bild auf einer gegen die Vertikale geneigten Ebene (schief-
stehenden Plattenebene), so werden in diesem, den Gesetzen der Perspektive entsprechend, die Bilder im Raume vertikal verlaufender Gerade
gegen einen Punkt, den Fluchtpunkt *Fl*, konvergieren (vgl. Abb. 9). Solche
Bilder erwecken, in vertikaler Stellung betrachtet, einen unnatürlichen
Eindruck; bei Betrachtung der Bildei unter
den gleichen Verhältnissen, unter denen sie
zustande kamen, machen sie vom Standpunkt
der Perspektive einen vollkommen naturgetreuen Eindruck.

Umfaßt eine Weitwinkelaufnahme einen
abnormal großen Gesichtsfeldwinkel, so muß
der Beobachter bei Betrachtung dieses Bildes
seinen Kopf bewegen und dabei durch eine
am Ort des Perspektivitätszentrums angeordnete Blende blicken.

Die oberwähnten perspektiven Verzerrungen bei Betrachtung photographischer Bilder
aus unrichtiger Entfernung fallen — dies sei zugegeben — unter Umständen nicht so stark
auf, weil wir die Bilder sehr oft auf Grund
gewisser uns innewohnender „Erfahrungen"
betrachten oder weil wir uns vielfach mit der
Betrachtung eines Details, nicht aber des
ganzen Bildes befassen.

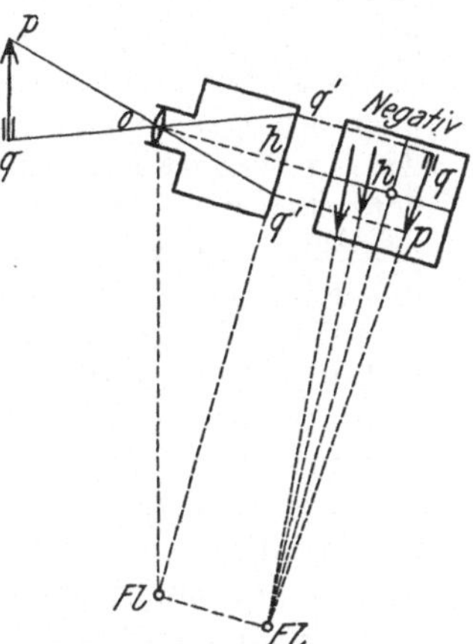

Abb. 9. Aufnahme einer
vertikalen Geraden mit geneigter Kamera. *Fl* ist der
Fluchtpunkt. Rechts das Negativ in der Ansicht

Die Lichtstärke eines photographischen Objektivs

Bei der Erläuterung der Begriffe Ein- und Austrittspupille eines photographischen Objektivs (s. S. 8) haben wir bemerkt, daß die Austrittspupille für die Größe der Öffnungswinkel der in den Bildpunkten konvergierenden Strahlenkegel mit bestimmend ist. Die Beleuchtungsstärke
am Ort des durch ein photographisches Objektiv entworfenen Bildelements
ist einerseits umso größer, je mehr Strahlen zu seiner Entstehung beitragen, je größer also die Grundfläche des bilderzeugenden Strahlen-
kegels ist, andererseits aber c. p. um so geringer, je größer die lineare
Vergrößerung des Bildelements ist, über ein je größeres Flächenelement
also das zur Bildentstehung beitragende Licht verteilt ist.

Für den Fall, daß das Objekt sich in unendlich großer Entfernung,
das Bild somit in der Brennebene des Objektivs befindet, ist die Vergrößerung (der Maßstab) des Bildes nur von der Brennweite des Objektivs abhängig; die Beleuchtungsstärke am Ort des Bildes ist daher proportional zu $\left(\dfrac{d}{f}\right)^2$, worin d den Durchmesser der wirksamen Öffnung und
die Brennweite bedeutet. Man bezeichnet den Ausdruck $\dfrac{d}{f}$ als relative
Lichtstärke eines photographischen Objektivs; es ist gebräuchlich, diesen

Bruch in eine solche Form zu bringen, daß im Zähler 1 steht. Auf diese Art entstehen die die relative Lichtstärke eines photographischen Objektivs definierenden Angaben 1 : 4,5, 1 : 6,3, 1 : 6,8 usw. Durch die Angabe der relativen Lichtstärke erscheint die Leistungsfähigkeit des ins Auge gefaßten optischen System noch nicht vollständig bestimmt, da das in das Objektiv eintretende Licht nicht zur Gänze zu den Bildpunkten gelangt, vielmehr durch Absorption und Spiegelung Verluste erleidet. Die Absorption erfolgt beim Durchgang des Lichtes in den mehr oder weniger dicken Linsen der das Objektiv bildenden Linsenfolge; dieser Verlust ist verhältnismäßig gering. Die Spiegelungsverluste entstehen dadurch, daß das Licht beim Übergang von Luft in Glas oder umgekehrt bzw. von einem brechenden Medium in ein anderes nicht nur gebrochen, sondern zum Teil auch gespiegelt wird.

Die gespiegelten Strahlen, die selbstverständlich nicht zur Entstehung des eigentlichen Bildes beitragen, erzeugen unter Umständen störende Spiegelbilder des aufgenommenen Objekts und wirken im günstigsten Falle brillanzvermindernd: es werden Gegensätze zwischen Hell und Dunkel, d. h. Kontraste im Bild durch Einwirkung der gespiegelten Strahlen ausgeglichen, also verwischt. Die Lichtverluste durch Spiegelung sind umso größer, je mehr Luft-Glasflächen das Objektiv enthält (die Lichtverluste durch Spiegelung an Kittflächen [Kanadabalsam-Glas] sind sehr gering und daher nahezu zu vernachlässigen). Nach Berücksichtigung der erwähnten Lichtverluste durch Spiegelung und Absorption spricht man von absoluter Lichtstärke eines Objektivs. Es können somit zwei Objektive gleicher relativer Lichtstärke verschieden große absolute Lichtstärken besitzen, was bei der Feststellung von Expositionszeiten wohl zu beachten ist.

Das Bild- und Gesichtsfeld eines photographischen Objektivs

Stellt man mit einem photographischen Objektiv auf eine sehr weit entfernte gut beleuchtete ebene Fläche ein, so sieht man auf der Mattscheibe, vorausgesetzt, daß diese hinreichend groß und die Blende kreisförmig ist, ein kreisförmig begrenztes Bild, dessen Rand mehr oder weniger unscharf erscheint. Verkleinert man die Blende, so wird der Durchmesser des scharf erscheinenden Bildes größer; die von dem erwähnten Kreis bedeckte Fläche bezeichnet man als Bildfeld. Der Öffnungswinkel des Kegels, dessen Spitze in der Mitte der Austrittspupille des Objektivs liegt und dessen Grundfläche der oben definierte Kreis ist, ist der Bildfeldwinkel des Objektivs, dem objektseits der Gesichtsfeldwinkel (Mitte der Eintrittspupille als Scheitel) entspricht; dem Bildfeld entspricht in der Einstellebene das Gesichtsfeld. Da wir auf eine sehr (praktisch unendlich) weit entfernte Ebene eingestellt haben, befindet sich die Mattscheibe in der Brennebene und wir können den Bildfeld- bzw. Gesichtsfeldwinkel α folgendermaßen festlegen:

$\operatorname{tg} \dfrac{a}{2} = \dfrac{D}{2f}$, wobei wir den Durchmesser des Bildfeldes mit D bezeichnen. Diagramm III auf S. X dient zur Bestimmung von Bildfeldwinkel, Plattengröße und Brennweite. Dazu ist folgendes zu bemerken: wir haben oben erwähnt, daß beim Abblenden des Objektivs der Durchmesser des gleichmäßig hell bzw. scharf erscheinenden Bildfeldes zunimmt; dies hat seinen Grund darin, daß bei großer Blende stärkere Vignettierungen (Abschattungen; vgl. S. 9) durch die Fassungsränder eintreten und der Rand des Bildfeldes infolgedessen lichtschwächer und daher unschärfer erscheint. Wir bezeichnen als brauchbares Bildfeld jenen Kreis, der bei Einstellung auf Unendlich auf der Mattscheibe hinreichend scharf (bzw. hell) bis an den Rand erscheint. Die in den Kameras verwendeten rechteckigen Träger der lichtempfindlichen Schicht legen wir in den Bildfeldkreis so ein, wie die kleine Figur links oben in Diagramm III auf S. X andeutet; man ersieht aus dieser Figur, daß $\operatorname{tg} \dfrac{a}{2} = \dfrac{D}{2f}$, worin D den Durchmesser des Bildfeldkreises bzw. die Diagonale des eingeschriebenen Rechteckes, also der Platte, bedeutet. Zu Diagramm III auf S. X sei noch folgendes bemerkt: man denke sich in dem durch einen kleinen Kreis bezeichneten Punkt O der Hauptfigur die Mitte der Eintrittspupille eines Objektivs, z. B. mit der Brennweite 18 cm; hat dieses Objektiv einen Bildfeldwinkel von $a = 60^0 \left(\dfrac{a}{2} = 30^0 \right)$, so zeichnet es (bei Einstellung auf ∞) ein Bildfeld von etwa 20 cm Durchmesser, bzw. eine rechteckige Platte mit der Diagonale 20 cm scharf aus, dies entspricht einer Platte mit Format 12×16 cm. Das Nomogramm gestattet auch, aus Objektivbrennweite und ausgezeichneter Plattengröße den Bildfeldwinkel zu ermitteln usw. In der diesem Nomogramm angeschlossenen Tabelle sind die zu verschiedenen rechteckigen Formaten gehörigen halben Diagonalen angegeben.

Die Größe des Bild- bzw. Gesichtsfeldwinkels ist ein Charakteristikum eines Objektivs.

Die Fehler des photographischen Objektivs

Wir haben im vorstehenden eine ideal korrigierte Linse als photographisches Objektiv vorausgesetzt, die aber tatsächlich nicht existiert; jedes photographische Objektiv hat eine Reihe mehr oder weniger großer „Fehlerreste". Wir wollen die wichtigsten Fehler einer Linsenfolge (also auch eines photographischen Objektivs) kurz anführen:

1. Die achsiale sphärische Aberration: diese

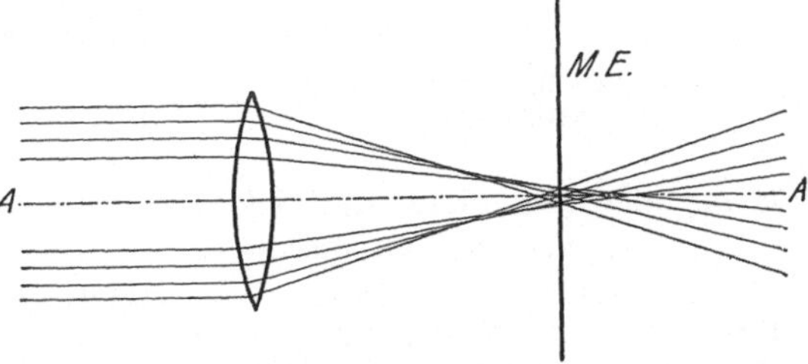

Abb. 10. Achsiale sphärische Aberration. $A\,A$ Achse des Systems, $M.E.$ Mattscheibenebene

äußert sich darin, daß sich achsenparallele Strahlen verschiedener Einfallshöhe nach erfolgter Brechung nicht in einem Punkt der optischen Achse vereinigen (vgl. Abb. 10). Die Folge davon ist, daß auf der Mattscheibe kein absolut scharfer Bildpunkt des in unendlicher Entfernung auf der Achse gelegenen Objektpunktes zu erzielen ist; analoges gilt auch für näher gelegene Punkte auf der Achse.

2. Die sphärische Aberration in schiefen Bündeln (die Koma). Abb. 11 erläutert besser als viele Worte diesen Fehler, der sich im Bild dadurch äußert, daß ein seitlich der Achse in unendlicher Entfernung gelegener Punkt nicht als Punkt, sondern als beistrich- bzw. kometenförmiges Gebilde abgebildet wird. Analoges gilt für näher gelegene Objektpunkte.

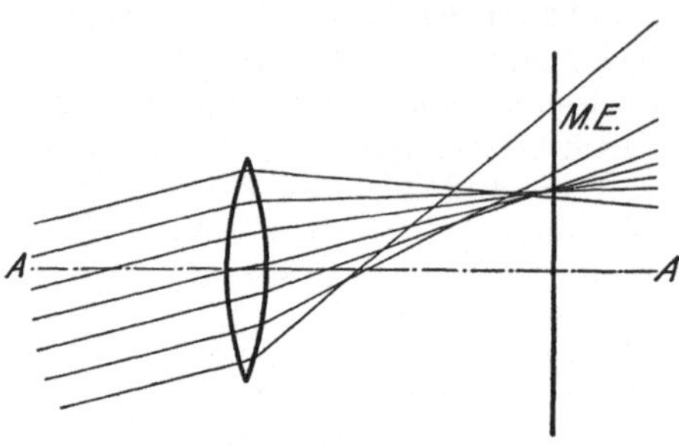

Abb. 11. Sphärische Aberration in schiefen Bündeln (Koma). Man beachte die einseitige Häufung der Strahlen

3. Der Astigmatismus. Dieser äußert sich praktisch darin, daß seitlich der Objektivachse angeordnete aufeinander senkrecht stehende Linienelemente in einer achsensenkrechten Ebene nicht in ein- und derselben Ebene scharf abgebildet werden (vgl. Abb. 12); photographiert man mit dem astigmatischen Objektiv statt der aufeinander senkrecht stehenden Linienelemente etwa einen Kreis mit eingezeichneten Durchmessern, so werden Kreisperipherie und Kreisdurchmesser nicht in einer Ebene scharf abgebildet.

4. Die Bildfeldwölbung. Wenn auch der Astigmatismus gehoben ist, so wird eine achsensenkrechte Ebene infolge des Vorhandenseins der Bildfeldwölbung nicht in einer achsensenkrechten Ebene, sondern auf einer gekrümmten Fläche abgebildet, deren hohle Seite dem Objektiv zugekehrt ist; da wir praktisch nur auf ebenen Flächen photographieren, müssen wir diesen Fehler, der bei guten Objektiven allerdings nicht groß ist (d. h. die Krümmung der Bildfläche ist sehr schwach), in Kauf nehmen.

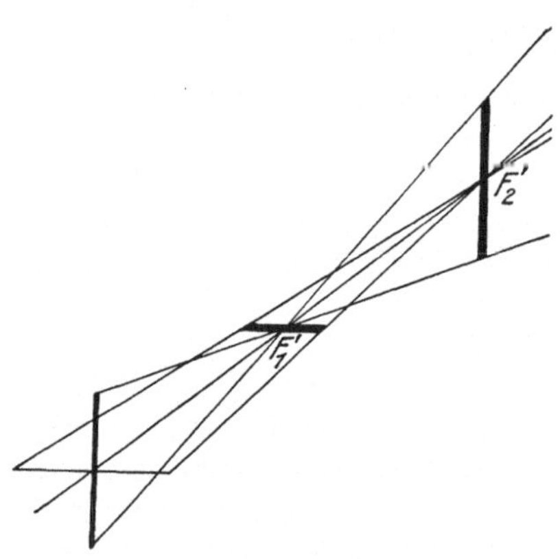

Abb. 12. Zur Erläuterung des Astigmatismus

5. Die Verzeichnung. Von einem verzeichnungsfreien Objektiv fordern wir folgendes: es muß ein Quadrat als Quadrat abbilden. Ist das Objektiv nicht verzeichnungsfrei, so sind zwei Fälle möglich: es verzeichnet „tonnenförmig" oder „kissenförmig". Abb. 13 zeigt diese

beiden Fälle; ein Objektiv mit Vorderblende verzeichnet tonnenförmig, ein Objektiv mit Hinterblende kissenförmig; ordnet man die Blende symmetrisch zwischen zwei gleichen Objektivhälften an, so wird das Objektiv verzeichnungsfrei.

Man beachte wohl den Unterschied zwischen Verzeichnung und perspektiver Verzerrung. Die Verzeichnung ist ein Objektivfehler; für perspektive Verzerrungen, die oft auch als Verzeichnungen angesprochen werden, ist nicht das Objektiv verantwortlich, sondern seine Lage bzw. Stellung zum aufgenommenen Objekt. Soll das gewonnene Photogramm Meßzwecken dienen, muß das verwendete Objektiv selbstverständlich verzeichnungsfrei sein.

Im vorstehenden haben wir die sogenannten sphärischen Bildfehler besprochen, die sich darauf zurückführen lassen, daß die Linsenflächen Kugelflächen sind; die beschriebenen Fehler ergeben sich also auch bei Verwendung monochromatischen Lichts.

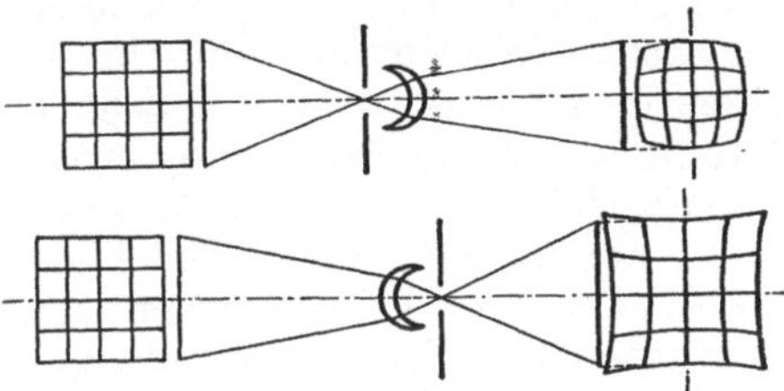

Abb. 13. Zur Verzeichnung durch ein photographisches Objektiv. Oben Objektiv mit Vorderblende, unten Objektiv mit Hinterblende

Da die einzelnen Glassorten, aus denen die Linsen des Objektivs bestehen, für verschiedenfarbige Strahlen verschiedenes Brechungsvermögen besitzen, so werden sphärische Fehler für jede Farbe des Spektrums auftreten und verschieden groß sein. Auf diese Art kommen wir zu den sogenannten chromatischen Bildfehlern.

Die Folge dieser chromatischen Abweichungen ist eine weitere Verundeutlichung (ein weiteres Unscharfwerden) der Bildpunkte.

1. Die achsiale chromatische Aberration (Farbenlängsabweichung). Besteht ein achsenparallel verlaufender und die Linse treffender Strahl aus weißem Licht, so wird dieses bei der Brechung in der Linse in seine farbigen Bestandteile zerlegt; die violetten Strahlen vereinigen sich als stärker brechbare Strahlen näher von der Linse als die roten Strahlen. Infolgedessen entsteht auf einer achsensenkrechten Ebene, die man etwa an den Vereinigungsort der roten Strahlen bringt, ein Zerstreuungskreis mit rotem Kern und violettem Rand. Analoges gilt für weiße Strahlen, die von näher gelegenen Punkten ausgehen.

Die Korrektur der chromatischen achsialen Aberration erfolgt im wesentlichen durch Verwendung geeigneter Glassorten, d. h. durch Zusammenfügung zweier Linsen aus verschiedenem Glas; dabei wird angestrebt, den Bildpunkt der gelben (optisch wirksamsten) und den Bildpunkt der blauen (photographisch wirksamsten) Strahlen zusammenfallen zu lassen, damit das auf der Mattscheibe optisch (visuell) eingestellte Bild mit dem photographischen Bild auf der Platte zusammenfalle. Ein chromatisch nicht korrigiertes System hat eine sogenannte Fokusdifferenz: man muß nach Einstellung des Bildes auf der Mattscheibe die photographische Platte objektivwärts verschieben, um ein scharfes photographisches Bild zu erhalten.

2. Die chromatische Vergrößerungsdifferenz. Stellen wir mit einer bezüglich dieses Fehlers nicht korrigierten Linse etwa auf eine achsensenkrechte Strecke ein, die weiß auf schwarzem Grund gezeichnet ist, und beleuchten wir diese Strecke nacheinander rot, grün und blau (monochromatisch), so wird sie bei jeder Beleuchtung verschieden groß abgebildet. Diesen Fehler bezeichnen wir als Fehler der chromatischen Vergrößerungsdifferenz, der insbesondere bei Objektiven, mit denen Dreifarbenaufnahmen (die Aufnahmen müssen ja zwecks Deckungsmöglichkeit gleich groß sein) gemacht werden, behoben sein muß. Mit der Hebung der achsialen chromatischen Aberration ist die chromatische Vergrößerungsdifferenz noch nicht gehoben.

Zur Behebung — oder besser gesagt — zur Verminderung aller obgenannten Bildfehler in optischen Linsensystemen stehen dem Konstrukteur verschiedene Mittel zugebote, wobei er je nach dem Zweck des zu konstruierenden Systems einzelne Fehler ganz besonders zu vermindern trachten wird: bei einem Mikroskopobjektiv wird man andere Fehler zu beheben suchen als bei einem photographischen Objektiv. Bei einem Linsensystem sind folgende Elemente variierbar: a) die Glassorten, b) die Linsenradien, c) die Linsendicken, d) die Linsenabstände, e) die Lage der Blende; dabei sollen z. B. bei einem photographischen Objektiv bestimmte Bedingungen erfüllt sein: Brennweite, Öffnungsverhältnis, tunlichst geringe Lichtverluste durch Spiegelung und Absorption, Vermeidung störender Spiegelbilder usw. Daraus ergibt sich, daß die Konstruktion eines einwandfreien photographischen Objektivs einen außerordentlich schwierige Aufgabe darstellt. Die Beurteilung eines photographischen Objektivs auf seine Güte ist nicht einfach; der photographierende Arzt kann etwa ein einfaches Testobjekt (z. B. ein senkrecht zur Achse des Objektivs angeordnetes Blatt rastiertes Papier) mit dem zu beurteilenden Objektiv auf einer tatsächlich vertikal stehenden Platte aufnehmen und das gewonnene Bild prüfen, d. h. er kann feststellen, ob das Bild in allen Teilen eine befriedigende Reproduktion des Testobjektes darstellt. Es würde über den Rahmen dieses Praktikums weit hinausführen, wollte man an dieser Stelle die Feinheiten einer Objektivprüfung besprechen; der Arzt überlasse die Prüfung eines Objektivs, falls er Grund hat, es zu beanständen, der Herstellerfirma, vorausgesetzt, daß diese einen guten Ruf genießt, oder einer Versuchsanstalt, die sich mit derartigen Fragen befaßt. Vor dem Kauf alter Objektive bei unverläßlichen Verkäufern sei gewarnt.

Auch folgendes sei an dieser Stelle bemerkt: Man stelle an ein Objektiv keine übertriebenen Ansprüche und verlange vor allem nicht, daß ein- und dasselbe Objektiv für alle Zwecke verwendbar sei; ein lichtstarkes Porträtobjektiv wird als Reproduktionsobjektiv keine guten Dienste leisten und braucht es auch nicht zu tun. Will man mannigfache Aufgaben lösen, so benötigt man etliche Objektive — auch beim Mikroskop fordert man nicht von einem Objektiv alles. Die Prospekte reeller Herstellerfirmen photographischer Objektive geben über die Leistungsfähigkeit ihrer Objektive hinreichend Aufschluß — an dieser Stelle allgemein gültige Regeln aufzustellen ist unmöglich.

Kein Objektiv kann am Rand und an den Ecken der Platte, insbesondere bei voller Ausnutzung des Bildfeldes oder gar bei Überbeanspruchung desselben, genau so scharf zeichnen wie in der Mitte — dies ist schon mit Rücksicht auf den auf photometrischen Gesetzen beruhenden Lichtabfall gegen den Rand des Bildfeldes unmöglich.

Alle im vorstehenden angeführten Bildfehler — mit Ausnahme der Verzeichnung und chromatischen Vergrößerungsdifferenz — lassen sich, falls sie einem Objektiv in übermäßig starkem Maße anhaften, durch Abblendung vermindern, weil die bilderzeugenden Lichtstrahlenkegel durch Abblendung enger werden. Die Verzeichnung und die chromatische Vergrößerungsdifferenz ist von der Lage der Blende abhängig, kann daher durch Verkleinerung der Blende nicht behoben werden. Eine Abblendung bringt bei gleichzeitiger Erhöhung der Tiefenschärfe eine Verminderung der Lichtstärke mit sich, die unter Umständen störend ist.

Die verschiedenen Objektivtypen, die Einteilung der Objektive

Wir wollen im nachstehenden einige Objektivtypen besprechen:

1. Die einfache Linse. In der Form eines sammelnden Meniskus (Brillenglas) findet diese Linse als Aufnahmeobjektiv — allerdings nur für künstlerische Landschaftsaufnahmen — Verwendung (vgl. Abb. 14).

2. Die verkittete „Landschaftslinse" mit Vorderblende. Die Linse besteht aus zwei mit Kanadabalsam verkitteten Linsen aus (Kron- bzw.

<table>
<tr><td>

Abb. 14. Einfache Linse mit Vorderblende. Sie hat folgende Fehler: sphärische Aberration, chromatische Aberration, Koma, Astigmatismus, Bildfeldkrümmung, Verzeichnung, chromatische Vergrößerungsdifferenz. (Nach Katalog GOERZ-Objektive, Ausgabe 1912)

</td><td>

Abb. 15. Verkittete Landschaftslinse. Sie hat folgende Fehler: Koma, Astigmatismus, Bildfeldkrümmung, Verzeichnung, chromatische Vergrößerungsdifferenz. Gehobene Fehler: sphärische Aberration, achsiale chromatische Aberration. (Nach Katalog GOERZ-Objektive, Ausgabe 1912)

</td></tr>
</table>

Flintglas. Diese Objektivtype wird in ganz billigen photographischen Apparaten verwendet und gibt nur bei starker Abblendung (gewöhnlich ist eine unveränderliche Blende eingebaut) brauchbare Bilder (vgl. Abb. 15).

3. Der Aplanat. Dieser Objektivtypus (von A. STEINHEIL geschaffen) ist prinzipiell so gebaut, wie dies in Abb. 16 dargestellt ist. Diese Abbildung zeigt ein GOERZsches Lynkeioskop. Ein Aplanat besteht im allgemeinen aus zwei gleichen zu einer Mittelblende symmetrisch an-

geordneten Systemteilen von denen jeder für sich chromatisch korrigiert ist. Dieser Objektivtypus wurde vor Schaffung der sogenannten Anastigmate sehr viel verwendet und ist tatsächlich sehr leistungsfähig.

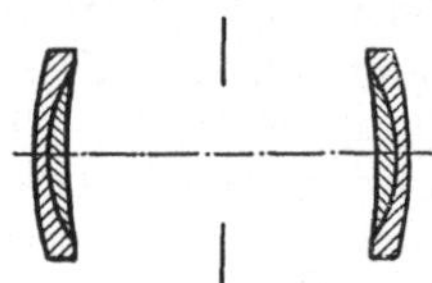

Abb. 16. Lynkeioskop von C. P. GOERZ, Berlin, ein Aplanat. Fehler des Objektivs: Astigmatismus, Bildfeldkrümmung. Gehobene Fehler: sphärische Aberration, chromatische Aberration, Koma, Verzeichnung, Farbenvergrößerungsfehler. (Nach Katalog GOERZ-Objektive, Ausgabe 1912)

4. Der Anastigmat. Dieser Objektivtypus, dessen Schaffung erst möglich wurde, als die Jenaer Glaswerke die sogenannten neuen optischen Gläser (Gläser mit niedrigem Brechungsindex und hohem Zerstreuungsvermögen) auf den Markt brachten, ist der neuzeitliche; die meisten modernen Objektive sind Anastigmate, deren Bauart insofern variiert, als es symmetrische und unsymmetrische Typen gibt. Das in Abb. 3 dargestellte Tessar ist z. B. ein unsymmetrischer Anastigmat. In Abb. 17 zeigen wir den Doppelanastigmaten Dagor der Firma C. P. GOERZ. Heute werden Anastigmate bis zur Lichtstärke 1 : 1,5 hergestellt, die besonders bei Kinoaufnahmen Verwendung finden.

Die Einteilung der photographischen Objektive erfolgt nach zwei Prinzipien: 1. Nach ihrem Verwendungszweck (Porträt-, Landschafts-, Universal-, Reproduktions- usw. Objektive), 2. nach ihrer Bauart, wobei man ganz symmetrische, halb symmetrische und unsymmetrische Objektive unterscheidet. Ganz symmetrische Objektive sind solche, die zur Blende vollkommen symmetrisch gebaut sind, halbsymmetrische Objektive sind solche, bei denen der vor und hinter der Blende gelegene Systemteil einander ähnlich sind (d. h. der rückwärtige Systemteil hat etwa eine halb so große Brennweite als der vordere Teil; dementsprechend sind die Dimensionen, der Radien, Dicken usw., entsprechend verkleinert). Bei den ganz und halb symmetrischen Objektiven sind die sogenannten

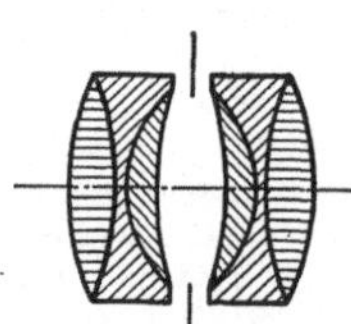

Abb. 17. Doppelanastigmat Dagor der Firma C. P. GOERZ. Alle primären Fehler sind gehoben. (Nach Katalog GOERZ-Objektive, Ausgabe 1912)

Hinterlinsen (die hinter der Blende gelegenen Bestandteile) zumeist für sich (mit Vorderblende) benutzbar. (Objektivsatz!) Da die Hinterlinse ein zweites Objektiv anderer Brennweite als das Gesamtobjektiv darstellt, gewinnt das Objektiv an Verwendbarkeit. Um auch den Verwendungsbereich unsymmetrischer Objektive, die nicht zerlegbar sind, zu vergrößern, werden zu manchen unsymmetrischen Objektiven Vorsatzlinsen hergestellt, die die Brennweite des Hauptsystems verlängern oder verkürzen, allerdings nicht innerhalb allzu weiter Grenzen, da sonst der Korrektionszustand des Hauptsystems leidet. Solche Vorsatzlinsen sind z. B. die Distar- und Proxarlinsen der Firma C. ZEISS zum Tessar; erstere dienen zur Brennweitenverlängerung, letztere zur Brennweitenverkürzung.

Eine Gruppe für sich bilden die Teleobjektive. Um weit entfernte Objekte groß abzubilden, benötigt man ein Objektiv mit großer Brennweite (vgl. die Formeln auf S. 7); ist die Brennweite groß, so bedingt dies die Verwendung einer Kamera mit langem Auszug, da das Objektiv ja an der Vorderwand der Kamera befestigt ist und die Brennweite vom zweiten im Inneren des Objektivs gelegenen Hauptpunkt (vgl. S. 4) bis zum Brennpunkt gezählt wird. Um einen langen Kameraauszug zu vermeiden, hat man das Teleobjektiv konstruiert, das aus einem sammelnden und einem zerstreuenden Systemteil besteht; beide Systemteile sind in einem größeren Abstand voneinander angeordnet. Eine solche Konstruktion bringt es mit sich, daß die Hauptpunkte des Gesamtsystems außerhalb desselben, und zwar objektwärts vor dem sammelnden Bestandteil zu liegen kommen; diese Anordnung hat den Vorteil, daß wir ein System mit großer Brennweite besitzen, bei dessen Verwendung aber der Kameraauszug, d. i. der Abstand vom Objektiv bis zur Bildebene, verhältnismäßig klein ist. Früher stellte man Teleobjektive her, bei denen der Abstand zwischen sammelndem und zerstreuendem System variierbar war; dadurch ergaben sich verschiedene Brennweitenlängen. Man ist heute von diesem Konstruktionsprinzip abgekommen und baut starre Teleobjektive. Die Teleobjektive besitzen eine mittlere Lichtstärke.

Die Fassung der Objektive

Die Linsen der photographischen Objektive sind in Metallfassungen einmontiert. Diese Fassungen müssen innen matt geschwärzt sein, damit im Inneren der Objektive keine störenden Lichtspiegelungen entstehen, die das Bild unter Umständen ungünstig beeinflussen. In die Fassung kann, was häufig der Fall ist, ein Objektivverschluß eingebaut sein. Wir zeigen die verschiedenen Objektivfassungen schematisch an Hand der Abb. 18 und bemerken hiezu folgendes: die Normal-

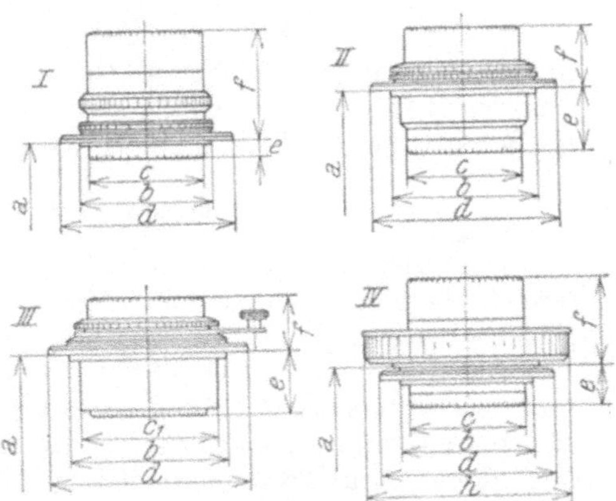

Abb. 18. Fassungsarten eines Tessars: I Normalfassung, II Versenkte Fassung, III Fassung mit Schneckengewinde (Einstellfassung A), IV Fassung mit Compur- (Compound-) Verschluß. Erläuterung zu I bis IV: a Auszug, b nötige Ausbohrung des Objektivbrettes, c Durchmesser der Hinterlinsenfassung, d Durchmesser des Anschraubringes, e nach innen stehender Teil der Fassung, c_1 Durchmesser des Innenteils der Einstellfassung A, f nach außen stehender Teil der Fassung, h Durchmesser des Verschlußgehäuses. (Nach ZEISS-Druckschrift Ph 258)

fassung findet bei den Atelier- und Reisekameras, die versenkte Fassung bei manchen Handkameratypen (Spreizenkameras), die Schneckengangfassung (Einstellfassung) hauptsächlich bei Spiegelreflexkameras und

Kinokameras, also Kameras mit festem Auszug, Anwendung. Die in
Abb. 18, IV dargestellte Fassung mit Compur- oder Compoundverschluß

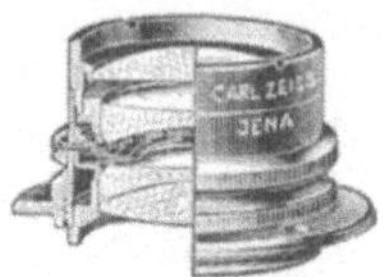

Abb. 19. Objektiv in Normalfassung
(Nach ZEISS-Druckschrift Ph. 267/I)

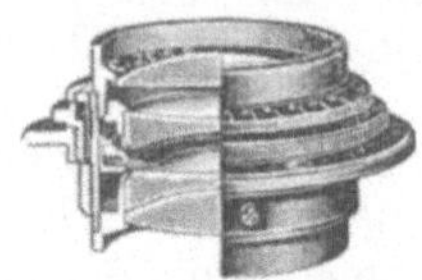

Abb. 20. Versenkte Fassung. (Nach
ZEISS-Druckschrift Ph. 267/I)

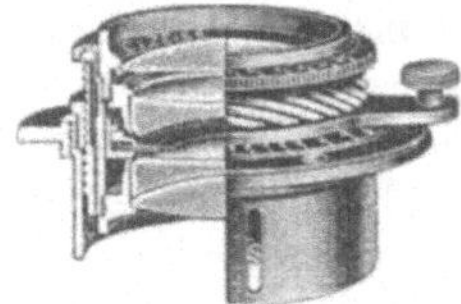

Abb. 21. Einstell-(Schneckengang-) Fassung. (Nach ZEISS-Druckschrift
Ph. 267/I)

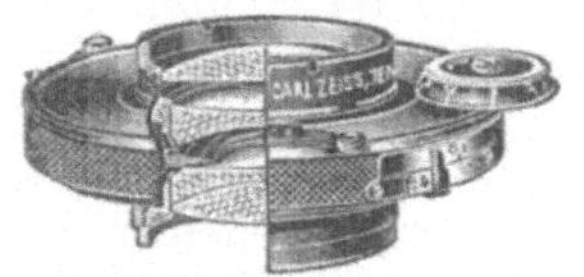

Abb. 22. Fassung mit Compur- oder
Compoundverschluß (Nach ZEISS-Druckschrift Ph. 267/I)

findet man an Handkameras. Die in Abb. 18 schematisch dargestellten
Fassungen sind in den Abb. 19 bis 22 zum Teil in der Ansicht, zum Teil
im Schnitt dargestellt.

<h3 align="center">Die Blenden des Objektivs</h3>

Die Blenden dienen zur Anpassung der Expositionszeit an die
jeweils herrschenden Beleuchtungsverhältnisse, zur Regulierung der
Tiefenschärfe und zur Verbesserung der Strahlenvereinigung.

Die Blenden des Objektivs können verschiedenartig ausgebildet
sein: wir unterscheiden Steckblenden (zumeist bei älteren Reproduktionsobjektiven), Revolver- (Rotations-) Blenden (Ähnlichkeit
mit dem alten Trommelrevolver!), Irisblenden; die letztgenannte
Form ist die derzeit gebräuchlichste. Die Dimensionierung der Blenden
erfolgt nach verschiedenen Systemen, bei denen folgender Gedanke
grundlegend ist: aufeinanderfolgenden Blendenöffnungen bzw. relativen
Lichtstärken (vgl. hiezu S. 15) entsprechen einfache Vielfache der Belichtungszeit, bezogen auf eine zu einer bestimmten Blendenöffnung
gehörende Belichtungszeiteinheit. Bei Objektiven deutscher Herkunft ist
das STOLZEsche Blendensystem am häufigsten; in nachstehender Tabelle
sind die in diesem System verwendeten Verhältnisse angegeben:

Rel. Lichtstärken	$\frac{1}{3\cdot16}$	$\frac{1}{4\cdot5}$	$\frac{1}{6\cdot3}$	$\frac{1}{9}$	$\frac{1}{12\cdot5}$	$\frac{1}{18}$	$\frac{1}{25}$
Rel. Belichtungszahlen	1	2	4	8	16	32	64

Ersichtlich benötigt man bei diesem System bei jedem Öffnungsverhältnis die doppelte Belichtungszeit gegenüber dem vorhergehenden.

Bei älteren ZEISS-Objektiven und bei Satzobjektiven (vgl. S. 22) findet man auch eine Bezeichnung der Blendenöffnungen in Millimetern.

Bei der Irisblende achte man darauf, daß zwischen ihre Lamellen keine Staubkörnchen geraten, da dies zu empfindlichen Störungen (Verklemmungen der Lamellen) führen kann.

Der Einfluß von Filtern auf den Lichtstrahlengang photographischer Objektive

Filter (solche sind auch die sogenannten Gelbscheiben) sollen Planparallelplatten, also Glasplatten, sein, deren Flächen vollkommen eben und parallel sind. In diesem Falle bewirken sie lediglich eine Parallelverschiebung auffallender Strahlen, die um so geringer sein wird, je dünner die Planparallelplatte ist. Man kann das Filter vor oder hinter dem Objektiv oder knapp vor der photographischen Platte anordnen. In der erst- und in der letztgenannten Stellung wird das Filter, wenn es mit einem geringen Fehler behaftet sein sollte, am wenigsten schädlich wirken; am häufigsten wird es wohl vor dem Objektiv angeordnet. Man trachte stets tunlichst dünne und fehlerfreie, also wirklich planparallele Filter zu benutzen. Die von den prominenten einschlägigen Firmen auf den Markt gebrachten Filter erfüllen diese Bedingungen. In der Mikrophotographie (sowie Reproduktionstechnik) verwendet man vielfach Filterküvetten (Filterwannen), gefüllt mit entsprechend gefärbten Flüssigkeiten, deren Wände planparallel sein müssen.

Die Ermittlung der Brennweite und Lichtstärke eines photographischen Objektivs

Der photographierende Arzt kann unter Umständen in die Lage kommen, die Brennweite eines photographischen Objektivs ermitteln zu müssen. Man geht dabei am besten folgendermaßen vor: man stellt mit Hilfe des an der Kamera befestigten Objektivs auf ein sehr weit entferntes Objekt ein (will man die Brennweite genau ermitteln, so wird man trachten, auf ein tunlichst weit entferntes Objekt einzustellen) und markiert die Lage der Mattscheibe auf dem Laufboden der Kamera (wir nehmen an, daß die Brennweitenbestimmung mit Hilfe einer Reisekamera mit mindestens doppeltem Auszug erfolgt). Zur Einstellung wird man sich einer feinkörnigen Mattscheibe (die matte Seite ist dem Objektiv zugekehrt) und einer Einstellupe bedienen: eine Einstellupe hat eine etwa 8fache Vergrößerung und kann an die Mattscheibe angesetzt werden (es gibt auch Einstellupen mit Gummiring, den man an die Mattscheibe anpreßt). Eine genauere Einstellung ist mit Hilfe einer Klarglasscheibe möglich, derer man sich auch in der Mikrophotographie zum exaktesten Fokussieren bedient. Man ritzt diese Klarglasscheibe auf der dem Objektiv zugekehrten Seite etwa mit einem Glaserdiamanten ganz fein an und stellt mit der Einstellupe auf diesen Ritzer ein; nachdem dies geschehen ist, erfolgt die exakte Fokussierung des Bildes. Ist nunmehr die Lage der Mattscheibe bzw. Klarglasscheibe für die Einstellung auf Unendlich markiert, verfährt man folgendermaßen: man befestige auf einer zur Objektivachse senkrecht angeordneten Ebene ein genau rechteckiges Stück Papier etwa in der Größe einer Briefmarke und verschiebe Kamera bzw. Mattscheibe (Klarglasscheibe) so lange, bis das Bild dieses Objekts auf der Mattscheibe genau so groß erscheint, wie das Original. Hat man dies erreicht, markiert man neuerdings die Lage der Mattscheibe (natürlich unter Benutzung der gleichen Marke an ihr wie bei der Einstellung auf Unendlich) am Laufboden; der Abstand der beiden Marken ist gleich der Brennweite des Objektivs: die Erklärung dafür folgt aus den Formeln auf S. 7. Noch exaktere Ermittlungen der Brennweite überlasse der Arzt auf derartige Arbeiten speziell eingerichteten Stellen. Die oben beschriebene Art der Brennweitenermittlung ist auf analoge Art mit Hilfe einer sogenannten Handkamera möglich, bei der das Objektiv, nicht aber die Mattscheibe verschieblich ist, vorausgesetzt, daß diese Kamera doppelten Auszug besitzt; in diesem Falle markiert man die Stellungen der O b j e k t i v s t a n d a r t e am Laufboden.

Zur Ermittlung der Lichtstärke eines photographischen Objektivs bei verschiedenen Blendenstellungen bestimmt man die Größe der zu den einzelnen Blendenöffnungen gehörigen Eintrittspupillen (vg. S. 8). Die am Blendenring des Objektivs angegebenen Zahlen beruhen auf der Ermittlung dieser Größen (vgl. S. 24).

Die Pflege und Aufbewahrung des Objektivs

Es ist wohl selbstverständlich, daß man ein photographisches Objektiv mit aller Sorgfalt behandeln muß. Zum Reinigen der Linsen verwende man nur reine, oft ausgewaschene, also weiche Leinwandlappen, die weder fett noch feucht sein sollen. Da die Gläser der Linsen vielfach hygroskopisch sind, schütze man das Objektiv vor feuchter Luft. Beim Reinigen der Gläser gehe man sehr vorsichtig vor; da die Linsen sehr zarte Fassungsringe haben, kann ein solcher Ring durch einen festeren Druck auf die Linse, insbesondere bei einem schon altersschwachen Objektiv, beschädigt werden; die Folge davon ist, daß die Linse in der Fassung schlottert. Auch darauf achte man, daß der schwarze Mattlack im Innern der Fassung nicht allmählich abspringt; man stellt dies fest, indem man das Objektiv dreht und von der Seite her hineinblickt. Man gewöhne sich daran, das Objektiv in den Anschraubring nicht zu streng hineinzuschrauben, weil dies zu „Verspannungen" des Objektivs und damit zur Dezentrierung der einzelnen Linsen führen kann.

Die photographische Kamera

Die photographischen Kameras zeigen heute so vielfache Konstruktionsformen, daß deren Besprechung im Rahmen dieses Praktikums nicht gut möglich ist; wir können darauf um so eher verzichten, als der

photographierende Arzt für seine Arbeiten ohnedies zumeist eine sogenannte Reisekamera, eine Atelierkamera oder eine solide Handkamera
mit Laufboden und zumindest doppeltem Auszug benutzen wird.
In Abb. 23 ist eine Balgenkamera mit verschiebbarem Objektivbrett
schematisch dargestellt. Eine Kamera besteht im wesentlichen aus dem
Objektivbrett, dem Mattscheibenrahmen, in den nacheinander die Mattscheibe und die Kassette eingesetzt werden, und dem Balgen, der aus
imprägniertem Kaliko oder Leder besteht. Bei den verschiedenen Kamerakonstruktionen sind entweder Objektivbrett und Mattscheibenrahmen
oder nur eines von beiden beweglich. Bei den Laufbodenkameras sind

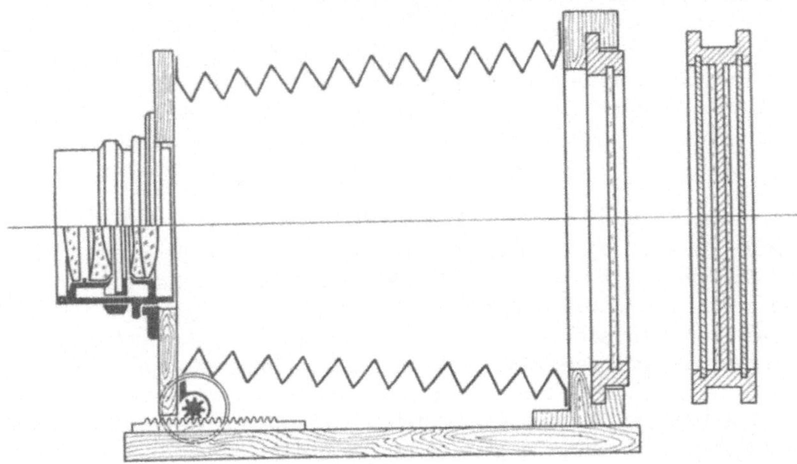

Abb. 23. Balgenkamera mit verschiebbarem Objektivbrett und festem Mattscheibenrahmen (im Schnitt); rechts Doppelkassette (im Schnitt). Das Objektiv ist ein Tessar.
(Nach M. v. ROHR, Die optischen Instrumente, 3. Aufl., Leipzig und Berlin, 1918)

Objektivbrett (Standarte) und Mattscheibenrahmen auf dem sogenannten
Laufboden verschieblich, bei den Spreizenkameras ist zwischen Objektivbrett und Mattscheibenrahmen eine ausziehbare Spreizenvorrichtung
vorgesehen, bei den Spiegelreflexkameras erfolgt die Einstellung durch
Verstellung des Objektivs in einer Einstellfassung (s. S. 23), die sogenannten Fixfokuskameras (Objektiv und Mattscheibenrahmen unverschieblich) kommen für die Zwecke des Arztes wohl nicht in Betracht.
Je nachdem die Kamera mit Platten, Planfilmen, Packfilmen oder Rollfilmen beschickt wird, unterscheidet man entsprechende Kamerakonstruktionen; für die photographischen Aufnahmen des Arztes wird wohl
in erster Linie eine Kamera für Platten in Betracht kommen. Der Arzt
wird, wie bereits oben bemerkt wurde, am besten mit einer soliden Reisekamera für Platten arbeiten, die in zahlreichen Ausführungsformen
erhältlich ist; beim Ankauf einer solchen Kamera trachte man ein
Modell zu erwerben, bei dem sowohl Objektivbrett als auch Mattscheibenrahmen drehbar und neigbar sind. Man achte darauf, daß der

Balgen der Kamera keine Lücken habe, durch die unerwünschtes Licht eindringt und eventuell zur Platte gelangt; man stellt eventuell vorhandene Lücken im Balgen auf folgende Art fest: man bringe die Kamera in die Dunkelkammer, verfinstere diese vollkommen, nehme den Mattscheibenrahmen heraus und blicke in die Kamera hinein; man umfahre nun den Balgen von außen mit einer eingeschalteten elektrischen Taschenlampe: sind im Balgen kleine Lücken vorhanden, so wird man sie bei dieser Art der Untersuchung deutlich aufleuchten sehen.

Zu den verschiedenen Kameratypen gehören verschiedene Kassetten, deren Konstruktion eingehender zu besprechen überflüssig ist. Wichtig ist, daß keine sogenannte Kassettendifferenz besteht (vgl. diesbezüglich S. 11).

Das Kamerastativ ist für Aufnahmen, wie sie der Arzt im allgemeinen zu machen hat, deshalb von großer Wichtigkeit, weil seine Kamera bei der Aufnahme vollkommen fest stehen muß. Für die oben empfohlene Reisekamera eignet sich am besten ein solides Holzstativ mit Verspreizungen, wie ein solches auf S. 282 dieses Buches dargestellt ist.

Die photographischen Momentverschlüsse

Für die Momentaufnahmen, d. s. Aufnahmen, zu deren Herstellung Expositionszeiten von weniger als einer Sekunde notwendig sind, benötigt einen Momentverschluß. Dieser kann entweder als Objektivverschluß oder als Schlitzverschluß (vor der Plattenebene) ausgebildet sein. Der moderne Objektivverschluß ist ein in die Objektivfassung eingebauter Zentralverschluß mit Sektorenblechen, die wie bei der Irisblende zusammenschließen. Der im Mattscheibenrahmen untergebrachte Schlitzverschluß besteht, wie sein Name sagt, aus einem mit einem Schlitz versehenen Rouleau aus schwarzen, lichtdichtem Gewebe, der an der Platte vorbeigleitet.

1. Die Objektivverschlüsse (Zentral-, Sektoren-, Irisverschlüsse) gestatten eine dreifache Verwendung: a) auf M gestellt als eigentlicher Momentverschluß; b) bei Stellung auf B (Ball) oder Z (neuere Bezeichnung) ist der Verschluß so lange offen, als der Druck auf den Auslöser andauert; c) bei Stellung auf O (neuere Bezeichnung), Z (Zeit) oder T (Time): durch einen Druck auf den Auslöser wird der Verschluß geöffnet, durch einen zweiten Druck auf den Auslöser wird der Verschluß geschlossen. Die innere Konstruktion eines Zentralverschlusses ist ziemlich kompliziert, ihre Erläuterung ist überflüssig. Man unterscheidet im wesentlichen Compound- und Compurverschlüsse; bei ersteren erfolgt die Zeitregelung durch regulierbare Luftkolbenbremsung, bei letzteren durch ein Räderwerk mit Anker (Analogie zu einer Taschenuhr!). Zur Auslösung des Verschlusses bedient man sich eines Auslösers, der entweder als einfacher Hebel oder als Fernauslöser (Gummischlauch mit Gummiballen oder Drahtauslöser-Zug- (Druck-) vorrichtung) ausgebildet ist. Von den erwähnten Typen (Compound- und Compurverschluß) gibt es zahlreiche Ausführungsformen.

2. Die Schlitzverschlüsse. Die Belichtungsdauer wird durch Regulierung der Federspannung zur Abrollung des Rouleaus sowie durch

Veränderung der Spaltbreite geregelt; mit zunehmender Federspannung und abnehmender Schlitzbreite nimmt die Belichtungszeit ab.

Mit Schlitzverschlüssen lassen sich wesentlich kürzere Belichtungszeiten (bis zu $^1/_{1200}$ Sek.) als mit einem Objektivverschluß (bis zu $^1/_{250}$ Sek.) erzielen.

Die Verschlüsse sind, sollen sie einwandfrei arbeiten, sehr sorgsam zu behandeln, da sie feinmechanische Präzisionsgeräte sind. Die Fernauslöser (Gummischlauch und Drahtauslöser) dürfen nicht zu stark geknickt aufbewahrt werden, da sie sonst im Laufe der Zeit unbrauchbar werden. Um exakt festzustellen, ob die am Verschluß angeschriebenen Belichtungszeiten tatsächlich stimmen, benötigt man besondere Geräte: das von J. Rheden angegebene Gerät zur Prüfung von Momentverschlüssen dürfte sich für diesen Zweck wohl am besten eignen. Da dem ausübenden Photographen dieses Instrument kaum zur Verfügung steht, muß man sich zwecks Prüfung eines Momentverschlusses an eine einschlägige Versuchsanstalt wenden.

Der Lichtstrahlengang in Geräten zur Projektion im durchfallenden Licht (Projektion von Glasbildern)

Bei der Projektion eines Glasbildes handelt es sich im wesentlichen um die Umkehrung des Strahlenganges gegenüber den Verhältnissen bei der photographischen Aufnahme; soll das Glasbild mit Hilfe eines optischen Systems vergrößert auf eine Projektionswand projiziert werden, so bedarf es, damit das Bild auf der Projektionswand genügend hell sei, zunächst einer guten Durchleuchtung dieses Bildes. Wie man bereits frühzeitig erkannt hat, ist eine gute Durchleuchtung des Glasbildes nicht dadurch erzielbar, daß man einfach hinter dem Glasbild eine Lichtquelle anordnet, vielmehr benötigt man zur einwandfreien Lichtverteilung auf dem Glasbild und der Projektionswand einen Kondensor (Beleuchtungsapparat).

In Abb. 24 ist eine Lichtquelle L samt Kondensor C und knapp davor angebrachtem Diapositiv DD dargestellt. Ersichtlich wird die Lichtquelle L durch den Kondensor C in L', am Orte der Projektionslinse, abgebildet. Auf diese Art wird folgendes erreicht: Da die Projektionslinse alles vom Diapositiv kommende Licht in ihrer Eintrittspupille aufnimmt, vermag sie es auch dem projizierten Bilde zuzuführen; das Diapositiv (Glasbild, Normalformat 9×12 cm oder häufiger $8,5 \times 8,5$ cm) wirkt als Objekt, das durch das Projektionsobjektiv deshalb vergrößert abgebildet wird,

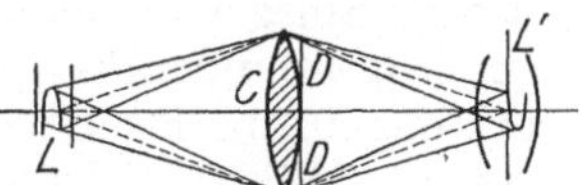

Abb. 24. Wirkung eines Kondensors in einem Projektionsapparat. (Nach M. v. Rohr, Die optischen Instrumente, 3. Aufl., Leipzig und Berlin 1918)

weil es in unmittelbarer Nähe der Brennebene des Projektionsobjektivs angeordnet ist (vgl. S. 7). Soll der Kondensor seinen Zweck erfüllen, muß er bis zu einem gewissen Grad optisch korrigiert sein (insbesondere bezüglich sphärischer Aberration); man verwendet daher in besseren Projektionsgeräten als Kondensor nicht einfache Linsen, sondern zweckmäßig konstruierte Linsenfolgen. In Abb. 25 zeigen wir schematisch den Strahlengang in einem Projektionssystem mit dreiteiligem Kondensor bei durchfallendem Licht. Wie sich aus vorstehender Darstellung ergibt, handelt es sich bei der Projektion von Glasbildern im durchfallenden Licht um zwei wesentliche Faktoren: 1. Das Diapositiv wird tunlichst nahe dem Kondensor angebracht, 2. die Lichtquelle wird durch den Kondensor am Ort der Projektionslinse (in deren Eintrittspupille) abgebildet. Als Lichtquelle für Projektions-

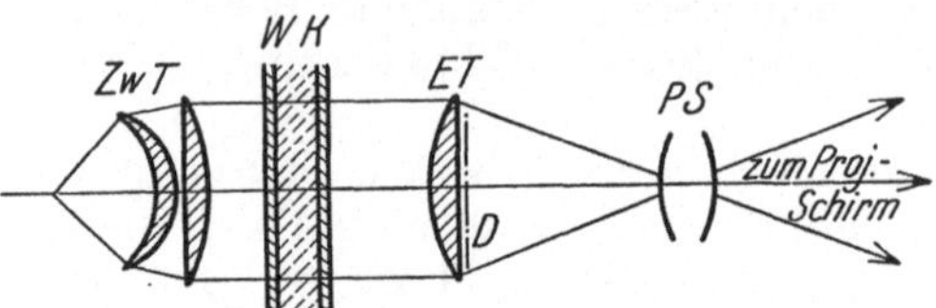

Abb. 25. Strahlengang in einem Projektionssystem mit dreiteiligem Kondensor. *P S* Projektionssystem (Objektiv); *ZwT* Zweilinsenteil des Kondensors, *ET* Einlinsenteil des Kondensors, *D* Diapositiv, *WK* Wasserkammer zur Kühlung, *L* Lichtquelle. (Nach M. v. Rohr, Die optischen Instrumente, 3. Aufl., Leipzig und Berlin 1918)

apparate benützt man Bogenlampen und in neuester Zeit Metallfadenlampen besonderer Konstruktion (tunlichst kleine Leuchtfläche). Auch Metallfadenlampen mit Spiegelkondensor (dieser übt analoge Wirkungen wie der dioptrische Kondensor aus) werden in jüngster Zeit in Projektionsapparaten verwendet.

Als Projektionsobjektive werden besondere, für diesen Zweck errechnete Objektivtypen benutzt; zumeist sind es drei- bis vierteilige Systeme nach Art der sogenannten photographischen Triplets. Die mit den normalen Projektionsgeräten erzielten linearen Vergrößerungen sind keine übermäßig großen (30 bis 60fach), da sonst die Helligkeit des projizierten Bildes zu gering wird; die Kinoprojektoren (Theatermaschinen) sind nach dem gleichen Prinzip gebaut wie die normalen Projektionsapparate; mit ihnen können stärkere Vergrößerungen erzielt werden.

Die Projektionsgeräte zur episkopischen Projektion dienen zur direkten vergrößerten Projektion bildlicher Darstellungen auf Papier usw. unter Verwendung auffallenden Lichts. Im Prinzip handelt es sich hier um folgendes: Von einer starken Lichtquelle mit dahinter angeordnetem Spiegel kommendes Licht wird mit Hilfe eines Spiegels auf das zu projizierende Bild gelenkt, das Licht wird hier diffus reflektiert und gelangt in das Projektionssystem, mit dessen Hilfe es über einen Spiegel (zwecks Bildaufrichtung) auf die Projektionswand gelenkt wird. Es ist klar, daß hier die Helligkeit des projizierten Bildes geringer sein wird als bei der Projektion im durchfallenden Licht.

Ein Epidiaskop ist ein Gerät, das abwechselnd zur Projektion im durchfallenden und im auffallenden Licht verwendet werden kann.

Als Projektionsschirme werden vielfach besonders präparierte Flächen (mit Aluminiumbronze) verwendet, mit denen aber im Durchschnitt keine besseren Ergebnisse zu erzielen sind als mit matt-weißen Flächen.

Die photographischen Vergrößerungsapparate

Bei den sogenannten Tageslichtvergrößerungsapparaten benützt man zur Beleuchtung des zu vergrößernden Bildes (Negativs) eine knapp davor angebrachte Mattscheibe, auf die man das Licht weißer Wolken oder des hellen Himmels lenkt; als Projektionssystem verwendet man irgendein photographisches Objektiv bei passender Abblendung. Da diese Art von Beleuchtung des zu vergrößernden Negativs oft nicht befriedigend ist (vgl. S. 29), konstruierte man Vergrößerungsapparate nach dem gleichen Prinzip wie die oben beschriebenen Projektionsapparate, also mit Kondensorsystem. Es gibt heute verschiedene Typen von Vergrößerungsapparaten, die mit zahlreichen praktischen Vorkehrungen zur raschen und einwandfreien Herstellung von Vergrößerungen ausgestattet sind.

Das Beleuchtungssystem in der Mikrophotographie

Wohl das schwierigste Problem der Mikrophotographie ist die einwandfreie Beleuchtung des Objekts, da Ungleichmäßigkeiten in der Lichtquelle Ungleichmäßigkeiten in der Beleuchtung hervorrufen können. A. Köhler der C. Zeiss-Werke hat eine Beleuchtungsanordnung angegeben, bei deren Anwendung der erwähnte Fehler entfällt. Wir zeigen in den schematischen Abb. 26 und 27 das Abbesche, bzw. das Köhlersche Beleuchtungsverfahren; beim Abbeschen Beleuchtungsverfahren wird ersichtlich die Struktur der Lichtquelle mit abgebildet, da die Lichtquelle durch den Kondensor einfach am Ort des Objekts abgebildet wird, beim Köhlerschen Beleuchtungsverfahren ergibt sich folgendes: Die Lichtquelle $L L_1 L_2$ wird durch den

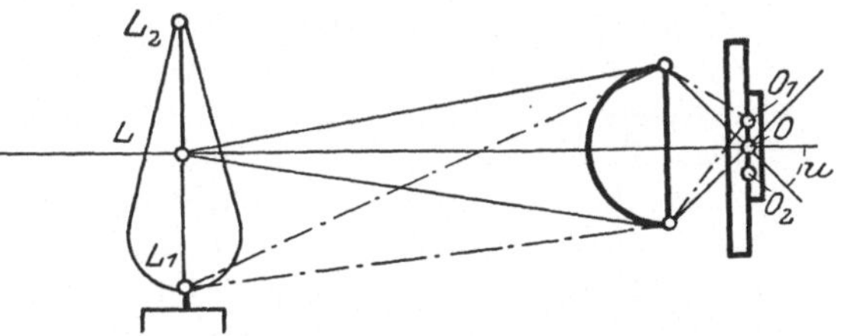

Abb. 26. Abbesches Beleuchtungsverfahren. $L L_1 L_2$ Lichtquelle; $O O_1 O_2$ Objektebene. (Aus Geiger u Scheel, Hdb. d. Phys., Bd. 18)

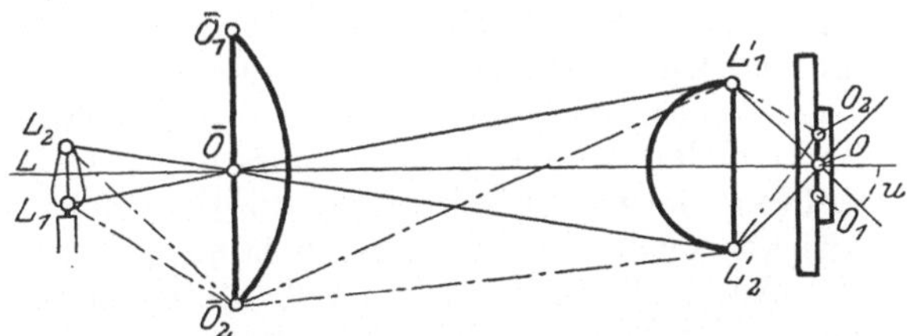

Abb. 27. $L L_1 L_2$ Lichtquelle, $\bar{O} \bar{O}_1 \bar{O}_2$ Kollektor, $L'_1 L'_2$ Kondensor, $O O_1 O_2$ Objektebene (Aus Geiger u. Scheel, Hdb. d. Phys., Bd. 18)

Kollektor $\bar{O} \bar{O}_1 \bar{O}_2$ in den Kondensor $L'_1 L'_2$ (oder in dessen Blende) abgebildet, andererseits bildet der Kondensor $L'_1 L'_2$ den von der Lichtquelle angeleuchteten Kollektor $\bar{O} \bar{O}_1 \bar{O}_2$ am Ort des Objekts $O O_1 O_2$ ab, wodurch die Struktur der Lichtquelle am Ort des Objekts nicht zur Geltung kommt. Über den Projektionsvorgang bei der Mikrophotographie geben die schematischen Abbildungen im Kapitel: Die Photographie in der Histologie von Dr. H. Petersen (dieses Buches) Aufschluß.

Die Behelfe zur Ermittlung der Belichtungszeit

Zur Ermittlung der unter den jeweils herrschenden Beleuchtungsverhältnissen notwendigen Belichtungszeiten unter Berücksichtigung der Empfindlichkeit der verwendeten Platten, der Öffnung des Objektivs usw. bedient man sich verschiedener Hilfsmittel: 1. Belichtungstabellen, 2. optische Belichtungsmesser, 3. chemische Belichtungsmesser.

Ad 1. Die zahlreichen marktgängigen Belichtungstabellen (eine der bekanntesten ist die von J. Rheden) enthalten entweder den einzelnen Faktoren der Belichtungszeit (Stunde der Aufnahme, Bewölkung, Objektarten, Plattenempfindlichkeit, Öffnungsverhältnis usw.) entsprechende (auf Grund der Erfahrung usw. ermittelte) Werte, die man addiert; in einer Schlußtabelle findet man korrespondierend zu den Summen dieser Werte die notwendigen Belichtungszeiten. Solche Belichtungstabellen bezeichnet man als Additionstabellen. Andere Belichtungstabellen sind nach Art der Rechenschieber konstruiert: Man bringt einzelne, mit verschiedenen Skalen versehene Kartonstreifen in bestimmte Stellungen (von den gegebenen Verhältnissen abhängig) zueinander und liest an einer bestimmten Stelle eines Streifens die zugehörige Belichtungszeit ab. Einen speziellen Rechenstab für mikrophotographische Aufnahmen stellt z. B. die Firma C. Zeiss her.

Ad 2. Die optischen Belichtungsmesser enthalten einen zumeist kreisförmigen Graukeil, der drehbar angeordnet ist. Durch diesen und ein Blaufilter hindurch betrachtet man das aufzunehmende Objekt; der Vorgang bei Verwendung des optischen Belichtungsmessers ist folgender: Bei Verdrehung des Keils sieht man das Objekt durch immer dickere Teile desselben; man setzt die Verdrehung so lange fort, bis ein gewisser Verdunklungsgrad des Bildes (Verschwinden der Schatten oder dgl.) erreicht ist. Diese Stellung des Keils wird an einer Skala abgelesen; zu ihr findet man an einer weiteren Skala oder in einer Tabelle die zugehörige Belichtungszeit unter Berücksichtigung der Objektivöffnung usw. Es ist klar, daß bei Betrachtung eines hellen Gegenstandes eine andere Keilstellung notwendig sein wird, um den gleichen „Verdunklungsgrad“ zu erzielen als bei einem dunklen Objekt.

Ad 3. Die chemischen Belichtungsmesser findet man in dem von Dr. J. Daimer bearbeiteten Kapitel dieses Buches beschrieben.

Daß man auf Grund von Belichtungstabellen und Belichtungsmessern nicht Belichtungszeiten ermitteln kann, die unbedingt exakt sind, ist schon mit Rücksicht auf die Subjektivität der Beurteilung verschiedener Faktoren bei Verwendung von Belichtungstabellen bzw. mit Rücksicht auf die Subjektivität der Einstellung bei den optischen Belichtungsmessern (Adaptation des Auges!) selbstverständlich. Die chemischen Belichtungsmesser haben wieder andere Fehlerquellen (Empfindlichkeit des Papiers gegen Altern, Luftfeuchtigkeit usw.). Das beste Kriterium für die notwendige Belichtungszeit gibt die Helligkeit des Mattscheibenbildes ab, vorausgesetzt, daß man hinreichend viel Erfahrung in der Beurteilung des Mattscheibenbildes hat.

Die Grundlagen der photographischen Negativ- und Positivverfahren

Von **J. Daimer,** Wien

Mit 11 Abbildungen

Die Dunkelkammer und ihre Einrichtung

Zur Verarbeitung des lichtempfindlichen Negativ- und Positiv-
materials bedarf man eines verdunkelbaren Raumes, der von außen
kommendes Licht vollkommen ausschließt und bei der Arbeit nur
durch Licht geeigneter spektraler Beschaffenheit beleuchtet werden darf.
Der Einrichtung und Pflege der Dunkelkammer soll ein besonderes
Augenmerk gewidmet werden; der Mediziner, der ständig mit photographischen Arbeiten beschäftigt ist, sollte sich nicht mit einem beliebigen Raum als Dunkelkammer zufriedengeben, sondern entweder einen
nicht zu kleinen, gut lüftbaren Raum (möglichst mit einem Fenster)
oder zumindest einen größeren, gleichfalls lüftbaren Verschlag diesem
Zwecke zur Verfügung stellen. Eine enge Dunkelkammer wird zur Qual
und kann zu manchen Verwechslungen und Fehlern Anlaß geben. Die
Dunkelkammer sei heizbar; bei Gasheizung ist für raschen Abzug der
Verbrennungsprodukte Sorge zu tragen und kein lichtempfindliches Material
in der Dunkelkammer aufzubewahren, da dieses auch bei kaum merk-
lichem Ausströmen von Leuchtgas bald verdirbt. Die Wände können
weiß gestrichen sein, da ja reflektiertes rotes Licht unschädlich ist und
der Raum auch oft für Arbeiten bei hellem Lichte gebraucht wird. Die
Dunkelkammer soll man auch während der Arbeit verlassen können; es
ist zu diesem Behufe entweder eine lichtdichte Doppeltür einzubauen,
derart, daß ein Mann zwischen den Türen Platz finden kann, oder durch
geeignet angebrachte Doppelvorhänge ein lichtdichter Abschluß zu schaffen.

Der Raum enthalte einen Tisch für trockene Arbeiten, z. B. Platten-
einlegen, Schneiden von Platten und Papieren, Einlegen von Kopierpapieren usw., und einen mit Bleiblech belegten Tisch, dessen Rand nach
oben gebörtelt ist, für die nasse Arbeit, wie Entwickeln, Fixieren, Verstärken, Abschwächen usw. Der aufgebörtelte Rand soll an einer Stelle
schnabelförmig offen nach außen führen, um etwa verschüttete Lösungen abfließen lassen und den Tisch von Zeit zu Zeit mit Wasser bequem
reinigen zu können. Mit Bleiblech ausgeschlagene flache Holztröge mit

einem Holzrost sind zwar teurer, dafür aber auch praktischer. Der Rost
verhindert das Zerbrechen etwa umfallender Mensuren. Der Trog sei
womöglich mit einem Abfluß verbunden, desgleichen ist ein Wasserhahn
über dem Trog sehr wünschenswert. Zinkblechverkleidung ist unbrauchbar, da sie vom Fixiernatron angegriffen wird. Ein Doppelhahn an
der Wasserleitung leistet stets gute Dienste. Papierabfälle und Glas-
scherben dürfen nicht in den Ausguß geworfen werden; es ist, falls
Hilfskräfte in der Dunkelkammer arbeiten, zur Verhütung von Über-
schwemmungen öfters Nachschau zu halten. Unter dem Tisch für die
nasse Arbeit bringe man in senkrecht angeordneten Fächern die Ent-
wicklerschalen unter. Als solche sind im allgemeinen Glasschalen
zu wählen, da Glas das gegen Chemikalien indifferenteste und am
leichtesten zu reinigende Material ist. Porzellanschalen und emaillierte
Blechschalen eignen sich zum Wässern großer Platten und Papier-
formate. Alle Schalen sind nach Gebrauch mit Wasser nachzuspülen
und von Zeit zu Zeit mit Schwefelchromsäure zu reinigen; vor Herstellung von Badeplatten hat dies stets zu geschehen. Die Schalen
unter dem Tisch für Trockenarbeit aufzustellen, vermeide man, falls in
den Schubfächern lichtempfindliches Material oder Negative aufbewahrt
werden, um ein Verderben derselben durch Feuchtigkeit hintanzuhalten.
Über dem Entwicklungstisch bringe man ein oder mehrere Regale für
die nötigen in Form von Lösungen aufbewahrten Chemikalien, Mensuren,
Trichter usw. an. Ungelöste Chemikalien, besonders aber Gifte sind in
einem versperrbaren dunklen Schrank aufzubewahren. Wenn es der Platz
erlaubt, stelle man die Schale mit dem Fixierbad, die mit einem mit
Griff versehenen Brettchen bedeckt sein soll, auf ein Tischchen neben
dem Entwicklungstisch, um der Gefahr des Verschleppens von Fixiernatron vorzubeugen.

Zur Dunkelkammereinrichtung gehören ferner Glas- oder Porzellan-
gefäße zum Auflösen der Chemikalien und einige Mensuren: mit je einer
Mensur zu 500, 250, 100, 25 und 10 ccm reicht man vollkommen aus. Ein
Filtrierstutzen, zwei Glastrichter verschiedener Größe, ein Filtriergestell,
Glasstäbe, deren Enden abgerundet und mit einem Stück Kautschuk-
schlauch versehen sind, um das Zertrümmern der Glasgefäße beim Umrühren zu vermeiden, einige Tropffläschchen und schließlich ein Thermometer ergänzen die Einrichtung. Das Wässern der Platten besorgt man
in Nutenkästen aus Zinkblech, die in jeder Photohandlung käuflich sind.

Es ist eine dringende Forderung, die Dunkelkammer stets peinlich
rein und in Ordnung zu halten; jeder Gegenstand habe seinen bestimmten
Platz, damit er auch in der Dunkelheit jederzeit gefunden wird. Für
verspritzte Chemikalien sei ein Aufwischlappen zur Hand. Die Hände
sind nach jeder Benetzung mit Chemikalien erst mit Wasser abzuspülen
und dann mit einem reinen Handtuch zu trocknen.

Von größter Bedeutung für das Gelingen der Arbeiten ist eine zweckmäßige und sichere Dunkelkammerbeleuchtung. Als Lichtquelle kommt
heute wohl nur mehr das elektrische Glühlicht in Betracht. Von der Benützung des Tageslichtes ist man seit Jahren abgekommen, da seine Hellig-

keit viel zu wenig konstant ist und infolgedessen bei diesem Licht die Beurteilung des richtigen Entwicklungsgrades Schwierigkeiten macht. Unter den vielen im Handel befindlichen Dunkelkammerlampen kommen nur jene Typen in Frage, die ein leichtes, sicheres Verändern der Helligkeit und Farbe des Lichtes ermöglichen. Hieher gehören Lampen, deren verschiedenfarbige Scheiben mit Kettenzug eingeschaltet werden, oder die Lampe nach HÜBL, bei der Scheiben verschiedener Farbe und Helligkeit nach Bedarf rasch in eine Nut des Lampengehäuses eingeführt werden können, worauf ev. die früher in der Lampe befindliche Scheibe entfernt wird. Die Lichtquelle selbst ist bei dieser Konstruktion nicht zu sehen, sondern nur ihr reflektiertes Licht; die Vorschaltung einer Mattscheibe ist hier überflüssig.

Die gewöhnliche photographische Platte ist vorwiegend für Blau empfindlich; sie darf nur bei Licht von der Wellenlänge $\lambda = 600$ bis $620\,\mu\mu$ und da nur mit Vorsicht verarbeitet werden. Farbenempfindliche Platten erfordern ein noch dunkleres Rot, etwa von $\lambda = 650\,\mu\mu$ angefangen, während für panchromatische und speziell rotempfindliche Platten dunkelgrünes Licht (wegen ihrer mangelhaften Grünempfindlichkeit) zu wählen ist.

Die Dunkelkammerfilter

A. Trockenfilter. 1. In der Masse gefärbte Glasfilter. Die in der Masse gefärbten Glasscheiben (Rubinglasscheiben) sind bezüglich ihrer spektralen Beschaffenheit unzuverlässig. Die Rubinglasbirnen sind meist zu dunkel, wodurch das Arbeiten erschwert wird. Die besten Dienste leisten

2. die Gelatinetrockenfilter.

Diese werden hergestellt, indem man unbrauchbare, ausfixierte, gewässerte und getrocknete Trockenplatten in einer Lösung von Echtrot D und Tartrazin badet und zum Trocknen stellt. Dieses Verfahren ist nur ein Notbehelf, da es nicht gestattet, eine gewünschte Absorption genau zu erzielen. Will man Lichtfilter nicht durch Gießen einer berechneten Gelatinefarbstoffmenge auf Glas selbst herstellen, so beziehe man sie z. B. bei der LIFA, Lichtfilterfabrik in Augsburg, die Filter jeder gewünschten Absorption für wissenschaftliche Zwecke herstellt. Vorschriften für die Herstellung von Gelatinetrockenfiltern enthält Heft 74 der Enzyklopädie der Photographie: Die Lichtfilter von A. HÜBL.

B. Flüssigkeitsfilter für Dunkelkammerlampen. Diese Filter bestehen aus einer mit einer Farbstofflösung gefüllten Glasglocke, die lichtdicht so über eine Glühbirne gestülpt wird, daß zwischen Glocke und Birne ein Luftraum verbleibt, der eine allzu starke Erwärmung der Filterglocke verhindert.

Von einer Dunkelkammerbeleuchtung ist genügende Sicherheit und Helligkeit zu fordern. HÜBL empfiehlt, die Entwicklung bei verhältnismäßig hellem, aber nur kurze Zeit einwirkendem Licht zu kontrollieren, und bezeichnet eine Dunkelkammerlampe dann als sicher, wenn eine

Platte nach 30 Sekunden Belichtung mit dieser Lampe aus 50 cm Entfernung bei nachfolgender Entwicklung keinen störenden Schleier aufweist. Ein Maß für die Helligkeit der Lampe ist jener Abstand von derselben, in dem man nicht zu kleine Schriftzeichen noch lesen kann.

Charakteristik des Negativmaterials bezüglich Empfindlichkeit und Gradation

Gewöhnliche Porträt- und Landschaftsplatten sowie Filme besitzen eine Empfindlichkeit von 10 bis 15⁰ SCHEINER = 66 bis 80⁰ EDER-HECHT, zeigen kräftige Gradation (vgl. S. 457), sind jetzt fast stets schwach farbenempfindlich, ohne allerdings diese Bezeichnung zu führen.

Rapidplatten haben 15 bis 17⁰ SCHEINER = 80 bis 84⁰ EDER-HECHT. Gradation kräftig bis weich. Häufig sensibilisiert.

Kino-Negativfilm und Extra-Rapidplatten. Empfindlichkeit 16 bis 18⁰ SCHEINER = 82 bis 86⁰ EDER-HECHT. Gradation weich. Verwendung für Moment- und Porträtaufnahmen. Vielfach auch sensibilisiert.

Ultrarapidplatten. Empfindlichkeit 19 bis 25⁰ SCHEINER = 88 bis 104⁰ EDER-HECHT. Gradation meist weich, oft nehmen die hohen Lichter zu wenig Deckung an. Wegen des groben Bromsilberkorns schlecht sensibilisierbar. Verwendung für Aufnahmen bei schlechtem Licht und für schnellste Momentaufnahmen.

Röntgenplatten müssen für Röntgenstrahlen besonders empfindlich sein. Früher wurden diese Platten mit besonders dickem Guß versehen, um stärkere Deckung und höhere Kontraste zu erzielen. Später machte man zur Emulsion Zusätze, die die Platten für Röntgenstrahlen empfindlicher machen sollen, z. B. Thoriumhydroxyd, kolloide Wolframsäure. Auch doppelseitig begossene Filme werden verwendet (AGFA). (Vgl. diesbezüglich S. 455ff.)

Photomechanische Platten besitzen eine Empfindlichkeit von 6—8⁰ SCHEINER = 56—61⁰ EDER-HECHT, sind sehr feinkörnig und dienen zur Reproduktion von Strichzeichnungen, Tabellen, Diagrammen, Druckschriften. Ihre Gradation ist hart. Für Farbenreproduktionen werden sie farbenempfindlich gemacht.

Negativpapiere. An Stelle der Platten und Filme werden auch mit einer Bromsilberschicht versehene Papiere verwendet, so z. B. für Registrierapparate (daher auch der Name Registrierpapier für einzelne Sorten), wie Elektrokardiographen usw. Es sind bezüglich Gradation und Empfindlichkeit verschiedene derartige Papiersorten im Handel, die naturgemäß billiger als Filme sind.

Kino-Positivfilm. Der Kino-Positivfilm trägt eine Bromsilberschicht mit einer Empfindlichkeit von höchstens 8⁰ SCHEINER, wird hart und weich kopierend geliefert und ebenso wie der unbelichtete Negativfilm oft als Rohfilm bezeichnet, welche Bezeichnung eigentlich dem unemulsionierten Film zukommt.

Die Technik der Aufnahme

Der Mediziner hat in den meisten Fällen plastische Gegenstände perspektivisch richtig, mit größtmöglicher Schärfe und unter Wahrung aller Einzelheiten (Details) abzubilden. Je nach der Art des Gegenstandes wird dieser stehend oder liegend photographiert werden. Für helle Präparate, z. B. Knochen, wählt man einen dunklen Hintergrund und umgekehrt; dadurch heben sich die Gegenstände gegen den Hintergrund gut ab und es wird eine gewisse räumliche Wirkung erzielt. Man verschaffe sich als Hintergründe weiße, graue und samtschwarze, durchwegs aber matte Pappen. Wohl die meisten Präparate müssen schattenlos abgebildet werden; zu diesem Zwecke stellt man knapp hinter das Präparat eine Glastafel oder legt das Präparat auf eine Glastafel; in einigem Abstand davon stellt man den Hintergrund auf (vgl. S. 84). Natürlich ist auch eine zu starke seitliche Beleuchtung zu vermeiden. Die Beleuchtung ist je nach der Dicke des Präparates anzuordnen; Beleuchtung von vorne gibt leicht flache Wirkung, seitliche Beleuchtung mit Tageslicht ist schwer zu regulieren. Beim Arbeiten mit künstlichem Licht ist eine geeignete Anordnung verschiedener Glühlampen verhältnismäßig leicht zu treffen. Bei glänzenden Präparaten werden Reflexerscheinungen durch Mattbirnen vermindert. Die Lichtquelle stehe dem aufzunehmenden Objekt nicht zu nahe, damit das Präparat sich bei langen Belichtungen infolge Erwärmung nicht ausdehnt und dadurch Unschärfe im Bilde zustande kommt.

Zu großer Kontrastreichtum des Präparates kann durch weiche Entwicklung ausgeglichen werden und umgekehrt. Selbst Geübten gelingt die richtige Belichtung nicht immer gleich bei der ersten Aufnahme.

Blitzlichtaufnahmen

Der Arzt ist oft genötigt, außer Haus Aufnahmen zu machen (z. B. für gerichtlich-medizinische Zwecke), wo ihm nicht die Beleuchtungseinrichtung seines Laboratoriums zu Verfügung steht. In solchen Fällen muß die Aufnahme oft mit Hilfe von Blitzlicht gemacht werden. Blitzlichtgemische bestehen aus leicht brennbarem Metall, Magnesium oder Aluminiumpulver, und einer Sauerstoff abgebenden Substanz, die die Verbrennung des Metalles fördert. Als Sauerstoffträger kommen Chlorate, Nitrate, Braunstein, Kaliumpermanganat usw. in Betracht. Die Selbstherstellung von Blitzlichtpulvern ist zu umständlich; man bedient sich der käuflichen Mischungen. Die Anordnung des Blitzlichtpulvers erfolgt seitlich der Kamera und so, daß kein Licht direkt in das Objektiv dringen kann. Gegen das Eindringen schädlicher Lichtstrahlen durch den Kamerabalg ist die Kamera mit dem Einstelltuch zu bedecken. Brennbare Gegenstände, Vorhänge, Spitzen, Teppiche sind aus der Nähe der Blitzlichtflamme tunlichst zu entfernen. Die Zündung mit einer Salpeterlunte oder einem Streifchen Celluloid (abgewaschener Film) darf erst erfolgen, wenn die Kassette geöffnet und alles bereit ist. Um nicht selbst Schaden zu erleiden, entfernt man sich etwa zwei Meter von der Blitzlichtflamme. Als Unterlage für das Pulver nimmt man ein Stück Asbestpappe, ein Blech, einen umgekehrt liegenden Teller o. dgl. Da bei der Verbrennung starke Rauchentwicklung (Magnesiumoxyd) eintritt, ist der betreffende Raum nach erfolgter Aufnahme zu lüften. Zur Erhöhung der Lichtstärke kann man hinter der Blitzlichtflamme eine weiße Pappe aufstellen, die als Reflektor wirkt. Bei den sogenannten rauchschwachen Blitzlichtpulvern wird der Rauch durch Substanzen vermindert, welche das Oxyd absorbieren; da gleichzeitig aber auch die Lichtstärke herabgesetzt wird, ist etwas mehr Pulver zu nehmen. Die Beziehung zwischen Pulvermenge, Größe des aufzunehmenden Raums, Blendenöffnung und Entfernung der Lichtquelle vom Aufnahmeobjekt ist den den Blitzlichtpulverpackungen beigegebenen Gebrauchsanweisungen oder Belichtungstabellen zu entnehmen.

Die Empfindlichkeit von Platten und Filmen

Nicht alle photographischen Platten sind gleich empfindlich, oder mit anderen Worten, benötigen c. p. die gleiche Belichtungszeit bei der Aufnahme. Um bei der Fabrikation des Negativmaterials stets gleiche Ware erzeugen zu können und um bei der Bestimmung der Belichtungsdauer einen Anhaltspunkt bezüglich der Plattenempfindlichkeit zu haben, war man genötigt, ein Maß für diese aufzustellen. Zu diesem Zweck wird eine Platte unter Verwendung des Sensitometers von Scheiner oder von Eder und Hecht so belichtet, daß bei der Entwicklung eine abgestufte bzw. verlaufende Schwärzungsskala entsteht. Mit Hilfe einer etwa mitbelichteten Zahlenreihe (Eder-Hecht Graukeilsensitometer) führt man den Vergleich der Empfindlichkeiten durch. Je höher die ablesbaren Zahlenwerte sind, desto empfindlicher ist die Platte. Die Empfindlichkeitsbestimmung (Sensitometrie) muß mit einer Normallichtquelle derart vorgenommen werden, daß man diese in einer bestimmten Entfernung vom Sensitometer aufstellt und eine bestimmte Zeit lang auf die lichtempfindliche Schicht einwirken läßt. Auch die Entwicklung hat unter bestimmten Bedingungen stattzufinden. In Eders Rezepten, Tabellen und Arbeitsvorschriften ist das Verfahren mit dem Eder-Hecht Graukeilsensitometer genau beschrieben. Die Fabrikanten geben die Plattenempfindlichkeit fast durchwegs in Scheinergraden an; aus Tabelle 1 sind die Beziehungen zu anderen Systemen leicht zu ersehen. Aus der letzten Spalte der Tabelle sind die Verhältniszahlen der Empfindlichkeiten zu entnehmen. Will man z. B. wissen, wievielmal kürzer man eine Platte von 19^0 Scheiner zu belichten hat als eine solche von 13^0, braucht man nur den Quotienten aus den Verhältniszahlen zu bilden und findet, daß die Platte mit 19^0 4,3mal kürzer zu belichten ist. Mittels des Eder-Hecht-Sensitometers mit Farbfiltern kann auch die Farbempfindlichkeit einer Platte leicht bestimmt werden. Das Eder-Hecht-Graukeilsensitometer ist überhaupt sehr vielseitig verwendbar; man vergleiche die Broschüre: Ein neues Graukeilphotometer für Sensitometrie von J. M. Eder, Verlag W. Knapp, Halle a. S., 1920.

Bestimmung der Belichtungszeit mittels chemischer Photometer

Die sogenannten chemischen Belichtungsmesser beruhen auf dem Anlaufen von mit Natriumnitrit getränkten Bromsilberpapieren. Solche Papiere laufen unter Einwirkung des Lichtes rasch in einem grauen Ton an und werden in geeignet konstruierte Instrumente eingelegt. Bei der Bestimmung der Belichtungszeit ist der Belichtungsmesser solange dem Lichte auszusetzen, bis das Bromsilberpapier die Farbe eines im Belichtungsmesser eingeklebten Papierstreifens (Normalfarbe), d. i. einen dunkelgrauen Ton, erreicht hat. Die Zeit des Anlaufens ist am Sekundenzeiger einer Uhr abzulesen. Die Belichtungszeit ist dann auf einfache Weise mit dem Instrument beigegebenen Tabellen zu ermitteln.

Derartige Belichtungsmesser sind: WYNNES Exposuremeter, WATKINS Beemeter, der EFFWEE-Expometer, MÜHLENBRUCHS Normal-Belichtungszeitmesser, die Foco-Belichtungsuhr von EMIL WÜNSCHES Nachfolger in Dresden, der Belichtungsmesser von W. SCHICKERRA und das SCHLICHTERsche Photometer, das mit einem optischen Belichtungsmesser verbunden ist.

Tabelle 1. Vergleichstabelle der Empfindlichkeitsangaben

Nummer des SCHEINER-Sensitometers	EDER und HECHT	HURTER und DRIFFIELD [1]	Relative Lichtempfindlichkeit
1	2	3	4
c	—	5	0,48
b	—	6	0,62
a	—	7	0,79
1	42	9	1,00
2	46	12	1,3
3	48	15	1,6
4	50	19	2,1
5	53	24	2,6
6	56	31	3,4
7	58	39	4,3
8	61	50	5,5
9	64	64	7,0
10	66	82	8,9
11	68	104	11,3
12	71	133	14,4
13	74	170	18,3
14	77	216	23.4
15	80	276	29,8
16	82	351	37,9
17	84	448	48,3
18	86	570	61,6
19	88	727	78,5
20	90	—	100,0

Das Negativverfahren

Die Photographie beruht auf der Lichtempfindlichkeit der Silberhalogensalze Jodsilber und Bromsilber. Ersteres ist weniger empfindlich und kommt für unsere Zwecke nicht in Frage; es wird im sogenannten nassen Kollodiumverfahren in der Reproduktionstechnik verwendet. Bromsilber, das durch Versetzen einer Bromkaliumlösung mit Silbernitratlösung entsteht, wäre in diesem Zustande viel zu grobkörnig und zu wenig empfindlich, würde auch auf einer Glasplatte oder einem Celluloidband nicht haften, sondern in den Bädern abschwimmen.

---

[1] Die Bezeichnung der Plattenempfindlichkeit nach HURTER und DRIFFIELD ist in England gebräuchlich. Die englischen Hersteller geben H. und D.-Grade auf den Plattenpackungen an.

Entsteht aber das Bromsilber bei Gegenwart einer Kollodium- oder Gelatinelösung, so fällt es sehr feinkörnig aus und erhält besonders bei Gegenwart von Gelatine eine hohe Lichtempfindlichkeit. Das Bromsilber bildet mit der Gelatine eine Emulsion, die auf Glasplatten usw. gut haftet. Die im Handel befindlichen photographischen Platten (Bromsilbergelatinetrockenplatten) werden hergestellt, indem bei roter Dunkelkammerbeleuchtung in eine mit Bromkalium- oder Bromammoniumlösung versetzte, warme Gelatinelösung eine erwärmte Silbernitratlösung unter Rühren einfließen gelassen wird, wobei sich sehr feinkörniges, kristallines zunächst noch wenig empfindliches Bromsilber bildet. Zur Erhöhung ihrer Empfindlichkeit muß die Emulsion etwa eine Stunde im heißen Wasserbade „reifen", wobei eine Kornvergrößerung stattfindet. Die Emulsion wird dann in flache Schalen gegossen, in einem Kühlraum erstarren gelassen, mittels einer Presse in Nudeln gequetscht und zwecks Entfernung des bei der Reaktion entstandenen Salpeters usw. einige Stunden gewaschen, wieder geschmolzen und neuerdings zu Erhöhung der Empfindlichkeit im Wasserbad erwärmt. Nach dem Filtrieren erfolgt auf einer Maschine das Gießen der Platten. Damit die Emulsion vom Glas nicht abschwimmt, muß dieses mit einer Silicatlösung (bei der Filmfabrikation das Celluloidband mit einer dünnen Gelatineschicht) versehen werden. Noch auf der Gießmaschine wird die Emulsionsschicht zum Erstarren gebracht, worauf die Platten im warmen Luftzug getrocknet werden. Die Filmbänder werden hängend in einem langen Saal getrocknet und aufgerollt. Die trockenen Platten und Filme gelangen in die Schneideabteilung, wo sie in die handelsüblichen Formate geschnitten, auf Gußfehler geprüft, in neutral reagierendes schwarzes Papier und schließlich in Schachteln verpackt werden. Ähnlich wie Filme werden auch Negativpapiere und Entwicklungspapiere hergestellt. Neben den angeführten Operationen findet eine ständige Kontrolle der Emulsionen auf Empfindlichkeit und Klarheit statt.

Das Korn der Trockenplatten und Filme

Läßt man eine photographische Platte[1] am Tageslicht liegen, nimmt sie allmählich eine graue Farbe an. Beim Betrachten der Schichtseite, d. i. die mit Emulsion versehene Seite einer Platte, bemerkt man, daß sie mattglatt ist — man muß dies in völliger Dunkelheit f ü h l e n lernen. Manchmal fühlt sich die Schicht auch schwach grieslig an; dies rührt von einem Kalkniederschlag beim Waschen der Nudeln mit kalkhaltigem Wasser her, ist aber ohne Nachteil für die Platte.

Der Durchmesser des Bromsilberkorns beträgt bei hochempfindlichen Platten 2 bis 5 μ; das Korn ist in einem Mikroskop unter Ölimmersion in Form dreieckiger und sechseckiger Kristalle mit abgerun-

---

[1] Es gelten, wenn nicht ausdrücklich das Gegenteil bemerkt wird, die Eigenschaften der Platten auch für Filme.

deten Ecken zu sehen. Weniger empfindliche Platten haben kleineres Korn. Das entwickelte Silberkorn ist größer als das ursprüngliche Bromsilberkorn.

Die Solarisation

Wird ein Teil einer Bromsilberplatte sehr lange belichtet („überbelichtet"), so erscheint bei der Entwicklung zuerst ein negatives Bild, das sich aber bei längerer Entwicklung in ein Positiv verwandelt, während an normal belichteten Stellen der Platte das negative Bild erhalten bleibt. Diese Erscheinung wurde zuerst bei Sonnenaufnahmen beobachtet und führt daher den Namen Solarisation.

Der Lichthof

Photographiert man auf einer gewöhnlichen Platte eine Lichtquelle oder ein Fenster aus dem Zimmer gegen das Freie, so sieht man diese Gegenstände auf dem Negativ von einem dunklen Hof umgeben, der sich bei dem Bilde einer Lichtquelle als nach innen scharf abschneidender, nach außen allmählich verlaufender Ring darstellt, während das Bild des Fensters von einem grauen Saum umgeben erscheint. Diese Erscheinung, Lichthof genannt, kommt dadurch zustande, daß das auf die Platte einwirkende Licht die opake Emulsionsschicht teilweise durchdringt, in die Glasplatte eindringt und an deren Rückseite reflektiert wird. Dieses reflektierte Licht wirkt nun von rückwärts auf die Bromsilberschicht ein und dadurch kommt der Lichthof zustande (Reflexionslichthof). Es ist daraus leicht ersichtlich, daß der Lichthof auf der Unterseite der lichtempfindlichen Schicht liegt; auf dieser Tatsache sind auch die Abwehrmaßnahmen gegen den Lichthof aufgebaut.

Das einfachste, für höhere Ansprüche aber nicht immer genügende Mittel zur Vermeidung des Lichthofs ist das Bestreichen der Glasseite der Platte mit lichtabsorbierenden Mitteln, z. B. mit Engelrot und Dextrin, Ruß mit einem Klebestoff, rotgefärbtem Lack oder Kollodium.

Zu den besten Gegenmitteln gehört das Aufquetschen von mit Glycerin und Gelatine bestrichenem Plattenpackpapier auf die Rückseite der Platte, ferner das Hinterstreichen mit Asphaltlack. Da das Glycerin nahezu denselben Brechungsindex wie Glas hat, findet eine fast vollständige Lichtabsorption statt. Hiezu ist allerdings zu bemerken, daß sich das Papier leicht vom Glase loslöst. Ein anderer, sehr wirksamer, schon bei der Plattenherstellung anzubringender Schutz besteht darin, daß zwischen Schicht und Glas eine lichtabsorbierende rote oder (noch besser) braune, aus kolloidem Mangansuperoxyd bestehende Schicht eingeschaltet wird. Solche Zwischenschichtplatten werden von zahlreichen in- und ausländischen Firmen in bester Qualität hergestellt. Die farbige Zwischenschicht löst sich entweder im Entwickler oder im sauren Fixierbad auf. Bei den Zwischenschichtplatten läßt sich wegen ihrer Undurchsichtigkeit der Fortschritt der Entwicklung nur in der Aufsicht überwachen. Für wertvolle Arbeiten bediene man sich immer einer Platte mit Zwischenschicht. Doch auch in dem Falle, daß man gerade keine lichthoffreie Platte zur Hand hat, läßt sich ein Lichthof zumindest vermindern, wenn ein Oberflächenentwickler gewählt und die Entwicklung nicht zu lange ausgedehnt wird. Auch ein bereits vorhandener Lichthof ist wenigstens teilweise entfernbar, wenn man das fertige Negativ in Chlorsilber überführt und dann nicht bis zur Tiefe wiederentwickelt. Die bezügliche Vorschrift lautet folgendermaßen:

Das gut gewässerte Negativ wird in einer Lösung, bestehend aus 100 ccm Wasser, 1 g Kaliumbichromat und 3 ccm Salzsäure, so lange

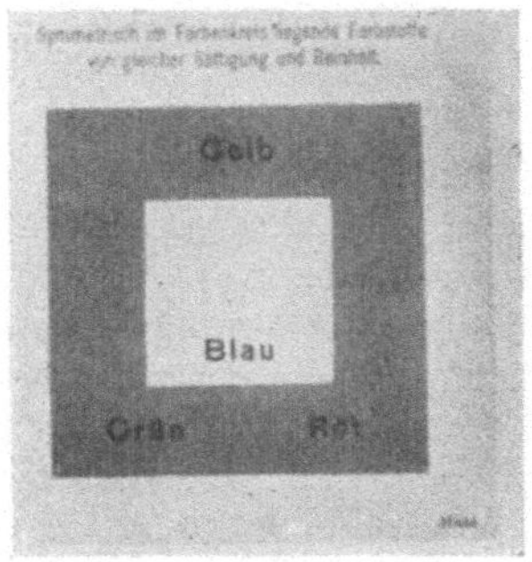

Abb. 1. Hüblsche Farbtafel auf gewöhnlicher (nicht farbenempfindlicher) Platte (ohne Filter)

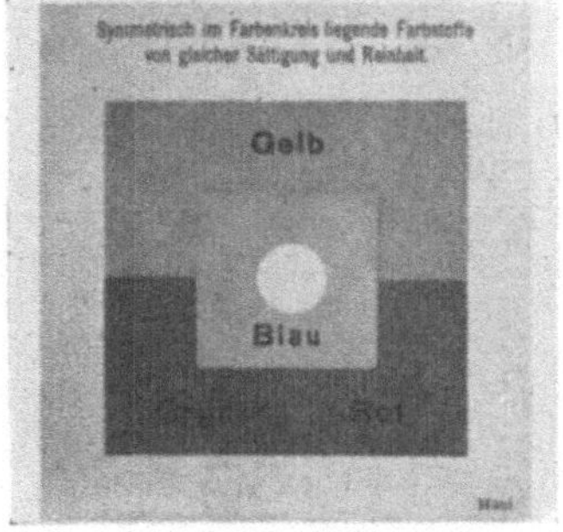

Abb. 2. Hüblsche Farbtafel auf schlechter farbenempfindlicher Platte (ohne Filter)

gebleicht, bis auf der Rückseite kein schwarzes Silber mehr sichtbar ist. Es wird gewässert, bis die gelbe Farbe aus der Gelatine verschwunden ist, was durch eine schwache Kaliummetabisulfitlösung beschleunigt wird, und dann bei Tageslicht in einem verdünnten, langsam arbeitenden Entwickler wiederentwickelt, bis sich auf der Rückseite die Lichter eben noch nicht zu schwärzen beginnen. Nach raschem Abspülen wird die Platte fixiert. Der in der Tiefe sitzende Lichthof verschwindet durch das Fixieren des ihm entsprechenden Chlorsilberanteils.

Roll- und Packfilme sind wegen der geringen Dicke des Schichtträgers fast lichthoffrei; bei den etwas dickeren Planfilmen ist dies nicht immer der Fall. Negativpapiere sind vollkommen lichthoffrei, ebenso die Farbrasterplatten, die ja von der Glasseite belichtet werden müssen.

Es gibt noch eine zweite Art Lichthof: den in der Schicht selbst auftretenden Diffusionslichthof oder Zerstreuungslichthof, der auf eine Zerstreuung des Lichtes durch die Bromsilberkriställchen zurückzuführen ist. Er bewirkt, daß sich Punkte etwas vergrößern, Linien etwas verbreitern, und wird durch schwache Anfärbung der Schicht verringert.

Die Farbenempfindlichkeit der lichtempfindlichen Schichten

Das menschliche Auge empfindet den Spektralbezirk zwischen $\lambda = 560$ und $600\ \mu\mu$, d. i. Orange bis Gelbgrün, am hellsten, Blau und Violett aber als wenig hell; hingegen wird die gewöhnliche photographische Platte vom gelben Spektralbezirk nicht beeinflußt, sondern nur von Licht kürzerer Wellenlänge, d. i. etwa 440 bis 450 $\mu\mu$, also von den blauen Strahlen, von denen sie am kräftigsten geschwärzt wird. Die Empfindlichkeitskurve fällt von Blau gegen Grün rasch ab, während sie noch weit in das Ultraviolett hineinreicht. Dadurch, daß die Platte im Gegensatz zum Auge auch für Ultraviolett empfindlich ist, leistet sie der Wissenschaft unentbehrliche Dienste. Von den gewöhnlichen photographischen Glasobjektiven wird nur Ultraviolett (U. V.) bis zur Wellenlänge 300 $\mu\mu$ durchgelassen; für Strahlen kürzerer Wellenlänge muß zu Quarzobjektiven und zu sehr gelatinearmen Platten gegriffen werden.

Im langwelligen Teile des Spektrums endet die Empfindlichkeit der gewöhnlichen Platte bei etwa 480 $\mu\mu$ vollkommen. Hieraus ist ohneweiters ersichtlich, daß die Photographie auf einer gewöhnlichen photographischen Platte kein objektives Abbildungsmittel ist, weil diese Platte die Farben falsch abbildet, also gewissermaßen farbenblind ist. Helle Farben, z. B. Zitronengelb, Orangegelb, Mennige, wirken auf diese Platte gar nicht oder nur sehr wenig; die dem optischen Bilde auf der Mattscheibe entsprechende Stelle des Negativs bleibt glasklar oder wird nur sehr wenig geschwärzt. Im Positiv ist eine solche Bildstelle dunkel. Dem Auge dunkel erscheinende Farben, wie Kobaltblau, Ultramarin usw., erzeugen auf der Platte kräftige Schwärzungen, die betreffenden Bildstellen auf dem Positiv sind dann hellgrau oder weiß. Würde man mit gewöhnlichen Platten farbige medizinische (anatomische, histologische, dermatologische) Präparate photographieren, käme eine Abbildung der Farben in ganz falschen Helligkeitswerten zustande, was natürlich eine Entwertung dieser Aufnahmen bewirken würde. Oft kommt es auf diese Art zu Umkehrungen der Helligkeitswerte, eine Tatsache, die der gerichtlichen Photographie unter Umständen zu statten kommen kann.

Setzt man aber der Bromsilberemulsion vor dem Gießen eine kleine Menge einer Teerfarbstofflösung, z. B. Erythrosin (d. i. Tetrajodfluoreszein) zu oder badet man eine Bromsilberemulsionsplatte in einer schwachen Lösung dieses Farbstoffes und nimmt auf ihr eine Farbtafel auf[1], so bemerkt man, daß die so behandelte Platte für Grün und Gelb empfindlich ist. Das Bromsilber wurde durch das Erythrosin farbenempfindlich. An dieser Stelle sei ausdrücklich bemerkt, daß in der Schwarz-Weiß-Photographie nur eine Abbildung der Helligkeitswerte eines Ob-

---

[1] Eine Farbtafel kann man entweder selbst herstellen, indem man verschiedenfarbige Papierstücke auf einen Karton nebeneinanderklebt, oder man benutzt die HÜBLsche Farbtafel (vgl. Abb. 1—9), die Farbentafel für photographische Zwecke der I. G. Farbenindustrie, A. G., Abt. Agfa, oder die Farbtafel der ILFORD Ltd., Ilford, England.

jektes stattfindet, während bei der Farbenphotographie (siehe dort) die Farben farbig zur Abbildung kommen.

Farbenempfindliche Platten führen auch den Namen orthochromatische Platten, dieser Name ist allerdings nicht ganz zutreffend, denn für Orange und Rot sind auch diese Platten nicht empfindlich. Die farbenempfindlichen Platten reichen jedoch für die meisten Zwecke aus, wenn es sich nicht gerade darum handelt, rote Präparate wiederzugeben, was in der medizinischen Photographie allerdings oft nötig ist. Es gibt jedoch auch Farbstoffe, die Empfindlichkeit für das rote Spektralgebiet erzeugen; damit präparierte Platten werden als panchromatisch bezeichnet. Farbstoffe, die dem Bromsilber Farbenempfindlichkeit verleihen, heißen Farbensensibilisatoren.

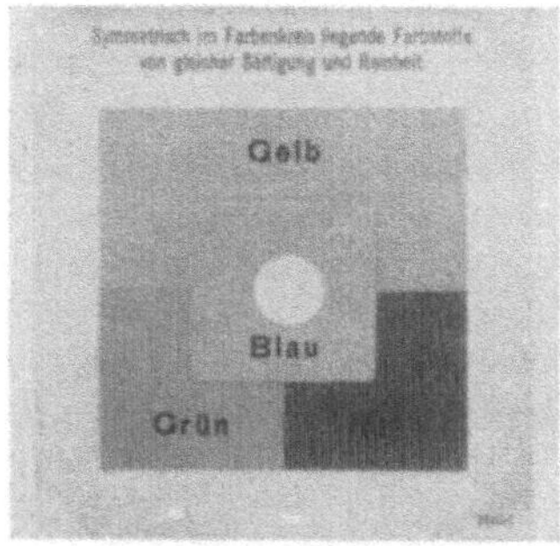

Abb. 3. Hüblsche Farbtafel auf guter farbenempfindlicher Platte (ohne Filter)

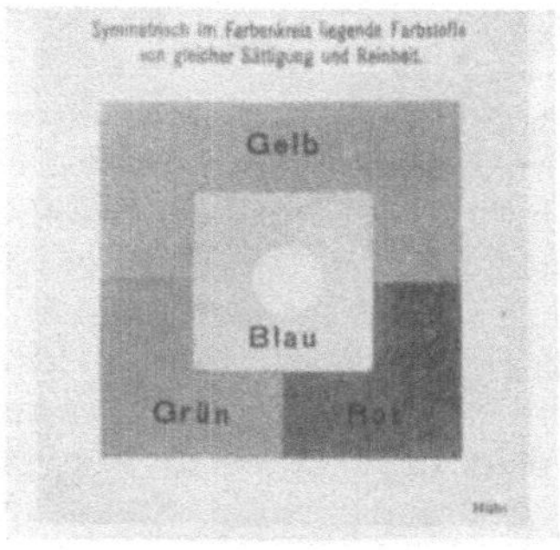

Abb. 4. Hüblsche Farbtafel auf guter farbenempfindlicher Platte (Hübl-Gelbfilter Nr. 1)

Bromsilber ist gelb; gelbe Körper absorbieren blaue Strahlen: dies ist auch der Grund für die Blauempfindlichkeit des Bromsilbers. Durch Anfärben mit dem blaustichigen roten Erythrosin (der Farbstoff wird vom Bromsilber durch Adsorption festgehalten) erhält das Bromsilberkorn die Fähigkeit, grüngelbe Strahlen zu absorbieren und dafür empfindlich zu werden. Für orthochromatische Platten kommt nur das von I. M. Eder in die Praxis eingeführte Erythrosin, für panchromatische Platten kommen die von E. König angegebenen, in den Höchster Farbwerken hergestellten Cyanine und Isocyanine in Betracht. Es gibt auch spezifische Sensibilisatoren für Rot, doch haben diese die Eigenschaft, für Grün nur sehr geringe Empfindlichkeit zu erzeugen, d. h. eine Sensibilisierungslücke im Grün aufzuweisen. Wenn nötig, kann ein spezifischer Rotsensibilisator mit einem panchromatischen Sensibilisator kombiniert werden, doch sind nicht alle hiefür geeignet. Erythrosin darf niemals mit Cyaninen usw. kombiniert werden, da ersteres ein saurer Farbstoff ist, letztere aber basische Farbstoffe sind.

Durch die Sensibilisatoren, mit Ausnahme des Erythrosins, wird die vorher vorhandene Allgemeinempfindlichkeit der Platten herabgedrückt, die Allgemeinempfindlichkeit darf daher nie mit der Farbenempfindlichkeit verwechselt werden. Trotz der Sensibilisierung bleibt die überragende Blauempfindlichkeit zumeist bestehen und verhindert eine helligkeitsrichtige, tonrichtige Wiedergabe der Farben. Durch Vorschalten eines das Blau teilweise absorbierenden Mediums, einer Gelbscheibe, ist diesem Übelstande abzuhelfen. Die gleiche Wirkung ist

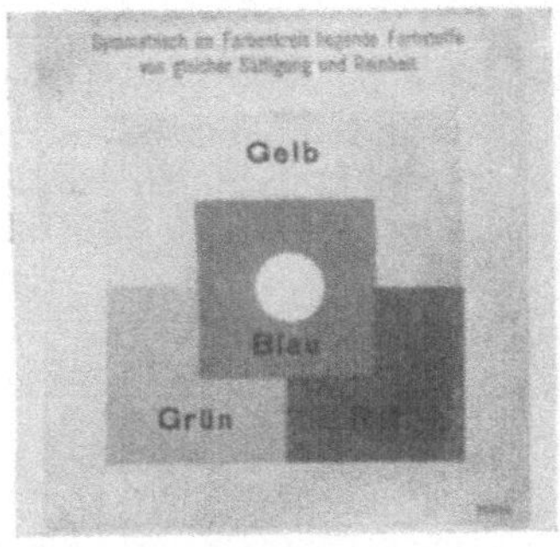

Abb. 5. Hüblsche Farbtafel auf guter farbenempfindlicher Platte (Hübl-Gelbfilter Nr. 2)

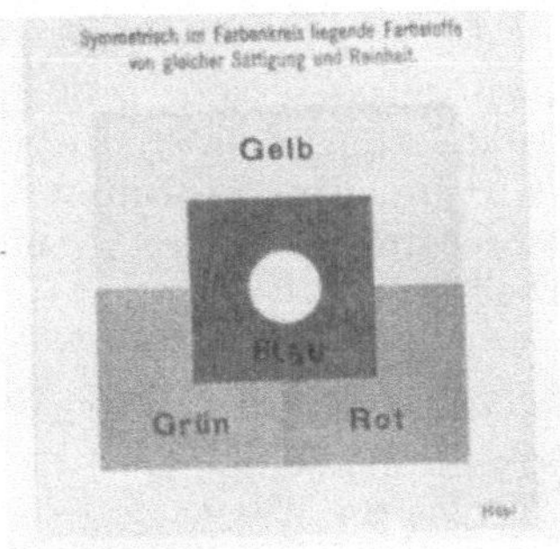

Abb. 6. Hüblsche Farbtafel auf guter farbenempfindlicher Platte (Hübl-Gelbfilter Nr. 3)

auch durch Zugabe einer gelben Farbstofflösung zum Sensibilisierungsbad erzielbar.

Orthochromatische Platten sind in verschiedener Güte im Handel erhältlich. Es sind drei Gruppen zu unterscheiden: Platten, die Gelb bereits ohne Gelbfilter heller als Blau abbilden, Platten, die mit einem mittleren Gelbfilter Gelb gleich hell oder heller als Blau wiedergeben, und schließlich Platten, die ohne Gelbfilter kaum Farbenempfindlichkeit bemerken lassen und erst unter kräftigen Gelbfiltern solche zeigen. In die zuletzt genannte Gruppe gehören die meisten Roll- und Packfilme. (Näheres über Gelbfilter siehe unter diesem Titel.) Auch bei panchromatischen Platten muß die Blauempfindlichkeit durch geeignete Filter unterdrückt werden.

Es ist ungemein schwierig, einer Platte gleiche Empfindlichkeit für alle Spektralbezirke zu erteilen, derartige Platten werden isochromatisch genannt und sind fast nur für spektralanalytische Zwecke nötig.

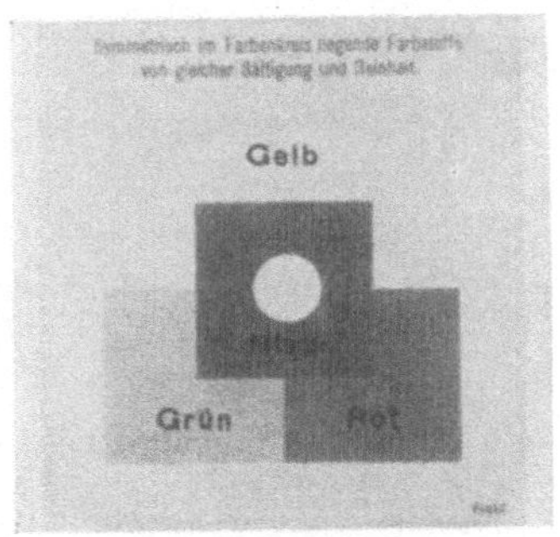

Abb. 7. Hüblsche Farbtafel auf guter farbenempfindlicher Platte (Hübl-Gelbfilter Nr. 4)

Durch Baden in Sensibilisierungslösungen hergestellte Platten, Badeplatten genannt, zeigen meist bessere Farbenempfindlichkeit als in der Emulsion gefärbte, besitzen aber geringere Haltbarkeit und neigen leichter zur Schleierbildung.

Die Herstellung orthochromatischer Badeplatten

Ganz klar arbeitende gewöhnliche (d. h. nicht orthochromatische) Platten mittlerer Empfindlichkeit werden in vollkommen reinen, nur zu diesem Zwecke zu verwendenden Glasschalen in völliger Dunkelheit drei bis vier Minuten lang in einer geeigneten Farbstofflösung gebadet. Dann werden die Platten auf einen reinen Trockenbock gestellt und rasch über Chlorcalcium oder konzentrierter Schwefelsäure in gelinder Wärme trocknen gelassen. Für größere Mengen oder bei häufigerem Arbeiten mit Badeplatten ist ein Trockenschrank mit Ventilator, dessen Konstruktion aus A. Hübl, Die orthochromatische Photographie, Seite 85, zu ersehen ist, sehr empfehlenswert. Nach dem Trocknen sind die Platten bald zu verarbeiten.

Badelösung zur Herstellung orthochromatischer Platten

Erythrosinlösung 1 : 500 (destill. Wasser) .... 3 ccm
Destilliertes Wasser .... 100 „
Ammoniak .... 2 Tropfen.

Zur Beschleunigung des Trocknens kann man die Platten nach dem Baden etwa eine Minute lang in 90%igem Alkohol baden. Die Farbenempfindlichkeit leidet dadurch nicht, wohl aber, wenn größere Mengen Alkohol im Sensibilisierungsbad enthalten sind. Es gibt auch Vorschriften zur Herstellung von Erythrosinplatten mit Blaudämpfung, nach denen zur Sensibilisierungslösung Filtergelb hinzugefügt wird, doch erfüllt das Vorschalten eines geeigneten Gelbfilters vor das Objektiv den selben Zweck. (Es ist im Handel eine ganze Reihe von orthochromatischen Platten mit gedämpfter Blauempfindlichkeit erhältlich.) Auf den Plattenschachteln mancher Firmen steht der Vermerk: „ohne Gelbscheibe zu verwenden"; diesbezüglich sei man sehr vorsichtig, weil die Blaudämpfung ohne Gelbfilter zumeist nicht ausgiebig genug ist.

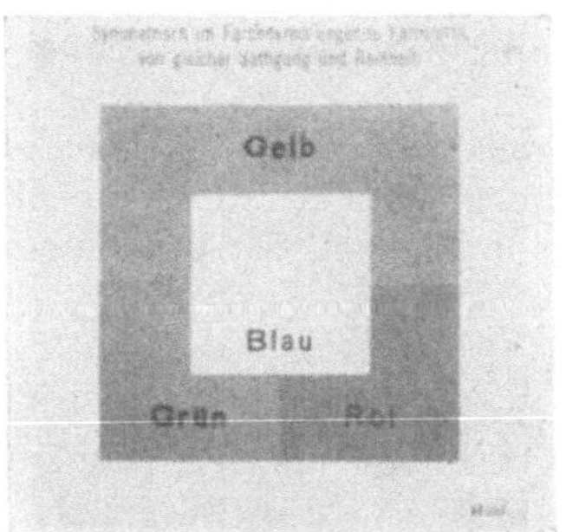

Abb. 8. Hüblsche Farbtafel auf panchromatischer Platte (ohne Filter)

Herstellung panchromatischer und rotempfindlicher Platten

Während das Erythrosin ein saurer Farbstoff der Eosinreihe ist, sind folgende Farbstoffe basischer Natur und gegen geringe Mengen auch schwacher Säuren äußerst empfindlich. Solche Farbstoffe sind das Äthylrot, Pinaverdol, Orthochrom, Pinachrom, Pinachromviolett. Ausgesprochene Rotsensibilisatoren sind Pinacyanol, Pinachromblau, Pinacyanolblau, Dicyanin.

Sehr beliebt ist die Sensibilisierung mit Pinachrom. Man stellt eine 1⁰/₀₀ige Lösung von Pinachrom[1] in Alkohol als Stammlösung her.

Sensibilisierungsbad mit Pinachrom:

Destilliertes Wasser .... 200 ccm
Alkohol .... 100 „
Pinachromlösung 1 : 1000 .... 6 „
Gesättigte Boraxlösung .... 3 „ oder 5 Tropfen Ammoniak.

Badedauer 3 bis 4 Minuten. Das Bad reicht für acht Platten 9 × 12 cm, dann muß es durch Zugabe von 2 bis 3 ccm Pinachromlösung verstärkt werden.

Pinachrom-Pinacyanolplatten, die weiter nach Rot hin empfindlich sind, werden nach folgender Vorschrift hergestellt:

Pinacyanollösung 1 : 1000 .... 2 cm
Pinachromlösung .... 6 „
Destilliertes Wasser .... 200 „
Alkohol .... 100 „

Pinacyanol allein sensibilisiert bis zur FRAUNHOFERschen Linie A; ein Maximum der Sensibilisierung liegt zwischen C und D, ein zweites zwischen Orangegelb und Grün. Eine ausgesprochene Grünempfindlichkeit fehlt. Die Empfindlichkeit dieser Platten ist etwas geringer als die der Pinachromplatten.

Auch bei diesen Bädern ist ein nachträgliches Alkoholbad (Schale bewegen!) zur Entfernung des überschüssigen Farbstoffes sehr anzuraten, die Platten trocknen so rascher und arbeiten klarer. Leider ist diese Arbeitsweise, wenngleich die beste, wegen des Alkoholverbrauches etwas teuer, allerdings ist auch der billigere Methylalkohol brauchbar. Die Haltbarkeit der Platten beträgt zwei bis vier Tage.

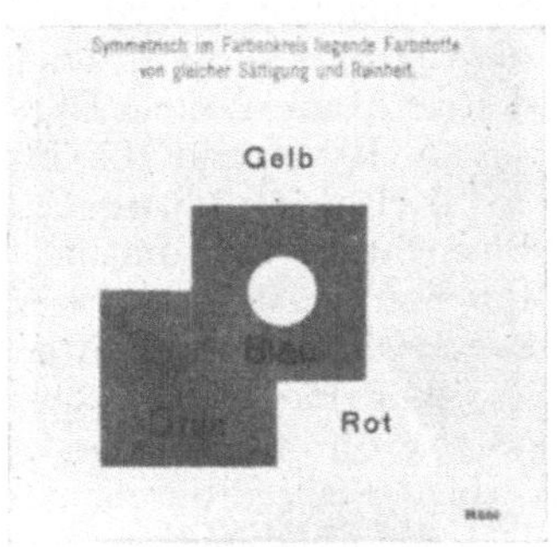

Abb. 9. HÜBLsche Farbtafel auf panchromatischer Platte (Rotfilter)

Wochenlang haltbare panchromatische Platten sind auch im Handel erhältlich.

Es ist ein großes Verdienst EDERS und HÜBLS, die von E. KÖNIG in den Höchster Farbwerken dargestellten Farbstoffe in die Photographie eingeführt zu haben.

Haltbarkeit der Trockenplatten

Die Aufbewahrung von Platten und Filmen hat in trockenen Räumen, wenn möglich kühler Temperatur, zu erfolgen. Leuchtgas,

[1] Pinachrom ist in Lösung bei den Farbwerken MEISTER, LUCIUS und BRÜNING, Höchst am Main (jetzt I. G. Farbenindustrie A. G.) erhältlich.

Dämpfe von schwefliger Säure und Schwefelwasserstoff wirken schleierbildend. Die Haltbarkeit gewöhnlicher Platten von etwa 17° Scheiner beträgt ein bis drei Jahre und noch länger, falls die Plattenschachtel noch nicht geöffnet wurde, sonst ist sie im allgemeinen wohl kürzer. Filme sind wegen ihres nicht indifferenten Schichtträgers weniger haltbar. Farbenempfindliche Platten sind umso kürzer haltbar, je weiter die Sensibilisierung gegen das rote Ende des Spektrums reicht, immerhin beträgt die Haltbarkeit der besten Sorten orthochromatischer Platten ein Jahr und darüber, diejenige panchromatischer Platten des Handels $^1/_4$ bis $^1/_2$ Jahr. Es empfiehlt sich, nie größere Posten, sondern öfter kleinere Posten Platten einzukaufen und jedesmal das Datum des Einkaufes auf der Schachtel zu vermerken.

Die Lichtfilter

Lichtfilter sind farbige, durchsichtige Schichten und dienen dazu, aus dem Spektrum des Tageslichts oder anderer Lichtquellen bestimmte Spektralbezirke auszuschalten. Ein rotes Filter läßt z. B. nur den roten Teil des Tageslichtspektrums durch, die übrigen Teile des Spektrums werden absorbiert. Die Ausdehnung des durch ein Filter durchgelassenen Spektralgebietes wird als „Weite der Filteröffnung“ bezeichnet. Für die Eigenart eines Filters ist überdies die Kenntnis seiner „Transparenz“, d. i. des Maßes seiner Durchlässigkeit für farbige Strahlen, von Bedeutung.

A. Hübl teilt die Filter in drei Gruppen ein:

1. Beleuchtungsfilter, zur Erzielung einer gewünschten farbigen Beleuchtung, z. B. um eine künstliche Lichtquelle bezüglich ihrer spektralen Beschaffenheit dem Tageslichte ähnlich zu machen. Auch die Dunkelkammerfilter (Schutzfilter, vgl. S. 35) gehören hieher.

2. Filter für allgemeine Zwecke, auch als Selektionsfilter oder monochromatische Filter bezeichnet, dienen dazu, nur einfarbige Lichter durchzulassen, was jedoch nur annähernd möglich ist. Ihre Verwendung erstreckt sich auf Mikrophotographie, Farbenphotographie, Photographie für kriminalistische Zwecke usw.

3. Kompensationsfilter. Diese Filter dienen dazu, die trotz Verwendung farbenempfindlicher Platten mangelhafte Wiedergabe der Helligkeitswerte (Tonwerte) zu verbessern. Hieher gehören die Gelbfilter, auch Gelbscheiben genannt. Ihre Aufgabe besteht darin, die übermäßige Blauempfindlichkeit des Bromsilbers durch Absorption eines Teiles der blauen Strahlen zu kompensieren. Gewöhnlich begnügt man sich mit einem teilweisen Ausgleich; für die Wiedergabe der Farben des Aufnahmegegenstandes in ihren natürlichen Helligkeitswerten sind sogenannte tonrichtige Filter zu verwenden; panchromatische Platten können durch Anwendung entsprechender Filter isochromatisch werden. Kommt es hingegen darauf an, eine Farbe ganz besonders hervortreten zu lassen, also die Kontrastwirkung einer Farbe an einem Objekt gegen die anderen zu erzielen, muß man zu Kontrastfiltern greifen.

Um Lichtfilter gleicher Absorption herstellen zu können, hat Hübl den Begriff der Filterdichte eingeführt. Man versteht

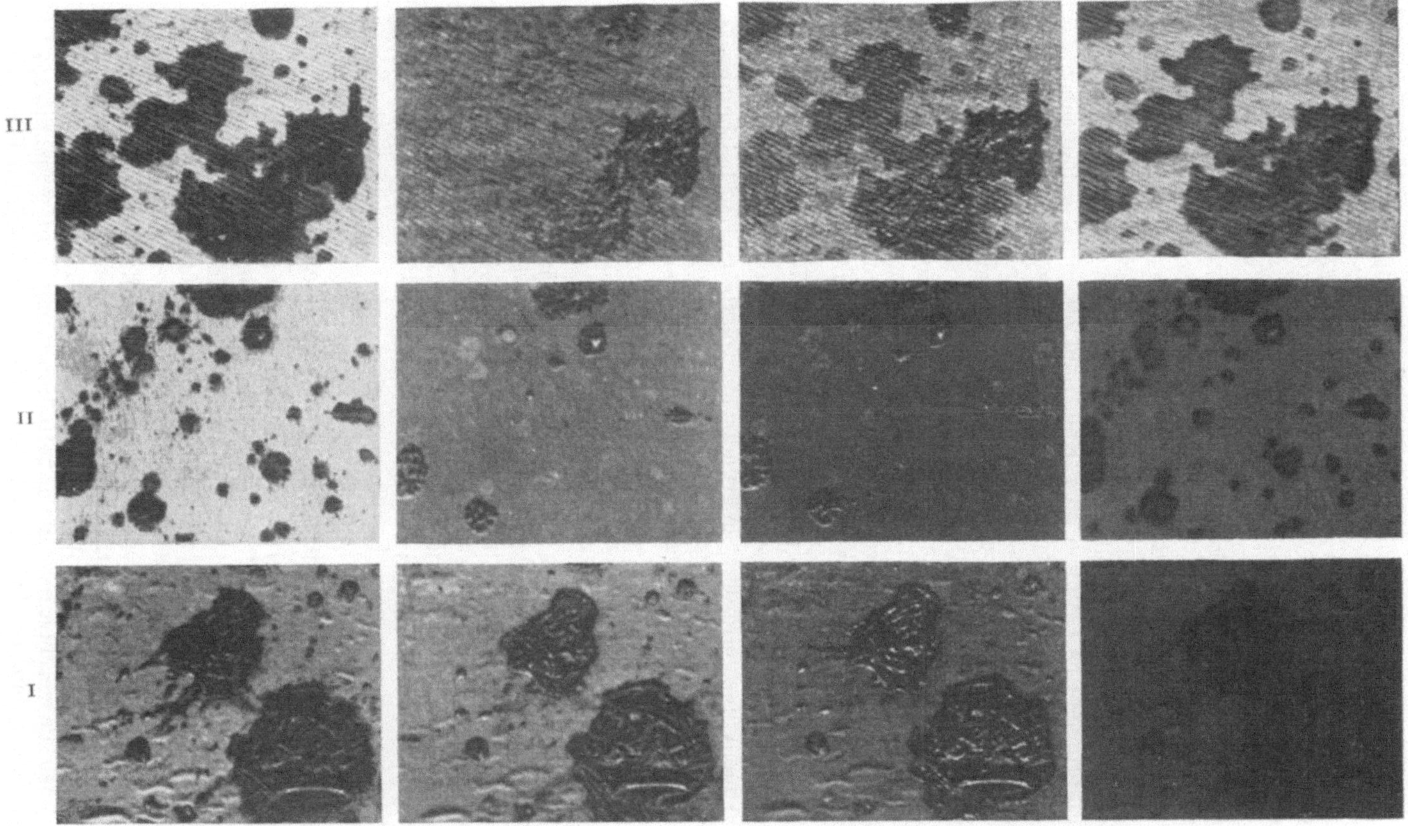

Abb. 10.[1] Aufnahmen verschiedener Stoffe mit Blutflecken auf verschiedenen Platten und unter Benutzung verschiedener Filter
I Violettblaue Seide, II Pariserblaue Seide, III Rotviolette Baumwolle — 1 gewöhnliche (nicht orthochromatische) Platte (AGFA Extrarapid) ohne Filter; 2 Orthochromatische Platte (Silbereosinplatte von O. PERUTZ, München) mit LIFA-Gelbfilter Nr. 3; 3 Panchromatische Platte (Perchromo B-Platte von O. PERUTZ, München) mit tonrichtigem Filter (LIFA-Filter Nr. 131); 4 Panchromatische Platte (Perchromo B-Platte von O. PERUTZ, München) mit Rotfilter (LIFA-Filter Nr. 215)

4

[1] Abb. 10 wurde auf Grund von Vorlagen hergestellt, die von Herrn Prof. Dr. A. WERKGARTNER, Wien, stammen.

darunter die Farbstoffmenge in Gramm, die in einem Quadratmeter Filterfläche enthalten ist. Die Bezeichnung Filtergelb 3,5 für das tonrichtige Gelbfilter besagt z. B., daß im Quadratmeter Filterfläche 3,5 g Filtergelb enthalten sind.

Die Filter werden bei der Aufnahme vor das Objektiv geschaltet, in der Blendenebene befestigt, hinter dem Objektiv oder auch knapp vor der Platte angebracht. In den meisten Fällen bedient man sich der Gelatinetrockenfilter, die durch Aufgießen der berechneten Gelatine-Farbstoffmenge auf planparallele Spiegelglasplatten hergestellt werden. Auch Filterfolien aus Celluloid oder Kollodiumhaut sind gebräuchlich. In der Mikrophotographie gebraucht man auch oft Flüssigkeitsfilter, das sind in planparallele Glasküvetten gefüllte genau dosierbare Farbstofflösungen. Die Einschaltung von Filtern in den Strahlengang bedingt eine Verlängerung der Belichtungszeit.

Das tonrichtige Hüblsche Gelbfilter 3,5 macht Gelb und Grün auf orthochromatischen Platten bei richtiger Belichtung gleich hell, panchromatische Platten erfordern, um Rot besser hervortreten zu lassen, ein rotstichiges Filter. Die Farbe der Kontrastfilter ist derjenigen Farbe anzupassen, die auf dem Bilde hervortreten soll; je zarter diese Farbe ist, desto stärker muß das Filter gefärbt sein. Die nicht hervorzuhebenden Bildteile erscheinen solcherart auf dem Positiv dunkel. Das Arbeiten mit Filtern erfordert ein gründliches Einarbeiten auf bestimmte Plattensorten und genaue Ermittlung der notwendigen Belichtungszeiten. Das Einstellen auf das Objekt hat, wenn irgend möglich, stets mit dem Filter zu erfolgen.

Die Farbenphotographie

Die Farbenphotographie beruht auf den physikalischen Grundgesetzen der Farben- bez. Lichtmischung sowie auf der Dreikomponententheorie von Young-Helmholtz; die Farbensynthese kann additiv (Farbrasterplatte) und subtraktiv (z. B. Dreifarbenpigmentdruck) sein. Auf S. 269 ff. dieses Buches werden die Grundlagen der Farbenphotographie ausführlich dargestellt; hier soll lediglich die Photographie auf Farbrasterplatten ganz kurz Erwähnung finden.

Die Photographie mit Farbrasterplatten

Die Herstellung von Farbrasteraufnahmen beruht auf der additiven Farbensynthese (Pointillismus!) und liefert farbige Diapositive von großer Schönheit. Hier erübrigen sich drei Teilaufnahmen, da die Filter in der Platte, und zwar als mikroskopisch kleine in den Grundfarben angefärbte Stärkekörnchen enthalten sind. Die Filter sind in Form einer „Rasterschicht" auf die Glasplatte aufgebracht; auf ihr liegt erst die sehr dünne panchromatische Schicht. Beim Betrachten einer von der Emulsionsschicht befreiten Farbrasterplatte im durchfallenden Licht mit der Lupe bemerkt man die ziemlich regelmäßig verteilten transparenten Farbfilter; aus einiger Entfernung erscheinen sie in ihrer Gesamtheit als graue Fläche, die wohl auf Grund der additiven Synthese weiß sein sollte, aber wegen der Beschaffenheit der Farbstoffe grau aussieht. Bei der Aufnahme, die von der Glasseite erfolgen muß, damit das Licht zuerst durch die Filter dringen kann, ist vor das Objektiv ein Orangefilter zu schalten, um die Platte isochromatisch zu machen. Vom Objekt kommendes rotes Licht dringt durch ein rotes Stärkekörnchen zum Bromsilber, das bei der darauf folgenden Entwicklung geschwärzt wird. Da das Blaufilter und Grünfilter rote Strahlen absorbieren, bleibt das Bromsilber unter diesen Filtern intakt. Wird die Platte nach dem Entwickeln fixiert, so erhält man ein zum Original komplementäres Bild, da das nicht belichtete Bromsilber (hinter dem Blau- und Grünfilter) vom Fixiernatron aufgelöst wurde. Um ein farbenrichtiges Bild zu erhalten, wird die Platte nicht fixiert, vielmehr muß der Silberniederschlag mit saurer Kaliumpermanganatlösung entfernt werden, damit nur das nicht reduzierte Bromsilber bestehen bleibt. Nachdem dieses Bromsilber in einem Entwickler geschwärzt wurde, ist das Bild in seiner vollen Farbenpracht sichtbar. Die Belichtung und Entwicklung der Farbrasterplatten ist mit größter Sorgfalt durchzuführen.

Die Autochromplatte von A. u. L. LUMIÈRE in Lyon hat als Filterelemente Stärkekörnchen, die AGFA-Farbenplatte Harzkörnchen. Kopien von Farbrasterplatten können nur wieder auf Farbrasterplatten (u. z. auf verhältnismäßig umständliche Art) hergestellt werden.

Die Entwicklung der photographischen Platte

Wird eine photographische Platte oder ein Film in der Kamera belichtet, so wird das Bromsilber durch die Lichtwirkung chemisch so verändert, daß das Bromsilber die Fähigkeit erhalten hat, durch geeignete Reagentien (Entwickler) zu metallischem Silber leichter reduziert zu werden als ohne vorhergegangene Belichtung. Die Natur des unsichtbaren Bildes, des sogenannten latenten Lichtbildes, ist noch nicht völlig klargestellt. Manche Forscher vermuten, daß das Bromsilbermolekül durch die Belichtung in Brom und äußerst kleine Silberteilchen, Silberkeime, zerfällt, andere nehmen die Entstehung von Silbersubbromid, also einer bromärmeren Verbindung, an. Wie dem auch sei: unbelichtetes Bromsilber wird erst nach langer Einwirkung eines Entwicklers zu metallischem Silber reduziert, je länger es dagegen belichtet wurde, desto rascher erfolgt die Reduktion. Diese Reduktion liefert ein sogenanntes Negativ, d. h. ein Bild, bei dem den hellen Objektstellen mehr oder weniger undurchsichtige Stellen, hervorgerufen durch einen dichteren Silberniederschlag, den dunkeln Objektstellen durchsichtige Stellen entsprechen. Nicht vom Licht getroffene Stellen müssen glasklar sein. Bei zu alten oder schlechten Platten, ebenso bei unsachgemäßer Arbeit wird auch das unbelichtete Bromsilber innerhalb der normalen Entwicklungsdauer zu schwarzem Silber entwickelt; diese die Klarheit des Negativs störende Erscheinung wird als Schleier bezeichnet, der aber auch von anderen Ursachen herrühren kann. Infolge der Einbettung des Bromsilbers in ein Kolloid, Kollodium oder Gelatine erfolgt die Entwicklung nicht sofort, sondern dauert je nach der Zusammensetzung des Entwicklers zwei bis zehn Minuten, unter Umständen noch länger.

Unter photographischen Entwicklern werden — mit Ausnahme des früher viel benützten Eisenoxalatentwicklers — Abkömmlinge des Benzols verstanden, die als Substituenten des Wasserstoffs Hydroxylgruppen oder Aminogruppen oder beide Gruppen in Ortho- oder Para-Stellung enthalten. Die zurzeit am meisten verwendeten Entwicklersubstanzen sind: Brenzkatechin, Hydrochinon, Paraamidophenol, Metol, Amidol, Adurol, Pyrogallol, Glyzin und Edinol. Jede dieser Substanzen besitzt typische noch zu besprechende Eigenschaften, die sich der Lichtbildner zunutze machen muß.

Die Entwicklung verläuft in der wässerigen Lösung eines dieser Körper viel zu langsam und muß durch Zusatz eines Alkalis (Soda, Pottasche, Natronlauge oder Kalilauge) beschleunigt werden. Infolge ihres starken Reduktionsvermögens werden die Entwicklerlösungen durch den Luftsauerstoff mehr oder minder rasch oxydiert und braun gefärbt und verlieren hiedurch bald an Wirksamkeit. Die braune Farbe wird von der Gelatine aufgenommen, das Negativ infolgedessen braun und schwer kopierfähig. Durch Zusatz von Natriumsulfit oder Kaliummetabisulfit wird die Gebrauchsdauer des Entwicklers bedeutend erhöht und die Farbe des Negativs bleibt schwarz. Die Klarheit der Negative wird bei manchen Entwicklern durch Zusatz einer kleinen Menge Bromkalium erhöht.

Die Lösung der Entwicklerbestandteile erfolgt in der im jeweils benutzten Rezept angegebenen Reihenfolge und muß nicht in destilliertem Wasser stattfinden. Falls gutes Brunnenwasser zur Verfügung steht, ist auch dieses verwendbar. Der Entwickler bleibt besser haltbar, wenn das Wasser vor dem Auflösen abgekocht und hernach abgekühlt wird, da es dann luftfrei ist. Wenn nötig, ist die Lösung durch Watte zu filtrieren. Stellt man einen größeren Entwicklervorrat her, fülle man ihn zur Erhöhung der Haltbarkeit in mehrere kleine Flaschen ein und verkorke diese gut mit frischen Korken oder noch besser mit Gummistopfen. Glasstopfen backen infolge des Alkaligehaltes der Entwickler im Flaschenhalse fest.

Die verschiedenen Entwickler besitzen keineswegs gleich schnelle Reduktionswirkung (Rapidität), die von der chemischen Konstitution der Substanz sowie von der Konzentration und Temperatur der Entwicklerlösung abhängt. Bei langsam arbeitenden Entwicklern vergeht einige Zeit bis zum Auftreten der ersten Bildspuren; die hohen Lichter im Bild, z. B. Himmel, glänzende Flächen oder Punkte, Lichtquellen, werden zuerst sichtbar, es folgen die Halbtöne bis schließlich auch in den Schatten eine Detailzeichnung kenntlich wird. Zu den langsam arbeitenden Entwicklern gehören Brenzkatechin, Hydrochinon, Adurol, Glyzin, Paraamidophenol. Die Entwicklungsdauer mit diesen Substanzen beträgt vier bis zehn Minuten. Bei den sogenannten Rapidentwicklern treten die Lichter und Halbschatten fast zu gleicher Zeit bereits kurz nach dem Eintauchen der Platte in den Entwickler auf und die Schatten sind bald durchgezeichnet. Die Entwicklung ist in zwei bis drei Minuten vollendet. Zu den Rapidentwicklern gehören u. a. Metol, Amidol und die oben genannten, wenn sie mit Ätzalkalien hergestellt sind. Eine weitere Eigenschaft der Entwickler ist ihre entwickelnde Kraft oder Stärke, die den Entwicklungsvorgang auslöst, und ihr Reduktionswert, d. i. jene Zahl, welche die Menge Bromsilber angibt, die von einer bestimmten Menge Entwicklersubstanz in metallisches Silber übergeführt werden kann. Nach Hübl reduziert 1 g Hydrochinon 7,4 g Bromsilber und 1 g Brenzkatechin 3,3 g Bromsilber. Es ist hieraus ersichtlich, warum beim Hydrochinonentwickler infolge der größeren abgeschiedenen Silbermenge ein dichteres Negativ in der Zeiteinheit entsteht als beim Brenzkatechinentwickler. Erstgenannter Entwickler gibt die dichtesten Negative und wird dort verwendet, wo es auf stärkste Deckung ankommt, z. B. für Negative nach Strichzeichnungen. Andere Entwickler geben wiederum nur zarte, dünne Negative.

Die normale Entwicklungstemperatur ist 17 bis 19°C. Wesentlich tiefere Temperaturen verlangsamen die Entwicklungsdauer bedeutend, geben wenig Kraft und halten die Negative klar. Temperaturen über 20°C beschleunigen die Reduktionswirkung, erhöhen die Dichte und verursachen häufig Verschleierung der Negative. Verdünnung mit Wasser vermindert die Entwicklungsgeschwindigkeit und die Dichte. Bromkaliumzusatz wirkt verzögernd und schleierwidrig, erhöht aber die Dichte und ruft in zu großen Mengen Schleier hervor. Ätzalkalien beschleunigen die Entwicklung und geben trotz kürzerer Entwicklungsdauer kontrastreichere Negative. Die langsam arbeitenden Entwickler sprechen auf die genannten Zusätze gut an; man nennt sie gut abstimmbar, d. h. sie gestatten eine Beeinflussung des Negativcharakters — der Gradation — in ausgezeichneter Weise, was bei den Rapidentwicklern in nur geringem Maße der Fall ist. Je länger ein Negativ entwickelt wird, desto dichter und kontrastreicher (härter) wird es, aber desto leichter tritt auch Schleierbildung ein, die jedoch durch nachträgliche Abschwächung entfernbar ist; auch die übermäßige Härte eines Negativs läßt sich auf diese Art vermindern.

Jeder Entwickler gerät bei häufigerem Gebrauch in einen Erschöpfungszustand, d. h. seine reduzierende Wirkung läßt nach. Um diesen Zustand nicht vorzeitig herbeizuführen, darf die Entwicklermenge nicht zu knapp bemessen sein: für eine Platte 9 × 12 cm sind 40 bis 50 ccm das Mindestmaß, für eine Platte 13 × 18 cm 80 bis 100 ccm; in diesen Mengen kann man bei langsamen Entwicklern zwei, bei Rapidentwicklern auch mehr Platten nacheinander entwickeln. Der gebrauchte Entwickler ist in einer Flasche aufzubewahren, denn er ist ein wertvolles Hilfsmittel für den Ausgleich von Überbelichtungen. Bezüglich Ausgiebigkeit, Haltbarkeit und gleichmäßiger Wirkung stehen Metol und die Kombinationen Metol-Hydrochinon und Metol-Adurol an erster Stelle, es folgt Paraamidophenol-Pottasche, das sogar das Rodinal übertreffen soll. Amidol leidet stark durch die Luftoxydation. Bei Glyzin tritt rasche Abnahme der

Wirkung ein, doch ist es sehr widerstandsfähig gegen den Luftsauerstoff. Adurol ist ausgiebiger als Brenzkatechin und Hydrochinon, wenig
ausgiebig ist Pyrogallol (hauptsächlich wegen seiner leichten Oxydier-
barkeit). Für die Hervorrufung bei Entwicklungspapieren wird Metol-
Hydrochinon wohl am meisten verwendet.

Konzentrierte Entwicklerlösungen sind haltbarer als verdünnte,
nehmen weniger Raum ein und entheben der oftmaligen zeitraubenden
Arbeit des Herstellens der Lösungen. Die haltbarsten Entwickler sind
der Glyzinbreientwickler nach Hübl und der Rodinalentwickler der
Agfa. In letzter Zeit sind übrigens von einigen Firmen Breientwickler
in Tuben in den Handel gebracht worden.

Die Entwicklung bei hellem Lichte

Die Entdeckung Lüppo-Cramers, daß manche Teerfarbstoffe
die Empfindlichkeit des Bromsilbers und Chlorsilbers so stark herabsetzen, daß die Entwicklung statt bei dunkelrotem bei gelbem Licht
vorgenommen werden kann, bringt dem Lichtbildner eine leider noch viel
zu wenig gewürdigte Erleichterung der Arbeit. Diese Arbeitsmethode —
Desensibilisierung genannt — gestattet, den Entwicklungsvorgang
viel genauer als früher zu überwachen und erhöht dadurch naturgemäß
die Ausbeute an einwandfreien Negativen. Gerade bei wissenschaftlichen Aufnahmen, wo es oft auf eine gute Harmonie bestimmter Bildteile ankommt, bietet die Hellichtentwicklung unschätzbare Vorteile.

Die Möglichkeit der Desensibilisierung einer zu entwickelnden Platte
oder eines Films ist zweifach: entweder wird die Platte vor der Entwicklung in der desensibilisierenden Farbstofflösung gebadet oder der
Desensibilisator wird dem Entwickler beigefügt. In ersterem Falle
kann die Entwicklung gleich bei gelbem oder hellrotem Lichte begonnen und das Entstehen des Negativs von Anfang an überwacht werden, im zweiten Falle muß etwa 90 Sekunden lang (wie gewöhnlich) entwickelt werden, bis die Platte desensibilisiert ist, worauf erst gelbes
Licht eingeschaltet werden darf. Die besten Desensibilisatoren sind zurzeit das Pinakryptolgrün und das Pinakryptolgelb der Farbwerke in
Höchst a. Main (I. G. Farbenindustrie A. G.). Der zuerst eingeführte
Desensibilisator, das Phenosafranin, wurde durch obige Farbstoffe ver-
drängt.

Hübl gibt für das Arbeiten mit Desensibilisatoren eine Reihe praktischer Ratschläge. Pinakryptolgelb darf nur als Vorbad gebraucht
werden, da es durch das Natriumsulfit des Entwicklers zerstört wird. Es
eignet sich besonders für panchromatische Platten in einer Konzentration
von 1 : 2000 bei einer Badedauer von drei Minuten in völliger Dunkelheit.
Fügt man zu 100 ccm Entwickler 5 ccm Pinakryptolgrünlösung 1 : 1000,
so kann beim Lichte einer Glühbirne von 32 Kerzen in Verbindung
mit einem Tartrazinfilter bequem entwickelt werden, ohne eine Schleierbildung befürchten zu müssen. Nur bei ausgesprochen für Rot empfindlichen Platten (Pinachromviolett, Pinachromblau, Dicyanin) ist eine

orangerote Scheibe vor die Glühbirne zu schalten. Da das Vorbad immerhin einen gewissen Zeitaufwand erfordert, pflegt man bei Entwicklung gewöhnlicher und orthochromatischer Platten die Pinakryptollösung gleich in den Entwickler zu geben, bei rotem Lichte oder in völliger Dunkelheit 60 bis 90 Sekunden lang zu desensibilisieren und dann bei gelbem Lichte fertig zu entwickeln. Bezüglich der Verarbeitung panchromatischer Platten ist zu bemerken, daß die Farbenempfindlichkeit von mit Pinachrom, Orthochrom und Pinaverdol sensibilisierten Platten durch die Desensibilisierung fast ganz getilgt wird, daß bei Pinacyanolplatten die Desensibilisierung weniger angreift, während Pinachromviolett- und Pinachromblauplatten der Desensibilisierung am kräftigsten widerstehen, worauf bezüglich Desensibilisierungsdauer und Dunkelkammerbeleuchtung Rücksicht zu nehmen ist. Selbstverständlich können auch Kinofilme bei hellem Licht entwickelt werden: das Kine-Handbuch der AGFA gibt dafür eine gute Anleitung.

Vermeidung des Lichthofes durch Entwicklung

Hat man keine lichthoffreie Platte zur Hand, so kann bei Aufnahmen, die voraussichtlich Lichthof aufweisen werden, dieser durch Hervorrufen des Negativs in einem Oberflächenentwickler (Rapidentwickler) bei nicht zu langer Wirkungsdauer desselben entweder ganz vermieden oder wesentlich vermindert werden. Nach GOLDBERG eignen sich für diesen Zweck Metol-Ätznatron oder Brenzkatechin-Ätznatron. Ist das Negativ nach der nur kurz wirkenden Entwicklung zu dünn, kann es nachträglich verstärkt werden. Aufnahmen, in denen starke Lichtkontraste abgebildet werden müssen (glänzende Instrumente usw.), kann man nach J. STERRY durch Baden der Platte (eine Minute lang) in einer Lösung von Kaliumpermanganat 1 : 1000, darauffolgendes Abspülen und Entwickeln in Rodinal 1 : 10 recht harmonisch gestalten.

Tropenentwickler

An heißen Tagen (und besonders in den Tropen) liegt die Gefahr des Schmelzens der Gelatineschicht oder zum mindesten deren zu starker Erweichung vor. Diesem Übelstande wird von manchen Fabriken durch Herstellung besonders gehärteter Tropenemulsionen vorgebeugt, es kann aber auch eine Härtung der Gelatineschicht vor der Entwicklung mittels einer etwa 5%igen Chromalaun- oder Formalinlösung erfolgen, doch müssen die Platten oder Filme nach dieser Behandlung sehr gut gewaschen werden, da sonst Störungen des Entwicklungsvorganges eintreten. Dem Entwickler selbst darf nur so viel Härtungsmittel zugesetzt werden, daß keine vollkommene Gerbung stattfindet. Ein Zusatz von 100 g Natriumsulfat, das eine übermäßige Quellung der Gelatine hintanhält, auf den Liter Entwickler genügt in vielen Fällen, verlängert aber die Entwicklungsdauer aufs Doppelte. Entwickler mit kaustischen Alkalien lassen die Gelatine stärker quellen und machen sie dadurch gegen hohe Temperaturen weniger widerstandsfähig. Nach dem Entwickeln und Abspülen des Negativs darf unbedenklich eine kräftige Härtung durch ein Formalinbad 1 : 7 während drei Minuten (mit nachherigem gutem Waschen) oder durch ein gerbendes Fixierbad (z. B. aus Fixiernatron 250 g, Formalin 50 g, Wasser 1000 g) erfolgen. Nach dem Fixieren ist mit Wasser von der Temperatur der vorhergehenden Bäder zu wässern, um Blasenbildung und Kräuseln der Schicht zu vermeiden. Das Anfassen der Negative während der Entwicklung usw. ist wegen erhöhter Schmelzgefahr der Schicht zu vermeiden. Plattenhalter aus Neusilber usw. erleichtern das Arbeiten und schützen die Finger vor dem Einflusse der Chemikalien. Zum raschen Trocknen ist für Platten das Baden in Methyl- oder Äthylalkohol angezeigt. Filme dürfen nicht mit diesen Alkoholen getrocknet werden, da das Zelluloid davon angegriffen und rauh wird.

Vorschrift für Tropenentwickler:

Nach A. u. L. Lumière und A. Seyewetz [Kongr. f. techn. Chemie, Brüssel 1926].

> 1,5 g Natriumsulfit (wasserfrei)
> 1,5 g Metol
> 1,5 g Hydrochinon
> 10 g Soda, wasserfrei
> 30 ccm Bromkaliumlösung 1 :10
> 1000 ccm Wasser

Entwicklungsdauer etwa $2^1/_2$ Minuten. Die Entwicklerlösung muß gut verschlossen aufbewahrt werden; die damit hergestellten Negative werden leicht gelblich.

Nach B. T. L. Clover.

> 1000 ccm Wasser
> 50 g Natriumsulfit (wasserfrei)
> 7 g Paraamidophenol
> 100 g Natriumsulfat (krist.)
> 50 g Natriumkarbonat (wasserfrei)

Leitlinien für die Entwicklung nicht richtig belichteter Platten

Vor allem sei darauf aufmerksam gemacht, daß jede Plattensorte ihre bestimmte Entwicklungszeit hat, d. h. das Erscheinen der ersten Bildspuren erfolgt bei Verwendung des gleichen Entwicklers bei verschiedenen Plattensorten nicht gleichzeitig. Die Ursache dafür liegt in der Beschaffenheit der Emulsion und in der Schichtdicke. Um aus einer Platte das Beste herauszuholen, muß der Entwickler für jede Plattensorte abgestimmt werden; da dies nur von sehr geübten Lichtbildnern ausgeführt werden kann, legen die Fabrikanten ihren Plattenpackungen geeignete Entwicklerrezepte bei. Bei zu lange belichteten (überbelichteten) Platten setzt die Entwicklung rasch ein, alle Einzelheiten (Details) erscheinen rasch, die Schicht wird bald gleichmäßig grau; der Unkundige läßt sich von der scheinbar genügenden Schwärzung verleiten und fixiert das Negativ, das aber, weil der Entwickler noch zu wenig tief gewirkt hat, viel zu dünn und schlecht kopierfähig ist. Ein solches Negativ wird als flau bezeichnet. Durch die Überbelichtung entsteht ein Schleier auf der Plattenoberfläche und die Lichter sind zu wenig gedeckt.

Ist dagegen eine Platte zu kurz belichtet (unterbelichtet), so dauert das Erscheinen der ersten Bildspuren, der Lichter, länger; noch wesentlich länger dauert das Erscheinen der Halbtöne und Schatten. Die Lichter kräftigen sich rasch, die Halbtöne nehmen auch bei langer Entwicklung keine genügende Deckung an, die Schatten bleiben oft ganz aus. Das fixierte Negativ zeigt große Schwärzungsunterschiede, es ist hart. Gibt man einer überbelichteten Schicht Gelegenheit, sich mit Entwickler vollzusaugen, so daß nicht nur an der Oberfläche, sondern auch in der Tiefe eine Reduktion des Bromsilbers eintreten kann, und entwickelt genügend lange, so wird sich der Negativcharakter dem normalen nähern. Dies kann durch Überführen der überbelichteten Platte (nach erfolgter Anentwicklung) in einen alten, gebrauchten, kalten (bromkalireichen) Entwickler oder durch Zusatz von Bromkalium zum verwendeten und Vermeidung von Rapidentwicklern (Oberflächenentwicklern) erreicht werden. Unterbelichtete Platten hingegen gehören in einen verdünnten, bromkalifreien Rapidentwickler, der nötigenfalls auf 20 bis 22° C anzuwärmen ist.

Weiß man nicht, ob eine Platte richtig belichtet ist, so nehme man an, sie sei überbelichtet und lege sie in einen Entwickler mit geringem Alkaligehalt oder in einen bereits gebrauchten, langsam arbeitenden Hervorrufer. Erscheint das Bild binnen einer Minute, so bleibt die Platte bis zur Vollendung darin; erscheint das Bild rascher, gibt man 10 bis 20 Tropfen Bromkaliumlösung 1:10 zu, kommen die ersten Bildspuren erst nach einer Minute oder überhaupt nicht zum Vorschein, so liegt bedeutende Unterbelichtung vor; die Platte ist dann in einen frischen, verdünnten Entwickler zu bringen und bis zur Kräftigung der Halbtöne darin zu belassen.

Hat man mehrere Platten zu entwickeln, so leistet die sogenannte Dreischalenentwicklung gute Dienste. In die erste Schale kommt ein Rapidentwickler, z. B. Glyzin-Ätznatron oder Metol-Hydrochinon für unterbelichtete Platten, in die zweite Schale ein normal zusammengesetzter Entwickler für richtig belichtete Platten (Glyzin-Pottasche oder Brenzkatechin-Pottasche), in die dritte Schale gebrauchter oder mit viel Bromkalium versetzter, im übrigen normal zusammengesetzter langsam arbeitender Entwickler. Die Platte wird zunächst in Schale 2 gelegt; unter Schaukeln der Schale wird das Erscheinen der ersten Bildspuren beobachtet. Der Himmel und glänzende Gegenstände erscheinen sehr bald, sind aber nicht als erste Bildspuren anzusehen. Bei normaler Belichtung erscheint das Bild nach 30 bis 40 Sekunden. Es wird in der Schale belassen und ist in 5 bis 8 Minuten ausentwickelt. Bei früherem Erscheinen des Bildes liegt Überbelichtung vor, die Platte kommt in die Schale 3 und wird etwa 15 bis 20 Minuten darin belassen — gelegentlich ist die Schale zu schaukeln, damit keine marmorierte Struktur entstehe —, auch wenn in der Aufsicht oder Durchsicht kein Bild mehr zu sehen ist. Unterbelichtete Platten, die erst nach 40 bis 60 Sekunden Bildspuren zeigen, sind in Schale 1 hervorzurufen, bis die Details genug gedeckt sind; wenn dies nicht erreicht werden kann, entwickelt man bis zum Auftreten von Schleier.

Ein weiteres Verfahren ist die Standentwicklung, bei der die Platten senkrecht stehend in mit verdünntem Entwickler gefüllten, lichtdicht verschließbaren Trögen entwickelt werden. Da hier die Entwicklung sehr langsam vor sich geht, kann sie leicht überwacht werden. Dieses Verfahren verlohnt sich nur bei einer größeren Anzahl Platten und wird gegenwärtig wenig angewandt.

Entwicklerrezepte nach Hübl

1. Konzentrierter Glyzinentwickler mit Pottasche.

25 g Natriumsulfit krist. und 10 g Glyzin werden in 40 ccm warmem Wasser in einer Porzellanschale gelöst; allmählich werden 50 g Pottasche zugegeben. Man erhält etwa 75 ccm dünnen Brei, der, in Flaschen gefüllt, jahrelang haltbar ist. Für den Gebrauch ist der Brei nach Vorschrift zu verdünnen, muß aber gut durchgeschüttelt werden, Braunfärbung ist gänzlich unschädlich.

2. Konzentrierter Glyzinentwickler mit Ätzkali.

14 g Kaliummetabisulfit und 14 g Ätzkali werden in 80 ccm Wasser gelöst und 10 g Glyzin in kleinen Portionen zugefügt. Es ergeben sich etwa 100 ccm schwach gelblichen Entwicklers, der zwar nicht so gut haltbar ist wie der Breientwickler, aber immer noch viel besser als die meisten anderen Entwickler.

3. Konzentrierter Brenzkatechinentwickler mit Pottasche.

10 g Kaliummetabisulfit und 15 g Pottasche werden in 40 ccm Wasser gelöst; 6 g Brenzkatechin werden zugefügt. Man bringt die Lösung in eine Reibschale und fügt 35 g gepulverte Pottasche zu. Es entsteht ein dünner Brei, der fast so gut haltbar ist wie Glyzinbreientwickler.

Hübl verfährt bei der Entwicklung mit diesen Entwicklern folgendermaßen:

1. Sehr kurz belichtete Momentaufnahmen und Porträts im Atelier. Hieher gehören z. B. mikrokinematographische Aufnahmen, anthropologische Typenaufnahmen, Aufnahmen von Operationen usw.: Glyzin-Ätzkali-Entwickler Nr. 2 mit 25 Teilen Wasser verdünnt bei etwa 15° C und ohne Bromkalium. Statt dieses Entwicklers kann auch der Glyzinbreientwickler Nr. 1 mit Ätznatronzusatz gebraucht werden, und zwar: 100 ccm Wasser, 3 ccm Brei, 2 ccm Ätznatronlösung 1 : 10. In diesem Entwickler ist die Platte in 6 bis 8 Minuten ausentwickelt. Der Entwickler ist einige Stunden in offener Schale haltbar; man kann mehrere Platten darin entwickeln, ohne daß er seine Kraft verliert.

2. Ungefähr richtig exponierte Platten. Für diese Aufnahmen ist der Glyzin- oder Brenzkatechin-Pottasche-Entwickler mit 15 bis

Tabelle 2

Negativtypen, ihre Entstehung und Anpassung des Kopierpapieres an den Negativcharakter

	Flau	Normal	Hart
Zu geringe Deckung (dünn)	Infolge Überbelichtung und zu kurzer Entwicklung. Bei richtiger Belichtung infolge zu kurzer oder zu kalter Entwicklung. Negativ hat zu lange Tonskala, d. h. zu geringe Schwärzungsunterschiede zwischen Lichtern und Schatten. Eventuell Verstärkung. Extra hartes Gaslichtpapier.	Belichtung richtig oder durch geeignete Entwicklung ausgeglichene Fehlbelichtung. Gute, doch etwas zu wenig kräftige Tonabstufung. Etwas zu kurze Entwicklung. Negativ geeignet für normales und kräftiges Gaslichtpapier sowie für kräftig kopierende Auskopierpapiere. Negativ zur Vergrößerung geeignet.	Infolge zu kontrastreicher Beleuchtung oder Unterbelichtung und zu kurzer Entwicklung. Höchste Lichter stark, Halbtöne wenig gedeckt, Schattendetails oft nicht vorhanden. Schlecht kopierfähig auf weichem Gaslichtpapier. Negativ verstärken. Eventuell weiches Diapositiv und dann neues Negativ herstellen.
Normale Deckung	Trotz genügender Deckung noch zu geringe Schwärzungsunterschiede der Lichter undSchatten. Wenn verschleiert, ist oft Überbelichtung die Ursache. Mäßige Abschwächung mit FARMERschem Abschwächer. Hartes oder kräftig kopierendes Gaslichtpapier.	Richtig belichtet und entwickelt. Gute, harmonische Abstufung zwischen Lichtern und Schatten. Auf allen Papieren, ausgenommen harten, kopierfähig. Die Untergattung „weiches Negativ“ ist etwas kürzer entwickelt und besonders für Vergrößerung geeignet. Der Übergang zum harten Negativ ist das kräftige oder „brillante Negativ“, bei dem die höchsten Lichter (Spitzlichter) eben noch zulässig kräftig gedeckt sind. Zu kopieren auf allen Auskopierpapieren und auf Bromsilberpapier.	Entweder infolge Unterbelichtung bei normaler Entwicklung oder durch Ausgleich starker Unterbelichtung durch Entwicklung oder bei richtiger Belichtung durch Entwicklung in zu bromsalzreichem Entwickler. Auch infolge zu langer Entwicklung bei richtiger Belichtung. Auf Auskopierpapieren und weich kopierenden Entwicklungspapieren eben noch gut kopierfähig. Abschwächung mit einem Abschwächer, der weiche Gradation bewirkt.
Zu starke Deckung (dicht)	Folge von Überbelichtung, infolge genügend langer Entwicklung Tonabstufung besser als oben, jedoch wegen Entwicklungsschleiers zum Kopieren zu dicht. Negativ ist mit FARMER-Abschwächer zu behandeln. Normales Gaslichtpapier oder Celloidinpapier.	Belichtung richtig, doch zu lange entwickelt. Kann durch FARMER-Abschwächer in ein normales Negativ normaler Deckung übergeführt werden. Neigt das Negativ zur Härte, ist es mit Ammonpersulfat oder Kaliumpermanganat abzuschwächen und in das normale Negativ überzuführen. Negativ, nicht abgeschwächt, ist auf Bromsilberpapier oder sehr weichem Auskopierpapier zu kopieren. Für Vergrößerung schlecht geeignet.	Folge von Unterbelichtung und richtiger Belichtung, aber zu langer Entwicklung. Negativ oft verschleiert. Halbtöne, oft auch Schatten gut abgestuft, Lichter viel zu stark gedeckt. Ist das Negativ mit Schleier behaftet, erst Blutlaugensalzabschwächung, dann Ammonpersulfatbad usw. Ohne Abschwächung kaum kopierfähig, mit Abschwächung leidlich gutes, auf weichem Bromsilberpapier kopierfähiges Negativ.

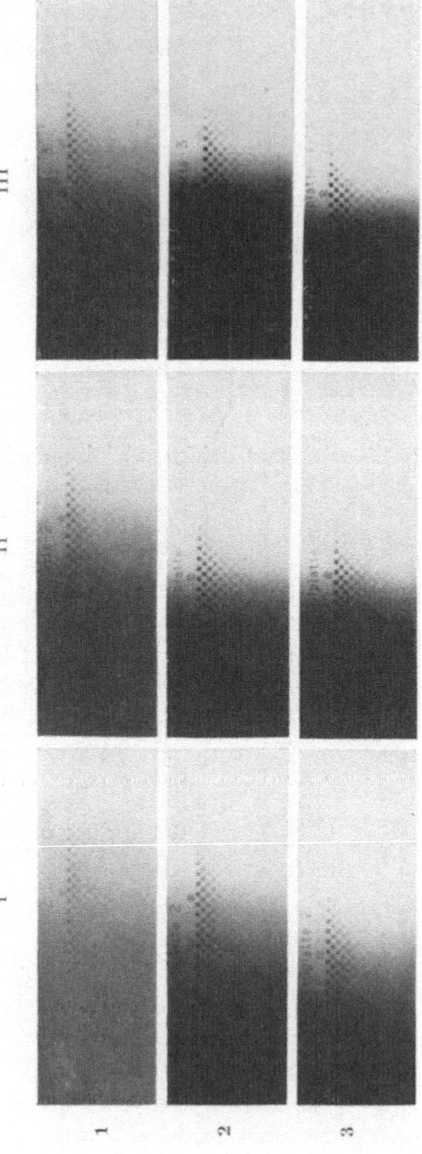

Abb, 11. Negativtypen. I: 1 Flau, dünn, 2 Normal, dünn, 3 Hart, dünn; II: 1 Flau, normal gedeckt, 2 Normal, normal gedeckt, 3 Hart, normal gedeckt; III: 1 Flau, dicht, 2 Normal, dicht, 3 Hart, dicht (Dargestellt ist ein Teil einer Detailplatte nach E. GOLDBERG. Die feinsten im Negativ noch sichtbaren Details gehen durch die Reproduktion verloren)

20 Teilen Wasser verdünnt zu verwenden. Diese Entwickler arbeiten sehr klar, die Entwicklungsdauer bei Brenzkatechin ist etwa halb so lang als bei Glyzin. Ist der Entwickler wärmer als 20^0 C, fügt man 5 bis 10 Tropfen Bromkaliumlösung 1 : 10 auf 100 ccm Entwickler zu. Wird ein größerer Belichtungsfehler vermutet, nimmt man mit 50 bis 80 Teilen Wasser verdünnten Glyzinbrei; die Entwicklung dauert dann 20 bis 30 Minuten.

Mit Hilfe zweckmäßig abgestimmter Entwicklung ist höchstens eine achtfache Unterbelichtung, hingegen eine etwa fünfhundertfache Überbelichtung ausgleichbar, woraus ohneweiters zu ersehen ist, daß man in Zweifelsfällen lieber zu lang als zu kurz belichten soll. Aus dem über die Entwicklung bereits Gesagten läßt sich entnehmen, daß der Charakter eines Negativs sehr wohl ganz subjektiv beeinflußt werden kann. Allerdings muß bemerkt werden, daß dazu viel Erfahrung und die Fähigkeit kritischer Beurteilung bereits fertiger Negative notwendig ist.

Es sind d r e i Haupttypen von Negativen zu unterscheiden, die sich auf Grund ihrer Belichtung und Entwicklung ergeben. Diese Typen sind, wie die Tabelle auf S. 59 zeigt, in mehrere Untergattungen teilbar. Es sind natürlich viele Übergänge von einer Negativgattung in die andere möglich, die Tabelle soll nur eine Übersicht bieten. Wer den Negativ-prozeß rasch und gründlich erfassen will, dem sei geraten, einerseits aus Negativen gleichbleibender (normaler) Belichtungzeit nur durch verschieden geleitete Entwicklung verschiedene Negativtypen herzustellen und andererseits analoge Versuchsreihen mit Negativen anzustellen, die abnormal belichtet wurden. Die zwei bis drei dazu nötigen Dutzend Platten machen sich reichlich bezahlt, die Sicherheit beim Arbeiten wird sehr groß und damit steigt die Freude an der Arbeit. Mit diesen „Standard-Negativen" sind dann noch Kopierversuche mit verschiedenen Kopierpapieren anzustellen. Daß diese Negative und Kopien zweck-mäßig bezeichnet werden müssen, ist wohl selbstverständlich. Eine solche Sammlung ist ein sehr wertvoller Lern- und Lehrbehelf.

Das Fixieren der Negative

Bei der Entwicklung werden nur etwa 20% des in der Schicht ent-haltenen Bromsilbers zu Silber reduziert, der Rest muß entfernt werden. Dies geschieht einerseits, damit das Negativ lichtbeständig wird (also im Laufe der Zeit nicht grau anläuft), andererseits, damit es durchsichtig und rasch kopierfähig wird. Nach der Entwicklung muß das Negativ zur Entfernung des Entwicklers auf beiden Seiten mit Wasser abgespült und in eine Lösung von unterschwefligsaurem Natron gelegt werden, die zur Neutralisierung des noch von der Entwicklung her in der Schicht enthaltenen Alkalis und zur Erhöhung der Haltbarkeit des Bades mit saurer Sulfitlauge oder mit Kaliummetabisulfit angesäuert wird. Saures Fixierbad: 1000 ccm Wasser, 250 g Fixiernatron, 50 ccm saure Sulfitlauge oder 20 g Kaliummetabisulfit.

Beim Auflösen des Fixiernatrons tritt starke Abkühlung ein, kalte Fixierbäder fixieren nur langsam, das Bad muß daher vor Gebrauch auf Zimmertemperatur gebracht werden. Der Fixierprozeß ist s c h e i n b a r beendet, wenn das Negativ, von der Rückseite betrachtet, keinen weißen Belag von Bromsilber mehr zeigt, was in einem frischen Fixierbad nach etwa 5 Minuten einzutreten pflegt; t a t s ä c h l i c h dauert aber der Vorgang länger und ein Negativ darf erst nach 10 Minuten als a u s fixiert betrachtet werden. Dann wird das Negativ mit fließendem Wasser gut abgespült und eine halbe Stunde lang in fließendem Wasser so gewässert, daß für reich-lichen Wasserwechsel bzw. guten Abfluß des Waschwassers gesorgt ist. Nach dem Wässern sind die Platten mit einem Wattebausch vorsichtig abzuwischen und an einem staubfreien luftigen Ort auf einem hölzernen Trockenbock zu trocknen. Beschleunigtes Trocknen kann durch Ein-legen der Negative in Alkohol erfolgen.

Verstärken und Abschwächen der Negative

Selbst dem Geübten ist es nicht immer möglich, ein tadellos kopier-fähiges Negativ herzustellen. Ist der Gradationsfehler des Negativs nicht durch ein Kopierpapier passender Gradation auszugleichen, muß eine chemische Retusche vorgenommen werden. Zu dünn entwickelte und flaue Negative werden durch Verstärkung dichter und kontrastreicher, zu dichte und zu harte Negative werden durch geeignete Abschwächung dünner und weicher gemacht.

Das Verstärken. Vorbedingung für das einwandfreie Gelingen der Verstärkung und die Haltbarkeit der Platten nach dem Verstärken ist ein tadelloses Fixieren und Wässern der Negative. Die Verstärkung bringt eine Kornvergrößerung mit sich, was bei Aufnahmen mit feinsten Details (Mikrophotogramme) von Nachteil sein kann. Die Verstärkung kommt durch Anlagerung von Metallverbindungen an das Silberkorn oder durch Umwandlung des Silbers in gefärbte Metallverbindungen zustande.

1. Die Quecksilberverstärkung. Das Negativ kommt in die Bleichlösung, bestehend aus:

Destilliertes Wasser .... 100 ccm
Quecksilberchlorid (Sublimat, giftig) .... 2 g
Bromkalium .... 2 g

Diese Lösung ist, im Dunkeln aufbewahrt, haltbar.

Das Negativ wird unter Bildung von Bromsilber und Kalomel weiß, und, in der Durchsicht betrachtet, dichter. Das Bleichen kann nach Belieben abgebrochen werden und hat das Höchstmaß erreicht, wenn das Negativ auf der Rückseite ganz weiß geworden ist. Es folgt nun eine Viertelstunde lang Wässerung in fließendem Wasser und dann die Schwärzung des Negativs entweder in einer 10%igen Natriumsulfitlösung oder in einem Entwickler, bis das Negativ, von der Rückseite betrachtet, schwarz ist. Die Sulfitschwärzung ist weniger ausgiebig, daher nur für geringe Verstärkung anzuwenden, kann nicht wiederholt werden und gibt sehr haltbare Platten. Das Schwärzen mit einem gebrauchten Entwickler ist (so wie die Sulfitschwärzung) bei Tageslicht oder kräftigem künstlichem Licht vorzunehmen und gibt sehr kräftige und dichte Negative. Auch diese Schwärzung ist beständig. Nach dem Schwärzen ist die Platte gut zu wässern. Ist die Verstärkung noch zu gering, kann sie wiederholt werden. Auch mit Ammoniak kann geschwärzt werden, doch sind die obgenannten Methoden vorzuziehen.

2. Kupfer-Silberverstärker von Cailler. Dieser Verstärker arbeitet sehr hart und ausgiebig und ist dann anzuwenden, wenn stark unterbelichtete und unterentwickelte Negative vorliegen, da er noch die schwächsten Bildspuren kopierfähig macht.

A. Zu einer kalt gesättigten Lösung von chemisch reinem Kupfersulfat gibt man $^1/_{10}$ Volumen konzentrierte Salzsäure.

B. In 100 ccm Wasser sind 5 g Rhodanammonium und 10 g Bromkalium zu lösen.

Vor Gebrauch sind zu mischen: 20 ccm Lösung A, 70 ccm Wasser und 10 ccm Lösung B. Das Negativ wird in dieser Mischung gebleicht, eine halbe Stunde lang unter fünf- bis sechsmaligem Wasserwechsel in destilliertem Wasser gewaschen und hierauf in einer kalt gesättigten Alaunlösung, versetzt mit 3 bis 4% Eisessig, gebadet. Nun muß das Negativ in einer $^1/_2$%igen mit 2 bis 3% Eisessig versetzten Silbernitratlösung durchgeschwärzt und in einer Alaunlösung gebadet werden, um alles Silbernitrat aus der Gelatine zu entfernen. Das Negativ ist neuerdings mehrmals in destilliertem Wasser zu waschen und hierauf in einen mäßig verdünnten Entwickler zu legen. Bei dieser Art der Verstärkung bleiben die feinsten Details auch in den Schatten in kopierfähiger Durchsicht erhalten. Auf der Bildung gefärbter Metallverbindungen beruht die Uranverstärkung, die aber jetzt seltener ausgeführt wird. Mit den vorstehend angeführten Vorschriften findet man im allgemeinen das Auslangen.

Das Abschwächen

1. Der Blutlaugensalz- oder FARMERsche Abschwächer. Dieser Abschwächer ist dann anzuwenden, wenn ein Negativ entweder zu lange entwickelt wurde und daher zu dicht ist oder wenn ein überbelichtetes Negativ zwecks Erzielung des nötigen Kontrastreichtums sehr lange entwickelt werden mußte. Bei langer Entwicklung entstehen Entwicklungsschleier sowie hohe Dichten, die mit Hilfe eines Abschwächers entfernt bezw. abgeschwächt werden müssen.

Man bereitet zwei getrennte Lösungen:

A. Wasser .... 500 ccm	B. Wasser .... 100 ccm	
Fixiernatron .... 25 g	Rotes Blutlaugensalz	
	(Ferricyankalium) ... 5 g	
Kein saures Fixiersalz!	Lösung im Dunkeln aufzubewahren.	

Knapp vor dem Gebrauch sind 100 ccm A mit 10 bis 20 ccm B zu mischen. Je mehr B, desto rascher wirkt der Abschwächer; Anfänger tun gut, langsam abzuschwächen. Während der Abschwächung ist die Schale zu bewegen, damit die Negative keine marmorierte Struktur annehmen. Der Vorgang ist etwas früher abzubrechen als der gewünschte Abschwächungsgrad erreicht ist, denn die in die Gelatine eingesogene Lösung wirkt nach. Nachher ist die Platte sofort gut abzuspülen und eine halbe Stunde lang in fließendem Wasser zu wässern. Der Abschwächer wird nach Gebrauch weggegossen.

2. Der Ammoniumpersulfatabschwächer. Zu harte, jedoch genügend gedeckte Negative können durch diesen Abschwächer „weich" gemacht werden, da durch diesen Abschwächer nur die dichten Negativstellen angegriffen werden.

Destilliertes Wasser .... 100 ccm
Ammoniumpersulfat .... 2 g

Die Lösung ist, weil nicht haltbar, jedesmal frisch zu bereiten und mit etwa fünf Tropfen chemisch reiner konzentrierter Schwefelsäure anzusäuern. Die abzuschwächenden Negative müssen einwandfrei fixiert und gewässert sein, sonst läuft man Gefahr, dieselben zu verderben. Am sichersten ist es, die Negative vor dem Abschwächen noch einmal in frisch bereitetem neutralem Fixierbad zu behandeln, gut zu wässern, zu trocknen und dann erst abzuschwächen. Ein Augenmerk ist auch auf die gute Beschaffenheit des Ammoniumpersulfats zu richten, da das Salz in feuchter Luft sehr leicht zerfließlich ist und dann seine Wirksamkeit verliert. Beim Auflösen sollen die Ammoniumpersulfatkristalle knistern; dies ist das Kriterium für die Verwendbarkeit des Salzes. Bei der Abschwächung bildet sich nach kurzer Zeit eine milchige Trübung der Lösung (Bildung des schwer löslichen Silbersulfates), was ein Zeichen der Wirksamkeit des Abschwächens ist. Tritt diese Erscheinung nach längerer Zeit nicht ein, so entspricht entweder das Negativ oder das Persulfat nicht den angeführten Bedingungen. Das Negativ wird diesfalls aus der Abschwächerlösung herausgenommen und gut gewässert. Die Abschwächung wird in der Durchsicht kontrolliert und ist etwas früher abzubrechen, als der gewünschte Abschwächungsgrad erreicht ist. Das Negativ kommt hierauf zur Unterbrechung der Abschwächung in eine 10%ige Natriumsulfitlösung und ist erst dann zu wässern.

Statt dieser oft unsicheren Vorschrift empfiehlt NAMIAS die Abschwächung in einer sauren Kaliumpermanganatlösung.

Wasser .... 1000 ccm
Konz. Schwefelsäure ..... 1 ,,   Diese Lösung ist gut haltbar.
Kaliumpermanganat ...... 0,5 g

Beim Abschwächen färben sich die Negative unter Abscheidung von Braunstein braun (eine 1%ige Oxalsäurelösung entfernt die braune Farbe); dann ist das Negativ gut zu wässern. Die Abschwächung ist auch hier früher als scheinbar nötig abzubrechen, da das Negativ infolge der Braunfärbung sehr dunkel aussieht. Zu starke Abschwächung ist nicht mehr gut zu machen, da das Silber des Bildes ganz entfernt ist.

Die Positivverfahren

Allgemeines. Die Positivverfahren dienen zur Herstellung einer beliebigen Anzahl von Kopien oder Abzügen nach den im Negativverfahren gewonnenen photographischen Negativen sei es durch Kontakt mit dem Negativ oder auf optischem Wege durch Vergrößerung oder Verkleinerung. Als lichtempfindliche Schichten kommen solche mit Silbersalzen, Chromsalzen und Eisensalzen in Betracht. Für unsere Zwecke spielen die Positivverfahren mit Silbersalzen die größte Rolle. Das Bild kann entweder sichtbar kopiert werden — auf Auskopierpapieren — oder unsichtbar mit nachheriger Entwicklung — auf Entwicklungspapieren.

Auskopierpapiere. Die lichtempfindliche Substanz der Auskopierpapiere ist im wesentlichen Chlorsilber, das durch chemische Reaktion von Silbernitrat mit Chloriden (Natriumchlorid, Kaliumchlorid) als weiße Fällung entsteht, die für unsere Zwecke jedoch nicht ohneweiters brauchbar ist, sondern in einem kolloiden Medium in feiner Verteilung und in nicht abschwemmbarer Form auf der Papieroberfläche gleichmäßig verteilt sein muß. Durch Zusatz organischer Silbersalze, z. B. Silbercitrat, die das unter dem Einfluß des Lichtes frei werdende Chlor absorbieren, lassen sich verschiedene Ton- und Gradationsabstufungen erzielen; manche Auskopierpapiere kopieren blau, andere wieder rot, je nachdem, ob sie mehr oder weniger reines Chlorsilber enthalten. Rot kopierte Bilder haben eine weiche, blaue eine harte Tonabstufung. Das Chlorsilber ist in Eiweiß, Gelatine oder Kollodium eingebettet. Diese Stoffe sind nebst dem Papier als Schichtträger mehr oder minder hygroskopisch und teilen ihren Wassergehalt den lichtempfindlichen Verbindungen mit; das Wasser bringt das wasserlösliche Silbercitrat leichter zur Zersetzung als das unlösliche Chlorsilber. Auf Grund dieser Tatsache ergibt sich, daß trockene Papiere blauer kopieren als feuchte. Die praktische Verwertung des hier Angedeuteten ist folgende: Ist z. B. von einem harten Negativ ein weicher Abzug herzustellen, so muß das Papier rotstichig kopiert werden. Rote, weiche Abzüge erzielt man mit feuchtem Papier — nicht etwa stark angefeuchtetem, da sonst die löslichen Silbersalze in die Gelatineschicht des Negativs diffundieren und dieses verderben würden — bei schwachem Licht, blaue harte Bilder mit trockenem Papier und kräftigem Licht. Brillante Bilder sind auf feuchtem Papier in kräftigem Lichte herzustellen. Ist ein d ü n n e s Negativ zu kopieren, stellt man den Kopierrahmen mit dem feuchten Papier in den Schatten; beim Kopieren im direkten Sonnenlicht fände durch Verdampfen des Wassergehaltes eine Trocknung der Schicht statt. Feuchte Schichten erhält man, indem man das Papier vor Gebrauch kurze Zeit über Wasserdampf hält, trockene Schichten durch trockenes Anwärmen des Papiers. Die hier dargelegte, erst in neuerer Zeit voll erkannte Möglichkeit der Anpassung der Auskopierpapiere an den Negativcharakter ist noch dadurch erweiterbar, daß die Lichtintensität und die spektrale Beschaffenheit des zum Kopieren verwendeten Lichtes entsprechend ausgenützt werden. Licht d ä m p f u n g ohne spektrale Änderung des Lichtes gibt weicheren Bildcharakter und wird durch Auflegen einer Mattscheibe oder eines oder mehrerer Seidenpapierblätter auf den Kopierrahmen erreicht; in letzterem Falle ist in der Durchsicht eine leichte Gelbfärbung der übereinanderliegenden Blätter bemerkbar, die wie ein Gelbfilter wirken, d. h. eine härtere Gradation hervorrufen. (Das Gelbfilter erfüllt hier einen anderen Zweck als bei der Aufnahme!) F l a u e Negative können mit solchen Gelbfiltern nicht auf normale Gradation gebracht werden, hier sind hart kopierende Entwicklungspapiere anzuwenden.

Wägt man die Vorteile und Nachteile der Auskopierpapiere gegenüber den Entwicklungspapieren ab, so muß zugunsten ersterer gesagt werden, daß bei ihnen das E n t s t e h e n der Bilder unter steter Kontrolle vor sich gehen kann und daß die s e l b e Sorte Auskopierpapier sogar noch während des Kopiervorganges dem Negativcharakter sehr gut angepaßt werden kann. Für Massenauflagen kommen die Auskopierpapiere natürlich nicht in Betracht. Aufnahmen wissenschaftlicher Art, in unserem Falle Mikrophotogramme usw., sollten viel mehr auf Auskopierpapieren kopiert werden, da die Auskopierpapiere eine sehr exakte

Wiedergabe von zarten Tonübergängen gestatten. Voraussetzung sind allerdings einigermaßen normale Negative. Insbesondere solche Photogramme, die zur Reproduktion bestimmt sind, wird man mit Vorteil auf Auskopierpapieren herstellen, weil der Reproduktionstechniker Bilder mit feinen Tonabstufungen, als für seine Zwecke sehr geeignet, schätzt.

Die lichtempfindliche Schicht photographischer Papiere wird mittels maschineller Einrichtungen auf das photographische Rohpapier (Barytpapier genannt, weil es mit einer Schicht aus Bariumsulfat und Gelatine überzogen ist), aufgetragen. Die Barytschicht verhindert das Einsinken der lichtempfindlichen Schicht in die Papierfaser, liefert einen Schutz gegen etwaige chemische Verunreinigungen des Papiers und ermöglicht, die Oberfläche verschieden (glänzend bis grobnarbig) zu gestalten. Feinste Detailwiedergabe wird nur auf glänzenden Papieren erzielt, für besonders feine Detailwiedergabe kann das fertige Bild noch mit „Hochglanz" versehen werden (s. S. 69). Man unterscheidet halbglänzende, mattglatte, matte, tiefmatte, rauhe, gekörnte und genarbte Papiere und Papiere mit Leinen- und Rasterkorn. Für unsere Zwecke kommen äußerstens wohl tiefmatte Schichten in Betracht. Die Färbung der Rohpapiere ist meist weiß; es gibt aber auch bläuliche, rötliche und gelbliche (chamois) Papiere, bei denen die Färbung durch die lichtempfindliche Schicht schimmert und dem Bild eine angenehme Tönung verleiht.

Arten der Auskopierpapiere

1. **Albuminpapier.** Dieses Papier wird durch Schwimmenlassen der Papierbogen auf Albuminlösung und nachherigos Silbern mit Silbernitrat unter Zusatz von Zitronensäure hergestellt. Jetzt sind fast nur mehr matte Schichten für kunstphotographische Zwecke im Handel. Es ist ein sehr weich kopierendes Papier und erfordert gut gedeckte Negative. Die Haltbarkeit des unverarbeiteten Albuminpapiers ist ziemlich beschränkt, auch die der Bilder läßt zu wünschen übrig. Die Behandlung der Kopierpapiere erfolgt im allgemeinen, insbesondere aber bei diesen Papieren am besten nach der jedem Paket von der Fabrik beigegebenen Vorschrift.

2. **Celloidinpapier.** Das Celloidinpapier ist ein Chlorsilberkollodiumpapier, das durch Emulgierung von Chlorsilber in Kollodium und Auftragen der Emulsion mittels Spezialmaschinen in großem Maßstabe hergestellt wird. Es ist das zurzeit häufigst angewandte Auskopierpapier, zeichnet sich durch gute Haltbarkeit in unverarbeitetem und verarbeitetem Zustand aus und eignet sich für normale bis kontrastreiche Negative mit guter Detailwiedergabe und kräftigen Schatten. Für flaue Negative werden Silberchromat enthaltende, hart kopierende Sorten hergestellt; auch abziehbare Papiere für Übertragungen auf andere Flächen sind im Handel. Frische Ware soll nicht nur bei Celloidinpapier, sondern bei allen Arten von Auskopierpapieren auf der Vorder- und Rück-

seite weiß und fleckenlos sein, doch schadet es wenig, wenn bereits schwache Gelbfärbung oder Fleckenbildung eingetreten ist, da sie beim Tonen verschwindet. Die Bilder sind stets viel dunkler zu kopieren als sie im fertigen Zustand erscheinen sollen, da sie in den Fixier- und Tonbädern stark zurückgehen.

3. Aristopapier. Dieses Papier ist ein Chlorsilber-Gelatinepapier, d. h. das Chlorsilber ist in Gelatine emulgiert. Dieses Papier kopiert etwas härter als Celloidinpapier, erfordert aber keine wesentlich andere Behandlung. Wegen der leichten Verletzlichkeit der Gelatineschicht in feuchtem Zustand ist das Berühren der Bildschicht dringend zu vermeiden, auch Bäder von mehr als 20°C erweichen die Schicht zu sehr. Manche Firmen erzeugen gehärtete Aristopapiere, die sogar bei 30° C getont und fixiert werden können. Nach vollzogener Tonung kann man Bilder auf gewöhnlichem Aristopapier auch selbst leicht in einer 5%igen Formalinlösung einer Härtung unterziehen. Aristobilder sind etwa so wie Celloidinbilder zu kopieren und dunkeln beim Trocknen etwas nach.

Außer den genannten drei Typen von Auskopierpapieren sind, wenn auch schon spärlich, noch die Kasein- und Harzpapiere im Handel zu finden.

4. Selbsttonende Papiere. Es ist nicht jedermanns Sache, sich die Tonbäder selbst herzustellen, außerdem ist die Haltbarkeit der meisten Tonfixierbäder beschränkt. Zur Vereinfachung der Arbeit stellen die Fabriken sogenannte selbsttonende Papiere her, das sind Papiere, die das zur Tonung nötige Gold bereits in der Schicht enthalten und kein Tonbad brauchen, sondern nach dem Kopieren in eine 10%ige Kochsalzlösung gebracht und dann in einer neutralen Fixiersalzlösung behandelt werden. Diese Lösungen werden nach Gebrauch weggegossen. Auch hier sei auf die Gebrauchsanweisungen der Fabrikanten hingewiesen. Die Verarbeitung der selbsttonenden Papiere, die der Klasse der Celloidinpapiere angehören, ist ihrer einfachen Behandlung und der Güte der auf ihnen hergestellten Bilder wegen nur bestens zu empfehlen.

Fixieren und Tonen der kopierten Bilder

Das kopierte Bild ist noch nicht lichtbeständig; deshalb muß das nicht zum Bildaufbau verwendete Chlorsilber aus der Schicht entfernt werden, wobei die Bildsubstanz, das metallische Silber, in der Schicht zurückbleibt. Die Abscheidung des Chlorsilbers geschieht mittels einer Lösung von Fixiernatron (Fixiersalz). Beim Herstellen einer 10%igen Fixiernatronlösung in Leitungswasser tritt starke Abkühlung ein; da ein kaltes Bad schlecht wirkt, ist das Salz in warmem Wasser zu lösen oder abzuwarten, bis das Bad Zimmertemperatur angenommen hat. Das Fixierbad nütze man nicht zu sehr aus, sondern erneuere es öfters, was ja bei dem niedrigen Preis des Fixiersalzes geringe Kosten verursacht. Die Haltbarkeit der Bilder wird dadurch nur gewinnen. Das gewöhnliche Fixierbad wirkt neutral, saure Bäder wirken abschwächend. Kurz nach dem Eintauchen der Bilder schlägt ihre Farbe in gelbbraun um;

wahrscheinlich tritt hiebei eine Zusammenballung des fein verteilten Silbers und dadurch das Entstehen von Silber gröberen Kornes ein. Da diese gelben Bilder gegen atmosphärische Einflüsse sehr empfindlich sind und überdies sehr unschön wirken würden, müssen sie durch Gold- oder Platinsalzlösungen veredelt und geschönt werden, welcher Vorgang als Tonen bezeichnet wird. Das Tonen kann entweder gleichzeitig mit dem Fixieren oder nachher stattfinden; am seltensten wird es nach dem Fixieren ausgeführt, obwohl diese Art die haltbarsten Bilder gibt. Das häufigst verwendete Edelmetall ist Gold in Form von Goldchlorid, das braune und bläuliche Töne gibt. Bei der Tonung wird das Silber mit einer dünnen Goldhaut überzogen; da Gold edler, also chemisch weniger reaktionsfähig als Silber ist, wird das Bild auf diese Weise veredelt. Platin ist ein noch edleres Metall als Gold und kommt als Kaliumplatin-chlorür in den Tonbädern zur Verwendung. In Anbetracht des gegenwärtig hohen Platinpreises wird die Platintonung derzeit wohl wenig geübt.

Die Auskopierpapiere bergen einen Überschuß an Silbersalzen, die beim Tonungsvorgang störend wirken. Diese Salze müssen durch mehrmaliges Wässern der Abzüge vor dem Tonen entfernt werden, wobei sie sich mit den im Wasser enthaltenen Chloriden zu Chlorsilber verbinden und eine opaleszierende weiße Trübung des Waschwassers hervorrufen. Dieser Vorgang, unrichtigerweise mit „Auschloren" bezeichnet, sollte richtig entweder Entsilbern oder Vorwässern genannt werden. Zur Entfernung aller Silbersalze tut man gut, nach dem Vorwässern ein schwaches Kochsalzbad einzuschalten. Die Bilder kommen dann in eines der gebräuchlichen Tonbäder und müssen darin in steter Bewegung gehalten werden, damit die Tonung gleichmäßig verläuft. Der richtige Ton wird in der Durchsicht leichter erkannt als in der Aufsicht. Es ist schwer, unter den vielen existierenden Rezepten für Tonbäder das für das jeweils verwendete Papier geeignetste zu wählen; man tut deshalb gut, sich stets an die jedem Paket Papier beigelegte Arbeitsvorschrift zu halten. Die Tonbäder sollen etwa Zimmertemperatur haben. Bei Verwendung von Tonfixierbädern ist nach dem Tonen sicherheitshalber noch ein neutrales Fixierbad 1 : 10 einige Minuten lang einzuschalten.

Wässern, Trocknen und Aufkleben der Bilder

Hat das Fixiernatron seine Aufgabe erfüllt, muß es aus der Bildschicht vollständig entfernt werden, widrigenfalls ein rasches Verderben der Bilder eintritt. Die Entfernung geschieht durch Auswässern, das jedoch sinngemäß geschehen muß, will man sich keiner Selbsttäuschung hingeben. Einfaches Liegenlassen der Bilder auch in fließendem Wasser genügt keineswegs; die Bilder müssen in Bewegung gehalten und für den Abfluß des Waschwassers muß gesorgt werden. In jeder Photohandlung sind Wässerungsapparate erhältlich, das Wässern kann aber auch derart durchgeführt werden, daß man die Bilder am Rande an Korkklammern befestigt und in einer geräumigen Schale unter ständigem Wasserzufluß auswässert. Das mit Fixiernatron angereicherte Wasser entfernt man mittels eines bis auf den Boden der Schale reichenden gebogenen Glasrohres, das als Heber wirkt. Es ist stets darauf zu achten, daß die Bilder nicht aneinanderkleben, da die Wässerung sonst nur unvollständig vor sich geht. Zum Trocknen werden die Kopien an Klammern, deren Spitzen paraffiniert sind, um das Festkleben zu vermeiden, auf Schnüren aufgehängt. Will man die Kopien sehr schnell trocknen, so legt man sie nach Abstreifen des anhaftenden Wassers in ein Alkoholbad ein.

Sollen in den Kopien feinste Einzelheiten zur Geltung kommen, so genügen auch glänzende Papiere nicht, diese müssen vielmehr noch hochglänzend gemacht werden. Bei Celloidinbildern verfährt man auf folgende Weise: 50 g weißes Wachs werden in einer Schale geschmolzen und unter Umrühren mit 50 g reinem Terpentinöl und 2 g Dammarfirnis versetzt. Sollte diese Salbe zu dick sein, wird sie mit etwas Terpentinöl verdünnt. Man bringt eine kleine Menge der Salbe auf einen Wattebausch und reibt die Bilder damit gleichmäßig ein. Aristobilder versieht man mit Hochglanz, indem man die gewässerten Bilder auf eine tadellos geputzte, mit Talkum eingeriebene Spiegelglasplatte aufquetscht. Nach dem Trocknen (ohne Nachhilfe) springen die Bilder von selbst ab: tun sie dies nicht, so lüftet man mit einer Messerspitze eine Ecke und zieht das Bild vorsichtig ab. Das Aufkleben darf nur mit einem für photographische Zwecke geeigneten Kleister und auf für photographische Zwecke bestimmten Karton geschehen. Glänzende Bilder scheuern sich leicht ab, man bewahrt sie daher am besten zwischen Seidenpapierblättern auf.

Entwicklungspapiere

Allgemeines. Die Entwicklungspapiere, auch Gaslicht- oder Kunstlichtpapiere genannt, führen ihren Namen deshalb, weil auf ihnen beim Kopieren kein sichtbares, sondern ein latentes Bild entsteht, das erst durch Entwicklung sichtbar gemacht werden muß. Die Entwicklungspapiere sind Gelatineemulsionspapiere mit Chlorsilber, Bromsilber oder einem Gemisch beider Silbersalze in der Schicht. Die Emulsion dieser Papiere wird ähnlich hergestellt, wie die der Trockenplatten; ihre Empfindlichkeit ist jedoch weitaus geringer. Am wenigsten empfindlich sind die reinen Chlorsilberpapiere — von EDER und PIZZIGHELLI angegeben —; sie können bei hellgelbem oder gelbgrünem Lichte verarbeitet werden. Das Kopieren findet unter Verwendung eines Auerbrenners oder an einer Glühbirne statt. Wesentlich höhere Empfindlichkeit besitzen die mit einem Gemisch von Chlor- und Bromsilber hergestellten Papiere, zu denen auch die sogenannten Porträtgaslichtpapiere gehören, bei deren Entwicklung usw. orangegelbe oder grüngelbe Beleuchtung verwendet wird. Am empfindlichsten sind im allgemeinen die reinen Bromsilberpapiere, die eine hellrote Dunkelkammerbeleuchtung erfordern. Chlorsilberpapiere sind etwa ein Jahr lang haltbar, nach dieser Zeit geben sie bei der Entwicklung keine reinen Weißen mehr: sie schleiern;

Chlorbromsilberpapiere halten sich 2 bis höchstens 3 Jahre, Bromsilberpapiere 2 bis 5 Jahre. Die Aufbewahrung dieser Papiere hat in gut gelüfteten Räumen unter geringem Druck zu geschehen. Die entwickelten Bilder sind sehr gut haltbar, der Bildton grau bis blauschwarz. Eine Edelmetalltonung zur Erhöhung der Haltbarkeit ist unnötig, doch kann der schwarze Bildton durch Umwandlung der Bildsubstanz in Schwefelsilber oder Selensilber in einen braunen oder rotbraunen Ton bei gleichfalls großer Haltbarkeit übergeführt werden. Die Tonungsmöglichkeiten kommen aber für Bilder mit einem wissenschaftlichen Zweck ebensowenig in Betracht, wie die Entwicklung in braunen Tönen.

Auch bei den Entwicklungspapieren liegt die lichtempfindliche Schicht auf photographischem Rohpapier (Barytpapier); bezüglich Mattierung und Oberflächenbeschaffenheit sind dieselben Sorten im Handel wie bei den Auskopierpapieren. Es gibt normal, weich und hart arbeitende Sorten Entwicklungspapiere; man wird ein normales Negativ auf normal kopierendem, ein flaues Negativ auf hartem und ein hartes Negativ auf weichem Entwicklungspapier kopieren, um ein gutes oder wenigstens brauchbares Bild zu erhalten. Im allgemeinen arbeiten die Chlorsilberpapiere hart, die Bromsilberpapiere weich. Auch hier geben die glänzenden Papiere den größeren Detailreichtum.

Verarbeitung der Entwicklungspapiere. Um auf einem Entwicklungspapier ein Bild zu erhalten, muß es mit seiner Schichtseite, d. i. mit der sich nach innen wölbenden Seite, auf die Schichtseite des Negativs gelegt und im Kopierrahmen mit Hilfe einer künstlichen Lichtquelle (je nach der Dichte des Negativs verschieden lange) belichtet werden. Das Tageslicht ist in seiner Intensität zu schwankend und daher für diese Zwecke minder geeignet. Am besten bewährt sich elektrisches Glühlicht. Die Belichtungszeit ist abhängig von der Dichte des Negativs, der Stärke der Lichtquelle, der Entfernung derselben vom Kopierrahmen, von der Empfindlichkeit des Papiers und von der Temperatur des verwendeten Entwicklers. Man gewöhne sich daran, den Kopierrahmen immer in die gleiche Entfernung von der Lichtquelle zu bringen, damit die Bestimmung der Belichtungszeit vereinfacht wird. Hat man für ein Standardnegativ (siehe Negativverfahren auf S. 59) für eine bestimmte Papiersorte die zum Kopieren notwendige Belichtungszeit festgestellt, so bietet dies für weitere Arbeiten eine brauchbare Grundlage. Will man ein Übriges tun, kann man für dünne Negative eine schwächere Glühlampe als für dichte verwenden oder man rückt bei dünnen Negativen den Kopierrahmen weiter von der Lichtquelle weg als bei dichten, hat aber dann das Gesetz von der Abnahme der Beleuchtungsstärke mit dem Quadrat der Entfernung zu beachten, d. h. man hat, wenn z. B. in einem Meter Entfernung 9 Sekunden zur Belichtung nötig waren, in zwei Meter Entfernung 81 Sekunden lang zu belichten. Es ist natürlich gleichgültig, ob der Kopierrahmen auf dem Tische liegt und die Lampe hängend angeordnet ist, oder ob Rahmen und Lampe auf dem Tische stehen. Sind mehrere Negative verschiedener Dichte zu kopieren, ordnet man sie vorerst nach ihrer Dichte in Gruppen und bestimmt für jede Gruppe die notwendige Belichtungszeit. Dies geschieht durch streifenweise Belichtung des gewählten Kopiermaterials nach einem bestimmten Belichtungsplan: jeder einzelne Streifen ist verschieden lange Zeit belichtet. Diese Methode der streifenweisen Belichtung ist auch zur Ermittlung der richtigen Belichtungszeit in der Mikrophotographie gebräuchlich. Siehe den Artikel: Die Photographie in der Histologie von H. PETERSEN in diesem Buch. Als Entwickler kommen in erster Linie Metol-Hydrochinon, Rodinal und Glyzin in Frage.

Rezept für Metol-Hydrochinon-Entwickler:

Wasser	1000 ccm
Metol	12 g
Hydrochinon	4 g
Natriumsulfat, kristallisiert	100 g
Pottasche	40—50 g
Bromkalium	2 g

Für den Gebrauch ist der Entwickler mit 1 bis 3 Teilen Wasser zu verdünnen.

Rezept für Rodinal-Entwickler:

1 Teil handelsübliche konzentrierte Rodinallösung ist mit etwa 30 Teilen Wasser zu verdünnen; auf je 100 ccm der Lösung kommen 10 Tropfen Bromkaliumlösung 1 : 10.

Es ist immer besser, zu lang als zu kurz zu belichten. Der richtige Bildaufbau bei der Entwicklung ist dann erreicht, wenn das Bild in allen gewünschten Einzelheiten gut abgestuft und kräftig genug sichtbar ist. Es ist aber darauf Rücksicht zu nehmen, daß die Bilder beim Trocknen etwas nachdunkeln, weshalb die Entwicklung etwas früher abzubrechen ist. Der Aufbau des Bildes muß in ähnlicher Art erfolgen wie beim Negativ, also erst an den Stellen, die am meisten Licht empfangen haben, und zuletzt an den den stärkst gedeckten Stellen des Negativs entsprechenden. Die Entwicklungsdauer der Chlorsilberpapiere beträgt je nach der Sorte 30 bis 90 Sekunden, die der Chlorbromsilberpapiere 90 bis 180 Sekunden, Bromsilberpapiere vertragen Entwicklungszeiten bis zu fünf und mehr Minuten. Die Lichter müssen vollkommen klar bleiben, die Schatten satt und kräftig sein. In 100 ccm Entwickler läßt sich etwa ein Dutzend Bilder 9 × 12 cm bequem entwickeln; kartonstarke Papiere saugen mehr Entwickler auf als dünne. Nach der Entwicklung sind die Kopien rasch zu spülen, um die Entwicklung zu unterbrechen, und zur Entfernung des nicht entwickelten Silbersalzes in einem sauren Fixierbade 1 : 10 zu fixieren. Man darf die Kopien nicht, wie es oft zu geschehen pflegt, nachlässig in das Bad werfen, weil diesfalls ein ungleichmäßiges Fixieren stattfindet, sie müssen vielmehr in der Lösung untertauchen und mit der Schichtseite nach unten etwa zehn Minuten lange im Fixierbad schwimmen, wobei ein oftmaliges Bewegen der Kopien von Vorteil ist. Bei längerer Fixierdauer tritt Abschwächung ein; dies kann unter Umständen zum Verbessern überentwickelter Kopien dienen. Nach dem Fixieren und oberflächlichen Abspülen sind diese Bilder in derselben Weise wie die Auskopierpapiere zu wässern und zu trocknen.

Sollen hochglänzende Bilder hergestellt werden, so werden die auf glänzendem Papier kopierten und nach dem Wässern in Formalin gehärteten Bilder mit einem Gummirollenquetscher luftblasenfrei auf schrammenfreie, gut geputzte Spiegelglasplatten aufgequetscht und (ohne Nachhilfe) trocknen gelassen. Wenn die Kopien nicht von selbst abspringen, sind sie an einer Ecke mit einer Messerspitze zu lüften und abzuziehen. Hochglänzende Bilder dürfen nicht feucht aufgeklebt werden, da sie sonst ihren Glanz verlieren.

Die Entwicklungspapiere werden außer zur eben beschriebenen Herstellung von Kontaktkopien auch für Vergrößerungen, direkte Aufnahmen und für Röntgenaufnahmen verwendet. Die Fabriken stellen auch Papiere für die Tropen her, die infolge der Härtung ihrer Schicht bei 35 bis 40⁰ C verarbeitet werden können; die Entwicklung dieser Papiere dauert länger, weil die Schicht gegerbt ist.

Für Massenauflagen bedient man sich besonders konstruierter Schnellkopierapparate und benützt empfindliche Bromsilberpapiere.

Das Vergrößern und Verkleinern

Die bei der Aufnahme erzielte Bildgröße entspricht nicht immer allen Bedürfnissen. Für Vorträge, Ausstellungen usw. sind oft größere Bilder nötig, andererseits müssen größere Negative zu Projektionsdiapositiven verkleinert werden. Die zu vergrößernden Negative sollen weich bis normal, aber ja nicht hart, tadellos scharf und möglichst frei von Schleier sein. Ein gutes, mäßig vergrößertes Bild darf sich vom Original qualitativ kaum unterscheiden, es kann sogar Verbesserungen bezüglich der technischen Beschaffenheit aufweisen. Es gelingt im allgemeinen, ein Bild 9 × 12 cm bis etwa auf das Format 30 × 40 cm zu vergrößern. Bei noch stärkeren Vergrößerungen leidet die Schärfe und es tritt Verlust an Bilddetails ein. Meist findet die Vergrößerung direkt auf Bromsilberpapier im Vergrößerungsapparat statt; ist eine größere Anzahl Vergrößerungen herzustellen, wird vom Negativ durch Kopieren oder auf dem Wege der Verkleinerung ein weiches, gut gedecktes Diapositiv hergestellt, nach welchem auf einer Bromsilberplatte des gewünschten Formates eine Vergrößerung (als Negativ) hergestellt wird. Von diesem Negativ werden dann einfach Kontaktkopien angefertigt.

Als Lichtquelle eignet sich am besten eine Nitra-Projektionslampe. Bogenlicht und andere punktförmige Lichtquellen liefern harte, zerstreutes künstliches Licht und Tageslicht weiche Bilder. Als Vergrößerungsapparate kommen solche mit und ohne Kondensor in Betracht; jene ohne Kondensor sind leichter zu bedienen.

Das „Einstellen" der Vergrößerungen und Verkleinerungen ist unter genauer Beachtung der Bildschärfe vorzunehmen. Bezüglich der Belichtung und Entwicklung gilt das bei den Entwicklungspapieren Gesagte.

Die Herstellung von Diapositiven

Wird eine den Entwicklungspapieren entsprechende Emulsion auf Glas oder Celluloid gegossen und darauf durch Kopieren, Vergrößern oder Verkleinern ein Bild hergestellt, so erhält man ein positives durchsichtiges Bild, Diapositiv oder Laternbild genannt. Diapositive benötigt man zur Vorführung von Bildern mit Hilfe des Projektionsapparats bei Vorträgen, für Reproduktionszwecke, als Lehrmittel, für Ausstellungen, für Stereobetrachtungsapparate usw. Auch hier ist weitgehende Anpassung an den Negativcharakter durch Verwendung weich und hart arbeitender Sorten möglich. Die Verarbeitung dieser Platten ist im wesentlichen dieselbe wie die der Entwicklungspapiere. Die Entwicklung der Diapositivplatten muß länger dauern als es dem Anschein nach nötig ist, da das Bild nach dem Fixieren viel zu dünn würde. Deshalb ist die Entwicklung in der Durchsicht zu beurteilen und so lange auszudehnen, bis die Lichter einen leichten weißen Belag bekommen; Projektionsbilder sind zart und dünn, doch mit der nötigen Kraft in den Schatten zu halten, flaue Bilder eignen sich zur Projektion n i c h t. Nicht zur Projektion bestimmte Diapositive sind bedeutend kräftiger zu entwickeln, da sie meist mit einer Mattscheibe hinterlegt werden. Das Fixieren, Wässern und Trocknen dieser Platten geschieht wie bei den Negativen. Zu dünn geratene Diapositive können verstärkt werden, doch tritt dabei eine oft unangenehme Kornvergrößerung auf. Zu dichte Diapositive sind vorsichtig im FARMERschen Abschwächer zu behandeln, doch ist dieser viel verdünnter als für Negative zu verwenden.

Der Ton der Diapositive ist neutralgrau, grünlich oder bräunlich und kann durch nachträgliches Tonen geändert werden. Bei Vorführung größerer Lichtbilderserien wirkt der graue Ton auf die Dauer eintönig; ein gelegentlich eingeschaltetes, g e t o n t e s Bild macht sich dann stets angenehm bemerkbar. Reine Chlorsilberdiapositive lassen sich in Goldtonfixierbädern recht schön tonen.

Auf den fertigen Bildern werden die nicht benötigten Bildteile mit schwarzem Papier abgedeckt; zum Schutze der leicht verletzlichen Schicht wird ein sauber geputztes Deckglas daraufgelegt. Schließlich werden die beiden Platten mit Klebestreifen aneinander befestigt, und beschriftet. Diapositive für Projektion werden entweder im international gebräuchlichen Format 8,5 × 8,5 cm oder im Format 9 × 12 cm hergestellt.

Zum Schluß sei noch auf das für jeden die Photographie praktisch Ausübenden wichtige Buch J. M. EDER, Rezepte, Tabellen und Arbeitsvorschriften für Photographie und Reproduktionstechnik, 12. und 13. Aufl. W. Knapp, Halle a. S., 1927, verwiesen, wo zahlreiche erprobte Arbeitsvorschriften zu finden sind.

Verzeichnis und kurze Beschreibung der wichtigsten photographischen Chemikalien

Adurol (Hauff)   = Monochlorhydrochinon }
Adurol (Schering) = Monobromhydrochinon } Entwicklersubstanzen.

Ätzkali = Kaliumhydroxyd = Kalium causticum. Weiße stark ätzende und stark hygroskopische Stangen oder Stücke. Gut verschlossen aufzubewahren, sonst erfolgt Umwandlung in Pottasche. Dient als starkes Alkali in Entwicklern. Lösung heißt Kalilauge. Wirkt ätzend.

Ätznatron = Natriumhydroxyd = Laugenstein, in Lösung Natronlauge. Wenn schlecht aufbewahrt, erfolgt Umwandlung in Natriumcarbonat (Soda).

Eigenschaften und Verwendung wie Kaliumhydroxyd.

Alaun = Kaliumaluminiumsulfat = Kalialaun. Farblose Kristalle. Dient zum Gerben von Gelatineschichten.

Alkohol. Dient zum Trocknen von Platten.

Amidol = Salzsaures Diamidophenol. Entwicklersubstanz, die ohne Alkali rasch entwickelt.

Ammoniak = Salmiakgeist = Ätzammoniak. Spezifisches Gewicht (Dichte) meist 0,91. Dient als Alkali bei der Entwicklung von Farbrasterplatten.

Ammoniumpersulfat = Überschwefelsaures Ammonium. Weiße Kriställchen, sehr hygroskopisch. Muß beim Auflösen knistern. Dient als Abschwächer für harte Platten.

Blutlaugensalz, rotes = Kaliumferricyanid = Ferricyankalium. Abschwächersubstanz für zu dichte und verschleierte Platten. Giftig. Rote Kristalle.

Brenzkatechin = Pyrokatechin = Orthodioxybenzol. Entwicklersubstanz.

Bromkalium = Kaliumbromid. Farblose Kristalle. Dient zur Verminderung der Entwicklungsgeschwindigkeit.

Chlorgold = Goldchlorid. Braune kristallinische Masse. Das braune Salz ist am besten. Dient für Goldtonbäder der Auskopierpapiere.

Chlorgoldkalium und das Natriumsalz sind bedeutend weniger goldreich als obiges Salz.

Chromalaun = Alumen chromicum = Kaliumchromsulfat. Violette Kristalle. Gerbt Gelatine sehr stark.

Edinol = Salzsaures Salz des Metaamidoorthooxybenzylalkohol. Entwicklersubstanz.

Eisessig = Reine Essigsäure = Acidum aceticum glaciale. Ätzende farblose Flüssigkeit. Dient zum Ansäuren von Lösungen.

Fixiernatron = unterschwefligsaures Natron, siehe dort.

Glyzin = Para-Oxyphenyl-Amidoessigsäure. Entwicklersubstanz.

Hydrochinon = Paradioxybenzol. Entwicklersubstanz.

Kaliummetabisulfit = Kaliumpyrosulfit. Gelbliche stechend riechende Kristalle; altes verdorbenes Salz riecht nicht mehr. Gut verschlossen aufzubewahren. Dient zum Ansäuren des Fixierbades; auch an Stelle des Natriumsulfites für Entwickler in entsprechender Menge.

Metol = schwefelsaures Monomethylparaamidophenol. Entwicklersubstanz, die oft vorteilhaft mit Hydrochinon kombiniert wird.

Natriumbisulfit = saures oder doppelschwefligsaures Natron. Weißes Pulver; wenn nicht verdorben, stechender Geruch nach schwefliger Säure wie Kaliummetabisulfit. Zum Ansäuern von Fixierbädern. Gelöst, saure Sulfitlauge oder Bisulfitlauge genannt.

Natriumcarbonat = Soda. Kohlensaures Natron. Im Handel kristallisiert und wasserfrei (kalziniert). Dient als Alkali im Entwickler. Statt 100 g Kristallsoda kann man 37 g kalzinierte Soda nehmen.

Natriumsulfit = schwefligsaures Natron = Natrium sulfurosum. In Form farbloser Kristalle und als wasserfreies Salz im Handel. Konservierungsmittel für Entwickler und Schwärzungsmittel nach der Sublimatverstärkung. Unterbrechungsbad bei der Ammonpersulfatabschwächung. Vom wasserfreien Salz ist die halbe Gewichtsmenge des kristallisierten Salzes zu nehmen.

Paraamidophenol = Entwicklersubstanz des Rodinals.

Pottasche = Kaliumcarbonat = kohlensaures Kali. Weißes Pulver, hygroskopisch, an der Luft zerfließlich, daher gut verschlossen aufzubewahren. Dient als Alkali in Entwicklern.

Pyrogallussäure = Pyrogallol = Trioxybenzol. Entwicklersubstanz. Giftig.

Quecksilberchlorid = Quecksilbersublimat = Sublimat. Weißes Pulver. Schwer löslich in Wasser. Sehr giftig. Dient zum Verstärken.

Silbernitrat = salpetersaures Silber = Höllenstein. Farblose Kristalle. Giftig. Ausgangsstoff für lichtempfindliche Schichten.

Übermangansaures Kali = Kaliumpermanganat. Rotviolette Kristalle. Dient zum Abschwächen zu harter Negative und als Fixiernatronzerstörer.

Unterschwefligsaures Natron = Fixiernatron = Natriumthiosulfat = Natriumhyposulfit. Farblose Kristalle. Lösungsmittel für Halogensilberschichten.

Die Photographie in der Anatomie

Von **Karl Goldhamer,** Wien

Mit 15 Abbildungen

Einleitung

Die photographische Literatur beinhaltet hauptsächlich Arbeiten, welche einerseits die Technik, andererseits die künstlerische Richtung im photographischen Verfahren vertreten. Sie beziehen sich auf zwei große Gruppen, welche fast den ganzen Stoff der Photographie ausfüllen: auf die Freilicht- und Raumphotographie. Während den Hauptanteil der ersten Gruppe die Landschaftsphotographie einnimmt, wird die zweite Gruppe von der Bildnisphotographie beherrscht. Die vielen anderen Disziplinen, in denen die Photographie Hervorragendes leistet (Architektur, Naturwissenschaften, Kriminalistik, Technik usw.), sind in der photographischen Literatur nur sporadisch vertreten und ihre Pflege obliegt mehr oder minder der individuellen Initiative eines jeden einzelnen, ohne allgemein zugängliche Regeln. Leider fehlt es uns bisher in den Naturwissenschaften, hauptsächlich aber in der Medizin, an der richtigen, zielbewußten Pflege des photographischen Prozesses. Wenn die Medizin, eine wissenschaftliche Disziplin, welche auf die genaue, naturgetreue Wiedergabe ihres Materials angewiesen ist, weit mehr die Kunst des Malers als die des Photographen in Anspruch nimmt, so mag der Grund dafür in erster Linie darin liegen, daß die Photographie in natürlichen Farben mittels der heute üblichen Technik umständlich und verhältnismäßig kostspielig, das Resultat aber nur dann befriedigend ist, wenn die Methode wirklich tadellos beherrscht wird, wozu wiederum eingehendes Studium, große Erfahrung und eine geeignete technische Einrichtung notwendig ist. Aber auch die Schwarz-Weiß-Photographie erfüllt nicht immer ihren Zweck: der Mangel an eigentlicher Plastik, der einer gewöhnlichen Photographie eigen ist, stellt eine Kontraindikation gegenüber der Anwendung des photographischen Bildes als anatomisches Illustrationsmittel vor. Geht man dieser Tatsache auf den Grund, so überzeugt man sich, daß ihre Ursache nicht im Wesen des photographischen Verfahrens, vielmehr in der Ausführung desselben liegt. Ist die Methodik richtig, dann gestattet sie, die dem photographischen Verfahren anhaftenden Mängel weitgehend auszugleichen. Als großer Vorteil der photographischen Reproduktionsmethode muß die naturgetreue

Wiedergabe des Ausnahmeobjektes, sowie ihre einfache Handhabung hervorgehoben werden.

Die Anatomie, die Grundlage aller medizinischen Disziplinen, ist wie keine andere dazu geeignet, das photographische Verfahren in die Medizin einzuführen. Bei einem anatomischen Präparat oder Modell ist der Wert der photographischen Reproduktion desto höher einzuschätzen, je naturwahrer die Wiedergabe erfolgt. Nicht der photographischen Aufnahmetechnik allein, sondern vielleicht in erster Linie der Vorbereitung des anatomischen Objekts ist großer Wert beizumessen. Damit wird das Auge geübt und erzogen, auf alles — auch auf das scheinbar Nebensächliche — zu achten; darin liegt auch der große Wert des photographischen Verfahrens in der Anatomie. Manchmal muß man das Präparat mehrere Male aufnehmen, bis es gelingt, es richtig zu erfassen. Manchmal gibt uns die erste Aufnahme eines anscheinend fertigen Präparates einen guten Anhaltspunkt dafür, auf welche Weise das Präparat weiter zu behandeln wäre, um das in Frage kommende Motiv übersichtlich zu gestalten.

Die Photographie ist demnach in der Lage, unsere Arbeit zu unterstützen; sie liefert ein Vorbild zum Beobachten, zum Studium von Licht und Schatten und leistet dem Präparierenden ähnliche Dienste wie dem Bildhauer.

Das technische Verfahren erfährt bei den diversen photographischen Methoden gewöhnlich keine prinzipiellen Veränderungen. Der wesentliche Unterschied zwischen Bild und Bild ist mehr in der richtigen Anwendung des photographischen Werkzeuges begründet, als in seiner Beschaffenheit. Sehr ausschlaggebend für das Gelingen des photographischen Bildes ist das richtige photographische Empfinden und der Scharfsinn des Ausübenden.

Nicht das Bild des Objektes, sondern das Objekt selbst soll das Instruktive sein. Die Linse hat die Fähigkeit, die Natur in ihren feinsten Details wiederzugeben, ein Erfolg, der durch keine andere Methode erreicht wird. Aus diesem Grunde stellt die Photographie auch für den Zeichner eine weitgehende Unterstützung seiner Arbeit dar, aus der er reichen Nutzen zieht. Andererseits bedeutet eine einfache Skizze des Präparats oder des Modells vor der photographischen Aufnahme eine wesentliche Erleichterung in der Beurteilung der Frage, wie die Form, die Licht- und Tonwirkungen im Bilde zur Geltung kommen werden. Die Forderung der strengen Wiedergabe bringt die Notwendigkeit einer richtigen Beobachtung, Prüfung und Verbesserung des Präparats oder Modells mit sich. Eine solche Skizze schärft die Beobachtung und ist ein wichtiges Hilfsmittel, den Weg zwischen der Vorbereitung des anatomischen Objektes und seiner richtigen Wiedergabe im photographischen Bilde zu ebnen.

Zwei Fehler sind es, welche den photographischen Anfänger charakterisieren und welche, aus der Bildnis- und Landschaftsphotographie stammend, speziell in der wissenschaftlichen Photographie sehr deutlich zum Ausdruck kommen: die Absicht, die Photographie bildartig zu gestalten und das Bestreben, ohne große Mühe einwandfreie Resultate zu erzielen. Die Photographie kann nicht an Bildern studiert und aus Büchern erlernt werden; wenn auch das Betrachten guter Präparatbilder resp. das Studium instruktiver Arbeiten manche Anregung geben oder auch unser Wissen bereichern können, die Praxis ist dadurch nicht zu ersetzen. Erst nachdem die photographische Technik nach längerer Übung an einfachen Präparaten und Modellen vollkommen erreicht ist, kann man komplizierteren Methoden sein Augenmerk zuwenden.

Das anatomische Objekt

Die in der anatomischen Photographie in Betracht kommenden Motive kann man in drei Gruppen einteilen: 1. anatomische Präparate, 2. anatomische Modelle (Nachbildung anatomischer und embryologischer Präparate in Wachs, Gips usw.) und 3. bewegliche Objekte.

Ad 1. Das anatomische Präparat eignet sich am besten für photographische Aufnahmen, wenn es frei (uneingeschlossen) zur Darstellung gebracht werden kann. Aber auch die in Gläsern und in Rahmen eingeschlossenen Präparate stellen ein dankbares Objekt für die Photographie dar. Auf welche Weise die störenden Reflexe, die am Glasgefäß entstehen, im photographischen Bilde beseitigt werden können, wird weiter unten ausgeführt. Ebensowenig machen die unter Flüssigkeit (Wasser, Alkohol, Formalin usw.) aufzunehmenden anatomischen Objekte bei der photographischen Aufnahme nennenswerte Schwierigkeiten.

Die im anatomischen Präparat darzustellenden Organe müssen in naturgetreuer topischer Lage abgebildet werden. Das ungezwungen Natürliche muß bewahrt werden, sonst merkt man dem Bilde sofort an, daß das Organ in eine künstliche Lage gebracht wurde, in welcher es am besten zu sehen ist. Der natürliche Eindruck und die Übersichtlichkeit darf nicht in der Anordnung des Präparates liegen, sie muß vielmehr durch die Präparation selbst bedingt sein. Es kann entweder das ganze Präparat Gegenstand der Aufnahme sein oder nur ein Teil desselben, wobei das übrige Präparat nur ein notwendiges Milieu bildet. In der Motivanordnung des Präparates soll ein gewisses Gleichgewicht herrschen; man soll nach Möglichkeit vermeiden, mehrere wichtige Einzelheiten eines und desselben Präparates auf eine Platte zu bringen: eher soll man sie auf mehrere Detailaufnahmen verteilen.

An dem darzustellenden Organ müssen folgende Eigenschaften beachtet werden: Lage, Größe, Form, Struktur, Begrenzung, Färbung, Tonwert und Topographie. Wie wir weiter unten hören werden, kann Lage, Größe, Struktur, Begrenzung, besonders aber die Form durch zu geringe Entfernung des Apparates vom Objekt bei der Aufnahme sinnstörend geändert werden; Struktur und Begrenzung, welche für manche Aufnahmen wichtiger sind als die Tonwertwiedergabe, kommen nur auf einwandfrei scharfen Bildern zur Geltung; Lage und Topographie muß durch richtige Präparation, die gute Wiedergabe der Farben- und Tonwerte durch farbenempfindliche und lichthoffreie Platten gesichert werden.

Jedes Präparat soll ein Hauptmotiv haben, auf das das Auge zuerst gelenkt wird. Dieses absolut scharf eingestellte Motiv soll im Vordergrunde oder Mittelgrunde des Bildes liegen, so daß das Nebensächliche des Objektes gleichsam die Umgebung bildet. Es ist jedoch zu bedenken, daß im photographischen Bilde der Vordergrund stärker hervortritt, als dies in Wirklichkeit der Fall ist und daß in den Vordergrund ragende Gebilde oft zu aufdringlich und störend wirken. Der Vordergrund fällt meist mit der Bildmitte zusammen. Gebilde, welche im Präparat eine nebensächliche Rolle spielen, dürfen nicht im Vordergrunde liegen, denn sie fesseln den Blick und lenken ihn vom Hauptmotiv ab. Andererseits wirken leere Flächen monoton und erscheinen im photographischen Bilde größer, als sie in Wirklichkeit sind. Auch auf helle Stellen wird das Auge sofort hingelenkt, man soll also für gute Beleuchtung des Hauptmotivs sorgen. Hell beleuchtete Gebilde abseits vom Hauptmotiv lenken ab, wodurch das Bild störend beeinflußt wird. Jene Teile des Präparates, die bloß zur Orientierung mit aufgenommen werden, darf man nicht so deutlich zum Ausdruck bringen; man muß sie im Bilde teilweise zurückzudrängen trachten. Solche Aufnahmen erfordern keine absolute Schärfe in den Randpartien; daher ist eine Abblendung nicht unbedingt notwendig, wodurch untergeordnete Teile des Präparates weniger scharf zur Darstellung gelangen.

Es heißt also, bei der Aufnahme anatomischer Präparate sowohl in bezug auf die Wahl des Standpunktes, als auch in bezug auf die Beleuchtung sehr vorsichtig sein. Die Kontrolle auf der Mattscheibe muß hier in ihre Rechte treten; man muß jedoch erlernen, alle diese Gesichtspunkte schon bei der Einstellung ausreichend zu würdigen, wofür natürlich einzig und allein die Erfahrung maßgebend ist.

Ad 2. Die für die anatomischen Präparate geltenden Gesichtspunkte finden auch bei anatomischen Modellen weitgehende Berücksichtigung. Bei diesen sind es vornehmlich zwei Komponenten, auf welche besonderes Augenmerk gewendet werden muß: richtige Projektionsverhältnisse und richtige Beleuchtung. Selbstverständlich muß das anatomische Modell derart zur Anschauung gebracht werden, daß es in übersichtlicher Weise dem Beschauer seinen Zweck vor Augen führt.

Ein großes Modell kann eventuell in bezug auf vorne und hinten eine kleine Differenz an Schärfe aufweisen; trotz der perspektivisch präzisen Zeichnung bei der scharfen Einstellung des gesamten Modelles würde nämlich das Gefühl für richtige Raumverteilung beim Studium des photographischen Bildes beeinträchtigt sein, weil wir nicht gewohnt sind, alles gleichzeitig scharf zu sehen. Das Modell soll mit seiner Hauptmasse nicht in der Mitte des Bildes, sondern etwas seitlich liegen.

Große Aufmerksamkeit muß bei Modellen der Beleuchtung zugewendet werden: starke Schlagschatten sind zu vermeiden, weil sie unter Umständen vollkommen falsche Proportionen vortäuschen können.

Ad 3. Beim beweglichen (lebenden) Objekt, beispielsweise bei Aufnahmen einer Muskelgruppe oder auch bei einem Präparat mit feinen

Haaren, welche beim geringsten Luftzug sich bewegen, bildet eine kurze Expositionszeit eine unbedingte Voraussetzung; es kommt manchmal darauf an, z. B. eine einzige, günstige Kontraktionsphase zu fixieren. Es muß demnach eine genügend starke Beleuchtung und ein entsprechend lichtstarkes Objektiv zur Verfügung stehen. Ist die Beleuchtung zu stark, so muß durch entsprechende Abblendung bzw. durch verkürzte Expositionszeit die richtige Belichtung erreicht werden. Bei zu schwacher Beleuchtung, bei welcher a priori ein unterexponiertes Bild zu erwarten ist, soll man die Aufnahme lieber unterlassen und erst dann ausführen, wenn die Beleuchtungsverhältnisse eine Gewähr für richtige Exposition geben. Auf die nachträgliche Verstärkung der Platte soll man sich auf keinen Fall verlassen.

Bei Aufnahmen der mimischen Muskulatur wirkt manchmal eine geringe Unschärfe sogar günstig und angenehm (wenn sie auch nicht als anatomisch korrekt bezeichnet werden darf), weil wir bei ihrer Betrachtung in vivo auch nicht den Eindruck der Schärfe gewinnen. Unser Auge sieht die Bewegungsphasen nicht scharf, sondern der Eindruck der Bewegung wird ihm aus der Summe der Augenblicksbilder vermittelt, die wir einzeln nicht wahrzunehmen imstande sind. Nimmt man also eine geringe Unschärfe in Kauf, dann gewinnt man an Expositionszeit, wodurch eine ursprünglich ungenügende Beleuchtung für eine richtige Exposition ausreicht.

Wie wir weiter unten hören werden, sind für eine besonders übersichtliche und instruktive Darstellung von anatomischen Objekten stereoskopische Aufnahmen sehr geeignet.

Beleuchtung und Hintergrund

Günstige Beleuchtung und entsprechende Umgebung des Objekts ist bei der Herstellung anatomischer Aufnahmen ein nicht zu unterschätzendes Erfordernis, dessen Nichterfüllung nicht nur die Genauigkeit, sondern sogar die Ähnlichkeit des Bildes wesentlich zu beeinträchtigen vermag. Schon bei geringer Übung wird man ein Abhängigkeitsverhältnis zwischen der Beleuchtung des Objekts und der Plastik des photographischen Bildes entdecken; auch die Erkennung von Einzelheiten ist an die Beleuchtung in weitgehendem Maße gebunden.

Eine gute Beleuchtung ist wohl von der richtigen zu unterscheiden. Während unter der ersteren eine ausreichende Beleuchtung für die für unsere Zwecke in Betracht kommenden Expositionen zu verstehen wäre, ist als richtige Beleuchtung diejenige zu bezeichnen, welche das in Betracht kommende Objekt in günstigster Weise zur Anschauung bringt. Eine gute Beleuchtung ist Sache der technischen Einrichtung: sie muß der Linse des Apparates, dem verwendeten Plattenmaterial und den sonstigen Aufnahmebedingungen angepaßt werden. Die richtige Beleuchtung findet man auf Grund von Gefühl und Übung; durch Regeln und Vorschriften läßt sie sich viel schwerer bestimmen.

Die Intensität (Entfernung) der Lichtquelle beeinflußt die Güte des photographischen Bildes in viel geringerem Grade, als ihre relative Lage, (zum Objekt), Färbung und Gleichmäßigkeit.

Das für Aufnahmen anatomischer Objekte zu verwendende Licht kann entweder Tageslicht oder künstliches Licht sein. Hat man Gelegenheit, mit natürlicher Beleuchtung zu arbeiten, dann empfiehlt sich ein gegen Norden gelegenes Zimmer, weil in ihm das Licht gleichmäßiger ist. Man soll mit der Aufnahmeanordnung nicht zu nahe an das Fenster heranrücken, weil sonst die Tongegensätze zu stark werden. Auch darf das Licht nicht zu stark seitlich auf das Objekt auffallen, weil dadurch die Schattenpartien zu „schwer" werden. Dem läßt sich beikommen, indem man einerseits das Licht einen Pauspapierschirm passieren läßt, und andererseits schräg zur Lichtquelle einen Reflektorschirm aufstellt (Abb. 1). Als Reflektorvorrichtung wirkt sehr gut weißes Papier oder Tuch, unter Umständen auch ein Spiegel; letzterer wirkt minder günstig. Die Aufhellung der Schatten wird um so stärker sein, je näher man den Reflektor dem Objekt bringt. Man muß sich aber auch vergegenwärtigen, daß infolge der

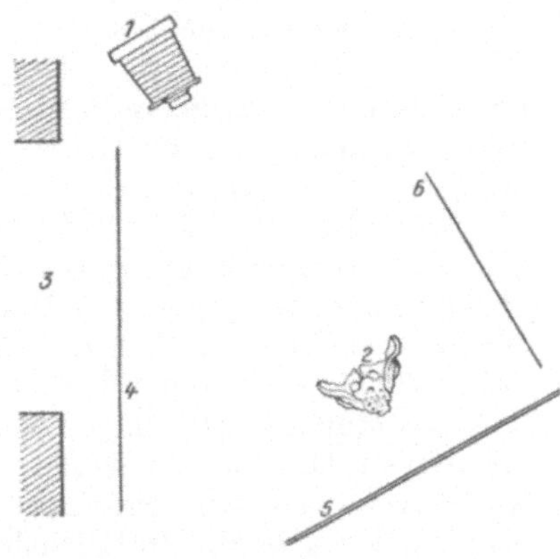

Abb. 1. Beleuchtungsanordnung bei Verwendung von Tageslicht. 1 Kamera, 2 Objekt, 3 Fenster (nordseitig), 4 Pauspapierschirm, 5 Hintergrund, 6 Reflektorschirm

durch Anwendung des Reflektorschirms sich ergebenden beiderseitigen Beleuchtung das Objekt flacher, also weniger plastisch im Bilde erscheint. Ein dunkler Reflektorschirm eignet sich allenfalls für Aufnahmen von in Glas eingeschlossenen Objekten. Auch bei Aufnahmen von Präparaten in Flüssigkeit oder von glänzenden Modellen leistet ein dunkler Reflektor durch Unterdrückung der Reflexe manchmal gute Dienste. Eine einfache Vorrichtung, ein Gehäuse aus hellem Papier (Abb. 2), ist deshalb gut verwendbar, weil auf diese Art die Kontraste weitgehend gemildert werden. Nicht nur die Kontraste sind es, die nach Tunlichkeit vermieden werden müssen: auch die Schlagschatten beeinträchtigen unter Umständen sowohl die Details als auch die Konturen des aufzunehmenden Objektes in ungeahnt hohem Maße, man darf sie demnach auf keinen Fall zur Geltung kommen lassen. Befindet sich das anatomische Objekt zu nahe am Fenster

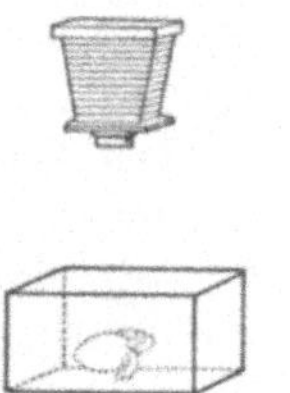

Abb. 2. Präparat in einem Gehäuse aus hellem Papier; darüber die Aufnahmekamera

und ist seine Aufhellung auf der dem Fenster abgekehrten Seite notwendig, dann soll man kein künstliches Licht dazu verwenden, sondern einen Reflektor. Im allgemeinen kann man sagen, daß das Tageslicht sich für unsere Zwecke weniger eignet, weil infolge seiner schwankenden Intensität eine sichere Bemessung der notwendigen Belichtungszeit nicht immer durchführbar ist. Auch ist es sehr reich an blauen Strahlen, wodurch die Verwendung einer dichten Gelbscheibe notwendig wird.

Das künstliche Licht hat für Aufnahmen anatomischer Objekte gegenüber dem natürlichen Licht in erster Linie den Vorteil der Bequemlichkeit, da sowohl seine Wirksamkeit (z. T. durch Entfernung vom Objekt) als auch seine Lage, Färbung und Gleichmäßigkeit in weitgehendem Maße beeinflußt werden können. Wir sind in der Lage, durch das richtige Arrangement des künstlichen Lichtes manche Richtigstellung der Kontraste und der Tonwerte herbeizuführen und die Plastik des Objekts lebendiger zum Ausdruck zu bringen.

Das künstliche Licht wird heutzutage fast ausschließlich dem elektrischen Strom entnommen. Seine Intensität läßt sich durch Einschalten einer entsprechenden Anzahl von Leuchtkörpern innerhalb weiter Grenzen modulieren. Ein anderer Faktor ist die Entfernung der Lichtquelle vom Objekt, wodurch die Beleuchtung desselben vortrefflich geregelt wird (sie nimmt bekanntlich mit dem Quadrate der Entfernung zu bzw. ab). Bei einem Objekt mit feinen Haaren oder Fasern, welches eine sehr kurze Expositionszeit erfordert, muß die Beleuchtung besonders intensiv sein; hier leistet die Blitzlichtbeleuchtung gute Dienste. Die Erzielung der absoluten, manchmal nur mittels starker Abblendung[1] erreichbaren Schärfe, welche diese anatomischen Objekte verlangen, wird durch den Umstand erschwert, daß die feinen Haare schon beim leisesten Lufthauch sich bewegen, was eine kurzzeitige Belichtung erforderlich macht; da aber andererseits das Vorschalten einer Gelbscheibe sich oft als notwendig erweist, kann eine richtige Exposition nur bei sehr starkem Lichte zustande kommen. Es darf jedoch nicht außer acht gelassen werden, daß das elektrische Licht für gewöhnliche Platten keine genügende Aktinität besitzt; aus diesem Grunde soll man in Verbindung mit künstlichem Licht höchstempfindliche Platten verwenden, u. z. am besten orthochromatische und lichthoffreie, welche für gelbes und grünes Licht empfindlich sind.

Die Lage der Lichtquelle soll so gewählt werden, daß ihre Verbindungslinie mit dem Objekt zu der vom Aufnahmeapparat zum Objekt verlaufenden Linie n i c h t parallel verläuft, sonst ist die Beleuchtung zu einseitig. Bei einer rein seitlichen Beleuchtung wirft ein Objekt lange Schatten, wodurch sein schmales Aussehen bedingt wird. Bei senkrecht von oben auf das Objekt auffallendem Licht wird das Objekt flach aussehen; gleichmäßige Randbeleuchtung hebt das Objekt stärker hervor, läßt es aber monoton erscheinen. Das Licht soll daher von vorne-oben oder von seitlich-oben unter einem Winkel von 45° das Objekt treffen.

Die Farbe des elektrischen Lichtes erlaubt, die richtige Wiedergabe der Farbenwerte des Präparates zu beeinflussen. Sie kann dadurch eine Modifikation erfahren, daß man die sogenannten Tageslicht-Glühbirnen,

---

[1] Es ist zu bedenken, daß mit starker Abblendung gemachte Aufnahmen vielfach eine unnatürlich wirkende Schärfe und Härte erhalten.

also hellblau gefärbte Glühlampen, in Verwendung nimmt. Diese Lampen erweisen sich für unsere Zwecke unter Umständen günstiger als die gewöhnlichen elektrischen Glühlampen. Eine andere Färbung des zu verwendenden Lichtes hat für unsere Zwecke keine Bedeutung.

Die Gleichmäßigkeit des elektrischen Lichtes wird auf die Weise erreicht, daß man seine Intensität stärker nimmt und die Entfernung der Lichtquelle vom Objekt größer wählt. Dadurch, wie auch durch einen auf der anderen Seite des Objektes angebrachten Reflektor werden tiefe Schatten gut ausgeglichen.

Allen diesen an eine günstige Beleuchtung gestellten Forderungen trägt man mit Erfolg durch Anwendung der sogenannten Nitralampe Rechnung; infolge ihres sehr intensiven, dabei vorteilhaft gefärbten Lichtes erweist sie sich für unsere Zwecke als sehr geeignet.

Ein sehr wichtiger Punkt ist die Wahl des geeigneten Hintergrundes. Nicht nur seine Farbe und Oberflächenstruktur, sondern auch die Beschaffenheit seines Materials und seine Entfernung vom Objekt muß in Erwägung gezogen werden. Die Farbe des Hintergrundes soll dem jeweiligen Objekt angepaßt werden, soll aber im wesentlichen Grau sein. Für helle Präparate dürfte Dunkelgrau, für dunkle ein helles Grau einen günstigen Hintergrund liefern. Auch weißer Hintergrund hebt das Objekt gut hervor, hat jedoch den Nachteil, daß die Schlagschatten sich sehr deutlich differenzieren. Schwarzer Hintergrund unterdrückt die Schlagschatten, wirkt aber als Umgebung eines anatomischen Objektes nicht sehr vorteilhaft. Sehr günstig ist ein auf der Lichtseite des Objektes in dünklerem, auf der Schattenseite in hellerem Ton gehaltener, grauer Hintergrund; das Objekt hebt sich in einem solchen Falle viel besser von der Unterlage ab.

Bei uneingeschlossenen anatomischen Objekten, welche zwecks photographischer Aufnahme der Konservierungsflüssigkeit entnommen wurden, darf der Hintergrund aus keinem saugenden Stoff bestehen, vorausgesetzt, daß das Präparat auf dem Hintergrund aufliegt. Es entstehen in diesem Falle sehr unschöne, feuchte Flecke, welche auch das Licht stark reflektieren. Auf glänzendem Hintergrund sammelt sich Flüssigkeit an, was ungünstig auf die Aufnahme wirkt. Man muß daher trachten, daß das Präparat vorher gut abtropft. Gutes Material für den Hintergrund ist hier Hartgummi, auch Glas oder Blech. Glas reflektiert stark, ist aber bequem zu reinigen; es hat auch den Vorteil, daß man durch unterlegtes Papier die Farbe des Hintergrundes nach Belieben variieren kann. Beachtet man die weiter unten angegebenen Ratschläge zur Unterdrückung der schädlichen Reflexe, dann findet Glas als Hintergrund sehr gute Verwendung. Papier allein kommt für freie anatomische Objekte als unmittelbarer Hintergrund überhaupt nicht in Betracht; es fältelt sich und wirkt dann im Bilde sehr häßlich.

Nach Möglichkeit soll das Objekt dem Hintergrunde nicht ganz knapp anliegen; besteht eine Distanz zwischen beiden, dann kommen die Schlagschatten nicht zu stark zur Geltung. Es ist jedoch bei freien Präparaten gewöhnlich nicht möglich, das Arrangement so zu treffen, daß das Objekt dem Hintergrunde nicht unmittelbar anliegt. Die dabei entstehenden Schlagschatten muß man vollkommen zu unterdrücken oder wenigstens weitgehend zu vermindern trachten. Das zu diesem Ziele führende Mittel liegt also nicht in der Wahl der L a g e des Hintergrundes gegenüber dem Objekt, sondern in der Beschaffenheit seines Materials. Der matte Hintergrund zeigt an und für sich weniger Schlagschatten als der glänzende, welch letzterer den Nachteil des Reflexes, aber den Vorteil der Reinlichkeit besitzt. Eine gute Kombination stellt eine durchsichtige Glasplatte dar, hinter der man in einer genügenden Entfernung ein beliebig gefärbtes Papier anbringt (Abb. 3). Die Schlagschatten

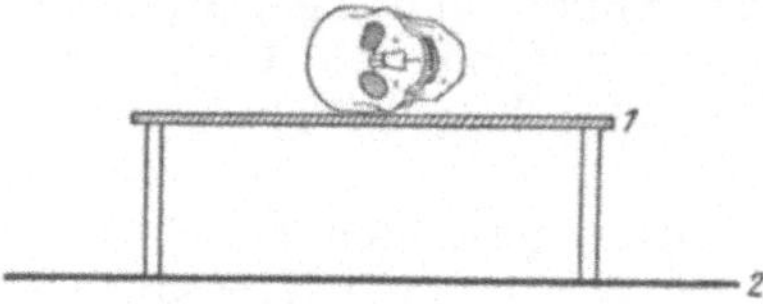

Abb. 3. 1 Glasplatte, 2 Hintergrund aus Papier usw.

gehen durch das Glas durch, kommen also nicht zur Geltung, und das hinter der Glasscheibe befindliche Papier ergibt den gewünschten Hintergrund.

Eine einfache Vorrichtung (Abb. 4), welche für Aufnahmen uneingeschlossener anatomischer Objekte oder innerhalb von Rahmen in Flüssigkeit eingeschlossener Präparate gute Dienste leistet, trägt der Tatsache Rechnung, daß die einfachste, zugleich aber die vorteilhafteste Anordnung des photographischen Systems die lotrechte ist. An zwei Führungsleisten (1, 2) gleitet ein Brettchen (3), auf welchem der photographische Apparat befestigt wird. Die an einer der Führungsleisten angebrachte Skala (4) gibt die Entfernung des Apparates von der Objektplatte (5) an, so daß die Distanz zwischen Apparat und Objektplatte für bestimmte Bildgrößen von vornherein festgestellt werden kann, wodurch man sich die grobe Einstellung erspart und bloß auf die Schärfe des Bildes achten braucht. Die Mattscheibe des photographischen Apparates muß selbstverständlich unbedingt parallel zur Objektplatte stehen. Als Objektplatte soll man sowohl eine Glastafel aus durchsichtigem Glas als auch eine matte Glasscheibe in Vorrat haben. An dem Rahmen, in welchen die Objektplatte eingelegt ist, ist ein Reflektorträger (6) gelenkig angebracht und mittels Schraube (7) unter einem beliebigen Winkel zur Objektplatte fixierbar. Der Reflektorträger muß so angebracht sein, daß als Reflektor sowohl ein Papierblatt (in Betracht kommt

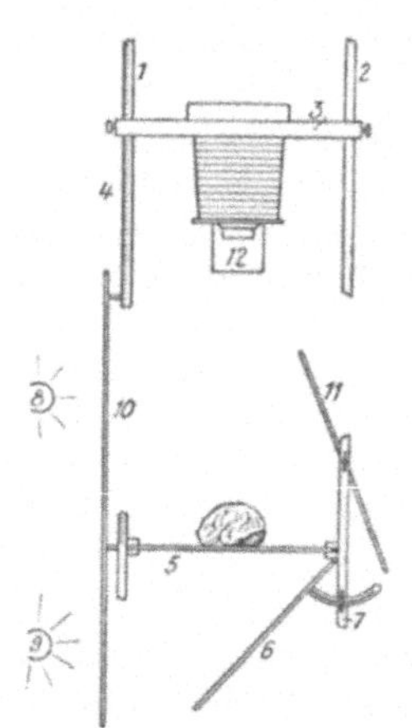

Abb. 4. Vorrichtung zur Aufnahme uneingeschlossener anatomischer Objekte oder innerhalb von Rahmen in Flüssigkeit eingeschlossener Präparate (siehe Text)

weißes, graues, aber auch schwarzes Papier) als auch ein Spiegel verwendet werden kann. Das obere Licht (8) trifft das Objekt von oben, das untere (9) von unten her (durch die Objektplatte). Das obere Licht wird einerseits durch einen Pauspapierschirm (10) zerstreut, anderseits durch einen Reflektor (11) dem Objekt wieder zugeführt. Die richtige Beleuchtung des Objektes, von

der der Effekt der Aufnahme in hohem Maße abhängt, wird also durch
diese Anordnung der Lichtquellen leicht bewerkstelligt. Verwendet man
eine matte Glasscheibe als Objektplatte mit der glatten Seite nach unten
(mit der matten Seite also zum Objekt gewendet) und als Reflektor einen
Bogen weißen Papiers, dann bekommt man im Bilde einen mehr grauen
Hintergrund, auf welchem sich weiße und glänzende Objekte schärfer abheben,
als auf einem weißen. Bei der Aufnahme nicht glänzender Objekte ist es
vorteilhaft, die matte Seite der Objektplatte nach unten zu legen, wodurch
die Konturen in den Schatten besser hervorgehoben werden. Verwendet
man als Reflektor einen Spiegel, dann muß zwischen ihm und der Lichtquelle
unbedingt ein Schirm aus Pauspapier eingeschaltet werden. Der Reflektorschirm aus weißem oder hellgrauem Papier schaltet die Schattenwirkung
fast vollkommen aus; dunkelgrauer oder schwarzer Hintergrund dient zum
Abhalten von Reflexen bei nassen oder stark glänzenden Objekten. Der Reflektor soll im allgemeinen unter einem Winkel von 45⁰ zur Objektplatte stehen,
kann aber so lange verstellt werden, bis das von ihm kommende Licht möglichst günstig auftrifft und die Reflexwirkung ausgeschaltet ist. Man kann
den Reflektor auch ganz herunternehmen und parallel zur Objektplatte
stellen.

Erzeugt das Glasgefäß, in welchem das anatomische Objekt eingeschlossen ist, oder der Hintergrund einen Reflex und gelangt derselbe
in die Kamera, dann besteht die Gefahr, daß das photographische
Bild flau wird. Man befestigt in einem solchen Falle zwischen Apparat
und Objekt einen schwarzen Schirm (mit einem Loch für das Objektiv),
welcher das ganze Arbeitsfeld deckt. Dieser schwarze Schirm spiegelt
sich im Glas schwarz ab und unterdrückt auf eine sehr vorteilhafte
Weise die Reflexe. Ratsam ist es außerdem, vor dem Objektiv einen
schwarzen Tubus (12 in Abb. 4) anzubringen, wodurch das restliche schädliche Nebenlicht vom Apparat abgehalten wird. Selbstverständlich muß
man eventuell trotzdem auftretende Reflexe auf der Mattscheibe
suchen und bei ihrem Vorhandensein die Lichtquellen bzw. den Reflektor so
lange verstellen, bis sie aus dem Bereiche der Mattscheibe verschwinden.
Man soll sich aber vergegenwärtigen, daß das Vorhandensein von mäßigen
Reflexen die Plastik des Bildes u. U. wesentlich erhöhen kann.

Die Aufnahme eines Präparates in Flüssigkeit erlaubt, seine Form, Farbe
und Tonabstufung sehr getreu wiederzugeben; die Lichter und matten
Töne kommen sehr weich, die Schatten kräftig heraus. Das Gefäß muß
einen flachen Boden und womöglich senkrechte Seitenwände haben.
Wird ein Glasgefäß verwendet, dann wird es analog dem freien Präparat
behandelt oder es wird unmittelbar unter dasselbe (also zwischen
Gefäßboden und Objektplatte) ein weißes oder graues Papier als Hintergrund geschoben. Selbstverständlich muß die Flüssigkeit rein sein
und darf keine Luftblasen enthalten. Besonderes Augenmerk muß der
Vermeidung von Lichtbrechungen durch die Flüssigkeit geschenkt werden,
dies gilt speziell bei Aufnahmen, bei denen eine von unten her kommende Beleuchtung verwendet wird.

In höheren bzw. runden Gläsern eingeschlossene anatomische
Objekte dürfen nicht liegend zur Aufnahme gelangen, da der Glasdeckel

durch den Druck der Konservierungsflüssigkeit losgelöst werden könnte und bei Vorhandensein von Luftblasen dieselben an der Oberfläche des Präparates erscheinen und das Bild wesentlich stören. Ebensowenig wäre das Umlegen der anatomischen Modelle vorteilhaft, nicht nur wegen der Unbequemlichkeit ihrer Handhabung und Lagerung, sondern hauptsächlich wegen der Möglichkeit, beim stehenden Modell den Hintergrund etwas weiter abrücken zu können, ein Umstand, der auf die Entfaltung der Schatten sehr günstig wirkt. Damit auch bei diesen Objekten unsere Vorrichtung (Abb. 4) eine gute Anwendung finden kann, muß sie als Ganzes aus der senkrechten Lage in die wagrechte umlegbar sein.

Für Aufnahmen ganzer Leichen ist diese Vorrichtung infolge ihrer relativ kleinen Dimensionen naturgemäß nicht verwendbar. In solchen Fällen kann man sich auf die Weise helfen, daß quer über der am Boden cder auf einem niedrigen Tisch liegenden Leiche eine Leiter oder ein geeignetes Gerüst aufgestellt wird, an welchem der Apparat in lotrechter Lage angebracht ist. Die Distanz zwischen Objektiv und Leiche ändert sich mit der Brennweite des Objektivs, soll aber nicht weniger als 2,5 m betragen.

Der photographische Apparat

Infolge der technischen Entwicklung der photographischen Apparatur hat sich vielfach die Meinung eingebürgert, daß man nur mit dem allerbesten und allerteuersten Aufnahmeapparat befriedigende Resultate erzielen kann; dabei sehen wir einerseits recht durchschnittliche Bilder mit den allermodernsten Apparaten, andererseits auffallend schöne Bilder mit relativ einfachen und primitiven Mitteln hergestellt. Das Endresultat hängt in erster Linie vom zielbewußten und verständigen Gebrauch des Werkzeuges ab.

Die für die Zwecke der anatomischen Photographie in Frage kommende Apparatur muß exakt, solid und dauerhaft gebaut sein, wenn dies vielfach auch auf Kosten ihrer Leichtigkeit gehen muß; da der Transport der Kamera nur selten in Betracht kommt, kann man dieses Übel wohl in Kauf nehmen. Sehr zu empfehlen ist eine Quadratkamera mit langem Balg und doppeltem Auszug, um die Benützung langer Brennweiten zu ermöglichen. Das Objektivbrettchen soll auswechselbar sein, damit je nach Bedarf verschiedene Objektive eingesetzt werden können. Eine Einstellskala kommt für unsere Zwecke nicht in Betracht: die Einstellung wird ausschließlich mittels der Mattscheibe vorgenommen. Zur genauen Einstellung bedient man sich mit Erfolg einer Einstelllupe. Die Linse muß nach allen Seiten verschieblich sein, ohne daß man die Stellung des Apparates selbst verändert. Die Mattscheibe, also die photographische Platte bei der Aufnahme, muß unbedingt parallel zur Hauptebene des Objektes liegen, auch wenn der Apparat nicht genau wagrecht bzw. senkrecht steht; der Mattscheibenrahmen soll daher innerhalb des Apparates neigbar sein. Sehr zweckmäßig, wenn auch ein wenig zeitraubend, ist sowohl bei der wagrechten als auch bei

der senkrechten Anordnung des optischen Systems die Kontrolle der richtigen
Lage der Mattscheibe bzw. der Objektunterlage mit Hilfe der Wasserwage.
Steht die Objektivachse nicht senkrecht zur Mattscheibe, so muß eine
ungleichmäßige Beleuchtung des Bildes resultieren; dem ist durch
stärkere Abblendung abzuhelfen. Enthält ein Objekt (beispielsweise ein
eckiges Glas) gerade Linien, so muß dies genauest beachtet werden.
Ist die Mattscheibe zur Hauptebene des Objektes nicht genau parallel,
so ist die Gefahr der Verzerrung besonders groß, weil das Objektiv
bekanntlich nach den Gesetzen der Zentralperspektive zeichnet.

Große Bedeutung muß dem Kamera-Stativ, von dessen Beschaffenheit das Gelingen der Aufnahme oft abhängt, beigemessen
werden. Es soll sehr stabil sein und dabei ein leichtes Arbeiten gestatten.
Gute Dienste leisten leichte Tischstative, auf welchen mit Hilfe einer Hebel-
vorrichtung der Apparat aus der wagrechten Lage in die senkrechte
(und umgekehrt) umgesetzt werden kann. Die auf S. 84 beschriebene
Vorrichtung läßt sich an so einem Stativ leicht anbringen.

a) Format. Die Wahl des Formates muß der Beschaffenheit des
Objektivs angepaßt werden. Bei Nahaufnahmen mit Objektiven, deren
Brennweite im Verhältnis zum Plattenformat als kurz bezeichnet werden
muß, kann nicht das ganze Format ausgenützt werden, weil die
Perspektive sonst verzerrt und unnatürlich würde. Die Aufnahme muß
demnach aus größerer Entfernung, das Bild also kleiner gemacht und
nachträglich auf das gewünschte Format vergrößert werden.

Die anatomischen Objekte werden nur selten (mit Ausnahme von
Embryonenaufnahmen) in natürlicher Größe im photographischen Bilde
wiedergegeben, gewöhnlich werden sie mehr oder minder verkleinert
abgebildet. Es ergibt sich nun die Frage, welches Verfahren für unsere
Zwecke bessere Dienste leistet: die primäre Aufnahme in der gewünschten Größe, oder Aufnahme in kleinerer Dimension mit nach-
träglicher Vergrößerung. Das erstgenannte Verfahren ist sicher viel einfacher und hat auch den Vorteil der größeren Schärfe und der besseren
Wiedergabe der Tonabstufungen; als Nachteil ist die bei mangelhaft
korrigierten Linsen auftretende ungenügende Randschärfe und bei Nahaufnahmen die u. U. zu beobachtende ungünstige Perspektive zu erwähnen. Das zweite Verfahren ist umständlich und mühsam, wenn
auch nicht schwierig, bietet aber den Vorteil der guten Perspektive.
Bei der Vergrößerung erleiden die Feinheiten des Originalnegativs in den
Tonabstufungen allerdings oft eine unerwünschte Einbuße. Die Vollkommenheit unserer heutigen Objektive spricht für die Anwendung des
kleineren Formates, da ein kleineres Bild infolge seiner Schärfe eine
genügend starke Vergrößerung zuläßt. Das kleinere Format stellt natürlich
an die technischen Leistungen erhöhte Forderungen, da kleine Fehler in
der Vergrößerung sehr auffallend werden können.

Über die Technik der Vergrößerung werden wir weiter unten das
Wissenswerte sagen.

Zur Wiedergabe anatomischer Objekte im photographischen Bilde
hat sich das 13 × 18 cm-Format als am besten geeignet erwiesen. Für

kleinere Objekte kann auch das 9 × 12 cm-Format benützt werden. Eine 9 × 12 cm-Platte, mittels Einlegerahmens in einer größeren Kassette fixiert, nimmt bloß die Mitte des Bildfeldes in Anspruch und wird z. B. mit Vorteil auch dann verwendet, wenn das benutzte Objektiv etwa das Format 13/18 cm nicht randscharf auszuzeichnen vermag, Damit das Arbeiten flott und bequem vor sich gehe, darf die Kamera nicht zu groß sein. Größere Formate als 13 × 18 cm soll man nicht verwenden, weil das Arbeiten diesfalls viel zu umständlich und teuer ist.

Dem Format des photographischen Apparates muß die Brennweite der Linse angepaßt sein.

b) Objektiv. Die Kenntnis der Eigenschaften seines Objektivs ist für den anatomischen Photographen unbedingt erforderlich: nur derjenige kann diesen wichtigsten Teil des Apparates in seiner Leistungsfähigkeit voll ausnützen, der mit ihm theoretisch und praktisch vertraut ist.

Ein Monokel, d. i. eine einfache Sammellinse (Brillenglas), hat viele Fehler und zeichnet für unsere Zwecke nicht genügend scharf, die Weichheit der Konturen jedoch, die diese Linse liefert, ist mit keinem anderen Objektiv zu erreichen. Damit die Schärfe des Bildes leidlich ist, muß die Blende klein gewählt werden.

Bei Aplanaten beschränkt die lange Brennweite und die geringe Objektivöffnung die Anwendbarkeit. Die besten Ergebnisse liefern die Anastigmate, falls sie eine genügende Brennweite haben, die eine ansprechende Perspektive und ein hinreichend großes ausnutzbares Bild ergibt. Die Lichtstärke der modernen Anastigmate erlaubt die Anwendung kurzer Belichtungszeiten. Die Einzelteile eines Doppelanastigmaten lassen sich zumeist als selbständige Objektive verwenden. Die meisten Anastigmate lassen sich durch Zugabe einzelner Linsen leicht zu einem Objektivsatz ergänzen; dieser kommt für unsere Zwecke nur dann in Betracht, wenn ein bestimmtes Plattenformat ganz ausgenützt werden soll. Man halte fest, daß ein Aplanat mit langer Brennweite meist leistungsfähiger ist als die hintere Linse eines Anastigmaten allein.

Die modernen weitgehend korrigierten Objektive zeichnen so scharf, daß diese Schärfe im Bilde oft aufdringlich und hart wirkt, ein Umstand, welcher bei anatomischen Aufnahmen kaum als unvorteilhaft bezeichnet werden kann.

Das Objektiv muß eine große wirksame Öffnung im Verhältnis zur Brennweite haben. Für unsere Zwecke am geeignetsten sind die modernen, lichtstarken Anastigmate, deren Öffnungsverhältnis (relative Lichtstärke) meist zwischen 1 : 6,8 und 1 : 4,5 liegt. Jene Objektive, deren Öffnungsverhältnis 1 : 2,3 bis 1 : 4,5 beträgt, gelten in der Praxis als Porträtobjektive. Die modernen Anastigmate bzw. Doppelanastigmate sind sehr lichtstark, zeichnen bis an den Rand des Bildfeldes scharf und sind praktisch verzeichnungsfrei. Die hintere Linse eines Doppelobjektives ist meist gut korrigiert; ihre Brennweite ist nahezu doppelt so groß, ihre Lichtstärke etwa halb so groß, als die des Gesamtsystems. Darf man nicht zu lange belichten, so muß man zu den lichtstarken, aber hart zeichnenden Objektiven greifen.

Es ist bereits erwähnt worden, daß für Aufnahmen anatomischer Objekte eine Kamera mit langem Auszug wünschenswert ist, damit Objektive mit langer Brennweite (eventuell nur die hintere Linse z. B. eines Doppelanastigmaten) benützt werden können. Ein sehr wichtiger viel umstrittener Punkt ist die Wahl der Brennweite. Gewöhnlich wählt man eine Brennweite, die der Länge der Diagonale der zu verwendenden Platte entspricht. Viele Kameras sind mit Objektiven ausgestattet, deren Brennweite gleich der Plattenlänge ist. Die Wahl so kurzer Brennweiten erfolgt mit Rücksicht auf die Lichtstärke und auf die größere Tiefenschärfe solcher Objektive, die namentlich für Momentaufnahmen aus bestimmten Gründen wünschenswert sind. Wenn wir nun mittels eines Objektivs mit einer so kurzen Brennweite ein Präparat oder ein Modell in genügender Größe auf die Platte bringen wollen, so müssen wir manchmal den Apparat dem Objekt so sehr nähern, daß all die Absonderlichkeiten perspektivischer Verzerrung (besonders in den Randpartien) auftreten, welche mit der Wahl eines zu nahen Standpunktes verbunden sind. Die perspektivische Verkürzung nach der Tiefe hin (an sich ganz folgerichtig den Gesetzen der Zentralperspektive entsprechend), nimmt einen für das Auge höchst befremdlichen Charakter an. Diese perspektivische Verzerrung des Bildes ist nur auf einen fehlerhaften Gebrauch, nicht auf einen Fehler des Objektivs zurückzuführen. Sie resultiert lediglich aus dem zu geringen Abstand zwischen Aufnahmeobjekt und Apparat. Zur Vermeidung von Verzerrungen soll die Breite des Objektes höchstens ein Viertel bis ein Drittel der Distanz zwischen Linse und Objekt betragen. Die Brennweite muß mindestens der Diagonale der zu verwendenden Platte gleich sein, d. h. für das 9 × 12 cm-Format 15 cm, für das 13 × 18 cm-Format 22,2 cm betragen; nach Tunlichkeit soll die Brennweite gleich der doppelten benützten Plattenlänge oder noch länger sein. Eine alte Regel in der Bildnisphotographie sagt, daß die Länge des Kopfes im Bilde höchstens gleich dem sechsten Teil der Objektivbrennweite sein soll. Diese Regel kann man mit voller Berechtigung auf Aufnahmen anatomischer Objekte übertragen. Je größer die Brennweite, desto größer wird das Bild, desto weiter muß man aber c. p. mit der Mattscheibe vom Objektiv abrücken und umgekehrt. Ist die Brennweite klein, dann darf man nicht zu nahe an das Objekt heranrücken, weil sonst die im Vordergrund befindlichen Gebilde im Verhältnis zu den im Hintergrunde liegenden zu groß werden.

Besonders bei Aufnahmen von Rahmen- oder Glaspräparaten darf absolut keine perspektivische Verzerrung und keine Verzeichnung bemerkbar sein. Bei diesen Aufnahmen können wir das eventuelle Vorhandensein dieser Fehler auf der Mattscheibe direkt messend feststellen.

Die Abb. 5, 6, 7 veranschaulichen Aufnahmen ein- und desselben Objekts in verschiedenen Maßstäben. Man beachte die mitphotographierten Maßstäbe, mit deren Hilfe die Vergrößerung bzw. Verkleinerung jedes einzelnen Bildes leicht festgestellt werden kann, und den Umfang des jeweils erfaßten Gesichtsfeldes.

Über Vorsatzlinsen für photographische Objektive, Weitwinkelobjektive und Teleobjektive sowie über die Eigenart der Perspektive mit solchen Objektiven hergestellter Aufnahmen vgl. das einleitende Kapitel dieses Buches (A. Hay, Die optischen Grundlagen der Photographie).

    c) Verschluß. Die richtige Belichtung ist die wichtigste Komponente des photographischen Verfahrens; daher ist die Wahl des Verschlusses

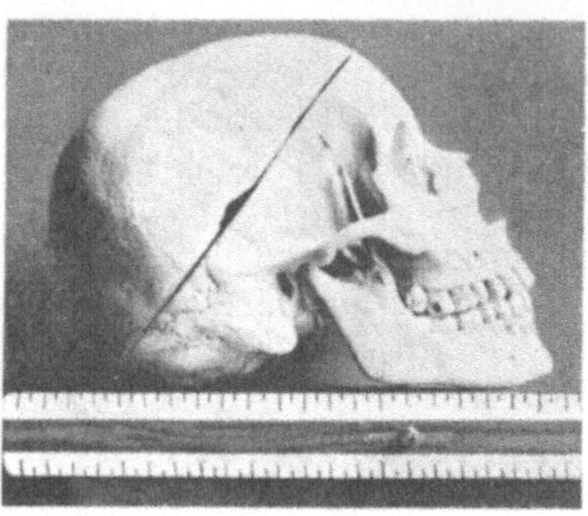

Abb. 5. Verkleinerung etwa $^1/_5$

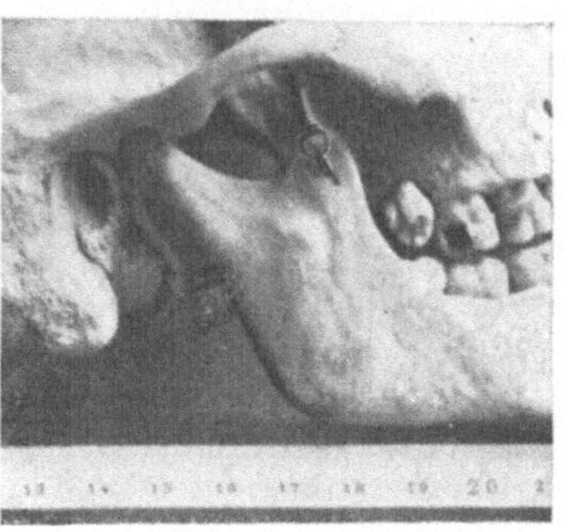

Abb. 6. Verkleinerung etwa $^1/_2$

besonders wichtig. Der für die Zwecke der anatomischen Photographie geeignete Verschluß muß ein guter Zentralverschluß sein. Es ist besser, mit einem einfachen Objektiv und einem guten Verschluß zu arbeiten, als umgekehrt. Ein guter Verschluß muß 1. die Platte gleichmäßig belichten, darf 2. keine Erschütterung des Apparates verursachen und muß 3. verläßlich arbeiten, d. h. er darf nicht, auf eine bestimmte Zeit eingestellt, sich das eine Mal für längere Zeit, das andere Mal für kürzere Zeit öffnen; er muß also die eingestellte Belichtungszeit genau einhalten. Man soll den Verschluß von Zeit zu Zeit einer Prüfung unterziehen; speziell die „langen" Momentbelichtungen für unsere Zwecke müssen verläßlich und sicher sein.

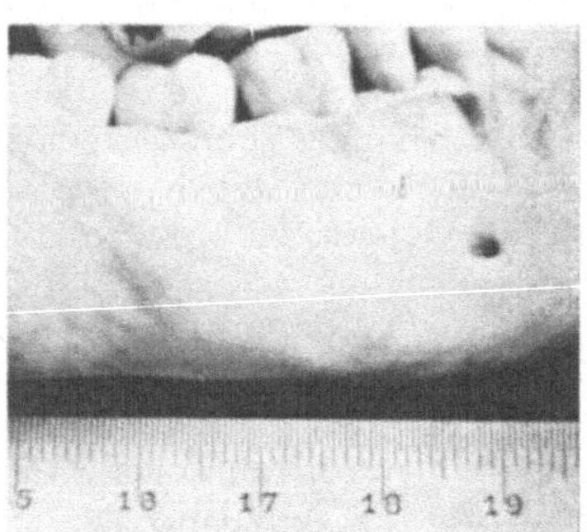

Abb. 7. Aufnahme etwa in natürlicher Größe

Bei Präparat- und Modellaufnahmen kommen wir auch ohne Verschlußmechanismus sehr gut aus. Die das Objektiv deckende Kappe muß gut passen und ohne Erschütterung des Apparates abnehmbar und aufsetzbar sein. Eine genaue Zeitbemessung ist in diesem Falle (Abnehmen und Aufsetzen des Objektivdeckels mit der Hand) naturgemäß nicht möglich. Für Aufnahmen leicht beweglicher Objekte (s. S. 82) muß selbstverständlich ein guter Momentverschluß zur Verfügung stehen. Der Schlitzverschluß findet in unserem Arbeitsgebiet keine Verwendung.

Bezüglich der Objektivblenden ist zu bemerken, daß für unsere Zwecke einzig und allein die in den modernen Objektiven eingebaute Irisblende in Betracht kommt.

Der Negativprozeß

Das Negativbild stellt die Grundlage für die Reproduktion dar; die Eignung des endgültigen Positivbildes hängt in erster Linie von den Eigenschaften des Negativs ab. Man soll demnach der Ausgestaltung des Negativs den größten Wert beimessen.

Die in vielen anderen photographischen Disziplinen zur Verwendung gelangenden Filme kommen für anatomische Zwecke kaum in Betracht. Ihr geringes Volumen und Gewicht, also ihre leichte Transportfähigkeit, fallen für uns nicht ins Gewicht, wohl aber die bei ihrer Verwendung sich ergebende Raumersparnis beim Anlegen eines Archivs. Neben diesem geringen Vorteil weisen die photographischen Filme der photographischen Platte gegenüber eine Reihe von Nachteilen auf und diese sind es, welche der photographischen Platte den unbedingten Vorrang in der Photographie anatomischer Objekte sichern. Die photographische Platte ist leichter zu verarbeiten; ihre Emulsionsschicht ist im allgemeinen dicker und gleichmäßiger als die des Filmes, wodurch ein viel größerer Tonreichtum des Negativs erreicht wird. Natürlich ist die Dicke der Schicht, die Gradation (vgl. S. 457), die Aufhellungsfähigkeit im Fixierbade usw. bei verschiedenen Plattensorten verschieden. Die Farbenempfindlichkeit orthochromatischer Filme ist meist geringer als diejenige orthochromatischer Platten.

a) Die photographische Platte. Die richtige Wiedergabe der Farbtonwerte, die feine und naturwahre Abstufung der Töne des Aufnahmegegenstandes ist für Bilder anatomischer Objekte viel wichtiger, als man gewöhnlich anzunehmen pflegt. Eine g e w ö h n l i c h e photographische Platte ist hauptsächlich für blaue und violette Strahlen empfindlich, für Grün, Gelb und Rot jedoch fast unempfindlich. Da das Empfindlichkeitsmaximum unseres Auges im Gelb liegt, erscheinen die Tonwerte eines farbigen (bunten) Objektes bei Wiedergabe durch eine gewöhnliche Platte verschoben, wodurch manchmal eine weitgehende Unähnlichkeit sich einstellt: Blau (auch Dunkelblau) wird fast wie weiß, das Hellgelbe wird dunkel und Grün wird dünkler als es uns in Wirklichkeit erscheint. Die Verschiebung der Tonwerte führt zu dem Ergebnis, daß beispielsweise eine mit dunkelblauer TEICHMANNlösung injizierte Vene weiß, die hellrote Arterie und die gelben Lymphgefäße im Bilde fast schwarz erscheinen, was selbstverständlich unnatürlich wirkt und unangenehm auffällt (Abb. 8). Die gewöhnliche photographische Platte gibt die Farbtöne des Objekts so wieder, wie sie durch ein blaues Glas betrachtet erscheinen würden. Daß sie außer Blau noch andere Farben wiedergibt, kommt daher, daß fast jede gewöhnliche Platte s c h w a c h farbenempfindlich ist.

In der anatomischen Photographie, bei der es sich nicht bloß um

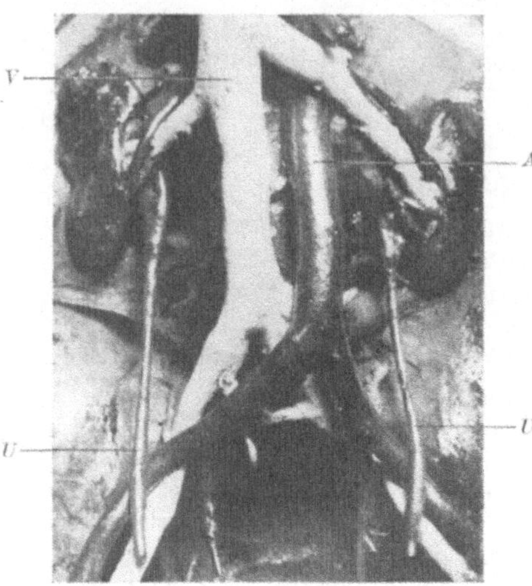

Abb. 8. *V* Vene (ultramarinblau. Teichmann-Lösung), *A* Aorta (zinnoberrot), *U* Ureter (chromgelb). Aufnahme auf gewöhnlicher photographischer Platte bei Tageslicht. Das Blau erscheint weiß, das Gelb und Rot dunkel

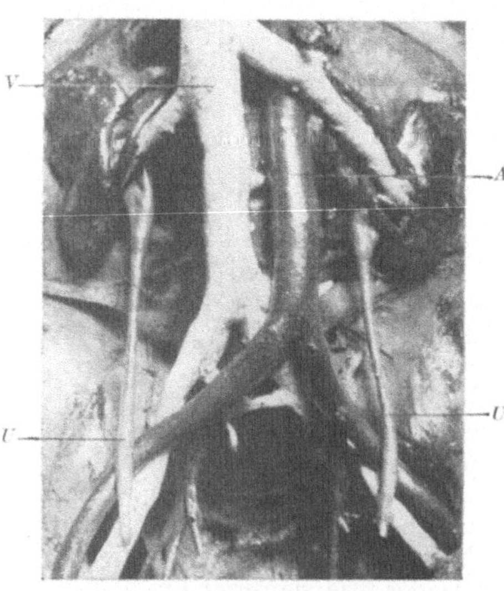

Abb. 9. Vergl. Abb. 8. Aufnahme auf orthochromatischer (farbenempfindlicher) Platte bei Tageslicht; das Blau erscheint immer noch weiß, das Gelb aber schon wesentlich heller

schematische Darstellung handelt, ist neben der Wiedergabe der Licht-Schatten-Übergänge (Kontraste) auch die tonrichtige ·Farbenwiedergabe durch entsprechende Helligkeitsunterschiede von eminenter Bedeutung. Für die Wiedergabe farbiger Objekte finden demnach jene Platten Verwendung, welche durch entsprechende Anfärbung ihrer Schicht auch für andere Farben als Blau empfindlich sind. Es sind dies die farbenempfindlichen, orthochromatischen Platten; diese sind außer für Blau und Violett auch für Grün und Orange empfindlich (Abb. 9). Das wird erreicht, indem man der Bromsilberemulsion Sensibilatoren (Erythrosin, Pinachrom, Äthylrot usw.) zusetzt. Man kann eine gewöhnliche Bromsilberplatte durch Baden in einer geeigneten Sensibilisatorlösung farbenempfindlich machen, viel einfacher ist es jedoch, die im Handel erhältlichen, gebrauchsfertigen orthochromatischen Platten zu verwenden. Durch besondere Farbstoffe kann man die gewöhnliche Platte auch rotempfindlich, panchromatisch machen (bei grünem Licht entwickeln!).

Aber nicht nur bunte, sondern auch in einem Farbton gehaltene Objekte sollen auf orthochromatischen Platten wiedergegeben werden, wenn dies auch auf den ersten Blick überflüssig erscheinen mag; die orthochromatische Platte ist nämlich auch für die richtige Wiedergabe der Licht-Schatten-Übergänge viel geeigneter als die gewöhnliche Platte: die Gegensätze zwischen Licht und Schatten erscheinen auf einer orthochromatischen Platte weniger prägnant, das Bild wird weicher und viel gleichmäßiger.

Ein anderes Erfordernis der anatomischen Photographie sind die sogenannten lichthoffreien Platten. Sie kommen nicht nur für die sogenannten Gegenlichtaufnahmen, sondern auch bei der Aufnahme heller und feuchter Präparate in Verwendung. Der Reflexionslichthof entsteht durch die Einwirkung der von der Glasseite der Platte noch einmal in die lichtempfindliche Schicht zurückgeworfenen Strahlen. Die Lichtstrahlen, welche die Emulsion der Platte passieren, werden an der hinteren Glasfläche reflektiert und treffen die lichtempfindliche Schicht noch einmal, u. zw. von der unteren Seite her. Die Lichthofwirkung zeigt sich besonders bei starken Lichtkontrasten, z. B. beim Photographieren eines dunklen Objekts auf hell beleuchtetem Hintergrund. Die lichthoffreien Platten besitzen unter der lichtempfindlichen Schicht eine zweite, rot gefärbte Schicht, welche die die Emulsion durchdringenden Strahlen absorbiert, so daß sie nicht mehr reflektiert werden können. Man kann selbst aus einer gewöhnlichen Bromsilberplatte eine lichthoffreie Platte machen, indem man die Glasseite mit Antisol, Solarin oder einer anderen, für diese Zwecke bestimmten Substanz anstreicht. Dies genügt häufig nicht, weil eine vollkommene Gleichmäßigkeit des Anstriches schwer erzielbar ist.

Hochempfindliche Platten sind für Aufnahmen anatomischer Objekte nur dann notwendig, wenn aus bestimmten Gründen die Belichtungszeit stark verkürzt werden muß. Bei Aufnahmen von Präparaten bzw. Modellen ist eine hohe Empfindlichkeit meist nicht erforderlich.[1] Man unterscheidet im allgemeinen gering-, hoch- und höchstempfindliche Platten. Die Empfindlichkeit der Platten wird in Deutschland zumeist nach SCHEINERgraden, neuerdings nach EDER-HECHTgraden bemessen (in England erfolgt die Bemessung nach HURTER-DRIFFIELDgraden). (Vgl. S. 39 dieses Buches.) Auf die angegebene Empfindlichkeit der Platte darf man sich nicht verlassen, man muß sie durch Versuche feststellen. Hat man längere Zeit mit einer Platte gearbeitet und will man dann auf eine andere Plattensorte übergehen, so verfahre man folgendermaßen: man lege in eine Kassette zwei halbe Platten, u. zw. eine halbe altgewohnte und eine halbe neue und nehme damit gleichzeitig ein Objekt auf. Die Halbplatten werden dann gemeinsam entwickelt und fixiert. Das gleiche wiederhole man unter Anwendung eines Gelbfilters. Auf diese Art vermag man festzustellen, inwieweit die neue Platte von der alten bezüglich ihrer Empfindlichkeit usw. abweicht.

Die verwendete Platte muß je nach der Art der Behandlung weichere und kräftigere Negative geben können. Unseren Anforderungen entspricht im allgemeinen am besten eine feinkörnige, kontrastreich arbeitende, dabei orthochromatische und lichthoffreie Platte.

b) Lichtfilter. Jene durchsichtigen Körper, welche infolge ihrer Färbung bestimmte Farben des Spektrums absorbieren, andere aber

---

[1] Die orthochromatische Platte weist im allgemeinen eine minder hohe Empfindlichkeit als die gewöhnliche Platte auf.

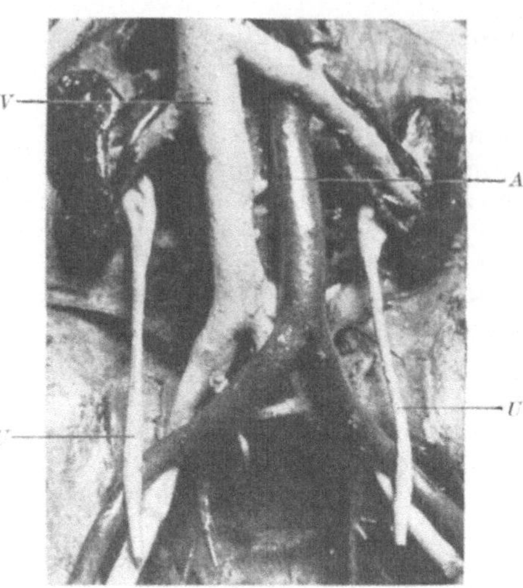

Abb. 10. Vgl. Abb. 8. Aufnahme auf orthochromatischer (farbenempfindlicher) Platte bei Tageslicht unter Benutzung einer Gelbscheibe. Das Blau erscheint jetzt etwas dunkler, das Gelb wesentlich heller

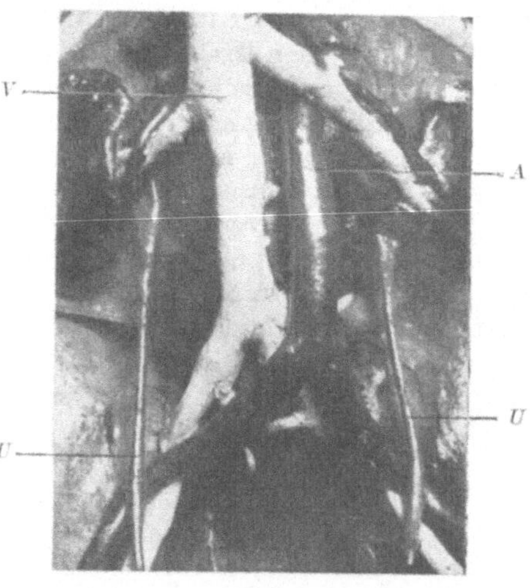

Abb. 11. Vgl. Abb. 8. Aufnahme auf gewöhnlicher Platte mit Gelbscheibe bei Tageslicht

durchlassen, nennen wir Lichtfilter. Die absorbierte Farbe ist gewöhnlich zur Eigenfarbe komplementär. Man unterscheidet monochromatische Filter, welche alle Spektralfarben bis auf eine absorbieren (dazu gehören die Kontrastfilter) und Kompensationsfilter, durch welche bestimmte Farben nicht vollkommen zurückgehalten, sondern nur gedämpft werden.

Auch die orthochromatische Platte besitzt noch eine ansehnliche Blauempfindlichkeit; wir müssen demnach bei diesen Platten ein Lichtfilter gebrauchen, welches imstande ist, die blauen Strahlen zu absorbieren, dessen Färbung also gelb (Komplementärfarbe zu Blau) sein muß: Gelbfilter, Gelbscheibe. Bei der Aufnahme anatomischer Objekte ist die Benützung einer Gelbscheibe immer empfehlenswert.

Selbst die beste orthochromatische Platte erlaubt beim Umsetzen der Farben in Schwarz-Weißtöne keine vollkommen befriedigende Differenzierung der Tonwerte. Speziell bei Tageslicht werden die Farben auf einer orthochromatischen Platte nicht im richtigen Helligkeitsverhältnis wiedergegeben. Die Vorschaltung des Gelbfilters erhöht die orthochromatische Wirkung der Platte, indem Blau relativ dünkler als Gelb erscheint. Die Gelbscheibe soll nur in Verbindung mit orthochromatischen Platten Verwendung finden (Abb. 10); eine gewöhnliche Platte ist für Gelb, Grün und Rot gar nicht oder nur sehr wenig empfindlich, daher ist bei ihr die Verwendung einer Gelbscheibe — zumindest bei Tageslicht — zwecklos. Die Belichtungszeit wird dadurch bedeutend verlängert und das Negativ kontrastreicher (Abb. 11). Bei Nitrabeleuchtung kann auch auf nicht farbenempfindlichen Platten mittels der Gelbscheibe eine günstige Wiedergabe erzielt werden (Abb. 12 und 13). Die richtige Wiedergabe der Farbtonwerte durch eine orthochromatische Platte wird durch ein Gelbfilter sehr vorteilhaft unterstützt. Die Gelbscheibe ist imstande, je nach dem Grad ihrer Färbung Violett und Blau teilweise oder vollkommen zu absorbieren, wodurch die entsprechenden Stellen des Negativs weniger oder überhaupt nicht geschwärzt werden; die gelben Strahlen, welche nicht absorbiert werden, können auf die Platte mehr einwirken; an diesen Stellen wird mehr Silber der Emulsion reduziert: das Bild erscheint heller. Infolge seiner Gelbfärbung ist das elektrische Licht bzw. das Nitralicht in Bezug auf orthochromatische Platten wirksamer als das Tageslicht (Abb. 14 und 15).

Das Glas der Gelbscheibe muß vollkommen planparallel sein, sonst können unerwünschte Verzerrungen auftreten. Als Farbe kommt nur ein reines Gelb (Zitronen- oder Kanariengelb) in Betracht, welches nur blaue Strahlen verschluckt. Ist der zur Herstellung der Gelbscheibe verwendete Farbstoff unrichtig gewählt, so werden auch andere Farben als Blau absorbiert, was einerseits die Wiedergabe der Farbtonwerte stört, anderseits die Exposition verlängert. Aus gefärbtem Glas bzw. Celluloid bestehende Gelbscheiben haben sich nicht gut bewährt; gute Gelbfilter bestehen aus zwei planparallelen Glasplatten, zwischen denen eine gelb angefärbte Gelatineschicht eingebettet ist. Selbstverständlich ergibt einzig und allein die spektroskopische Prüfung der Glasscheibe die Gewähr dafür, daß nur die gewünschten Farben absorbiert werden.

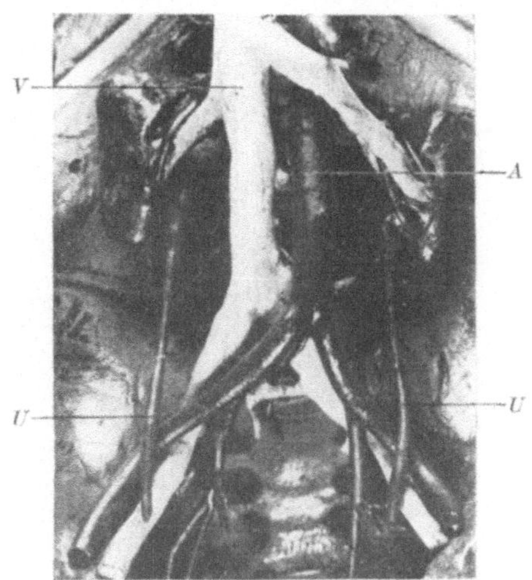

Abb. 12. Vgl. Abb. 8. Aufnahme auf gewöhnlicher Platte bei Nitrabeleuchtung **o h n e** Gelbfilter: Blau auffallend hell, Rot und Gelb sehr dunkel

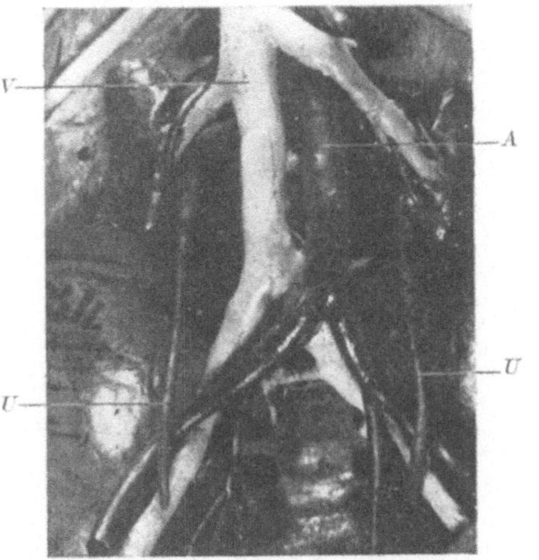

Abb. 13. Vgl. Abb. 8. Aufnahme auf gewöhnlicher Platte bei Nitrabeleuchtung **m i t** Gelbfilter: Blau wesentlich dunkler als in Abb. 12, Rot und Gelb noch immer dunkel

Die gebräuchlichen Gelbfilter sind in mehreren Dichten (Helligkeitsstufen) im Handel erhältlich. Je weniger farbenempfindlich, also je mehr empfindlich für Blau und Violett die Platte ist und je mehr blau die Beleuchtung (Tageslichtbeleuchtung!)

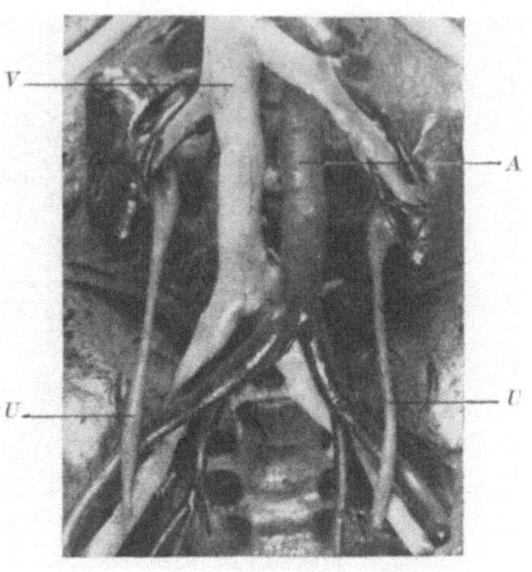

Abb. 14. Vgl. Abb. 8. Aufnahme auf einer orthochromatischen (farbenempfindlichen) Platte bei Nitrabeleuchtung o h n e Gelbscheibe. Die Farbwerte erscheinen hier viel besser wiedergegeben als in den Abb. 8—13

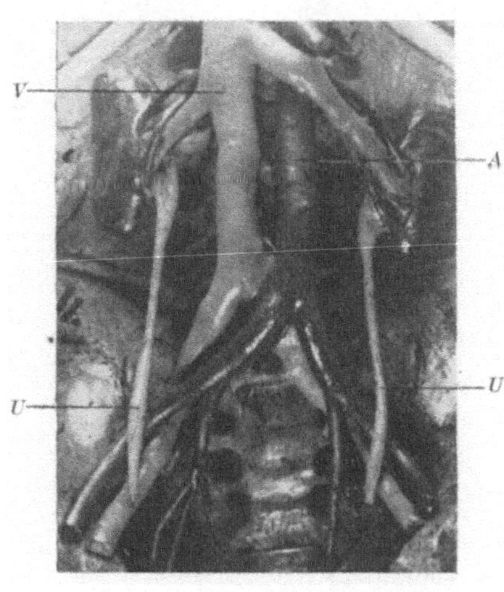

Abb. 15. Vgl. Abb. 8. Aufnahme auf einer orthochromatischen (farbenempfindlichen) Platte bei Nitrabeleuchtung m i t Gelbfilter. Abb. 15 unterscheidet sich von Abb. 14 vorteilhaft dadurch, daß das Blau in Abb. 15 d u n k l e r erscheint

bzw. die Eigenfarbe des Objektes ist, desto dünkler soll das Gelbfilter gewählt werden. Die Belichtungszeit wird selbstverständlich umso mehr verlängert, je dünkler die Gelbscheibe und je weniger farbenempfindlich die Platte ist; daher muß für ausreichende Beleuchtung des Objektes gesorgt werden. Bei Aufnahmen anatomischer Präparate oder Modelle kann eine weniger starke Beleuchtung durch längere Zeitexposition ausgeglichen werden. Eine Unterbelichtung stört beim Vorhandensein des Gelbfilters viel mehr als bei Aufnahmen ohne Gelbfilter. Ein Farbfilter erhöht die Kontraste, eine Abblendung soll daher nach Möglichkeit nicht vorgenommen werden. Um die Kontrastwirkung einzudämmen, sollen möglichst weich arbeitende Platten in Gebrauch kommen. Zu dunkle Gelbfilter übertreiben die Blauabsorption: Gelb und Grün erscheinen unnatürlich hell, Blau dagegen auffallend dunkel. Bei vorwiegend rot gefärbten Objekten sind panchromatische Platten in Verbindung mit geeigneten Filtern zu gebrauchen, besonders in Fällen, bei denen eine Strukturzeichnung im Bilde sichtbar werden soll; auf einer n i c h t farbenempfindlichen Platte würde sie vollkommen kontrastlos erscheinen.

Für unsere Zwecke finden wir mit einigen wenigen erprobten einwandfrei hergestellten Filtern das Auslangen.

Ein Gelbfilter kann objektseitig oder bildseitig angebracht werden, am einfachsten an der Fassung des Objektivs selbst. Bei Einschaltung des Filters v o r das Objektiv wird die Bildebene ein wenig nach hinten verlegt, so daß das ohne Verwendung der Gelbscheibe scharf eingestellte Mattscheibenbild etwas unscharf wird. Diese Unschärfe, die bei der gewöhnlichen photographischen Aufnahme wegen ihrer Geringfügigkeit vernachlässigt bzw. durch Abblendung vermindert werden kann, spielt bei den anatomischen Aufnahmen, bei denen es auf größtmögliche Schärfe ankommt, dennoch eine Rolle, weswegen die Einstellung mit dem Filter erfolgen muß. Setzt man das Filter hinter das Objektiv (etwa auf dessen hintere Linse), so wird die Bildebene bedeutend mehr nach hinten verschoben, weshalb diesfalls die Scharfeinstellung mit dem Filter um so mehr notwendig erscheint. Ein unmittelbar vor der Platte gelegenes Filter beeinträchtigt die Bildschärfe nicht.

Das in der Bildnisphotographie zur Vermeidung übermäßiger Schärfe bisweilen benutzte Graufilter findet in der Anatomie keine Verwendung; seine Anwendung würde dem wichtigsten Gebote der anatomischen Photographie, der präzisen Wiedergabe der Details, entgegenwirken.

c) Exposition. Man muß sich immer vor Augen halten, daß die wichtigste aller Voraussetzungen im photographischen Verfahren die richtige Exposition ist. Eine richtige Belichtung ist in jedem Falle anzustreben und darf nicht gegen andere Vorteile eingetauscht werden. Vielleicht in keiner anderen Phase des photographischen Verfahrens spielen Gefühl und Erfahrung eine solche Rolle, wie bei der Exposition. Eine zu kurze oder zu lange Belichtung verändert das Bild des Objektes nicht so sehr in seinen Umrissen, als bezüglich der Wiedergabe der Tonwerte. Es ist eine große Reihe von Belichtungsmessern und -tabellen beschrieben worden, welche in der Landschaftsphotographie einen kaum zu entbehrenden Behelf darstellen; für unsere Zwecke sind sie kaum notwendig, da wir zumeist unter gleich bleibenden oder zumindestens sehr ähnlichen Lichtverhältnissen — sei es bei künstlichem Licht, sei es bei Tageslicht — zu arbeiten haben. Je höher die Lichtempfindlichkeit der Platte, desto genauer muß die Exposition bestimmt werden.

Die Länge der Exposition hängt ab:

1. Von der Beleuchtung des Objektes, d. h. also von der Intensität und der Farbe der Lichtquelle sowie von ihrer Entfernung vom aufzunehmenden Objekt.

2. Von der Farbe des Objektes; ein hell gefärbtes z. B. weißes oder hellgelbes Objekt bedarf naturgemäß einer viel kürzeren Expositionszeit als ein in dunklen Farbentönen gehaltenes.

3. Von der Farbe und Helligkeit des Hintergrundes.

4. Von der Lichtstärke bzw. von der Abblendung des Objektivs. Die relative Lichtstärke ist für die Expositionszeit noch nicht maßgebend; es ist die Tatsache zu berücksichtigen, daß in verschiedenen Objektiven mit gleichem Öffnungsverhältnis verschieden große Absorptions- bzw. Reflexionsverluste auftreten können. Vgl. den Beitrag: Die optischen Grundlagen der Photographie in diesem Buch.

5. Von der Empfindlichkeit der Platte, und zwar sowohl von der Gesamtempfindlichkeit, als auch von der Empfindlichkeit gegenüber verschiedenen Farben.

6. Von der eventuellen Verwendung eines Filters.

Am besten wird die Expositionszeit empirisch, u. z. folgendermaßen ermittelt: auf dem Rahmen bzw. dem Schuber einer Kassette werden einige Marken so angebracht, daß man sechs ungefähr gleich breite Streifen der photographischen Platte in sechs Etappen belichten kann. Nun schiebt man den Schuber so weit heraus, daß ein Sechstel der Platte frei wird und belichtet 16 sec. lang. Dann schiebt man den Schuber bis zur zweiten Marke und belichtet die zwei ersten Sechstel der Platte 8 sec., so daß der erste Streifen der Platte, der bereits 16 sec. belichtet wurde, 24 sec. belichtet ist. Nach Herausschieben des Kassettenschubers bis zur dritten Marke belichtet man die unbedeckte Platte, also die ersten drei Plattensechstel, 4 sec. lang. Jetzt wäre der erste Abschnitt 16 sec. $+$ 8 sec. $+$ 4 sec. $=$ 28 sec., der zweite 8 sec. $+$ 4 sec. $=$ 12 sec., der dritte 4 sec. lang belichtet. So verfährt man noch dreimal mit den Expositionen von 2 sec., 1 sec. und 1 sec. Die 6 Streifen der photographischen Platte sind also beziehungsweise 32 sec., 16 sec., 8 sec., 4 sec., 2 sec. und 1 sec. lang belichtet. Man kann es auch umgekehrt machen, indem man den Schuber ganz herauszieht und in sechs Etappen einschiebt, u. z. so, daß in der ersten Stellung des Schubers 1 sec., in der zweiten 1 sec., in der dritten 2 sec., in der vierten 4 sec., in der fünften 8 sec. und in der sechsten 16 sec. lang exponiert wird. Man erhält demnach sechs Expositionszeiten von 1 sec., 2 sec., 4 sec., 8 sec., 16 sec. und 32 sec. Sollte sich die längste dieser Expositionszeiten als zu kurz erwiesen haben, dann wiederholt man denselben Vorgang mit den Belichtungszeiten von ½ min., ½ min., 1 min., 2 min., 4 min. und 8 min., um Belichtungen von ½ min., 1 min., 2 min., 4 min., 8 min. und 16 min. zu erzielen, so daß die längste Expositionszeit der ersten Belichtungsserie der kürzesten der zweiten nahekommt.

Das Objektiv soll nach jeder Belichtung zugedeckt werden; daß alle anderen Faktoren, welche auf die Belichtung von Einfluß sind, bei diesem Vorgang keine Änderung erfahren dürfen, ist wohl selbstverständlich.

Dieses Verfahren ist, streng genommen, nicht immer ganz präzis, weil in den verschiedenen Abschnitten der Platte verschiedene Abschnitte des Objektes abgebildet werden. Ist z. B. ein Teil des Objektes wesentlich heller als ein anderer, dann gibt diese Methode zur Ermittlung der Exposition keine einwandfreien Resultate. Will man diesem Fehler entgehen, so zeichnet man die sechs Plattenabschnitte auf der Mattscheibe ein und nimmt bei jeder der sechs Expositionen dasselbe Detail des Präparates auf. Die im Handel erhältlichen, zur Herstellung von Belichtungsproben bestimmten Kassetten (mit Schlitzschuber bzw. mit wandernder Platte) erfüllen ihren Zweck vollkommen (sie finden hauptsächlich in der Mikrophotographie Anwendung).

Es ist vorteilhaft, die Expositionszeit an der oberen Grenze zu halten.

d) Der chemische Prozeß. Bei der chemischen Behandlung der photographischen Platte bedarf in erster Linie die Entwicklung besonderer Beachtung. Sie gibt uns die für die Reproduktionsfähigkeit anatomischer Aufnahmen höchst wichtige Möglichkeit, verbessernd auf das Negativ einzuwirken, Kontraste zu mildern oder zu steigern usw. Empfehlenswert ist selbstverständlich, daß derjenige, der die Aufnahmen gemacht hat, sie auch selbst entwickelt, damit er die Platte bezüglich der Tonabstufungen beurteilen und eventuell zweckmäßig beeinflussen kann.

Die Entwicklung muß mit besonderem Geschick gehandhabt werden, denn sie ermöglicht es, Belichtungsfehler teilweise auszugleichen und den farbtonrichtigen Aufbau des Negativs herbeizuführen. Es soll unsere Aufgabe sein, durch aufmerksames Lenken der Entwicklung alles an Tonabstufungen herauszuholen, was ein Negativ zu liefern vermag. Eine bei der Hervorrufung des Bildes begangene Unachtsamkeit kann das Endresultat in hohem Maße beeinträchtigen, da der Charakter des Negativs für die weitere Gestaltung des Bildes von maßgebender Bedeutung bleibt. Belichtungsfehler kann man durch die Entwicklung nur in geringem Maße verbessern; unterbelichtete Platten sind durch keinerlei Kunstgriffe der Entwicklung zu retten. Zu geringe Belichtung beeinflußt die Emulsionsschichte gewissermaßen nur oberflächlich. Die überbelichtete Platte bietet der Entwicklung keinen so großen Widerstand, die Zeichnung und die Tonabstufungen aber sind auf jeden Fall zerstört.

Man soll den Entwickler nach Tunlichkeit selbst anfertigen und bei einer bestimmten Zusammensetzung desselben verbleiben, weil dadurch die Arbeit an Zuverlässigkeit gewinnt. Es ist jedoch zu bedenken, daß verschiedene Plattensorten sich im gleichen Entwickler verschieden verhalten, weil bei der einen Platte die Schichte vom Entwickler rascher durchdrungen wird, als bei der anderen. Für die einzelnen Plattensorten sollte man demnach Entwickler besonderer Zusammensetzung in Vorrat haben. Da wir aber auf unserem Gebiet nur mit wenigen Plattenarten arbeiten, ist es vollkommen genügend, wenn man nur eine oder zwei Entwicklerlösungen zur Verfügung hat. Übrigens sind in der jeder Plattenschachtel beigegebenen Gebrauchsanweisung die für die betreffende Plattensorte geeignetsten Entwickler angegeben.

Man muß sich jederzeit bewußt sein, daß nur richtig exponierte Platten sich auch richtig entwickeln lassen. Man darf sich nicht darauf verlassen, die Platte durch nachträgliches Verstärken oder Abschwächen auf die gewünschte Tonstufe bringen zu können. Das Abschwächen und Verstärken darf nur als letzter Ausweg vorgenommen werden und soll infolge richtiger Exposition und richtiger Entwicklung entbehrlich sein.

Der Anfänger entwickelt fast immer zu dicht; von einem dünnen Negativ kann man besser reproduzierbare Abzüge herstellen, als von einem kontrastreichen. Ein gutes Negativbild soll in seinen Konturen zart sein, es soll, auf weißes Papier gelegt, die Einzelheiten in den Schatten deutlich erkennen lassen; auf schwarzem Papier soll im auffallenden Lichte das Positivbild gut zu sehen sein. Nur nach solchen Negativen läßt sich ein tadellos reproduzierbares Bild erzielen.

Wie bereits erwähnt, kommt es bei der Entwicklung sehr auf die chemische Zusammensetzung des Entwicklers an. Manche Entwickler lassen alle Einzelheiten wohl schnell erscheinen, sie werden aber erst nach längerer Dauer gekräftigt; dadurch wird das Negativ weich und zart, die Schattenpartien sind, jedoch schon vollkommen entwickelt ehe sich eine genügende Deckung der Lichter einstellt. Man darf demnach die Entwicklung erst dann unterbrechen, wenn die Lichter im gewünschten Maße gedeckt sind. Bei Entwicklern, bei denen zuerst die Lichter hervorgerufen werden und erst viel später die Details in den Schattenpartien erscheinen, sind die Lichter gewöhnlich bereits zu stark ausgeprägt, bevor noch die Schatten gut entwickelt sind. Das Negativ wird dadurch zu hart, also für die Reproduktion nicht geeignet.

Wir haben mit Metol-Hydrochinon und mit Rodinalentwickler die besten Erfahrungen gemacht: das Bild erscheint genügend rasch, die Deckung in den Lichtern tritt erst allmählich ein. Bei starker Verdünnung arbeiten diese Entwickler weich, bei schwacher wesentlich härter. (Die gleiche Erscheinung läßt sich übrigens auch bei den meisten anderen Entwicklern. feststellen.)

Gut beeinflussen läßt sich die Entwicklung durch tropfenweisen Zusatz einer 10%igen Bromkalilösung. Bei den soeben erwähnten Entwicklern ist Bromkali gewöhnlich nicht notwendig, nichtsdestoweniger soll man es jederzeit bei der Hand haben.

Hat man Grund anzunehmen, daß die Platte zu kurz belichtet wurde, so empfiehlt es sich, dieselbe nicht in stark konzentriertem (wie es manche anzunehmen pflegen), sondern im Gegenteil in verdünntem Entwickler zu entwickeln. Rodinalentwickler in starker Verdünnung (1 : 200 bis 1 : 300) erlaubt häufig auch beträchtlich unterexponierte Platten nach mehrstündiger Behandlung ziemlich brauchbar zu gestalten.

Für überexponierte Platten ist ein kräftig arbeitender, also stark konzentrierter Entwickler mit reichlichem Bromkalizusatz am Platz.[1] Dadurch werden die Kontraste in den Tonabstufungen erhöht, der Entwicklungsvorgang selbst aber verzögert. Solche Platten soll man nicht unterentwickeln (sonst wird das Negativ nur in der obersten Schichtlage aufgebaut), sondern so lange im Entwickler lassen, bis sie undurchsichtig werden. Nachträgliche Abschwächung leistet in solchen Fällen manchmal sehr gute Dienste. Im allgemeinen kann man sagen, daß das Bild desto weicher erscheint und daß sich die verschiedenen Nuancen desto besser herausholen lassen, je mehr der Entwickler verdünnt ist, weil ein verdünnter Entwickler in die Tiefe wirkt. Die Entwicklung in stark verdünntem Entwickler, dem man noch Bromkali zusetzt, würde viel zu lange Zeit in Anspruch nehmen.[1]

Man beginnt die Entwicklung im stark verdünnten oder gebrauchten Entwickler. Gewinnt man den Eindruck, daß die Platte unterexponiert ist, dann entwickelt man im verdünnten Entwickler zu Ende. Erscheint das Bild normal rasch — das richtige Urteil dafür erreicht man durch Übung —, dann bringt man das Negativ in eine zweite Schale mit dem Entwickler normaler Zusammensetzung. Erscheint das Bild schnell und kommt man zur Überzeugung, daß die Platte überexponiert ist, so wird das Negativ in einer dritten Schale mit stark konzentriertem Entwickler,

---

[1] In stark konzentriertem Entwickler bildet sich wirksames Bromkali von selbst.

dem man Bromkali zusetzt, zu Ende entwickelt. Diese Art der Entwicklung bezeichnet man als Drei-Schalen-Entwicklung.

Mittels der sogenannten Standentwicklung in stärker verdünnter Entwicklerlösung gelingt es oft, weiche und zarte, für unsere Zwecke sehr geeignete Negative auch dann zu erhalten, wenn eine fast doppelt so lange Expositionszeit notwendig gewesen wäre, als in Wirklichkeit angewendet wurde. Der große Vorteil dieses Verfahrens liegt demnach darin, große Belichtungsfehler ausgleichen zu können. Die vorgeschriebene Zusammensetzung des Entwicklers, seine Temperatur und die erforderliche Entwicklungszeit (welche empirisch bestimmt wird) müssen bei der Stand-(Tank-)Entwicklung genau eingehalten und daher von Zeit zu Zeit überprüft werden.

Hat man keine Standentwicklungsanlage zur Verfügung, so kann eine unterexponierte Platte auch auf folgende Weise gerettet werden: Man entwickelt die Platte ein wenig an und stellt sie dann in ein mit Wasser gefülltes Gefäß so hinein, daß die Schicht gegen die Wandung des Gefäßes zu liegen kommt. Die Platte bleibt einige Minuten so stehen. Der an der Plattenemulsion haftende Entwickler verteilt sich auf das Wasser zwischen Platte und Gefäßwand und wirkt als Standentwickler. Diesen Vorgang kann man einige Male wiederholen.

Zum Ausgleich von Belichtungsfehlern ist auch folgendes Verfahren beschrieben worden (Planliegeentwicklung): Man legt die Platte in eine genau wagrecht liegende Schale mit stark verdünntem Entwickler und läßt sie vollkommen ruhig so lange liegen, bis die Entwicklung vollendet ist. An belichteten Stellen des Negativs wird Brom frei; es verbindet sich mit dem Alkali des Entwicklers zu Kalium- oder Natriumbromid, welches sich über den Lichtern ablagert und diese bei der Entwicklung zurückhält. An den Schattenpartien, an denen weniger Brom frei wurde, tritt dasselbe, aber in viel geringerem Maße ein, die Entwicklung wird hier nur unwesentlich gehemmt. Dieser Ausgleich findet aber nur dann statt, wenn die Lage der Schale absolut wagrecht ist, sonst wandern die Bromsalze nach der Seite und erzeugen auf der Platte Wellenlinien (Schlieren). Die Schale muß während der Entwicklung zugedeckt bleiben.

Im Fixierbad muß die Platte doppelt so lange Zeit liegen, als sie gebraucht hat, um den von der Glasseite her wahrnehmbaren grünlichen Schleier zu verlieren. Sowohl die Fixierung, als auch das Auswässern muß sehr gründlich vorgenommen werden, besonders wenn man die Absicht hat, das Negativ nachträglich abzuschwächen oder zu verstärken. Besteht bezüglich der Güte des Fixierens ein Zweifel, so muß man das Fixieren und Auswässern vor dem Abschwächen oder Verstärken noch einmal gründlich vornehmen.

Soll ein schnelles Auswässern, d. h. Befreien der Platte von Fixierbadresten erreicht werden, dann gibt man die einige Minuten lang vorgewässerte Platte in eine Schale mit Wasser, dem einige Tropfen einer Kaliumhypermangan-Lösung (1 : 1000) zugesetzt wurden. Haften noch Spuren von Fixierbad an der Emulsion, dann wird die klare, schön violett gefärbte Lösung braun. Man muß den Vorgang in frischer Kaliumhypermanganlösung so oft wiederholen, bis das Bad die klare, hellviolette Farbe dauernd behält. Dann kann das Negativ nach gutem Durchspülen getrocknet werden.

Das Verstärken bzw. Abschwächen soll man nur im Notfalle vornehmen, und zwar nur dann, wenn die Tonabstufungen des Negativs bloß unwesentlich beeinträchtigt sind. Durch nachträgliche chemische Behandlung der Platte werden nämlich die Tonabstufungen verschoben, gerade die richtige Wiedergabe der Töne ist aber für die Güte des Bildes in hohem Grade maßgebend. Im allgemeinen eignet sich ein dünnes Negativ, welches alle Details enthält, für die Verstärkung nicht so gut, wie ein dichtes für die Abschwächung, weil die zu große Dichte ihre Ursache oft in der Überentwicklung hat. Beim Abschwächen ist besondere Vorsicht geboten, weil man Gefahr läuft, zu stark abzuschwächen. Man muß auch bedenken, daß schon das Fixiernatron an und für sich abschwächend wirkt. In der Wirkung verschiedener Abschwächer gibt es Unterschiede: Negative, welche im ganzen zu dicht sind, lassen sich besser im Blutlaugensalz-Abschwächer behandeln, wogegen der Ammoniumpersulfat-Abschwächer für harte Negative geeigneter ist, weil in ihm die Lichter stärker angegriffen werden als die Schatten. Flaue Negative werden im Uranverstärker viel kontrastreicher gestaltet als im Quecksilberverstärker. Bei der Handhabung von Verstärkern muß besondere Vorsicht geübt werden, da sie sehr giftig sind. Ist ein Negativ bloß stellenweise zu dicht oder zu dünn, so trägt man die Abschwächer- bzw. Verstärkerlösung mit einem weichen Pinsel auf die zu behandelnde vorher angefeuchtete Stelle auf, wobei jedoch die Konturen der Lichter genauest eingehalten werden müssen. Nachher wird die Platte gründlich gewässert. Die partiell vorgenommene Abschwächung ist leichter durchführbar als partielle Verstärkung.

Der am häufigsten auftretende Fehler beim Entwickeln ist der Entwicklungsschleier. Er entsteht entweder dadurch, daß die Platte zwischen Entwickeln und Fixieren nicht durchgespült wurde oder daß sie ins grelle Licht kam, bevor noch der Fixiervorgang beendet war. Durch mehrstündiges Baden in gebrauchtem Tonfixierbad lassen sich diese Schleier meist beseitigen.

Das Trocknen des Negativs muß in einem staubfreien, trockenen Raum vorgenommen werden. Am besten lasse man das Negativ von selbst trocknen, jedoch kann ein vorsichtiges Nachhelfen mit irgend einem Trockenapparat nicht schaden. Auf jeden Fall muß eine zu hohe Temperatur beim Trocknen vermieden werden. Das Baden in Alkohol (mindestens 10 Minuten lang) beschleunigt den Trocknungsprozeß sehr, man darf jedoch nicht vergessen, daß Alkohol an und für sich auf das Negativ aufhellend wirkt.

e) Nachbehandlung des fertigen Negativs. Auch das fertige, d. h. bereits trockene Negativ, welches in seinen Details unseren Wünschen entspricht, bedarf oft noch einer besonderen Zurichtung. Ist eine Aufnahme nicht einwandfrei gelungen, dann soll man nicht in Versuchung geraten, durch raffinierte Nachbehandlung der Platte oder des Positivbildes das ersetzen zu wollen, was schon das Negativ von Haus aus hätte bieten sollen.

Die Negative anatomischer Bilder sollen, was ihre Details betrifft, keiner nachträglichen Bearbeitung unterzogen werden. Am fertigen Negativ dürfen wir nur einen Ausgleich übermäßiger Kontraste und das sogenannte Ausflecken, d. i. die Korrektur der Schichtfehler, vornehmen. Ist der gewünschte Ausgleich der Kontrastabstufungen bei der Entwicklung (Abschwächung, Verstärkung) nicht genügend erreicht worden, sind also die Lichter zu grell und die Schatten zu tief (eine häufig zu beobachtende Erscheinung), dann führt das gleichmäßige Übergießen (nicht Anstreichen!) der Glasseite des Negativs mit Mattlack manchmal zu sehr guten Ergebnissen. Die ausgleichende Wirkung des Mattlackes wird noch unterstützt durch Zugabe von Farbstoffen wie Karmin, Gelb oder Grün. Jene Stellen, welche im Positivbilde dunkel erscheinen sollen, werden nach Erstarren des Negativlacks ausgeschabt. Ist die Platte zu weich, also nicht genügend kontrastreich, dann erhöht man die Kontraste derart, daß man nur die Schatten auskratzt und die Lichter gedeckt läßt.

Die Dicke der Glasplatte bedingt eine geringe Entfernung zwischen der auf der Glasseite des Negativs aufgetragenen Mattlackschicht und dem Kopierpapier; daher darf das Kopieren eines so nachbehandelten Negativs nur bei einer ziemlich weit entfernten und senkrecht zur Platte stehenden Lichtquelle geschehen. Sonst läuft man Gefahr, Doppelkonturen im Positiv zu erhalten.

Es ist möglich — wenn auch nicht ungefährlich — auch auf der Schichte des Negativs den Mattlack in gewünschter Ausdehnung aufzutragen. Sollen einzelne Teile des Negativs heller erscheinen, dann empfiehlt es sich, sie mit verriebenem Graphit abzudecken. Ein Vorteil dieses Verfahrens liegt darin, daß der Graphit durch bloßes Abwischen entfernt werden kann und daß sich die Konturen leicht einhalten lassen. Sind einzelne Stellen des Negativs zu dunkel, dann kann man sie durch Abreiben mit einem in Alkohol getauchten Wattebäuschchen ein wenig aufhellen.

Die häufig zu beobachtenden Pünktchen und Kratzer auf der Emulsionsschicht, welche trotz Abstaubens der Platte vor dem Einlegen in die Kassette durch Staub und mechanische Verletzungen hervorgerufen wurden, müssen durch das „Ausflecken" entfernt werden. Man bestreicht die Schicht des Negativs mittels eines Leinenlappens gleichmäßig mit Mattolein, wodurch sie für Bleistift und Farbe empfänglich wird. Auf die vom Staub bedeckt gewesenen, also nicht belichteten Stellen wird mittels eines Bleistiftes, dessen Härte man nach der Schattentiefe der betreffenden Stelle wählt, Graphit aufgetragen. Auch entsprechend verdünnte und mit Gummi arabicum gemischte chinesische Tusche, mit fein zugespitztem Marderpinsel aufgetragen, kann sehr empfohlen werden. Durch Übung muß man erreichen, daß nur das nicht belichtete Fleckchen und nicht seine Umgebung zugedeckt wird, weil wir sonst im Positivbilde einen der Umrandung des Fleckchens entsprechenden hellen Saum erhalten würden. Selbstverständlich muß für die Abdeckung auch der richtige Tonwert, welcher von der Umgebung nicht abstechen darf, gewählt werden.

Das Positivverfahren

Der Endzweck des größten Teiles aller anatomisch-photographischen Arbeiten ist das Positivbild; nach ihm wird die Leistungsfähigkeit des anatomischen Verfahrens beurteilt. Der Kopierprozeß soll einerseits nach Tunlichkeit mit dem Negativcharakter in Einklang gebracht werden, andererseits aber ihn vorteilhaft ergänzen. Wenn wir auch in der Entwicklung und in der nachträglichen chemischen und manuellen Behandlung des fertigen Negativs eine Handhabe besitzen, seine Kontraste ziemlich weitgehend in der von uns gewünschten Richtung zu beeinflussen, so ist es doch vornehmlich das Kopierpapier, welches unsere diesbezüglichen Wünsche in noch viel höherem Grade zu erfüllen vermag. Wo es nur einigermaßen möglich ist, sollen wir auf die Abschwächung bzw. Verstärkung verzichten, weil wir oft in der Lage sind, durch die Wahl des geeigneten Kopierpapiers das gleiche Ziel leichter, ausgiebiger und sicherer zu erreichen.

a) Beurteilung des Negativs. Bevor man das Positivverfahren in Angriff nimmt, muß das Negativ einem eingehenden Studium unterworfen werden. Die Ansicht, man solle das Negativ schon bei seiner Herstellung dem in Aussicht genommenen Kopierverfahren anpassen, ist nicht richtig; vernünftiger ist es — und die Möglichkeiten stehen heute zu Gebote —, das Positivverfahren dem Negativcharakter anzupassen. Die Dichte und der Kontrastreichtum des Negativs sind es, die uns Direktiven dafür geben, auf welche Weise ein gutes Positivbild erreicht werden kann.

Ist das Negativ auf der einen Seite viel heller (lichtdurchlässiger) als auf der anderen, so muß man unter sehr schräger Beleuchtung kopieren, wobei die dunkle Negativseite der Lichtquelle zugeneigt ist, so daß die eine Seite stärker als die andere beleuchtet wird. Man kann ein solches Negativ auch derart kopieren, daß man zwischen Lichtquelle und Kopierrahmen eine kontinuierlich immer dunkler werdende Grauscheibe einschaltet. Die dunklere Seite der Scheibe deckt die hellere Seite des Negativs. So eine Scheibe kann man sich selbst leicht anfertigen, indem man die photographische Kamera auf eine schwach beleuchtete weiße Wand einstellt und während einer mehrere Sekunden dauernden Exposition den Kassettenschuber langsam herauszieht. Dadurch wird die eine Plattenseite länger belichtet, also mehr geschwärzt, als die andere, wobei der Schwärzungsübergang ein allmählicher ist. Besonders bei Aufnahmen anatomischer Modelle in einseitiger Beleuchtung führt dieses einfache Hilfsmittel zu einem guten Ausgleich der Lichtwirkungen. Auch bei Herstellung der Kopien in einem Vergrößerungsapparat mit Kondensor kann man auf die beschriebene Art verfahren.

b) Wahl des Kopierpapieres. Das unseren Zwecken dienende Kopierpapier muß die kleinsten Details und die feinsten Abstufungen der Tonwerte wiederzugeben vermögen. Die Kontraste müssen ausreichend zum Ausdruck kommen, wobei die Deckung der Lichter genügend ausgeprägt sein soll. Es ist einleuchtend, daß das künstlerische

Gepräge im anatomischen Bilde hinter der naturgetreuen Reproduktion des Objektes zurücktreten muß, daher finden die der Bildnis- und Landschaftsphotographie so gute Dienste leistenden Tageslicht-(Auskopier-)papiere in der anatomischen Photographie erst in zweiter Linie Verwendung. Die einfache, der Negativbehandlung analoge Handhabung, die Unabhängigkeit vom wechselnden Tageslicht, die bei ihrer Verarbeitung sich ergebende Zeitersparnis und nicht zuletzt die Anpassungsmöglichkeit an das Negativ sind Faktoren, welche für Kunstlicht-(Gaslicht- bzw. Bromsilber-) und gegen Tageslicht-Papiere eine überzeugende Sprache sprechen. Unter den beim künstlichen Licht zu belichtenden Kopierpapieren verdienen diejenigen mit glänzender Oberfläche den Vorzug, teilweise, weil sie ein größeres Detailwiedergabevermögen besitzen und kräftigere Kontraste aufweisen, teilweise wegen der Möglichkeit, ihnen Hochglanz verleihen zu können, ein Umstand, welcher für die Reproduktion eine nicht zu unterschätzende Rolle spielt. In jenen Fällen, bei welchen sich eine Positivretusche (Ausfleckung usw.) als notwendig erweist, ist ein mattes Kopierpapier angezeigt, weil sich eine Retusche auf glänzendem Papier viel schwieriger durchführen läßt; wegen seiner Kontrastarmut eignet sich das matte Papier auch für zu kontrastreiche Negative. Für die Verarbeitung der Gaslichtpapiere ist infolge ihrer geringen Empfindlichkeit das Vorhandensein einer Dunkelkammer nicht unbedingt notwendig. Sie liefern im allgemeinen härtere Töne als die Bromsilberpapiere; daher ihre größere Eignung für dünnere Negative. Die jedem Kopierpapierpaket beigelegte Gebrauchsanweisung soll nach Tunlichkeit eingehalten werden.

Die Expositionszeit beim Kopieren ist abhängig: 1. von der Intensität und Farbe der verwendeten Lichtquelle; 2. von der Entfernung der Lichtquelle vom Kopierrahmen; 3. von der Dichte des Negativs; 4. von der Empfindlichkeit des Kopierpapieres; 5. von der Zusammensetzung des benutzten Entwicklers. Es ist ratsam, sich auf bestimmte Arten von Kopierpapieren einzuarbeiten und die notwendige Belichtung für jedes einzelne Papier und ein normal dichtes Negativ unter gleichbleibenden Beleuchtungsverhältnissen mittels eines Probestreifens empirisch zu bestimmen. Die notwendige Änderung der Belichtungszeit beim Kopieren mehr oder minder stark gedeckter Negative abzuschätzen, lernt man durch Übung in kürzester Zeit; auch leistet ein Kopierphotometer diesbezüglich gute Dienste. Wir setzen im folgenden voraus, daß Intensität und Farbe der Lichtquelle unverändert bleiben. Durch Änderung der Entfernung zwischen Kopierrahmen und Lichtquelle vermag man die Kontraste des Bildes zu dosieren: je näher das Negativ der Lichtquelle bei gleicher Expositionszeit steht, desto kontrastärmer ist das Bild. Die Vergrößerung dieser Entfernung hat außer der kontraststeigernden Wirkung auch den Vorteil, daß etwaige, auf dem Negativ vorgenommene Retuschen in der Kopie weniger zum Ausdruck kommen. Schwenkt man noch den Kopierrahmen während der Belichtung, so wird eine etwa vorhandene Retusche noch weniger sichtbar Daß ein dichtes Negativ länger belichtet werden muß als ein weniger gedecktes, ist klar. Ist das Negativ stellenweise zu dicht, so werden die Lichter im Positivbilde noch keine Zeichnung aufweisen, während die Schatten schon zu dunkel geworden sind. Selbstverständlich resultiert daraus ein unausgeglichenes, übertrieben kontrastreiches Bild. Ein flaues (wenig gedecktes) Negativ kopiert in der Regel zu rasch und zu wenig kontrastreich. Eine mit Mattlack behandelte Platte erfordert eine etwas längere Expositionszeit, als man bei der subjektiven Betrachtung zu schätzen pflegt. Die weniger empfindlichen Gaslichtpapiere ergeben bei der Belichtung eine viel breitere Operationsbasis als die viel empfindlicheren Bromsilberpapiere. Je länger die Exposition aus gleicher Entfernung erfolgt, desto weicher wird das Bild. Man kann also außer durch die Entfernung zwischen Kopierrahmen und Lichtquelle auch durch die Länge der Expositionszeit den Kontrastreichtum und die Tonwerte des Positivbildes günstig beeinflussen. Schließlich hat man noch in der Wahl des geeigneten Entwicklers eine Möglichkeit, die Tonabstufungen des Negativs zu beeinflussen: je weicher die Kopie werden soll, desto mehr muß die Entwicklerlösung verdünnt werden; harte Positive werden in konzentriertem Entwickler hervorgerufen, die Entwicklung wird jedoch durch Bromkali- oder Glycerinzusatz verlangsamt, wodurch schöne Bildtöne mit feinen Abstufungen erreicht werden. Bromkali vermag auch eine eventuelle Verschleierung und Gelbfärbung des Positivs zu verhindern.

Eine Probekopie wird derart hergestellt, daß das Negativ mit einem Streifen Kopierpapier in die auf S. 98 beschriebene Kassette eingelegt und durch etappenweises Herausziehen des Schubers belichtet wird.

Von größerer Bedeutung als bei den Negativen ist hier die Temperatur des Entwicklerbades. Zu kalte Entwickler arbeiten sehr langsam und liefern kraftlose Bilder; ist der Entwickler zu warm, so werden die Bilder flau und oft verschleiert. Die richtige Temperatur des Entwicklers (übrigens auch der meisten photographischen Bäder) bewegt sich zwischen 15⁰ und 18⁰ C.

Nicht nur das ganze Positiv, sondern auch einzelne Teile desselben lassen sich durch Abdecken des Negativs mit Seidenpapier bei der Belichtung zweckmäßig beeinflussen. Will man eine bestimmte Stelle des Negativs beim Kopieren zurückhalten, so schneidet man ein Stück Seidenpapier genau den Konturen dieser Stelle entsprechend aus und legt es auf die Glasseite des Negativs. Auch eine mit Glycerin stellenweise transparent gemachte Mattscheibe eignet sich für diese Zwecke. Selbstverständlich muß in diesen Fällen die Belichtung länger dauern. Auch durch einfaches Auflegen von Watte können einzelne Stellen des Negativs abgedeckt werden. Zum Zurückhalten der Entwicklung genügt manchmal das Bepinseln der betreffenden Stelle mit Glycerin.

Hat man die Absicht, einzelne Stellen im Positiv mehr hervorzuheben, dann verfährt man derart, daß man entweder das übrige Negativ mit Seidenpapier abdeckt oder daß man die Entwicklung im stark verdünnten Entwickler beginnt und die stärker hervorzuhebenden Stellen mit einer konzentrierten Entwicklerlösung betupft. Auf diese einfache Art lassen sich Modifikationen in den Tonabstufungen erreichen.

Durch geringe Überbelichtung, stärkere Verdünnung des Entwicklers bzw. durch Bromkalizusatz lassen sich bräunliche Töne im Bild erzielen. Die als Platin-, Pigment-, Gummi-, Öl- und Bromöldruck in der Porträt- und Landschaftsphotographie mit großem Erfolge verwendeten Kopiermethoden kommen für unsere Zwecke kaum in Betracht. Sie beeinträchtigen die Schärfe der Konturen sowie den Kontrastreichtum und vermindern die Reproduktionsfähigkeit des Positivbildes.

Zum Fixieren der Kopien soll man ein s a u e r e s Fixierbad verwenden, dessen Temperatur nicht zu niedrig sein darf. Bekanntlich kühlt das Wasser beim Auflösen des Fixiersalzes beträchtlich ab, man soll daher das Fixierbad nicht knapp nach dem Ansetzen verwenden.

Von großer Wichtigkeit ist die gründliche Auswässerung der Kopie, welche eine vollkommene Befreiung vom Fixierbad gewährleistet. Die im gesamten photographischen Verfahren nicht genug anzuempfehlende Reinlichkeit ist speziell beim Kopieren geboten, da die geringste Unterlassung in dieser Hinsicht sehr unangenehme und nicht korrigierbare Fehler nach sich ziehen kann.

Das Trocknen der Positivbilder geschieht am besten o h n e Nachhilfe durch Aufhängen in einem trockenen, nicht zu warmen Raum. Durch Auflegen auf Filtrierpapier wird der Trocknungsprozeß beschleunigt. Das Trocknen zwischen zwei Lagen von Filtrierpapier ist n i c h t zu empfehlen, weil es diesen Vorgang verlangsamt und weil dabei Stockflecke im Bild entstehen können. Hat sich eine Kopie beim Trocknen gerollt, dann legt man sie mit der Schichtseite nach unten auf eine weiche Stoffunterlage und streift ein Lineal sanft darüber hinweg.

Zum Aufkleben der Bilder sollen keine saueren Klebemittel verwendet werden, da sie auf die Schichte des Positivs ungünstig einwirken können.

Es soll an dieser Stelle ein einfaches Verfahren Erwähnung finden, welches erlaubt, Positivbilder, z. B. Abbildungen in einem Buch, ohne Zuhilfenahme einer Linse zu kopieren. Man legt u n t e r das Blatt, auf welchem sich die zu kopierende Abbildung befindet, ein schwarzes Papier und a u f das Blatt mit der Schichtseite nach unten ein kontrastreich arbeitendes, nicht zu dickes Entwicklungspapier. Durch Überdecken des Kopierpapieres mit einer durchsichtigen Glasscheibe und Beschweren derselben an den Rändern (außerhalb der Bildgrenzen) wird ein genaues Planliegen des Kopierpapiers erreicht. Nun belichtet man mit einer ziemlich weit entfernten Lichtquelle das Kopierpapier von der hinteren Seite her (durch die Glasscheibe hindurch) und entwickelt es wie gewöhnlich. Man erhält auf diese Weise auf dem Kopierpapier ein Kontaktn e g a t i v des Bildes. Durch Wiederholung des gleichen Vorganges an dem erzielten Negativbild kommt eine Positivkopie des zu reproduzierenden Bildes zustande. Man kann dieses Verfahren vereinfachen, indem man das Kopierpapier auf der Rückseite mit einer aufhellenden Substanz (Paraffin-Benzin 1:3 oder Rizinusöl-Alkohol 1:2) bestreicht. Die auf diese Weise erzielten Bilder sind manchmal recht brauchbar, feine Details und Tonabstufungen im Original sind auf diese Art natürlich schwer reproduzierbar. (Reflektographie, P l a y e r typie.)

c) Vergrößerung. Wir haben früher bemerkt, daß für unsere Zwecke höchstens ein 13 × 18 cm Format in Verwendung kommt. Nur selten ist es nötig, das ganze Format zu vergrößern; viel häufiger beschränkt sich die Vergrößerung auf einen Teil des Gesamtformats, z. B. auf ein Detail des Bildes. Eine kleinere Aufnahme läßt sich viel bequemer handhaben und ist wegen der kürzeren Brennweite des bei ihrer Herstellung verwendeten Objektivs (bei gleichem Öffnungsverhältnis) tiefenschärfer, manche Details des Bildes aber, die in der kleinen Kontaktkopie kaum zur Geltung kommen, treten durch Vergrößerung oft überraschend hervor. Man muß allerdings darüber im klaren sein, daß auch bei Verwendung des besten Vergrößerungsapparates und der besten Arbeitsmethoden sowohl die Strukturdetails des Bildes als auch seine Tonwerte eine geringe Einbuße leiden. Dieser Mangel, besonders aber das „Härterwerden" der Tonabstufungen, kommt um so mehr zur Geltung, je stärker die Vergrößerung gewählt wird, und fällt bei Aufnahmen anatomischer Objekte manchmal sehr ins Gewicht.

Infolge seiner wechselnden Beschaffenheit kommt das Tageslicht bei der Vergrößerung kaum in Betracht. Diese Tatsache schließt naturgemäß die Verwendung von Tageslichtpapieren aus. Unter den bei künstlichem Lichte zu exponierenden Kopierpapieren sind die hochempfindlichen Bromsilberpapiere technisch vielleicht am einfachsten zu behandeln, doch sind der Beeinflussungsmöglichkeit des Bildcharakters wegen der kurzen hier in Betracht kommenden Belichtungszeiten enge Grenzen gesetzt. Die weniger empfindlichen Gaslichtpapiere lassen während der länger dauernden Expositionszeit (z. B. durch Vorhalten von Seidenpapier an jenen Stellen, die in der Kopie zurückgehalten werden sollen) eine Beeinflussung des Kopierverfahrens zu; da bei der Entwicklung der Gaslichtpapiere gelbes Licht verwendet werden kann, läßt sich der Entwicklungsvorgang bei diesen Papieren viel besser überwachen.

Auf zwei Arten gewinnt man aus einem Negativ ein vergrößertes Positiv. Die eine ist die einfachere und beruht darauf, daß mit Hilfe einer Vergrößerungsvorrichtung aus dem Originalnegativ direkt ein vergrößertes Positiv auf Kopierpapier hergestellt wird. Bei der zweiten Art wird nach dem Originalnegativ ein Kontaktdiapositiv und nach diesem ein Negativ in gewünschter Größe hergestellt oder aber man stellt nach dem Negativ ein Diapositiv in gewünschter Größe her und nach diesem durch Kontakt ein Negativ. Nach dem vergrößerten Negativ wird ein Kontaktpositiv verfertigt. Das erste Verfahren hat den Vorteil der relativen Bequemlichkeit, muß aber für jedes einzelne Positivbild wiederholt werden. Das zweite, viel mühsamere Vergrößerungsverfahren bietet in Fällen, in denen eine größere Anzahl von vergrößerten Abzügen notwendig ist, den Vorteil, daß nach dem vergrößerten Negativ durch Kontakt beliebig viele vergrößerte Kopien auf sehr einfache Art und Weise hergestellt werden können. Einen großen Vorzug des letztgenannten Verfahrens bedeutet auch die Möglichkeit der mehrfachen Korrektur: u. z. des Originalnegativs, des (vergrößerten) Diapositivs, des vergrößerten Negativs und der vergrößerten Papierkopie. Dieser

Vorzug muß als ein sehr wichtiger bezeichnet werden, da in einer Vergrößerung Plattenfehler, Bildungsschärfen usw. viel mehr auffallen als im Originalnegativ.

Das zur Vergrößerung bestimmte Negativ muß sehr zart, weich und feinkörnig, der Entwickler für die Vergrößerung reichlich verdünnt sein, sonst werden die Schattenpartien zu stark gedeckt. Die Belichtung soll mit Hilfe eines Probestreifens bestimmt werden; sie muß so bemessen sein, daß bei beendeter Entwicklung die Details in den Lichtern gut herauskommen.

d) Nachbehandlung des fertigen Positivs. Analog der Nachbehandlung, welche das fertige Negativ erfordert, kommt auch für das fertige Positiv eine Nachbehandlung oft in Frage. Darunter ist die Retusche von Kopierflecken und sonstigen Flecken, die Verleihung von Hochglanz und die Wahl des richtigen Bildausschnitts zu verstehen.

Die Positivretusche ist der beim Negativ geübten ziemlich ähnlich, sie erfordert aber mehr Übung und Geschicklichkeit, da uns keine Mittel zur Verfügung stehen, die Spuren der Positivretusche gegebenenfalls unsichtbar zu machen, wie dies beim Negativ der Fall ist.

Hochglanz (intensiver Spiegelglanz) läßt sich dadurch erzielen, daß man die feuchte Kopie auf eine fehlerfreie Email- oder Glasplatte, auf welche Ochsengalle, Talk (Federweiß) oder Wachsbenzinlösung (2 : 100) aufgetragen wurde, aufquetscht. Die Platte wird vorher mit Alkohol gut gewaschen; zwischen der Schicht der Kopie und der Glasplatte befindliche Luftblasen müssen restlos ausgequetscht werden. Dann wird die Platte zum Trocknen aufgestellt, wobei übermäßige Wärme zu vermeiden ist, da die Bilder sonst ankleben und sich schwer und nur unter großer Gefahr herunternehmen lassen. Die Abzüge sollen nach beendeter Trocknung von selbst abfallen oder zumindestens sich leicht abziehen lassen. Das Abziehen der Hochglanzkopien von der Platte muß sehr vorsichtig und gleichmäßig geschehen, damit Risse und Sprünge in der Hochglanzschicht der Bilder vermieden werden.

Der Ochsengalle muß zur Vermeidung ihrer Zersetzung etwas Formaldehyd zugesetzt werden; man kann sie auch derart haltbar machen, daß man sie in 2 bis 3 Teilen Alkohol löst und filtriert.

Hat sich das mit Hochglanz versehene Bild gerollt, dann ist beim Glätten desselben (auf die oben angegebene Weise, s. S. 107) höchste Vorsicht geboten, da die Hochglanzschicht leicht Schaden leiden kann. Durch Überziehen mit irgend einem Fixierungsmittel (Cerotine, Fixativ) wird die Bildschicht vor mechanischen und atmosphärischen Einflüssen geschützt und der Glanz des Bildes erhöht.

Wenn wir auch Wert darauf legen, bei der photographischen Aufnahme das ganze benutzte Format auszunützen, so kommt es dennoch nicht selten vor, daß uns an den Rändern unwesentliche Details überflüssig, ja sogar störend erscheinen. Man soll das Bild so begrenzen, daß sein charakteristischer Inhalt zur Geltung kommt, ohne von Nebensächlichem gestört zu werden. Das Suchen des Bildausschnittes geschieht derart, daß man zwei rechte Winkel auf der Kopie so lange verschiebt, bis der gewünschte Bildausschnitt gefunden ist.

Stereo-Photographie

Wheatstone hat in seinen grundlegenden Abhandlungen gezeigt, daß die Tiefenwahrnehmung bei beidäugiger Betrachtung eines Gegenstandes auf der parallaktischen Verschiebung der Netzhautbilder dieses Gegenstandes beruht. Fertigt man nun mittels eines passend konstruierten photographischen Gerätes von einem Gegenstande zwei stereoskopische Aufnahmen an (die Objektive der Stereokammer ersetzen die Augen) und betrachtet die so gewonnenen richtig montierten Bilder in einem geeigneten Betrachtungsgerät so sieht man ein plastisches — unter bestimmten Voraussetzungen orthomorphes — Modell des aufgenommenen Objektes.

Bei anatomischen Objekten, bei denen die Beurteilung der Tiefenausdehnung von großer Wichtigkeit ist, erweist sich das einfache photographische Bild oft als unzulänglich. Auch die besten photographischen Einzelaufnahmen bieten für die Beurteilung der Tiefendimension wenig Anhaltspunkte und können niemals die gleiche klare Vorstellung von der räumlichen Konfiguration des dargestellten Objektes liefern, wie die unmittelbare Betrachtung des anatomischen Objektes oder seines Modells. Ebensowenig kann das genaueste Studium von mehreren, von einigen Gesichtspunkten aus hergestellten Photogrammen oder Zeichnungen eines Objektes eine so klare Vorstellung von seiner Form und der relativen Lage seiner einzelnen Bestandteile liefern wie ein Blick auf das Objekt oder sein Modell.

Das stereoskopische Verfahren findet in der Anatomie sehr allgemeine Anwendung und hat zweifellos den großen Vorteil, unmittelbar anschauliche und sehr brauchbare Ergebnisse zu liefern. Es ermöglicht uns auf Grund von Bildern das plastische Sehen des in diesen Bildern dargestellten Objektes mit allen seinen Einzelheiten, das optische „Abtasten", das Ausmessen und sogar das Rekonstruieren (Modellieren, Nachbilden) des aufgenommenen Gegenstandes. Es ist merkwürdig, daß ein so einfaches, präzises und instruktives Verfahren wie die Stereophotographie, bisher als wissenschaftliche Reproduktionsmethode ziemlich wenig Beachtung gefunden hat. Der Verbreitung der Stereophotographie mag die Tatsache hindernd im Wege stehen, daß eine besondere Apparatur sowohl zur Herstellung,[1] als auch zur Betrachtung von stereoskopischen Aufnahmen notwendig ist. Ein anderes, vielleicht stärker ins Gewicht fallendes, mehr individuelles Hindernis ist die Tatsache, daß nicht jeder stereoskopisch sehen kann. Diese Gegenargumente sind jedoch auf keinen Fall stichhaltig. Die Technik der Anfertigung von stereoskopischen Bildern ist durchaus nicht schwieriger als die übrige photographische Technik; ebensowenig kann die zur Betrachtung von Stereobildern dienende Vorrichtung als kompliziert

---

[1] Auch mit einer gewöhnlichen photographischen Kamera lassen sich durch geeignete Verschiebungen Stereoaufnahmen herstellen. Dieses Verfahren ist jedoch ziemlich mühsam und ergibt keine so schönen Resultate, wie sie mit Hilfe einer eigentlichen Stereokamera leicht erzielbar sind.

bezeichnet werden. Das stereoskopische Sehen ist jedem beiderseits (eventnell unter Zuhilfenahme von Brillen) normalsichtigen Menschen nach kurzer Übung möglich. Schwierigkeiten des stereoskopischen Sehens ergeben sich bei Personen, die das einäugige Sehen (wie z. B. beim einäugigen Mikroskopieren, bei der Benützung des Augen- oder Kehlkopfspiegels) länger geübt haben. Aber auch von diesen Personen wird das stereoskopische Sehen nach einiger Übung vollkommen beherrscht.

Einen großen Vorteil der Stereophotographie stellt, wie bereits früher bemerkt wurde, die Möglichkeit dar, das aufgenommene Objekt rekonstruieren zu können. Man stelle sich ein Stereobetrachtungsgerät vor, in welchem gleichzeitig mit dem plastischen Stereomodell eine sogenannte wandernde Marke sichtbar ist, mit deren Hilfe das Modell abgetastet werden kann. (Ein solches Gerät ist der Stereokomparator nach C. PULFRICH, hergestellt von C. ZEISS, Jena). Ist diese Marke der Höhe nach etwa millimeterweise einstellbar und können (mit Hilfe eines storchschnabel[pantographen]artigen Zeichengerätes) die Bewegungen der Marke längs der einzelnen Höhenschichten des betreffenden Gegenstandes in einem gewünschten Maßstab auf einem Zeichenblatt im Grundriß dargestellt werden (Stereoautograph) so gewinnt man einen Höhenschichtenplan des aufgenommenen Objekts. Schneidet man Wachsplatten entsprechender Dicke nach den Konturen der einzelnen Höhenschichtenlinien aus und legt diese Wachsplatten ordnungsgemäß übereinander, so gewinnt man ein Wachsmodell des stereophotographisch aufgenommenen Objekts.[1] Dieses Verfahren der Stereophotogrammetrie liefert auffallend genaue Resultate, ist aber ziemlich mühsam und erfordert eine spezielle, sehr kostspielige Apparatur.

Ein Nachteil, welcher der Stereophotographie häufig nachgesagt wird, ist die Unmöglichkeit der Demonstration der Stereobilder vor mehreren Personen zu gleicher Zeit. Dazu ist zu bemerken, daß es sehr wohl möglich ist, plastisch wirkende (rot-grüne) Anaglyphenbilder einem größeren Kreis von Beschauern vorzuführen.[1] Man vgl. hiezu die Arbeit von K. ZAAR, Über Projektionsanaglyphen, Phot. Korr. 1927.

Über die Herstellung von Diapositiven und farbigen photographischen Aufnahmen

Das Diapositiv muß zart und weich sein. Sind die Details in den Lichtern nicht genügend ausgeprägt, dann verschwinden sie unter dem starken Licht des Projektionsapparates. Die Schattenpartien dürfen nicht zu dunkel sein, da sonst Konturen in den Schatten des Bildes auf der Leinwand nicht erkennbar sind, falls die Lichtquelle des Projektionsapparates nicht sehr intensiv ist.

---

[1] Vgl. etwa A. HAY, Sehen und Messen, F. Deuticke, Leipzig und Wien, 1921.

Ein Diapositiv kann entweder als Kontaktkopie (also in gleicher Größe wie das Negativ) entstehen oder durch Vergrößerung bzw. Verkleinerung mit Hilfe eines geeigneten Linsensystems auf das gewünschte Format gebracht werden. Man soll zur Herstellung der Diapositive die für diesen Zweck speziell erzeugten (fabrizierten) Platten bzw. Filme, welche mit einer besonderen Emulsion versehen sind, verwenden. Es besteht eine, wenn auch wenig ausgiebige Möglichkeit, geringe Fehler in den Tonabstufungen des Negativs bei der Herstellung des Diapositivs in letzterem zu korrigieren. Die Diapositivplatten verhalten sich diesbezüglich ähnlich wie die Gaslichtpapiere (s. S. 105): auch bei ihnen kann man durch Entfernungsänderung der Lichtquelle während der Exposition, durch die Länge der Belichtungszeit, durch vorteilhafte Modifikation der Entwicklung usw. die Kontraste erhöhen bzw. abschwächen. Die Probebelichtung des Kontaktdiapositivs kann derart vorgenommen werden, daß das Negativ mitsamt der Diapositivplatte, Schicht auf Schicht, in eine Kassette eingelegt und durch Herausziehen des Kassettenschubers in einigen Etappen exponiert wird. Die Entwicklung soll in verdünntem Entwickler mit Bromkalizusatz vor sich gehen, wodurch Flauheit und Gelbfärbung vermieden wird. Das Diapositiv enthalte nur die tatsächlich interessierenden Bildteile.

Die Verfahren der Farbenphotographie sind heute schon so gut ausgearbeitet, daß ihre Anwendung keine wesentlichen Schwierigkeiten bereitet; berücksichtigt man einerseits diese Tatsache und andererseits den Umstand, daß die Farbenphotographie auch auf dem Gebiete der Photographie anatomischer Objekte sehr wertvolle Dienste zu leisten vermag, so erscheint ihre Anwendung für unsere Zwecke sehr empfehlenswert. Da die subtraktiven Methoden der Farbenphotographie im Abschnitt: Die Photographie in der Dermatologie von Julius Thieme dieses Buches beschrieben werden, wollen wir hier nur einiges über die Farbrasterverfahren sagen.

Das Einlegen der Farbrasterplatte in die Kassette geschieht derart, daß die Glasseite nach dem Objektiv schaut, damit die eindringenden Strahlen zuerst den Farbraster und dann erst die lichtempfindliche Schicht passieren. Damit die Lage der Mattscheibe bei der Einstellung des Objektes die gleiche ist, wie die der Farbrasterplatte bei der Aufnahme, muß auch sie verkehrt, d. h. mit der Glasseite zum Objektiv, in die Kamera eingelegt werden.

Von viel größerer Bedeutung als bei der gewöhnlichen Photographie ist für die Farbenphotographie die richtige Beleuchtung des Objekts. Das Tageslicht ist mehr blau, das künstliche im allgemeinen mehr gelb gefärbt. Je nach der Farbe der zur Beleuchtung verwendeten Lichtquelle verändert auch das farbige Objekt das Aussehen: gelbe Beleuchtung läßt hellgelbe Objekte fast weiß, dunkelblaue Objekte schwarz erscheinen. Macht man von einem und demselben Objekt eine farbenphotographische Aufnahme bei Tageslicht und eine zweite bei künstlicher Beleuchtung, so sieht man, wie stark verschieden die Aufnahmen sind. Für unsere Zwecke kommt als Lichtquelle neben dem Tageslicht die elektrische

Glühlampe, und zwar insbesondere die Nitralampe in Betracht. Auch mit Blitzlicht lassen sich befriedigende Ergebnisse erzielen. Das bei der Aufnahme verwendete Licht soll sehr gleichmäßig und nicht zu grell sein, weil grelles Licht helle Objekte weiß erscheinen läßt; passend angebrachte Reflektorschirme werden hier sehr gute Dienste leisten.

Bei der Herstellung von Farbrasteraufnahmen sind Lichtfilter anzuwenden. Da die Zusammensetzung des künstlichen Lichtes eine andere als die des Tageslichtes ist, muß für das Tageslicht ein anderes Filter Verwendung finden, als für elektrisches Licht bzw. Magnesiumlicht. Für die verschiedenen gängigen Farbrasterplatten (AGFA-Farbenplatten, Autochromplatten, PAGET-Farbrasterplatten) sind verschiedene Filter notwendig. Die DUKAR-Filter von C. ZEISS sind zum Tessar gehörige Farbenfilter, durch deren Anwendung die Einstellung des Bildes für die Farbrasterplatte erleichtert wird. Vgl. die bezügliche Druckschrift der Firma C. ZEISS, Jena.

Die Exposition der Farbrasterplatten muß sehr genau bemessen werden, weil schon ganz geringe Belichtungsfehler ungemein störend wirken.

Die chemische Behandlung der Farbrasterplatten ist besonders sorgfältig zu handhaben. Infolge der panchromatischen, für Rot empfindlichen Emulsionsschicht dieser Platten darf die Entwicklung nur bei stark gedämpftem grünem Lichte vor sich gehen. Manche Farbrasterplatten vertragen auch dieses Licht nicht gut, weshalb ihre Entwicklung in vollkommener Dunkelheit zumindestens angefangen werden soll.

Man fängt die Entwicklung in einer schwachen Lösung des für die betreffende Platte vorgeschriebenen Entwicklers an; nachdem das Bild zu erscheinen beginnt, legt man die Platte in eine stärkere Entwicklerlösung. Im zweiten („Umkehr"-) Bade wird das bei der Entwicklung ausgeschiedene Silber aufgelöst und entfernt. Das dritte Bad („Schwärzungsbad") dient zur Schwärzung des übriggebliebenen Bromsilbers und wird bei gedämpftem Licht vorgenommen, wobei die Platte wieder in das erste Bad gelegt wird. Zwischen den einzelnen Bädern soll eine gründliche, aber wegen der leichten Verletzbarkeit der Emulsionsschicht sehr vorsichtige Wässerung der Platte stattfinden. Die Zeiten, welche für das Verweilen der Platte in den einzelnen Bädern vorgeschrieben sind, wie auch die Temperatur der Bäder (18^0 C) müssen ebenso genau eingehalten werden, wie die übrigen jeder Packung von Farbrasterplatten beigelegten Vorschriften.

Die Trocknung muß rasch, eventuell unter Zuhilfenahme eines geeigneten, nicht angeheizten Trockenapparates erfolgen.

Nachbehandlungen der Farbrasterplatten (wie Verstärkung oder Abschwächung) sind nicht zu empfehlen, da sie gewöhnlich zu keinem guten Ergebnis führen.

Die Photographie in der Anthropologie

Von **Michael Hesch**, Leipzig

Mit 15 Abbildungen und 3 Tafeln

Die Photographie ist für den Anthropologen ein unentbehrliches Hilfsmittel seiner Forschung. Sie ermöglicht bei naturgetreuer Wiedergabe der Objekte nicht allein die bildliche Ergänzung der durch Messungen und morphologische Analyse (34)[1] gewonnenen Einzelheiten, sondern jederzeit auch eine Überprüfung, ja sogar eine nachträgliche Erweiterung der Beobachtungen im Sinne neuer Fragestellung, die sich etwa bei Verarbeitung des Materials ergeben kann, also zu einem Zeitpunkte, wo das Objekt in der Regel nicht mehr greifbar ist. In Fällen, wo im gegebenen Zeitpunkte unüberwindliche Hindernisse die eingehende Untersuchung unmöglich machen oder wertvolle und seltene Objekte dem Forscher nur flüchtig zugänglich sind — wie es sich etwa auf Forschungsreisen ergeben kann —, bietet eine bei entsprechender Schulung und Ausrüstung bald sachgemäß angefertigte Aufnahme die einzige Möglichkeit der Erfassung und nachträglichen genaueren Beobachtung des fraglichen Objekts. Dies gilt ganz besonders für jene Aufnahmen, die aus dem Gebiete der physischen in jenes der psychischen Anthropologie bzw. der Ethnologie hinüberleiten, seien es nun Aufnahmen einzelner Personen oder ganzer Gruppen, die in ihrer natürlichen alltäglichen Umgebung und Beschäftigung oder aber bei besonderen Anlässen — wie kultischen Zeremonien, Tänzen usw. — erfaßt werden, Bilder also, die einen unmittelbaren Einblick in die geistige und seelische Eigenart einzelner Völker und Rassen gewähren. Dazu sei kurz bemerkt, daß es sich selbstverständlich nicht um „gestellte" Aufnahmen handeln darf, aus denen eher die Eigenart des Forschers als der zu Erforschenden in Erscheinung tritt. Auch auf den großen Wert sachgemäß orientierter anthropologischer Typenaufnahmen für die erst im Werden begriffene Konstitutionsforschung darf hier kurz hingewiesen werden. Schließlich hat die Rassen- und Konstitutionsmorphologie ein noch zu wenig eingeschätztes Hilfsmittel in der Röntgenphotographie, die buchstäblich eine „Vertiefung" bzw. „Verinnerlichung" und zugleich eine Erweiterung dieser Forschung ermöglicht.

---

[1] Die Zahlen in der Klammer zeigen die Nummer der angezogenen Arbeit im Schriftennachweis (am Schluß) an.

Es sind hiemit nur kurz die reichen Anwendungsmöglichkeiten der Photographie in der Anthropologie angedeutet. In einzelnen Abschnitten sollen nun die wissenschaftlichen Gesichtspunkte näher erörtert werden, die in den einzelnen Zweigen der anthropologischen Photographie zu berücksichtigen sind, wenn man wissenschaftlich brauchbare Bilder erzielen will. Optische und photochemische Einzelheiten sind in entsprechenden Teilen dieses Praktikums gesondert behandelt und werden hier nur nach Maßgabe der für die Anthropologie bestimmenden fachlichen Gesichtspunkte berührt.

Die anthropologische Typenphotographie

In seinem „Prakt. d. wiss. Photographie" (11) stellt C. KAISERLING folgenden Grundsatz auf: „Bei wissenschaftlichen Aufnahmen des menschlichen Körpers ist das oberste Gesetz, dem alles übrige untergeordnet werden muß, klare und deutliche Abbildung derjenigen Teile, auf die es im vorliegenden Falle ankommt". Bei den anthropologischen Typenaufnahmen kommt es auf die richtige, möglichst unverzeichnete Wiedergabe des ganzen Körpers an und von diesem Ziele müssen die Grundsätze der Typenphotographie bestimmt werden. Dabei sind neben den allgemeinen Körperproportionen die Bauverhältnisse von Gesicht und Kopf für die Anthropologie von besonderem Interesse. Beiden Aufgaben, dem Studium der Körperproportionen und dem besonderen Studium der feineren Bauverhältnisse einzelner Teile von Kopf und Gesicht könnte dasselbe Bild nur dann dienen, wenn es eine entsprechende Größe hätte, die erfahrungsgemäß beim Kopf nicht ohne Schaden für die Beobachtung unter ein Fünftel hinuntergehen dürfte; für die Proportionsverhältnisse des Körpers aber ist eine Verkleinerung von $^1/_{18}$ der natürlichen Größe bereits zweckdienlich. So hat man in Anbetracht aller zu berücksichtigenden Umstände — wissenschaftliche Ansprüche an das Bild, optisch-technische und ökonomische Möglichkeiten der photographischen Einrichtungen — eine Zweiteilung der Typenaufnahmen durchgeführt in: Gesichts- bzw. Kopf- und Körperphotographie. Für beide gilt als oberste Forderung weitestgehende Ausschaltung der — ceteris paribus — mit der Größe des Objektes wachsenden perspektivischen Verzerrung. Außerdem aber hat jede Gruppe noch besonderen Bedingungen zu entsprechen; im folgenden soll daher jede gesondert betrachtet werden.

a) Gesichtsaufnahmen (Tafel I). Aus seiner reichen Erfahrung als Forscher hat R. Pöch (20, 21 bis 24) folgende Forderungen für Gesichtsaufnahmen aufgestellt: 1. Unbedingte Schärfe; 2. einheitliche obligatorische Durchführung von drei Aufnahmen von jeder Person und zwar in strenger Vorder-, Seiten- und Eindrittelseiten-Ansicht bei seitlicher Drehung des Kopfes um 30⁰ aus der Vorder- zur Ganzseitenansicht; 3. einheitliche Größe, und zwar $^1/_5$ der natürlichen Größe bei unveränderter Einstellung der Kamera für alle drei Aufnahmen; 4. gleiche Kopfhaltung für die drei Aufnahmen: der knöcherne untere Augenhöhlenrand und der obere Rand der Ohröffnung liegen in einer Horizontalebene, in der sogenannten Ohr-Augenebene (O-A-E) oder Frankfurter- und Deutschen-Horizontalen, die der Kopfhaltung bei Blickrichtung in die Ferne entspricht. In der deutschen Fachwissenschaft und darüber hinaus sind die Pöchschen Forderungen anerkannt und es liegt im Interesse der Vergleichbarkeit und befriedigenden wissenschaftlichen Auswertung anthropologischer Gesichtsaufnahmen, daß die Pöchschen Normen eingehalten werden.[1]

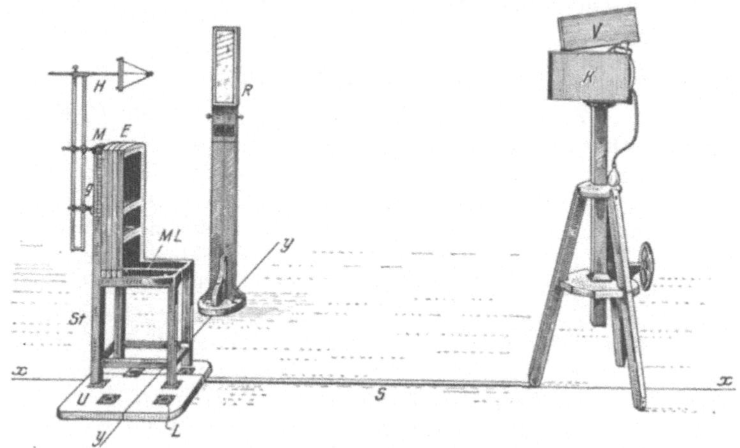

Abb. 1. Die Bertillonsche Aufstellung für anthropometrische Aufnahmen. Nach Bertillon, Schriftennachweis Nr. 3. K = Kamera, V = Visiervorrichtung, St = Stuhl, ML = Mittelleiste der Sitzfläche, E = Einlagen der Rückenlehne, M = Maßstab, g = Gestell des Kopfhalters, H = Kopfhalter, U = Unterbrett des Stuhles, L = Löcher im Unterbrett für die Stuhlbeine, R = Reflektor, S = Stange zur fixen Verbindung von Apparat und Stuhl-Unterbrett, xx = Trasse der Vertikalebene der optischen Achse am Boden, yy = Trasse der Einstellebene am Boden.

Das Wesentliche in der Technik ist fixe Einstellung der Kamera und fixe Entfernung derselben vom Objekt für alle Aufnahmen. Hierin stützt sich Pöch auf Bertillon und Chervin (3), die bekanntlich die anthropologische Typenphotographie zuerst technisch-optisch normiert

---

[1] Bezüglich der exakten Orientierung von Vorder- und Seitenansicht gibt schon Kaiserling (11), dann vor allem G. Fritsch bei Neumayer (5), bei Niemann (6), bei Wentzel und Paech (7) und bei Wolf-Czapek (8) und Bertillon und Chervin (3) ähnliche Anleitungen wie Pöch. Fritsch (7 u. 8) empfiehlt als erster eine (18 × 24 cm-) Kamera mit D r e i t e i l u n g entweder für die beiden Kopf- ($^1/_8$) und eine Körper-Vorderaufnahme ($^1/_{12}$) oder für drei Körperaufnahmen in Vorder-, Seiten- und Rückansicht. Alle diese Autoren empfehlen Mitphotographieren eines Maßstabes in der Einstellebene. Bei Pöch erübrigt sich dies durch die exakte Durchführung der Aufnahmen in immer derselben Verkleinerung. — Auf die Bedeutung des Halbprofils hat Baelz schon 1901 (2) und H. Virchow 1912 (31) hingewiesen. Pöch bringt schon von seiner Forschungsreise unter den Papua auf Neuguinea aus den Jahren 1905 und 1906 Aufnahmen in Halbprofil, das er aber hier

haben. Die BERTILLONsche Aufstellung, Apparat und Stuhl in fixer Verbindung, ist in Abb. 1 wiedergegeben.

PÖCH hat den BERTILLONschen Stuhl beibehalten, weil dieser in mehrfacher Hinsicht vorteilhaftes Arbeiten ermöglicht: durch

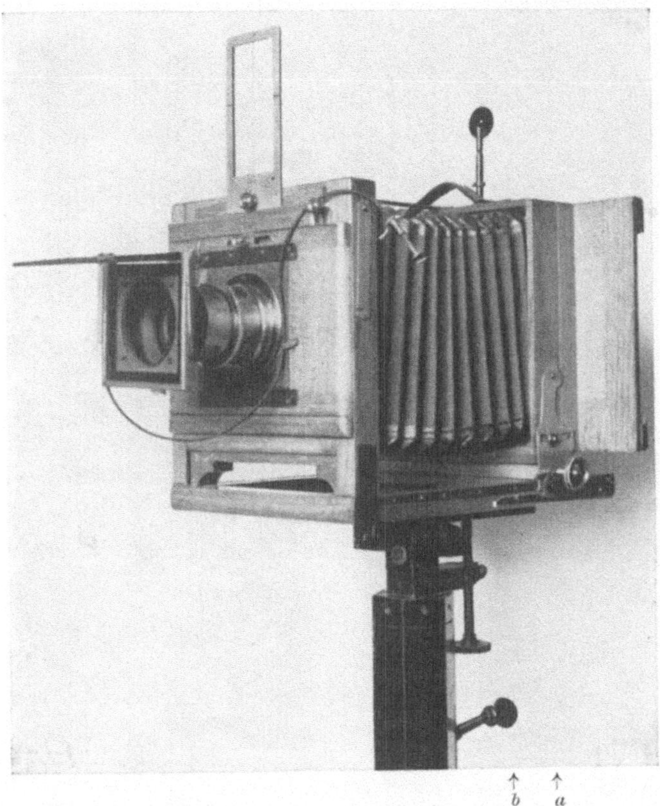

Abb. 2. Der PÖCHsche Apparat von schief vorne gesehen. Linsensystem mit Klappenverschluß auf wagrecht und senkrecht verstellbarem Objektivbrett; Visiervorrichtung und verstellbarer Auszug. Bei *a* und *b* die Einstellvorrichtung für Kopf- und Körperaufnahmen. Das optische System ist im Text beschrieben

seine Unterlage ist er mit dem (schon wegen dieser Verbindung massiv zu bauenden) Stativ der Kamera leicht in die erwünschte

nicht streng orientiert. Er überläßt den Leuten hiebei eine selbstgewählte Kopfhaltung und bemerkt (20) darüber: „Ich bekomme (durch diese Aufnahme) Aufschlüsse über manche anthropologische Details, namentlich in der Augengegend und außerdem ein gutes Charakterbild des Photographierten". Daneben werden natürlich die anderen zwei Aufnahmen in strenger Norm gemacht. In seinem Lehrbuch empfiehlt R. MARTIN (15) eine $^1/_4$-Seitenwendung (im Anatom. Anz. 1925 [16] wird diese mit 45⁰ festgelegt) und hebt hervor, daß „in dieser Stellung noch mancherlei Details der Gesichtsbildung, beson-

Verbindung zu bringen; dieselbe Unterlage ermöglicht durch entsprechende genaue Ausmessung der Löcher für die Stuhlbeine den Stuhl von der Seiten- zur Vorderansicht derart umzustellen, daß die Entfernung der Einstellebene der auf dem Stuhle zu photographierenden Person vom Objektiv unverändert bleibt und schließlich ermöglichen

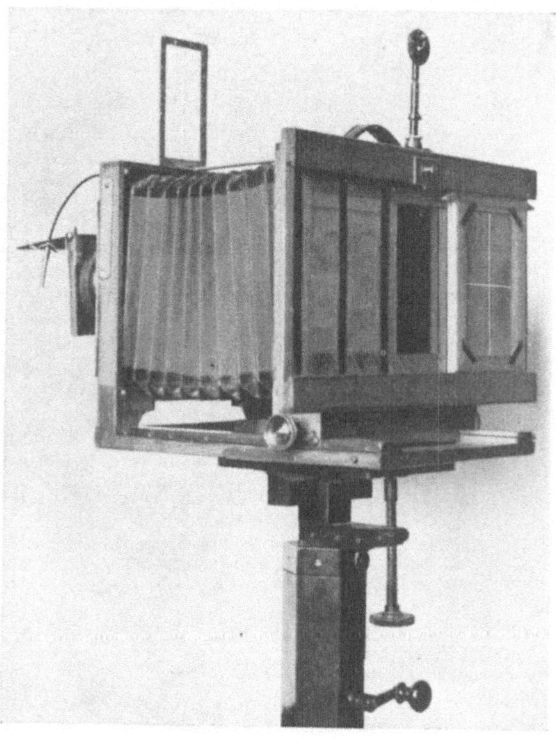

Abb. 3. Der Pöchsche Apparat von schief hinten gesehen. Der unverschiebbare Kassettenrahmen (Multiplikatorrahmen) mit der darin verschiebbaren Mattscheibe. Die Kassette ist in gleicher Weise im Rahmen verschiebbar wie die Mattscheibe. Der Rahmenausschnitt für die Belichtung beträgt ein Drittel des 13 × 18-Formates. Über dem Ausschnitt der Stift, der die Kassette bei deren Verschieben automatisch im gewünschten Drittel fixiert

Rückeneinlagen und Kopfhalter die erwünschte Orientierung von Personen verschiedener Größe ohne Veränderung der fixen Standvorrichtung. Abweichend ist Typus und Konstruktion der Pöchschen Kamera: bei Bertillon ist die Mattscheibe fix eingebaut, gegen das Objektiv nicht verschiebbar, bei Pöch aber ist die Verschiebbarkeit der Mattscheibe gewahrt, so daß der Apparat (Abb. 2 und 3) für Kopf- und Ganzkörperaufnahmen verwendet werden kann. Die fixe und dann gleichbleibende Einstellung für die beiden Entfernungen bei den Gesichts-

ders der Wangen- und Nasenregion, hervortreten, welche die beiden anderen Ansichten nicht geben können".

und Körperaufnahmen ist durch Einschnappvorrichtungen auf dem Lauf-
brett (bei *a* und *b*) gewährleistet. (Wegen näherer Beschreibung siehe
den Text bei Abb. 2 und 3.) Die erwünschte Reduktion kann auch
unmittelbar auf der Mattscheibe abgelesen werden, wenn diese eine
Einteilung trägt (z. B. Quadrate von 1 cm Seitenlänge) und ein Maßstab in der Einstellebene mitphotographiert wird. Bei Verkleinerung
auf $^1/_5$ z. B. decken sich 40 cm des Maßstabes mit 8 cm der Mattscheibe. Der methodisch bedeutungsvolle Fortschritt bei Pöch
besteht in der obligatorischen Einführung der dritten Norm, der Eindrittelseiten-Ansicht und in der Vereinigung aller drei Aufnahmen auf einer 13 × 18 cm-Platte. Bertillon bringt seine zwei
Aufnahmen in $^1/_7$ natürlicher Größe auf eine 13 × 18 cm-Platte, verbraucht also für nur zwei Aufnahmen in kleinerem Maßstab die gleiche
Fläche wie Pöch für drei größere Bilder. Damit hat also Pöch dieses
Format, das bestens ausgenutzt wird und auch den dreiteiligen Körperaufnahmen voll entspricht, als Norm eingeführt. Die Kamera ist dementsprechend mit einem Rahmen versehen, der die Belichtung von je einem
Drittel der Platte bei jeder Aufnahme ermöglicht. Die genaue Fixierung
der Kassette im entsprechenden Plattendrittel erfolgt automatisch beim
Einschieben in den Rahmen. Die Aufnahmen sind so zu machen, daß auf der
Kopie die Seitenansicht der rechten Gesichtshälfte links, die Vorderansicht in die Mitte und die linke Eindrittelseiten-Ansicht rechts zu
stehen kommt. Die Bilder bleiben auf einem Abzug beisammen und
vermitteln in dieser Reihenfolge einen überaus plastischen Eindruck
der Formverhältnisse von Kopf und Gesicht. (Ist man genötigt, eine
einzige Aufnahme zu machen, so empfiehlt sich am besten die Eindrittelseiten-Ansicht.) Der Vorgang des Aufnehmens ist also folgender:
1. Seitenansicht, Ganzprofil, gerade Oberkörperhaltung, Orientierung
des Kopfes in Ohr-Augenebene, wobei die Mediansagittalebene senkrecht
stehen muß, der Kopf also auch nicht seitwärts geneigt sein darf, scharfe
Einstellung auf den der Kamera zugekehrten rechten äußeren Augenwinkel, Ohrmuschel frei (auch bei den weiteren zwei Ansichten), Belichtung des ersten, dem Kassettendeckelgriff zunächst gelegenen Drittels
der Platte; 2. Umstellen des Stuhles zur Vorderansicht, wobei die
Person bei Verwendung des Bertillonschen Stuhles und bei Kopf- und
Körperhaltung wie bei 1) in die für die gleiche Bildgröße und Schärfe
notwendige Einstellung kommt, während bei Verwendung eines gewöhnlichen Stuhles die Umstellung desselben so durchzuführen ist, als ob sich
die Person um eine durch den rechten äußeren Augenwinkel gehende
Senkrechte um 90⁰ gedreht hätte; mittleres Drittel der Platte; die Einstellebene liegt in den Augenöffnungen; 3. Körperhaltung bleibt unverändert, nur Kopfdrehung um 30⁰ nach rechts aus Vorder- in Eindrittelseiten-Ansicht, wobei die Senkrechte des Fadenkreuzes, durch die Visier-
scheibenöffnung gesehen, durch den linken äußeren Augenwinkel geht,
während sie bei der Profilaufnahme etwas vor dem Ohr, bei der Vorder-
aufnahme über den Nasenrücken verläuft. Da die Anordnung von
Visierscheibe und Fadenkreuz einer analogen Einteilung der Mattscheibe

entspricht (vgl. Abb. 3), ist nur die erste (Profilaufnahme) auf der Mattscheibe einzustellen, während alle folgenden durch die Visiervorrichtung kontrolliert werden können, so daß bei strenger Beobachtung der erörterten Gesichtspunkte eine schnelle und exakte Serienarbeit möglich ist. R. Martin (16) hat das Pöchsche Verfahren durch Anbringung des Stuhles auf einer Drehscheibe, deren Handhabung den großen Vorteil bietet, jeden Platzwechsel der Person zu vermeiden, technisch vervollkommnet.[1] Auch sind seine Bilder und deren Anordnung auf der Platte von den Pöchschen etwas abweichend; die Reihenfolge von links nach rechts ist: rechte Profilansicht, rechte „Dreiviertelseiten-Ansicht" (= Drehung um 45⁰ aus Profilansicht vgl. Anm. 1 auf S. 116—118) und zuletzt die Vorderansicht. Von der Seitenansicht ausgehend ist also die Drehung im Uhrzeigersinn für das Halbprofil bei Martin 45⁰, bei Pöch 120⁰. Eine kritische Gegenüberstellung der beiden Bildserien, ihrer Vor- und Nachteile für die morphologische Analyse habe ich in der Photograph. Korresp. (10) gegeben, auf die hier auch bezüglich kleiner Abweichungen bei den Körperaufnahmen verwiesen werden darf. Die Pöchsche Anordnung erscheint mir als die aufschlußreichere.

Man muß darauf achten, daß der Objektivverschluß erschütterungsfrei arbeitet und die Belichtungsdauer für jede der drei Aufnahmen gleich zu machen gestattet, zumal die drei auf einer Platte vereinigten Aufnahmen zugleich entwickelt werden müssen. Pöch verwendet Klappenverschluß und ein Metronom zur Messung der Expositionszeit. Weiter ist besonders darauf zu achten, daß Lichtkontraste, die die Betrachtung morphologischer Einzelheiten beeinträchtigen, vermieden werden. Der Hintergrund soll einfarbig, gleichmäßig getont und je nach den Lichtverhältnissen des Raumes heller oder dunkler gewählt werden. Pöch hat mit Vorteil ein mittelgraues Wolltuch als Hintergrund verwendet. Schatten auf dem Hintergrund sind zu vermeiden. Unerläßlich zur Vermeidung von Irrtümern, zumal bei Serienaufnahmen, ist das Mitphotographieren der Nummer, die das Stammblatt der Person trägt. Pöch bringt diese Nummer mit Hilfe eines kleinen Hebels am Bertillonschen Stuhl an. Es genügt natürlich, wenn die Nummer bei der ersten Aufnahme dabei ist, so daß sie in die linke obere Ecke des Bildes zu stehen kommt.

Pöch verwendete für die Kopfbilder in $^1/_5$ natürlicher Größe ein Porträtaplanat von 280 mm Brennweite und Lichtstärke 1:6. Die Entfernung zwischen Einstellebene des Gesichtes und Mittelpunkt des optischen Systems betrug 172 cm. Die obige Brennweite entspricht etwa der Entfernung, in der man Photographien zu betrachten pflegt,

---

[1] In der 2. Aufl. von R. Martin, Lehrb. d. Anthropologie, die nach Abschluß der Bildkorrektur dieses Beitrages erschien, ist die photographische Einrichtung des Münchner Anthropologischen Institutes in den Abb. 5—7, S. 44 und 45, abgebildet. Eine Drehscheibe mit elektromotorischem Antrieb, wie sie auch im Forschungsinstitut für Anthropologie in Berlin-Dahlem verwendet wird, liefert die Firma H. Traut, München, Briennerstraße 56. Preis RM. 400, mit Bertillon-Stuhl RM. 475.

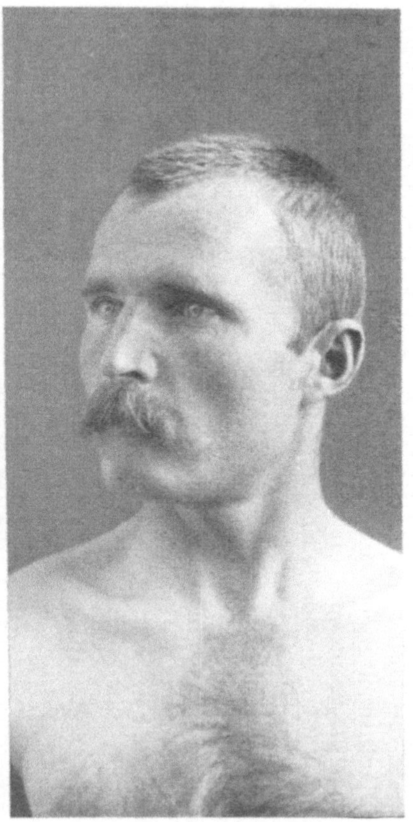
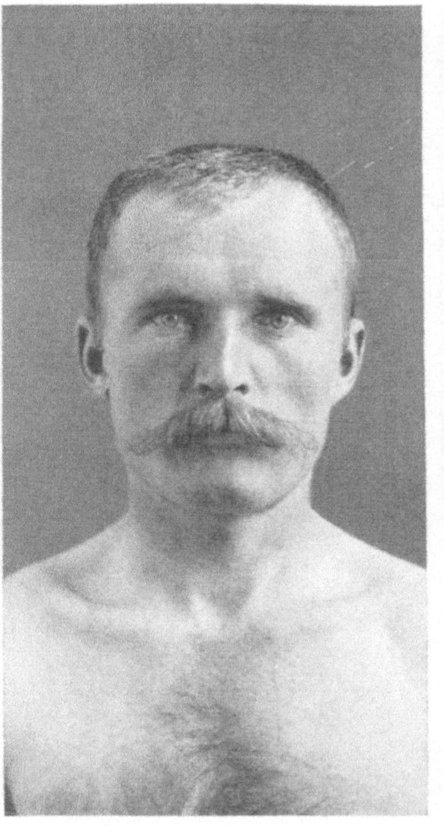
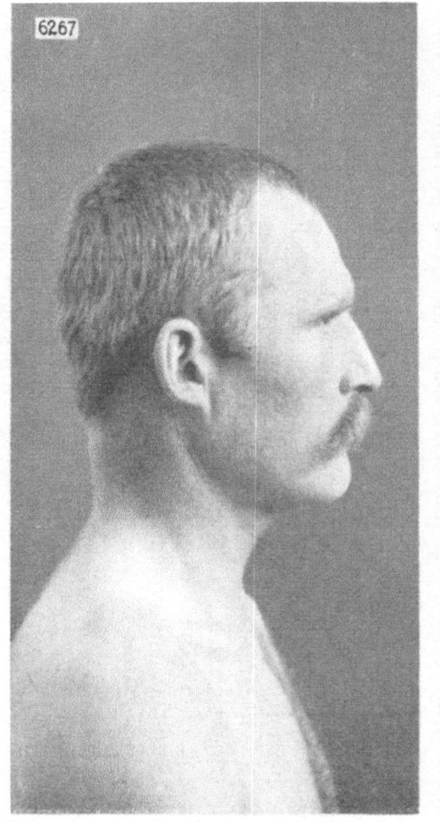

Gesichtsaufnahme in den drei Pöchschen Normen. Kleinrusse, Gouv. Kiew, $^1/_5$ nat. Gr. Aus R. Pöch, Schriftennachweis Nr. 22. Kriegsgefangenenmaterial des Anthrop.-ethnograph. Inst. d. Univ. Wien. Aufn. Pöch-Weninger

woraus der Vorteil erwächst, daß diese Bilder eine gute Plastik zeigen. Im Anthropologischen Institut in München wird ein Zeiss-Tessar 1:4,5 und 30 cm Brennweite für die dreiteiligen Martinschen Aufnahmen verwendet (34). Grundsätzliche Anforderungen an das optische System für verschiedene Verkleinerungen werden im Abschnitt über Körperphotographie näher behandelt.

Bei extremer, besonders bei pathologischer Schädelbildung können Kopfaufnahmen in der Ansicht von hinten oder von oben (natürlich nur bei kurzem Haarschnitt oder glatt anliegendem Haar) besonders aufschlußreich sein. Auch solche Aufnahmen müssen nach den erörterten Gesichtspunkten gemacht werden. Als Beispiel sei die Vertikalansicht eines Kahnschädels (Skaphocephalus) hier wiedergegeben (Abb. 4). Die Ohr-Augenebene steht senkrecht und zur Mattscheibe parallel (Bauchlage auf einem Tisch). In solchen Fällen sind also vier bis fünf Normen einer Person anzufertigen. Einen Vorschlag Aichels (1) auf Ersetzung der Eindrittelseitenansicht Pöchs durch die Vertikalaufnahme lehnt Martin (16) mit eingehender Begründung ab. Zur Beurteilung von Asymmetrien, sei es am Kopf oder Körper, an Schädeln oder anderen Skeletteilen, empfiehlt Martin (15) das Photographieren dieser Objekte hinter einem Drahtgitter mit einer Maschenweite von 20 cm.

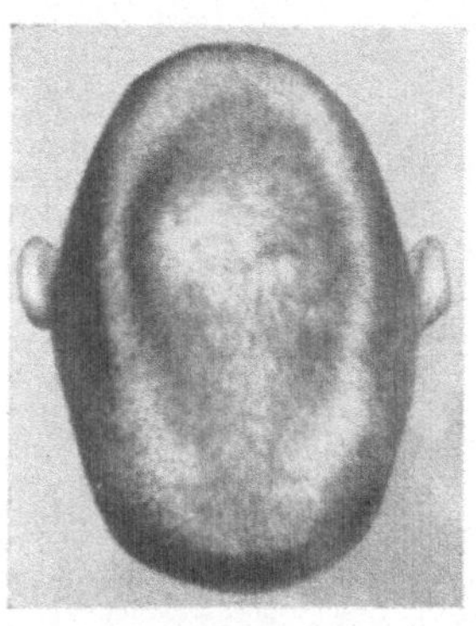

Abb. 4. Vertikalansicht eines Skaphocephalus bei senkrechter Frontalstellung der Ohr-Augen-Ebene. Vierjähriger Knabe. Eigene Aufn. Aus M. Hesch, Schrifttennachweis Nr. 10

b) Stereoskopische Aufnahmen. Neben den beschriebenen Typenbildern sind zur morphologischen Analyse Stereobilder besonders zu empfehlen, zumal Aufnahmen einzelner Gesichtspartien, die im Stereoskop in Ruhe betrachtet werden können und sich daher vor allem auch zu Unterrichtszwecken eignen. Die Abb. 5 und 6 zeigen zwei solche Aufnahmen aus dem Pöch-Weningerschen Kriegsgefangenenmaterial: ein Kopf- und ein Ohrbild. Haupterfordernis ist, daß die Entfernung der beiden Linsen der stereoskopischen Kamera bei Fernaufnahmen der natürlichen Pupillendistanz des Auges bei Fernblick entspricht. Pöch (22) verwendete bei diesen Aufnahmen eine 9 × 12 cm Stereo-Palmos-Kamera von C. Zeiss mit Naheinstellung; die Objektivdistanz bei Fernaufnahmen betrug 60 mm = etwa Pupillendistanz. Bei Annäherung des Objektes rücken die Objektive, ähnlich den Pupillen, zusammen. Mit Vorteil sind stereoskopische Aufnahmen auch von ganzen Figuren zu machen.[1]

---

[1] Methode und Anwendung der Stereophotographie und Stereoröntgenologie behandelt eingehend A. Pratje, Verh. d. Ges. f. phys. Anthrop. Bd. 3, 1929, und ZS. f. Anat. u. Entw.-Gesch. Bd. 89, 1929, 4. Diese Arbeiten, die erst während der Drucklegung vorliegender Abhandlung erschienen, konnten nicht näher berücksichtigt werden.

c) Zur Anwendung der Röntgenphotographie in der Anthropologie. Von großem Werte für die rassenmorphologische Analyse von Kopf und Gesicht ist die Röntgenphotographie. Obwohl schon bald nach ihrer Entdeckung H. Welcker (33), später vor allem H. Virchow (29), E. Baeltz (2) und R. Pöch (21) ihre Bedeutung für die Anthropologie eingehend würdigten, sind Röntgenbilder von Gesicht und Kopf — und das liegt gewiß an der wirtschaftlich und technisch be-

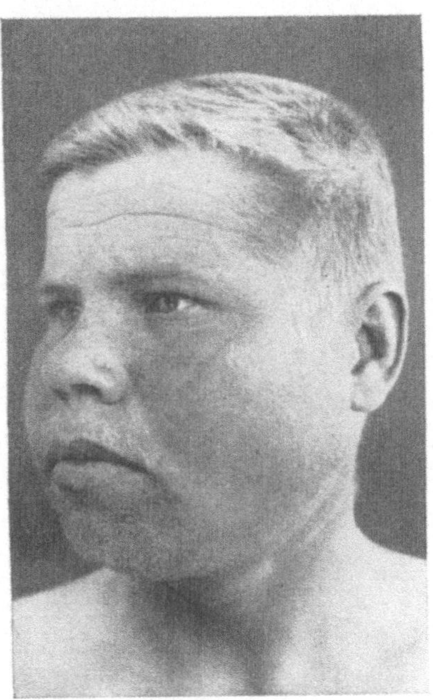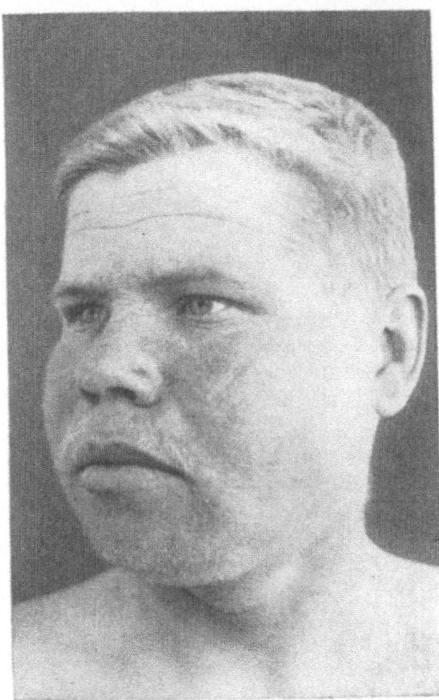

Abb. 5. Stereoskopische Gesichtsaufnahme. Syrjäne aus Wologda, A 3467, Kriegsgefangenen-material d. Anthrop.-ethnograph. Inst. d. Univ. Wien. Aufn. Pöch-Weninger

grenzten Anwendungsmöglichkeit der Röntgenphotographie — heute in der anthropologischen Literatur noch selten zu finden. Jedenfalls ist die Röntgenphotographie in viel höherem Maße, als man aus ihrer heutigen anthropologischen Verwendung schließen könnte, dazu berufen, das Studium der Beziehungen zwischen Weichteilbildung und Skelett, vor allem am Gesicht, zu fördern. Sie ist allein geeignet, die an der Leiche gewonnenen Kenntnisse auch über Innenorgane, die offenbar auch rassenhaft verschieden sind, zu erweitern und auch zu berichtigen, da die Weichteilverhältnisse an Leichen nicht vorbehaltlos mit denen am Lebenden verglichen werden können. Die Abb. 7 und 8 veranschaulichen deutlich die Bedeutung von Vergleich zwischen Weichteil- und Skelettbildung. In Abb. 7 zeigt H. Virchow (31) an Maske und Schädel eines Negers besonders anschaulich, wie verschieden die einander entsprechenden Dimensionen sein können; vor allem an Skelett und Weichteilen der Nase. Die Röntgenprofilaufnahme in Abb. 8 ist auch für die Nase besonders lehrreich: das knöcherne Nasendach würde auf verhältnismäßig stark-konvexen Rücken der Weichteilnase schließen lassen, während dieser in Wirklichkeit gerade verläuft. Ebenso weicht das Kinnprofil vom Skelettprofil nicht unerheblich ab. Viele rassenmorphologische Details des Gesichtes können durch systematische „Röntgenoskopie" — wie ich den röntgenologischen Vergleich von Weichteilen und knöcherner

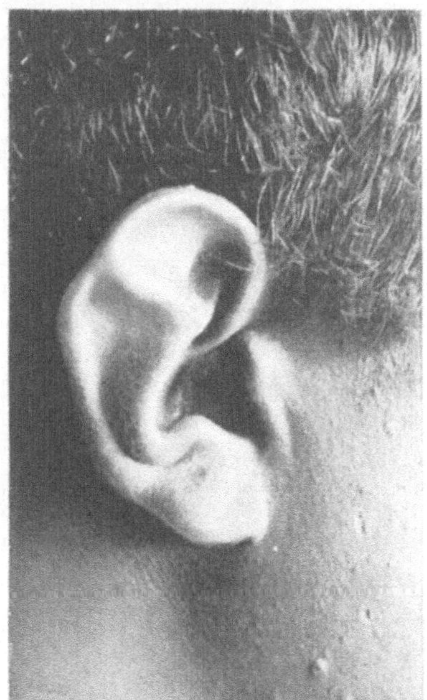
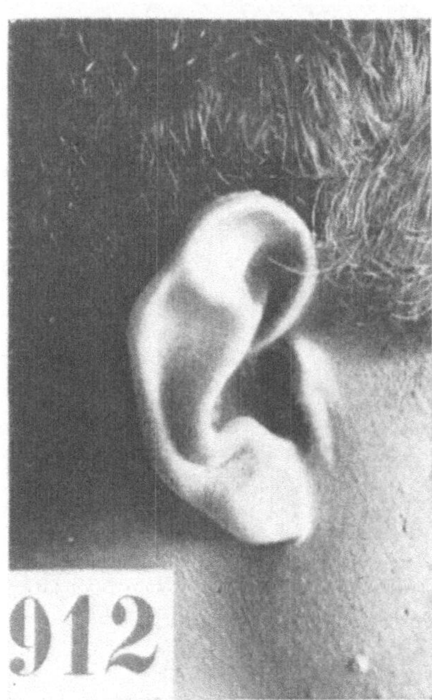

Abb. 6. Stereoskopische Ohraufnahme eines Arabers aus Konstantine, A 3912, Kriegsgefangenenmaterial d. Anthrop.-ethnograph. Inst. d. Univ. Wien. Aufn. Pöch-Weninger

Unterlage nennen möchte — erst geklärt werden. So das Verhältnis der Augenweichteile, die rassenhaft so verschieden sind, zur Orbita, desgleichen von Mundpartie und Wangen zu den Kiefern bzw. den Backen. Auch die anthropologischen Rekonstruktionen, die sich bisher ausschließlich auf kleinere Serien von Messungen an Leichen stützen — vor allem H. Welcker (32), His und Kollmann (12) — (abgesehen von Hilfsmitteln wie Bildern etwa bei bekannten Persönlichkeiten) — bedürfen, wie besonders E. Schmidt (26), H. Virchow (30) und H. v. Eggeling (4) näher ausgeführt haben, einer erweiterten Unterlage, die ihnen die Röntgenoskopie liefern kann.

Für die Anwendung der Röntgenphotographie auf das Studium der Schädelform und das Verhältnis derselben zu Form und Rauminhalt des Gehirnes ist Th. Mollisons Arbeit: „Über die Kopfform des Mikrokephalen Mesek" (18), grundlegend in doppelter Hinsicht: 1. didaktisch, weil Mollison zeigt, wie wertvolle Aufschlüsse der Vergleich von Außen- und Röntgenbild des Kopfes über das ursächliche Verhältnis von Kopf- und Gehirnwachstum vermitteln kann und 2. methodisch. Hier kann nur kurz Methodisches herausgegriffen werden:

Das Verhältnis von Kopf- und Gehirnentwicklung ist zunächst aus

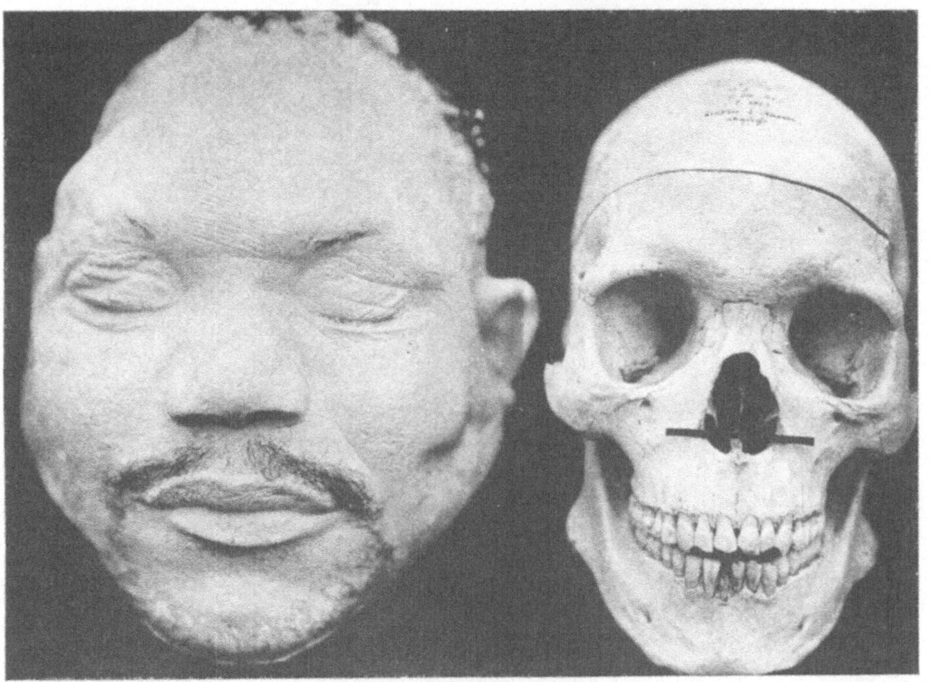

Abb. 7. Schädel und Gesichtsmaske eines Negers. Aus H. Virchov, Schriftennachweis Nr. 31. Der schwarze Querstrich durch die Apertura piriformis zeigt die Breite der Weichteile an dieser Stelle an

einem Vergleich der Außen- mit der Röntgen-Profilaufnahme (Abb. 9 und 10) unmittelbar ersichtlich. Das Röntgenbild gibt vor allem Aufschluß über das Verhältnis der Stirnhöhlen zur Gehirnentwicklung einerseits, der Stirnhöhlen- zur Überaugen-Bogen- (hier Wulst-) Entwicklung anderseits, Verhältnisse von rassenhafter und entwicklungsgeschichtlicher Bedeutung.

An Vertikalaufnahmen von Schädeln nach dem Verfahren Mollisons (Abb. 11) ist das Lageverhältnis (Überschneiden) von Gehirn und Orbitalhöhle unmittelbar zu messen. Auch dieses Verhältnis ist sehr bedeutungsvoll: Bei einem Gorilla fand Mollison $7,8\%$ der Orbitalfläche vom Gehirn

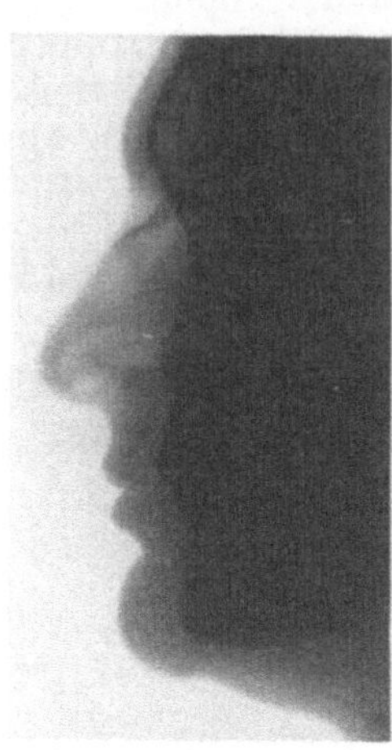

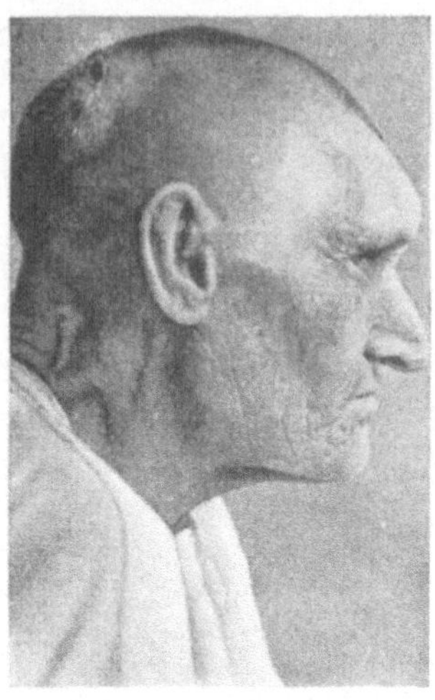

Abb. 8. Röntgenprofilaufnahme eines
Europäergesichtes. Aus der Sammlung
d. Anthrop.-ethnograph. Inst. d. Univ.
Wien. R 2454

Abb. 9. Profilansicht des Kopfes des Mikrokephalen Mesek. Tafel VII/1 aus Th. Mollison, Schriftennachweis Nr. 18

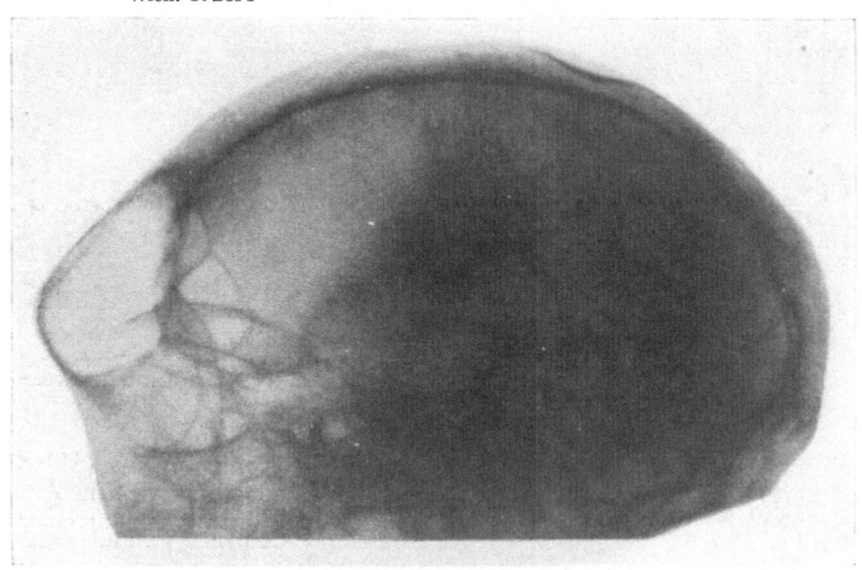

Abb. 10. Röntgenprofilansicht des Kopfes des Mikrokephalen Mesek (Abb. 9). Tafel VIII
aus Th. Mollison, Schriftennachweis Nr. 18

überlagert, Australier 79%, Europäer 82,2%. Die Abb. 11 zeigt eine Vertikalaufnahme eines Gibbonschädels mit Angabe der Aufnahmsweise.

An Hand der Röntgenbilder der größten Frontal- und der größten

Sagittalfläche des Schädelinnenraumes führt MOLLISON eine Berechnung des Gehirnvolumens für den Lebenden durch. Näheres muß aus der Arbeit selbst entnommen werden.

Es sei an dieser Stelle noch darauf verwiesen, daß die Röntgenphotographie (durch Aufdeckung der Knochenstruktur am Schädel und Gesicht wie auch an anderen Skeletteilen, Trajektorien, auch mechanistische Kausalitätsverhältnisse der Knochenbildung zu erhellen vermag; Beispiele u. a. bei PÖCH (21). Bei Besprechung der Röntgenphotographie konnte es hier nur darauf ankommen, vor allem für das Schädel- und Gehirnstudium am Lebenden die weitgehende Verwendbarkeit der Röntgenphotographie durch Beispiele zu belegen, die natürlich keine Umgrenzung eines neuen Arbeitsgebietes darstellen können.

d) Mittelbilder. Bei der Typenphotographie ist schließlich noch ein Verfahren zu nennen, das durch Übereinanderexposition mehrerer Personen auf der gleichen Platte die Reproduktion des gemeinsamen Mitteltypus anstrebt. Es ist die von FRANCIS GALTON (9) nach einer Anregung HERBERT SPENCERS eingeführte und empfohlene Methode der „Composite Portraits" oder „Mittelbilder". Irgend ein Maß, am besten die Breite zwischen den inneren Augenwinkeln, muß sich bei allen Personen auf der Platte decken, ist also der gemeinsame

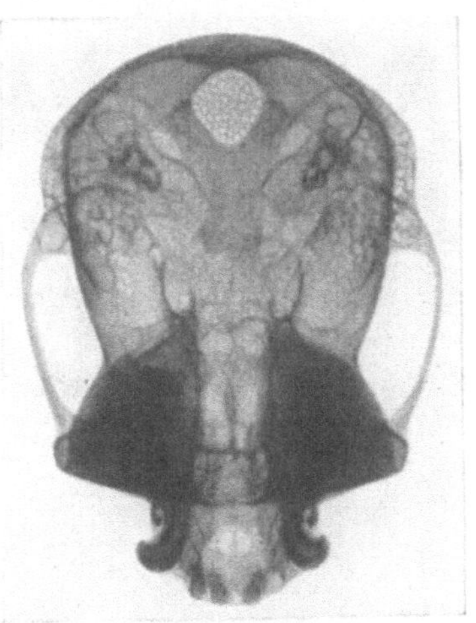

Abb. 11. Röntgenbild eines Gibbonschädels (Symphalangus syndactylus), senkr. zur Ohr-Augen-Ebene, Röhre über der Schläfenenge, Augenhöhlen mit Plastilin gefüllt. Tafel IX/2 aus TH. MOLLISON, Schriftennachweis Nr. 18

Vergleichsmaßstab. Die gemeinsamen Züge sollen sich bei dieser Darstellung verstärken, die abweichenden daher diesen gegenüber zurücktreten. Von anderen Bedenken, die gegen diese Methode vorgebracht werden können, abgesehen, ist der Umstand hervorzuheben, daß auch bei ganz gleicher Belichtung nicht alle Aufnahmen in gleichem Maße an dem Ergebnis beteiligt sind. Abb. 12 gibt ein Beispiel eines solchen Mittelbildes für sächsische Soldaten. Auch für Schädelphotographien hat diese Methode Anwendung gefunden, z. B. bei THOMSEN (28) für zwei Serien altägyptischer Schädel. Infolge der schärferen Überschneidungen vereinigen sich bei Schädeln die Details noch weniger zu einem einheitlichen Mittelbild als bei Kopfbildern. Den großen Wert, den GALTON solchen Bildern für die Festhaltung von Durchschnittstypen einer Gruppe zuschrieb, besitzen sie nicht, doch ließe sich meines Erachtens die Methode in der Zwillingsforschung mit Vorteil anwenden: die zwei Expositionen des Zwillingspaares können noch deutlich abgegrenzt erscheinen und eine plastische Vorstellung von dem Grade der Ähnlichkeit der Zwillinge geben.

Es soll schließlich für alle Arten der Typenphotographie hervorgehoben werden, daß für anthropologische Zwecke möglichst jede Bekleidung auszuschalten ist. Ein freier Hals und Schulteransatz ist auch bei Kopf- bzw. Gesichtsbildern wichtig für die Beurteilung des Typus, zumal auch des Konstitutionstypus.

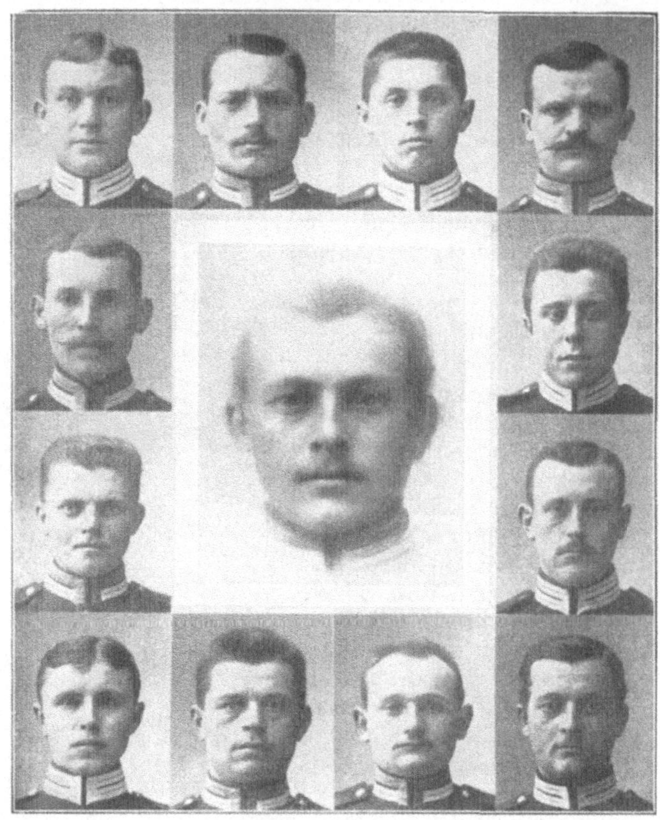

Abb. 12. Aufnahmen von sächsischen Soldaten und deren Mittelbild. Tafel XII/27 aus Wolf-Czapek, Schriftennachweis Nr. 8

Das Photographieren von Schädeln und anderen Skeletteilen (hiezu Tafel II)

Anthropologische Schädelaufnahmen sind nach den gleichen Gesichtspunkten zu machen, wie die Kopfaufnahmen, wenn sie miteinander vergleichbar sein sollen. Auch hier gilt in erster Linie die Forderung möglichst richtiger perspektivischer Wiedergabe in bestimmter Norm und Verkleinerung. Schüttauf [bei Kückenthal (13)] fordert für Reproduktionen von Schädeln in halber natürlicher Größe eine Übereinstimmung der an der Photographie mit den am Schädel genom-

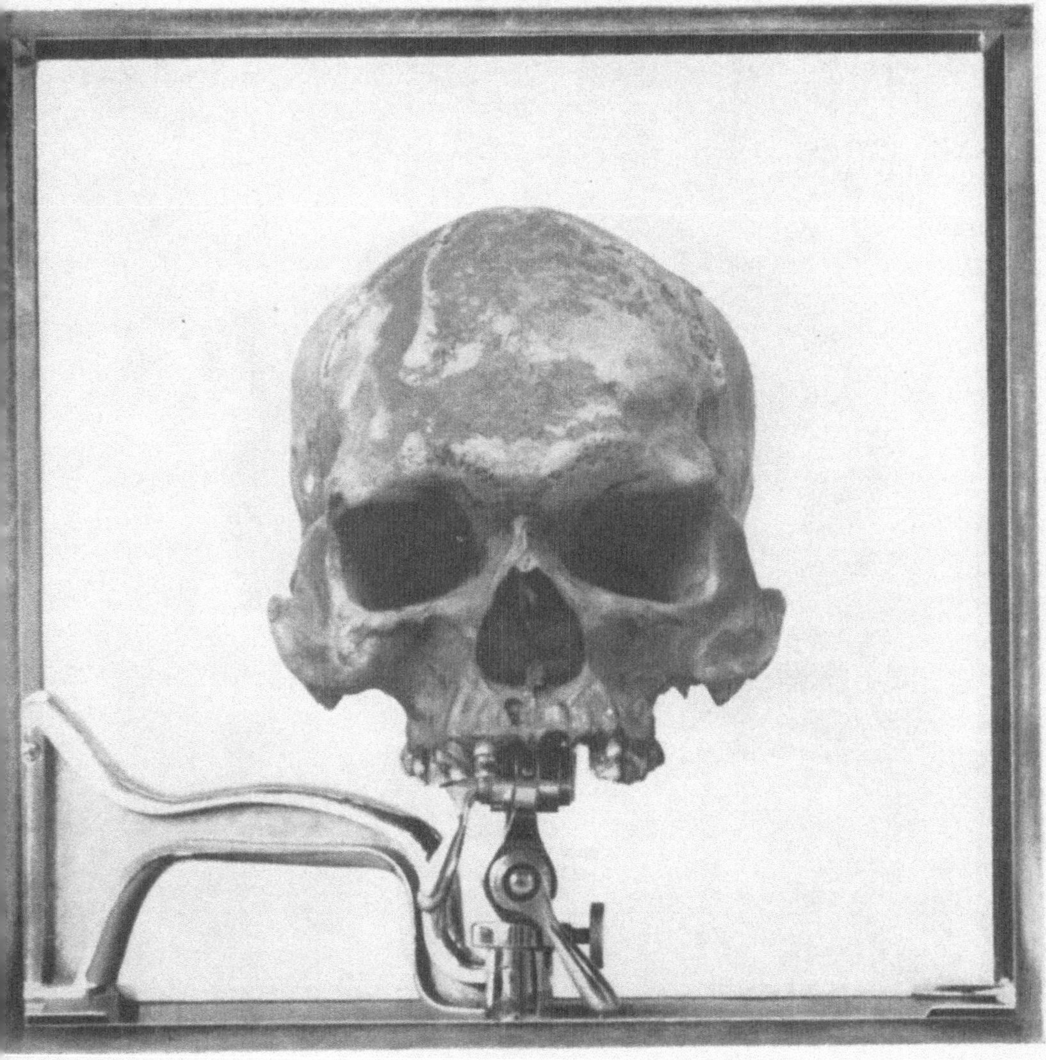

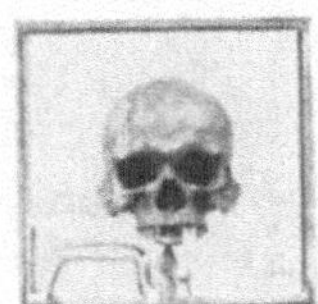

Norma frontalis

Schädel eines Australiers in den sechs Normen, phot. von R. Pöch im Kubuskraniophor.
Die kleinen Bilder sind die Originalaufnahmen in $^1/_{14}$ nat. Gr., die großen sind siebenfach,
also auf $^1/_2$ der nat. Gr. vergrößert. Aus der Sammlung des Anthrop.-ethnograph. Inst.
d. Univ. Wien

Hay, Praktikum

Tafel II, b

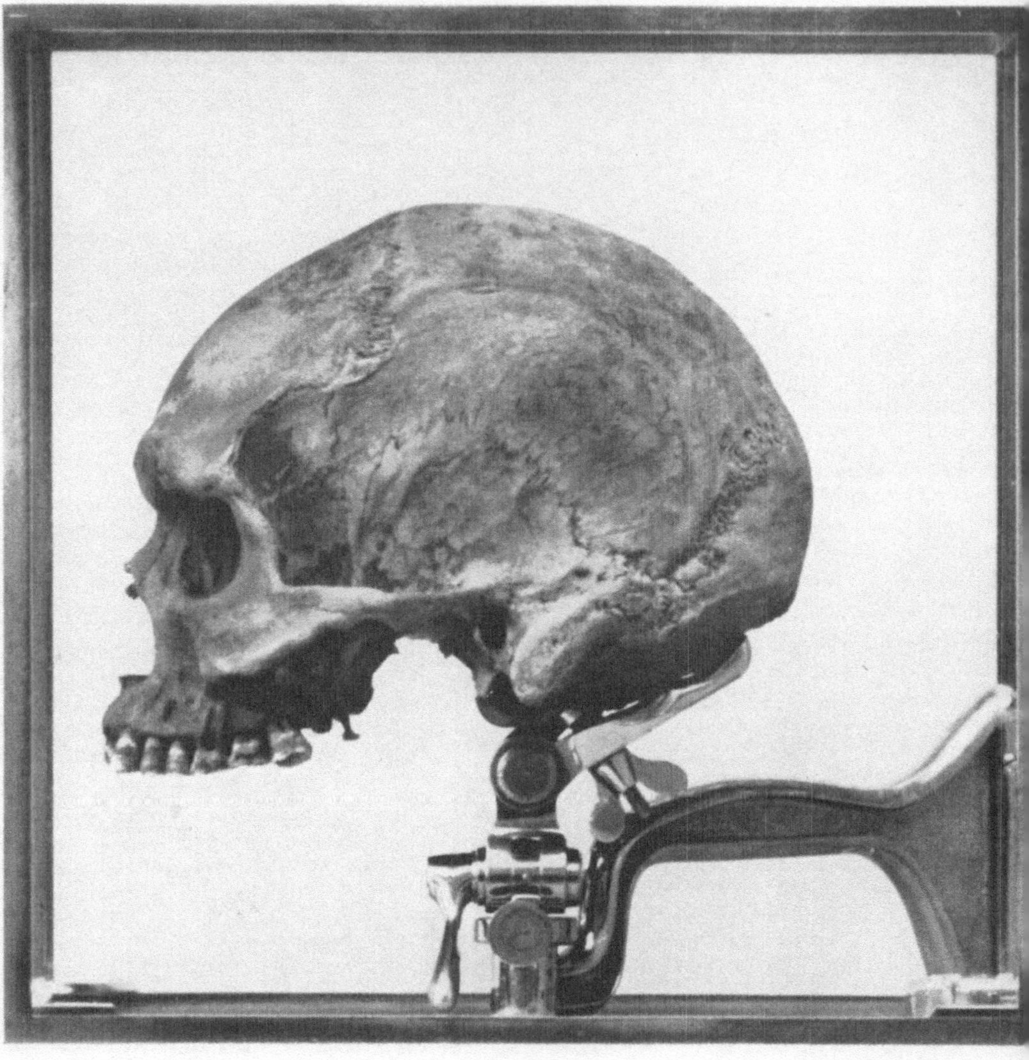

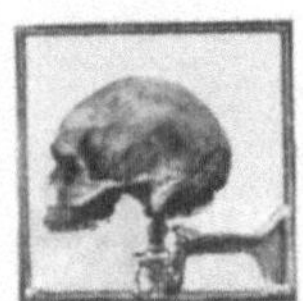

Norma lateralis sinistra

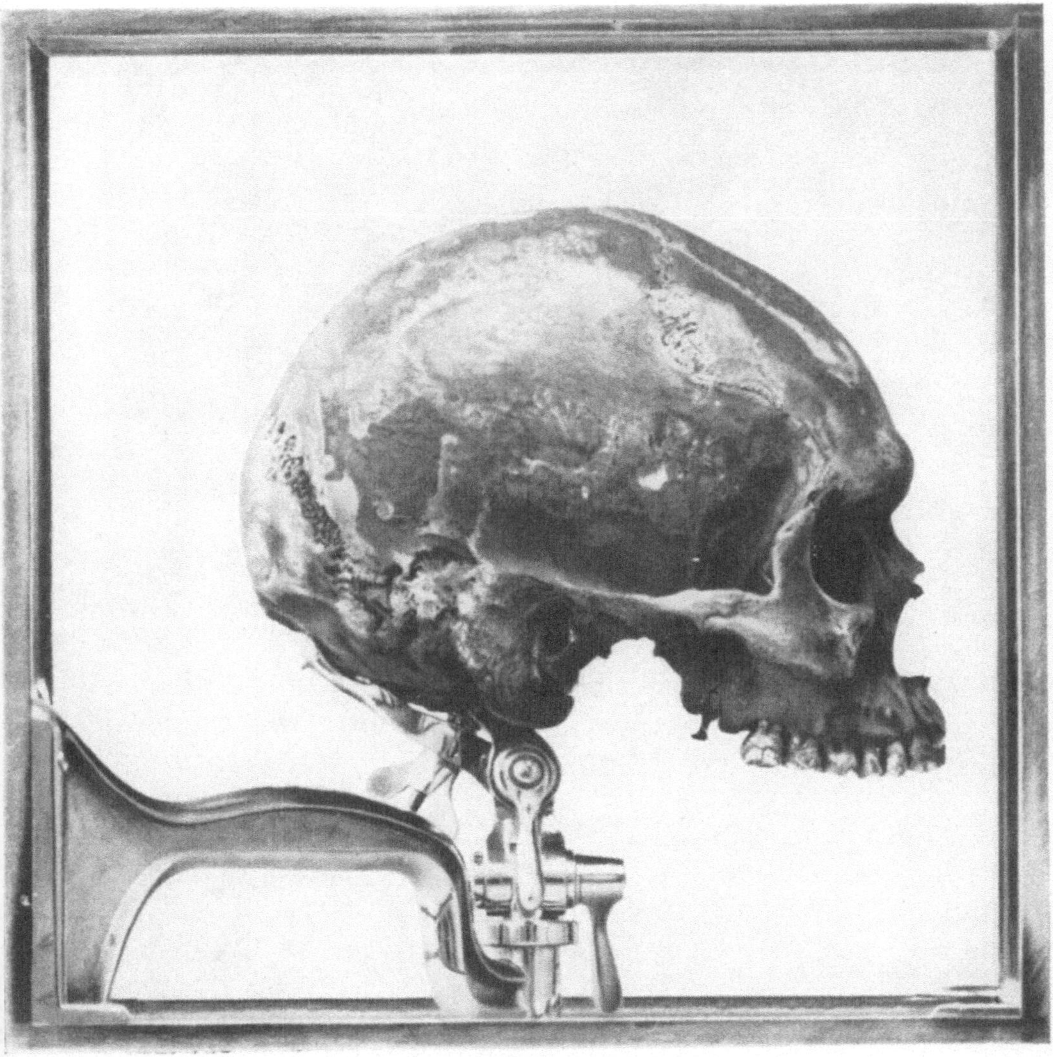

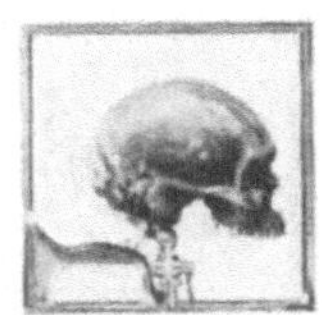

Norma lateralis dextra

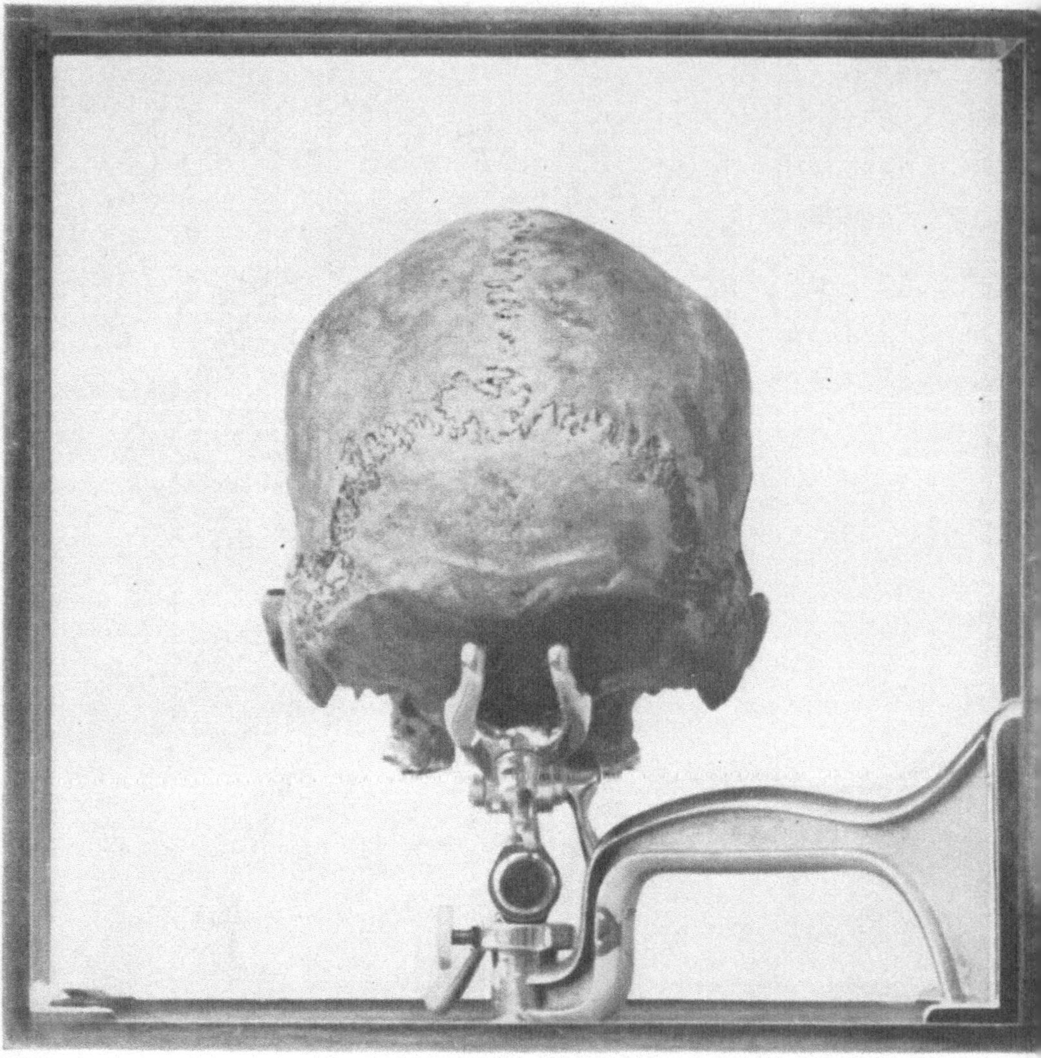

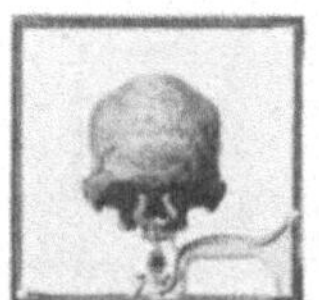

Norma occipitalis

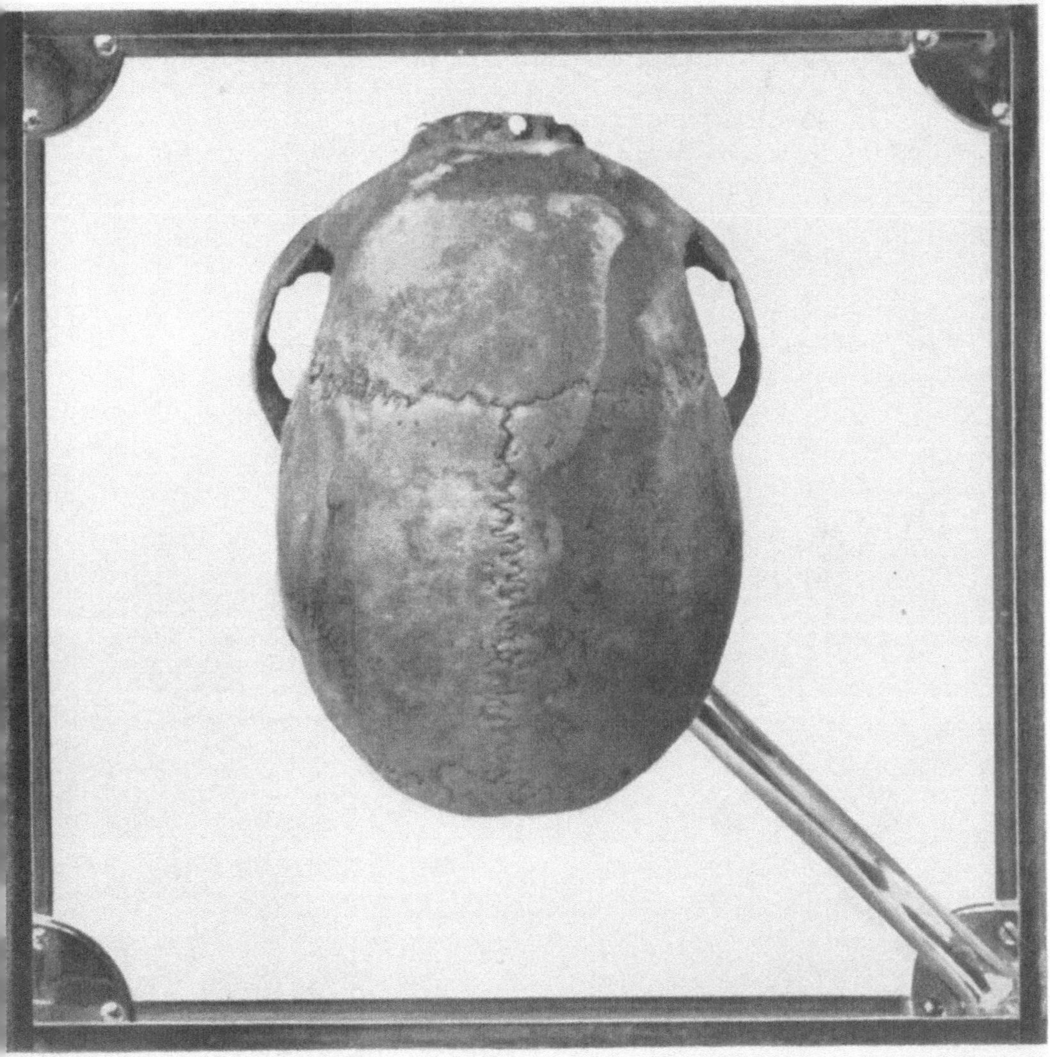

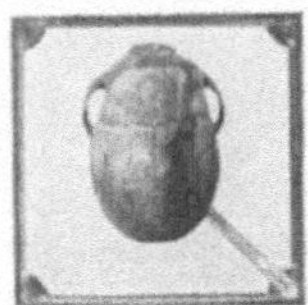

Norma verticalis

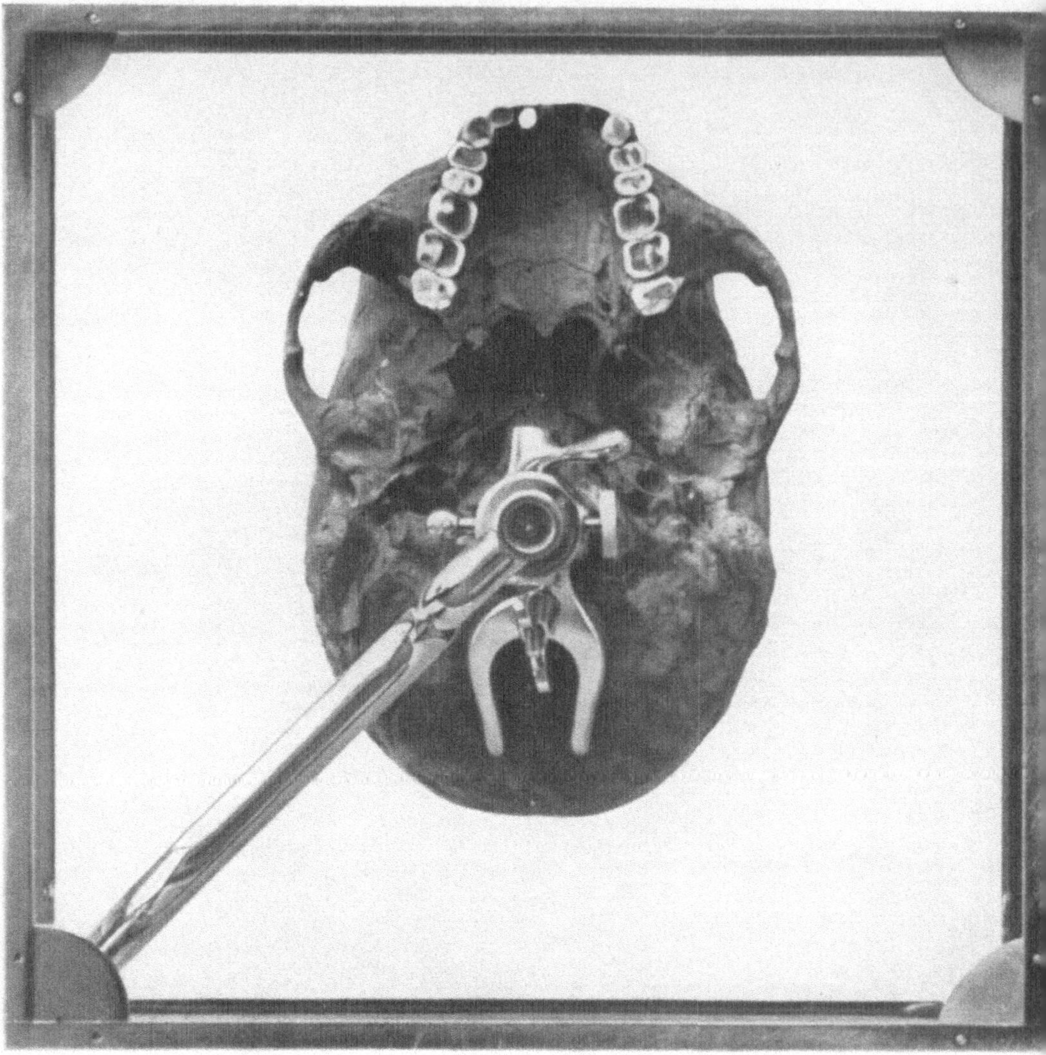

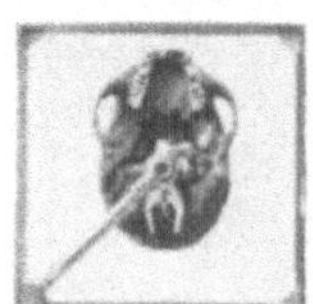

Norma basilaris

menen Maßen bis auf ½%. Dieser Forderung müssen Schädelphotographien, die eine optisch einwandfreie Wiedergabe anstreben und zu Messungen geeignet sein sollen, entsprechen. Wollte man bei einer direkten Aufnahme in ½-natürlicher Größe diese Genauigkeit erzielen, so müßte man ein Objektiv von $3^1/_3$ m Brennweite verwenden (SCHÜTTAUF), was praktisch nicht in Frage kommt. Daher werden Schädelaufnahmen mit Linsen von entsprechend großer Brennweite in stark verkleinertem Maßstab gemacht und nachträglich vergrößert. Das Hauptbestreben bei diesem umwegigen Verfahren muß auf möglichst prak-

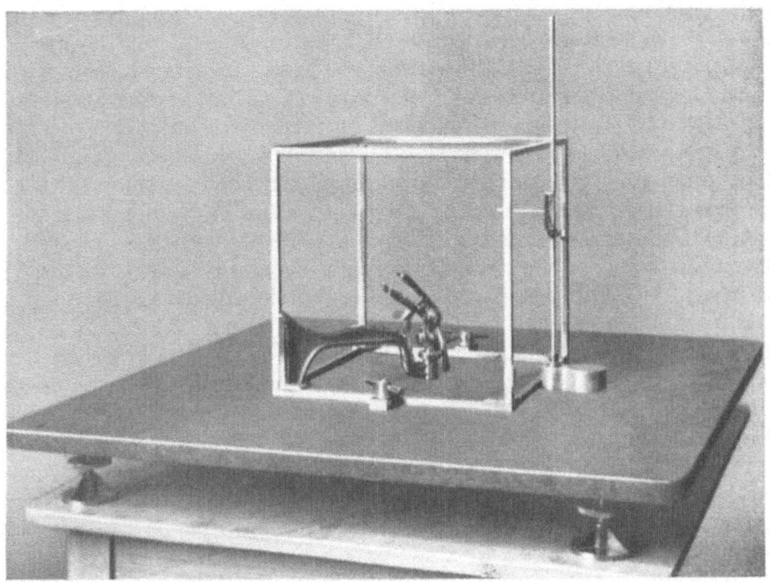

Abb. 13. Kubuskraniophor nach R. MARTIN auf Marmorplatte. Daneben Horizontiernadel.
Fig. 205 aus R. MARTIN, Schriftennachweis Nr. 15

tische Normierung gerichtet sein. Es ist auch hier das Verdienst R. PÖCHS, eine exakte und dabei möglichst einfache Methode ausgearbeitet zu haben. Während F. und P. SARASIN (25) beim ersten großen Versuch dieser Art noch jeden Schädel genau auf ein Zehntel verkleinern, dann beliebig vergrößern und schließlich auf ½-natürlicher Größe bringen (also zweimalige genaue Messung bei der Reproduktion jedes einzelnen Schädels), vereinfachen SCHÜTTAUF und KÜCKENTHAL das Verfahren durch Mitphotographieren eines in der Einstellebene aufgestellten quadratischen Rahmens mit Skalenteilung (30 cm), wodurch für eine ganze Serie von Schädeln nur eine einmalige Einstellung auf die Rahmenebene (für die Aufnahme) und beim Vergrößern eine einmalige Einstellung auf die Hälfte der Rahmenlänge (15 cm) notwendig ist. Auch BERTILLON und CHERVIN (3) behandeln die Schädelphotographie in sechs Normen mit einer

Apparatur, die für Norma vert. und basilaris Sturzaufnahmen ermöglicht. Sie soll nicht näher erörtert werden, weil diese Einrichtung in den wenigsten Fällen durchführbar ist und durch einfachere Mittel, die im folgenden beschrieben werden, vollkommen ersetzt wird. (Die Einstellung erfolgt bei Bertillon nicht in die O-A-E, sondern in eine durch die beiden Orbitalachsen gelegte Ebene, die gegenüber der O-A-E frontal etwas gehoben ist.) Ein solches technisches Hilfsmittel ist der Kubuskraniophor R. Martins (Abb. 13), der in einfacher Weise die Einstellung des Schädels zur Aufnahme in den sechs Normen ermöglicht. Es ist ein exakt gearbeitetes Stahlgerüst in Kubusform, in welchem auf einem entsprechend angebrachten Arm der zu photographierende Schädel in der O-A-E normiert werden kann. Die mittels zweier Scharniergelenke beliebig einstellbare Zange steckt in einer Hülse, wird zur Befestigung am Schädel aus dem Kubuskraniophor herausgenommen und so durch das Hinterhauptloch an der Nuchalpartie des Okzipitale festgeschraubt (Tafel II, 6), daß die gegabelte Zangenhälfte außen und das Opisthion (= Schnittpunkt der Mediansagittalebene mit dem Hinterrand des Foramen magnum) zwischen den beiden Schenkeln dieser Gabelung sichtbar bleibt. Diese Anlage der Zange ist notwendig zur symmetrischen Erfassung des Schädels. Beim Festschrauben der Zange muß mit großer Vorsicht jeder Bruch am Okzipitale vermieden werden. Der Schädel mit Zange wird nun so in die Hülse gesteckt, daß die Handhabung der beiden Scharnierhebel unbehindert möglich ist (in Abb. 13 ersichtlich), worauf mit der Horizontiernadel (Abb. 13 neben Kubus) die Einstellung in die O-A-E so durchgeführt wird, daß zugleich die Mediansagittalebene des Schädels zu einer Kubusfläche parallel steht. (Erst Einstellen in O-A-E mittels der Scharniergelenke, dann Umlegen des Kubus derart, daß die beiden Seitenflächen des Schädels nach unten bzw. oben sehen; jetzt Drehen nur in der Hülse und mittels Horizontiernadel Einstellen der Mediansagittalebene des Schädels parallel zur Unterlage.) Der Kubuskraniophor muß dabei auf einer vollkommen horizontalen Unterlage stehen (Kontrolle mit Wasserwage, die zugleich Erschütterungen anzeigt), am besten auf einer auf einem Tisch durch vier Kalandrierschrauben vollkommen horizontal einstellbaren Marmorplatte (Abb. 13). Zum Ausführen von Zeichnungen kann der Kubus auf der Marmorplatte festgeschraubt werden, beim Photographieren muß er frei aufliegen. Die Lage des Kubus auf der Platte wird (etwa mittels Klebstreifen) markiert, so daß ein Umlegen auf eine andere seiner Flächen auf genau die gleiche Stelle ermöglicht wird. Nun erst wird auf den Schädel eingestellt. Die Entfernung richtet sich nach dem Linsensystem. Entsprechend große Brennweite ist unerläßlich. Bei dieser Anordnung hat R. Pöch seine Aufnahmen (Tafel II) gemacht und peinlich genau beachtet, daß: die Mattscheibe zur Vorderfläche des Kubuskraniophors genau parallel, die optische Achse genau horizontal steht, und zwar genau auf den Mittelpunkt der Vorderfläche des Kubuskraniophors gerichtet. Werden diese Forderungen nicht genau eingehalten, so bilden die Kanten der Vorderfläche des Kubus nicht ein Quadrat, sondern die vertikalen und horizontalen Kanten sind bei „exzentrischer“ Lage der Linse verschieden lang, bei nicht paralleler Stellung von Mattscheibe und vorderer Kubusfläche bilden sie ein Trapez. Man hat in der genau quadratischen Wiedergabe des vorderen Kubusrahmens einen Prüfstein für die optisch exakte Einstellung und an der möglichst genauen Deckung von Vorder- und Hinterrahmen einen Prüfstein für die Güte der Tiefenzeichnung. Eingestellt wird (mittels Lupe) auf eine Ebene, die in der Mitte zwischen dem vordersten und rückwärtigsten sichtbaren Punkt der gegebenen Schädelansicht liegt. Wie oben erwähnt, sind fünf, eventuell sechs Normen zur genauen Beurteilung des Schädels erforderlich: Norma frontalis, lateralis dextra und sinistra, N. verticalis, occipitalis und basilaris. Ist unter genauer Berücksichtigung aller Gesichtspunkte die Orientierung im Kubuskraniophor und die erste Einstellung — am besten in Seitenansicht — vollzogen, so wird für die anderen Normen der Kubus lediglich auf die entsprechenden Seiten umgelegt. Jeder weitere Schädel braucht nur wieder im Kubus einmal orientiert zu werden; während die ganze Aufstellung unverändert bleibt, können ganze Serien von Aufnahmen im gleichen Maßstab gemacht werden. Für spätere Arbeiten kann der Standplatz von Tisch und Apparat bezeichnet und so die gleiche Aufstellung immer wieder schnell fertiggestellt werden.

Die einzelnen Normen stehen genau senkrecht zueinander. Abweichend von der Pöchschen Anordnung ist nach Martin (15) bei der Vertikal- und Basilaransicht das Gesicht nach unten zu kehren (also Drehung um 180⁰), da nach vergleichend anatomischen Prinzipien die dorsale Fläche nach oben, die ventrale nach unten gerichtet sein soll. Unbedingt aufzunehmen ist die Frontal-, Lateral- und Vertikalansicht bei vollständig erhaltenen Schädeln; die übrigen Normen sollten nur in zwingenden Fällen vernachlässigt werden, sind dann aber durch Beschreibung zu kennzeichnen. Sonst ist der Erhaltungszustand maßgebend für die zu wählenden Aufnahmen. Der Unterkiefer sollte in Vorder-, einer Seiten- und in Vertikalansicht mitphotographiert werden, während in der zweiten Seiten-, in Basilar- und Okzipitalansicht ohne Unterkiefer die Gestaltung des Oberkiefers, der Zähne und Kauflächen desselben, besser in Erscheinung tritt. Mit Leukoplast (Plastilin) an die Innenfläche der Zähne und Kiefer geklebt, kann der Unterkiefer leicht am Schädel befestigt werden. Die Gestaltung und Abschleifung der Kauflächen gibt Anhaltspunkte für die richtige Artikulationsstellung der Zähne, die beachtet werden muß. Bei den auf Tafel II wiedergegebenen Pöchschen Aufnahmen fehlt dem Schädel der Unterkiefer.

Pöch verwendete zu seinen Aufnahmen ein Voigtländer-Euryskop von 65 mm Durchmesser und 320 mm Brennweite, Lichtstärke 1:4,8, in einer Entfernung von $5^3/_4$ m, Abblendung der Linse auf 10 mm. Die lineare Verkleinerung war dabei $^1/_{14}$ natürlicher Größe. Diese Aufnahmen wurden siebenfach, also auf die Hälfte (nat. Größe) vergrößert. Beide Größen sind auf Tafel II wiedergegeben. Die Bilder in halber natürlicher Größe zeigen keine meßbare perspektivische Verzerrung. Zur Aufnahme wurden sehr feinkörnige Platten verwendet. Das Pöchsche Objektiv deckt ein Format von 30×40 cm, die Aufnahme im Kubus mißt nur 2×2 cm, liegt also in der Mitte des brauchbaren Bildfeldes. Pöch gibt einem symmetrischen Aplanat, wie er ihn verwendete, gegenüber einem Anastigmat den Vorzug. Die Pöchsche Methode gewährleistet ein praktisches und exaktes Arbeiten.

Gegenüber der früher meist üblichen Wiedergabe in halber natürlicher Größe hält Pöch eine solche von $^1/_4$ nat. Gr. für genügend, während Martin empfiehlt, nicht unter $^2/_5$ hinunterzugehen, da sonst feinere Einzelheiten schon nicht mehr zu erkennen sind. Die meisten Schädelabbildungen im Martinschen „Lehrbuch der Anthropologie" (15) haben diese Größe. Es ist eine einheitliche Einhaltung eines bestimmten Maßstabes in der Schädelphotographie ebenso wünschenswert, wie bei den Gesichtsbildern. Nach dem Martinschen Vorschlag wären die Schädel also in der doppelten Größe der Pöchschen Typenbilder (vgl. dort) zu reproduzieren. Eine einheitliche Durchführung dieser Forderung ist umso mehr erstrebenswert, als damit auch für die unmittelbare Anschauung ein einfaches Verhältnis zum Vergleich von Schädel- und Kopfbildern gegeben ist.

Für die vergleichende Betrachtung der einzelnen Normen erscheint die auf Tafel II a—f eingehaltene Reihenfolge zweckmäßig. Die wünschenswerte Drehung der Oben- und Unten-Ansicht um 180°, so daß das Gesicht nach abwärts liegt, wurde oben schon erwähnt.

Direkte Aufnahmen sind nur mit einem entsprechenden Teleobjektiv zu empfehlen. Immer ist das Mitphotographieren eines Maßstabes erwünscht.

Die Knochen mit größeren Tiefendimensionen, z. B. das Becken oder der ganze Brustkorb, sind in ähnlicher Weise wie der Schädel verkleinert aufzunehmen; die Aufnahmen sind vergrößert zu kopieren. Es muß besonders bei den langen Knochen auch darauf geachtet werden, daß die Achse des optischen Systems in die Mitte der Längsausdehnung zu stehen kommt. Kleine Knochen (Wirbel-, Hand- und Fußknochen usw.) werden am besten mittels eines festen Klebemittels auf einer vertikal stehenden Glasplatte befestigt und so photographiert (Martin). Hinter der Glasplatte ist ein Hintergrund anzuordnen; die Glasplatte soll nicht direkt ins Objektiv spiegeln. Es müssen die bekannten Anforderungen bei jedem Skeletteil, seinen besonderen Formverhältnissen gemäß, erfüllt werden.

Körperaufnahmen (Tafel III)

Zweck der Körperaufnahmen ist, die Proportionsverhältnisse des Körpers der Länge, Breite und Tiefe nach so genau wiederzugeben, daß Messungen am Bilde keine wesentliche Verzerrung ergeben. Optisches System und Aufstellung des Objektes müssen also diesen Anforderungen entsprechen.

Zunächst sollen kurz die optischen Bedingungen erörtert werden: Die Bildgröße muß (nach Pöch) mindestens $^1/_{18}$ der natürlichen Größe

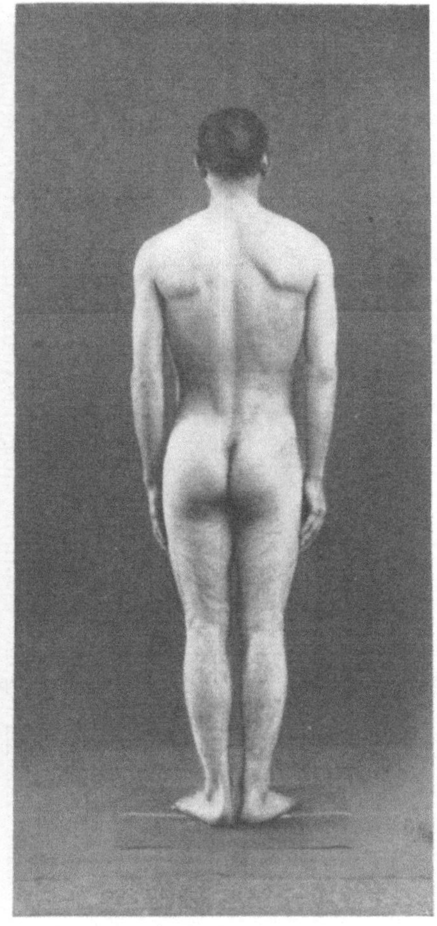
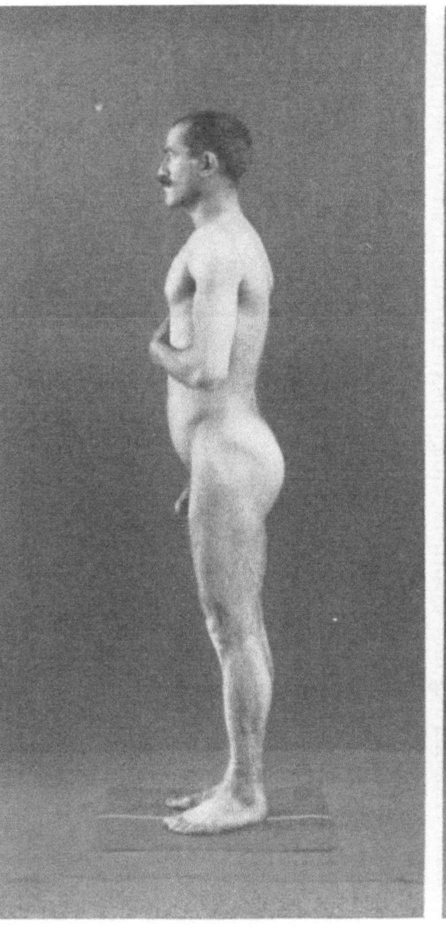
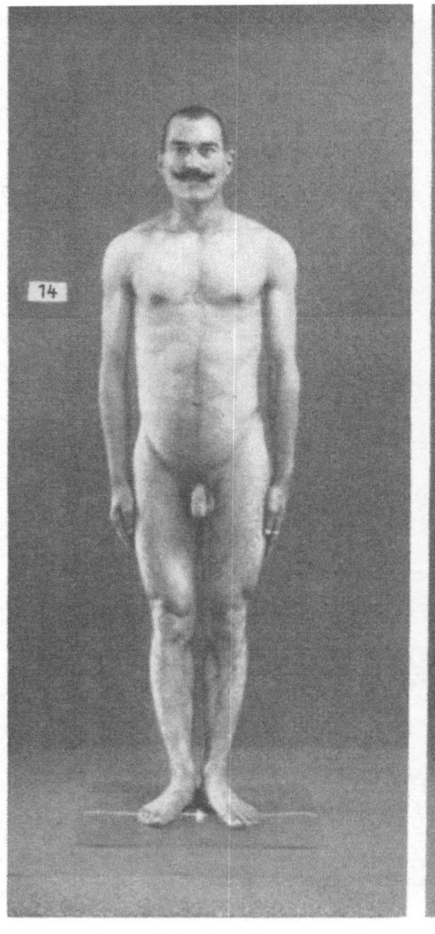

Aufnahme des ganzen Körpers in drei Normen. Turkmene aus dem Gouv. Taschkent, $^1/_{18}$ nat. Gr. Tafel II aus R. Pöch, Schriften-nachweis Nr. 22. Kriegsgefangenenmaterial d. Anthrop.-ethnograph. Inst. d. Univ. Wien. Aufn. Pöch-Weninger

betragen, wenn sie den Anforderungen der morphologischen Analyse gerecht werden soll. Dabei sind zwei Hauptmängel der photographischen Projektion auf ein Mindestmaß zu bringen: Die Verzerrung der Körperenden im Maße ihres Abstandes von der Horizontalebene der optischen Achse und die zu große bzw. zu kleine Wiedergabe der vor bzw. hinter der Einstellebene gelegenen Körpermaße. Sollen diese Bedingungen erfüllt werden, so müssen (für bestimmte Verkleinerungen) Linsen mit entsprechend großer Brennweite zur Verwendung gelangen, womit auch ein Mindestmaß der Objektweite umschrieben ist. Schmidt (bei Kaiserling [11]) verlangt mindestens eine Objektiv-Körper-Entfernung im doppelten Ausmaße der Körpergröße. Gründlich und klar hat Th. Mollison (17) in einer für die Beurteilung der optischen Verhältnisse bei der Körperphotographie grundlegenden Arbeit die einschlägigen Fragen behandelt und für das jeweilige Verhältnis von Objektgröße, Brennweite, Objektweite und Verkleinerung im wesentlichen folgende Grundsätze und Forderungen aufgestellt: Die Körpergröße der zu photographierenden Person, in Prozenten ihrer Entfernung vom Objektiv ausgedrückt, ergibt eine Verhältniszahl, die Mollison als „Projektionsindex" des Bildes bezeichnet. Dieser Index gibt den Grad der Verzerrung an. Dieser Index soll nicht größer als 40 sein, d. h. die Objektweite muß mindestens das 2½-fache der Körpergröße betragen. Für Körpergrößen bis zu 180 cm (welche Grenze verhältnismäßig selten überschritten wird) muß also die Entfernung zwischen Objektiv und Person mindestens 4,50 m sein. Für diese Entfernung von 4,50 m besteht folgendes Verhältnis zwischen Brennweite und Verkleinerung:

Tabelle 1

Verkleinerung:	$^1/_7$	$^1/_8$	$^1/_9$	$^1/_{10}$	$^1/_{11}$	$^1/_{12}$	$^1/_{13}$	$^1/_{14}$	$^1/_{15}$
Brennweite:	56,2	50,0	45,0	40,9	37,5	34,6	32,1	30,0	28,1
Verkleinerung:	$^1/_{16}$	$^1/_{17}$	$^1/_{18}$	$^1/_{19}$	$^1/_{20}$				
Brennweite:	26,5	25,0	23,7	22,5	21,4				

Diese Tabelle gibt das Mindestmaß der Verkleinerung für die jeweilige Brennweite an.

Bertillon und Chervin (3) empfehlen einheitlich für die Körperaufnahmen, ohne Rücksicht auf die Brennweite, einen Objektivabstand von 5 m, also mit verschiedenen Brennweiten Aufnahmen in verschiedenem Maßstab. Der Vorteil hievon ist gleiche Reduktion der außerhalb der Einstellebene gelegenen Maße für alle Bilder. Demgegenüber betont Mollison mit Recht den Vorzug, den Bilder in gleichem Maßstab für den unmittelbaren Vergleich miteinander besitzen. Einen bestimmten Vorschlag bezüglich des zu wählenden Verhältnisses macht Mollison nicht. Zum Ausgleich der verschiedenen Reduktionen, denen die einzelnen Maße bei Einhaltung gleicher Bildgröße unter Verwendung verschiedener Brennweiten durch die dabei erforderlichen verschiedenen Objektweiten unterworfen sind, errechnet Mollison bestimmte Korrektur-Faktoren. Von der Wiedergabe derselben darf hier abgesehen werden, da sie nur dann zu berücksichtigen sind, wenn die betreffende Person mit markierten Meßpunkten photographiert wurde, weil nur die markierten Meßpunkte mit der nötigen Genauigkeit im Bilde festgestellt werden können, um Korrekturen zu gestatten. Wo das nicht der Fall ist — und das trifft für die meisten Bilder von in natura gemessenen Personen zu — fällt diese (an sich geringe) Korrektur weg. An ihre Stelle tritt der Vergleich von Bild- und Körpermaßen. Wenn aber die Meßpunkte an der Person genau markiert sind[1] und die Aufnahmen unter genauer Einhaltung der optisch-technischen Anforderungen gemacht werden, dann „dürfte eine am Photogramm vorgenommene Messung fast auf die gleiche Genauigkeit Anspruch machen, wie die Messung am Lebenden. Sie hat vor ihr den Vorzug, daß sie jederzeit eine Wiederholung und Kontrolle erlaubt." Für solche Fälle wird auf TH. MOLLISONS Arbeit (17, S. 321) verwiesen.

Die Einstellung der Person zum Apparat erfolgt unter analogen Bedingungen wie bei den Kopfbildern: gerade, aufrechte Haltung, Kopf in O-A-E, optische Achse etwa in mittlerer Körperhöhe, etwas oberhalb der Schamhaargrenze, jedenfalls zwischen Schamhaargrenze und Nabel. (Falsch ist die Angabe KAISERLINGS [11], wonach die optische Achse „etwa in der Augenhöhe der aufzunehmenden Person" stehen soll.) PÖCH empfiehlt eine Höhe von etwa 90 cm über dem Boden. Die Aufnahme erfolgt in drei — zuerst von G. FRITSCH auf einer 18 × 24 cm Platte (vgl. Anm 1 auf S. 116), dann von BERTILLON und CHERVIN (3) auf einer 13 × 18 cm Platte vereinigten — Normen: strenge Vorder-, Seiten- und Rückenansicht. Die genaueren Vorschriften für einheitliche, exakte Körperaufnahmen hat, wie für die Gesichtsbilder, auch R. PÖCH (20) festgelegt und die FRITSCH-BERTILLONschen Normen in Einzelheiten modifiziert: Reihenfolge und Anordnung auf einer 13 × 18 cm Platte (analog den Kopfbildern) bleibt wie bei BERTILLON, die Haltung der Figuren wurde aber erst von PÖCH konsequent einheitlich für alle Aufnahmen durchgeführt: Kopfhaltung, wie erwähnt, in O-A-E, bei Vorder- und Rückansicht beide Arme gestreckt hängend, Handflächen an die Außenseite der Oberschenkel angelegt. Bei der Seitenaufnahme (von links) ist der linke Arm im Ellbogen gebeugt und der Unterarm so mit flacher Hand quer über den Bauch gelegt, daß die Rückenlinie frei bleibt und die Wirbelsäulenkrümmung sichtbar ist. Dabei ist darauf zu achten, daß beim Armbeugen keine verschobene Schulterhaltung eintritt. (Eine perspektivische Verzerrung des Armes infolge dieser Beugung ist unvermeidlich, zur Beurteilung der Armlänge dienen aber die anderen Aufnahmen. Wird nur eine einzige Aufnahme gemacht, etwa von vorne, so sind beide Arme gestreckt zu halten, da die Armbeugung nur bei der Seitenaufnahme einen Zweck hat). Der rechte Arm (auch Ellbogen) bleibt unsichtbar, vom Körper gedeckt. Die Einstellung der (ersten) Seitenansicht wird

---

[1] MOLLISON schlägt hiezu kleine rechteckige Fleckchen von schwarzem Heftpflaster vor, die so aufgeklebt werden, daß ihr Mittelpunkt auf dem Meßpunkt liegt.

am Boden in folgender Weise markiert: Durch die Fußsohle zwischen den Ballen der großen Zehen und den Knöcheln wird eine Gerade gezogen (also parallel zur Mattscheibe) und senkrecht dazu zwischen den beiden Füßen (in Richtung der optischen Achse) eine zweite. Zur Seitenaufnahme erfolgt Drehung nach rechts um 90°, wobei der Schnittpunkt der beiden Linien der Standfläche wieder in der gleichen Weise zwischen die Fußsohlen zu liegen kommt. Bei der Rückansicht steht der Körper in gleicher Haltung wie bei der Vorderansicht, nur um 180° dazu gedreht. Die einmal markierte Standfläche der Person und des Apparates gestatten immer wieder rasche Einstellung und Durchführung von vollkommen übereinstimmenden Serienaufnahmen. Über die Einführung einer Drehscheibe durch R. MARTIN als Standfläche für die Person zur vorteilhaften Vermeidung jeden Platzwechsels vgl. S. 120. Auf den S. 117—119 ist der Apparat beschrieben (dazu Abb. 2 und 3), mit dem R. PÖCH Kopf- und Körperaufnahmen gemacht hat. Die Körperaufnahmen wurden mit $^1/_{18}$ natürlicher Größe normiert, bei einer Entfernung von Person und Apparat von 410 cm (BERTILLON fertigte seine Aufnahmen in $^1/_{20}$ an). Die Reihenfolge auf der Platte ist von links nach rechts: Vorder-, Seiten-, Rückenansicht. R. MARTIN empfiehlt als erste aus psychologischen Gründen (Gewöhnung der Person an die Aufstellung in unbekleidetem Zustande) die Aufnahme der Rückansicht. Eine Körperstütze (analog der Kopfstütze, vgl. Kopfbilder) verwendet PÖCH nicht, MARTIN hingegen hat eine solche für „unruhige Individuen" seiner Drehscheibe eingebaut. Bei der kurzen Exposition, die bei Körperaufnahmen notwendig ist, scheint es mir, als ob eine Stütze eher geeignet sei, die Konzentrierung des Individuums zu beeinträchtigen, als die ruhige Haltung zu fördern. Angezeigt ist, daß die zu photographierende Person während der kurzen Expositionszeit die Atembewegungen bei natürlicher Thoraxhaltung einstelle. Vor allem bei der Seitenansicht entstehen infolge der leichtesten Atembewegungen sehr leicht Unschärfen des Körperprofils.

Wie bei den Kopfbildern muß auch hier die Nummer des Meßblattes mitphotographiert werden, was durch einen einfachen Hebelhalter mit Rahmen für das Einlegen der Nummern leicht zu bewerkstelligen ist. Das Mitphotographieren eines Maßstabes ist auch bei Kenntnis der Aufnahmsbedingungen zu empfehlen. Die Nummer kann auch mit dem Maßstab, sei dieser hängend oder stehend, kombiniert werden. Zu beachten ist, wenn die Aufnahmen in einem Raum mit glatter Bodenfläche — Linoleum, Parkett — gemacht werden, daß durch den Boden keine Lichtreflexe entstehen, die das Bild, zumal am Fußende, ungünstig beeinflussen können. Auf gleichmäßige Lichtverteilung muß ebenso geachtet werden, wie bei den Kopfbildern. Kunstlichtaufnahmen neigen zu Härten, die ausgeglichen werden müssen. R. MARTIN benützt eine 2000kerzige Jupiterbogenlampe, davor Zerstreuungs- und auf der Gegenseite des Individuums Aufhellungsschirm. Einzelheiten müssen unter den jeweiligen Verhältnissen erprobt werden. Eine Kunstlichtanlage bietet den Vorteil der Unabhängigkeit von den wechselnden Tageslichtverhältnissen. Vgl. auch den Abschnitt über anthropologische Typenphotographie.

Bei den großen Untersuchungen an der schwedischen Bevölkerung, die das Rassenbiologische Institut in Upsala unter H. LUNDBORGS

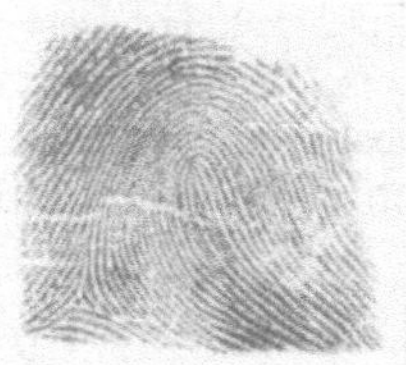

a

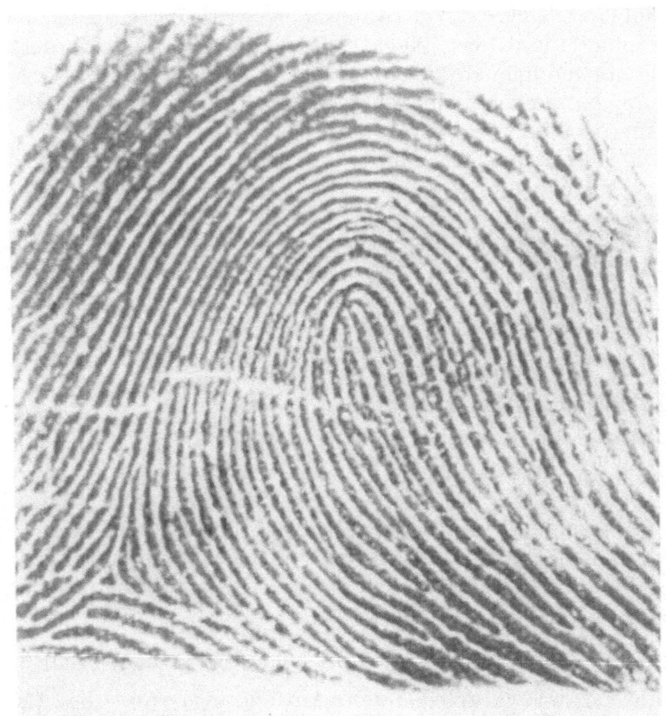

b

Abb. 14. Fingerballenabdruck, a natürliche Größe, b vergrößert. Aufn. O. RECHE

Leitung (14) durchgeführt hat, wurden, wie Assistent Dr. W. KRAUS mir freundlicherweise mitteilt, außer den drei üblichen Normen auch Vorderaufnahmen des Körpers mit Armhaltung „Hüften fest" und „Hinterhaupt fest" sowie Halbprofilaufnahmen mit hängenden Armen zur genaueren

Erfassung des individuellen und des konstitutionellen Typus gemacht. Wo die materielle Frage es erlaubt, ist eine Erweiterung der Aufnahmen in diesem Sinne empfehlenswert. Die Klärung der Frage nach dem Verhältnisse von Rassen- und Konstitutionstypen, die keine theoretische, sondern gerade für den Mediziner eine eminent praktische Frage ist und heute im Brennpunkt des Interesses der anthropologischen Forschung steht, erfordert neben der bisher vorwiegenden Beurteilung nach Maßverhältnissen ganz besonders auch die plastische morphologische Analyse, für die vergleichbare Körperaufnahmen unentbehrlich sind.

Kriminalanthropologische Reproduktionsverfahren

Es sollen in Kürze folgende zwei Verfahren genannt werden:

1. Die photographische Vergrößerung von Fingerabdrücken (Abb. 14). Der Originalabdruck von Erwachsenen wird in natürlicher Größe (*a*) photographiert und das Negativ auf die für die erforderliche Ausmessung notwendige Größe (*b*) gebracht. Fingerabdrücke von Kindern werden am besten schon um etwa ein Drittel vergrößert photographiert und dann noch stärker vergrößert.

2. Die Wiedergabe der Blutgruppen-(Isohämagglutinations-)Reaktion durch direktes Kopieren (Negativ) der Originalprobe nach Eintrocknen derselben; eine Abbröckelung ist durch vorsichtiges Auflegen des Kopierpapieres zu vermeiden. Ein Beispiel ist in Abb. 15 gegeben. Auf dem Objektträger ist an den beiden Enden Blut fraglicher Gruppenzugehörigkeit mit Serum der Gruppe II (A β) bzw. III (B α) gemischt. Die Reaktion zeigt Ballung im Serum III (α), hingegen gleichmäßige Verteilung der Blutkörperchen, also Verträglichkeit, im Serum II (β). Die Kopie zeigt die Zugehörigkeit des Blutes zur Gruppe II (A β). Ein Diapositiv kann leicht durch direktes Kopieren dieses Negativs angefertigt werden.

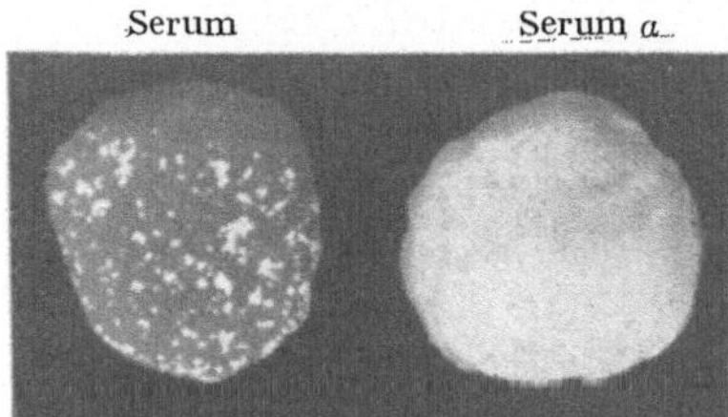

Abb. 15. Direkte Kopie (Negativ) einer Isohämagglutinationsprobe der Blutgruppe II (*A*, *β*). Originalprobe

Zum Photographieren auf Forschungsreisen

Während im vorangehenden Anwendungsarten der Photographie besprochen wurden, die Laboratoriumsbehelfe voraussetzen, ist das photographische Arbeiten auf Forschungsreisen bei häufigem Ortswechsel in unzivilisierten und unwirtlichen Gebieten mit ungleich größeren Schwierigkeiten verbunden; diesen Verhältnissen muß auch die Schulung und photographische Ausrüstung des Anthropologen gewachsen sein. Es sollen kurz Forderungen allgemeiner Natur angeführt werden, wie sie verschiedene Forscher mit reicher Erfahrung übereinstimmend erheben.

Erste Bedingung erfolgreichen Arbeitens unter im vorhinein unbe-

kannten und unsicheren Umständen, wie sie sich wechselvoll auf einer
Forschungsreise einstellen, ist die volle Vertrautheit mit der Apparatur
und mit den verwendeten Platten und Chemikalien. Im Atelier ist mancher
Fehler nachträglich zu beheben, manches Objekt ein zweitesmal zu erreichen, auf einer Forschungsreise aber muß damit gerechnet werden,
daß eine einmal gegebene Aufnahmsmöglichkeit kein zweitesmal wieder-
kehrt. Der Forschungsreisende muß somit über eine sehr reichliche
Erfahrung verfügen.

Bezüglich der Ausrüstung betonen NEUHAUS (19), G. FRITSCH
(5 bis 8), R. PÖCH (20), W. VOLZ (32), R. MARTIN (15) u. a. die Notwendigkeit der Mitnahme von mindestens zwei Kameras: einer kleinen, am
besten 9 × 12 cm-Kamera für Momentaufnahmen und einer größeren,
am besten 13 × 18 cm-Kamera für Stand- bzw. Daueraufnahmen. Das
Stativ muß auf jeder unebenen Unterlage aufstellbar sein. Die Objektive
müssen einerseits für Porträt-, andererseits für Gruppenaufnahmen geeignet sein. Auch die kleine Kamera soll Einstellung auf der Mattscheibe und Typenaufnahmen ermöglichen, zumal in Fällen, wo das gewünschte Individuum nicht vor die Standkamera zu bringen ist. Die Verwendung eines Stereoapparates ist natürlich auch hier sowohl für Typen-,
wie auch für Gruppenaufnahmen usw. besonders wertvoll. Für bewegte
Szenen sind kinematographische Aufnahmen das Gegebene.

Kopf- und Körperbilder sind womöglich in den vorstehend be-
schriebenen Normen zu machen. FRITSCH benützte auch auf seinen
Forschungsreisen die dreiteilige Kamera (vgl. Anm. 1 auf S. 116). Bei den
Typenbildern ist die Kleidung möglichst vollständig auszuschalten. Bei
Trachtenaufnahmen ist darauf zu achten, daß die Tracht der dargestellten
Szene entspreche. Solche Bilder sollen naturwahre Ausschnitte aus dem
Leben der Eingeborenen wiedergeben. Bei allen Aufnahmen, die die indivi-
duelle und ethnische Eigenart der Person oder der Gruppe zum Ausdruck
bringen sollen, ist darauf zu achten, daß das Bild nicht „gestellt", sondern
ungezwungen und natürlich sei. Diese Forderung wird um so leichter zu erfüllen sein, je mehr der Forscher das Vertrauen der Eingeborenen gewonnen hat.

Der Anthropologe muß bestrebt sein, mit der Kamera nicht
die Menschen allein, losgelöst von ihrer Umwelt, sondern ihre ganze
Lebensweise zu erfassen: tägliche Verrichtungen ebenso wie besondere
Veranstaltungen; Brauch, Sitte, Glaube; Wohnweise, Landschaft,
Vegetationsform usw. Die Anforderungen an sein photographisches
Können sind also recht mannigfacher Natur. Dazu sind bei der Arbeitsweise Einwirkungen des ungewohnten Klimas zu berücksichtigen.
In den Tropen darf der Apparat keine (leicht rostenden) eisernen Bestandteile haben. Empfehlenswert ist ein Kameragehäuse aus gut ge-
trocknetem Holz und Messing. Die Linsen müssen darauf geprüft sein, daß
sie nicht allzu hygroskopisch sind. Leder soll nur, wo unvermeidlich, wie am
Balg, verwendet werden. Der Apparat muß nach jeweiligem Gebrauch
sofort zum Schutze vor Feuchtigkeit, Hitze und Insekten verpackt
werden, am besten zuerst in eine Segeltuchtasche und mit dieser

in einen wasserdicht schließenden Zinkblechkasten (Pöch). Auch die Plattenschachteln werden am besten in ebensolche Kästchen verpackt, und zwar auch sofort nach jeweiligem Gebrauch; das Kästchen wird außerdem mit Heftpflasterstreifen verschlossen (statt der auch nicht zweckdienlicheren Verlötung). Neuhaus empfiehlt Platten in den Schachteln ohne Randfalzstreifen zwischen je zwei Plattenschichten zu verpacken, da zwischen die fest aneinandergelegten Platten Ungeziefer nicht so leicht wie beim Einlegen von Randfalzstreifen eindringen kann. Filme haben wegen ihres geringeren Gewichtes den Platten gegenüber bei Transporten einen Vorteil, ihre Verwendung ist aber, zumal in den Tropen, mit größerem Risiko verbunden. Pöch betont, daß er auf seinen Forschungsreisen sowohl in der trocken-heißen Kalahari als auch im feucht-heißen Neuguinea Platten bevorzugt hat.

Probeentwicklung ist zur Kontrolle der Belichtung angezeigt. Säcke aus lichtdichtem Material, in welche die Arme eingeführt werden können und die mit einem roten Fensterchen versehen sind, ermöglichen Plattenwechsel und Probeentwicklung im freien Felde.

Verwendung findet, zumal bei ethnologischen Aufnahmen, auch die Naturfarbenphotographie (27). Die Wiedergabe nicht nur der Formen, sondern auch der Farben (wenn auch nur in annähernder Naturtreue) erhöht den Gehalt des Bildes.

Schriftennachweis

1. Aichel O.: Zur anthropologisch-photographischen Technik. Anatom. Anz., Bd. 59, 1924 bis 1925, S. 328 bis 335. — 2. Baelz E.: Die Bedeutung der Röntgenoskopie für die Anthropologie. Verh. d. Berl. Ges. f. Anthrop. Ethn. Urgesch., Jahrg. 1901, S. 216 bis 217. Korresp.-Blatt d. Deutsch. Ges. f. Anthrop. Ethn. Urgesch., Jahrg. 43, 1912. S. 109. — 3. Bertillon A. et Chervin A.: Anthropologie metrique. II, Photographie metrique. Paris, Imprimerie nationale, 1909. — 4. Eggeling H. v.: Die Leistungsfähigkeit physiognomischer Rekonstruktionsversuche auf Grundlage des Schädels. Arch. f. Anthrop., N. F., Bd. 12, S. 44 bis 47, 1913. — 5. Fritsch G.: Abschnitt über Photographie bei Neumayer: Anl. zu wissenschaftl. Beob. auf Reisen. 3. Aufl. Hannover 1906. — 6. Derselbe: Der Abschnitt über „Anthropolog. Aufnahmen" bei Niemann: Die Photographie auf Forschungsreisen. 2. Aufl. Berlin 1909, ist nach Fritsch behandelt. — 7. Derselbe: Der anthropologische Abschnitt bei Wentzel E. und Paech F.: Photograph. Reisehandbuch. Berlin 1909, beruft sich auf Fritsch bei Neumayer. — 8. Derselbe: IV. Teil, Abschnitt „Anthropologie" bei Wolf-Czapek K. W.: Angewandte Photographie in Wissenschaft und Technik. Berlin 1911. — 9. Galton F.: Composite Portraits, made by combining those of many different persons into a single resultant figure. Journ. of the anthrop. of Great Brit. and Ireland. Vol. VIII, London 1879. — 10. Hesch M.: Fortschritte d. anthrop. Typenphotographie seit Rudolf Pöch. Phot. Korresp., Bd. 63, Nr. 6, 1927. — 11. Kaiserling C.: Praktikum d. wiss. Photographie. Berlin 1898. — 12. Kollmann und Büchly: Die Persistenz der Rassen und die Rekonstruktion der Physiognomie prähistor. Schädel. Arch. f. Anthrop., Bd. 25, S. 329. — 13. Kückenthal W. und Schüttauf: Über Alfurenschädel von Halmahera. Abh. der Senckenberg. Naturf. Ges., Bd. 22, 1896,

S. 332 bis 334. — 14. LUNDBORG H. und LINDERS F. J.: The racial charakters of the Swedish nation. Uppsala 1926. — 15. MARTIN R.: Lehrbuch d. Anthropologie, Jena: G. Fischer, 1914. — 16. DERSELBE: Zur wiss.-anthrop. Photographie. Anatom. Anz., Bd. 59, 1925, S. 529 bis 538. — 17. MOLLISON TH.: Die Verwendung d. Photographie für die Messung der Körperproportionen des Menschen. Arch. f. Anthrop., N. F., Bd. 9, 1910, S. 305 bis 321. — 18. DERSELBE: Über die Kopfform des Mikrokephalen Mesek. Ztschr. f. Morph. u. Anthrop., Bd. 25, 1926, S. 109 bis 128. — 19. NEUHAUS: Die Photographie auf Forschungsreisen. Halle, 1894. Heft 5 der „Encyklopädie der Photographie". — DERSELBE: Neuere photographische Hilfsmittel für die Forschungsreisenden, Ztschr. f. Ethnol., Jahrg. 39, 1907, S. 966. — 20. PÖCH R.: Das Photographieren auf anthropologischen Forschungsreisen. Phot. Korresp., März 1910, S. 105 bis 115. — 21. DERSELBE: Studien an Eingeborenen von Neu-Südwales und an australischen Schädeln. Abschnitte über: „Röntgenaufnahmen austral. Schädel" und „Zur Methodik der anthropologischen Schädelphotographie". Mitt. d. Anthrop. Ges. Wien., Bd. 45, 1915, S. 12 bis 94. — 22. DERSELBE: III. Bericht über die von der Wiener Anthrop. Ges. in den k. u. k. Kriegsgefangenenlagern veranlaßten Studien. Mitt. d. Anthrop. Ges. Wien, Bd. 47, 1917, S. 77 bis 100. — 23. DERSELBE: Die Methoden der anthropologischen Photographie. Phot. Korresp. April 1917. — 24. DERSELBE: IV. Bericht . . . . Mitt. d. Anthrop. Ges. Wien, Bd. 48, 1918, S. 146 bis 161. — 25. SARASIN F. und P.: Forschungen auf Ceylon. III. Bd., 2. Liefg. Kapitel über „Die bildliche Darstellung der Schädel". Wiesbaden 1892. — 26. SCHMIDT E.: Die Rekonstruktion der Physiognomie aus dem Schädel. Globus, Bd. 74, 1898. — 27. SCHÖTT E. D.: Om fotografering i färger enligt Lumières autochrom-metod vid belysning med magnesiumblixtljus och vid dagsljusbelysning. Svenska Läkartidningen. Stockholm 1925. — 28. THOMSON A.: Composite Photographs of Early Egytian Skulls. Man, Vol. V. No. 38, 1905. — 29. VIRCHOV H.: Apparat zur Kontrolle von Röntgenbildern. Ztschr. diät.-phys. Therapie, Bd. 3, H. 4, 1899. — 30. DERSELBE: Gesichtsschädel und Gesichtsmaske. Korresp.-Bl. d. Deutsch. Ges. f. Anthrop. Ethnol. Urgesch. Jahrg. 43, 1912, S. 107 bis 110. — 31. DERSELBE: Zur Anthropologie der Nase. Ztschr. f. Ethnol. 1924, S. 94 bis 111. — 32. VOLZ W.: Ausrüstung und Reisepraxis. Tijdschr. K. Ned. Aardrijksk. Genootsch. Ser. 2, Bd. 28, 1911, S. 247. — 33. WELCKER H.: Das Profil d. menschl. Schädels mit Röntgenstrahlen dargestellt. Korresp.-Bl. d. Deutsch. Ges. f. Anthrop. Ethnol. Urgesch. Jahrg. 27, 1896, S. 38, 39. — 34. WENINGER J., mit einem Beitrag von PÖCH H.: Leitlinien zur Beobachtung der somatischen Merkmale des Kopfes und Gesichtes am Menschen. Mitt. Anthrop. Ges. Wien. Bd. 54, 1924, S. 232 bis 270. — 35. MOLLISON TH.: Neubearbeitung des Abschnittes über Photographie in R. MARTIN, Lehrbuch der Anthropologie. 2. Aufl. Jena: G. Fischer, 1928.

Die Photographie in der Histologie

Von **Hans Petersen,** Würzburg

Mit 28 Abbildungen

Optische Grundlagen. Das zusammengesetzte Mikroskop erzeugt bekanntlich bei der Einstellung zur Beobachtung mit dem Auge kein reelles, d. h. auffangbares Bild, dieses wird vielmehr erst durch den hinter das Okular eingeschalteten optischen Apparat unseres Auges auf der Netzhaut entworfen (Abb. 1). Bei dieser Benutzung des Instrumentes befindet sich die Objektebene — vom Beobachter aus gerechnet — zwar jenseits des Brennpunktes des Objektivs, aber diesseits des Brennpunktes des ganzen, aus Objektiv und Okular bestehenden optischen Systems. Will man also das Mikroskop zur Projektion benutzen, so braucht man nur die Einstellung zu ändern, u. z. so, daß die Objektebene jenseits des Brennpunktes des ganzen Systems zu liegen kommt. Das Mikroskop ist also nicht mit der selben Einstellung zur Projektion und zur Beobachtung mit dem Auge zu benutzen, andererseits aber nur durch eine Einstellungsänderung, ohne Hinzufügen neuer Linsen, zur Projektion und damit zur Photographie verwendbar (Abb. 2). Schließt man das Okularende an einen Balgauszug mit einer gegen die die Platte

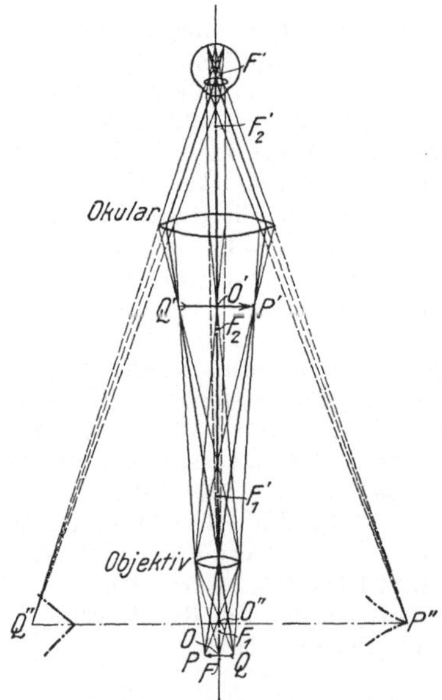

Abb. 1. Mikroskop und Auge. PQ Objekt, O dessen Schnittpunkt mit der Achse, $P'Q'$ reelles Bild (Objektiv), $P''Q''$ virtuelles Bild (Okular); das reelle Bild entsteht auf der Retina, $P''Q''$ ist dessen Projektion in den Raum. F_1, F_1' vorderer und hinterer Brennpunkt des Objektivs, F_2, F_2' vorderer und hinterer Brennpunkt des Okulars. F, F' vorderer und hinterer Brennpunkt des Gesamtsystems (Objektiv + Okular). Nach O. Fischer, Mediz. Physik, 1913 (verändert)

führende Kassette auszuwechselnden Mattscheibe, so ist der mikrophotographische Apparat fertig. In der praktischen Anwendung ist dann neben einer stabilen Anordnung der ganzen Zusammenstellung lediglich die Beleuchtung des Objekts von Wichtigkeit, denn alle Fehler in der Beleuchtung, die das lebende Auge und das dazu gehörige Gehirn nicht bemerkt oder nicht beachtet, stören die photographische Aufnahme in der empfindlichsten Weise. So ist denn auch das Hauptproblem der mikrophotographischen Einrichtung das Beleuchtungssystem.

Die sog. photographischen Okulare dienen dazu, das beobachtete Bild gleichzeitig auf eine Mattscheibe bzw. Platte zu projizieren. Sie sind Spezialapparate, die zunächst für die regelmäßige photographische Arbeit des Histologen nicht in Betracht kommen und hier deshalb verhältnismäßig kurz besprochen werden können.

Aufgaben, Bedingungen und Grenzen der Mikrophotographie. Betrachtet man die Druckschriften der optischen Firmen mit ihrer Fülle durchkonstruierter mikrophotographischer Apparate, erinnert man sich der Tatsache, daß fast in jedem medizinischen oder biologischen Laboratorium auch ein mikrophotographischer Apparat vorhanden ist, so sollte man meinen, die Mikrophotographie gehöre durchaus zum eisernen Bestandteil mikroskopischen Arbeitens. Prüft man hingegen medizinische und biologische Zeitschriften auf die Qualität der darin reproduzierten Mikrophotogramme, so ist man erstaunt, wie selten man Abbildungen findet, auf denen man wirklich das erkennen kann, was die Unterschrift behauptet. Man sieht bald, daß die Photographie im Dienste der Histologie keinesfalls zu der Sicherheit und Bedeutung fortgeschritten ist, die sie etwa in der Anthropologie, der Völkerkunde oder ähnlichen Wissenschaften erreicht hat, die sich bei Benutzung einer weit einfacheren Apparatur einer weit fortgeschritteneren photographischen Technik rühmen können. Bei größerer eigener Erfahrung kommt man bald zu der Einsicht, daß dies größtenteils auf einer mangelhaften Zusammenarbeit zwischen histologischer Präparierkunst und Mikrophotographie beruht. Man mutet der Photographie vielfach Aufgaben zu, die sie ihrer physikalischen Natur nach nicht lösen kann. Es ist deshalb unbedingt erforderlich, hier gleich zu Anfang eine Darstellung der Aufgaben, Bedingungen und Grenzen der Mikrophotographie histologischer Objekte voranzuschicken, ehe die Einzelmaßnahmen dargestellt werden, die zum Mikrophotogramm führen.

Zu welchen Zwecken photographieren wir ein histologisches Präparat?

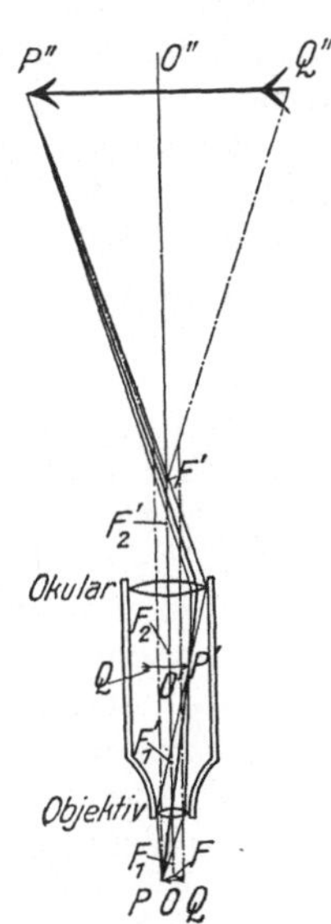

Abb. 2. Verwendung des Mikroskops zur Projektion. Bezeichnungen wie in Abb. 1. Nach O. FISCHER, Mediz. Physik, 1913, verändert

1. Wir halten ein vergängliches Präparat oder die einzelnen Phasen eines Mikroexperimentes im Photogramm fest: als Beleg für unsere wissenschaftliche Arbeit, zur Ergänzung der Versuchsprotokolle, zur Erhärtung und Ergänzung unserer während der Arbeit aufgenommenen, naturgemäß flüchtigen und schematisierten Skizzen. Es handelt sich dabei wesentlich um lebende oder lebensfrische Objekte in wässerigen Flüssigkeiten. Das mikroskopische Bild ist dabei hauptsächlich ein Brechungsbild, beruhend auf den Brechungsunterschieden der Gesichtsfeldelemente, die wir im abgeblendeten Hellfeld oder im Dunkelfeld beobachten, seltener ein Absorptionsbild, bei dem An- oder Abwesenheit eines absorbierenden Pigments nachgewiesen werden soll. Beherrscht man die Technik der Brechungsbilder im Hell- und Dunkelfeld, so ist die photographische Aufnahme in der Regel nicht schwierig, das Photogramm zeigt das gleiche, wie die visuelle Beobachtung. Bedenkt man, daß auch das gesehene Bild ein gutes Beobachtungsvermögen und Beherrschung der mikroskopischen Beobachtungstechnik voraussetzt, so wird man vom Photogramm nicht mehr verlangen, als vom gesehenen Bilde selbst.

2. Wir wollen unsere Belegpräparate für die Veröffentlichung abbilden. Hier ist sofort zu überlegen, ob das am Präparat Wichtige und Entscheidende photographischer Abbildung zugänglich ist oder nicht. Dies hängt von der Art, insbesondere der Färbung des Präparates ab, davon, ob das Abzubildende in einer Ebene liegt, von der Dicke des Präparates und dessen Fehlern.

3. Vorhandene Präparate sollen demonstriert und zur Orientierung des Beschauers sollen Darstellungen mit Hinweisungen daneben gelegt werden. Wenn nicht Photogramme aus anderen Gründen vorhanden sind, so ist eine Skizze rascher herstellbar, billiger und läßt das Entscheidende besser hervorheben.

4. Das Photogramm soll wesentlich didaktischen Zwecken dienen; dem Ungeübten oder auf dem besonderen Gebiet Unerfahrenen sollen die mikroskopischen Bilder entweder in der Reproduktion oder als Diapositiv gezeigt werden. (Die direkte Projektion der Präparate ist nicht immer möglich: Fehlen geeigneter Apparate oder geeigneter Assistenz, Grenzen der Vergrößerung für das Brechungsbild und das Polarisationsbild.) Hier wird das naturgetreue Photogramm der Zeichnung im allgemeinen vorgezogen werden.

Eine der wesentlichsten Bedingungen für die Lösbarkeit der unter 2 und 4 genannten Aufgaben ist die, bei der Herstellung des Präparates von vornherein auf die Möglichkeit seiner photographischen Wiedergabe Rücksicht zu nehmen. Immer hat man die Entscheidung zwischen Zeichnung und Photogramm zu treffen. Weder kann die Zeichnung das Photogramm noch das Photogramm die Zeichnung ohne Einschränkung ersetzen. Beide haben ihre eigene Bedeutung.

Wir könnten hier — erkenntniskritisch und psychologisch — dem Vorgang nachgehen, der die Wiedergabe eines durch das Mikroskop gesehenen Bildes in einer Zeichnung bedeutet. Es ist jedoch nicht nötig, dies im einzelnen hier zu tun; jeder, der sich mit diesen Dingen beschäftigt, kann und muß das von sich aus machen. Es sei hervorgehoben, daß die Zeichnung so gut wie immer eine Theorie des Aufbaues des dargestellten Objektes gibt und geben soll, z. B. die Theorie des zelligen Aufbaues, die aus dem Objekt allein niemals ohneweiters durch bloßes Betrachten zu entnehmen ist. Jeder Kenner mikroskopischer Präparate weiß, daß das Präparat nicht so aussieht, wie z. B. die übliche Zeichnung durch Zellkonturen es wiedergibt, und daß es auch durch keine Art von Beleuchtung, Färbung usw. in dieser Weise auf einen Schirm projiziert, mithin auch nicht so photographiert werden kann. Was im Präparat nicht unmittelbar sichtbar ist, was man also selbst erst hineindeutet, läßt sich auch nicht photographieren. Die Zeichnung enthält also immer auch eine Ausdeutung des Objektes; dies kann das Photogramm niemals und man soll es ihm auch nicht zumuten, ihm auch keine Vorwürfe machen, wenn es nicht die Gedanken des Forschers wiedergibt.

Was die Zeichnung jedoch nur ganz unvollkommen leistet, ist die Wiedergabe des tatsächlichen Aussehens des Präparates und der Feinheit des organisch ineinandergreifenden Gefüges. Dies gilt vor allem für alle Vergrößerungen, die größere Teile des Objektes in ihrem Zusammenhang erkennen lassen. Hier kommt die leichte Skizze, wie sie dem Holzschnitt und der Lithographie verflossener Zeiten zugrunde lag, dem Eindruck der Wirklichkeit gewöhnlich näher,[1] als die glatte und geleckte Zeichnung des für die Autotypie arbeitenden Berufszeichners.

Die technischen Grenzen, aber auch die Leistungsfähigkeit der Mikrophotographie werden dadurch gekennzeichnet, daß es sich dabei um ein graphisches Problem handelt.

„Mikrophotographie führt nur dann zu befriedigenden Resultaten, wenn man sie bewußt als Graphik handhabt, wenn man die einzelne Aufnahme als graphisches Problem behandelt."[2] Das Photogramm kann also nur mit dem Schwarz-Weiß-Bilde verglichen werden. Gleichzeitig ist es Lichtgraphik auf einem rein technischen Wege und die das Licht aufzeichnende Platte hat eine durchaus andere Skala für die Helligkeitswerte der Farben als das menschliche Auge. Die Abstufung der Helligkeitswerte, wie das menschliche Auge sie empfindet, soll aber auf dem Photogramm erscheinen, nicht wie die Platte sie „sieht."

Daraus ergibt sich, daß zunächst alle jene mikroskopischen Bilder guter photographischer Wiedergabe fähig sind, die schon an sich rein graphisch sind, deren Bildelemente also nur aus Helligkeitsabstufungen bestehen. Das macht das Brechungsbild in Hell- und Dunkelfeld an sich zur photographischen Wiedergabe geeignet, ebenso Polarisationsbilder.

Für das gefärbte Präparat folgt daraus, daß jedes in nur einer Farbe gefärbte Präparat ein günstiges Objekt der Photographie ist. Es ist ein Irrtum zu glauben, diese Präparate zeigten stets weniger als die bunten

---

[1] Man vergleiche z. B. die Abbildungen in STRICKERS Handbuch der Gewebelehre oder in dem Handbuch der Gewebelehre von KÖLLIKER und v. EBNER.

[2] H. PETERSEN, Verh. d. Phys.-Med. Ges. zu Würzburg, N. F., Bd. 52, Heft 1, 1927.

Mehrfachfärbungen. Es wird später gezeigt werden, wie man solche Bilder aufnimmt.

Bei Doppelfärbungen gilt das wichtige Prinzip, daß für das Auge Rot in der Regel hell, Blau dunkel erscheint, für die Platte dagegen die

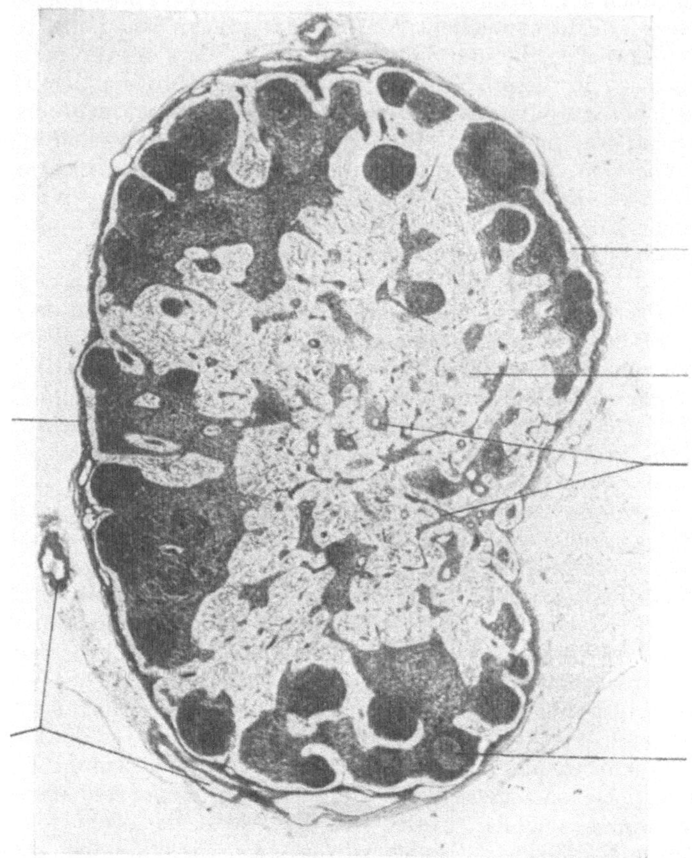

Abb. 3. Übersicht über einen Lymphknoten, reine Hämatoxylinfärbung. 25fach. Aus H. Petersen, Histologie u. mikrosk. Anatomie. Die Hinweisungen wurden, da hier ohne Belang, fortgelassen

umgekehrten Helligkeitswerte gelten. Gewöhnlich hat man auch die Kerne als dunkelsten Teil hervorzuheben, die anderen Teile in abgestuften Grautönen. Das läßt sich bei Verwendung intensiv roter Plasmafarben in der Regel nicht erreichen. Man bedient sich deshalb mit Erfolg mehr gelbgetönter Kontrastfarben, (gegenüber dem Hämatoxylin), z. B. gelbstichigen (wasserlöslichen) Eosins in blasser Ausfärbung, Kongorot und Orangegelb. Bei fertig vorliegenden Präparaten müssen oft Kompromisse in der Richtung umgekehrter Helligkeitswerte geschlossen werden, z. B. erscheint das Rot der van Gieson-Färbung auf der photographischen Kopie immer ganz schwarz.

Da die Farbe des histologischen Präparates an sich belanglos und künstlich ist und nur als Kontrastmittel Wert und Geltung hat, so ist nicht einzusehen, warum man seine Präparate nicht im Interesse photographischer Wiedergabe so färben soll, daß sie sich photographieren lassen. (Abb. 3.)

Auf eine genaue Wiedergabe der Farben des Präparates kommt es fast nie an. Auch in der Zeichnung läßt sich hier im Interesse der Reproduktionskosten vieles vereinfachen. Die genaue Wiedergabe eines Hämatoxylin-Eosin-Präparates, mit allen Rot- und Blauschattierungen, ist eine Spielerei, die die Kosten nicht lohnt. Durch geringfügige Eingriffe, kürzeres oder längeres Belassen in Wasser oder Alkohol, läßt sich die Skala dieser Töne nach Belieben hin- und herschieben.

Berücksichtigt man die Bedingungen photographischer Wiedergabe bei der Anfertigung der Präparate, so erweist sich die Photographie in der Histologie in viel weiterem Umfange verwendbar, als gewöhnlich angenommen wird.

Ein weiterer Umstand, der die photographische Wiedergabe eines Präparates beeinträchtigt, ist ein fehlerhaftes Präparat. In der Zeichnung kann man den Fehler fortlassen, die Platte gibt ihn getreu wieder.

1. Das Präparat muß an der aufzunehmenden Stelle völlig eben und glatt sein, dies gilt besonders für Celloidin- und Gefrierschnitte, jedoch sind auch gut aufgeklebte Paraffinschnitte meist viel weniger glatt, als man glaubt.

2. Die Färbung muß völlig klar, gut differenziert und in ihrer Verteilung eindeutig sein. Verschmierte, mangelhaft differenzierte Präparate, in denen die Farbe bald hier bald da in Teilen hängen geblieben ist, wo sie nicht sein soll, geben keine brauchbaren Photogramme.

3. Jeder Riß, jede Schrumpfung kommt mit auf die Platte, mangelhaft fixierte oder teilweise mazerierte Objekte sind auch auf dem Photogramm als solche sofort kenntlich, Verunreinigungen werden mit großer Treue abgebildet. Grobe und zahlreiche Verunreinigungen schließen daher die photographische Wiedergabe aus. Bei geringeren Fehlern der hier genannten Art macht man einen Hinweisungsstrich und bezeichnet die Verunreinigung oder Schrumpfung als solche. Jeder Histologe weiß, daß solche Schäden sich nicht immer vermeiden lassen (z. B. bei Ofenheizung und staubiger Straße vor dem Laboratorium) und mit großer Tücke sich gerne an den wichtigsten Stellen ansiedeln.

Zum Schlusse dieses Abschnittes allgemeiner Erörterungen sei noch auf eines hingewiesen. Wenn man dem Zeichner genaue und für ihn verständliche Anweisungen geben will, so muß man mit dem Geist der Zeichenkunst vertraut sein; dies erfordert in der Regel einige, wenn auch bescheidene Zeichenkünste. Dies war früher in der Biologie die Regel. Die Autorenzeichnung war das Übliche, die älteren Histologen konnten so gut wie alle zeichnen, es ist nicht einzusehen, warum dies heute anders sein soll. Ebenso erfordert die Photographie Verständnis für graphische Wirkungen und Möglichkeiten. Es ist unbedingt erforderlich, sich klar zu machen, was und wie man photographieren will. Wenn man, ohne das Präparat ganz genau zu kennen, dieses womöglich in fehlerhaftem Zustand einer Hilfsperson in die Hand drückt, wobei weder die Hilfsperson noch der Auftraggeber die mikrophotographische Apparatur und das Mikroskop als physikalisches Instrumentarium genau kennen und in allen Einzelheiten beherrschen, so darf man sich nicht wundern, wenn bei der Mikrophotographie nichts Brauchbares herauskommt. Man mache also seine Aufnahmen selbst und bemühe sich selbst eingehend um alle Einzelheiten der Bedingungen für eine gute photographische Wiedergabe.

Allgemeines über mikrophotographische Apparate und Verfahren. Wir gehen jetzt zu einer Schilderung der Apparate und Maßnahmen im einzelnen über, die zu einer mikrophotographischen Aufnahme erforderlich sind. Unsere Angaben beziehen sich auf das Grundsätzliche der Anordnung, von einer Bezugnahme auf die Konstruktionen der einzelnen Firmen wird abgesehen. Alle diese Konstruktionen sind brauchbar, jede hat ihre Vorteile, jedoch auch ihre mehr oder minder großen Fehler. Der Grund für letztere ist, daß über die wirklich praktische Verwendbarkeit eines Apparates für den ständigen Gebrauch im histologischen Laboratorium nur der Gebrauch selbst entscheiden kann, nicht die Rechnung oder das Zeichenbrett oder der Versuch im Fabriklaboratorium unter ausgewählten Bedingungen. Bei Neuanschaffungen vermeide man Apparate, die keine Abänderung der Anordnung zulassen, bei denen also alles fest eingebaut ist. Es ist auch sehr lästig, wenn ein Apparat nur die Verwendung von Zubehörteilen einer bestimmten Firma gestattet; das verhindert die Ausnutzung sonst im Institut vorhandener Apparate und wird dadurch besonders kostspielig. Völlig zusammengebaute Apparate erwecken auch den Eindruck, als könne jeder ohne weiteres damit gute Aufnahmen machen. Jede mikrophotographische Aufnahme ist letzten Endes ein physikalisches Experiment, dementsprechend ist die Apparatur als physikalischer Apparat zu beherrschen.

Apparate. Die Auswahl des zu benutzenden Apparates richtet sich naturgemäß darnach, was in dem betreffenden Institut oder Laboratorium vorhanden ist. Man orientiere sich genau über das Vorhandene, suche nach allen häufig durch Unsachverständige zerstreuten Zubehörteilen. Die Mikrophotographie ist häufig das Stiefkind der Institute; Fingerzeige für Neuanschaffungen werden bei den einzelnen Abschnitten unserer Darstellung gegeben.

Wir unterscheiden drei Anordnungen der mikrophotographischen Apparatur:

1. Liegende Anordnung, Mikroskop und Balgauszug horizontal, Beleuchtung direkt ohne Spiegel, Platte senkrecht.

2. Stehende Anordnung, Mikroskop und Balgauszug vertikal, Beleuchtung indirekt mit Spiegel.

3. Aufsatz auf dem Mikroskop, unmittelbar auf dem Arbeitstisch, gleichzeitig zur Beobachtung zu verwenden, mikrophotographisches Okular.

Die liegenden Apparate sind immer auf einer optischen Bank angeordnet. Nicht selten zeigen besonders ältere Konstruktionen die Eigentümlichkeit, daß der Balg mit der Mattscheibe auf einem besonderen, meist recht unstabilen Stativ untergebracht ist, das keine feste Verbindung mit der optischen Bank oder dem Tisch, auf dem die optische Bank montiert ist, hat. Dies führt zu lästigen Zentrierungsschwierigkeiten. Den Druckschriften der optischen Firmen nach scheint dies allerdings der bequemste Weg zu sein, einen sehr langen Balgauszug in die Konstruktion einzufügen. Diesen braucht man allerdings bei gewissen, jedoch nicht alltäglichen Aufnahmen. Hat man also die Wahl bei einer Neuanschaffung, so vermeide man solche Apparate und beschaffe zunächst ein einfaches System für den täglichen Gebrauch. Später kann auch an die langen Bälge, eventuell unter Kombination mit dem Vorhandenen gedacht werden (Abb. 4 bis 7). Das Hauptanwendungsgebiet solcher großer Apparate (Abb. 4) sind

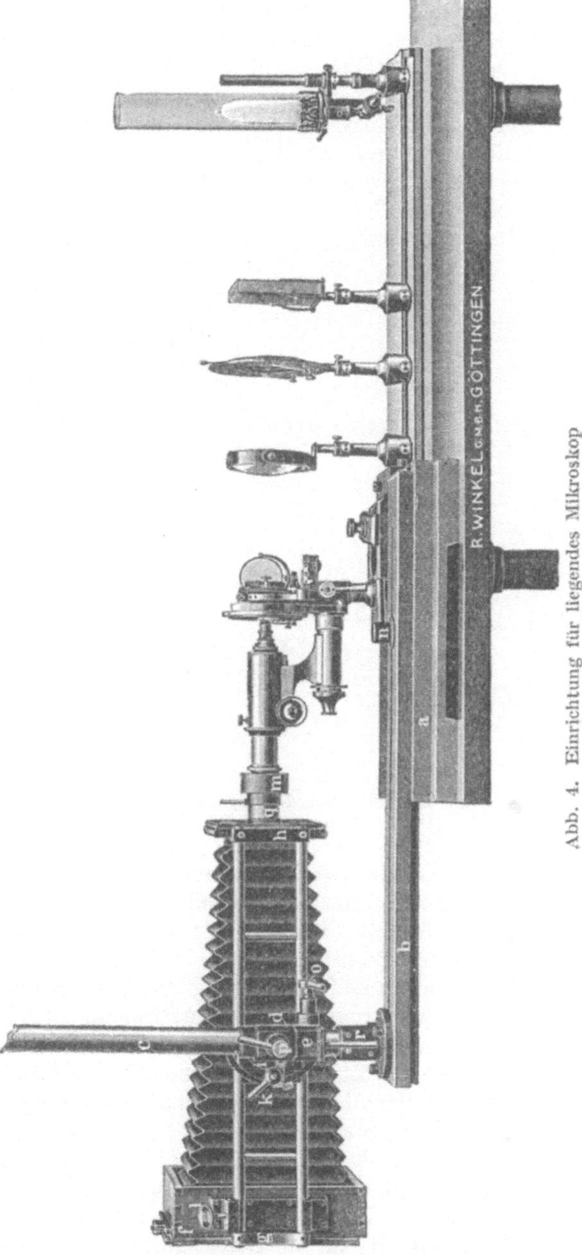

Abb. 4. Einrichtung für liegendes Mikroskop

Übersichtsbilder bei schwachen Vergrößerungen, die mit den Projektionssystemen (Planare, Sumare usw.) erzielt werden. Die Möglich-

keit, den Balg stark auszuziehen, ist dabei wichtig. Der Haupt-
nachteil ist die Unmöglichkeit, Präparate aufzunehmen, die man nicht
senkrecht stellen kann, also lebende Objekte, ebenso ist es erschwert,
von der Beobachtung unmittelbar zur Aufnahme überzugehen, indem
man das Mikroskop einfach unter den Balgauszug stellt (s. später). Auch
die Aufnahme im polarisierten Licht erfordert meist die Anschaffung
neuer Apparate, ferner machen sich Erschütterungen des Bodens sehr
störend in Schwingungen der senkrecht stehenden Kassette bemerkbar.
In Laboratorien, die an belebten Straßen liegen (Eisenbahn, Straßen-

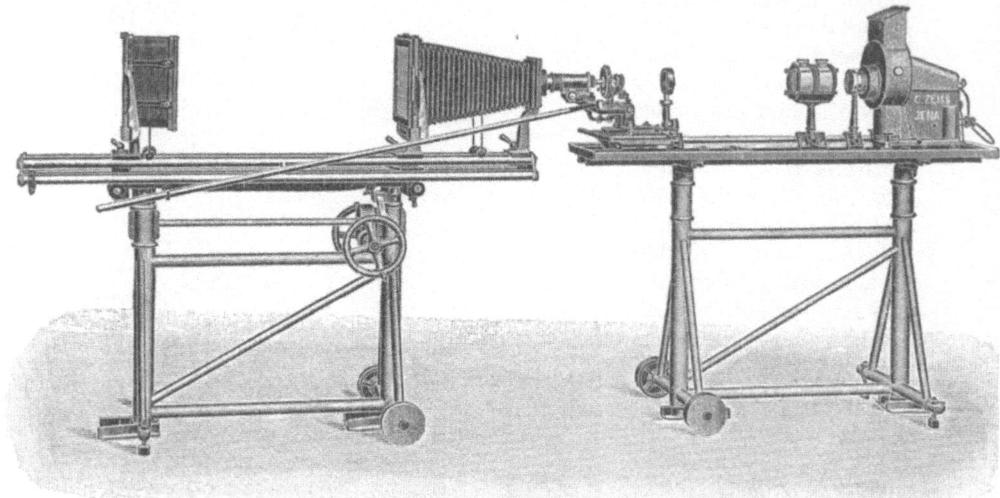

Abb. 5. Liegende Anordnung, Balg von der optischen Bank getrennt. Auf einem solchen
Apparat wurden die Abb. 22, 26, 27, 28 aufgenommen

bahn, Lastfuhrwerke), kann man mit solchen Apparaten oft nur des
Nachts arbeiten. Ihr Vorteil ist das Fehlen des Spiegels, für große Übersichtsbilder ist die unmittelbare Beleuchtung des Präparates nötig,
die unter Benutzung von Hilfslinsen die gleichmäßige Erfüllung des
Bildfeldes mit Licht ermöglicht. Allerdings bedarf es eines Spiegels,[1]
in welchem man beim Hantieren an der Beleuchtung die Mattscheibe
beobachtet.

Es ist wünschenswert, ein mikroskopisches Stativ mit weitem Tubus
ein für allemal mit dem Apparat in Verbindung zu lassen. Reicht der
Bestand an Stativen dazu nicht aus, so achte man darauf, daß sich jedes
in Betracht kommende Stativ auf der Platte festschrauben läßt. Der
horizontal liegende Tubus erfordert eine solche Befestigung des Fußes.
In diesem Punkte wird von den herstellenden Firmen insofern viel
gesündigt, als sie die Befestigungsvorrichtung nur für bestimmte Stative
ihrer Herstellung benutzbar machen. Zur Einstellung ist bei längerem

---

[1] Ein einfacher, nicht geschliffener Wandspiegel genügt hiefür.

Balgauszug eine Ferneinstellung erforderlich, die die Drehung eines
Stabes um seine Längsachse auf die Feineinstell- oder Grobeinstell-
schraube überträgt (Abb. 5).

Die Anordnung mit stehendem Mikroskop nimmt beträcht-
lich weniger Raum ein, als die vorige und umfaßt auch kleinere Apparate
(Abb. 6 und 7). Sie haben in einer Ecke des Laboratoriums bequem Platz

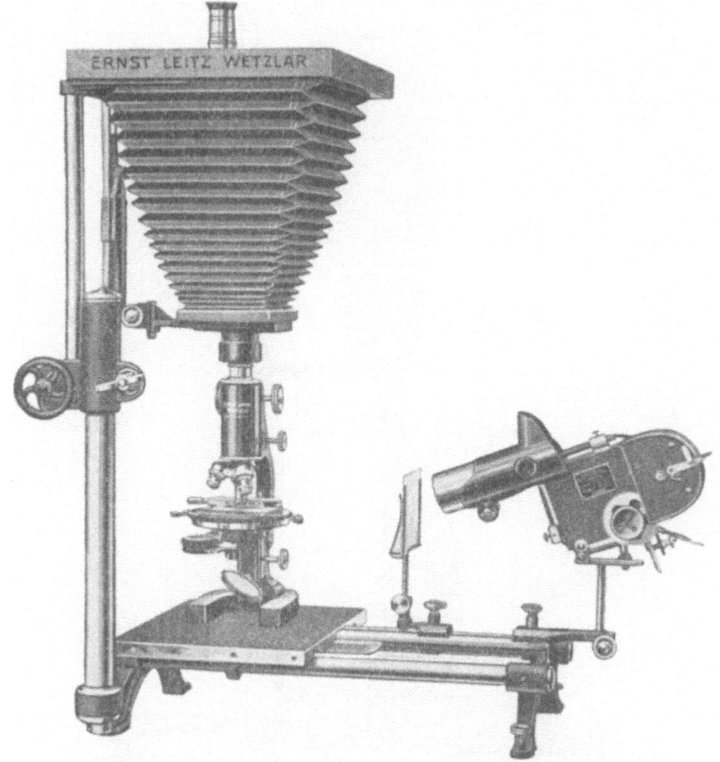

Abb. 6. Bequeme stehende Anordnung. Auf einem solchen Apparat wurden die Abb. 19,
20, 21, 23, 24, 25 aufgenommen. Der Balg ist fortklappbar

und ermöglichen ohne weiteres den Gebrauch jedes Mikroskops, das man
einfach unter den Balgauszug stellt. Ein solcher Apparat ist das geeignetste
Universalinstrument. Da man das Mikroskop vom Arbeitstisch zum
Apparat tragen und dort die Aufnahme machen kann, ohne das Präparat
weiter anzurühren, ist eine solche Einrichtung auch für Aufnahmen lebender
Objekte im Hell- und Dunkelfeld sehr geeignet, ebenso für Aufnahmen
im polarisierten Lichte, da die Polarisationseinrichtung für visuelle Beobachtung ohneweiters beim Photographieren benutzt werden kann. Der
Apparat kann auch für Aufnahmen in auffallendem Lichte bei Lupen-
vergrößerungen benutzt werden: für kleine lebende Objekte, ganze
Embryonen usw.

Die Gefahr des Verwackelns der Platte ist hier wesentlich geringer als bei vertikaler Platte, da die horizontal gelagerte Kassette viel schneller wieder zur Ruhe kommt, überdies in der weit ungefährlicheren Richtung senkrecht

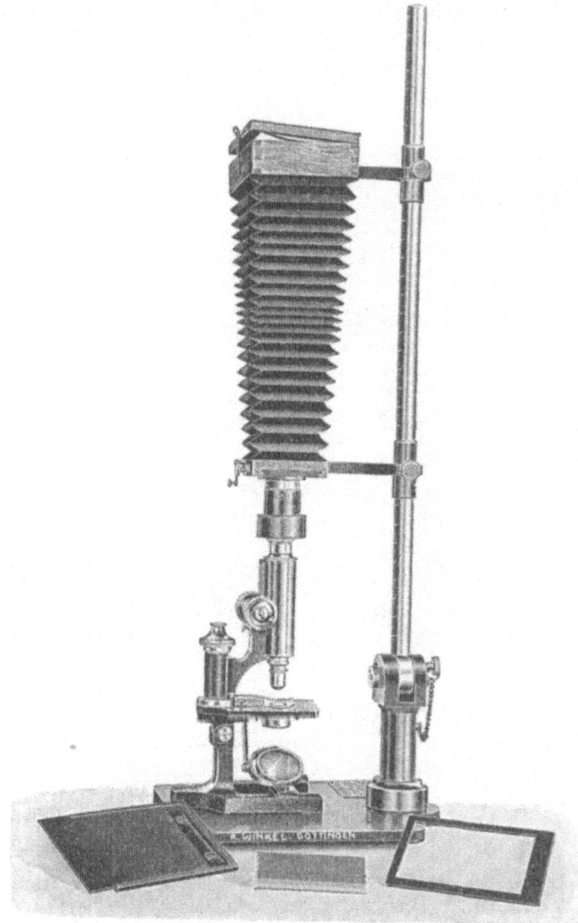

Abb. 7. Stehende Anordnung, der Balg kann fortgeklappt werden; Beleuchtung und Küvettenhalter stehen frei

zur Platte und nicht in der Plattenebene, wie beim liegenden Apparat schwingt. So wird man also bei Neuanschaffungen vor allem an diese verhältnismäßig billigen Apparate denken.

Im einzelnen kann die Anordnung sehr mannigfaltig sein. Wiederum ist die Montage auf einer optischen Bank möglich (Abb. 6). Diese Anordnung unterscheidet sich nicht wesentlich von der liegenden, nur ist sie an der Stelle des Mikroskops um 90° abgebogen.

Bequemer und billiger sind die einfachen Montierungen (Abb. 7). Der Apparat besteht dann nur aus dem Kamerastativ und einer

filzüberzogenen Bodenplatte, auf die man das Mikroskop stellt. Zur
Beleuchtung benutzt man einen verstellbaren Scheinwerfer und reguliert das Licht nicht anders als bei der visuellen Beobachtung;
zwischen Spiegel und Scheinwerfer bringt man die Filterküvette auf
irgend eine Weise unter. Dem eigenen technischen Geschick bleibt hier
weiter Spielraum. Sehr angenehm ist es, wenn man auch hier den Balgauszug beiseite klappen und visuell beobachten kann (bei Bogenlicht
Mattscheibe dabei nicht vergessen!). Es ist sehr empfehlenswert, bei
dieser Anordnung mit einem festen, nicht zu langen Balgauszug
zu arbeiten, damit man unter Beobachtung der Mattscheibe alle

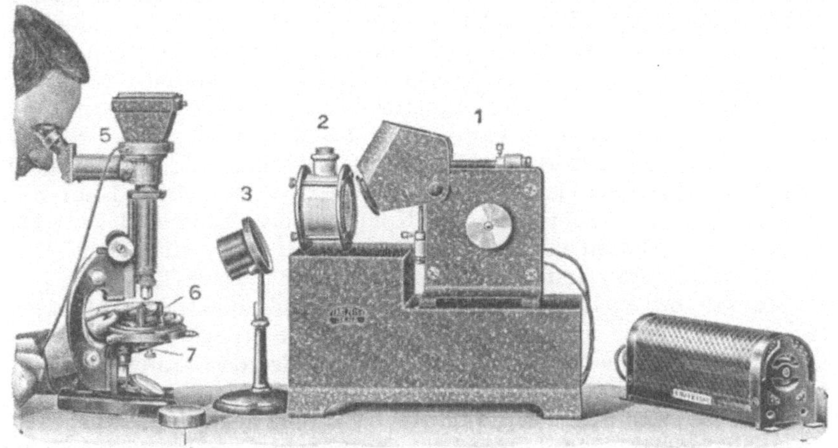

Abb. 8. Mikrophotographisches Okular „Phoku“

Teile des Mikroskops mit den Händen erreichen und bedienen kann.
Man steht dabei auf einem Auftritt. Die Skala der Vergrößerungen
erreicht man durch Wechsel der Objektive und Okulare und legt sie in
einer Tabelle fest. Geht man von der visuellen Beobachtung an seinem
Arbeitstisch zur Aufnahme über, so bleibt das Präparat auf dem Mikroskoptisch gut befestigt liegen, man stellt das Mikroskop unter die
Kamera, richtet die Beleuchtung her, macht die Aufnahme und stellt
das Instrument wieder auf den Arbeitstisch zurück. Bei Beobachtung
lebender und sonst schwierig zu handhabender Präparate ist das von
großer Bedeutung. Auch kann die Einrichtung bei ausklappbarem Balgauszug leicht am Mikromanipulator benutzt werden.

Die photographischen Okulare und Aufsatzapparate
(z. B. Phoku von C. Zeiss, Abb. 8) sind Spezialapparate, die die Kenntnis
der gewöhnlichen Mikrophotographie voraussetzen. Sie dienen zum
Aufnehmen beweglicher lebender und ähnlicher schwierig zu handhabender Objekte.

Die Vorteile der soeben beschriebenen Apparate, die Regulierung
aller physikalischen Bedingungen, fallen hier großenteils fort. Man

studiere die Anweisungen der Firmen. Auch für die anderen Apparate ziehe man die Druckschriften der Firmen zu Rate.

Die Lichtquellen. Reicht das in Deutschland zur Verfügung stehende Tageslicht in den wenigsten Fällen schon zur visuellen Beobachtung aus, so ist zur Mikrophotographie immer eine starke künstliche Lichtquelle erforderlich.

Seitdem Nernstlampen nicht mehr hergestellt werden und auch Ersatzstifte für die vorhandenen nicht mehr auf dem Markte sind, fällt diese vortreffliche und früher allgemein benutzte, weil gleichmäßige und ruhige Lichtquelle für die Mikroskopie aus. Man bedient sich daher jetzt meist des Bogenlichtes, zuweilen auch des Gasglühlichts und der Metallfadenlampen. Wir beziehen uns zunächst auf das erstere. Es ist dringend zu empfehlen, eine Lampe mit Uhrwerk zu benutzen, eine Handregulierlampe führt zu großen Unbequemlichkeiten. Ferner muß die Lampe zentrierbar sein. Benutzt wird der Krater der negativen Kohle, von dem man ein Bild an einer bestimmten Stelle des Strahlenganges erzeugt. Dieses Kraterbild ist sehr ungleichmäßig hell, gewöhnlich ist es am Rande sehr viel heller als in der Mitte, hat auch oft Flecken und wandert mit dem Abbrennen der Kohlen dauernd hin und her. Diese Mängel des Bogenlichtes sind die Hauptfehlerquellen der Mikrophotographie. Alle anderen Fehler beruhen auf Nachlässigkeiten, Versäumnissen, oft auch auf Unkenntnissen des Mikrophotographen; der beleuchtende Krater und seine Tücken sind die stetige Sorge auch des Geübten. In vielen Fällen kann man die Fehler des Kraterbildes durch eine an passender Stelle in den Strahlengang eingefügte eingefettete Mattscheibe ausgleichen, man wird sich aber durch den Versuch überzeugen, daß diese 1. viel Licht fortnimmt, 2. die Erzeugung eines guten Brechungsbildes stört. Am bequemsten ist es, die Mattscheibe an einem gewöhnlichen chemischen Stativ zu befestigen und nach Belieben in den Strahlengang ein- und auszuschalten. Wenn man zur visuellen Beobachtung übergeht, so vergesse man nie, vorher die Mattscheibe einzuschalten.

Die anderen Lichtquellen, Gasglühlicht und die Metallfadenlampen, sind weniger im Gebrauch. Für schwache Vergrößerungen sind sie von Nutzen. Bei starken Vergrößerungen, etwa von 400facher Vergrößerung an, ist das Bild auf der Mattscheibe — auch bei Verwendung von Bogenlicht — schon so lichtschwach, daß man im verdunkelten Raum oder unter dem Tuch einstellen muß. Bei polarisiertem Licht gilt dies schon von 100facher Vergrößerung an. Schwächere Lichtquellen lassen dann das Bild kaum mehr auf der Mattscheibe erkennen.

Die zur Aufnahme verwendeten optischen Systeme. Bei den verwendeten optischen Systemen hat man zweierlei zu unterscheiden: das Beleuchtungssystem und das bilderzeugende System. Es ist eine traurige Erfahrungstatsache, daß nicht alle Mikroskopiker mit ihrem Beleuchtungsapparat umzugehen wissen, und man trifft selbst bei Beobachtern, bei denen man derartiges nicht mehr erwartet, erhebliche Nachlässigkeiten in der Herstellung geeigneter Beleuchtungsverhältnisse des Präparates, ganz abgesehen vom Anfänger, der meist glaubt, es genügt, ins Mikroskop hineinzusehen. So sind auch die meisten Fehler, die in der Mikrophotographie vorkommen, Beleuchtungsfehler.

Die meisten Lampen für die Mikrophotographie sind als Scheinwerfer mit verstellbarem Kondensor vor der Lichtquelle ausgerüstet. Man orientiere sich genau über die Wirkung jeder Stellungsveränderung des Kondensors. Mit dem Beleuchtungssystem entwirft man ein mehr oder minder deutliches Kraterbild auf der Irisblende des Mikroskops oder auf dem Spiegel. Bei Lupenaufnahmen muß eine Zwischenlinse eingeschaltet werden, über deren richtige Stellung einerseits die Vorschriften des Konstrukteurs Aufschluß geben, anderseits durch Versuche Erfahrungen zu sammeln sind. Durch diese Linse gelingt es, sonst meist schwer korrigierbare Fehler der Lichtverteilung und Zentrierung auszugleichen, indem man sie ein wenig vor- und zurückschiebt, etwas höher oder tiefer stellt oder nach rechts und links verschiebt. Bei der stehenden Anordnung befindet sich zwischen dem Scheinwerfer der Lampe und dem Mikroskop der Spiegel, der, wie bei der visuellen Beobachtung, das Licht zum Kondensor leitet. Ob man den Plan- oder Hohlspiegel benutzt, ist Sache des Ausprobierens. Bei kurzen Abständen des Scheinwerfers vom Spiegel erhält man mit dem Hohlspiegel meist eine bessere Lichtverteilung. Von großer Bedeutung ist die Auswahl des Kondensors. Man orientiere sich über den am Stativ befindlichen Kondensor, dessen Frontlinse gewöhnlich abschraubbar ist, ferner darüber, was im Institut an Kondensoren vorhanden ist. Die wichtigen Brillenglaskondensoren sind häufig aus Unkenntnis verlegt und außer Gebrauch. Man untersuche ferner, ob der Kondensor zentrierbar ist oder ob im Institut eine zentrierbare Fassung vorhanden ist, ferner ob zentrierbare Fassungen für Objektive vorhanden sind, um unter Umständen auch solche an Stelle der Kondensoren benutzen zu können.

Am Stativ befindet sich in der Regel ein Kondensor mit hoher Apertur; diesen benutzt man zu Aufnahmen bei stärkeren Vergrößerungen. Man beachte den Abstand des Kondensors vom Präparat. Maßgebend ist auch hier die Lichtverteilung und beim Brechungsbild die Schärfe der Hell- und Dunkelkontraste, weniger die Helligkeit, da sich diese durch die Belichtungszeit der Platte ausgleichen läßt.

Bei stärkeren Vergrößerungen, bei Verwendung von Immersionsobjektiven und Trockensystemen von 2 mm Brennweite abwärts, stehe der Kondensor auf Anschlag und man stelle für die Aufnahme immer eine Kondensorimmersion her, entweder durch Wasser oder durch Anisol, das von S. Becher für diese Zwecke eingeführt wurde und annähernd den Brechungsexponenten des eingedickten Zedernholzöls hat. Letzteres vermeide man, da es die Apparate stark verschmiert. Für schwächere Objektive — etwa von 8 mm Brennweite abwärts — verwende man den Kondensor ohne die abschraubbare Frontlinse oder besser einen Brillenglaskondensor. Diese führen entweder Nummern oder es sind auf ihnen die Brennweiten der Lupensysteme (Planare, Sumare usw.) eingraviert, in Verbindung mit denen sie benutzt werden. Für alle Objektive mit Okular kann man die stärkeren Brillenglaskondensoren verwenden, prüfe jedoch sorgfältig den erforderlichen Abstand des Kondensors vom Präparat.

Das abbildende System ist zunächst das des Mikroskops zur visuellen Beobachtung: es können Achromate, Fluoritsysteme und Apochromate benutzt werden. Von den schwächsten Systemen sind nicht alle zur Projektion (in der Mikrophotographie wird ja das mikroskopische Bild projiziert) geeignet, man beachte hier die Angaben der herstellenden Firma.

Die optische Ausrüstung des Mikroskops besteht für gewöhnlich aus einem Lupensystem, einem schwächeren Objektiv (zwischen 15 und 10 mm Brennweite), einem starken Trockensystem sowie einem starken Immersionssystem.

Für die Mikrophotographie reicht dieser Objektivsatz gewöhnlich nicht recht aus, da man Aufnahmen mit starken Trockensystemen besser vermeidet. Sie erfordern eine Korrektion auf die Deckglasdicke oder ausgesuchte Deckgläser. Beides ist sehr lästig. Ferner soll man es vermeiden, die durch das Objektiv geleistete Auflösung durch starke Okulare zu sehr auszunutzen; man spart sich dann viele Enttäuschungen. Der gewöhnliche Objektivsatz des Mikroskops muß deshalb durch mittlere Objektive, zwischen 10 und 4 mm Brennweite ergänzt werden. Ihre Benutzung kann geradezu als der Schlüssel zur erfolgreichen Mikrophotographie bezeichnet werden.

An Stelle der starken Trockensysteme benutze man die Immersionsobjektive mit größerer Brennweite (etwa 2 mm), die von den meisten Firmen hergestellt werden. Hier ist man von der Deckglasdicke unabhängig und hat den Vorteil der großen Lichtstärke des Bildes.

Als Okulare sind nur solche mit Ebnung des Bildes verwendbar, also weder die Huygensschen Okulare noch die Kompensationsokulare, letztere höchstens bei starken Vergrößerungen, wenn nur die Bildfeldmitte aufgenommen werden soll. Solche Okulare sind, wenn nicht vorhanden, anzuschaffen, man spart neben Ärger und Zeit sehr viel Geld für unbrauchbare Platten. Okularvergrößerungen von 5- bis 10fach sind vorzuziehen; will man stärkere Vergrößerungen, so wähle man ein stärkeres Objektiv. Aus diesem Grunde ist der Besitz der Objektive mit Zwischenbrennweiten erforderlich (10 bis 4 mm Brennweite).

Lichtfilter. Das von der Bogenlampe gelieferte Licht muß auf jeden Fall gekühlt, fast stets gefiltert werden. Beides wird durch farbige Flüssigkeiten geleistet. Hiebei ist zu beachten, daß der Durchgang des Lichtes durch Glas und Wasser an und für sich das Spektrum fast unmittelbar hinter dem Violett völlig absorbiert.

Der Zweck der Mikrophotographie ist, ein Bild zu erzeugen, das in seiner Helligkeitsverteilung möglichst genau dem gesehenen Bild entspricht. Da die Platte eine andere Skala für die Helligkeitswerte der Farben hat, als das Auge, überdies Bogenlicht in der Regel nicht zur visuellen Beobachtung dient, so kann man farbige Filter nicht entbehren.

Man benutzt entweder flüssige Filter, die man sich selbst herstellt und nach Belieben verändern kann. Der praktischen Mikrophotographie steht hier noch ein weites Feld offen. Man wendet die flüssigen Filter am besten in 1 cm dicker Schicht in planparallelen Küvetten an oder man bedient sich der farbigen Gläser, die von den verschiedenen Firmen in den Handel gebracht werden. Die letzteren findet man in den Katalogen dieser Firmen verzeichnet; sie sind häufig etwas zu dunkel, so daß man ohne Filter (nur mit Wasserkühlung) oder einem schwächeren Filter einstellen muß. Die Filtersätze bewegen sich zwischen Gelbrot und Blaugrün. Blaue Filter sind für die Photographie, nicht aber zur visuellen Beobachtung, überflüssig, da es keinen Grund gibt, sie anzuwenden. Ich benutze folgende Filter:

1. Kaliumbichromat $10^0/_0$—$5^0/_0$ in Wasser, Orange G, $0,1^0/_0$ in dest. Wasser (Thymolzusatz!).
2. Kaliumchromat $10^0/_0$ in dest. Wasser.
3. ZETTNOW-Filter:

Kupfersulfat krist.........	35,0 g
Kaliumbichromat	3,6 g
Wasser	300,0 g
Schwefelsäure konz.	1,0 g

4. ZETTNOW-Filter Nr. 3: Obiger Ansatz auf $^1/_2$ mit Aqu. dest. verdünnt.
5. ZETTNOW-Filter mod.:

ZETTNOW-Filter Nr. 3.....	50,0 g
Kupfersulfat krist. 10%-Lösg.	50,0 g
Aqu. dest.................	500,0 g

6. Piku I.

Pikrinsäure konz. in Wasser	50,0 g
Kupfersulfat 10%-Lösung .	50,0 g
Aqu. dest.	150,0 g

7. Piku III.[1]

Pikrinsäure konz. in Wasser	25,0 g
Kupfersulfat 10%-Lösung .	200,0 g
Aqu. dest.	100,0 g

8. Dasselbe auf $^1/_2$ mit Aqu. dest. verdünnt.
9. Kupferchrom I.

Kupfersulfat krist.........	20,0 g
Ammoniak konz.	100,0 g
Dazu Kaliumchromat 10%-Lösung	10,0 g

10. Kupferchrom II. Dasselbe mit Kal. chromat. 10%-Lösung 5,0 g.
11. Dunkelgrünfilter.

Kupfersulfat krist.	14,0 g
Chromalaun	4,0 g
Kaliumbichromat.	0,25 g
Aqu. dest.	300,0 g

Kochen!

Letztgenanntes Filter hat sich aus dem zur visuellen Beobachtung meistbenutzten Filter Chromalaun, Kupfersulfat krist. je 5,0, Wasser 100,0 (Kochen!), durch Versuche entwickelt.

Diesen Filtersatz kann man erweitern; zu empfehlen sind z. B.

---

[1] Die Piku-II-Lösung hat sich als überflüssig erwiesen.

zwischen Gelb und Grün konzentrierte und halbkonzentrierte Pikrin-
säure-Lösungen in Wasser.

Man benutzt die Filter so, daß man nach Möglichkeit die Farbe
der zu wählenden Lösung nach Grün verschiebt, da das optische System
des Mikroskops für Grün seinen besten Korrektionszustand hat. Im
einzelnen gilt für die Benutzung folgendes:

Für ungefärbte Präparate nimmt man am besten Filter 7 oder 8, das
Piku-III-Filter. Auch bei Aufnahmen im polarisierten Licht ist dies das
beste; bei letzteren nimmt man die verdünnte Lösung (8). Für den Gebrauch bei gefärbten Präparaten muß man Komplementär- und Gleich-
farbenfilter unterscheiden.

1. Einfachfärbungen. Komplementärfilter: Blaustichiges Hämatoxylin, Zettnow- oder Piku I-Filter; bei blaßblauen Präparaten: Chro-
mat- oder Bichromatfilter; bei reinen Blaufärbungen (Methylen, Toluidin-
blau): je nach Dichtigkeit Filter 2 bis 6. Rote Färbungen erfordern die
Filter 7 bis 11, bei sehr dichten roten Färbungen geht man nach Gelb
hin, z. B. Zettnow-Filter verdünnt (5, 4 oder 3) oder Pikrinsäure- und
Kaliumchromatlösungen. Wenn man das Prinzip erfaßt hat, ist die Anwendung nicht schwer.

2. Mehrfachfärbungen. Rot ist für die Platte dunkel, Blau hell;
für ersteres also Gleichfarben-, für das letztere Komplementärfilter, sonst
erhält man umgekehrte Helligkeitsverhältnisse auf der Platte.

Objekte, die neben blauen und blauschwarzen Tönen starke rote
Färbungen zeigen, machen sehr große Schwierigkeiten und sind zum Teil
überhaupt nicht befriedigend auf die Platte zu bringen. (Vergl. S. 155
und den Aufsatz des Verfassers Lit.-Nr. 4, 5).

Also:

a) Hämatoxylin blaßblau mit dunklem Eosin erfordert Filter 1
oder 2 (häufig unbefriedigend, Rot zu dunkel). Ist die Hämatoxylinfärbung kräftig, so kommt zuweilen ein Bichromatfilter ($10^0/_0$) bei langer
Belichtungszeit in Betracht.

b) Hämatoxylin, kräftig mit mittelstarkem bis blassem Eosin:
Filter 2, 4 oder gar 5, je nachdem man das Rot betonen oder abschwächen will.

c) Hämatoxylin-Orange oder Kongorot: Filter 2, sehr befriedigend
eventuell auch Filter 4 oder 5 (6).

d) Karmin, Azokarmin oder Gallein — Anilinblau (Mallory):
Filter 1 oder 2, zuweilen auch Grünfilter; genaue Überlegung der gewünschten graphischen Effekte erforderlich.

e) Hämatoxylin — van Gieson-Färbung: Piku I- oder Zettnow-
Filter ergibt umgekehrte Helligkeiten, d. h. die rotgefärbten Teile als
Silhouetten, das Hämatoxylin befriedigend.

Für weiteres sei auf die Beispiele (S. 180) verwiesen.

Wahl der Platten und Belichtung. Für mikrophotographische Aufnahmen kommen nur lichthoffreie, für Rot-Gelb sensibilisierte
Platten von nicht zu großer Empfindlichkeit in Betracht.

Ich habe vortreffliche Erfolge mit Hauff-Platten, orthochromatischlichthoffrei, mit Perutz-Braunsiegel-Platten bei stark lichthofgefährdeten Aufnahmen und Perutz-Silbereosin-Platten erzielt. Letztgenannte Platte hat eine vortreffliche Sensibilisierung, ist aber nicht ganz lichthoffrei. Man wird also z. B. für dunkle Objekte mit sehr hellen Stellen (Löchern) und für Aufnahmen im polarisierten Licht eine möglichst gegen Lichthöfe unempfindliche Platte benutzen, z. B. die Perutz-Braunsiegel-Platte. Zahlreiche gut gelungene Aufnahmen habe ich auch von Polarisationsbildern mit der erwähnten Hauff-Platte erzielt. Man suche sorgfältig aus und achte auf geringe Empfindlichkeit.

Die letztere Eigenschaft ist deshalb wichtig, weil sie eine bessere Abstufung der Belichtungszeit erlaubt. Es hat nämlich Nachteile, Verschlüsse anzubringen. Die einzig mögliche Form dafür ist ein Blendenverschluß auf einem besonderen Reiter, der auf der optischen Bank festgeschraubt wird. Sonst ist die Gefahr des Verwackelns erheblich.

Der gebräuchlichste „Verschluß" ist eine einfache, schwarz überzogene Pappscheibe, die man in den Strahlengang hineinhält: am besten vor den Spiegel am stehenden, vor die Kondensorblende am liegenden Mikroskop. Man belichtet für lange Aufnahmen (5 sec und mehr) nach der Taschenuhr, für kürzere durch Zählen, pro Zahl $^{1}/_{2}$ sec. Kürzere Belichtungen als $^{1}/_{4}$ sec sind also auf diese Art nicht möglich; unter 1 sec ist die Belichtungszeit überhaupt nicht mehr erheblich variierbar und deshalb ist eine weniger empfindliche Platte angenehmer. Hieraus folgt, warum für schwache Vergrößerungen auch eine schwächere Lichtquelle als Bogenlicht zu erwägen ist.

Die Belichtungszeit stellt man durch den Versuch fest. Für den Ungeübten sind die Schlitzkassetten geeignet. Durch Herausziehen des Schlitzdeckels gibt man nacheinander Streifen der Platte frei und belichtet sie z. B. so, daß die Belichtungszeiten in einer geometrischen Reihe ansteigen. Die Entwicklung dieser Platte ergibt dann einen ungefähren Anhalt, wie lange man zu belichten hat.

Ein wirkliches Urteil über richtige und falsche Belichtung kann man nur an der ganzen gleichartig belichteten Platte gewinnen, da man nur so die Abbildung aller Teile des Bildes in ihrem Verhältnis zueinander beurteilen kann. Es ist die Regel, daß, genau genommen, für die verschiedenen Teile des Bildes verschiedene Belichtungszeiten erforderlich wären, denn es ist nicht zu vergessen, daß wir mit durchfallendem Licht arbeiten und die Struktur aller Teile des Objekts auf der Platte abbilden wollen: der dichten und der zarten. Dieses Dilemma macht unter Umständen große Schwierigkeiten und ist nur so zu lösen, daß man schon bei der Anfertigung der Präparate darauf Rücksicht nimmt. Beim einfach gefärbten und beim ungefärbten Präparat ist diese Schwierigkeit am geringsten.

Die Aufnahme. Wir schildern jetzt kurz den Gang einer Aufnahme, wobei alle wichtigen Punkte noch einmal hervorgehoben werden:

1. Das Präparat ist genau durchstudiert, es ist genau bestimmt, welche Stelle aufgenommen, ebenso, was an dieser Stelle dargestellt werden soll. Damit ist auch die Vergrößerung gegeben.

Genaue Kontrolle auf Fehler des Präparates: Unebenheiten, Schmutzteilchen, Farbfehler, Änderungen der Schnittdicke, Messerspuren. Man überlege genau, wie weit diese Fehler noch eine photographische Wiedergabe zulassen. Celloidin- und Gefrierschnitte werden eben gemacht, indem man das Präparat bis zum Erweichen des Harzes erwärmt und mit einem Fließpapierbausch das Deckglas fest andrückt, unter Umständen das Präparat dabei richtig ausbügelt; Festhalten bis zur Erstarrung des Harzes. In manchen Fällen genügt eine Wäscheklammer mit Feder, die über die unebene Stelle geschoben wird. Grober Schmutz erfordert Beseitigung des Deckglases und Abpinseln in Xylol, Alkohol oder Wasser. Sorgfältige Säuberung des Deckglases von außen mit einem Fließpapierröllchen und Xylol oder Alkohol.

Man benutze für seine Präparate nur bestes Material an Objektträgern und Deckgläser ohne Schlieren, Luftblasen, Anlauffarben etc. Ist die Unterseite des Objektträgers zerkratzt (mehrfache Benutzung), so füllt man die Kratzer mit Cedernholzöl aus; unter Umständen klebt man ein Deckgläschen mit Balsam oder Dammarharz auf die Unterseite. Solche Fehler im Glas müssen auf jeden Fall beseitigt werden.

2. Markierung der aufzunehmenden Stelle: entweder durch Aufschreiben der Stellung des Kreuztisches, wobei man auf dessen genaue Zentrierung und die Lage des Objektträgers auf dem Objekttisch achte, oder durch eine Tuschemarke, die jederzeit, ohne Spuren zu hinterlassen, mit einem in destilliertem Wasser angefeuchteten Filtrierpapierbausch abgewaschen werden kann. Jede andere Markierung — auch die mit Tinte — hinterläßt bleibende Spuren und engt die Benutzbarkeit des Präparates für später ein.

3. Herrichtung des Aufnahmeapparates. Bei stehendem Mikroskop wird z. B. das Arbeitsmikroskop mit dem eingestellten Präparat unter den Balgauszug gestellt. Aufsetzen der Lichtschutzhülse, genaues Einpassen der Balghülse, so daß nirgends Berührung stattfindet.

4. Auswahl des Filters.

5. Revision der Lampe, ob die Kohlen in Ordnung sind und gut stehen; Beleuchtung. Einstellen des Scheinwerfers und des Spiegels, bis die Kondensorfrontlinse hell aufleuchtet.

6. Weitere Kontrolle auf der Mattscheibe, zunächst unter Benutzung eines schwächeren abbildenden Systems, aber bereits des endgültigen Kondensors. Man steige auf eine geeignete Unterlage und blicke von nicht zu geringer Entfernung auf die Mattscheibe. Herstellung einer möglichst guten Lichtverteilung.

7. Endgültige Auswahl des abbildenden Systems, Ausprobieren von Okular und Objektiv; dabei weitere Kontrolle der Lichtverteilung, endgültige Festsetzung der Stellung des Kondensors, Einpassen der abzubildenden Stelle in den Plattenumriß auf der Mattscheibe.

8. Einlegen der Platte. Es ist vorteilhaft, dies erst jetzt zu tun, da man bis zur Einstellung des Bildes auf der Mattscheibe in endgültiger Größe die Entscheidung über das Plattenformat offen lassen muß. Dagegen empfiehlt es sich, die Platte stets gleichartig — z. B. der Längs-

richtung nach — in die Kassette einzulegen und das Präparat darnach, entsprechend den Umrissen auf der Mattscheibe, zu drehen. Das verschiedenartige Einlegen der Platte in die Kassette ist die Ursache zahlreicher Verwechslungen und verpfuschter Platten.

9. Bereitlegen der Kassette, unter Umständen Wiedereinschaltung der Beleuchtung, nochmalige genaue Kontrolle der Lichtverteilung und der Blendenstellung, Begutachtung der Helligkeit des Bildes und Festsetzung der Belichtung darnach. Man vergesse nicht, noch einen Blick auf die Tubus-Balgverbindung zu werfen; scharfe Einstellung mit der Einstellupe und der Mikrometerschraube, am besten nach einer Linie oder einem wichtigen Kern in der Mitte des Bildes. Von nun an empfiehlt sich Beschleunigung des Arbeitstempos, da man der Kohlen- und der Kraterstellung niemals ganz sicher ist, vor allem auch im Hinblick auf die Schwankungen im Leitungsnetz. Einschieben der Pappscheibe, Herausziehen der Mattscheibe, Einsetzen der Kassette, sofortiges Öffnen der Kassette, warten bis alle Schwingungen am Apparat vorbei sind. Hierzu beobachte man den Kassettendeckel, unter Umständen mit Hilfe eines darauf angebrachten Wassertröpfchens, Belichtung, Schließen der Kassette, Abstellen der Beleuchtung.

10. Eintragung in das Aufnahmebuch, Datum, Nummer, Präparat mit Angabe der Färbung, eventuell Bezeichnung der Stellung nach dem Kreuztisch, Filter, Belichtung, Blende, Plattenart und Plattengröße, Vergrößerung.[1]

Ist man seiner Aufnahme nicht sehr sicher, so lasse man die Anordnung stehen, bis das Bild fertig entwickelt ist, schließe eventuell gleich eine zweite Aufnahme an.

Entwickeln der Platte. Als Entwickler bedient man sich am besten eines sogenannten Standentwicklers. Es ist jedoch nicht nötig, dabei eines der vorgeschriebenen Standentwicklungsgefäße zu benutzen. Es genügt eine Schale, in der die Entwicklerflüssigkeit mindestens 3 cm über der Platte steht. Man taucht die Platte ein, sorgt dafür, daß keine Luftblasen an ihr haften und überläßt sie sich selbst, wobei es genügt, in Abständen von etwa drei Minuten nachzusehen und dabei die Flüssigkeit durch Bewegen der Schale umzurühren. Die Schale wird mit einem innen schwarz gestrichenen Kasten bedeckt, der rings um die Schale herum auf dem Tisch aufsteht. Man kann während der Entwicklung andere Arbeiten vornehmen, neue Aufnahmen vorbereiten, wofern man sicher ist, keine zweite Aufnahme nötig zu haben, usw.

Ich bediene mich eines Glyzinentwicklers, den ich in zwei Flaschen vorrätig halte.

<pre>
Lösung A: Glyzin ....   20,00 g
          Natriumsulfit ....   100,00 g
          Aqu. dest. .... 1000,00 g
Lösung B: Soda ....   200,00 g
          Aqu. dest. .... 1000,00 g
</pre>

---

[1] Die Vergrößerung bestimmt man, indem man ein Objektmikrometer einstellt und dessen Bild auf der Mattscheibe mit der Schublehre ausmißt.

Die beiden Lösungen werden zu gleichen Teilen gemischt, 2 bis 5 ccm einer 10%igen Bromkalilösung auf 100 ccm Mischung zugesetzt und das Ganze mit der vier- bis fünffachen Menge Wasser verdünnt. Man nehme soviel, daß man für eine 9×12 cm Platte mindestens 500 ccm Flüssigkeit erhält.[1] Die Entwicklungszeit ist nach Platte und Präparat sehr verschieden, es gelingt, selbst große Belichtungsfehler auszugleichen und aus einigermaßen richtig belichteten Platten alle Einzelheiten herauszuholen.

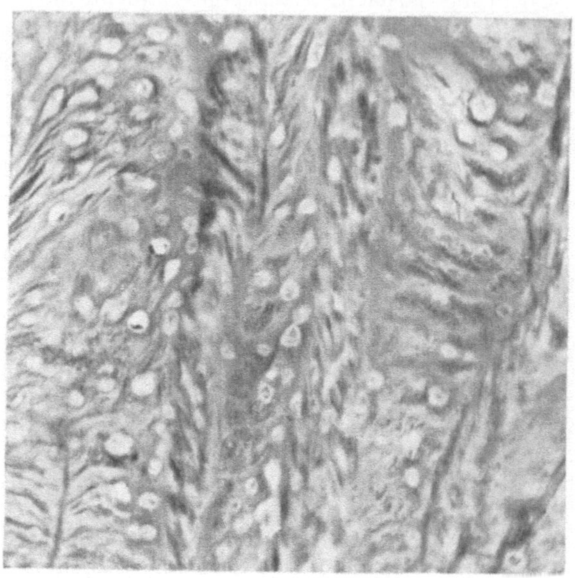

Abb. 9. Genaue Reproduktion eines Negativs. (Positiv in H. Petersen, Histologie u. mikrosk. Anatomie.) Ziemlich flau, aber gute Kopierfähigkeit mit hartem Papier, z. B. Lupex Kontrast der Agfa

Man entwickle die Platte nicht zu dunkel. Platten, die bei der Betrachtung gegen eine Lichtquelle — oder besser — gegen eine hellbeleuchtete weiße Fläche, „sehr schön", d. h. kontrastreich aussehen, lassen sich gewöhnlich schwierig kopieren; da es lediglich auf die Kopie ankommt, so sind flauere Platten vorzuziehen. Bemerkt man eine starke Überbelichtung, so breche man die Entwicklung vorzeitig ab und verstärke die sehr flaue Platte mit einem Sublimatverstärker. Auch solche Platten liefern vortreffliche Abzüge (s. Abb. 9). Die Platte wird nach Vorschrift fixiert; Wässern 12 bis 24 Stunden, eventuell Verstärken usw.

Die Kopie. Der schwierigste Teil der mikrophotographischen Technik ist das Kopieren der Platten. Man führe diesen Teil des Verfahrens grundsätzlich selbst durch, denn Platten richtig kopieren kann nur der, der genau weiß, was auf dem Bilde dargestellt werden soll.

---

[1] Man kann eine Reihe von Platten in der Lösung entwickeln.

Eine gute Kopie soll einer scharf gezeichneten Graphik möglichst nahe kommen. Die moderne Porträt- oder Landschaftsaufnahme ist kein Vorbild für den Mikrophotographen. Die Töne des Bildes sollen rein schwarz, der Untergrund möglichst rein weiß sein.

Diese Forderung erreicht man am besten mit Kunstlichtpapieren, von denen man härtere auswählt, und zwar sind glänzende Papiere zu bevorzugen. Entwickelt wird bei dunkelgelber Kohlenfadenlampe.

Man halte eine Serie von Papieren vorrätig. Ich bevorzuge folgende Serie:

1. **Lupex**, kontrast (AGFA) 100
   sehr hart, rein schwarz, mit flauen Platten vortreffliche Abzüge
2. **Sidi**, hart (KRAFT & STEUDEL) 85
   für Polarisationsbilder sehr geeignet
3. **Tuma**, hart (TRAPP & MÜNCH)................. 75
   von mir jetzt meist gebraucht, reagiert sehr gut auf Wärmebehandlung, so daß man Platten mit Fehlern und schwierige Fälle damit kopieren kann
4. **Sidi**, normal (KRAFT & STEUDEL) 50
5. **Mimosa, Velotyp** (MIMOSA A. G.) 40
   weiches, kontrastreiche Platten mit schönem weichen Ton gut herausarbeitendes Papier
6. **Senvela**, (TRAPP & MÜNCH)................... 30
   schöne rein schwarze Töne

Die Zahlen rechts geben einen Anhaltspunkt für das Verhältnis der Belichtungszeiten beim Kopieren der selben Platte. Man probiere die Papiere fleißig durch, bis man das befriedigende gefunden hat.

Ist man über die Belichtungszeit gänzlich im unklaren, so benutze man kleine Probestücke. Für die endgültige Feststellung der erforderlichen Belichtungszeit sind jedoch Probeabzüge in der richtigen Größe erforderlich, da man nur so die Ausarbeitung des ganzen Bildes beurteilen kann.

Zur Belichtung bedient man sich einer Metallfadenlampe in einer sogenannten Schreibtischfassung. Man beleuchtet die Dunkelkammer mit dunkelgelbem Licht (Kohlenfadenlampe in braunem Glase!), baut alles handgerecht auf, die Papiere werden hinter einem undurchsichtigen Schirm aufbewahrt. Man lege die Platte in den Kopierrahmen, darauf das Papier, Schicht auf Schicht, und spanne den Deckel ein, vergesse nicht, die Glasseite der Platte sorgfältig zu putzen und beobachte, wieviel von der Plattenzeichnung erkennbar ist; nach kurzer Zeit wird man daraus die notwendige Belichtungszeit im wesentlichen beurteilen können.

Dann lege man den Rahmen unter die Metallfadenlampe und belichte durch Auf- und Zudrehen des Schalters nach der Taschenuhr oder durch Zählen (s. S. 165). Mit den angegebenen Papieren braucht man nicht unter eine Sekunde herunter zu gehen.

Die Entwicklung geht in einem auf das Vierfache verdünnten und reichlich mit Bromkali versetzten Metol-Hydrochinonentwickler vor sich; sie soll etwa fünf Minuten dauern und zu rein schwarzen Tönen führen.

Hat man viele Abzüge zu machen, so verfahre man folgendermaßen: Für jede Platte stelle man durch einen, zwei oder mehr Kopierversuche mit verschiedenen Papieren die richtige Belichtungszeit fest; jedesmal nach der Belichtung wird entwickelt. Papierart und Belichtungszeit, unter Umständen Plattennummer, werden auf die Hinterseite des Papiers mit weichem Bleistift notiert. Dann mache man eine genügende Anzahl von Kopien, die man, ohne sie zu entwickeln, in einem lichtdichten Kasten aufhebt. Kleine Variationen der Belichtung sind dabei zu empfehlen. Wo sich 10 sec. als ausreichend ergeben hatten, macht man eine Serie von etwa vier Abzügen mit 9 sec, 10 sec, 11 sec, 12 sec. So verfahre man mit jeder Platte. Man kann so 100 bis 200 Abzüge ansammeln, die man gut verschlossen aufhebt. Zu gelegener Zeit entwickle man diese; man baut sich dabei alles möglichst bequem auf: Unter der Dunkelgelblampe stehe eine nicht zu kleine leere Schale zum Auffangen des abtropfenden Entwicklers, um diese herum eine Reihe von großen Schalen mit reichlich Entwickler von verschiedener Konzentration: I. 1 : 2, II. 1 : 4, III. 1 : 10; rechts davon eine Schale mit reichlich Leitungs- (Brunnen-) Wasser und dann das Klärbad (1 bis 2$^0/_0$ Essigsäure). Die Papiere kommen zuerst in Schale I und bleiben darin, bis das Bild erscheint (dies soll nicht zu lange dauern), dann in Schale II, wobei unter Zuhilfenahme der heißen Lampe das Bild herausgearbeitet wird, dann in Schale III, wo das Bild unter Bildung rein schwarzer Töne ausentwickelt wird. Dies kann auch in Leitungs- (Brunnen-) Wasser geschehen, das im übrigen zum Abstoppen der Entwicklung dient. Sind sie fertig, so befördere man sie mit der Schichtseite nach unten in die Essigsäurelösung, ohne in diese hineinzugreifen. So kann man große Serien von Kopien in wenigen Stunden tadellos entwickeln.[1]

Von großer Wichtigkeit ist das Ausarbeiten der Abzüge über der Lampe. Man bringe den Abzug aus dem Entwickler mit der zurückbleibenden Stelle auf die Lampe, so daß die Papierseite die Lampe berührt. Die Wärme beschleunigt die Entwicklung; durch Hin- und Herführen des Abzuges auf der Lampe, ständiges Wiedereintauchen in den Entwickler (sehr wichtig, da sonst der Entwickler auf dem Papier verbraucht wird!), kann man tadellos durchgearbeitete Kopien selbst von sehr ungleich dichten Platten (dies liegt oft am Präparat) oder Platten mit großen Belichtungsfehlern gewinnen. Selten kopiert sich eine Platte an allen Stellen so gleichmäßig, daß sie keine Nachhilfe an einzelnen Stellen nötig hat. Dieses Ausarbeiten der Kopien ist eine Kunst, die sehr viel Aufmerksamkeit, Übung, Kenntnis des Präparats, vor allem Verständnis für graphische Arbeiten erfordert. Lichthöfe und grobe Lichtverteilungsfehler lassen sich dabei nicht ausgleichen; solche Platten sind unkopierbar (Abb. 10).

Man sorge dafür, daß man mindestens sechs gute Abzüge von jeder Platte hat, Nachkopieren ist sehr lästig. Weniger gut gelungene Abzüge be-

---

[1] Man kann durch Wechseln der Entwicklerkonzentration vieles ausgleichen und herausholen. Hier kann nur eine erste Andeutung gegeben werden.

seitige man nicht, sie dienen z. B. für Versuche, das Bild durch Beschneiden des Abzuges eindrucksvoller zu gestalten und von den meist unerfreulichen Randpartien zu befreien (große Platten wählen!), zum Vorzeichnen der Hinweisungslinien und zu vielem anderen, wo es nur auf einen erkennbaren Abzug, nicht auf große Schönheit ankommt. Es ist jedoch sehr

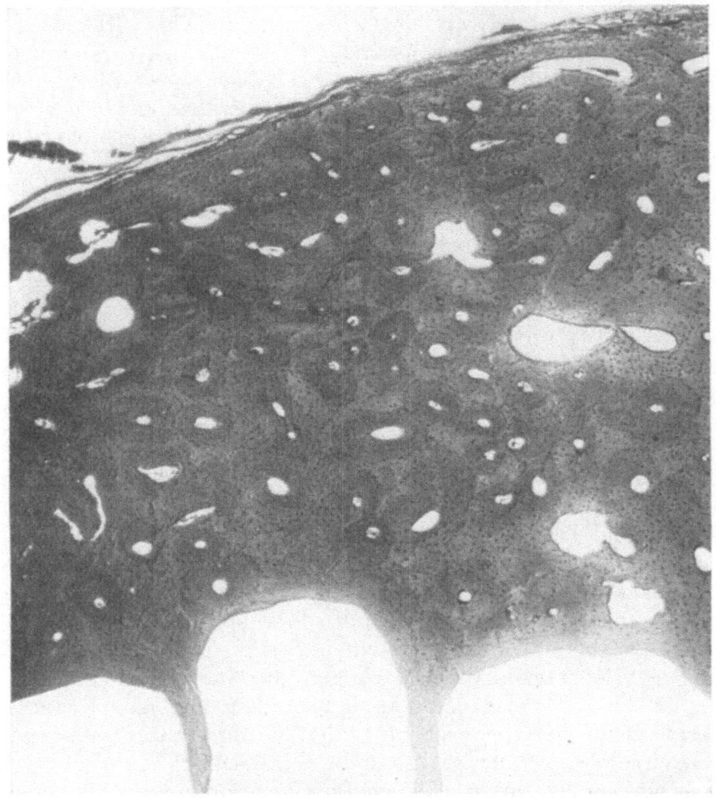

Abb. 10. Stark fehlerhafte unkopierbare Platte, Reproduktion des Negativs.
Auch Lichthöfe!

wünschenswert, eine nicht zu kleine Zahl tadelloser Abzüge zur Verfügung zu haben.

Die in der Essigsäurelösung schwimmenden Abzüge werden von Zeit zu Zeit (10 min.) ins Wasser gebracht und schließlich in das Fixierbad befördert. Gründliches Ausfixieren ist nötig (mehrere Stunden); man wasche sie dann zwölf Stunden lang in fließendem Wasser aus.

Aus dem Wasser kommen die Abzüge in ein Härtebad von 5 bis 10% Formol in 50%igem Alkohol, wo sie längere Zeit (Tage) bleiben können. Dann werden sie in destilliertem Wasser abgespült und sofort auf sorgfältig eingewachste und polierte Spiegelglasplatten aufgequetscht.

Man erwärmt zu diesem Zweck die Glasplatte von der Rückseite, wozu man sich mit einiger Vorsicht einer Bunsenflamme bedienen kann, streicht mit einem Stück Wachs darüber, das dabei schmelzen muß, und verteilt dieses sorgfältig mit Lappen, deren man mehrere nacheinander benutzt und die auf keinen Fall Fasern oder Stärke abgeben dürfen (ältere, oft ausgewaschene Wäschestoffe). Beim Aufquetschen sorgt man dafür, daß zwischen Glas und Schicht nirgends Luft ist. Die Papiere müssen nach vollständiger Trocknung (z. B. in der Nähe des Ofens oder der Heizung) von selbst abspringen. Bleibt der Abzug kleben und läßt er sich auf keine Weise unbeschädigt ablösen, so weicht man ihn auf und macht das Ganze noch einmal. Die frisch abgesprungenen Abzüge legt man zwischen glattes Schreibpapier unter eine Presse; sie rollen sich dann nicht mehr.

Gelingt es nicht, befriedigende Abzüge zu bekommen, so bleiben zwei Wege. Man kann den flauen Abzug genau so wie eine Platte verstärken (Sublimatverstärker). Man muß nur darauf achten, daß das Fixierbad durchaus frei von Schwefelwasserstoff ist (kein Schwefelsäure-Zusatz, Säuerung durch saures Sulfit, nicht zu altes Bad) und nicht zu lange fixiert wird (dies gilt auch für Platten), sonst verwandelt sich das Silber des Bildes in Schwefelsilber und dann ist eine Verstärkung nicht mehr möglich. Ein anderer Weg ist, das Photogramm durch Überzeichnen zu korrigieren. Dies ist für die Reproduktion zuweilen nötig, jedoch immer in der Unterschrift anzugeben. Man benutzt entweder das Photogramm nur als Vorlage, paust es und zeichnet das Bild mit Pinsel und Tusche, eventuell auch Farben, nach dem Objekt fertig. Man kann einen hellen Abzug auch direkt überzeichnen; auch dann sieht das Resultat aus wie eine Zeichnung. Schließlich kann man auch in kräftigen Abzügen Einzelheiten mit dem spitzen Pinsel und Tusche nachzeichnen oder Töne an einzelnen Stellen darüberlegen (Retuschen anbringen). Bei starken Vergrößerungen, die eine geringe Tiefenauflösung haben, ist dies oft nötig. Man muß bedenken, daß das Rasterkorn der Autotypie zarte und verwaschene Linien häufig zerstört; daher muß man etwas nachhelfen. Immer ist dies in der Unterschrift kenntlich zu machen.

Für die vollständige Überzeichnung nimmt man für den Abzug mattes Papier. Bei der Retusche kann man einen Glanzabzug benutzen, muß jedoch mit einem in absoluten Alkohol getauchten Wattebausch die feine Wachsschicht entfernen.

Alle diese Maßnahmen nehme man nicht ohne Kontrolle an dem im Mikroskop eingestellten Präparat vor. Auch ist dem Ungeübten zu empfehlen, das Photogramm bei Anbringung der Hinweisungsstriche mit dem Präparat zu vergleichen. Man wähle nicht zu kleine Vergrößerungen und nicht zu kleine Platten, so daß man den Abzug durch Abschneiden der meist weniger schönen Ränder verschönern kann. Reproduktionen lasse man nicht zu klein ausführen, möglichst nicht unter $^1/_4$.

Über Assistenz bei der Mikrophotographie. Die meisten mangelhaften Resultate der Mikrophotographie kommen daher, daß der Forscher seine Aufnahmen und Abzüge nicht selbst macht. Natürlich ist Assistenz durch eine geübte Laborantin möglich und bei gehäufter Arbeit sehr nützlich. Die Laborantin kann sehr wohl das Einlegen der Platten, das Entwickeln (nach oben angeführten Grundsätzen), das Ver-

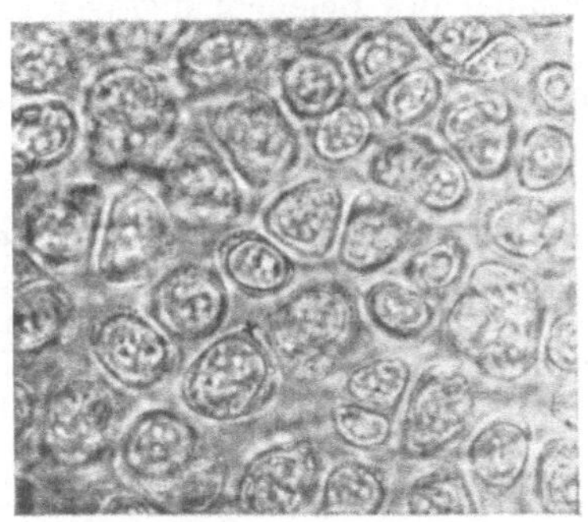

Abb. 11. Lebender Sternalknorpel von Triton taeniatus in RINGERlösung. 400fach. Die Zelle + ist scharf eingestellt. Aus H. PETERSEN, Histologie u. mikrosk. Anatomie

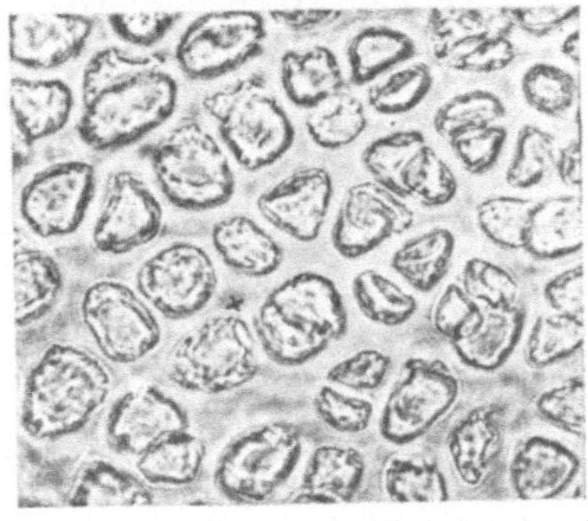

Abb. 12. Dasselbe Präparat wie 11, Plasmolyseversuch. Dieselbe Zelle + scharf eingestellt, 400fach. Aus H. PETERSEN, Histologie u. mikrosk. Anatomie.

stärken, später das Aufquetschen der Papiere zwecks Erzielung des Hochglanzes übernehmen, nebst vielen Hilfeleistungen. Die eigentliche Aufnahme sollte der, der die Arbeit macht, auch selbst durchführen, vor allem sollte er die Wahl des Filters, der Lichtverteilung, der Abblendung, die Einstellung, kurz die Feststellung dessen auf sich nehmen, was aufgenommen werden soll und wie das zu geschehen hat. Das Kopieren, Entwickeln und Ausarbeiten der Abzüge kann nur der durchführen, der genau weiß, was das Bild zeigen soll. Man wundere sich nicht, unzureichende Bilder zu erhalten, wenn man diesen entscheidenden Schritt anderen Leuten überläßt.

Brechungsbilder überlebender Objekte (Abb. 11, 12, 14). Bekanntlich unterscheidet man in der Mikroskopie das Brechungsbild vom Absorptionsbild. Das erstere wird durch die verschiedene Lichtbrechung der einzelnen Objektteile hervorgerufen, das letztere durch die verschiedene Absorption der Spektralbezirke des zur Beleuchtung dienen-

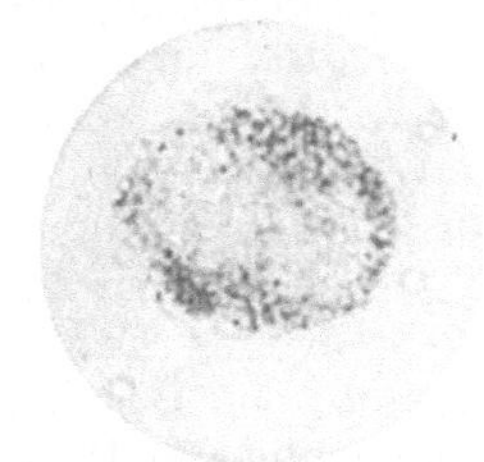

Abb. 13. Trockenpräparat vom menschlichen Blut, Oxydasereaktion, Indophenolblausynthese nach WINKLER, Immersion 1200fach. Zwei Einstellungen. Neutrophiler Granulocyt. Aus H. PETERSEN, Histologie u. mikrosk. Anatomie

den Lichtes. Das erstere Bild ist also farblos, reine Graphik in Schwarz, Grau und Weiß, das zweite ein Farbenbild; beim ersteren verwendet man als Einschlußmittel für das Präparat schwach brechende Flüssigkeiten (Wasser, wässerige Lösungen, Alkohol), beim zweiten stark lichtbrechende Mittel, die die Brechungsstrukturen verschwinden lassen. Der wichtigste Unterschied ist jedoch die Öffnung der beleuchtenden Bündel: in ersterem

Falle enge, im zweiten weite Blende. Das Brechungsbild zeigt also einen mittelhellen Grund, von dem sich die Brechungsstrukturen teils heller, teils dunkler abheben; besonders stark lichtbrechende kugelige oder zylindrische Gebilde ergeben richtige Öffnungsbilder des Beleuchtungssystems.

Dasselbe gilt natürlich für ungefärbte fixierte Präparate in wässerigen Medien. Auch solche lassen sich meist ohne weitere Schwierigkeiten naturgetreu aufnehmen (Abb. 13 und 28).

Die mikrophotographische Aufnahme solcher Bilder macht keine grundsätzlichen Schwierigkeiten. Der einzige Umstand, der zu solchen führt, ist die Dicke des Präparates, die fast immer ziemlich groß ist, z. B. bei Abb. 11 und 12. Es liegen also die Strukturteile übereinandergeschichtet in verschiedenen, nicht gleichzeitig abgebildeten Ebenen. Je enger nun die Blende, d. h. das beleuchtende Bündel ist, um so größer wird die Tiefenauflösung des Systems, sie führt aber nicht zu scharfen Bildern, sondern zu verwaschenen Flecken, die sich oft so störend bemerkbar machen, daß ein verwendbares Photogramm nicht möglich wird. Dies kommt häufig erst auf der Platte zum Vorschein. Der in der mikroskopischen Beobachtung geübte Sehapparat übersieht nämlich diese Fehler des Bildes, er läßt sie unbeachtet. Man glaubt einen guten optischen Schnitt vor sich zu haben und bemerkt erst auf der Platte, was alles unscharf abgebildet wird. Im Mikroskop erkennt man dann auch diese Schatten, wenn man bei nochmaliger Beobachtung genau darauf achtet. Man muß also bei der Prüfung der Präparate auf ihre Eignung zum Photographieren die Aufmerksamkeitskonzentration auf das wissenschaftlich Wichtige ausschalten und den rein sinnlichen Eindruck walten lassen. Zur Aufnahme benutzt man einen stehenden Apparat, liegende sind so gut wie unbenutzbar. Man stellt den Apparat bereit, bevor man das Präparat anfertigt, z. B. das Tier tötet. Kassette mit Platten (nicht zu kleine!), Beleuchtung (neue Kohlen!) usw. müssen zur sofortigen Benutzung bereit sein. Ergibt sich beim Arbeiten der Wunsch, das Bild im Photogramm festzuhalten, so sorge man für gute Befestigung des Deckglases (Vaselin, Wachs) auf dem Objektträger und des Objektträgers auf dem Mikroskoptisch; man trage Sorge, daß kein Wasser auf das Deckglas gerät und stelle das Arbeitsmikroskop unter den Balgauszug. Hier wird alles wie gewöhnlich eingerichtet, man überzeuge sich jedoch durch visuelle Beobachtung (Abklappen des Balges) von der Richtigkeit dessen, was man photographieren will. Man belichte nicht zu lange und niemals, auch nicht eine Sekunde, ohne Kühlung und Filter. Als Filter nehme man ein Grünfilter (Piku III), die Blende stelle man nach dem Mattscheibenbild, nicht nach der Beobachtung im Mikroskop ein. Die Platte muß unbedingt lichthoffrei sein; die Belichtungszeit muß durch Erfahrung festgestellt werden; sie sei etwas länger als bei Aufnahmen gefärbter Objekte, da die Blende sehr viel enger ist. Sofortige Entwicklung der Platte und Stehenlassen des Mikroskops ist unbedingt nötig, um die Aufnahme unter Umständen wiederholen zu können.

Bei Versuchen, von denen man mehrere Bilder aufnehmen will, verhalte man sich wie bei einer Demonstration. Es gelingt meist nicht, den ersten Versuch am Arbeitstisch photographisch festzuhalten, sondern man bereite einen neuen Versuch vor, den man am Mikroskop anstellt, das bereits auf der Grundplatte des Aufnahmeapparates steht. Zur Auf-

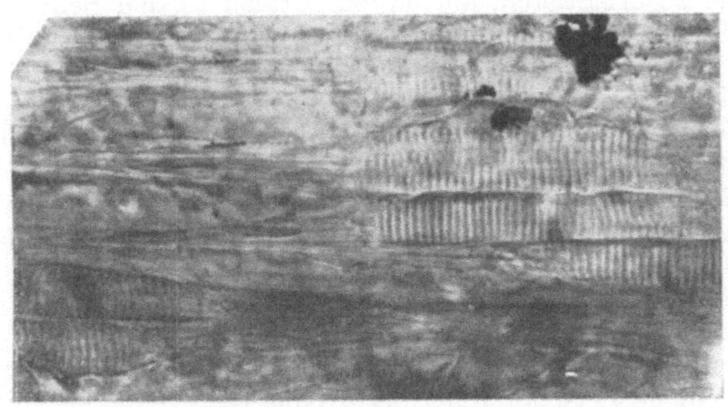

Abb. 14. Lebende Muskelfasern aus dem Schwanz einer Kaulquappe, 420fach. Aus H. Petersen, Histologie u. mikrosk. Anatomie

nahme klappe man dann den Balgauszug ein und lasse den ganzen Versuch auf dem Apparat ablaufen, wobei man abwechselnd direkt im Mikroskop und auf der Mattscheibe beobachtet. Hier ist Assistenz zum Plattenwechsel nötig. Wiederholungen lasse man sich nicht verdrießen, stelle auch bei der Publikation nie Aufnahmen aus verschiedenen Versuchen zusammen, ohne ausdrücklich darauf hinzuweisen.

Aufnahmen im Dunkelfeld. Die Aufnahme von Dunkelfeldbildern ist sehr dankbar. Das Arbeiten gleicht dem im vorigen Abschnitt geschilderten in allen wesentlichen Punkten. Ein Wechselkondensor ist besonders vorteilhaft, um die Lichtverteilung auf der Mattscheibe genau kontrollieren zu können. Das Dunkelfeldbild ist lichtschwächer als selbst ein stark abgeblendetes Hellfeldbild. Man belichte entsprechend länger. Genaue Beachtung der Vorschrift über Objektträgerdicke ist nötig; statt Wasser nehme man für die Kondensorimmersion lieber Anisol, da man so lichtstärkere Bilder erhält, die sich besser einstellen lassen.

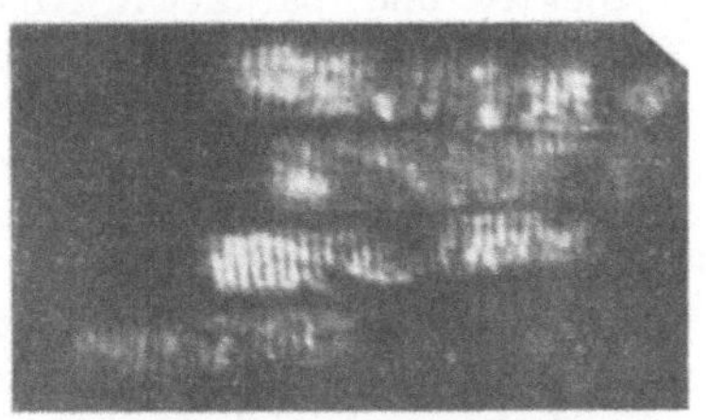

Abb. 15. Dasselbe Objekt wie in Abb. 14 im polarisierten Licht. 420fach. (Aus H. Petersen, Histologie u. mikrosk. Anatomie.) (Das Polarisationsbild ist durch einen Kopierfehler spiegelbildlich orientiert)

Aufnahmen von Polarisationsbildern (Abb. 14, 15 und 24). In den wenigsten Instituten wird eine besondere Apparatur vorhanden sein, die eine Aufnahme im polarisierten Licht am liegenden Mikroskop ermöglicht. Man benutzt also den Arbeitsapparat, z. B. den Einhänge-polarisator und den Aufsatzanalysator. In diesem Falle klemme man den ersteren so fest, daß er sich nicht verdreht, achte auch stets, vor allem bei der Aufnahme, auf die richtige Stellung des Diaphragmenschiebers. Es ist wünschenswert, die Nikolachsen in einer leicht übersehbaren Weise zur Platte zu orientieren, am besten parallel zu den Seiten.

Man stelle das Präparat auf dem Arbeitstisch visuell ein, trage das Mikroskop unter den Balg, richte alles, Licht usw., in der üblichen Weise her und kontrolliere die Lichtverteilung ohne den Analysator genau u. zw. mit einem schwachen Objektiv, so daß deutliche Ungleichheiten der Lichtverteilung auf der Mattscheibe vorhanden sind. Man stellt dann eine gleichmäßige Beleuchtung der abzubildenden Stelle her, schalte das richtige Objektiv ein und wird so meistens eine gute Beleuchtung zustande gebracht haben. Dann wird der Analysator aufgesetzt, der Vorderteil des Balges soweit herunter gedreht oder geschraubt, daß man den Analysator noch gut fassen kann (wir haben jetzt keine Hülse am Mikroskop!). Dann stelle man unter Beobachtung der Mattscheibe gekreuzte Stellung der Nikols her, verändere eventuell die Stellung des Drehtisches ein wenig, kurz, stelle das Bild auf der Mattscheibe her, das man aufzunehmen wünscht. Jetzt erst verengere man die Blende und stelle mit der Mikrometerschraube und der Einstellupe genau ein, wozu man irgend ein feineres Detail benutzt, und sorge.für völlige Abdichtung zwischen Mikroskop und Balg.[1]

Von nun an muß schnell gearbeitet werden; geht Zeit verloren, so kontrolliere man nochmals unmittelbar vor der Aufnahme mit schwachem Objektiv und parallelen Nikols die Lichtverteilung, stelle wieder die richtige Anordnung her und mache die Aufnahme. Die Belichtungszeit ist zwanzig- bis dreißigmal so lange als die bei gewöhnlichem Licht. Bei halb gekreuzten Nikols ist die Belichtungszeit entsprechend geringer. Auch hier muß man Erfahrungen sammeln. Die Platte muß unbedingt lichthoffrei sein. Handelt es sich um ungefärbte Präparate, so nimmt man ein Piku-III-Filter, bei gefärbten ein Filter der gleichen Farbe wie das Präparat, um die Farbe möglichst auszuschalten.

Lebendaufnahmen in polarisiertem Licht sind durch Kombination der gegebenen Anweisungen nicht weiter schwierig.

Bei Benutzung eines Polarisationsmikroskops mit fest eingebauten Nikols verfährt man im Grunde wie oben, kann aber eine Hülse oben auf das Okularende setzen. Man schiebe den Analysator ein, da sich durch dessen Stellung (ein- und ausgeschaltet) die Mikrometereinstellung stark ändert und drehe den Polarisator.

Es gelingt meist nicht, mit diesen Apparaten größere Übersichts-bilder aufzunehmen; die Öffnungen des Polarisators und Analysators reichen meist nicht aus. Vergrößerungen von fünfzigfach an sind jedoch gut zu erzielen.

---

[1] Heranschrauben der Balghülse nahe bis zur graduierten Platte des Analysators genügt.

Die Lichtverteilung auf größeren Platten ist meist nicht ganz gleichmäßig, dies liegt an kleineren Fehlern der Lichtverteilung, die durch die lange Belichtung vervielfältigt werden, und an den Eigenschaften der Nikols; man kann sie auf dem Abzug meist ausgleichen.

Aufnahmen in monochromatischem Licht. Von der Firma C. ZEISS ist eine Methode ausgearbeitet worden, mit grünem monochromatischem Licht zu photographieren. Dies ergibt, da die Objektive sowohl chromatisch wie sphärisch für Grün vollständig korrigiert sind, besonders gute Bilder. Als Lichtquelle dient die Quecksilberdampflampe von SCHOTT & GEN, Jena, als Filter eine Pikrinsäure-Kupfersulfatlösung (z. B. Piku III) und eine Lösung von Didymiumnitrat. Das Verfahren hat sich nicht besonders eingebürgert; man kann ähnliches auch mit einer Bogenlampe erreichen. Jedenfalls sollte man farblose Objekte möglichst in reinem Grünlicht aufnehmen.

Die Auflösung des mikroskopischen Systems wird bemessen nach der Formel $d = \dfrac{\lambda}{a}$; d ist der Abstand zweier Punkte, die noch gerade als solche unterscheidbar sind, a die numerische Apertur des Objektivs, λ die Wellenlänge des beleuchtenden Lichtes. d soll möglichst klein werden. Dies kann geschehen, wenn λ ganz an das rechte Ende des Spektrums gerückt wird, also ultraviolettes Licht zur Verwendung kommt. Dies schließt die visuelle Beobachtung aus, da Ultraviolett die Netzhaut nicht mehr erregt, ermöglicht aber die photographische Aufnahme, da Ultraviolett chemisch stark wirksam ist.

Da Glas und Wasser Ultraviolett absorbieren, so ist eine reine Quarzapparatur, von der Linse der Bogenlampe an bis zum Okular nötig. Es handelt sich also um keine allgemein verwendbare Methode, da eine solche — kostspielige — Quarzapparatur nötig ist. Die Druckschriften der optischen Firmen geben über dies Verfahren Auskunft, wir brauchen es hier nicht zu behandeln. Es setzt eine gute Schulung in Mikrophotographie und Mikroskopie voraus.

Was hier mehr interessiert, ist, die Anwendungsmöglichkeit und die Grenzen auch dieser Methode aufzuzeigen. Die Präparate müssen sehr dünn sein, da es sich um starke Vergrößerungen handelt; eine Färbung ist nicht nötig, da das ultraviolette Licht die Strukturen auch ohne Färbung zeigt. Dies wäre also an und für sich eine ideale Methode für die Untersuchung der lebenden Struktur. Die große Schädlichkeit des ultravioletten Lichtes für das Protoplasma und die geringe mögliche Dicke schränken hier den Anwendungsbereich stark ein. Die Hauptverwendung liegt auf dem Gebiete der geformten Gewebe, also des mechanischen Teiles der Stütz- und Skelettsubstanzen. Hier ist sie von WALKHOFF mit großem Erfolg herangezogen worden, zumal auch die Untersuchung fixierter Objekte möglich ist. Für die Untersuchung fixierter Präparate von protoplasmatischen Gebilden ist die Methode ohne Belang. Die Fixierung zerstört die lebende Substanz und setzt an Stelle des kolloid-dispersen Systems ein grobdisperses (Gerinnung, Ausflockung, „Fixierung"). Dieses Trümmerfeld von Eiweißgerinnseln liegt bereits seiner Größenordnung nach weit oberhalb der Auflösung z. B. unserer Immersionssysteme. Der Schluß vom Kunstprodukt auf die lebendige Struktur ist hier schon so gut wie unmöglich; es ist zwecklos, diese Eiweißgerinnsel, die mit der Organisation der lebenden Substanz der Zellorgane gar nichts mehr zu tun haben, durch ultraviolettes Licht weiter aufzulösen. Man erfährt daraus vielleicht Neues über die Struktur ausgeflockter Eiweißgerinnsel, jedoch nichts über die Struktur der lebenden Zelle. Für die Histologie der Skelettsubstanzen und der Protoplasmaprodukte, in beschränktem Maße für die Untersuchung der lebenden Zelle, ist die Methode also von Bedeutung; als allgemeines Verfahren der Histologie, soweit sie mit fixiertem Material arbeitet, ist sie zwecklos.

Aufnahme sehr großer Objekte. Es ist in diesem Teil des Praktikums nur von der Mikroskopie im durchfallenden Lichte die Rede, die Besprechung der Aufnahme großer Objekte bezieht sich also auf Schnitte, die bei schwachen Vergrößerungen in großer Ausdehnung aufgenommen werden. Es ist vorteilhaft, sich hierbei eines Apparates zu bedienen, der einen großen Balgauszug zuläßt, also eines liegenden Apparates mit optischer Bank (Abb. 5). An den Vorderteil des Balges wird eine Hülse zum unmittelbaren Anschrauben der schwachen Planare, Sumare, Luminare usw. befestigt. In den meisten Fällen ist dieses Vorderteil nicht mit Hilfe von Stellschrauben feiner einzustellen, die Vorrichtung befindet sich vielmehr am Objekthalter (Abb. 16). In diesem wird das Präparat befestigt und zunächst grob durch Verschieben mit der Hand eingestellt; die Feineinstellung erfolgt dann mit dem Ferneinstellungsmechanismus unter direkter Beobachtung der Mattscheibe. Ein Kondensor ist meist nicht zu verwenden, da er eine zu kleine beleuchtende Fläche hat. Statt dessen benutzt man Hilfslinsen und wende der Lichtverteilung die größte Sorgfalt zu; je größer das Bildfeld, um so schwieriger ist die Herstellung gleichmäßiger Lichtverteilung. Hier sind die Metallfaden-Lampen sowie die eingefettete Mattscheibe

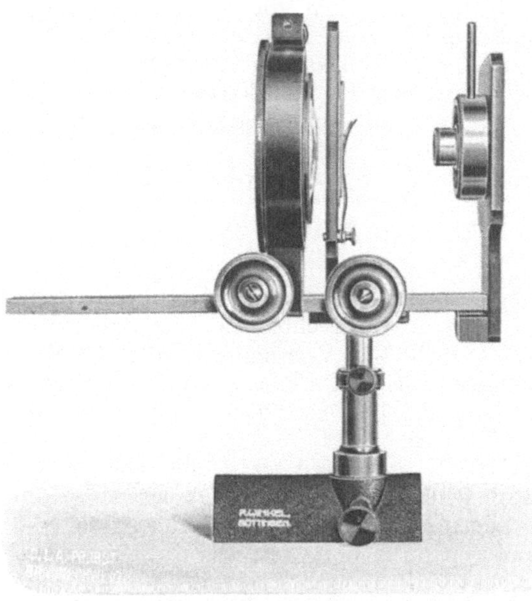

Abb. 16. Objekthalter mit Beleuchtungslinse und Aufnahmeobjektiv für große Objekte

(s. S. 160) sehr nützlich. Als Blende benutzt man eine auf einem Reiter montierte große Blende, die man unmittelbar vor dem Präparat anbringt. Dichte Filter sind meist nötig, um die Belichtungszeit zu verlängern. Diese Aufnahmen gehören zu den schwierigsten Aufgaben der Mikrophotographie.

Aufnahme sehr dicker Schnitte bei schwachen Vergrößerungen (Abb. 27). Man kann auch dicke Präparate zwischen 0,5 bis 1,0 mm photographisch aufnehmen, jedoch nur mit schwachen Vergrößerungen. Man wählt ein schwächeres Planar usw. als man eigentlich nötig hätte, ziehe sowohl die Kondensorblende wie die Objektivblende stark zu und stelle die nötige Vergrößerung durch Ausziehen des Balges her. Es ist vorteilhaft, bei solchen, naturgemäß in einer Farbe nicht zu dunkel gefärbten Präparaten, das Licht mit Komplementärfiltern zwecks möglichster Farblosigkeit (Schwärze) der aufzunehmenden Struktur abzufiltern. Bei roten Farben nimmt man also Dunkelgrün- und Blaugrünfilter (Filter Nr. 11, s. S. 163).

Das Stufenphotogramm (Abb. 13, 17, 18 u. 25). Stufenphotogramm habe ich ein Photogramm genannt, das mehrere Aufnahmen übereinander liegender optischer Schnitte eines Präparates auf einer Platte vereinigt. Es dient dazu, Bildteile, die man bei einer Einstellung des Mikroskops nicht abbilden kann, doch photographisch abzubilden, so wie man das bei Zeichnungen seit altersher zu tun pflegt. Das Verfahren ist noch neu, aber ausbaufähig. Bis jetzt liefern die besten Ergebnisse scharf gezeichnete, möglichst scharf aus der Umgebung sich abhebende Strukturen, also Fasern, Kerne, Knochenkanälchen, die man bei starken Vergrößerungen aufnimmt. Einfachfärbungen mit klarer Zeichnung des Bildes haben also den Vorzug. Wichtig ist nämlich, daß bei den verschiedenen Einstellungen die nacheinander aufgenommenen Bildteile sich nicht gegenseitig stören, indem sie z. B. als unscharfe Schatten sich noch auf der Platte abbilden. Es gelingen jedoch auch plastische Aufnahmen bei geringeren Vergrößerungen (Abb. 18).

Man geht so vor, daß man an der aufzunehmenden Stelle zunächst mit dem Auge genau untersucht, welche Einstellungen zusammen ein vollständiges Bild der Struktur ergeben würden. Dann stellt man das Mikroskop unter den Balgauszug, wählt ein annähernd komplementärfarbiges Filter (nach Grün verschoben) und stellt das Präparat ein. Nun bedient man die Mikrometerschraube, stellt die Teilbilder ein, liest die zugehörigen Stellungen der Schraube ab und notiert sie. Hierbei ist eine Hilfsperson nützlich. Dies macht man mehrere Male, bis man die Stufen — mehr als vier sind bisher unerprobt — endgültig festgelegt hat. Dann stellt man die erste Stufe ein, kontrolliert die Beleuchtung noch einmal, schiebt die Kassette ein und nimmt die erste Stufe auf, stellt nach den gemachten Notierungen, ohne am Apparat weiteres zu ändern, die zweite Stufe ein, belichtet, und so fort bis alle Stufen belichtet sind.

Die Belichtungsdauer wird folgendermaßen festgelegt: Man stellt zunächst die Belichtungsdauer für das Präparat als gewöhnliche Einstufenaufnahme fest, also z. B. 12 sec/$_2$.[1] Diese Zahl überschreitet man etwas nach oben, z. B. 16 sec/$_2$. Dann wählt man das Grundbild, das man als Hauptkontur z. B. bei der Zeichnung zugrunde legen würde. Diesem Grundbild gibt man die längste Belichtung, also 8 sec/$_2$; in unserem Falle der Abb. 25 war es die mittlere der drei Mikrometerstellungen 30, 32, 34. Die beiden anderen Stufen erhalten dann je vier Zähleinheiten Belichtung, so daß bei unserem Beispiel folgender Belichtungsplan

Mikrometerstellung	30	4 sec/$_2$
,,	32	8 ,,
,,	34	4 ,,

herauskommt: Entwicklung mit dem Standentwickler.

Gerade beim Stufenphotogramm wird es deutlich, wie eine jede Aufnahme ein Problem für sich ist, das nur unter genauer Überlegung nach allgemeinen zeichnerischen und graphischen Gesichtspunkten gelöst werden kann.

Beispiele für Aufnahmen

Im folgenden sind eine Reihe von Aufnahmen wiedergegeben mit ausführlicher Angabe der Aufnahmetechnik.

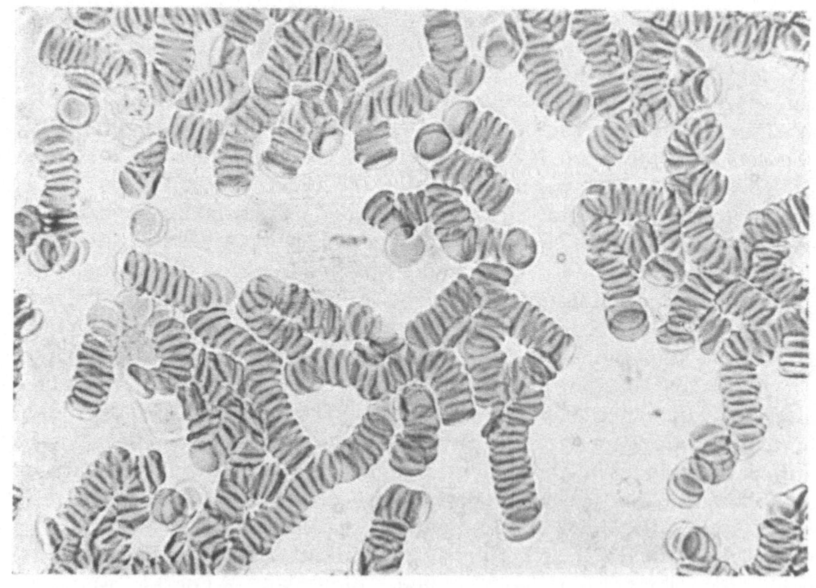

Abb. 17. Menschl. Blut, frisch, ohne Zusatz von Flüssigkeit. 600fach. Zwei Einstellungen. (Aus H. Petersen, Histologie u. mikrosk. Anatomie)

[1] Halbe Sekunde = 1 Zähleinheit.

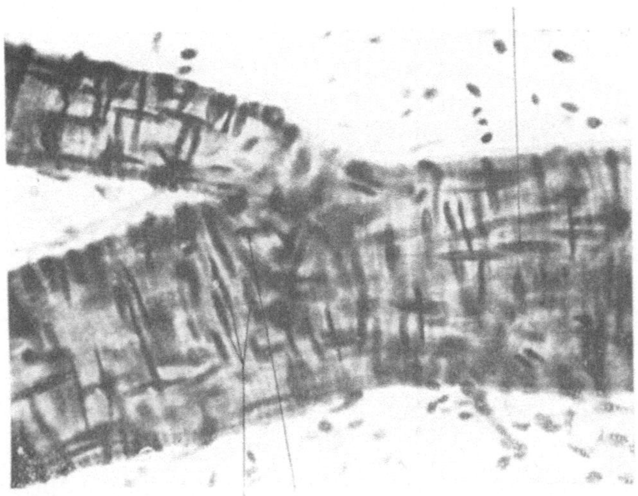

Abb. 18. Arterienverzweigung der Pia mater. Totalpräparat. Drei Einstellungen. 360fach
(Aus H. Petersen, Histologie u. mikrosk. Anatomie)

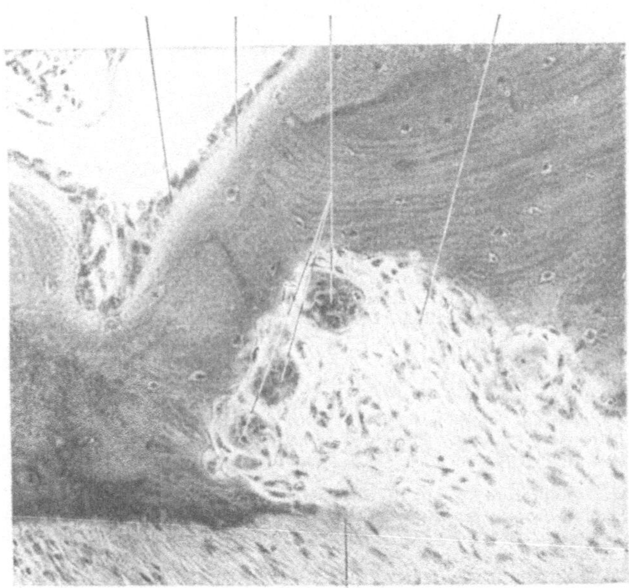

Abb. 19. Zweifarbenbild mit zwei verschiedenen Bildbestandteilen, einem dicken und einem
zarten. (Aus Handb. d. mikrosk. Anat. d. Menschen, Beitrag H. Petersen.) Hinweise hier
ohne Belang
Aus der Daumengrundphalanx eines sechsjährigen Kindes. Eisenhämatoxylin nach
Weigert, kräftige Eosinfärbung. 13-mm-Winkel-Fluoritobjektiv, Leitz-Periplanat 10fach,
210fach. Orangefilter, Platte: Hauff, orthochrom. lichthoffrei.
Bei den zarten Zellen ist mit der heißen Birne der Lampe energisch nachgeholfen. Trotzdem
ist die Knochensubstanz dunkler als die Kerne. Umkehrung der Helligkeitswerte gegenüber der Empfindung des Auges

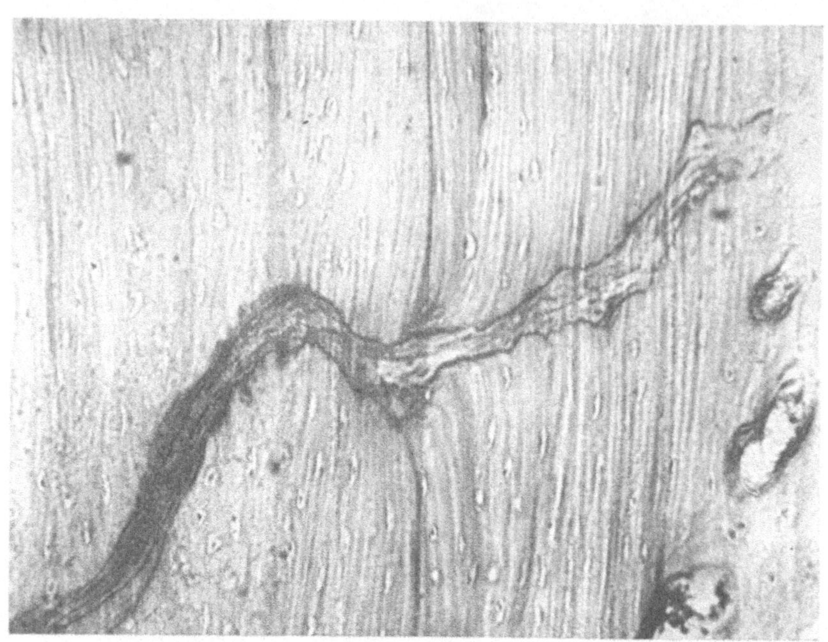

Abb. 20. Normalaufnahme. — Fibula, Mensch, Gefrierlängsschnitt, Volkmannscher Kanal beim Durchtritt durch eine Kittlinie. Färbung: Gallein, rein graphischer Kontrast. Stehender Apparat ohne optische Bank. Bogenlicht, Dunkelgrünfilter (Filter Nr. 11). 8,5 Winkel Fluoritobjektiv, Komplanat 3, 220 fach,[1] Platte Hauff, orthochromat. lichthoffrei, $2^{1}/_{2}$ sec. belichtet. Papier Agfa Lupex Kontrast, 10 sec. Kopierzeit.
Es ist also ein Komplementärfilter angewandt; das Bild sieht auf der Mattscheibe fast schwarz aus, also reines Hell-Dunkelbild.
Für blaue Farben werden gelbe bis gelbgrüne Filter vorzuziehen sein; in ihrem Atlas der Hirnrinde (J. Springer, 1925) verwenden Economo und Koskinas zur Wiedergabe der Toluidinpräparate das Zettnowfilter. Ein rein gelbes Filter und eine stärker für Rot sensibilisierte Platte [z. B. Perutz Silbereosin statt Hauff Flavin[2] (letztere ist auch zu empfindlich)] würden wahrscheinlich einen besseren, mehr schwarz-weißen Kontrast erzielen lassen als diese zwar schönen, aber etwas reichlich grau in grau geraténen Bilder zeigen.

---

[1] In der Publikation: Verh. d. Phys.-Med. Gesellschaft, Würzburg, N. F., Bd. 52, H. 1, ist hier ein Irrtum untergelaufen. Er war durch einen Schreibfehler im Protokoll hineingeraten; er ist hier nach genauem Vergleich und Messung auf der Mattscheibe nach dem Originalpräparat korrigiert.

[2] Die für Landschaftsaufnahmen (viel Grün!) bestimmte Flavinplatte gibt in der Mikrophotographie nach meiner Erfahrung fast stets kontrastarme Bilder.

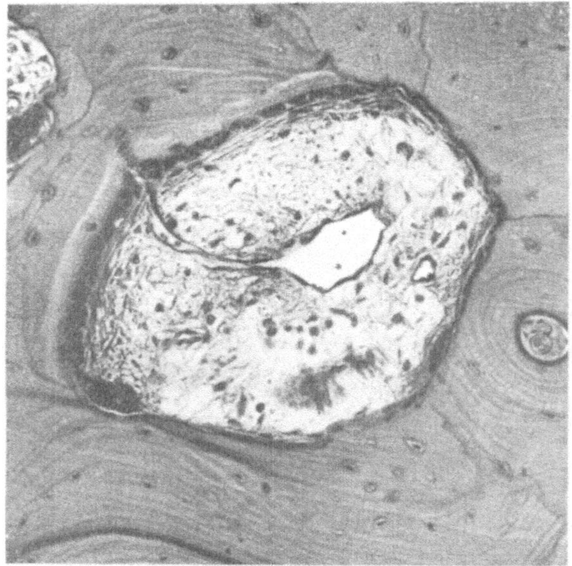

a

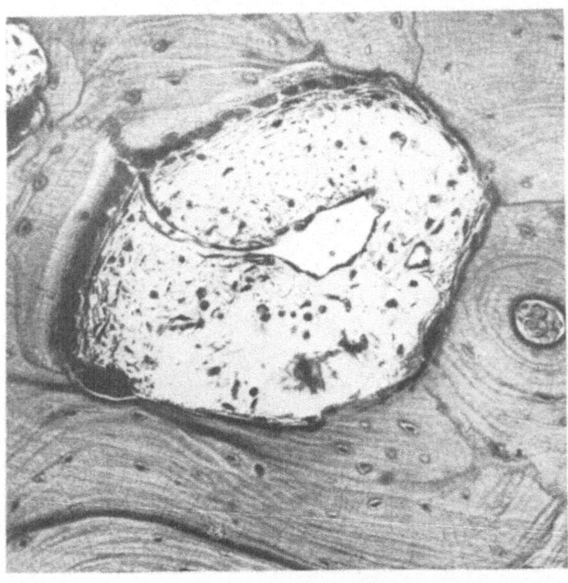

b

Abb. 21. Zweifarbenbild, mit zwei sehr verschiedenen Bildbestandteilen: der Knochensubstanz und dem Inhalt der Hohlräume; beide haben verschiedene Aufnahmebedingungen. Es sind zwei Kopien wiedergegeben, deren eine (*a*) die beste Darstellung des Knochens, deren zweite (*b*) die beste Darstellung des Hohlrauminhalts wiedergibt.

Aus einem Schnitt durch die Daumengrundphalanx eines sechsjährigen Kindes. Färbung: Eisenhämatoxylin nach WEIGERT (blauschwarz) und Kongorot (braungelb). Chromatfilter (Nr. 2). 13-mm-WINKEL-Fluoritobjektiv, LEITZ-Periplanat 4, 190fach. Platte PERUTZ Silbereosin, $^1/_2$ sec. Belichtung. a) Kopie auf Lupex-Kontrast-Papier, hart, Kopierzeit 15 sec. b) Kopie auf Tuma-Papier, hart, Kopierzeit 7 sec.

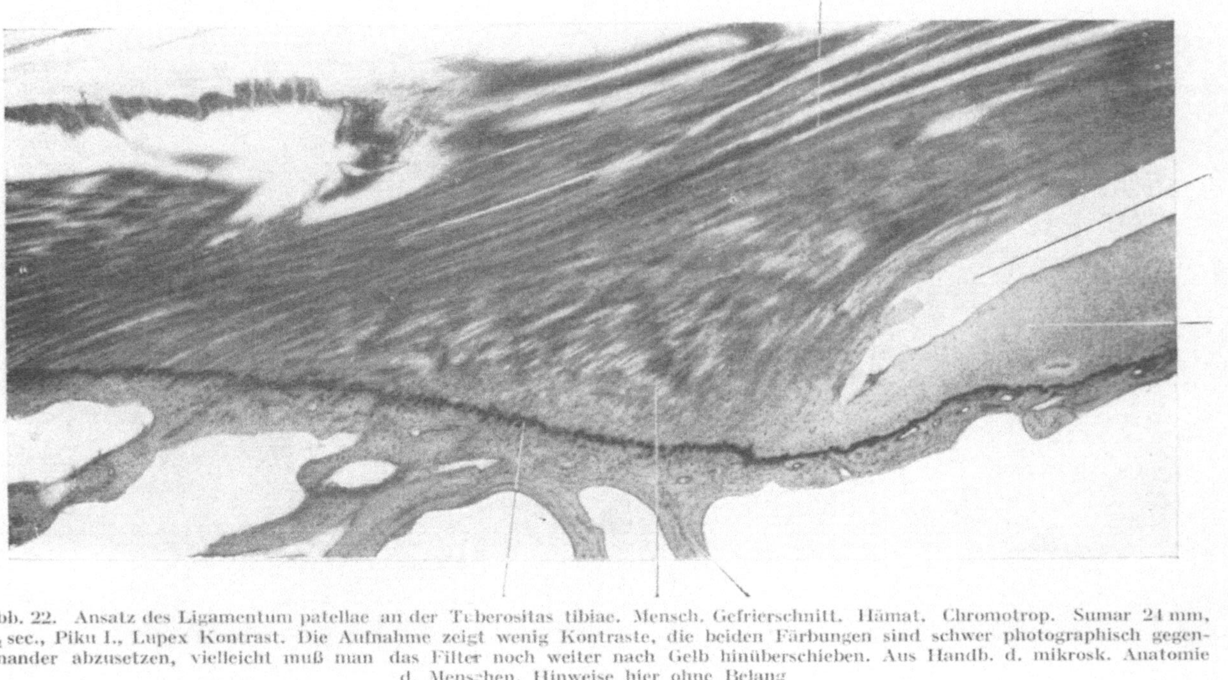

Abb. 22.   Ansatz des Ligamentum patellae an der Tuberositas tibiae. Mensch. Gefrierschnitt. Hämat. Chromotrop. Sumar 24 mm, $^{1}/_{2}$ sec., Piku I., Lupex Kontrast. Die Aufnahme zeigt wenig Kontraste, die beiden Färbungen sind schwer photographisch gegeneinander abzusetzen, vielleicht muß man das Filter noch weiter nach Gelb hinüberschieben. Aus Handb. d. mikrosk. Anatomie d. Menschen, Hinweise hier ohne Belang

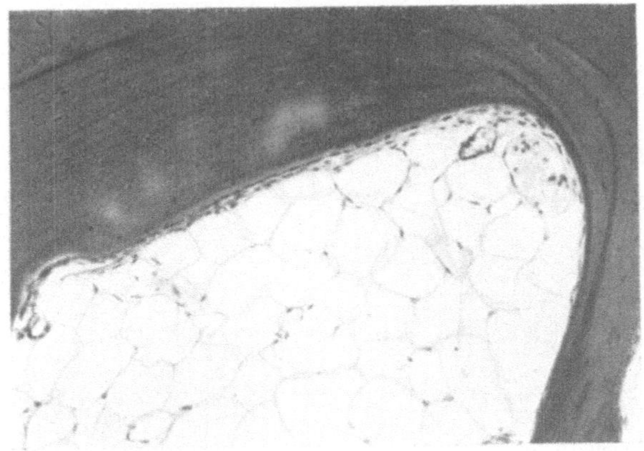

Abb. 23. Zweifarbenpräparat, Objekt wie Abb. 22, ziemlich dicker Schnitt, Eisenhämatoxylin- und kräftige Eosinfärbung. Überexposition der hellen Teile, Unterexposition der dunklen Teile. Völlig umgekehrte Helligkeitswerte. 13 mm-WINKEL-Fluoritobjektiv, Komplanat 3, 130fach. PERUTZ-Silbereosin-Platte, Tuma-Gaslicht-Papier, Nachhilfe über der heißen Birne. Das Präparat ist ohne Umfärbung photographisch nicht wiederzugeben. Aus Handbuch der mikrosk. Anat. d. Menschen

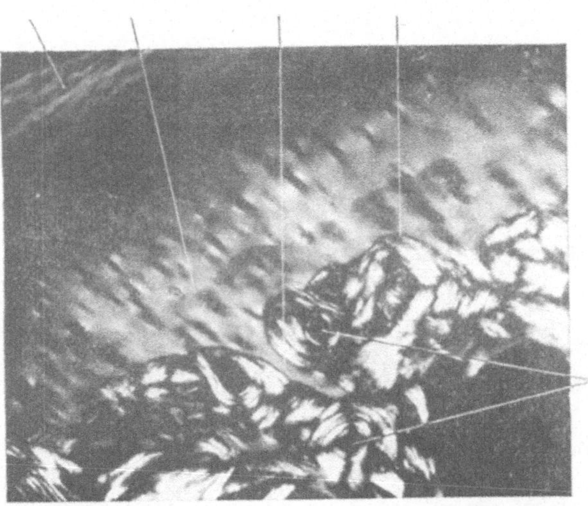

Abb. 24. Vereinigung von Färbung und Polarisationsbild. Knorpelknochengrenze vom Finger eines Erwachsenen. Anthrazenblau. polarisiertes Licht.
Die Färbung und die Polarisationseffekte verstärken sich gegenseitig. Gelbgrünfilter, Piku I. Nach Grün verschobener Kontrast gegenüber der blauvioletten Färbung. Belichtungszeit 30 sec., Platte HAUFF orthochrom., lichthoffrei. ZEISS-Objektiv A. LEITZ-Periplanat 5fach, 80fach. Kopie Sidi hart, 5 sec. Aus Handbuch d. mikrosk. Anat. d. Menschen, Hinweise hier ohne Belang

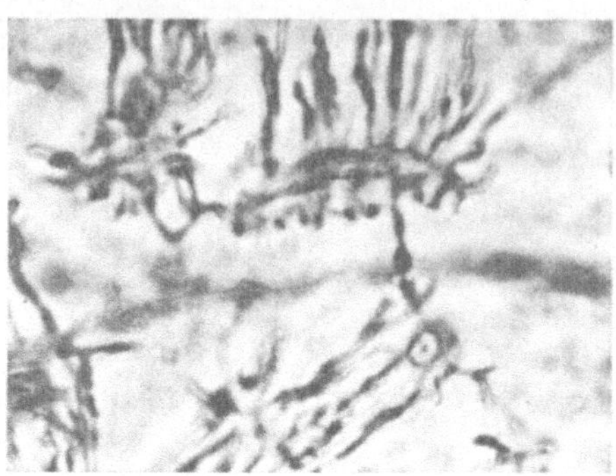

Abb. 25. Immersion und Stufenphotogramm, 3 Stufen. Objektiv Achromat Winkel 2,2 mm, Apertur 1,0, Komplanat 3, 800fach. Doppelimmersion, Thioninfärbung nach Schmorl, rötliche bis violette Töne, die Knochenkanälchen fast schwarze Silhouetten, die also einer Hervorhebung durch Filter nicht bedürfen. Piku-III-Filter. Platte: Perutz-Silbereosin. Die Platte ist auf jedem Papier gleich gut kopierbar. Aus Arch. f. Entw. Mech., 112, 1927. S. 137

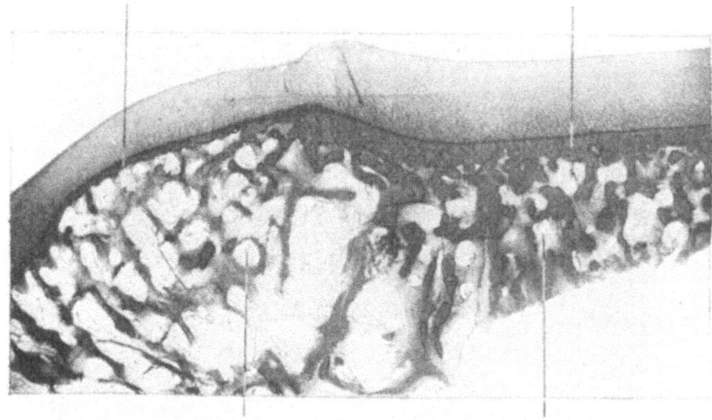

Abb. 26. Taluskopf vom Erwachsenen, Galleinfärbung, sehr dicker Schnitt. Übersicht mit Plastik
Zeiss Planar 100 mm, 5fach. Starke Abblendung, Piku-III-Filter. Platte: Hauff orthochromat., lichthoffrei, Papier: Lupex Kontrast. Aus Handbuch der mikrosk. Anat. des Menschen. Hinweise hier ohne Belang

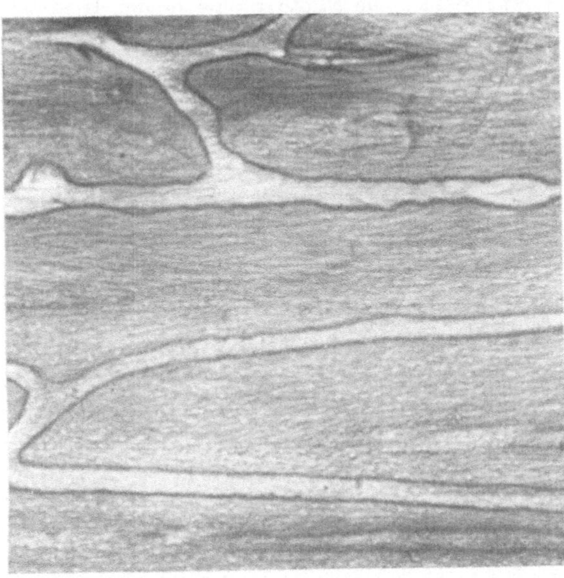

Abb. 27. Femur des Erwachsenen, Galleinfärbung, zirka $^1/_2$ mm dicke Scheibe, Längsschnitt. Starke Abblendung. Dunkelgrünfilter (Nr. 11(, ZEISS Planar 20 mm, langer Balgauszug, 73 fach Die in sehr verschiedenen Ebenen des Schnittes verlaufenden Knochenkanälchen kommen befriedigend scharf auf die Platte. Aus Handbuch d. mikrosk. Anat. d. Menschen

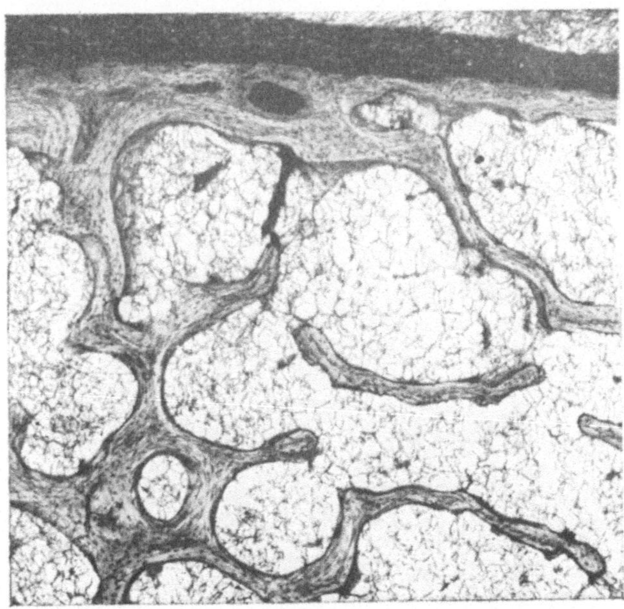

Abb. 28. Epiphyse eines Fingerknochens, Erwachsener, 80 dicker Schnitt in 10%iger Kochsalzlösung, 20 mm Planar, Piku III. 36 fach. $^1/_2$ sec

Literaturverzeichnis

1. Gebhardt, W.: Die mikrophotographische Aufnahme gefärbter Präparate. Intern. photogr. Monatsschr. f. Mediziner. 1898. Auch separat als Broschüre bei Seitz u. Schauer, München. 1898. — 2. Kataloge und Druckschriften, z. B. C. Zeiss, Jena, E. Leitz, Wetzlar, E. Winkel, Göttingen, C. Reichert, Wien. — 3. Laubenheimer: Lehrbuch der Mikrophotographie. Urban & Schwarzenberg. 1920. — 4. Petersen, H.: Mikrophotographie als graphisches Problem. Verhandl. d. Phys.-Med. Gesellschaft zu Würzburg, N. F. Bd. LII, H. 1. 1927. — 5. Derselbe: Das Problem der wiss. Abbildung und der Preis unserer wissenschaftl. Bücher und Zeitschriften. Berl. Klin. Wochenschrift, 8, 1929, S. 745.

Mikrophotographische Schnell- und Serienaufnahmen

Von **Adolf Cerny,** Wien

Mit 13 Abbildungen

Die Mikrophotographie hatte genau so, wie die Makrophotographie vorerst nur die Bedeutung eines Illustrationsbehelfes. Die mühsam herzustellende, von subjektiver Auffassung stark beeinflußte Zeichnung mikroskopischer Präparate konnte, wenigstens in vielen Fällen, durch die objektive, die feinsten Strukturen wiedergebende Photographie ersetzt werden. Wenn die Zeichnung auch weiterhin eine große Bedeutung für die deskriptive mikroskopische Forschung beibehält, so liegt dies vor allem daran, daß sich nicht jedes mikroskopische Präparat zur photographischen Wiedergabe eignet. Es gibt aber zahlreiche Fälle, in welchen die Mikrophotographie a l l e i n imstande ist, das festzuhalten, was der Beobachter im Mikroskop tatsächlich gesehen hat, ja vielfach wird es auf diesem Wege erst möglich, bestimmte Beobachtungen zu fixieren, die wegen der Kürze des visuellen Eindruckes — etwa bei rasch sich abspielenden Bewegungsvorgängen — vom Beobachter selbst nicht klar und sicher genug wahrgenommen werden können. Gerade auf diesem Gebiete hat sich die moderne Mikro-Momentphotographie als eine wertvolle Methode der Forschung erwiesen, ob es sich nun um Einzel- oder Serienaufnahmen oder um fortlaufende Kinematogramme handelt.

Die gewöhnliche, in vielen Laboratorien auch heute noch übliche mikrophotographische Apparatur, die meist kompliziert und umfangreich ist, eignet sich freilich nicht für die Herstellung solcher Momentaufnahmen. Sie ist auch sonst — beim Photographieren von mikroskopischen Dauerpräparaten — recht umständlich und bedingt fast immer eine wesentliche Unterbrechung der laufenden mikroskopischen Arbeit, da zur Herstellung der Aufnahme das Mikroskop mit der Kamera erst verbunden werden muß, worauf die Scharfeinstellung des Bildes auf der Mattscheibe, die Zentrierung usw. erfolgt; daran schließt sich eine Reihe von anderen Handgriffen, die peinlichste Genauigkeit erfordern, und so vergeht eine geraume Zeit bis es tatsächlich zur Belichtung der photographischen Platte kommt.

Diese Umstände bringen es mit sich, daß viele Mikroskopiker die Durchführung von mikrophotographischen Aufnahmen, wenn irgend möglich, auf einen späteren Zeitpunkt verschieben, zu welchem sie gleich eine größere Anzahl von Aufnahmen hintereinander ausführen können, um sich nicht jedesmal der Mühe der Aufstellung und Zentrierung der photographischen Apparatur unterziehen zu müssen. Wie oft aber entdecken wir während des Mikroskopierens eine besonders interessante Stelle im Präparat, die wir gerne im Bilde festhalten möchten und die wir ein anderes Mal erst nach mühevollem Suchen wieder finden. Bei vergänglichen Objekten, die nicht als Dauerpräparate vorliegen, ist ein Aufschieben der photographischen Aufnahme aber vollends unmöglich.

Man hat daher versucht, die mikrophotographische Apparatur so zu vereinfachen, daß die Kamera im Bedarfsfalle auf das Mikroskop aufgesetzt und die Aufnahme rasch durchgeführt werden kann.

R. FUESS in Steglitz-Berlin hat schon vor langer Zeit eine kleine handliche, aus Leichtmetall gebaute Kamera mit festem Auszug hergestellt, die auf den Mikroskoptubus aufgesetzt werden konnte; doch hat sich diese Konstruktion nicht bewährt. Eine ganz geringfügige Erschütterung, wie sie beim Auswechseln von Mattscheibe und Kassette unvermeidlich ist, hatte bei dieser starr mit dem Mikroskop verbundenen Kamera häufig eine störende Beeinflussung der Scharfeinstellung des Mikroskops und damit unbrauchbare Aufnahmen zur Folge.

Bei der Herstellung von Momentaufnahmen beweglicher Objekte mit der eben beschriebenen Vorrichtung oder auch mit der gewöhnlichen mikrophotographischen Kamera mit veränderlichem Balgauszug braucht man überdies einen entsprechenden Momentverschluß für die kurzen Belichtungszeiten und eine starke Lichtquelle — Bogenlicht oder direktes Sonnenlicht. Das Resultat wird aber in jedem Falle fragwürdig und vom Zufall abhängig sein, da zwischen der Einstellung des Bildes und der Aufnahme eine gewisse Zeit verstreicht, während welcher sich das Objekt aus dem Gesichtsfeld entfernen kann, oder, wenn es schon in demselben verbleibt, sich in einem Bewegungszustand befindet, der nicht jenem entspricht, den der Beobachter im Bilde festhalten wollte. Darum haben die Momentaufnahmen in der Mikrophotographie erst eine größere Bedeutung erlangt, als Einrichtungen konstruiert wurden, die es ermöglichten, das zu photographierende Bild bis zum Moment der Belichtung zu beobachten und dessen Scharfeinstellung zu regulieren.

Bereits im Jahre 1886 hat NACHET[1] ein für solche Zwecke eigens konstruiertes Mikroskop beschrieben. Über dem Objektiv ist ein Prisma angebracht, das die durch das Objektiv gehenden Strahlen in einen seitlichen Tubus leitet, der vom Haupttubus des Mikroskops abzweigt. Das Objekt wird durch den Seitentubus beobachtet, nachdem der Mikroskoptubus mit der Kamera lichtdicht verbunden wurde. Im gewünschten Augenblicke wird durch Druck auf eine Feder das Prisma seitwärts geschoben und gleichzeitig der Momentverschluß ausgelöst.

---

[1] Journ. Roy. Microsc. Soc. vol. VI, 1886.

MARKTANDER[1] und andere Autoren haben diese Konstruktion verbessert und noch weiter ausgebaut.

Später (1905) hat VOGT[2] eine wesentlich einfachere, ganz originelle Vorrichtung angegeben: sie besteht aus einer Kamera, die mit jedem geeigneten Mikroskop verbunden werden kann. Die Belichtung wird durch einen Schlitzverschluß vorgenommen (wie er insbesondere für Sportaufnahmen in der Makrophotographie vielfach verwendet wird), der unmittelbar vor der Platte abläuft. Die dem Mikroskop zugewendete Seite des Rollvorhanges des Verschlusses ist weiß gestrichen, so daß man darauf das Bild gut beobachten kann, was durch ein seitlich an der Kamera angebrachtes Beobachtungsrohr möglich ist.

Einen ganz bedeutenden Fortschritt in der Mikro-Momentphotographie brachte die Anwendung des Prinzips der Spiegelreflexkamera. SCHEFFER[3] konstruierte eine nach diesem Prinzip gebaute Kamera, an die als Ansatz der große mikrophotographische Apparat von C. ZEISS in horizontaler Anordnung angeschlossen wurde. Später hat derselbe Autor eine andere Konstruktion bei A. STEGEMANN, Berlin, herstellen lassen, die auch bei vertikaler Anordnung benutzt werden kann. Auch die gewöhnlichen Spiegelreflexkameras des Handels lassen sich behelfsmäßig für mikrophotographische Aufnahmen verwenden und der Verfasser hat vor mehr als zwanzig Jahren mit einer solchen Anordnung sehr gute Ergebnisse erzielt. Die Firma GOLTZ & BREUTMANN in Dresden hat seinerzeit ein eigenes Stativ hergestellt, das eine solche Kamera mit dem Mikroskop zu verbinden gestattet. Der Schlitzverschluß eines derartigen Apparates, den man auf eine bestimmte Breite einstellt, läßt sich auch zur Herstellung einer Expositionsskala benützen, um die richtige Belichtungszeit zu ermitteln. Bei der Durchführung von Momentaufnahmen wird durch Drehung des Spiegels den Lichtstrahlen der Weg zur Platte freigemacht und gleichzeitig der Schlitzverschluß ausgelöst. Die Beobachtung des Bildes auf der Mattscheibe ist dadurch bis ungefähr eine halbe Sekunde vor der Belichtung möglich, worauf bei der Aufnahme rasch sich bewegender Objekte Rücksicht zu nehmen ist.

Eine recht gut brauchbare, allerdings etwas voluminöse mikrophotographische Kamera mit Spiegelreflexeinrichtung nach PRENZLOW wurde 1909 in der Zeitschrift „Mikrokosmos"[4] beschrieben. Der Spiegel, der das Bild auf die seitlich angebrachte Mattscheibe wirft, ist ebenso wie der daneben auf derselben Schiene befestigte veränderliche Belichtungsschlitz durch Auslösung einer Feder seitwärts verschiebbar. Dadurch wird die Spanne Zeit zwischen Beobachtung und Belichtung auf einen kleinen Bruchteil einer Sekunde reduziert. Diese Kamera ist im Handel nicht erhältlich gewesen und fand daher nur wenig Beachtung.

Einen auf das Mikroskop aufsetzbaren mikrophotographischen

---

[1] MARKTANDER, Die Mikrophotographie, 1890.

[2] Phot. Rundschau 1905, S. 199.

[3] Zeitschr. f. wiss. Mikroskopie, Bd. 26, 1909.

[4] MORHART, F.: Der PRENZLOWsche mikrophotographische Momentapparat. Mikrokosmos 3, 1909/10.

Apparat erzeugte 1910 die Firma Voigtländer & Sohn A. G. in Braunschweig. Diese Vorrichtung bestand aus zwei nach den Seiten gerichteten Kamerateilen, von denen der eine die Mattscheibe trug, während der nach der anderen Seite gerichtete zweite Teil zur Aufnahme der Kassette ($6\frac{1}{2} \times 9$ cm) bestimmt war. In der Mitte, an der Verbindungsstelle der beiden Teile, befand sich in der Achse des Mikroskoptubus ein totalreflektierendes Prisma, das mittels eines Hebels um 180^0 gedreht werden konnte. Durch Umlegung dieses Prismas wurde das auf der Mattscheibe beobachtete Bild auf die photographische Platte geworfen und gleichzeitig der Verschluß ausgelöst. Auch diese Konstruktion hat sich in der Praxis nur wenig eingeführt. Im Jahre 1913 war auf der Versammlung Deutscher Naturforscher und Ärzte in Wien eine von den optischen Werken C. Reichert in Wien gemeinsam mit den Nettelwerken (Sontheim a. Neckar) ausgearbeitete mikrophotographische Spiegelreflexkamera ausgestellt. Dieselbe besaß auf einer Drehscheibe Spiegel und Schlitzverschluß nebeneinander. Durch Veränderung der Schlitzbreite und der Federspannung konnte die Belichtungszeit geregelt werden.

Neuerdings haben alle die erwähnten Vorrichtungen jenen handlichen, leichten Apparaten das Feld geräumt, die auf das Mikroskop aufgesetzt werden, sich in gleicher Weise für Zeit- und Momentaufnahmen eignen und die Beobachtung des Bildes nicht nur bis zum Augenblick der Belichtung, sondern auch während derselben gestatten, was ja bei langen Expositionszeiten von großem Werte sein kann. Diese letztere Möglichkeit wird z. B. dadurch erreicht, daß die das Mikroskopokular verlassenden Lichtstrahlen durch eine Fläche, die reflektierend und lichtdurchlässig zugleich ist (halbdurchlässige Silberschicht auf der Hypotenusenfläche eines Prismas), in zwei Anteile zerlegt werden. Der eine davon, der größere, setzt seinen Weg geradlinig zur photographischen Platte fort, während der reflektierte kleinere Anteil in ein seitliches Beobachtungsrohr geleitet wird, wodurch die fortlaufende Betrachtung des auf der Platte abgebildeten Objektes und eine genaue Scharfeinstellung desselben möglich ist. Bei dem neuerdings von der Zeiss-Ikon A. G. (Dresden) erzeugten Mikroskopaufsatz ist es umgekehrt. Die horizontal stehende Kamera wird mittels eines eigenen Stativs an das Seitenrohr des Mikroskopaufsatzes angeschaltet. In dieses wird von der stark reflektierenden Silberschicht des Prismas der größere Anteil der vom Okular kommenden Strahlen geworfen, während in das Beobachtungsrohr, das sich in der Verlängerung der Tubusachse befindet, der geringere Lichtanteil gelangt. Behelfsmäßig hat sich der Verfasser vor mehr als zehn Jahren zur Erreichung des selben Zweckes auf die Weise geholfen, daß er zwischen Mikroskop und Vertikalkamera einen kleinen aus Pappe verfertigten Aufsatz einschaltete, der über der Augenlinse des Okulars ein unter 45 Grad geneigtes Deckglas enthielt, mittels dessen das Bild durch einen seitlichen Ausschnitt des erwähnten Aufsatzes beobachtet wurde. So konnte die damals in Angriff genommene Arbeit, die photographische

Wiedergabe von Bewegungsvorgängen bei Protozoen, erfolgreich durchgeführt werden.

Später brachten die C. ZEISS-Werke in Jena die von SIEDENTOPF konstruierte aufsetzbare mikrophotographische Kamera „Phoku" in den Handel, die bei ihrem Erscheinen großem Interesse begegnete. Der Apparat wird an Stelle des Okulars auf dem Mikroskop befestigt, doch muß vorerst der Tubusauszug des Mikroskops abgeschraubt werden. Überdies wird eine Korrektionslinse, die zur Ebnung des Bildfeldes dient und die für schwächere und stärkere Vergrößerungen verschieden ist, eingeschaltet. Der Abstand zwischen dem Ansatz des Objektivgewindes und dem photographischen Okular muß, damit das Mikroskopobjektiv mit der richtigen Tubuslänge arbeitet, 115 mm betragen. Trifft dies nicht zu, so muß man entsprechende Zwischenringe anwenden. Durch Scharfeinstellung auf ein Fadenkreuz wird das im seitlichen Einblickokular zu beobachtende Bild mit dem auf der Platte erzeugten in bezug auf Schärfe in Übereinstimmung gebracht. Das Bildfeld im Seitenrohr stimmt mit jenem auf der Platte nicht genau überein, was bei der Beurteilung des zu photographierenden Bildausschnittes störend wirkt. Der Zeit- und Momentverschluß des „Phoku" ist auf bestimmte Bruchteile einer Sekunde nicht einstellbar. Die Geschwindigkeit des Verschlusses, die maximal $^1/_{90}$ bis $^1/_{100}$ Sekunde beträgt, hängt davon ab, ob man den Auslöser rasch oder langsam betätigt. Die Durchführung exakter Momentaufnahmen, insbesonders rasch sich bewegender Objekte, wird dadurch unmöglich. Der Verfasser erzielte in solchen Fällen verschwommene Bilder. Das kleine Plattenformat des „Phoku" ($4\frac{1}{2} \times 6\,\mathrm{cm}$), auf welchem der kreisförmige Ausschnitt überdies kaum mehr als 35 mm beträgt, erfordert in den allermeisten Fällen eine nachträgliche Vergrößerung des Negativs. Dies ist nun nicht nur zeitraubend, sondern auch mit einem stärkeren Hervortreten des Plattenkorns auf der Vergrößerung verbunden, was besonders bei Verwendung der Mikrophotogramme als Projektionsdiapositive störend wirkt.

Ein Apparat, der die genannten Übelstände vermeidet, wurde gelegentlich einer Ausstellung von Instrumenten auf dem II. Internationalen Limnologenkongreß in Innsbruck im Jahre 1922 vorgeführt und fand allgemeinen Beifall. Es ist dies die Aufsatzkamera,[1] die nach den Angaben des Verfassers von den C. REICHERT-Werken in Wien erzeugt wird (s. Abb. 1). Sie ist aus Leichtmetall gebaut und ihr Gewicht dadurch auf das mögliche Mindestmaß beschränkt. Trotzdem sie jetzt für das Plattenformat $9 \times 12\,\mathrm{cm}$ hergestellt wird, ist unter normalen Verhältnissen ein Herabsinken des Mikroskoptubus durch das Aufsetzen der Kamera ausgeschlossen; sie wurde sogar in Verbindung mit ganz einfachen Mikroskopen mit Tubus s c h i e b u n g verwendet, ohne daß sich daraus eine Schwierigkeit ergeben hätte. Der innere Okulartubus des Mikroskops braucht bei Verwendung der Kamera n i c h t abgeschraubt, kann

---

[1] A. HERRMANN, Die Mikrokamera nach Prof. A. CERNY, Mikroskopie für Naturfreunde, 4, 1926.

vielmehr zur Erreichung der erforderlichen Tubuslänge benützt werden. Man kann so die maximale Leistungsfähigkeit der Objektive ausnützen. Um eine Fixierung des Tubusauszuges zu ermöglichen, wird ein starker Gummiring beigegeben, der über den Auszug geschoben wird. Zur subjektiven Beobachtung des Bildes und zur Scharfeinstellung dient ein Zeigerdoppelokular, wie es zum gleichzeitigen Betrachten eines Präparates durch zwei Beobachter gebraucht wird. In demselben befindet sich ein Prisma mit halb durchlässig versilberter Hypotenusenfläche, die den Hauptanteil der Lichtstrahlen zur Platte gelangen läßt, während der geringere Anteil in das Seitenrohr relektiert wird, in welchem das Bild in der gleichen Größe und Schärfe erscheint wie auf der Platte. Dieses Doppelokular ist mit der Kamera durch einen Schraubverschluß stabil verbunden, kann aber jederzeit leicht von derselben getrennt werden, so daß es auch für sich allein benützbar ist. Der Zeiger desselben, der das ganze Gesichtsfeld bestreichen kann und beim gleichzeitigen Mikroskopieren durch zwei Beobachter deren gegenseitige Verständigung über bestimmte Stellen des Präparates wesentlich erleichtert, kann bei der Aufnahme mitabgebildet werden, um einen bestimmten Punkt im Mikrophotogramm hervorzuheben.

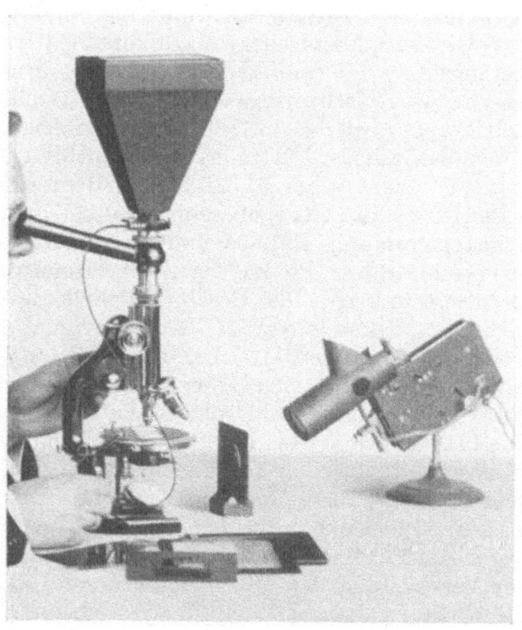

Abb. 1. Aufsatzkamera für Mikroskop nach A. CERNY
(in Funktion)

Übrigens läßt sich das Doppelokular (für sich) auch noch zu anderen Zwecken, z. B. zu mikroskopischen Winkelmessungen — nach den Angaben von A. HERZOG[1] in Dresden — verwenden. Es werden für die Kamera zwei Zeigerdoppelokulare ausgeführt: eines zur ausschließlichen Verwendung mit Achromatobjektiven, ein anderes, das nach dem Typus der Kompensationsokulare gebaut ist, zur Verwendung mit den Apochromatobjektiven und mit den stärkeren Achromaten von Nr. 5 an (Brennweite von 5 mm abwärts), wodurch deren volle optische Ausnützung ermöglicht wird. Je nach den vor-

---

[1] A. HERZOG: Mikrokosmos 17, 1923/24.

handenen Objektiven ist das eine oder das andere dieser Zeigerdoppelokulare zu benützen. Die Kamera ist mit einem Hilfsobjektiv versehen, welches den Zweck hat, zu verhindern, daß die subjektiv durchgeführte scharfe Einstellung des Bildes für die Durchführung der Aufnahme verändert zu werden braucht. Durch die Wirkung der Hilfslinse ist die Einstellung für beide Fälle gleich, so daß die Objektive unter den günstigsten Bedingungen, für die sie berechnet sind, zur Anwendung gelangen. Der Verschluß der Kamera ist für Zeitaufnahmen und Momentaufnahmen bis zu $^1/_{100}$ Sekunde eingerichtet.

Sollen Zeitaufnahmen unbeweglicher Objekte oder von Dauerpräparaten gemacht werden, so hat man auch die Möglichkeit, das Bild auf der Mattscheibe einzustellen, um so den bildmäßigen Eindruck des Mikrophotogramms in seiner natürlichen Größe zu beurteilen. Bei der erstmaligen Verwendung des Apparates ist es notwendig, die genaue Übereinstimmung des im Einblickokular sichtbaren Bildes mit dem Mattscheibenbilde zu kontrollieren. Man nimmt zu diesem Zwecke ein Präparat mit scharfen Konturen oder ein Objektmikrometer und stellt auf der Mattscheibe, die bei allen mikrophotographischen Apparaten möglichst feinkörnig sein soll, unter Zuhilfenahme einer Lupe vollkommen scharf ein, dann betrachtet man das Bild im Seitenokular, stellt durch Drehung des Schneckenganggewindes auch hier absolute Schärfe her und merkt sich die Stellung des Okulars, die nun für das betreffende Auge Scharfeinstellung auf der Mattscheibe bedeutet. Die letzte Einstellung muß immer durch das Beobachtungsrohr vorgenommen werden, da beim Einsetzen der Kassette und insbesondere beim Herausziehen des Kassettenschiebers die Scharfeinstellung zerstört worden sein kann. In dieser Möglichkeit einer Korrektur der Bildeinstellung noch knapp vor der Aufnahme, liegt ja der große Vorteil, den solche Apparate auch für die Durchführung von Zeitaufnahmen gewähren. Ja, es ist sogar möglich, die Bildschärfe ebenso wie die Beleuchtung auch noch w ä h r e n d der Aufnahme — besonders bei lange dauernden Expositionen — zu überwachen und gegebenenfalls zu berichtigen.

Um die richtige Belichtungszeit bestimmen zu können, wird der REICHERTschen Aufsatzkamera ein Graukeilphotometer beigegeben, mit dem sich die richtige Belichtungszeit rasch und sicher feststellen läßt. Es ist ein zwischen zwei Glasplatten eingekitteter Keil aus neutral gefärbter Gelatine (GOLDBERG-Keil), dessen helles Ende hundertmal mehr Licht durchläßt als das dunkle. Starke Linien teilen denselben in sieben Felder, die mit den Zahlen 100, 50, 20, 10, 5, 2, 1 bezeichnet sind. Diese Zahlen geben in Prozenten die Lichtmengen an, die der Keil in den betreffenden Feldern durchläßt. Der Belichtungskeil wird in eine Aussparung des Kamerarahmens eingelegt und kommt so unmittelbar vor die Platte zu liegen, auf welcher er gleichzeitig mit dem photographierten Präparat abgebildet wird. Man belichtet länger als voraussichtlich notwendig ist und erhält auf diese Weise ein Bild des Belichtungskeils, in welchem man den am besten gelungenen Streifen aussucht. Dessen Photometerzahl gibt die richtige Belichtungszeit in Prozenten der bei der Probeaufnahme tatsächlich angewendeten Zeit an. Bei einer ganz genauen Bestimmung der Belichtungszeit müßte allerdings noch der Schwarzschildsche Exponent[1] der Platte berücksichtigt werden, da die Belichtungsstärke der einzelnen Streifen verschieden ist; doch ist dies in der Praxis nicht unbedingt notwendig, da geringe Expositionsfehler durch den Entwicklungsprozeß kompensiert werden können.

In letzterer Zeit bringen auch andere Firmen aufsetzbare Mikrokameras in den Handel. So E. Leitz in Wetzlar eine solche für das Plattenformat $4\frac{1}{2} \times 6$ cm und eine größere für 9×12 cm, während die E. Busch A. G. in Rathenow eine Aufsatzkamera für das Format $6\frac{1}{2} \times 9$ cm erzeugt.

Insbesondere die Leitz-Mikro-Aufsatzkamera für 9×12 cm hat sich gut bewährt. Die Vorteile dieser Konstruktion bestehen einerseits darin, daß man sie mit beliebigen Okularen verwenden kann, andererseits in der Möglichkeit, durch Hebeldruck das ca. $75^0/_0$ lichtdurchlässige Prisma, welches das Bild in das seitliche Einblickrohr wirft, während der Aufnahme auszuschalten. Dies ist bei kurzen Momentaufnahmen bei stärkerer Vergrößerung von besonderem Wert, da in diesem Falle die volle Lichtstärke ausgenützt werden kann. Durch einen automatischen Auslöser (vgl. Abb. 2, unten) ist es mit einem Druck möglich, die Prismenausschaltung und den Momentverschluß zu betätigen. Die Leitz-Mikro-Aufsatzkamera gibt die besten Bilder mit dem Periplan-Okular $8 \times$ von Leitz, da mit diesem die Platte voll ausgenützt werden kann. Bei schwächeren Okularen wird das Bild durch die Okularblenden eingeschränkt, während man bei stärkeren nur das Mittelbild des subjektiven Sehfeldes erhält. Bei Zeitaufnahmen, welche man auch auf der Mattscheibe einstellen kann, spielt dieser Umstand allerdings keine wesentliche Rolle. In diesem Falle wird es auch nicht notwendig sein, das Prisma auszuschalten, was aber mit Hilfe einer Fixierschraube an dem betreffenden Auslöser sehr wohl möglich ist. Bei Zeitaufnahmen ruhiger lebender Objekte, die wenigstens einige Zeit unbeweglich bleiben, kann man gegebenenfalls unter gleichzeitiger Beobachtung des Objekts durch das seitliche Einblickrohr die Exposition bei eintretender Bewegung des Objekts unterbrechen. Wenn man nicht allzu stark unterexponiert hat, kann man die Aufnahme so noch retten. Handelt es sich um die maximale Ausnützung des Lichtes bei Momentaufnahmen lichtschwacher Objekte, wird man trotz der Vorteile, die das Format 9×12 cm bietet, die Leitzsche Ausatzkamera $4^1/_2 \times 6$ cm verwenden, die sich mit demselben Einstellaufsatz verbinden läßt. Die kleine Kamera erfordert mit Okular $4 \times$ nur $^1/_{16}$ der Belichtungszeit, wie die Kamera 9×12 cm mit Okular $8 \times$. Das geringe Gewicht der Leitzschen Aufsatzkameras — die kleine wiegt mit Kassette und Platte 300 g, die größere unter denselben Bedingnngen 525 g — erfordern keine besondere Arretiervorrichtungen am Tubus. Geht letzterer zu leicht, so genügt ein ein-

---

[1] Vgl. J. M. Eder, Rez., Tab. und Arbeitsvorschriften f. Phot. u. Reprod., 12. u. 13. Aufl., Halle a. S., 1927.

facher Gummiring, den die LEITZ-Werke mitliefern, um dem Übelstand abzuhelfen.

Große Bedeutung kommt bei mikrophotographischen Arbeiten der verwendeten Lichtquelle zu. Man benützt je nach den zur Verfügung stehenden Möglichkeiten Gasglühlicht, Acetylenlicht, die elektrische Metallfadenlampe, die Bogenlampe oder direktes Sonnenlicht. Wenn man mit der Zeit sparen muß, wird man beim raschen Arbeiten, um die Belichtungszeiten abzukürzen, auch bei Zeitaufnahmen tunlichst starke Lichtquellen zu verwenden trachten, die durch Anwendung von Sammellinsen und des Mikroskopkondensors möglichst ausgenützt werden können. Bei Momentaufnahmen sind starke Lichtquellen u n b e d i n g t e Voraussetzung. Außer direktem Sonnenlicht, das aber in seiner Intensität nach Tages- und Jahreszeit wechselt und überdies von der Beschaffenheit der Atmosphäre abhängig ist, bei bewölktem Himmel aber oft tage- und wochenlang nicht zur Verfügung steht, kommt hauptsächlich Bogenlicht in Betracht. Für mikrophotographische Zwecke eignen sich besonders gut die sogenannten Liliputbogenlampen mit Uhrwerkregulierung (C. REICHERT, Wien, E. LEITZ, Wetzlar), die aber nur bei Verwendung von Gleichstrom bei kurzer Belichtung brauchbar sind; ferner die neuen Wolfram-Punktlichtlampen (Osram). Im Artikel „Mikrokinematographie" von F. SCHEMINZKY (S. 336 ff. dieses Buches) sind sie genauer beschrieben. Für Zeitaufnahmen genügen auch die Spezial-Niedervoltlampen mit Beleuchtungslinsen der obgenannten Firmen.

Die Notwendigkeit, aus dem Strahlungsbereich (Spektrum) der Lichtquelle einen eng begrenzten Bereich durch geeignete Lichtfilter auszusondern, um ihn für die photographische Aufnahme zu verwenden, ergibt sich insbesondere bei Benützung stärkerer Objektive. Dadurch wird aber die Lichtintensität meist so stark herabgesetzt, daß die Durchführung von Momentaufnahmen unmöglich wird. Bei Benützung schwächerer Objektive, bis einschließlich Nr. 3, tritt die Farbenzerstreuung, welche die Anwendung der Lichtfilter eben notwendig macht, noch nicht so störend in Erscheinung und man erhält ohneweiters hinreichend scharfe Aufnahmen auch ohne Filter. Allerdings übt die starke, unmittelbare Bestrahlung andere unerwünschte Wirkungen auf das Präparat aus, besonders wenn es sich um die Photographie lebender Organismen handelt. Die Wärmestrahlen bringen einerseits den im Wassertropfen gelösten Sauerstoff unter dem Deckglase teilweise zum Entweichen, wodurch die Tiere an Atemnot leiden, andererseits schädigen sie dieselben unmittelbar, während die ultravioletten Strahlen manche Tiere, z. B. Hydra, Oligochäten, Nematoden, Rotatorien usw., vielfach zu konvulsivischen Zuckungen oder zur Flucht aus dem Gesichtsfelde veranlassen oder dieselben töten. Es ist daher zweckmäßig, derartige Objekte dem vollen Licht erst im Augenblicke der Belichtung auszusetzen, die Einstellung hingegen bei durch ein Filter gedämpftem Lichte vorzunehmen. SCHEFFER[1] hat zu diesem Zweck eine Vorrichtung konstruiert, die aus einer rechteckigen Platte

---

[1] Zeitschr. f. wiss. Mikroskopie, Bd. 26, 1909.

mit zwei quadratischen Öffnungen besteht. In die erste Öffnung kommt ein Lichtdämpfungsfilter, das bei der Einstellung des Objektes benützt wird. Durch einen Federzug wird die Platte vor der Aufnahme seitwärts bewegt, so daß nun die zweite l e e r e Öffnung das volle Licht für die Belichtung durchläßt.

Die ultraroten und roten Strahlen kann man durch eine $^1/_3$- bis $^1/_2\%$ige oder auch stärker konzentrierte wässerige Lösung von Kupfervitriol absorbieren, die man in einer Küvette von 3 bis 5 cm Weite vorschaltet. Die ultravioletten Strahlen absorbiert man durch eine farblose Lösung von Chininsulfat in Wasser, dem etwas Schwefelsäure zugesetzt wurde. Man kann auch beide Lösungen miteinander mischen.

Die intensive Wärmestrahlung, wie sie besonders bei Anwendung von Sammellinsen zur Konzentrierung des Lichtes in Erscheinung tritt, wird am besten durch Einschaltung einer besonderen Kühlküvette unwirksam gemacht, die mit einer folgendermaßen hergestellten Lösung gefüllt ist: Man löst in einem Liter destillierten Wassers 200 g Mohrsches Salz (Ammonium-Ferrosulfat), nachdem man die größeren Kristalle vorher zerkleinert hat. Die Auflösung beschleunigt man durch häufiges Schütteln. Der klaren, eventuell filtrierten Lösung werden 5 ccm verdünnte Schwefelsäure (1 : 3) zugesetzt. Wegen der Säure darf die Küvette keine Metallwände haben.

Sollen bei beweglichen Organismen einzelne Bewegungsphasen nacheinander im Bilde festgehalten werden, handelt es sich also um Serien von sechs bis zwölf Aufnahmen nacheinander, so ist vielfach die Zeitspanne zwischen dem Auswechseln der Kassetten zu lang, als daß die aufeinanderfolgenden charakteristischen Stadien festgehalten werden könnten. In solchen Fällen bewährt sich an Stelle der gewöhnlichen Kassette eine Rollfilmkassette. Das Aufrollen des Filmbandes nach jeder Aufnahme ist leicht und rasch durchführbar, so daß die Aufnahmen in kurzen Zwischenräumen aufeinanderfolgen können. Besonders flott gestaltet sich das Arbeiten, wenn ein Gehilfe auf Kommando den Filmwechsel und eventuell die Spannung des Verschlusses durchführt, so daß sich der Beobachter ganz auf die Verfolgung und Scharfeinstellung des Objektes konzentrieren kann. Dem Verfasser erwies sich bei solchen Serienaufnahmen die Verwendung einer Filmpackkassette als zweckmäßig. Das Bedenken, daß die dünnen Flachfilme nicht immer ganz flach liegen und sich in der Kassette etwas vorwölben, wodurch die Bildschärfe ungünstig beeinflußt werden könnte, hat sich als nicht stichhaltig erwiesen. Die Tiefenschärfe des Bildes, das durch das optische System des Mikroskops erzeugt wird, ist groß genug, um solche kleine Differenzen auszugleichen.

Bei dieser Gelegenheit sei noch erwähnt, daß sich die Flachfilmpackungen auch sonst in der mikrophotographischen Praxis vielfach bewähren; so vor allem auf Reisen. Als es noch keine kompendiösen, leicht transportablen mikrophotographischen Apparate gab, kam die Mitnahme einer umfangreichen Apparatur für diese Zwecke auf Exkursionen, Reisen und Expeditionen wohl nur selten in Betracht.

Heute macht die Mikrophotographie bei solchen Anlässen keine Schwierigkeit mehr. Der Verfasser hat bei hydrobiologischen Studienfahrten seine Aufsatzkamera in Verbindung mit einem Reisemikroskop unter Benützung direkten Sonnenlichtes wiederholt im Freien angewendet, um Zeit- oder Momentaufnahmen zarter, lebender Kleinorganismen herzustellen, die in konserviertem Zustand oft kaum mehr erkannt werden können. Statt der schweren Platten wurden die leichten AGFA-Filmpacks für je zwölf Aufnahmen verwendet, von denen selbst eine größere Anzahl das Gewicht der Reiseausrüstung nicht wesentlich belastet.

Neuerdings haben die E. LEITZ-Werke in Wetzlar eine kleine Mikro-Aufsatz-Kamera für Kinofilm auf den Markt gebracht, mit der man ohne Wechslung der Kassette in kurzer Zeitfolge 36 Aufnahmen im Format 24×36 mm machen kann, was zur Erforschung von raschen Veränderungen des Objekts von größtem Werte ist. Diese Kamera ist ein Gegenstück zu der für makrophotographische Zwecke bestimmten „LEICA-Kamera" der LEITZ-Werke. Die Bilder sind zwar klein und müssen zumeist vergrößert werden, dafür sind sie aber sehr scharf. Man verwende für diese Kamera nur Filme mit sehr feinem Korn.

In der Mikrophotographie muß das Aufnahmematerial selbstverständlich dem zu erreichenden Zweck angepaßt werden, wenn man den bestmöglichen Erfolg erzielen will. Handelt es sich um Objekte mit feinen, zarten

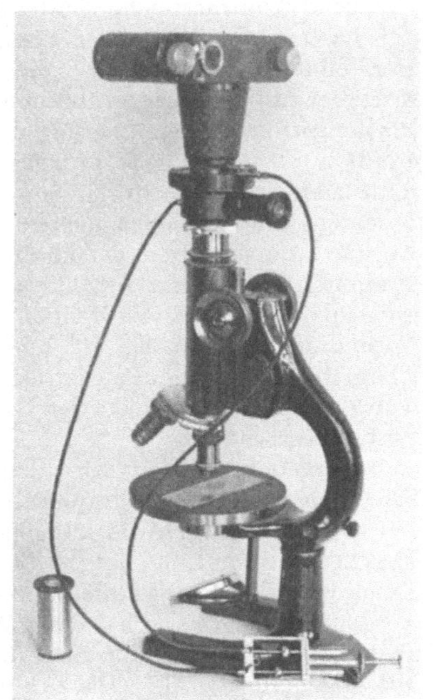

Abb. 2. Mifilmca-Kamera von E. LEITZ in Wetzlar

Strukturen, bei deren Wiedergabe man zuweilen auch noch schräge Beleuchtung anwenden muß, und soll die Aufnahme nachträglich noch stärker vergrößert werden, so muß man insbesondere auf die Größe des Plattenkornes Rücksicht nehmen. Dies fällt in der vergrößerten Kopie um so unangenehmer auf, je gröber es ist und je stärker die angewendete Vergrößerung ist. Je geringer die Lichtempfindlichkeit der Platte, desto kleiner ist im allgemeinen auch das Plattenkorn. Man wird also in dem erwähnten Falle, wenn es sich um Zeitaufnahmen handelt, weniger empfindliche Platten benützen. Auch der Entwicklungsprozeß ist von Einfluß auf die Korngröße des Silberniederschlags auf der Platte. Das feinste Korn erzielt man mit den Pyrogallolentwicklern. Bei histologischen Präparaten, in denen die einzelnen Gewebselemente durch Mehrfachfärbung in verschiedener Farbe hervorgehoben erscheinen, empfiehlt sich die Anwendung orthochromatischer Platten, z. B. der Agfa-Chromo-Isolarplatten, unter Benützung geeigneter Lichtfilter zur richtigen Wiedergabe der Farbtonwerte. Ist das zu photographierende Präparat sehr dünn und durchsichtig oder nicht gefärbt, so daß stärkere Kontraste fehlen, erhält man auf gewöhnlichen Platten trotz Anwendung von Lichtfiltern nur ein sehr flaues Negativ. Auf der Agfa-Kontrastplatte, wie sie für Reproduktionen von Strichzeichnungen verwendet wird, erhielt der Verfasser in solchen Fällen zumeist noch genügend kontrastreiche Aufnahmen, deren Kontraste durch Kopieren auf hartem Gaslichtpapier noch gesteigert werden konnten. Für die Herstellung von ganz kurz belichteten Momentaufnahmen, besonders bei stärkerer Mikroskopvergrößerung, wird man zu den höchstempfindlichen Plattensorten greifen müssen, um überhaupt ein brauchbares Bild zu erhalten. Ist die Platte unterbelichtet, was oft nicht zu vermeiden ist, muß man trachten, durch entsprechende Regelung des Entwicklungsvorganges den Belichtungsfehler auszugleichen, um nicht zu harte Negative zu erhalten, denen die feineren Details fehlen. In ganz verzweifelten Fällen hat folgendes Verfahren noch annehmbare Resultate ergeben. Man legt die Platte für etwa zehn Minuten in ein 5%iges Formalinbad, spült sie in reinem Wasser ab und bringt sie dann in einen weich arbeitenden Metolentwickler, der auf zirka 30^0 C erwärmt wurde. Ein Abschmelzen der Gelatineschicht wird durch das Formalinvorbad verhindert.

In manchen Fällen wird man bei mikroskopischen Untersuchungen, bei welchen man photographische Belege in größerer Zahl braucht, die teuren Platten durch die billigen Entwicklungspapiere ersetzen können. E. Naumann[1] in Lund hat für diesen Zweck das Gaslichtpapier empfohlen. Es ist wenig lichtempfindlich und muß daher entsprechend lange belichtet werden. Der Verfasser hat diese Methode mehrfach ausprobiert, besonders auch beim Arbeiten mit der Zählkammer, wobei das Netzmikrometer mit abgebildet wurde. (Die Zählungen konnten auf diese Weise auch zu einem späteren Zeitpunkt ausgeführt oder kontrolliert werden.) Als Aufnahmematerial benützte er das kartonstarke, glänzende Gaslichtpapier oder das lichtempfindlichere Bromsilberpapier, das an Stelle der Platte in die Kassette eingelegt wurde. Durch Benützung des abziehbaren Vindogaspapiers von Lainer & Hrdliczka in Wien war es auch möglich, einzelne Aufnahmen auf blanke Glasplatten zu übertragen. Man erhielt so Negative, die sich von gewöhnlichen Glasnegativen nicht unterschieden und zur Anfertigung von Diapositiven ebenso gut verwendet werden konnten wie für Vergrößerungen, wobei das feine Korn des Gaslichtpapiers sehr vorteilhaft war.

Durch die mikrophotographische Aufsatzkamera ist auch die photographische Auswertung mancher spezieller Arbeitsmethoden der Mikroskopie möglich. So vor allem bei Untersuchungen im auffallenden Lichte, wenn es sich darum handelt, Oberflächenstrukturen opaker

---

[1] Naumann, E.: Intern. Revue d. ges. Hydrobiologie, 1915.

Körper zu untersuchen, eine Methode, die schon seit längerer Zeit bei
mineralogischen Untersuchungen eine große Rolle spielt, sich insbesondere
in der modernen Metallographie glänzend bewährt hat und auch in
der Biologie schon mehrfach erfolgreiche Anwendung gefunden hat.
Kleine Objekte, die man auf undurchsichtiger Unterlage auf den
Objekttisch des Mikroskops bringt, können mit den schwachen
Objektiven photographiert werden, wenn man sie mit einem schräg auffallenden, intensiven Lichtstrahlenbündel beleuchtet. Auf diese Weise
ist noch die Anwendung mittlerer Vergrößerungen bis höchstens zirka

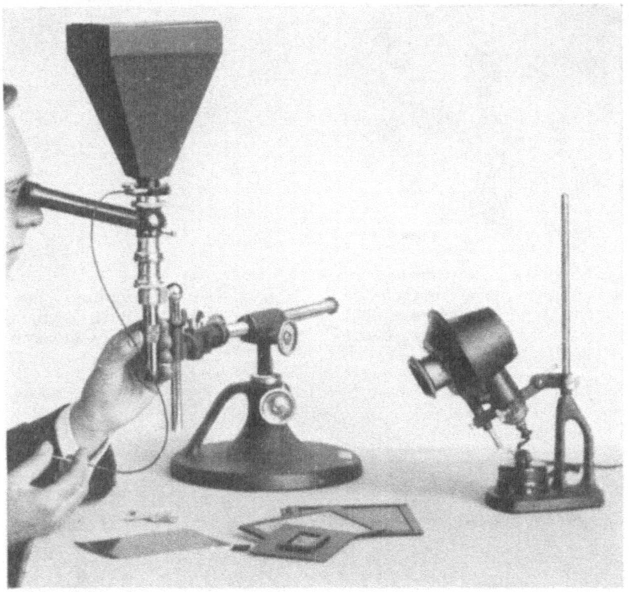

Abb. 3. Aufsatzkamera nach A. CERNY ohne Mikroskop (für schwach vergrößerte
Aufnahmen) in Funktion

200fach möglich, da über diese Grenze hinaus die Distanz zwischen
Objekt und Objektiv zu gering wird, um den seitlich einfallenden Lichtstrahlen genügend Raum zu gewähren. Bei stärkeren Vergrößerungen
bedient man sich mit Vorteil des Vertikalilluminators, wie er zur Untersuchung von Metalloberflächen allgemein benützt wird. Das Prinzip
desselben besteht darin, daß durch eine Öffnung oberhalb des Objektivs
wagrecht einfallendes Licht auf ein Prisma oder eine unter 45⁰ geneigte
Glasplatte auftrifft und von hier senkrecht auf das Objekt reflektiert wird.

Mit Hilfe solcher Vertikalilluminatoren ist es z. B. in der gerichtlichen Medizin gelungen, angetrocknete Blutkörperchen an Messer-
klingen nachzuweisen. W. J. SCHMIDT in Bonn hat Knochen, Zähne
und andere Kalkgebilde im Anschliff bzw. auf der natürlichen Ober-

Mikrophotogramme, aufgenommen mit der Aufsatz-Kamera nach A. Cerny

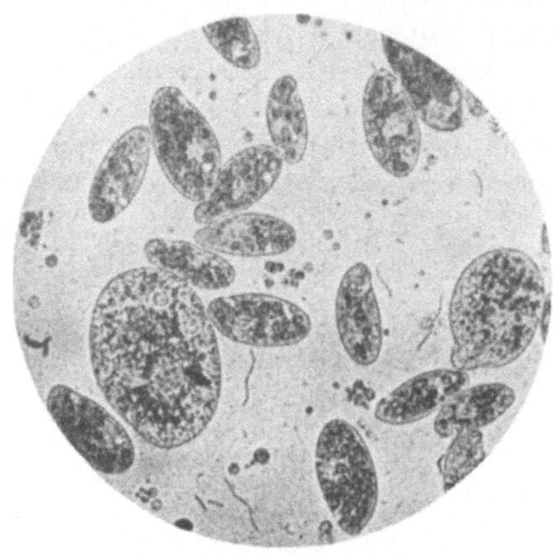

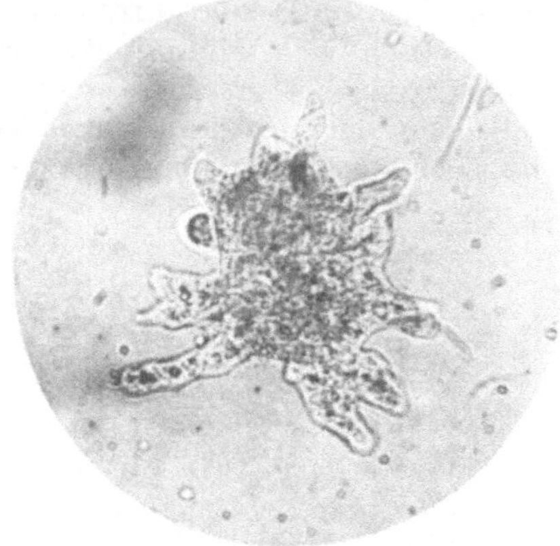

Abb. 4. Lebendaufnahme von Mikroben aus fauligem Wasser: Infusorien, Flagellaten, Bakterien, Spirillen. Objektiv 3. Sonnenlicht, Belichtungszeit $^1/_{300}$ sec. Agfa-Chromo-Isolar-Platte

Abb. 5. Lebendaufnahme einer kriechenden Amöbe. — Objektiv 4. Sonnenlicht, Belichtungszeit $^1/_{300}$ sec. Agfa-Chromo-Isolar-Platte

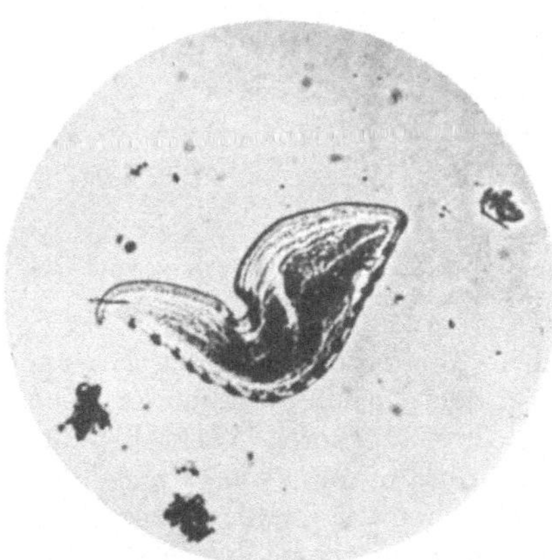

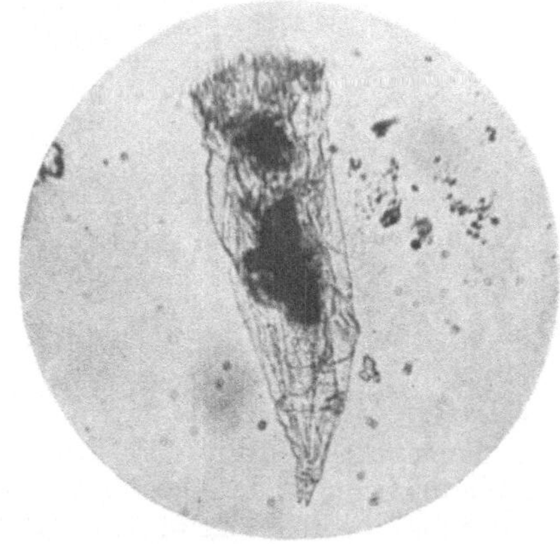

Abb. 6. Lebendaufnahme des Infusors Loxophyllum, wie es gerade seine Bewegungsrichtung ändert. Objektiv 3. Lichtquelle: Liliput-Bogenlampe von C. Reichert, Belichtungszeit $^1/_{300}$ sec. — Agfa-Chromo-Isolar-Platte

Abb. 7. Lebendaufnahme des Rädertiers Hydatina in voller Bewegung, aufgenommen unter den gleichen Bedingungen wie Abb. 4

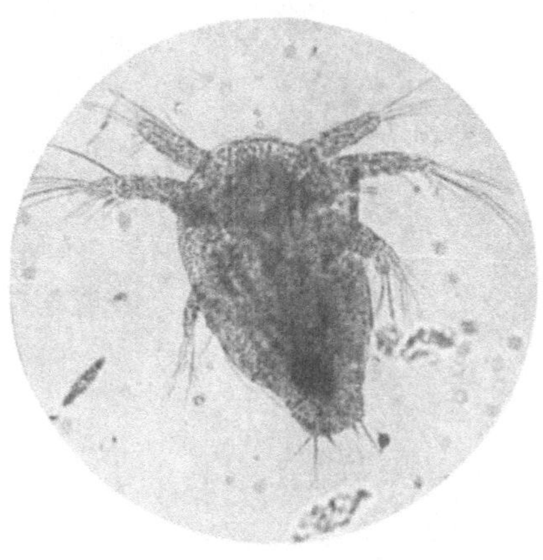

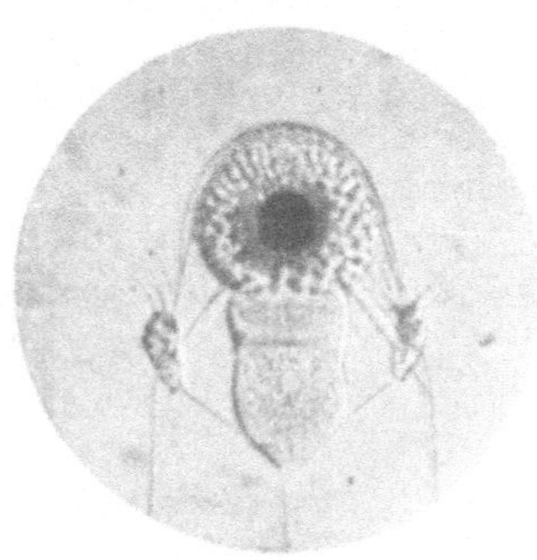

Abb. 8. Lebendaufnahme einer Nauplius-Larve von Cyclops sp. — Objektiv 3. Lichtquelle: Mikrolampe für Intensiv-Glühbirne von C. REICHERT. Belichtungszeit $^1/_{25}$ sec. AGFA-Chromo-Isolar-Platte

Abb. 9. Lebendaufnahme des Vorderendes von Leptodora, eines bis auf das Augenpigment völlig durchsichtigen Planktonkrebses des Süßwassers. Die Weichheit der Konturen ist durch das Schräglicht bedingt, das zur Hervorhebung der Details im Bilde wegen der Durchsichtigkeit des Objektes angewendet wurde. — Objektiv 3. Sonnenlicht, Belichtungszeit $^1/_{10}$ sec. AGFA-Chromo-Isolar-Platte

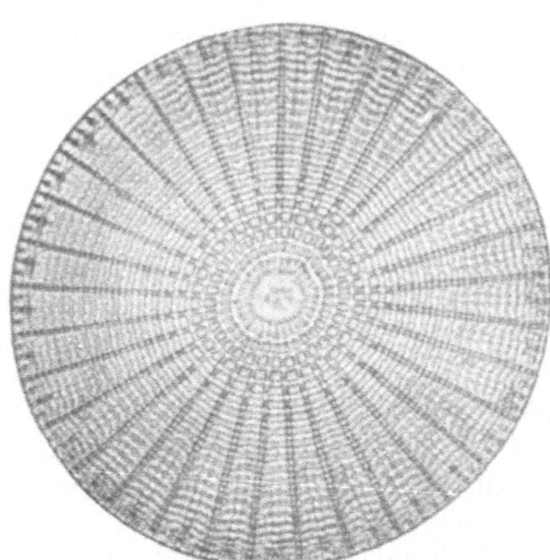

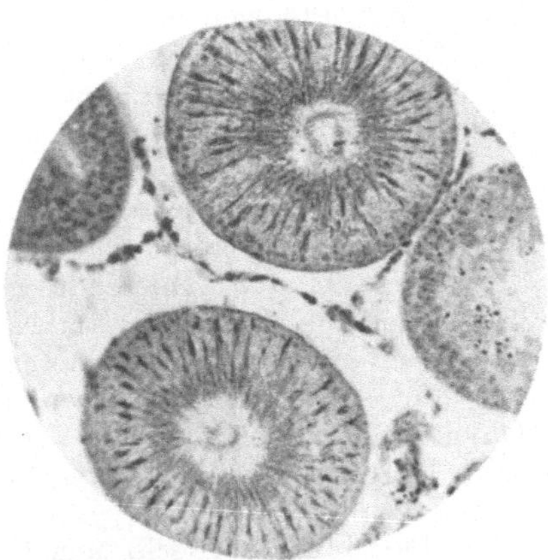

Abb. 10. Zeitaufnahme eines Dauerpräparats, Diatomee Arachnoidiscus sp., Objektiv 7a. Liliput-Bogenlampe, festes Farbfilter Grün I von C. REICHERT, Belichtungszeit 80 sec. AGFA-Chromo-Isolar-Platte

Abb. 11. Querschnitt durch die Samenkanälchen des Rattenhodens. — REICHERT Apochromat 4 mm, Kompensationsokular, Mikrolampe mit Intensiv-Glühbirne, REICHERT-Grünfilter I, Belichtungszeit 120 sec. AGFA-Chromo-Isolar-Platte

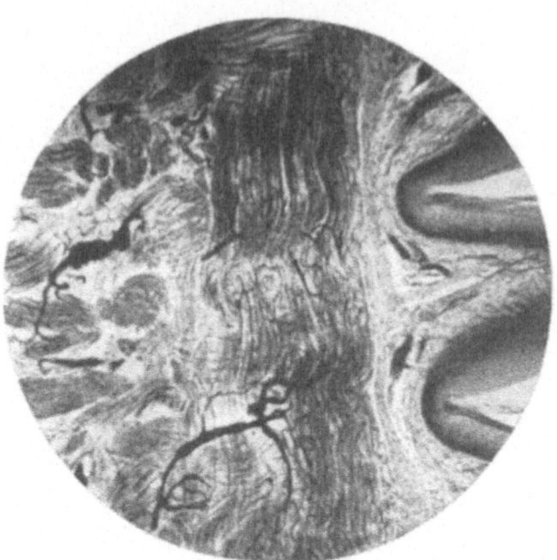

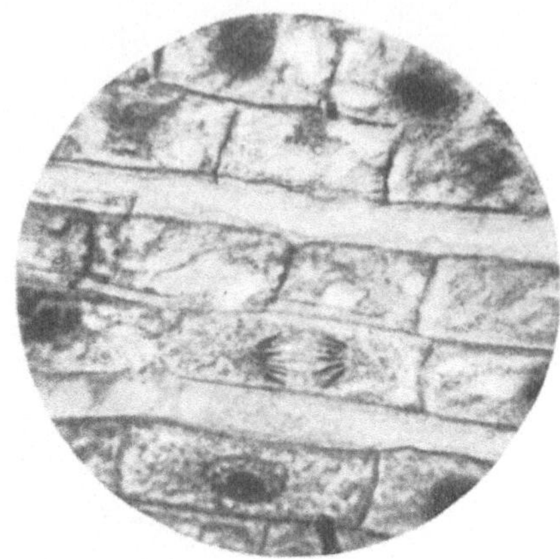

Abb. 12. Querschnitt durch die Zunge der Katze mit injizierten Blutgefäßen. Objektiv 3, Mikrolampe mit Intensiv-Glühbirne, Reichert-Grünfilter 1, Belichtungszeit 30 sec. Agfa-Chromo-Isolar-Platte

Abb. 13. Kernteilungsfigur aus der Wurzelspitze der Küchenzwiebel, Homog. Immersion $^1/_{12}$ sec., Liliput-Bogenlampe, Reichert-Grünfilter 1, Belichtungszeit 120 sec. Agfa-Chromo-Isolar-Platte

fläche auf diese Weise untersucht und die sonst übliche Beobachtung am Dünnschliff ersetzen oder zumindest ergänzen können. Friedeberg[1] hat mit dem Vertikalilluminator die Zahnsubstanzen studiert und seiner Arbeit gute Mikrophotogramme beigegeben. Um die Ausgestaltung der Methodik der Untersuchung von Organen und Geweben an lebenden Tieren und Pflanzen mit dem Vertikalilluminator hat sich insbesondere der Züricher Privatdozent P. Vonwiller[2] große Verdienste erworben. W. Keuscher in Jena konnte mit Hilfe einer aufsetzbaren Kamera an den freigelegten Hirnhäuten des lebenden Meerschweinchens interessante Beobachtungen photographisch festhalten, wobei er das Licht einer 5-Ampere-Bogenlampe, das durch eine mit Mohrscher Salzlösung gefüllten Küvette gekühlt wurde, unter Zuhilfenahme einer Sammellinse auf die zu photographierende Stelle konzentrierte. In gleicher Weise lassen sich die Kapillaren am Nagelrand des Menschen bei schräg auffallendem Lichte photographieren.

Für ähnliche Aufnahmen bei schwächeren Vergrößerungen (bis Objektiv Nr. 3) benützt der Verfasser seine Aufsatzkamera ohne Mikroskop, wie dies aus Abb. 3 ersichtlich ist.

---

[1] Friedeberg: Dtsch. Monatsschr. f. Zahnheilk., 1922, H. 2.

[2] Vonwiller, P.: Zentralbl. f. allg. Path. u. path. Anat., Bd. 33, 1923.

Die photographischen Registriermethoden in der Kreislaufdiagnostik

Von **Arthur Weber,** Bad Nauheim

Mit 26 Abbildungen

Allgemeines

Die kurvenmäßige, photographische Darstellung irgendwelcher Lebenserscheinung bezweckt die wahrheitsgetreue Darstellung des Vorganges, den wir in seinen Intensitätsschwankungen und in seinem zeitlichen Ablauf in einer Kurve festhalten.

Bei jeglicher Registrierung müssen die Prinzipien berücksichtigt werden, die O. FRANK festgelegt hat. Das „beobachtete System", z. B. der Radialpuls, wird mit dem „Registriersystem" (im gewählten Beispiel mit dem Pulszeichner) „gekoppelt". Da das Registriersystem Masse hat, kann eine absolut wahrheitsgetreue Aufzeichnung des Vorganges nicht erreicht werden, weil Trägheit und Reibungskräfte mitwirken. Überdies übt das Registriersystem eine Rückwirkung auf das beobachtete System aus.[1]

Die Einführung der photographischen Registrierung stellt d e s h a l b einen so großen Fortschritt dar, weil das Licht als Schreibhebel masselos ist, so daß ohne Gefahr der Entstellung eine nahezu beliebig starke Vergrößerung des aufzuzeichnenden Vorganges möglich ist. Wenn auch im Interesse der guten Les- und Reproduzierbarkeit möglichst scharfe und kontrastreiche Aufnahmen erwünscht sind, so steht doch die Forderung nach absoluter Zuverlässigkeit der Kurve an der Spitze; irgendwelche Retusche darf daher nicht vorgenommen werden.

Wir bedienen uns bisher zweier prinzipiell verschiedener Methoden bei der photographischen Registrierung:

1. Der Bewegungsvorgang wird auf einen Spiegel übertragen; ein von diesem reflektiertes Lichtstrahlenbündel zeichnet als gewichtsloser Lichthebel in vergrößertem Maße den Vorgang photographisch auf.

2. Mittels mikroskopischer Methoden wird das bewegte Organ oder der damit gekuppelte Schreibhebel vergrößert photographiert.

---

[1] Näheres s. O. FRANK in R. TIGERSTEDT, Handbuch der physiolog. Methodik, Bd. I, 4 (Allg. Methodik), 2, 1911.

3. Als neueste Methode kommt hierzu das Verfahren, die notwendige Vergrößerung durch Verstärkerröhren herbeizuführen, sei es, daß es sich um ursprünglich elektrische Vorgänge handelt (Aktionsstrom), sei es, daß man z. B. Schallerscheinungen erst in elektrische Energie transformiert.

Lichtquellen

Fast ausnahmslos arbeiten wir mit künstlichem Licht. Am besten ist Kohlenbogenlicht mit rechtwinkliger Stellung der Kohlen. Empfehlenswert sind Lampen von C. Zeiss, E. Leitz oder Körting und Mathiesen. Meist genügt eine Stromstärke von 5 bis 8 Amp. Bei höherer Stromstärke steigt die Lichtstärke relativ wenig, wohl aber in unangenehmem Grade die Wärmeentwicklung. Vorteile der Kohlenbogenlampen: das intensive, photographisch sehr wirksame Licht und die geringe Ausdehnung der Lichtquelle. Nachteilig ist die schwer erzielbare, völlige Konstanz des Lichtbogens und die Notwendigkeit, die Kohlen öfters erneuern zu müssen.

Die Quecksilberbogenlampe liefert ein chemisch besonders wirksames Licht, das sehr ruhig brennt und kalt ist. Unangenehm ist die Ozonentwicklung; unter Umständen wirkt auch die große Flächenausdehnung dieses Lichtbogens störend.

Für viele Zwecke der graphischen Registrierung war die Nernstlampe geradezu ideal; leider wird sie zurzeit nicht mehr fabriziert. Man sollte meinen, daß bei der ständig zunehmenden Anwendung photographischer Registriermethoden es sich lohnen müßte, die Herstellung der Nernststäbchen wieder aufzunehmen.

In gewissem Sinne ersetzt wurden die Nernstlampen durch die Wolframglühlampen, bei denen eine eng gewickelte Spirale von Wolframdraht der lichtspendende Körper ist, und durch die Punktlichtlampen (Wolframbogenlampen).

Das Kymographion

Das Kymographion stellt eine photographische Kamera dar, in der das lichtempfindliche Material (Platte oder Film) mit gleichmäßiger Geschwindigkeit hinter dem Objektiv vorbeigeführt wird.

Das photographische Kymographion hat keine Iris-, sondern eine Spalt-Blende, die meist elektromagnetisch geöffnet und geschlossen wird. Hinter dem Spalt befindet sich das Objektiv: eine plan-konvexe Zylinderlinse, Brennweite 1 bis 2 cm (an manchen Apparaten wesentlich mehr). Die Zylinderlinse trägt auf ihrer der „Schreibfläche" zugekehrten planen Seite eingeätzt eine Millimeterteilung. Diese bildet sich haarscharf auf dem Film ab (wenn die Entfernung gering ist, d. h. bei kurzer Brennweite der Zylinderlinse).

Von den zahlreichen existierenden Kymographien seien hier nur einige genannt. Man kann zwei Klassen unterscheiden: 1. Kymographien mit kurzer Schreibfläche. Sie dienen in erster Linie physiologischen

Versuchen, wenn es auf hohe Geschwindigkeit und äußerste Gleichmäßigkeit der Schreibflächenbewegung ankommt.

Hieher gehört der Fallregistrierapparat nach CREMER, konstruiert von EDELMANN. Die Kassette mit Glasplatte fällt längs einer vertikalen Nutenbahn herab. Bremsung und Regulierung der Bewegungsgeschwindigkeit durch eine FOUCAULTsche Bremse, d. i. eine Kupferscheibe, die sich zwischen zwei starken Elektromagneten dreht.

Photokymographion von S. GARTEN, Erbauer SCHMIDT und SCHMIDTGALL, Gießen. Der Apparat hat den großen Vorzug, sowohl bei sehr langsamem, wie bei ganz schnellem Gange sehr gleichmäßig zu laufen. Er läßt sich zwischen 1 bis 400 cm/sek. regulieren. Für langsame Bewegung wird ein Schnurlauf mit Rolle und Gewicht gebraucht, wobei Zahnräder völlig vermieden werden (sie verursachen sehr leicht unregelmäßigen Gang). Die Bewegung des fallenden Gewichtes wird durch einen Ölregulator gebremst (rundes, völlig mit Öl gefülltes Gefäß, mitten darin eine Achse mit vier breiten Schaufeln). Derselbe Schnurlauf, der die Kymographiontrommel antreibt, muß auch die Schaufeln im Ölgefäß bewegen. Für ganz raschen Gang wird die Trommel durch Federkraft gedreht.[1]

2. Für klinische und auch für viele physiologische Zwecke ist die zweite Art von Kymographien, nämlich jene mit beliebig langer Registrierfläche unentbehrlich. Das Prinzip dieser Apparate besteht darin, daß auf einer Vorratsrolle 30 m und mehr Film aufgerollt sind; in geeigneter Weise wird der Film über eine weitere Trommel geführt, wo die Belichtung stattfindet. Der belichtete Film rollt sich auf einer dritten Trommel auf, die lichtdicht vom Apparat abgenommen und ins Dunkelzimmer gebracht werden kann.

Als Vertreter dieser Gruppe bilde ich schematisch das Photokymographion von O. FRANK ab, das von der Firma SCHMIDT und SCHMIDTGALL, Gießen, gebaut wird. (Abb. 1.)

Der unbelichtete Film wird auf die Trommel A aufgesteckt und dann an der Führungsrolle D vorbei über die Vorderseite der mittleren Trommel B geführt.

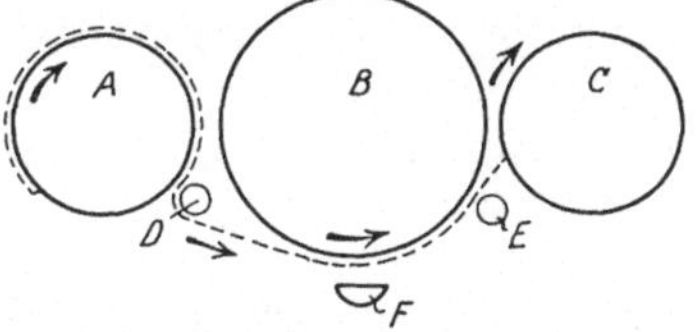

Abb. 1. Photokymographion nach O. FRANK (Querschnitt)

Hier findet durch die Zylinderlinse F hindurch die Belichtung statt. Zwischen der Trommel B und der Führungsrolle E hindurch wird der belichtete Film zur Trommel C geführt.

Das Photokymographion von OHM wird von der Firma ZIMMERMANN in Leipzig gebaut. Es erlaubt Filmbreiten bis zu 20 cm zu benutzen. Um bei derartig breitem Film eine sichere Aufwicklung des belichteten Films zu erreichen, wird die Rotation der den belichteten Film aufnehmenden Trommel noch durch einen Gewichtszug unterstützt. (Abb. 2.)

____

[1] S. GARTEN in TIGERSTEDTS Handbuch der physiol. Methodik, Bd. I, 2. Abt.

Das Triebwerk für die Photokymographien mit beliebig langer Schreibfläche

Meist werden die Kymographien mit fortlaufendem Film durch Elektromotoren angetrieben. Die notwendige Verlangsamung der Umdrehungszahl läßt sich durch Zahnradgetriebe erreichen; sie sind aber weniger zu empfehlen, da sie nur selten so genau gearbeitet sind, daß ihr Gang einigermaßen geräuschlos und regelmäßig ist. Besser ist es, durch ein Riemenvorgelege die gewünschte Geschwindigkeit zu erzielen. Elektromotoren haben im allgemeinen nicht die notwendige gleichmäßige Umdrehungsgeschwindigkeit; diesem Fehler läßt sich durch Anbringung eines Schwungrades abhelfen. Außer Elektromotoren können sehr gut auch große Grammophonuhrwerke verwendet werden; ihr Gang ist sehr gleichmäßig, sie haben nur den Nachteil, daß sie immer wieder aufgezogen werden müssen.

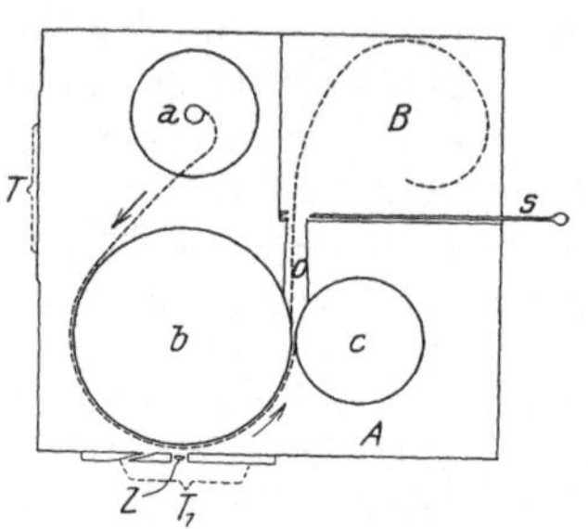

Abb. 2. Photokymographion nach Ohm, *a* Trommel für unbelichteten Film, *b* für Belichtung durch Linse *Z*, *c* Preßrolle, *B* Kassette mit Messerverschluß *S*

Platten und Film

Wir benutzen für photographische Registrierung in der Regel Papierfilm (Lieferanten: Scheufelen, Neue photogr. Gesellschaft, Berlin, Dr. Stolze, Charlottenburg, u. a.). Der Papierfilm wird in solcher Güte geliefert, daß man auf den teuren Celluloidfilm verzichten kann. Man gibt beim Lieferanten den Durchmesser der Trommel an, auf die der unbelichtete Film gebracht wird; beim Neubeschicken des Apparates kann man dann jeweils gleich 30 bis 50 m Film auf die entsprechende Trommel stecken und erspart sich das langweilige Aufwickeln, das zudem nie so gerät wie in der Fabrik.

Bei höchsten Ansprüchen bezüglich Bewegungsgleichmäßigkeit und Geschwindigkeit der Schreibfläche (z. B. bei Registrierung von Nervenaktionsströmen) nimmt man am besten Glasplatten, muß aber dann auf Registrierung fortlaufender Vorgänge verzichten.

Entwickler und Fixierbad für Papierfilm

Papierfilm entwickelt man am besten in Metol-Hydrochinon nach folgender Vorschrift:

Metol	5,0
Hydrochinon	10,0
Natriumsulfit	120,0
Pottasche	150,0
Bromkali	1,5
Aqu. dest.	1000,0

Verdünnen zum Gebrauch 1 : 3.

Auch Rodinal in der Verdünnung 1 : 10 ist brauchbar.

Als Fixierbad benutzt man gewöhnliches saures Fixierbad oder noch besser das haltbare und sehr ergiebige HAUFFsche saure Fixiersalz. Frisch hergestelltes Fixierbad hat stark bleichende Wirkung und kann eine sonst gut gelungene Aufnahme im Laufe einer Stunde vollkommen zerstören. Eine Fixierzeit von 10 Min. bis 15 Min. ist völlig ausreichend; danach wird die Aufnahme eine bis zwei Stunden lang in kaltem fließendem Wasser ausgewaschen, darauf mit Klammern an ausgespannten Seilen aufgehängt und bei Zimmertemperatur trocknen gelassen.

Zeitschreibung

Ohne genaue Zeitschreibung bleibt eine auch sonst richtig geschriebene Kurve unvollständig. Je nach Bedarf müssen die Zeitangaben zwischen vollen und Hundertstelsekunden erfolgen. Für längere Zeitintervalle, bis herab zu $^1/_{10}$ Sek., verwendet man ein Metronom oder eine schwingende Feder, die am besten möglichst direkt vor dem Spalt angebracht wird, so daß sie in ihrer Nullage genau mitten vor dem Spalt steht. In diesem Falle bildet sich ein Schattenbild der Feder scharf ab, wenn der Film in toto belichtet wird (s. Abb. 3). Man kann auch an der Feder ein kleines Spiegelchen anbringen, das ein Lichtstrahlenbündel in das Kymographion hineinprojiziert; in dem Falle bildet sich die Zeitkurve schwarz auf hellerem Grunde ab.

Das Koordinatensystem

Zur exakten Ausmessung von Kurven ist die Mitverzeichnung eines Koordinatensystems notwendig. Die Abszissen (Horizontalen) werden wie bereits auf S. 206 erwähnt, durch die Millimeterteilung auf der Zylinderlinse abgebildet, die Ordinaten (Vertikalen) durch ein Speichenrad (5 in Abb. 5). Bei gleichzeitiger Aufzeichnung mehrerer Vorgänge in einer Kurve müssen die einzelnen Lichthebel genau optisch ausgerichtet sein, d. h. bei vertikalem Kymographionspalt müssen sie in einer Vertikalen, bei horizontalem Kymographionspalt in einer Horizontalen stehen. Nur bei Erfüllung dieser Bedingungen stehen in der fertig entwickelten Aufnahme synchrone Punkte in den verschiedenen Kurven auch genau untereinander. Damit das Koordinatensystem deutlich hervortritt, ist es zweckmäßig, den Film in toto grau zu grundieren. Bei Verwendung des Saitengalvanometers geschieht das ohne weiteres, bei Verwendung von kleinen Spiegeln (z. B. nach FRANK) läßt man durch eine nicht versilberte Glasplatte schwaches Licht über die ganze Breite des Films reflektieren.

An den in Millimeterabstand geschriebenen Abszissen läßt sich bequem die Höhe der einzelnen Kurvenausschläge abmessen. Die Ordinaten geben eine Kontrolle darüber, ob alle Lichthebel genau ausgerichtet sind. Die Ordinate verläuft in diesem Fall als eine ungebrochene Gerade durch alle Kurven, sie zeigt dagegen einen Knick, wenn ein Lichthebel nicht richtig ausgerichtet war. Es kann also jeder Leser der Kurven

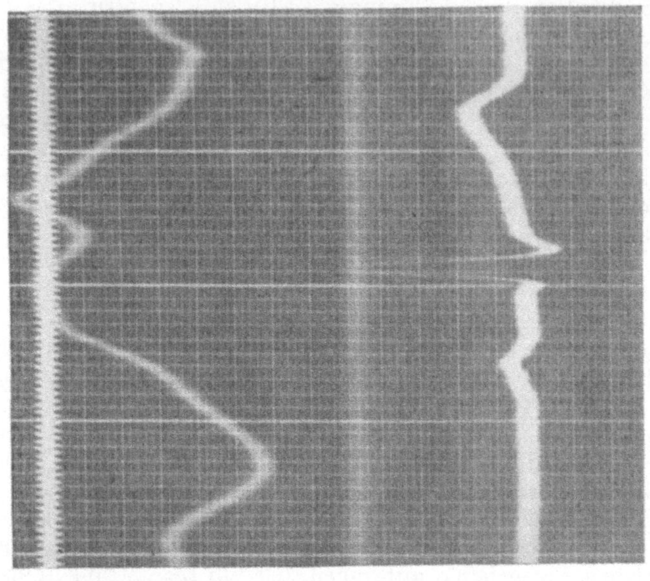

Abb. 3 b. Dasselbe Elektrokardiogramm nach optischer Ausrichtung. Die Ordinaten gehen als ungebrochene Linie über die ganze Filmbreite

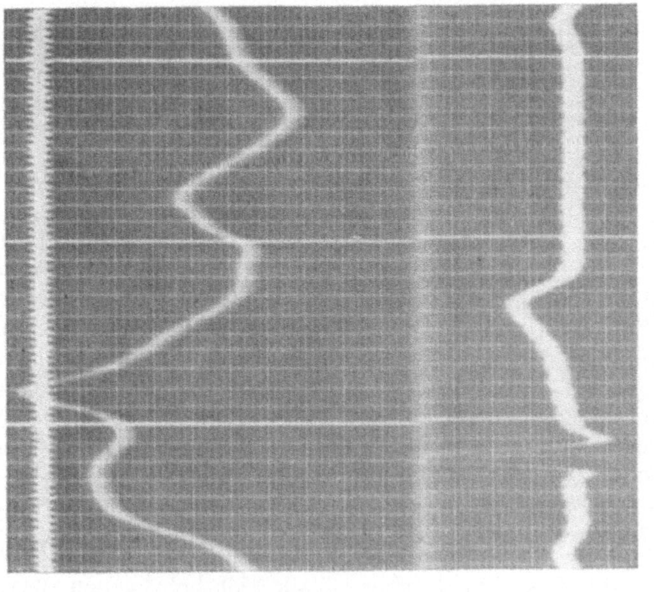

Abb. 3 a. Elektrokardiogramm nicht optisch „ausgerichtet". Die Ordinaten zeigen parallaktische Verschiebung

nachträglich feststellen, ob die Apparatur optisch in Ordnung war. (Abb. 3 a und b).

Man kann die Ordinaten gleichzeitig zur Zeitmarkierung benutzen, wenn man das Speichenrad mit bekannter regelmäßiger Geschwindigkeit rotieren läßt.

Das Lufttransmissionsverfahren, Franksche Herztonkapsel

Prinzip: Irgend ein Vorgang, z. B. der Radialpuls, wird in geeigneter Weise in Luftdruckschwankungen überführt; diese wirken auf die Franksche Herztonkapsel, welche die Luftdruckschwankungen in Bewegungen eines Lichtbündels umsetzt. Dieses Strahlenbündel, auch Lichthebel genannt, zeichnet auf der lichtempfindlichen Schicht seine Bewegungen ab.

Abb. 4 zeigt die Franksche Herztonkapsel in der Aufsicht und im Querschnitt. Eine Messingröhre von 10 mm lichter Weite und 12 mm Länge trägt an einem Ende den Hohlkonus (f), am anderen Ende ist sie seitlich etwas abgeplattet, wie sich aus der Aufsicht ergibt. Es entsteht so ein Kreissegment mit einer abschließenden Sehne. Dieses freie Ende der Kapsel wird mit feinem Condomgummi oder noch besser, mit Mesenterium vom Meerschweinchen oder Kaninchen (in Glycerin konserviert) überzogen. Mittels eingedickten Zedernöles klebt man ein dünnes Glimmerblättchen (b) auf die Membran. Das Blättchen soll radial liegen und nicht ganz das Zentrum der Membran erreichen, es soll weiterhin genau symmetrisch

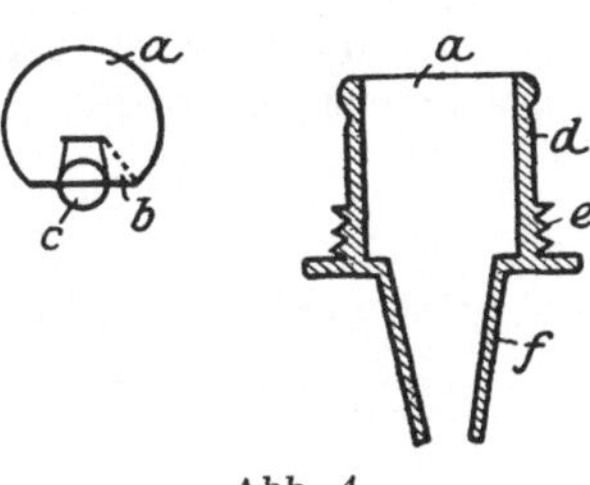

Abb. 4

Aufsicht   Querschnitt
der Frankschen Herztonkapsel

auf der Kreissehne liegen und diese noch um zirka $^1/_2$ mm überragen. Auf dieses Glimmerblättchen wird ein kleines Spiegelchen (c) von etwa 1,5 bis 2 mm Größe mit dickem Zedernholzöl aufgeklebt. Der Silberbelag des Spiegels darf nicht mit Glycerin in Berührung kommen, sonst verdirbt er in kürzester Zeit. Die Spiegel kann man fertig kaufen (Firma Schmidt & Schmidtgall, Gießen) oder auch selbst herstellen.

Der Konus f paßt luftdicht in ein Messingrohr, das, wie eine Kanone in einer Art Lafette gelagert ist und in zwei aufeinander senkrechten Richtungen durch Schrauben und Gegenfeder bewegt werden kann. Auf diese Weise ist die Höhen- und Seiteneinstellung des Spiegelchens leicht zu bewirken. Dann muß noch dafür Sorge getragen werden, daß die Bewegungen des Spiegelchens genau in der Vertikalen, bzw. Horizontalen erfolgen (bei horizontaler Stellung des Kymographionspaltes); dazu dreht man die Kapsel mit ihrem Konus so lange in der Messingröhre, bis der vom Spiegel entworfene Lichtfleck auch bei großen Exkursionen nicht mehr den Bereich des Kymographionspaltes verläßt. Die Wirkungsweise der Frankschen Herztonkapsel ist folgende:

Jede der Kapsel zugeleitete positive Luftdruckschwankung baucht die Membran vor, das aufgeklebte Glimmerblättchen und mit ihm der kleine Spiegel führen eine Winkelbewegung um die Sehne als Achse aus. Ein Lichtstrahlenbündel, das auf das Spiegelchen fällt und von diesem in den Spalt des Kymographions reflektiert wird, erleidet nach den Gesetzen der geometrischen Optik als reflektierter Strahl die doppelte Ablenkung als der Spiegel selbst. Wird dieser z. B. unter dem Einfluß einer positiven Luftwelle um 10^0 gedreht, so wandert der reflektierte Strahl um 20^0 aus seiner Nullstellung heraus. Die erreichte Vergrößerung ist wesentlich von der Entfernung des Kymographions vom Spiegel, also von der Länge des Lichthebels, abhängig. Bei 1 m Lichthebellänge würde eine Winkeldrehung des Spiegels um 2^0 einen Kurvenausschlag von 3,5 cm bedingen.

Die optische Einrichtung bei gleichzeitiger Verwendung mehrerer FRANKscher Kapseln (Abb. 5)

Bei vertikalem Kymographionspalt werden die FRANKschen Kapseln an einem Stativ vertikal untereinander befestigt. Diese Vertikale fällt mit dem Kymographionspalt und dem Zentrum der Aufnahmetrommel B

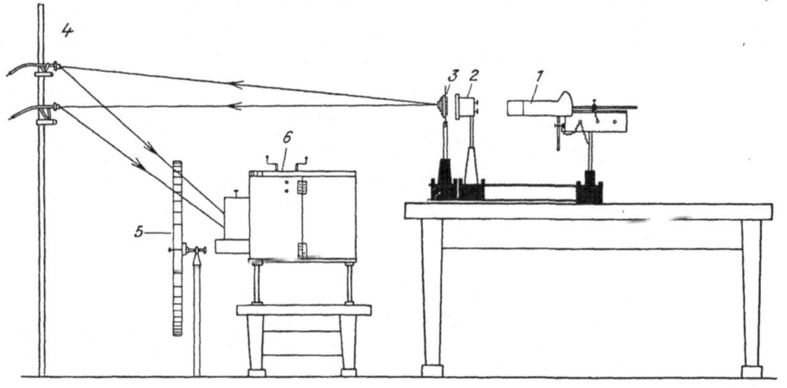

Abb. 5. Einrichtung zur photographischen Registrierung nach O. FRANK

(Abb. 1) in eine Ebene. In derselben Ebene wird die Lichtquelle, eine Bogenlampe, angebracht, die mit 5 Amp. brennt. Die Lampe (1) in Abb. 5 beleuchtet einen Spalt, dessen Bild durch eine Kombination von Doppelkondensor (10 cm Durchmesser) (2) und Aplanat (3) (190 mm Brennweite) in der gleichen Entfernung scharf abgebildet wird, wie die Entfernung vom Spalt vor der Lampe bis zu den FRANKschen Kapseln (4) und von da bis zum Kymographionspalt beträgt. Bogenlampen, Spalt mit Doppelkondensor und Aplanat sind mittels Reitern auf einer optischen Bank angebracht; dadurch wird die exakte Einstellung sehr erleichtert. Das geschilderte Beleuchtungssystem entwirft ein vertikales Lichtband, das da, wo die FRANKschen Kapseln stehen, eine Länge von 1,2 m hat.

Man macht den Spalt zweckmäßig möglichst schmal, so daß schon allein durch die Anbringung der FRANKschen Kapseln im Bereich des Strahlenbildes die optische Ausrichtung der Spiegelchen gesichert ist. Zur Sicherheit kontrolliert man von Zeit zu Zeit die vertikale Ausrichtung der FRANKschen Kapseln durch ein Lot.

Zwischen Bogenlampe und Herztonkapseln ist auf einem niederen Tisch das Kymographion (6) aufgestellt. Bei dieser Aufstellung von Lichtquelle, Spiegel und Kymographion in einer Ebene ist das Koordinatensystem rechtwinklig, die Kurvenhöhen sind praktisch den Ausschlägen des Lichthebels proportional, da Bogenlänge und Sehne bei einem Kreis von 1 m Radius gleich gesetzt werden können, wenn es sich um Strecken von einigen Zentimetern handelt.

Eine andere, sehr zweckmäßige optische Einrichtung für gleichzeitiges Arbeiten mit mehreren FRANKschen Kapseln ist folgende: Vor eine starke Lichtquelle (Bogenlampe, Wolframbogenlampe oder Wolframglühlampe) stellt man einen Blechschirm mit drei zirka 1 mm breiten horizontalen Spaltöffnungen, die etwa 3,5 cm voneinander entfernt stehen. Gegenüber jeder Spaltöffnung bringt man je eine FRANKsche Kapsel an, die nun nicht mit einem planen, sondern einem kleinen Hohlspiegel versehen ist. Der Hohlspiegel soll den Spalt in der Spaltblende des Kymographions scharf abbilden. Seine Brennweite muß daher gleich sein der Entfernung vom Spalt bis zum Spiegel plus der Entfernung vom Spiegel bis zum Kymographion. Man bekommt bei exakter Einstellung haarscharfe Kurven, schärfer als mit dem Planspiegel. Die Apparatur ist auch wesentlich billiger, man kann aber nicht beliebig viel FRANKsche Kapseln gleichzeitig anwenden (meist wird man allerdings mit dreien auskommen) und ist an eine ganz bestimmte, durch die Brennweite der Spiegel gebotene Entfernung gebunden.

Prinzipiell das gleiche Verfahren wendete FRANK ursprünglich an: er entwarf mit drei photographischen Objektiven das Bild des glühenden NERNSTstäbchens auf der Ebene des Kymographionspaltes. Diese Methode ist natürlich komplizierter und kostspieliger, da sie drei Objektive verlangt.

Die Technik der Radialpulsaufnahme

Ein Schlauch aus weichem Gummi (zirka 1 mm Wandstärke, 6 bis 7 mm lichte Weite, 60 cm Länge) wird an einem Ende mit der FRANKschen Herztonkapsel verbunden, am anderen Ende durch festumgeschnürten Bindfaden luftdicht abgeschlossen. Die Partie unmittelbar über dem Abschluß wird auf die Radialarterie aufgepreßt, so daß ein seitliches Abrutschen nicht möglich ist.

Zum Aufpressen des Gummischlauches habe ich mir einen kleinen Apparat bauen lassen, der etwa hufeisenförmig mit einem beweglichen Schenkel den Vorderarm von der Dorsal- und Volarfläche einklemmt. Der Arm liegt auf der Ulnarkante auf. Auf die Volarseite kommt der feststehende Schenkel *1* (Abb. 6), der in einer Hülse höher oder tiefer einzustellen ist und mittels der Kordelschraube *2* so fixiert wird, daß die Rille am oberen Ende in gleiche Höhe mit der Radialis zu liegen kommt; in

diese Rille wird das Schlauchende eingeklemmt, das auf die Radialarterie drückt. Der bewegliche Schenkel *3* wird durch die Schraube *4*
der Dorsalseite des Armes genähert und dann in dem streng gehenden

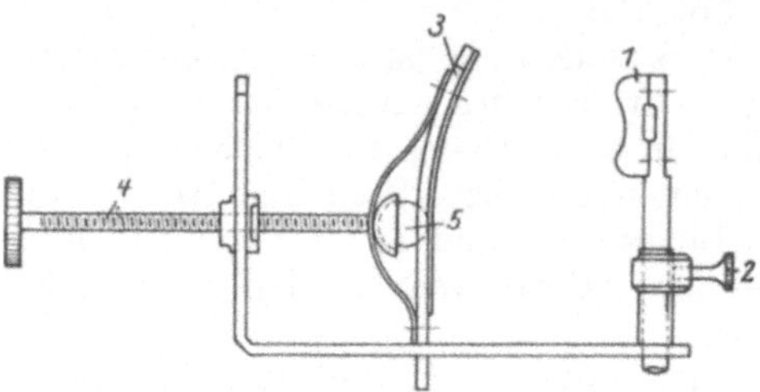

Kugelgelenk *5* so geneigt, daß
er mit passendem Druck dem
Arm anliegt. Damit die Radialarterie möglichst gut zugängig
wird, soll die Hand leicht dorsal
flektiert sein. Mit Hilfe dieser
Einrichtung gelingt es, auch bei
sehr weichem kleinen Puls leicht
gute deutliche Kurven zu schreiben (s. Abb. 7).

Abb. 6. Apparat zum Befestigen des Gummischlauches auf der Radialarterie

Der Carotispuls wird seitlich
vom Kehlkopf aufgenommen.
Der Patient soll mit leicht erhöhtem Kopf liegen, die Kopfnicker entspannt.
Man preßt mittels eines feststehenden Stativs eine kleine Mareysche
Kapsel von etwa 2 cm Durchmesser, die mit einer dicken Gummimembran
straff überspannt ist, zwischen Vorderrand des Sternokleidomastoideus
und Larynx kräftig in der Richtung auf die Wirbelsäule in die Tiefe; die

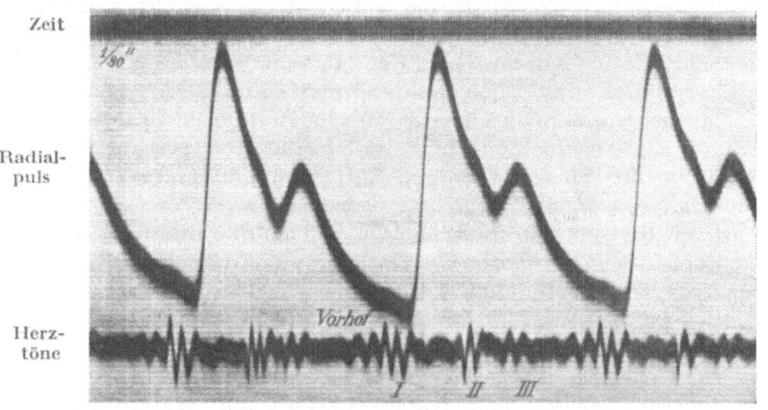

Abb. 7. Radialpuls und Herztöne nach Frank gezeichnet

Kapsel steht durch Schlauchleitung mit der Frankschen Herztonkapsel
in Verbindung. Für empfindliche Patienten ist die Aufnahme des
Carotispulses nicht angenehm. Drückt man zu leise, so bekommt man
eine Mischung von Carotis- und Jugularvenenkurve.

Die photographische Aufnahme des Venenpulses

Allgemeines. Der Venenpuls ist Ausdruck der Volumschwankungen
der Jugularvene (äußere oder innere); da seine absoluten Druckwerte nur
sehr gering sind, soll der Venenpulsrezeptor so wenig wie möglich Druck

ausüben, sonst hat er eine schädliche „Rückwirkung". Die photographische Venenpulsregistrierung ist fast bei allen Menschen leicht durchzuführen, am besten bei möglichst horizontaler Rückenlage (also auch den Kopf flach legen!).

Lufttransmissionsverfahren nach O. Frank. Mareysche Kapsel von 2 cm Durchmesser mit glycerinkonserviertem Hundemesenterium überspannt und zentraler Pelotte aus Holundermark oder Kork (5 mm Durchmesser, 1 mm dick) wird mittels eines 60 cm langen Gummischlauches mit der Frankschen Herztonkapsel verbunden. Eigenschwingungszahl dieses Systems je nach Spannung der Aufnahmemembran 20 bis 60 pro Sekunde.

Die Aufnahmekapsel wird an einem modifizierten Lupenstativ von Leitz angebracht: schwerer eiserner Fuß, darauf Säule, die in prismatischer Führung durch Zahn und Trieb hoch und tief verstellbar ist (Abb. 8). An ihrem oberen Ende ein Schlitten in Schwalbenschwanzführung, durch Zahn und Trieb horizontal verstellbar, darauf ein Zapfen, um diesen schwenkbar ein weit ausladender Arm, der durch zwei mittels Flügelschrauben feststellbare Scharniergelenke (Drehung um eine horizontale Achse) unterteilt ist. Der periphere kürzere Teil des Schwenkarms ist als Hülse

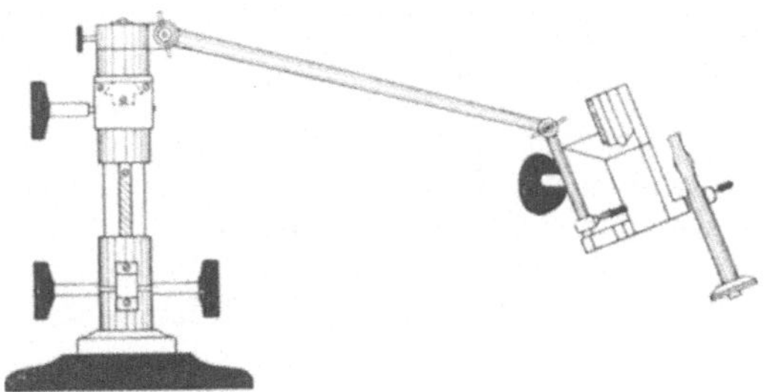

Abb. 8. Stativ mit Venenpulsrezeptor

ausgebildet, die einen Zapfen aufnimmt, der durch Kordelschraube beliebig feststellbar ist. Am Zapfen nochmals ein kleiner Schlitten in Schwalbenschwanzführung durch Zahn und Trieb beweglich; an diesem erst ist die Aufnahmekapsel angeklemmt.

Es ist ein leichtes, mit diesem Instrument die Kapsel an jeder beliebigen Stelle des Halses so aufzusetzen, daß sie nur einen minimalen Druck ausübt, ohne im Verlaufe der wechselnden Füllung der Vene den Kontakt mit der Haut zu verlieren. Nach guter Adaptation der Aufnahmekapsel schließt man das Ventil an der Frankschen Herztonkapsel und kann sich nun durch ganz gelindes Zusammendrücken des Verbindungsschlauches überzeugen, ob das ganze System luftdicht ist. Es muß sich dann die Nullinie der Kurve um einen bestimmten Betrag verschieben und, solange der Druck gleichbleibt, verschoben bleiben. Langsames oder schnelles Zurückwandern des Lichtfleckes, während der Druck andauert, beweist geringe, bzw. erhebliche Undichtigkeit des Systems. Dieser Fehler muß erst beseitigt werden, sonst erhält man eine falsche Aufzeichnung der Kurve. Mit Hilfe dieses sehr bequemen Verfahrens gelingt es leicht, bei fast allen Menschen den Venenpuls zu zeichnen. Die Klippen des Verfahrens sind Undichtigkeit im Aufnahmesystem (durch die geschilderte Probe leicht zu erkennen) und die Gefahr, durch zu starken Druck den Venenpuls teilweise zu unterdrücken; zu vermeiden sind diese Schwierigkeiten durch sorgsame Handhabung des Aufnahmestativs.

Verfahren nach R. OHM. Der Patient liegt horizontal auf einem besonderen Untersuchungsbett, das an seinem oberen Ende eine gerade für den Kopf passende Verlängerung hat; dadurch kann das Untersuchungsgerät leicht an den Hals herangeführt werden. Der Aufnahmeapparat stellt einen Hebel dar, dessen Achse in Spitzen gelagert ist und sich mit minimaler Reibung dreht. Der eine Hebelarm wird auf die Gegend des Bulbus jugularis aufgelegt und hier mit eingedicktem Zedernholzöl befestigt, der andere Hebelarm trägt ein kleines Spiegelchen. Der, aufgeklebte Hebelarm muß rechtwinklig zum Gefäßverlauf liegen. Der Apparat setzt also die auf- und abgehende Bewegung der die Venenwand bedeckenden Haut in Winkelbewegungen des Spiegelchens um. Dieses verzeichnet die Bewegungen in stark vergrößertem Maße auf dem Film. Sowohl die Anpassung des Apparates über der Jugularvene wie die Einstellung des vom Spiegel reflektierten Lichtfleckes in den Spalt des Kymographions ist außerordentlich einfach und bequem. Als Lichtquelle dient dieselbe Einrichtung wie bei gleichzeitiger Anwendung verschiedener FRANKscher Kapseln.

Die Zuverlässigkeit der OHMschen Methodik ist von H. STRAUB bestritten worden. OHM und ich haben jedoch bei Vergleich mit der direkten Venenpulsphotographie (s. unten) keine Unterschiede finden können.

H. STRAUBS Verfahren. Jede Entstellung durch den Aufnahmeapparat sucht H. STRAUB in der Weise zu vermeiden, daß er auf der Haut über der pulsierenden Vene einen kleinen abgeschlossenen Luftraum herstellt, den er durch Schlauchleitung mit der FRANKschen Kapsel verbindet. Er modelliert mit STENTscher Masse eine größere Platte an den Hals des Patienten, die luftdicht eine kleine Kammer an der pulsierenden Stelle abschließt. Durch die STENTsche Masse hindurch führt von dieser Kammer zur Herztonkapsel ein Gummischlauch. Das Ganze ist also ein Plethysmograph im kleinen. Theoretisch erfüllt wohl der Apparat alle Ansprüche, praktisch ergeben sich jedoch Schwierigkeiten: der Gummischlauch gerät durch Atembewegungen des Patienten ins Schwanken, wodurch entstellende Kurvenausschläge hervorgerufen werden. Die Möglichkeit ist auch nicht von der Hand zu weisen, daß durch die anmodellierte Platte ein Druck auf die Haut des Halses hervorgerufen wird, wodurch das Pulsbild entstellt werden müßte. Die umständliche Vorbereitung zu jeder Aufnahme steht dem allgemeinen Gebrauch der Methode hindernd im Wege.

Die direkte Venenpulsphotographie

Im Jahre 1915 beschrieb PARKINSON ein Verfahren der direkten Photographie von Venenpuls und Spitzenstoß. Der Autor ging so vor, daß er den Patienten auf einem zahnärztlichen Operationsstuhl derart zwischen Saitengalvanometer und Kymographion unterbrachte, daß gleichzeitig mit dem Elektrokardiogramm ein Schattenbild vom Rande des Halses auf der Platte entworfen wurde. Wenn der Patient so gedreht wurde, daß gerade die Gegend des Venenpulses den Schattenrand darstellte, so bildete sich auf der bewegten Platte die Kurve des Venenpulses ab, allerdings nicht vergrößert. Diese Methode habe ich ausgebaut: der Patient liegt horizontal auf dem Rücken, den Kopf ganz leicht nach links gedreht, auf dem Oнмschen Untersuchungsbett. Links vom Patienten steht eine Liliputbogenlampe mit vorgeschalteter Bikonvexlinse, die einen Kegel konvergenter Lichtstrahlen schräg von oben nach abwärts derart wirft, daß ein Teil auf den Hals fällt, u. zw. dorthin, wo die Jugularvene pulsiert, ein Teil des Lichtes aber am Hals vorbeigeht. Rechts vom Hals steht auf einem zweiten Stativ, durch Zahn und Trieb genau einstellbar, ein photographisches Objektiv mit kurzer Brennweite, durch das der Rand des Halses als Silhouette fünfzigfach vergrößert abgebildet wird[1]. Dies Verfahren schließt jede Entstellung durch Trägheitskräfte aus, es kann daher als Standardverfahren für Venenpulsregistrierung bezeichnet werden. Schönere Kurven werden erhalten, wenn man ganz leichte Holundermarkplättchen (0,01 g) mit darüber ausgespanntem Haar, wie in Abb. 9 auf die Hälfte verkleinert abgebildet, auf die pulsierende Vene aufklebt und den Schatten des Haares photographiert. Eindrucksvoller als an den reinen Silhouetten-

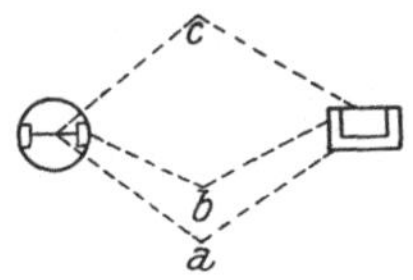

Abb. 9. Aufsicht (links) und Querschnitt (rechts) des Holundermarkplättchens. *a* Grundplatte, *b* seitliche Säulen, *c* Haar

kurven lassen sich hiemit langsame und rasche Exkursionen der Venenwand unterscheiden, weil nicht nur die Steilheit des Kurvenausschlages, sondern auch die Verschmälerung des Haarschattens rasche Bewegungen der Venenwand dokumentieren.

Photographische Registrierung der Herztöne

Die sogenannten Herztöne sind bekanntlich kurzdauernde Geräusche zu Beginn und Ende der Systole.

a) **Herztonzeichnung nach O. Frank.** Auf die Herzgegend — am besten an einer Stelle, wo Rippen oder das Sternum unmittelbar unter der Haut liegen — wird ein Phonendoskop nach Bacci-Bianchi aufgelegt, dessen äußere Hartgummiplatte fortgenommen ist. Die eine Öffnung des Phonendoskops ist durch Schlauchleitung mit der Frankschen Herztonkapsel verbunden, die andere wird durch ein Schraubenventil teilweise geschlossen. Bei sehr heftig erschütternder Herzaktion muß die Öffnung ziemlich weit sein, bei schwacher Herztätigkeit und namentlich bei ungünstigen Schalleitungsbedingungen, z. B. starkem Fettpolster, muß sie eng gestellt werden.

b) **Verfahren nach R. Ohm.** Es handelt sich hier ebenfalls um ein Lufttransmissionsverfahren: Der Herztonrezeptor wird um die Brust ge-

---

[1] Die Apparatur ist nach Abschluß der vorliegenden Arbeit weiter vereinfacht worden. Vgl. Zs. f. Kreislaufforschung 1929, 138.

schnallt, bei fetten Personen zieht man den Riemen kräftig an, bei mageren genügt einfaches Auflegen. Der Rezeptor besteht aus einem 9 cm großen kräftigen Metallring, auf den eine 1,5 mm dicke Holzplatte aufgeschraubt ist; diese ist auf der äußeren, dem Patienten zugekehrten Seite, völlig glatt, auf der inneren trägt sie einen zentralen Dorn, etwa von der Form eines zugespitzten Bleistiftes. Dieser Stift berührt zentral eine Hartgummimembran, die eine ganz flache Metallkapsel abschließt. Von der Kapsel führt eine Schlauchleitung zur Schreibkapsel. Durch einen einschraubbaren Konus kann an der Verbindung mit dieser eine variable Seitenöffnung hergestellt werden. Die Kapsel mißt nur 2 mm im Durchmesser; sie ist mit einer äußerst dünnen Membran von Glycerin-Gelatine überzogen und trägt ganz leicht exzentrisch ein sehr kleines Spiegelchen. Die Eigenschwingungszahl einer solchen Kapsel beträgt bei sehr raschem Dekrement 160 und mehr.

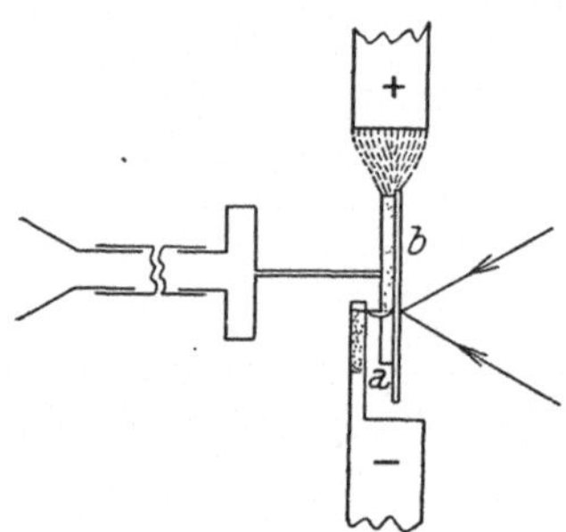

Abb. 10. Herztonrezeptor von GERHARTZ

e) Verfahren nach GERHARTZ. Aufnahme mit Trichter und Schlauch, der zu einer runden 2 cm großen Kapsel (Abb. 10) führt, die eine sehr feine Kollodiummembran trägt. Auf dieser ist zentral ein sehr leichtes kurzes Bambusstäbchen aufgeklebt und berührt damit die Rückseite eines ganz feinen Eisenplättchens a, das auf der Vorderseite einen leichten Spiegel b trägt. Das Eisenplättchen hat an der Unterkante der Rückseite zwei feine Nadelspitzen, die in entsprechende Körnungen eines Polschuhs eines Magneten passen. Der zweite Magnetpol befindet sich vertikal über der oberen Kante des Plättchens, das also durch das Kraftfeld in vertikaler Stellung gehalten wird. Die große Kollodiummembran, die noch durch das Bambusstäbchen belastet ist, muß eine geringe Eigenschwingungszahl haben, was das Auflösungsvermögen des Apparates nicht günstig gestaltet.

d) Verfahren von WEISS. Der Herzschall wird durch Lufttransmission auf eine feine Seifenlamelle übertragen, der ein äußerst feiner, winkelig gebogener Glasstab aufsitzt. Die Bewegungen dieses Glasstabes werden mikrophotographisch aufgenommen.

e) Verfahren nach EINTHOVEN[1] und BATTAERD.[2] Ein sehr vollkommenes, aber technisch nicht ganz einfaches Verfahren ist die Methode von EINTHOVEN und BATTAERD (s. Abb. 11). Die Herztöne werden durch ein Trichterstethoskop S, das mit Leukoplast luftdicht auf die Brustwand geklebt ist, aufgenommen. An das Stethoskop ist mittels Gummischlauches ein 55 cm langes, gerades Metallrohr C_2 angeschlossen, an dieses wiederum ein gebogenes Metallrohr B, das in einem Stativ fixiert wird; an ihm befindet sich das Seitenstück Z mit dem Hahn K. An

[1] PFLÜGERS Arch. 117, 1907, 461.
[2] BATTAERD, Heart 6, 1915, 121.

B schließt sich das kurze Metallrohr C_1 an, das auf die Membran eines Mikrophons M in JULIUSscher Aufhängung mündet. Das Mikrophon wird durch einen Akkumulator A über die Wippe P_2 und den Voltregulator W an eine Spannung von 0,2 bis 0,6 Volt gelegt. Sein Stromkreis wird durch die Primärwicklung eines Transformators T ohne Eisenkern geschlossen, dessen Sekundärspule durch die Wippe P_1 an die Saite des Galvanometers G gelegt werden kann. Die Primärspule soll ungefähr den gleichen Widerstand haben wie das Mikrophon, die Sekundärspule etwa wie die Galvanometersaite. Letztere soll stark gespannt sein, so daß sie 3000 Eigenschwingungen pro Sekunde ausführt. Der Transformator und seine elektrischen Verbindungen sollen vor induktiver Einwirkung von elektrischen Feldern geschützt sein. Die Größe der Galvanometerausschläge kann in weiten Grenzen durch Veränderung des Mikrophonstromes reguliert werden (s. BATTAERD, Heart, 6, S. 124).

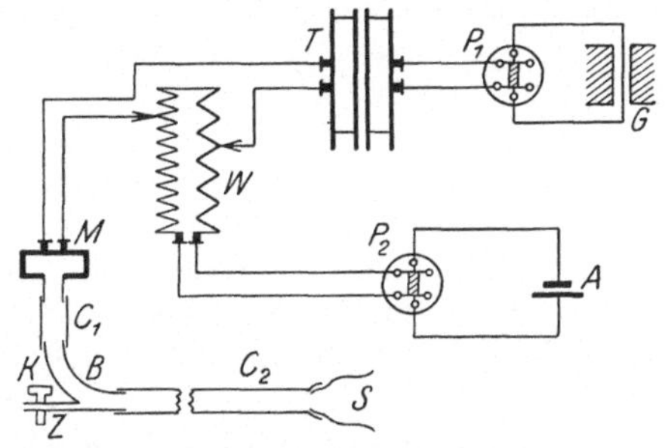

Abb. 11. Herztonrezeptor nach EINTHOVEN-BATTAERD

f) EINTHOVENS Saitenphonoskop. Die Schallwellen werden einer versilberten Quarzsaite von $0,1\,\mu$ Dicke (und darunter) und 15 bis 20 mm Länge, Gewicht 2×10^{-10} g, zugeleitet. Die Saite wird wie im Saitengalvanometer zwischen zwei Mikroskopen ausgespannt. Ihre Eigenschwingungszahl kann bis auf über 30000 pro Sekunde gebracht werden (im Vakuum).

Leider ist das Saitenphonoskop (Abb. 12) noch nicht im Handel zu haben.

g) Verfahren nach W. R. HESS.[1] Aufnahme der Schallschwingungen mit flacher Kapsel von 26 mm Größe, im Ableitungsrohr ein Seitenventil nahe der Aufnahmekapsel. Der Schall wird einer 5 mm großen Senderkapsel zugeleitet (s. Abb. 13), die mit allerfeinster Paragummimembran (a) überzogen ist, deren Haltbarkeit durch ein

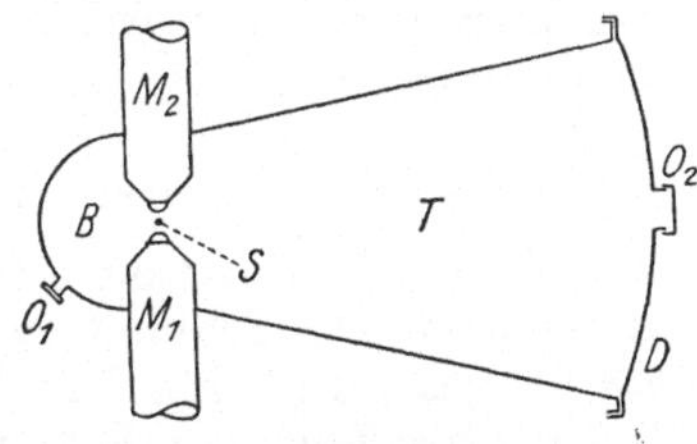

Abb. 12. Saitenphonoskop nach EINTHOVEN

Stück Spinnennetz erhöht wird. Die Membran bekommt als Pelotte die äußerst leichte Fußplatte eines Flugkörpers von Löwenzahnsamen (b). Der dieser Flußplatte aufsitzende Pfeiler (c) wird auf 1 bis 2 mm gekürzt. Zwischen dem Pfeilerende als punctum mobile und einer 5 bis 7 mm entfernten Nadel (e) als punctum fixum ist der $5\,\mu$ dicke Platinfaden (d) ausgespannt. Diesem wird zuvor eine ziemlich starke Durchbiegung gegeben. Die Nadel (e) befindet sich in dem Korkstückchen (f), das wiederum auf

---

[1] PFLÜGERS Arch. 180, 1920, 35.

dem Führungsstift (g) aufsitzt und durch die Mikrometerschraube (h) der Membran genähert oder von ihr entfernt werden kann. Auf diese Weise wird die Spannung des Platinfadens und damit die Empfindlichkeit des Apparates variiert.

h) **Verfahren nach F. SCHEMINZKY.**[1] Hochohmiges Telephon und Saitengalvanometer.

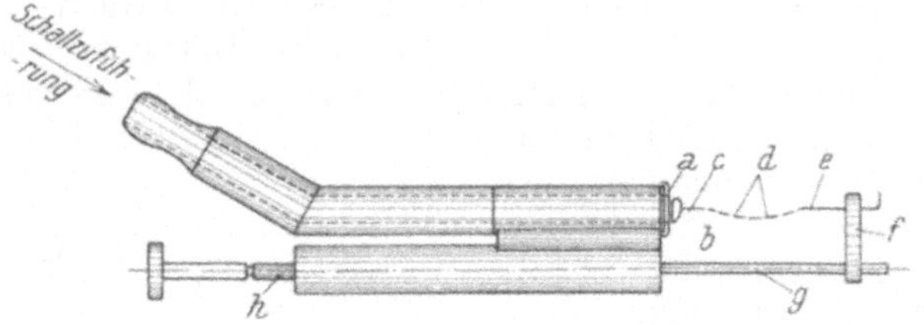

Abb. 13. Herztonapparat nach W. R. HESS

i) **Verfahren nach F. TRENDELENBURG.**[2] Kondensatormikrophon-Widerstandsverstärker — hochgestimmte Oszillographenschlinge; dies ist das vollkommenste Verfahren.

Photographische Registrierung des Spitzenstoßes

Auf die Gegend des fühlbaren Spitzenstoßes wird eine MAREYsche Kapsel, die mit straffer Gummimembran überspannt ist, fest aufgesetzt und mittels eines schweren Stativs in dieser Lage festgehalten. Von der MAREYschen Kapsel führt eine Schlauchleitung zur FRANKschen Herztonkapsel. Es ist darauf zu achten, daß dieser Schlauch ruhig liegt und daß das ganze System luftdicht ist. Die MAREYsche Kapsel kann auch ohne Membran verwendet werden, sie muß dann auf der Haut völlig luftdicht aufliegen.

Registrierung des Kardiogramms vom Ösophagus aus

Mit der Schlundsonde kann man die Pulsation des linken Vorhofes aufnehmen. Die Schlundsondenfenster werden durch Condomgummi abgeschlossen, luftdichte Verbindung mit der FRANKschen Herztonkapsel. Die richtige Lage der Schlundsonde wird am besten vor dem Röntgenschirm kontrolliert. Für praktische Zwecke scheint mir diese Methode durchaus entbehrlich zu sein.

Photographische Registrierung der Atmung

Eine größere MAREYsche Kapsel (5 cm) wird mittels Binden oder mit Hilfe eines Stativs an die Brustwand leicht angedrückt. Schlauchverbindung zur FRANKschen Herztonkapsel. Das System muß luftdicht sein (Abb. 14).

---

[1] F. SCHEMINZKY, ZS. f. d. ges. exp. Med. 47, 1927, 470.
[2] F. TRENDELENBURG, Wiss. Veröff. aus Siemenskonzern Bd. 5, 1927, 175.

Die Registrierung von Schallerscheinungen über den Lungen

stellt große Ansprüche an die Apparatur, da in den Lungengeräuschen Schwingungen von sehr hoher Frequenz enthalten sind. Geeignet sind: der

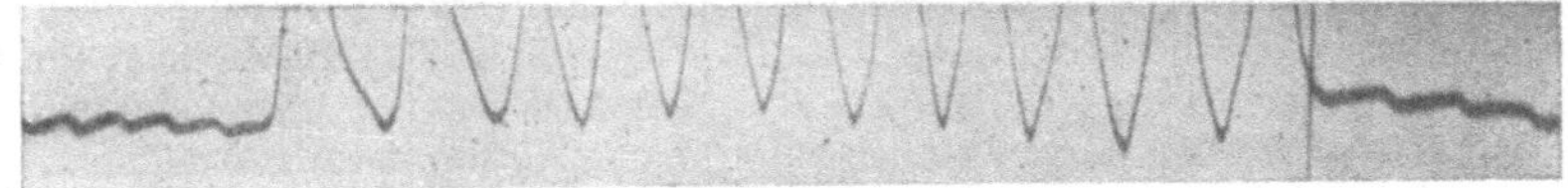

Abb. 14. Cheyne-Stokes-Atmen

Saitenphonograph von Einthoven, die Glimmerkapsel von O. Frank und schließlich das vollkommenste Instrument: das Kondensatormikrophon mit Verstärkereinrichtung und Oszillograph.[1]

Elektrokardiographie

A. Saitengalvanometer

Prinzip: Die vom Körper abgeleiteten Aktionsströme des Herzens werden durch einen sehr dünnen Metallfaden (Saite) geleitet, der sich

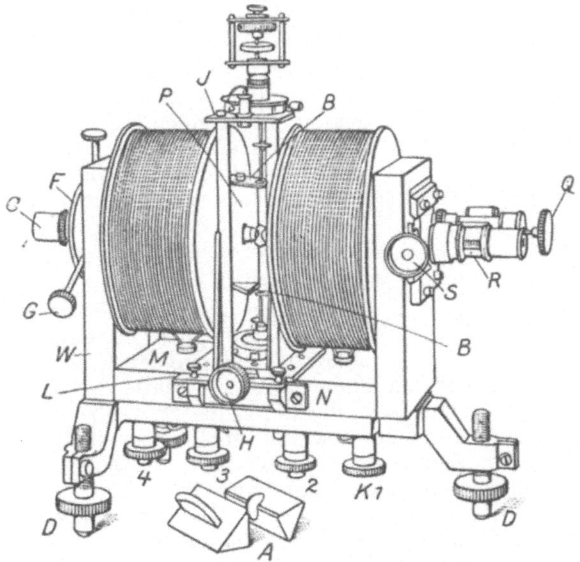

Abb. 15. Saitengalvanometer nach Einthoven (Modell Edelmann). Erläuterung der Hinweise siehe Text

in einem starken Magnetfeld befindet. Die unter dem Einfluß des Stromdurchganges erfolgenden Bewegungen werden mikrophotographisch 600- bis 1000fach vergrößert aufgezeichnet.

E. Bass, ZS. f. d. ges. exp. Med. 59, 1918, 133.

1. Beschreibung des EDELMANNschen Saitengalvanometers. Auf vier Stellschrauben D (nicht wie in der Abb. 15 auf drei) ruht ein schwerer eiserner Rahmen, der ein nahezu geschlossenes Rechteck bildet. Der obere horizontale Teil des Rahmens ist aus zwei Eisenzylindern gebildet, die zwei nach der Mitte zu keilförmige Eisenstücke (P) tragen, deren Schneiden in der Mitte des Rahmens bis auf wenige Millimeter aneinander heranragen. Dieser ganze obere horizontale Teil des Rahmens ist zentral durchbohrt für die Aufnahme des Beleuchtungs- (C) und des Projektions-Mikroskops (R). Um jeden der beiden Eisenzylinder herum ist eine Spule von 900 Windungen eines 1,4 mm starken Kupferdrahtes gewickelt. Die Zu- und Ableitungen der Spulen finden sich am unteren horizontalen Ast des Rahmens. Schließt man die Spulen an einen passenden Akkumulator an, so wird der eine Keil zum Nord-, der andere zum Südpol des nunmehr entstehenden sehr starken Elektromagneten (etwa 20.000 GAUSSeinheiten pro Quadratzentimeter). Durch die keilförmige Gestaltung der Polschuhe werden die magnetischen Kraftlinien eng zusammengedrängt; sie haben in dem schmalen Spalt zwischen den beiden Keilen ihre größte Dichtigkeit. In diesem Raum, genau symmetrisch zu den Schneiden der beiden Keile, wird der wesentlichste Teil des Instrumentes, die Saite, an einem besonderen Träger (Abb. 16) angebracht. Durch das Beleuchtungsmikroskop wird nun die Mitte der Fadenlänge intensiv beleuchtet, indem die gekühlten Strahlen einer elektrischen Bogenlampe möglichst konzentriert auf die Saite geworfen werden. Durch das im anderen Eisenzylinder steckende Projektionsmikroskop wird das Saitenbild stark vergrößert auf das Kymographion projiziert.

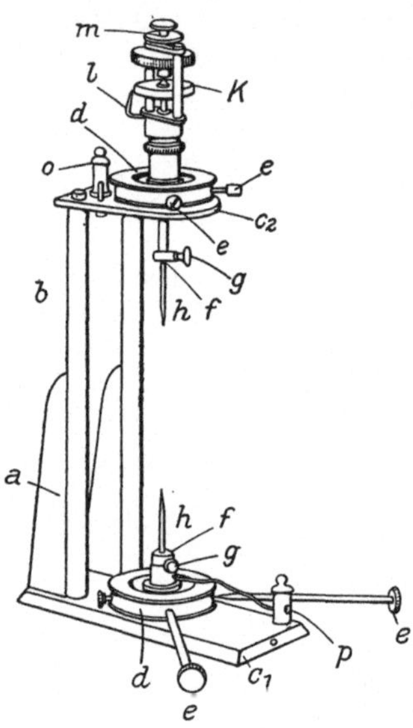

Abb. 16. Fadenträger

Mit Hilfe des Fadenträgers wird die Saite in richtiger Lage und Spannung im Apparat gehalten. Auf einer Grundplatte c_1 (Abb. 16) steht das Säulenpaar b, verstärkt durch zwei Handgriffe a; oben auf den Säulen ruht die Platte c_2. Die beiden Platten tragen je eine Zentrierdose d, die durch die Schraubenpaare e, von denen die unteren mittels Bajonettverschluß aufsteckbar sind, betätigt werden. In der Mitte der Zentrierdosen steht ein kurzer Messinghohlzylinder, dessen Wand einen schmalen Ausschnitt hat. Über den Zylinder paßt ein kleiner Stellring f mit Schraube g. Die Saite selbst wird vom Fabrikanten an kleine Messingstäbchen angelötet geliefert. Die Messingstäbchen passen in den Ausschnitt des Hohlzylinders und werden durch Anziehen der Schraube g im Stellring f festgeklemmt. Zum Spannen und Entspannen der Saite dient ein besonderer Aufbau der oberen Zentrierdose. Durch die Spannvorrichtung wird der Stift h (oben), an den das obere Fadenende festgeklemmt ist, parallel auf- oder abwärts geschoben. Diese Bewegung geschieht durch eine Mikrometerschraube, die für gröbere Bewegung direkt, für feinere durch eine mit Handgriff und Elfenbeinisolierung versehene Übersetzung betätigt wird. Die Fäden sind 8,7 cm lang; sie werden, wie bereits erwähnt, an beiden Enden an Messingstäbchen D gelötet geliefert. (Abb. 17.) Diese beiden

Stäbchen sind in der aufgeschlitzten Metallbüchse *c* durch je eine Schraube *E* festgeklemmt; dabei ist das obere Stäbchen von der Büchse elektrisch isoliert, so daß man den Widerstand des Fadens messen kann, während er sich noch in der schützenden Büchse befindet; die Strombelastung des Fadens darf dabei 10^{-5} Amp. nicht überschreiten. Die Fadenbüchse wird in eine zweite, durch einen aufschraubbaren Deckel verschließbare Büchse *a*, oben und unten durch Spiralfedern geschützt, gelegt und ist so vor Verletzung gesichert. Für die Elektrokardiographie kommen versilberte Quarzfäden, Aluminium- oder Platinfäden von etwa 2 μ Dicke in Betracht. Der Widerstand derartiger Fäden liegt zwischen 2000 und 10.000 Ω.

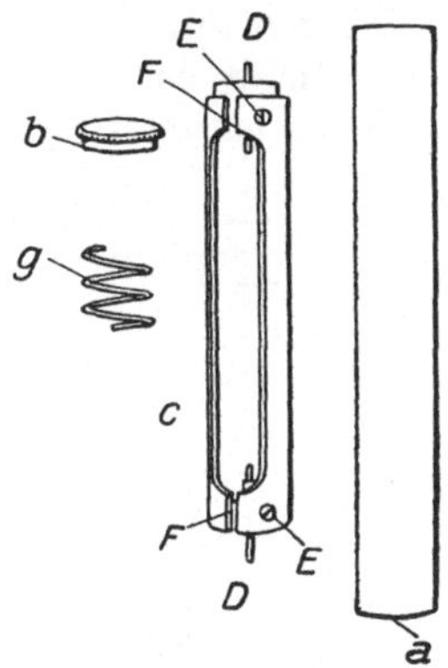
Abb. 17. Fadenbüchse mit Hülle

2. Das optische System des Saitengalvanometers. Ehe man an das Einziehen des Fadens geht, muß die Beleuchtung und das optische System des Galvanometers hergerichtet werden. Als Lichtquelle kommt in erster Linie Bogenlicht in Frage, alle anderen Lichtquellen stellen nur einen Notbehelf dar. Man stellt die Beleuchtungslinse der Lampe so ein, daß der Lichtkegel gerade die Okularöffnung des Beleuchtungsmikroskops deckt. Um dem Krater der Bogenlampe die richtige, d. h. jene Höhe zu geben, daß die Achse des Lichtkegels mit der Achse der Durchbohrung des Galvanometers zusammenfällt, läßt man zunächst Beleuchtungs- und Projektionsmikroskop weg, richtet den Lichtkegel in die Durchbohrung des Galvanometers und verstellt die Lampe solange, bis der auf der anderen Seite des Galvanometers aufgefangene Lichtkreis maximale gleichmäßige Helligkeit zeigt und genau in der Mitte des größeren matten Lichtkreises liegt, der den intensiv hellen Lichtkreis umgibt. Nunmehr führt man Beleuchtungs- und Projektionsmikroskop ein und bringt außerdem an der Okularöffnung des ersteren eine Irisblende an. Am Projektionsmikroskop bleibt zunächst das Okular weg. Nun nähert man die beiden Mikroskope einander mehr und mehr; der anfangs matte Lichtkreis vor dem Projektionsmikroskop wird dabei immer heller, bis er schließlich sein Maximum an Helligkeit erreicht und als scharfes vergrößertes Bild der etwa mittelweit gestellten Blendenöffnung erscheint. In der Regel wird dieses Bild der Blendenöffnung noch exzentrisch in dem umgebenden matten Lichtkreis liegen. Man verstellt jetzt die drei Zentrierschrauben *G* (Abb. 15) so lange, bis die beiden Lichtkreise konzentrisch liegen, d. h. bis Beleuchtungs- und Projektionsmikroskop zentriert sind. Jetzt führt man das Projektionsokular ein und korrigiert nötigenfalls nochmals die Zentrierung mittels der Schrauben *G*. Je sorgsamer man diese Zentrierung ausführt, um so schönere, kontrastreichere Bilder erhält man. Als optisches System kommt zur Verwendung: Apochromat 4 mm, korrigiert auf Deckglasdicke 0, Projektionsokular 4 mit Umkehrprisma, Achromat DD als Kondensor. Diese Objektive sind von C. Zeiss bereits so gefaßt, daß sie in die enge Bohrung des Galvanometers passen.

Ein Umkehrprisma ist nötig, wenn man ein Kymographion mit horizontaler Filmbewegung wählt, wie dies für Pulszeichnung am zweckmäßigsten ist. Es muß dann, damit die Bewegung des Fadenbildes senkrecht zur Fortpflanzungsrichtung des Films erfolgt, das Fadenbild um 90⁰ gedreht werden. Um die immerhin mühevolle Einstellung der Beleuchtung nicht immer wieder von neuem ausführen zu müssen, empfiehlt es sich dringend, die Bogenlampe auf einer optischen Bank festzuklemmen und diese nach genauer Einstellung der Beleuchtung am Tisch festzuschrauben.

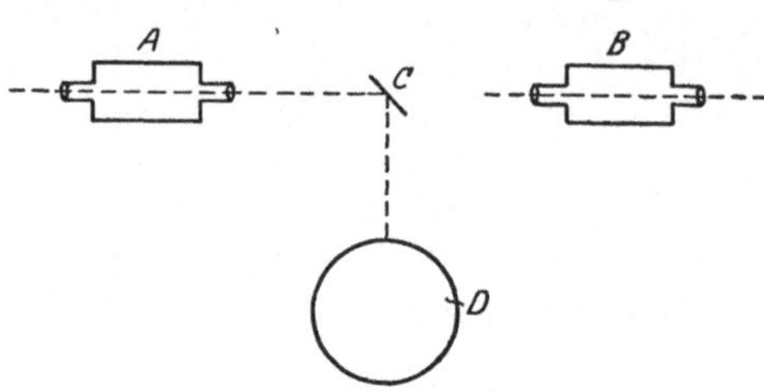

Abb. 18. *A* Galvanometer I, *B* Galvanometer II,
C Spiegel, *D* Kymographion

Hat man zwei Galvanometer, so stellt man sie zweckmäßig so auf, daß ihre optischen Achsen in eine Vertikalebene fallen und ihre Okulare einander mit einem Zwischenraum von 40 cm zugekehrt sind. 20 cm vor jedem Okular wird im Winkel von 45⁰ zur optischen Achse des Galvanometers ein kleiner Spiegel aufgestellt, der um drei aufeinander senkrechte Achsen drehbar ist. Der Spiegel zum zweiten Galvanometer steht senkrecht über dem ersten Spiegel und bildet mit ihm einen rechten Winkel (Abb. 18). Zur Feststellung, ob die beiden Spiegel ihre Strahlen in derselben Vertikalebene in das Kymographion senden, wird man nach dem Vorgang von S. Garten den Schatten eines Lotes, das man zwischen Kymographion und die Spiegel hält, möglichst nahe den letzteren, auf den Spalt des Registrierapparates projizieren. Bei richtiger Stellung der Spiegel erscheint der Schatten als ein g e r a d e s Band; bei mangelhafter Zentrierung erscheint der Schatten an der Stelle, wo die Lichtflächen von den beiden Spiegeln aneinanderstoßen, g e k n i c k t. Nach Herrichtung der Beleuchtung erfolgt das Einziehen der Fäden.

Das Einziehen der Fäden. Unentbehrlich zum Fädeneinziehen sind einige feine Mechanikerschraubenzieher von 1,5 und 2 mm Klingenbreite. Sehr wünschenswert ist außerdem eine zweite kleine Bogenlampe, in deren direktem Licht der Faden in den Fadenträger eingezogen und soweit gespannt wird, daß er in das Galvanometer eingeschoben werden kann.

Ich gebe hier die einzelnen Handgriffe zum Einziehen der Fäden an.

1. Türen und Fenster sorgfältig verschließen, damit nicht etwa ein plötzlicher Windstoß den Faden zerreißt.

2. Projektions- und Beleuchtungsmikroskop aus dem Galvanometer etwas hervorziehen, um den Raum zwischen den Polschuhen ganz frei zu machen.

3. Den Fadenträger bereitstellen und grell beleuchten, am besten mit Bogenlicht. Mit der Mikrometerschraube den Stift *h* (oben) (Abb. 16) soweit als möglich senken, um nach dem Einziehen des Fadens möglichst viel Raum zum Heben dieses Stiftes, d. h. zum Spannen des Fadens, zu haben.

4. Den Schraubenverschluß der äußeren Fadenbüchse behutsam öffnen und die innere Fadenbüchse langsam herausnehmen; dabei nicht gegen den Faden atmen.

5. Den Schlitz der Fadenbüchse in grelles, eventuell durch eine vorgesetzte Wasserkammer gekühltes Bogenlicht bringen so daß der Faden sichtbar wird und sein Intaktsein festzustellen ist.

6. Ganz behutsam die innere Fadenbüchse vertikal stellen und die beiden aus ihrem Schlitz hervorstehenden Messingstäbchen in den Ausschnitt des oberen bzw. unteren Messinghohlzylinders f einschieben, nachdem der Stellring nach oben, bzw. nach unten aus dem Wege gebracht wurde. Sollte die Mikrometerschraube der Spannvorrichtung zu weit nach unten gedreht sein, so daß kein genügend großer Abstand zwischen oberem und unterem Messinghohlzylinder f besteht, so muß man die Mikrometerschraube soweit aufdrehen, bis die beiden Stäbchen sich in die Hohlzylinder f einführen lassen.

7. Nunmehr schiebt man die Stellringe über die Messingstäbchen und klemmt diese im Hohlzylinder fest, indem man behutsam die Schraube des Stellringes einschraubt, so daß sie das Messingstäbchen fest gegen die Wand des Hohlzylinders preßt. Diese Arbeit muß sehr sorgfältig ausgeführt werden, weil eine Lockerung des Stellringes, besonders des oberen, unfehlbar zum Zerreißen des Fadens führt.

8. Während man mit der linken Hand die Fadenbüchse hält, löst man mit der rechten Hand mittels eines feinen Schraubenziehers die Schraube am oberen und unteren Ende der Büchse und kann diese nun von den Fadenstäbchen wegnehmen. Der Faden hängt jetzt frei, von allen Seiten sichtbar, am Fadenträger.

9. Spannen des Fadens solange, bis ganz vorsichtige fächelnde Bewegungen mit der Hand den Faden kaum noch beeinflussen.

10. Ganz vorsichtiges Einschieben des Fadenträgers in das Galvanometer; dabei muß der Faden stets grell vom Bogenlicht beleuchtet und gut sichtbar sein; unter allen Umständen muß man sich hüten, mit dem Faden oder den Fadenstäbchen an die Polschuhe anzustoßen. Drohen die Fadenstäbchen anzustoßen, so handelt es sich meist um ungenügende Zentrierung, die dann durch Betätigung der Schraubenpaare e (Abb. 16) hergestellt werden muß. Sollte der Faden noch schlapp sein, so daß die Gefahr des Sichanlegens an die Polschneiden besteht, so ist er so weit zu spannen, bis dies nicht mehr möglich ist. Bei dieser Manipulation wird der Anfänger leicht einen Faden zu straff spannen und dadurch zerstören; hier kann nur durch sehr behutsames Vorgehen teures Lehrgeld gespart werden.

11. Nachdem der Fadenträger nahezu vollkommen eingeschoben ist, wird der Bügel L (Abb. 15) geschlossen und die Schraube M fest angezogen. Dann wird die Bogenlampe für das Galvanometer angezündet und der nun vom Lichtkegel des Beleuchtungsmikroskops hell beleuchtete Faden durch die Schraube H möglichst bis zur optischen Achse des Galvanometers vorgeschoben.

12. Dann werden die Mikroskope dem Faden vorsichtig unter

Kontrolle des Auges so weit genähert, bis das Bild der Irisblende beinahe scharf erscheint. Jetzt wird man in der Regel das Bild des Fadens hin und wieder auf einem vorgehaltenen Papier erblicken und kann nach vorsichtiger Einführung eines der beiden Keile A (Abb. 15), so daß noch die direkte Betrachtung der Saite möglich bleibt, die nunmehr vor Luftzug einigermaßen geschützte und dadurch ruhig gestellte Saite durch die Schraube H genau in die Mitte des Lichtkreises bringen und sie dann scharf einstellen. Sollte dies Verfahren nicht rasch zum Ziele führen, so empfiehlt es sich, das Projektionsmikroskop wieder herauszuziehen und in das Beleuchtungsmikroskop ein Objektiv mit längerer Brennweite einzuschrauben. Wenn man die Saite in den Brennpunkt dieses Objektivs gebracht hat, was man am intensiven Aufleuchten der Saite erkennt, so bestehen meist keine Schwierigkeiten mehr, das Fadenbild sichtbar zu machen. Man kann dann leicht das schwächere Objektiv gegen ein stärkeres vertauschen. Nachdem die Saite endgültig scharf eingestellt ist, schiebt man auch den zweiten Keil vorsichtig und vollkommen ein und schließt durch die beiden Glasstutzen das obere und untere Ende der Fadenkammer ab.

13. Jetzt prüft man die elektrische Leitfähigkeit des Fadens, indem man die Zuleitungsklemmen o und p (Abb. 16) mit einem befeuchteten Finger der rechten bzw. linken Hand berührt. Dann muß ein Ausschlag der Saite von einigen Millimetern erfolgen. Bleibt dieser Ausschlag aus, so bestehen zwei Möglichkeiten:

a) die Saite ist zu straff gespannt; dann muß der Ausschlag nach einigem Entspannen auftreten, oder

b) die Saite leitet nicht; dann hilft natürlich kein Entspannen. Namentlich bei einem versilberten Quarzfaden kann es passieren, daß der anscheinend intakte Faden durch eine Verletzung des Silberbelages nicht mehr leitet: er ist dann unbrauchbar.

Die nächste Aufgabe wäre nun:

Der Anschluß des Galvanometers an die Akkumulatorenbatterie. Speisung der Elektromagneten des Galvanometers durch hinreichend große Akkumulatorenbatterien, die man womöglich in einem gut lüftbaren Nebenraum aufstellt, weil sie Säuredämpfe entwickeln. Man nimmt für jedes Galvanometer 5 bis 6 Zellen von je 40 bis 60 Amp. Stunden-Kapazität und schaltet sie hintereinander. Der freibleibende $+$ Pol und $-$ Pol wird dann mit Klemme 1 bzw. Klemme 2 unter dem Galvanometer (in Abb. 15) verbunden, K_1 wird dann noch mit 3 und 2 mit 4 leitend verbunden. In den Akkumulatorenstromkreis bringt man einen Schieberwiderstand von etwa $20\,\Omega$ und 3,5 Amp. Belastungsfähigkeit, um ein allmähliches Einschalten des Stromes zu ermöglichen; andernfalls könnte durch die heftige Induktionswirkung die Saite gefährdet werden. Die Akkumulatorenbatterie muß an Ort und Stelle geladen werden können. Um stets rechtzeitig feststellen zu können, wann die Akkumulatoren entladen sind, empfiehlt es sich, an die beiden Klemmen K_1 und K_2 ein für allemal ein Voltmeter (Meßbereich bis 12 oder 14 Volt) anzuschließen. Läßt die Spannung der Akkumulatoren nach, so erkennt man das sofort am Rückgang des Voltmeterausschlages bei Einschaltung des Akkumulatorenstromes.

Das Schema in Abb. 19 zeigt den Stromverlauf vom Menschen zur Schalttafel, von da zum Galvanometer und zurück zum Menschen. Die stark ausgezogenen Linien geben den Weg des Herzaktionsstromes an, während die schwach gezeichneten Leitungen der Zusatzapparate nicht vom Aktionsstrom durchflossen werden (wenigstens nicht bei der Stellung der Schalter, die gerade im Schema wiedergegeben ist).

Bei R verläßt der Strom die rechte Hand, geht durch einen Teil der Kompensationseinrichtung zwischen 2 und 3, geht dann zwischen 4 und 5 durch einen Teil der Eichungsvorrichtung, tritt bei 7 in die Saite des Galvanometers ein, verläßt sie bei 8 und kehrt bei L zum menschlichen Körper zurück.

Die Kompensationseinrichtung. Sie besteht aus einer Stromquelle (eine Akkumulatorzelle), dem Stromwender (Wippe), einem Schalter zum Schließen und Öffnen des Stromes, ferner einem Satz von Widerständen ($9, 90, 900, 9000\,\Omega$), die durch einen Kurbelschalter der Reihe nach bis auf den Widerstand von $9\,\Omega$ ausgeschaltet werden können, schließlich den Gleitdraht,

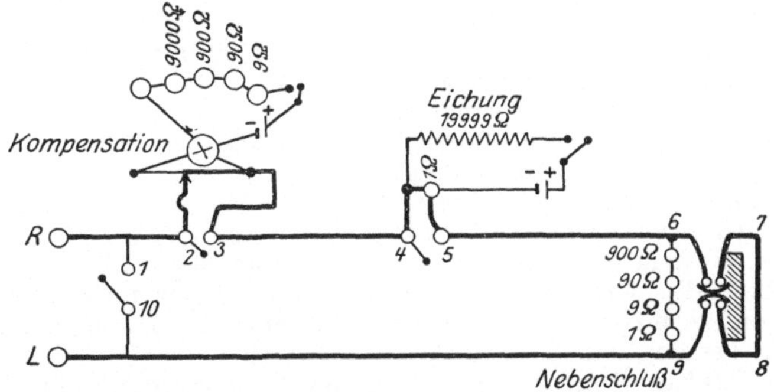

Abb. 19. Schaltschema zum Saitengalvanometer. R = rechte Hand, L = linke Hand

d. h. eine ausgespannte Drahtsaite von etwa $1\,\Omega$ Widerstand, auf dem eine verschiebliche Schneide kontaktgebend gleitet. Die Schneide ist bei 2 an den Körperstromkreis angeschlossen; das eine Ende des Gleitdrahtes bei 3. Je nach der Stellung der Schneide ist ein kürzeres oder längeres Stück Gleitdraht in den Körperstromkreis eingeschaltet. Der Kontakt zwischen Schneide und Gleitdraht wird leicht einmal unsicher; ich habe deshalb einen induktionsfrei gewickelten Schieferwiderstand der Firma RUHSTRAT vorgezogen, der absolut sicheres Arbeiten verbürgt.

Die hier beschriebene Kompensationseinrichtung stellt einen Voltregulator oder Spannungsregler dar, der es uns gestattet, zwischen den Punkten *2* und *3*, also zwischen der Schneide und dem einen Ende des Gleitdrahtes, eine Spannungsdifferenz von 0,2 Volt maximal bis herab zu den geringsten eben meßbaren Beträgen bei ganz kontinuierlichem Schwächerwerden zu erzeugen.

Wenn man bei allmählichem Einschalten des Körperstromes in den Galvanometerkreis eine Verdrängung der Saite aus ihrer Ruhestellung bemerkt (das ist fast stets bei Aufnahme des Elektrokardiogramms der Fall), so schließt man den Kompensationsstrom, indem man zunächst $100\,\Omega$ eingeschaltet hat. Jetzt sind drei Möglichkeiten denkbar:

1. Die Saite wird in demselben Sinne wie durch den Körperstrom noch mehr abgelenkt; dann sind Kompensations- und Körperstrom gleichgerichtet; man muß dann den ersteren durch Umlegen der Wippe wenden, damit er dem Körperstrom entgegenläuft.

2. Die Saite wird kaum abgelenkt, soviel man auch die Schneide auf dem Gleitdraht verschiebt, dann ist die Spannung zwischen 2 und 3 (Abb. 19) zu gering; man muß den nächst niederen Widerstand im Kompensationskreis einschalten.

3. Die Saite wird sofort im richtigen Sinne abgelenkt, dann kann man allein durch Verschieben der Schneide die Saite wieder in ihre Nullstellung zurückführen.

Statt der Kompensation kann man auch einen Kondensator (von zirka 40 Mikrofarad) zur Eliminierung des Ruhestromes benutzen.

Die Eichungsvorrichtung ist genau nach dem gleichen Prinzip gebaut wie die Kompensationseinrichtung, d. h. es handelt sich um einen Voltregulator, der es ermöglicht, bei 4 und 5 (Abb. 19) eine ganz genau abgemessene Spannungsdifferenz anzulegen. Für klinische Zwecke kommt man mit dem Wert 1 Millivolt vollkommen aus. Die Eichungsvorrichtung besteht aus Akkumulator, Wippe, Schalter zum Schließen und Öffnen des Stromes, induktionsfreiem Widerstand von 1999 Ω und weiterhin einem ganz genauen induktionsfreien Widerstand von 1 Ω. Ist der Schalter des Eichkreises geschlossen, so besteht zwischen 4 und 5 eine Spannungsdifferenz von 1 Millivolt. Will man die Saite eichen, was mit dem Menschen im Stromkreis zu geschehen hat, also während der Körper bei R und L (Abb. 19) angeschlossen ist, so braucht man nur während der Aufnahme des Elektrokardiogramms den Schalter in der Eichungsvorrichtung zu schließen; es addiert sich dann zu dem Aktionsstrom noch ein Strom von 1 Millivolt Spannung hinzu, die Saite wird um einen gewissen Betrag aus ihrer Ruhelage verschoben und man reguliert nun die Saitenspannung so, daß der Eichungsausschlag gerade 1 cm beträgt (bei 1 Millivolt).

Die Elektroden. Zur Ableitung des Aktionsstromes nimmt man am besten Blechstreifen aus Feinsilber 6 × 25 cm, die mit Handtüchern, welche in warmer, konzentrierter Kochsalzlösung getränkt sind, an die Extremitäten angewickelt werden.

Wenn man den Vorhofsanteil am Elektrokardiogramm möglichst rein zur Darstellung bringen will, so erreicht man das am bequemsten durch Nadelelektroden, die am rechten Sternalrand, entsprechend dem dritten nnd fünften Interkostalraum subkutan eingestochen werden.

Anschluß der Elektroden an die Schalttafel. Gewöhnlich wird man Ableitung I und II gleichzeitig aufnehmen. Dann verbindet man R und L der ersten Schalttafel (Abb. 19) mit dem rechten bzw. linken Arm, ferner R und L der zweiten Schalttafel mit dem rechten Arm bzw. der linken Wade. Um nun aber auch Ableitung III zeichnen zu können, bringt man noch einen Umschalter an, der es ermöglicht, statt des rechten Armes auch den linken Arm an Schalttafel 2 anzulegen.

Die Aufnahme des Elektrokardiogramms

1. Anlegen der Elektroden mit salzwassergetränkten Handtüchern.
2. Anzünden der Bogenlampe für das Galvanometer.
3. Einschalten des Akkumulatorenstromes.
4. Scharfeinstellung des Fadenbildes auf der Frontfläche des Kymographions.
5. Schließung des doppelpoligen Ausschalters für die Saite.
6. Einschalten des Kompensationsstromes.

7. Sukzessives Ausschalten der Nebenschlüsse zwischen 6 und 9 (Abb. 19), zunächst $1\,\Omega$, dann $9\,\Omega$; jetzt geht fast stets die Saite aus ihrer Ruhelage heraus. Durch Verschieben der Schneide auf dem Gleitdraht (eventuell Wenden des Kompensationsstromes) bringt man sie wieder in die Nullstellung zurück, dann Ausschalten des Nebenschlusses $90\,\Omega$, Zurückregulierung der Saite in ihre Nullstellung; auf diese Weise weiter abwechselndes Ausschalten der Nebenschlüsse und Betätigung der Kompensation, bis zuletzt die Strombahn zwischen 6 und 9 vollkommen unterbrochen ist.

8. Nunmehr Schließung des Eichungsstromes 1 Millivolt; dies soll eine Verschiebung des Fadenbildes um 1 cm bedingen. Ist die Verschiebung größer, so wird die Saite gespannt, ist sie kleiner, so wird sie entspannt (durch Betätigung der Mikrometerschraube mit Elfenbeinisolierung am oberen Ende des Fadenträgers).

9. Nimmt man das Elektrokardiogramm in zwei Ableitungen gleichzeitig auf, so muß durch Lotung festgestellt werden, ob die Strahlen von beiden Galvanometern vertikal übereinanderstehen (s. S. 213).

Jetzt kann die Aufnahme erfolgen. Während derselben soll man mindestens einmal das Galvanometer eichen, damit man aus der Kurve selbst ersehen kann, mit welcher Fadenspannung gearbeitet wurde.

Nach Beendigung der Aufnahme verfährt man folgendermaßen:

1. Die Nebenschlüsse zwischen 6 und 9 werden eingeschaltet.

2. Der Kompensationsstrom wird ausgeschaltet.

3. Der Eichungsstrom wird, falls dies noch nicht geschehen ist, ausgeschaltet.

4. Öffnen des doppelpoligen Ausschalters für die Saite.

5. Akkumulatorenstrom langsam ausschalten.

6. Bogenlampen zum Saitengalvanometer löschen.

Störungen bei der Aufnahme des Elektrokardiogramms

Die Kompliziertheit der eben beschriebenen Einrichtung bringt es mit sich, daß Betriebsstörungen nicht selten eintreten. Der Arzt selbst muß imstande sein, denselben zu begegnen, sonst ist er auf die dauernde und sehr kostspielige Hilfe eines Feinmechanikers angewiesen, der nicht einmal an jedem Ort zu haben ist und meist nichts von Schwachstromtechnik versteht.

1. Der Faden schlägt nicht aus, wenn der Patient angeschlossen ist und die Nebenschlüsse zwischen 6 und 9 (Abb. 19) ausgeschaltet werden.

Ursache: entweder ist die Leitung an irgend einer Stelle unterbrochen, oder es findet sich ein fehlerhafter Nebenschluß von so geringem Widerstand, daß der Aktionsstrom sich durch diesen und nicht durch das Galvanometer ausgleicht. Um eine Leitungsunterbrechung festzustellen, verfährt man folgendermaßen: man schließt den Schalter zwischen 1 und 10 und schaltet einen ganz schwachen Kompensationsstrom ein, wendet denselben und verstärkt ihn ein wenig; macht dabei der Faden die entsprechenden Ausschläge, so ist erwiesen, daß die Störung, wie es tatsächlich meist zutrifft, peripher von 1 und 10, also in den Elektroden und Zuleitungen vom Patienten her, liegt: entweder hat sich ein Kontakt gelöst oder es ist, wenn diese alle fest befunden werden, eine Leitungsschnur gebrochen.

Schlägt das Galvanometer nicht aus, wenn bei Schluß des Schalters 1 bis 10 der Kompensationsstrom und der Eichungsstrom eingeschaltet werden, so liegt die Störung entweder in der Schalttafel oder im Galvanometer selbst. Man stellt den Sitz des Schadens fest, indem man nunmehr das Galvanometer mit dem doppelpoligen Ausschalter von der Schalttafel abschaltet und mit angefeuchteten Fingern die Klemme O und P berührt; wenn auch dann — eventuell nach Entspannung des Fadens — kein Ausschlag auftritt, so leitet die Saite nicht. Erfolgt ein Ausschlag, so muß der Schaden in der Schalttafel oder in der Zuleitung von da zum Galvanometer liegen. Bei sorgfältigem Bau der Schalttafel tritt jedoch hier selten eine Störung ein, meist sitzt der Defekt an den Elektroden oder an der Saite.

2. Die Kurve ist durch Saitenunruhe entstellt. Ursachen:

a) Das Galvanometer oder der Spiegel, welcher das Fadenbild in das Kymographion hineinreflektiert, sind nicht genügend gegen mechanische Erschütterungen geschützt. Erschütterungen fallen beim Arbeiten in den späten Abendstunden oder nachts, wenn kein Verkehr mehr herrscht, weg. Falls sich von dem Motor, der das Kymographion treibt, mechanische Erschütterungen auf das Galvanometer oder den Spiegel übertragen, tritt Besserung ein, wenn der Motor auf eine dicke Filzunterlage gestellt wird.

b) Wenn versehentlich die Messingkeile, die die Saite nach außen abschließen sollen, nicht vollkommen eingeschoben sind, so kann schon ganz geringe Luftbewegung die Saite in Unruhe halten.

c) Wenn an irgendeiner Stelle der Leitung vom Menschen über die Schalttafel zum Galvanometer und wieder zurück zum Menschen ein Kontakt locker geworden ist, so tritt sehr starke Saitenunruhe ein. Am leichtesten treten solche Lockerungen an den Elektroden und an den Verbindungen des Kompensations- und Eichungselementes ein. Auch die Zuleitungen zum Galvanometer (Klemme o und p, Abb. 16) werden gelegentlich locker.

d) Die unangenehmste Störung verursacht Wechselstrom; Induktionsapparate, elektrische Klingeln dürfen in unmittelbarer Nachbarschaft nicht gleichzeitig mit dem Saitengalvanometer in Gang gesetzt werden; Röntgenapparate stören, selbst wenn sie durch viele Zimmer vom Saitengalvanometer getrennt aufgestellt sind.

e) Bei Speisung der Magnetwicklung des Galvanometers aus der Lichtleitung, wie dies z. B. beim CAMBRIDGE-Modell des EINTHOVENschen Saitengalvanometers der Fall ist, sind oft keine vollkommen ruhigen Kurven zu erzielen, weshalb Akkumulatoren unter allen Umständen vorzuziehen sind.

f) Eine sehr häufige Störungsquelle bilden die Elektroden. Ungleichartigkeiten auf diesen durch aufgelagertes Oxyd geben Veranlassung zu Strömen, die eine ständige Saitenunruhe bedingen. Bei unpolarisierbaren Elektroden besteht die Gefahr, daß der Flüssigkeitsspiegel schwankt, was zu entsprechenden Saitenbewegungen führt. LEWIS hat deshalb triefend durchtränkte Watte statt purer Flüssigkeit genommen. Seitdem ich Feinsilberblech als Elektrode benutze, habe ich niemals derartige Störungen.

g) Schließlich kann Saitenunruhe durch Tremor der Skelettmuskulatur des Patienten entstehen. Hier hilft gute Heizung des Untersuchungsraumes, möglichst warme Kochsalzlösung für die Elektroden, eventuell Zudecken des Patienten. Handelt es sich um dauernden Tremor bei alten Leuten, Apoplektikern usw., so kann man unter Umständen durch Verwendung von Nadelelektroden und Ableitung vom Rumpf noch brauchbare Kurven erzielen.

B. Der Elektrokardiograph von Siemens & Halske

stellt ein Spulengalvanometer von höchster Empfindlichkeit dar.

Seine Hauptbestandteile sind:

a) das Doppelgalvanometer,

b) der Registrierer mit Schalteinrichtung zur Kontrolle der Galvanometer und zur Aufnahme der Aktionsströme.

Das Einziehen des photographischen Papiers. Das photographische Papier wird in 12 cm Breite in Rollen (Schichtseite nach innen) lichtdicht verpackt geliefert. Zunächst wird die Vorderwand des Aufnahmeapparates hochgeklappt, dann der auf der rechten Seite befindliche Vorratsraum für das photographische Papier durch Hochziehen des Schiebers geöffnet. Die dann sichtbare Aufnahmetrommel für die Vorratsrolle wird nach Losdrehen der Kordelschraube herausgezogen und ihre eine Seite durch Drehen am Bajonettverschluß abgenommen.

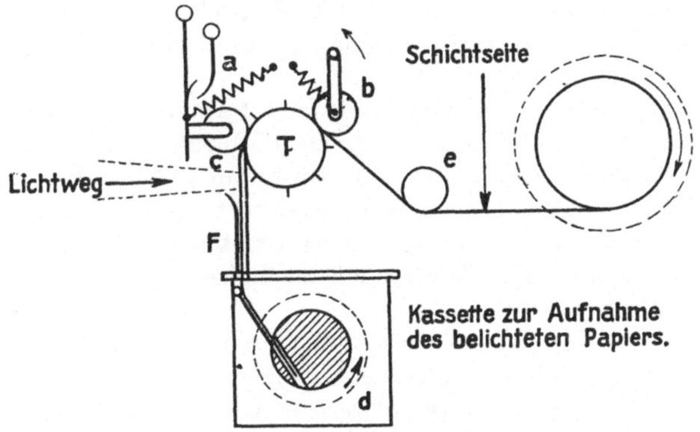

Abb. 20. Photokymographion zum Elektrokardiographen von Siemens & Halske

In der Dunkelkammer wird das lichtdicht verpackte photographische Papier von seiner Umhüllung befreit und auf die Trommel geschoben (richtige Aufwicklung siehe Abb. 20). Die abgenommene vordere Seitenscheibe der Trommel wird dann wieder aufgesteckt und mittels des Bajonettverschlusses befestigt. Das Papier kann nun bei Tageslicht, dem man es aber zweckmäßig nicht dauernd aussetzt, in den Apparat gebracht werden. An das photographische Papier ist ein 2 m langes Stück schwarzes, lichtundurchlässiges Papier angesetzt. Dieses Vorsatzpapier wird benutzt, um das Einziehen ohne Verlust an photographischem Papier machen zu können. Nachdem die Trommel mit dem photographischen Papier auf die Achse im Vorratsraum aufgesteckt ist, wird die Kordelschraube fest angezogen, um ein Herausgleiten des Papiers zu verhüten.

Dann werden die beiden Führungsrollen *b* und *c*, welche das photographische Papier fest auf die Triebwalze *T* drücken sollen, nach oben geklappt, ebenso der bequemeren Handhabung wegen die zum Abblenden dienende Klappe *a*. Das schwarze Papier wird nun unter die

Führungsrolle *e* geführt und in die Triebwalze genau eingelegt; hierauf wird die Druckwalze *b* wieder heruntergedrückt, wodurch sich die auf der Antriebswalze *T* befindlichen Spitzen in das Papier eindrücken. Dann schließt man den Schieber des Vorratsraumes.

Nun klappt man auch die Druckwalze *c* herunter und beobachtet bei langsamem Lauf des Motors das Ablaufen des schwarzen Vorsatzpapiers bis zum Erscheinen des photographischen Papiers. Der Motor ist nun abzuschalten und das schwarze Papier hinter der Klebstelle abzuschneiden.

Um das Papier bequem in den Führungsschacht *F* einführen zu können, wird zweckmäßig die Druckwalze *c* nach oben geklappt und dann das Papier straff nach unten gezogen, bis es sich glatt dem Umfange der Triebwalze anschmiegt. Nach Herunterklappen der Druckwalze *c* ist das Papier an der Unterkante des Schachtes glatt abzureißen. Jetzt schiebe man die Kassette hinein, achte darauf, daß sich das Messer in äußerster Stellung rechts befindet und drehe die Kordelschraube an der Kassette in der Pfeilrichtung bis zum Anschlag herum. Hiemit ist das Einziehen des Papiers beendigt.

Das Abtrennen des photographischen Papiers hat nach Hochziehen des Hebels zu erfolgen. Dies geschieht dadurch, daß man den herausragenden Griff des Messers bis zum Anschlag nach links schiebt. Läßt man nun die Stellung des Messers unverändert, so kann man die Kassette vollständig lichtdicht geschlossen herausziehen. Erst in der Dunkelkammer schiebt man das Messer wieder beiseite. Man kann dann den Deckel öffnen.

Einstellen des optischen Systems. Zum Einstellen des optischen Systems braucht man das kleine Spiegelchen des Meßsystems. Man hängt daher zunächst die im gepolsterten Kästchen untergebrachten Einsatzstücke zwischen die Polschuhe des Magneten ein. Zu diesem Zwecke ist an den Einsatzstücken auf der der Linse gegenüberliegenden Seite ein Haken angebracht, welcher in den zwischen den Polschuhen befindlichen Stift eingehakt werden muß. Das Einhaken geschieht derart, daß das Einsatzstück nach vollständigem Zurückdrehen der Kordelschraube des Einsatzträgers in die Hand genommen und ohne jeden Stoß mit seiner Schmalseite in den Zwischenraum zwischen den Polschuhen von oben eingeführt wird. Man faßt hiebei das Einsatzstück stets am massiven Gehäuse an und muß jede Berührung des schwachen Einsatzrohres vermeiden. Hiebei ist der Regulierwiderstand für den Magnetstrom ausgeschaltet. Die Linsen müssen nach Einführen der Einsätze in der Mitte der Polschuhe stehen; die Einsätze mit dem System lassen sich durch die Kordelschraube an den Einsatzträgern um ihre Horizontalachse drehen, wobei sie durch die Gegenwirkung von federnden Stiften vollkommen festgehalten werden. Sie können erst herausgenommen werden, nachdem die Kordelschrauben der Einsatzträger ganz zurückgeschraubt sind.

Jetzt wird mit der beigegebenen Luftpumpe der ganze Magnet etwa 1 cm über seine Auflagefläche gehoben. Die drei auf der Holzgrundplatte befindlichen Justierschrauben dienen zur Einstellung der Höhe der Systemspiegel.

Dann wird das Galvanometer so aufgestellt, daß die Systemspiegel in genau 1 m Entfernung vom photographischen Papier liegen und die Mittellinie zwischen den beiden Systemspiegeln senkrecht zur Mitte des photographischen Papiers verläuft (s. Abb. 21).

Man stellt jetzt das optische System zweckmäßig unter Zuhilfenahme eines der beiden Meßsysteme fertig ein; dann kann die Einstellung des anderen Meßsystems erfolgen. Bei richtiger Stellung des Registrierers und der Glühlampe sieht man fünf Lichtstrahlen aus dem Registrierer austreten, davon dienen zwei zur Beleuchtung der Systemspiegel, während die übrigen drei für Zusatzapparate in Frage kommen.

Durch Verdrehen der Kordelschraube an der Sammellinse vor der Glühlampe stelle man das Bild des Glühkörpers mittels eines vorgehaltenen weißen Papiers auf die Vorderfläche des Einsatzes scharf ein. Es ist darauf zu achten, daß der Glühkörper (Spiraldraht) der Lampe sich in senkrechter Stellung befindet. Hiebei wird der Spalt hinter den Sammellinsen durch Drehen der kleineren Kordelschraube zunächst auf die

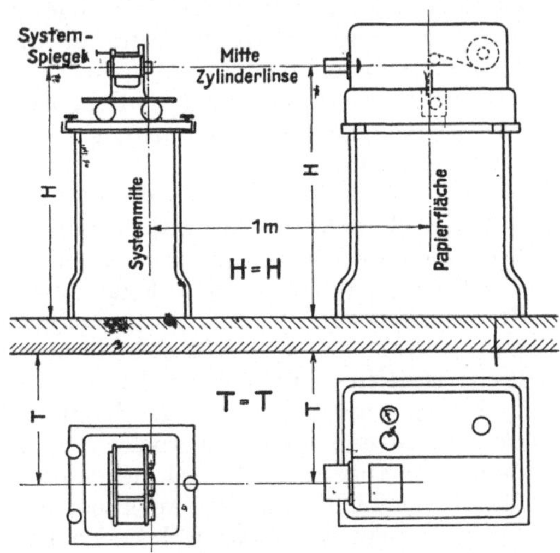

Abb. 21. Aufstellungsplan des Elektrokardiographen nach Siemens & Halske

größtmögliche Breite gebracht. Man beobachtet dann bei eingeschaltetem Magnetstromkreis den vom Systemspiegel reflektierten Lichtstrahl. (Die Stärke des einzustellenden Magnetstromes ist für jede Meßschleife eine andere und wird für jedes gelieferte System besonders angegeben. Die Eichkurve mit der Angabe des zugehörigen Magnetstromes liegt jedem System im Etui bei.)

Man findet, daß zwei schmale Lichtstreifen zurückgeworfen werden, von denen der eine seitliche breite Lichtflecke besitzt und der Reflex der Vorderfläche der vor dem Systemspiegel befindlichen kleinen Linse ist, also nicht benutzt werden kann; der andere gerät bei leichtem Anstoßen des Einsatzstückes mit den Fingern in zitternde Bewegung. Dies ist der richtige Lichtreflex des kleinen Systemspiegels.

Während man die Höhenlage des Lichtstreifens mit der am Systembock befindlichen Kordelschraube regulieren kann, wird die seitliche Verstellung bei dem in Frage kommenden Magnetstrom durch Drehen der oberen am Einsatzstück vorgesehenen Schraube, die gegen einen

Mitnehmer drückt und dadurch das die Systemspule enthaltende Rohr innerhalb des Einsatzstückes dreht, bewerkstelligt. Bei der angegebenen Stromstärke ist die Feldstärke des Elektromagneten derart, daß die Meßsysteme fast aperiodisch gedämpft sind.

Hat man nun den von dem kleinen Systemspiegel reflektierten Lichtstreifen ungefähr auf die Mitte der plankonvexen Zylinderlinse vorne links im Registrierer eingestellt, so verschiebt man die Zylinderlinse mittels des Zahntriebes derart, daß der Brennpunkt auf das photographische Papier fällt. Zur Erzielung des kleinsten Lichtpunktes ist zu beachten, daß der Lichtstreifen, der von der Zylinderlinse zusammengezogen wird, in seiner ganzen Länge genau senkrecht im Raume steht. Steht er etwas schräg, so kann er durch die bequem durchführbare Veränderung der Neigung des Spaltes vor der Glühlampe (größere Kordelschraube) gerade eingestellt werden. Erwähnt sei, daß man zur Erzielung besonders feiner Aufzeichnungen den Spalt bis auf 0,5 mm Breite schließen kann.

Es soll jedoch nicht der ganze Lichtstreifen zusammengezogen auf das photographische Papier fallen, vielmehr soll das unterste Stück des Lichtstreifens kurz hinter der plankonvexen Zylinderlinse auf das Prisma treffen und derart gebrochen werden, daß auf der im Deckel des Registrierers befindlichen Mattglasplatte links seitlich ein Lichtpunkt erscheint. Das läßt sich durch passende Verstellung des Prismas leicht erzielen. Einmal kann das Prisma der Höhe nach verstellt werden, so daß es etwa ein Fünftel des Lichtstreifens herausschneidet, dann läßt sich durch eine zweite Kordelschraube auch seine Neigung verändern, damit der abgelenkte Strahl auf einen passenden Punkt der Mattscheibe fällt. Der Lichtpunkt ist auch bei heruntergedrücktem Polygonspiegel sichtbar, man kann also während einer photographischen Aufnahme die Ausschläge des Galvanomotors verfolgen.

Die Spiegel des Polygons sind oberflächenversilbert, dürfen daher nicht mit den Fingern berührt werden.

Sind die vorstehend beschriebenen Einstellungen einmal richtig ausgeführt und sind die Apparate fest aufgestellt, so braucht später nichts nachgestellt zu werden. In Schema Abb. 22 ist der Übersichtlichkeit halber nur der Verlauf eines Strahlenbüschels dargestellt.

Eichung und Kontrolle des Meßsystems. Zur korrekten Aufnahme von Elektrokardiogrammen müssen zunächst Störungen durch mechanische Erschütterungen oder durch fremde Wechselströme ausgeschlossen werden. Die Störungen durch Bodenerschütterungen werden durch die bereits beschriebene Lagerung des Meßsystems auf Luftpolstern vermieden. Es können aber noch elektrische Störungen infolge von Beeinflussung des hochempfindlichen Meßsystems durch fremde Wechselströme auftreten und zwar beeinflussen diese das System, wenn es an den Registrierer angeschlossen ist, derart, daß es feine Wellen anstatt einer geraden Linie aufzeichnet.

Zunächst handelt es sich darum, Kapazität und Isolationsströme, die auch bei der besten Isolation vorhanden sind und von Kabeln in der

Nähe der Apparatur ausgehen können, vom Meßsystem fernzuhalten; dies geschieht durch Anschließen des Sockels des Registrierers an Erde, und zwar an die Wasserleitung, wozu an der Rückwand eine Erdungsschraube vorgesehen ist. Es müssen aber auch sämtliche in nächster Nähe des Registrierers und des Meßinstrumentes liegende Metallteile geerdet werden, z. B. der Tisch, auf dem der Registrierer steht, sowie der Tisch für das Meßsystem und die Grundplatte des Elektromagneten (eventuell auch der Boden unter der Akkumulatorenbatterie und unter dem vom Boden isolierten Patienten, wenn noch weitere Störungen vorhanden sein sollten).

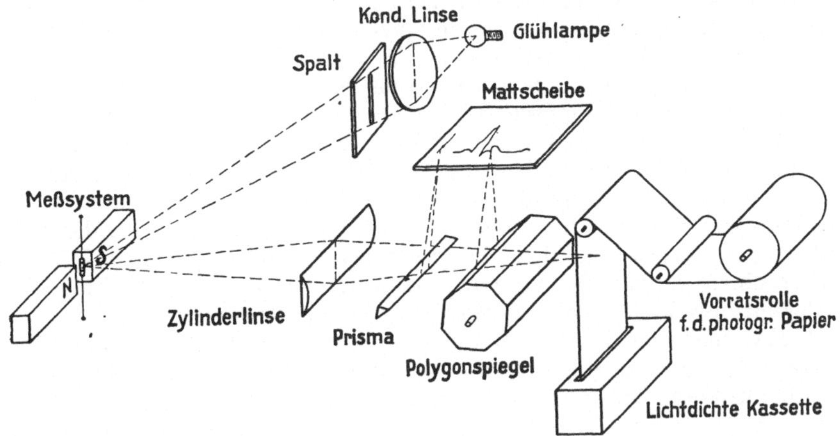

Abb. 22. Strahlengang im Elektrokardiographen nach Siemens & Halske

Als Beweis dafür, daß keine Störungen mehr vorhanden sind, kann gelten, daß die Nullinie oder die Kurve, die der Apparat bei intermittierendem Gleichstrom (vgl. weiter unten) aufzeichnet, aus vollkommen geradlinig verlaufenden Teilen besteht.

Für eine korrekte Aufnahme des Elektrokardiogramms sind zwei Dinge von Wichtigkeit: erstens die Einstellung der gewünschten Strom- oder Spannungsempfindlichkeit und zweitens die Einstellung der günstigsten Dämpfung der Meßsysteme. Für beides gleichzeitig ist in dem Registrierer ein Stromkreis vorgesehen, der aus einem Element, einem Meßbereichumschalter mit Ausschaltestellung (am Deckel des Apparates), einem regulierbaren Vorwiderstand (an der rechten Sockelseite), einem Unterbrecher (an der Rückwand) und einem fest eingebauten Widerstand von 1 Ω in Hintereinanderschaltung besteht. Das Element ist von Zeit zu Zeit auf konstante Spannung zu kontrollieren. Nach Aufklappen der mit „Element" bezeichneten Klappe an der rechten Sockelwand ist es leicht zugänglich und bequem auswechselbar.

In diesen Kreis kann durch Einstellen des am Deckel befindlichen Kippschalters auf „Eichkreis" der links daneben befindliche Strommesser eingeschaltet werden. Um diesen Strommesser für die Messung der Eichspannung verwenden zu können, ist eine Skala, entsprechend der Klemmenspannung des Widerstandes von 1 Ω, nach Millivolt geeicht; es kann also direkt die Eichspannung abgelesen werden. Man schaltet den am Deckel befindlichen Kippschalter auf „Eichkreis" und stellt die ebenso bezeichnete Kurbel des Vorwiderstandes so ein, daß das Galvanometer 1 Millivolt anzeigt. Hiebei muß sich der Unterbrecher des Eichkreises in Kontaktstellung befinden. Bei laufendem Motor wird der Zeiger des Meßinstrumentes infolge der periodischen Unterbrechung der eingestellten Spannung von 1 Millivolt hin und her pendeln.

Zum Zwecke der Eichung muß die Spannung von 1 Millivolt den Meßsystemen zugeführt werden. Man schließt die drei mit 1, 0 und 2 bezeichneten Leitungen an die entsprechenden Klemmen am Galvanometertisch an. Dabei ist zu beachten, daß die beiden Empfindlichkeitsschalter an der vorderen Sockelwand des Registrierers auf „aus" stehen.

Stellt man den Kippschalter an der rechten Sockelwand auf „Eichkreis" und schaltet den linken Empfindlichkeitsschalter langsam ein, so kann man den Ausschlag des Meßsystems I beobachten. Der Ausschlag beider Systeme muß nach oben gerichtet sein, sonst sind die Anschlüsse des Systems zu vertauschen. Am bequemsten ist es, den Ausschlag so einzustellen, daß die zugeführte Spannung von 1 Millivolt gleich einem runden Betrag von 1 cm wird. Die Lage der Nullinie kann jederzeit durch Ausschalten des Eichstromkreises kontrolliert werden.

Hat man das System I auf eine bestimmte Empfindlichkeit eingestellt, so kann dasselbe auch in bezug auf System II geschehen (Empfindlichkeitsschalter vordere Sockelwand rechts).

Ist somit die Einstellung der richtigen Empfindlichkeit vollzogen, so schreitet man zur Kontrolle und Regulierung der richtigen Dämpfung. Diese ist abhängig von der Stärke des Magnetfeldes, in dem sich das System befindet, und somit auch von dem das Feld erzeugenden Strom. Nun ist es fabrikationsmäßig nicht immer möglich, zwei Meßsysteme mit vollkommen gleichen Dämpfungsverhältnissen herzustellen, d. h. Meßsysteme, die bei aperiodischer Dämpfung gleichen Magnetstrom aufweisen, bzw. in gleichem Magnetfeld aperiodisch gedämpft sind. Aus diesem Grunde ist es erforderlich, die beiden Meßsysteme in zwei verschiedene magnetische Felder zu bringen. Um dies zu erreichen, ist die in Abb. 23 ersichtliche Anordnung getroffen worden.

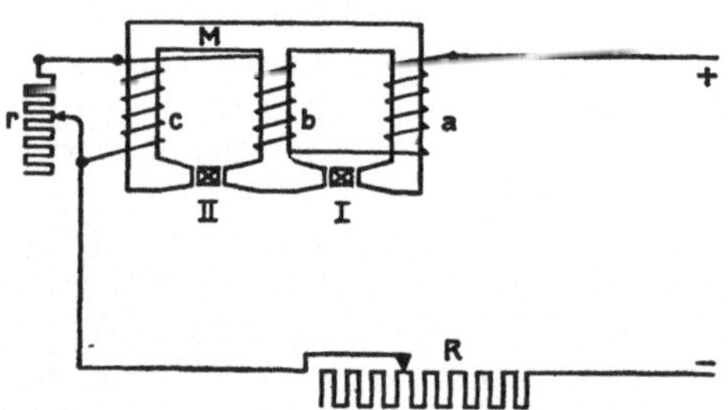

Abb. 23. Schema des Stromverlaufes im Elektrokardiographen von Siemens & Halske

Der Eisenkern M des Elektromagneten ist dreiteilig ausgeführt und trägt drei Wicklungen: a, b und c. Durch die Spulen a und b wird das magnetische Feld für das Meßsystem I erzeugt. Der Magnetstrom wird in oben beschriebener Weise mit dem Vorwiderstand R reguliert. Parallel zur Spule *c* liegt ein regulierbarer Nebenschluß *r*, so daß durch diese Spule nur ein Teil des ganzen Magnetstromes fließt, das Feld des Meßsystems II also schwächer ist als das des Meßsystems I. Aus diesem Grunde ist für das System I stets dasjenige der beiden Einsatzstücke zu verwenden, welches zur richtigen Dämpfung den größeren Magnetstrom braucht.

Zunächst wird die Kontrolle der Dämpfung des Meßsystems vorgenommen. Schaltet man die Kippschalter am Deckel sowie an der rechten Sockelwand auf „Eichkreis", so beginnt der Lichtpunkt (bei laufendem Motor) die Eichkurve zu beschreiben. Bei geringerer Stromstärke, d. h. bei schwachem Magnetfeld, entsteht beim Unterbrechen und Schließen des Stromkreises mittels des erwähnten Kommutators eine Kurve von der Form *a*, bei stärkerem etwa von der Form *c* (Abb. 24.)

Zu einer korrekten Aufnahme darf das Meßsystem auf keinen Fall eine zu starke Dämpfung (Kurve *c*) erhalten, d. h. keine zu große Einstellungszeit aufweisen, da die schnellen Vorgänge sonst falsch wiedergegeben werden. Die Dämpfung muß so stark sein, daß bei Inbetriebsetzung des Kommutators die Kurve *b* erhalten wird. Anderseits darf die Dämpfung

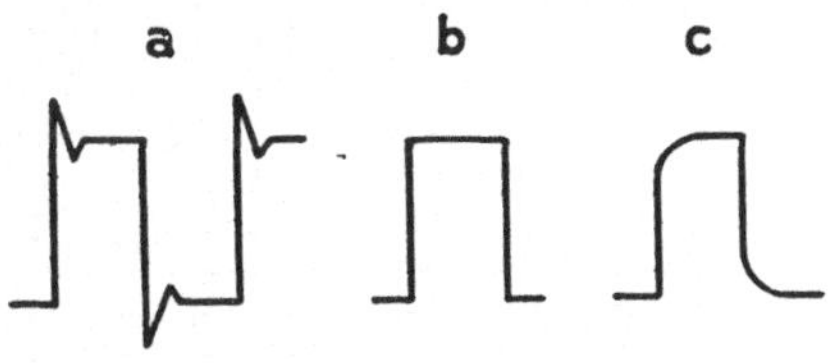

Abb. 24. Eichkurven. *a* zu schwache Dämpfung, *b* richtige Dämpfung, *c* zu starke Dämpfung

nicht zu schwach sein (Kurve *a*), da sonst Spitzen registriert werden, die in Wirklichkeit nicht vorhanden sind. Auf der Mattscheibe läßt sich der Einfluß des Magnetstromes leicht verfolgen; man stelle ihn schließlich derart ein, daß die Kurve *b* (Abb. 24) hervorgerufen wird, und lese an dem Instrument (Schalterstellung Magnetstrom) die zugehörige Stromstärke ab. Später braucht man nur diese Stromstärke einzustellen, um die richtige Dämpfung der Meßsysteme zu erhalten. Doch ist zu empfehlen, von Zeit zu Zeit die Richtigkeit der Dämpfung durch eine photographische Aufnahme zu kontrollieren.

Sollten kleine Schwankungen oder Zacken in den sonst geraden Linien vorhanden sein, so muß man die Kontakte des Unterbrechers mit Benzin abreiben, was nach Abheben der Schutzkappe vor dem Lampengestell möglich ist.

Hat man den Magnetstrom so eingestellt, daß das System I richtig (aperiodisch) gedämpft ist, so schreite man zur Kontrolle und Eichung des Meßsystems II, indem man durch Regulieren des Nebenschlußwiderstandes für die Feldwirkung (an der Rückseite des Galvanometertisches) den Magnetstrom des Systems II schwächt. Schließlich stelle man nochmals die Dämpfung beider Meßsysteme fest und reguliere eventuell auf den richtigen Wert für den Fall, daß durch die Änderung des Magnetstromes die Dämpfung sich etwas verändert hat.

Aufnahme des Elektrokardiogramms. Bei Anschluß des menschlichen Körpers an den Apparat treten nicht nur die Stromschwankungen des normalen Elektrokardiogramms auf, diesen ist vielmehr noch ein konstanter Strom (der „Ruhestrom") überlagert, den man durch Kompensation (Schaltungsschema s. Abb. 25) oder durch Kondensation (Abb. 26) ausschaltet.

Ist der Ruhestrom der einen Ableitung kompensiert und hat man den gewünschten Ausschlag des Elektrokardiogramms erreicht, so verfährt man für die andere Ableitung in gleicher Weise. Kleine Änderungen des Ruhestromes können durch Regulieren mittels des Gleitkontaktes am Gegenspannungsapparat ausgeglichen werden. Die Größe des Ausschlages (die Amplitude) beider Kurven wird durch die Empfindlichkeitsschalter (vorne rechts und links) reguliert.

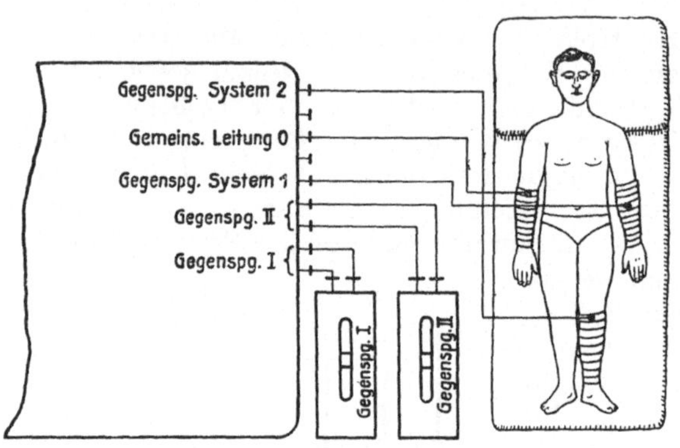

Abb. 25. Anschlußschema bei Kompensation des Ruhestroms

Photographische Registrierung der sichtbaren Kurve. Nachdem das Einziehen des photographischen Papiers, wie auf S. 231 u. 232 beschrieben, erfolgt ist, kann die photographische Aufzeichnung der Kurven vorgenommen werden. Zu diesem Zwecke ist der Hebel für den Papiertransport heraufzuheben, der Motor in Betrieb zu setzen und das Elektrokardiogramm auf der Mattglasplatte sichtbar zu machen. Nachdem nunmehr die Geschwindigkeit des Motors auf die gewünschte, am Tachometer abzulesende Papierablaufgeschwindigkeit (1 bis 5 cm/sek.) eingestellt ist, kann bei laufendem Motor der Hebel nach unten gedrückt werden; die Auf-

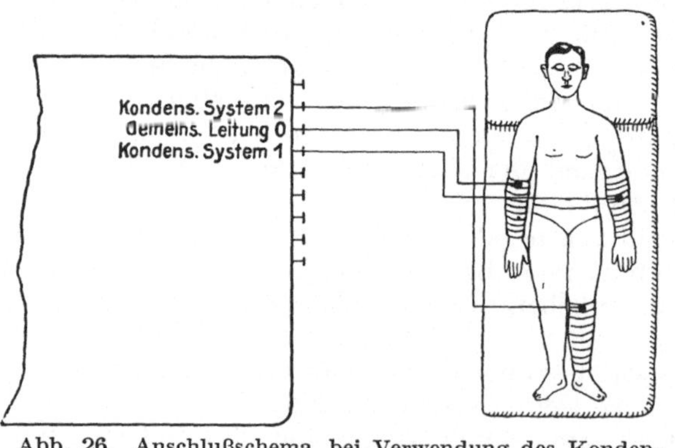

Abb. 26. Anschlußschema bei Verwendung des Kondensators

nahme erfolgt dann von Anfang an mit der eingestellten Papierablaufgeschwindigkeit. Hierbei verschwindet die auseinandergezogene Lichtlinie und es bleiben nur die vom Prisma reflektierten Lichtpunkte sichtbar. Diese sichtbaren hin und her schwingenden Lichtpunkte dienen, wie schon früher erwähnt wurde, zur Beobachtung des Meßsystems während der photographischen Aufnahme; es lassen sich z. B. eingestreute

Extrasystolen usw. an den hin und her pendelnden Lichtpunkten leicht erkennen. Die photographische Registrierung wird durch Hochziehen des Hebels für den Papiertransport momentan beendigt, worauf wieder die Kurven sichtbar werden.

Das erste Gebot nach beendeter Aufnahme ist: Die beiden Empfindlichkeitsschalter (Kurbelwiderstände) auf „aus" stellen. Dann wird das Papier abgeschnitten und das Messer in der Abschneidestellung belassen.

Die Kassette wird jetzt mit dem photographischen Papier in die Dunkelkammer gebracht. Dort wird nach Beiseiteschieben des Messers der Deckel hochgeklappt, das Papier am abgeschnittenen Ende gefaßt, aus der Kassette herausgezogen und entwickelt.

Um bei der nächsten Aufnahme die automatische Aufwicklung des exponierten Papiers zu sichern, braucht man nur die Kassette (Messer nach rechts) in den Registrierer zu schieben und die Kordelschraube in der Pfeilrichtung bis zum Anschlag zu drehen.

Literaturverzeichnis

GERHARTZ, H.: Die Registrierung des Herzschalls. Berlin. J. Springer. 1911. — LEWIS, W.: The mechanism and graphic Registration of the heart beat. London 1925. — WEBER, A.: Die Elektrokardiographie und andere graphische Methoden in der Kreislaufdiagnostik. Berlin. J. Springer. 1926. — WENCKEBACH, K. F. und WINTERBERG, H.: Die unregelmäßige Herztätigkeit. Leipzig. W. Engelmann. 1927.

Die Photographie in der Psychiatrie

Von **Otto Kauders**, Wien

Mit 14 Abbildungen

Das Bestreben moderner psychiatrischer Forschung ist darauf gerichtet, das seelisch erkrankte Individuum als eine Einheit psychophysischer Zusammenhänge zu erfassen. Sowohl die rein psychologische Forschungsrichtung in der Psychiatrie wie die rein somatische, die völlig getrennt und unabhängig voneinander existieren können, vereinigen sich endlich in einem idealen Kreuzungspunkt, in dem die gestörte seelische Funktion aus ihren abgeänderten seelischen und körperlichen Bedingungen heraus verstanden wird. Ebenso wie die Analyse eines psychopathologischen Symptoms oder die Erfassung und Beschreibung psychotischer Abläufe und Entwicklungslinien letzten Endes auf die lebendige Beziehung zum Körperlichen hinzielt und ihrer bedarf, um aus einer rein psychologischen Betrachtungsweise eine psychiatrische zu werden, so dient uns auch alles, was wir an Körpervorgängen bei den Geisteskranken unmittelbar beobachten können, einschließlich sprachlicher Äußerungen, Motorik, Gestik und Mimik nur dazu, die seelischen Phänomene der psychisch Erkrankten aus dieser Ausdruckssphäre heraus zu verstehen und zu verfolgen. Wollen wir uns über die Bedeutung der Photographie in der Psychiatrie ein Bild machen, so ergibt sich schon hier ihr erstes, großes und wohl auch wichtigstes Anwendungsgebiet: die wechselvolle Ausdruckssphäre der geistig erkrankten Menschen, soweit sie sich im Gesichtsausdruck und in der Mimik, in der Körperhaltung und in der Motorik kundgibt, in charakteristischer Weise festzuhalten. Nicht alle Zeichen und Phänomene der Ausdruckssphäre sind dabei für uns in gleichem Maße bedeutungsvoll und nicht alle Ausdruckszeichen sind vom psychologischen Standpunkt aus faßbar, vielmehr ist es heute unbestritten, daß es in einer Reihe von Psychosen, so insbesondere bei der Paralyse und der der Schizophrenie bestimmte abnorme Ausdruckszeichen gibt, hinter denen nichts Psychisches steht, die sich nur vom Standpunkte der gestörten Hirnfunktion, also vom neurologischen Standpunkt aus, erklären lassen. Bezüglich des Delirium tremens hat Verfasser Ähnliches ausgeführt. Dieselbe Vermutung dürfen wir auch noch für andere Psychosen,

z. B. die Epilepsie, aussprechen. Es beschäftigen uns also in der Psychiatrie vorwiegend jene Ausdruckszeichen, hinter denen (im Sinne einer räumlichen Metapher) wir seelische Vorgänge vermuten können, sei es in psychologisch genau erweislichen Zusammenhängen oder nur nach empirisch festgelegten Koppelungen zwischen Ausdruckszeichen und psychischem Phänomen. Das gesamte Ausdrucksrelief des geistes-kranken Menschen zeigt so neben den sprachlichen Äußerungen den wichtigsten Weg in die seelischen Abläufe, einen Weg, den die psychiatrische Forschung, was die Erscheinungen gestörter Motorik anlangt (WERNICKE, KLEIST, PICK u. a.), auch mit wesentlichem Gewinn an Erkenntnis eingeschlagen hat.

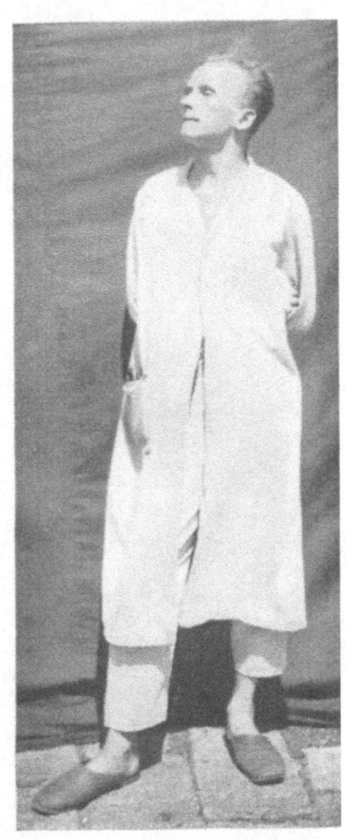

Abb. 1. Gesamthaltung bei einer Paranoia mit Größenideen

Es ist hier nicht der Ort, die Gedankengänge über das Ausdrucksrelief der Psychosen, das eines der verwickeltsten Probleme der Psychiatrie und wohl auch der Psychologie darstellt, weiter auszuspinnen. Vergegenwärtigen wir uns in anschaulicher Weise die einzelnen Ausdrucksreliefs der verschiedenen Psychosen, so ist zunächst einmal festzustellen, daß es hier wohlbekannte, empirisch immer und immer wieder bestätigte Zusammenhänge gibt. Der verblödete Hebephrene mit seinem leeren, nach innen konzentrierten Gesichtsausdruck, seinen Grimassen und Paramimien, seiner vielgestaltigen, aber immer bizarren Motorik, der Paralytiker, dessen verwaschenes und teigiges Gesicht nur mehr der Extreme der Mimik fähig ist, des differenzierteren Mienenspieles aber entbehrt, mit seiner unbeherrschten oder träg-schwerfälligen Motorik, der Paranoiker, in dessen Gesichtszügen Mißtrauen, Zurückhaltung und aggresive Kampfbereitschaft eine höchst charakteristische Mischung eingehen, mit seiner spärlichen, aber mitunter sehr wirkungsvollen Gestik — sind nur einige typische Beispiele unter den klinisch genügend bekannten Ausdrucksreliefs. Über den Zusammenhang dieser Ausdrucksreliefs mit den verschiedenen psychotischen Zustandsbildern kann hier gleichfalls nicht gesprochen werden. Für die praktische Arbeit des photographierenden Psychiaters kommen an den Ausdrucksreliefs der Geisteskranken vorwiegend folgende Punkte in Betracht: 1. Die Gesamthaltung; 2. der Gesichtsausdruck; 3. die Ausdrucksmotorik und die Gestik. Jedes einzelne dieser Momente kann Gegenstand einer photographischen

Aufnahme sein; in gelungenen Aufnahmen werden meist alle drei Momente, wenigstens andeutungsweise, zur Geltung kommen.

Gesamthaltung. In der Gesamthaltung des Patienten auf Abb. 1[1] gibt sich ein bis zum Größenwahn gesteigertes Selbstgefühl, Weltverachtung, arrogante Verschlossenheit ohne weiteres auch dem laienhaften Beobachter kund. Nicht nur der Ausdruck des Gesichtes mit den zusammengekniffenen Lippen ist hier an dem Ausdrucksrelief charakteristisch, sondern auch die herrische Geste, mit der der Kopf zurückgeworfen ist; die Kontrastierung zwischen der aggressiven Beinstellung und·der abweisenden Verschränkung der Arme hinter dem Rücken ergänzen in wirkungsvoller Weise das Bild. Beachtenswert ist übrigens das ausgeprägte Winkelprofil des Patienten. Abb. 2 bringt die Gesamthaltung eines schizoiden Vagabunden, der in seiner eigentümlichen Mischung von Verwilderung und mit seinen an das Christusvorbild gemahnenden Zügen (Barttracht) an Dostojevskische Figuren erinnert. Der stumpfe oder, man möchte sagen, verstockte Gesichtsausdruck dieses Patienten, zusammengehalten mit der schlaffen, unlebendigen Körper- und Extremitätenhaltung, machen auch in diesem Falle ein weiteres Kommentar überflüssig. Gerade in der photographischen Veranschaulichung der Gesamthaltung der vielen Grenzfälle zwischen Psychopathie und Psychose kann sowohl psychologisch wie soziologisch außerordentlich wertvolles Material erzielt werden. Zur Gesamthaltung eines Individuums in unserem Sinne gehören in zweiter Linie auch Kleidung, Besonderheiten in Frisur und Barttracht und ähnliche Momente.

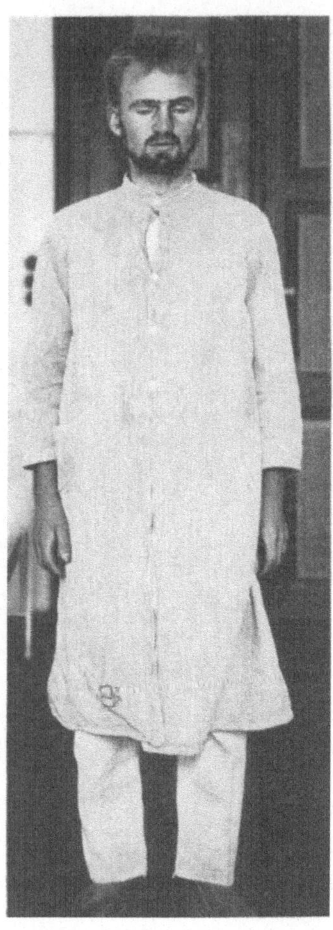

Abb. 2. Gesamthaltung bei einem schizoiden Vagabunden

Gesichtsausdruck. Die Frage des Gesichtsausdruckes beim gesunden und beim kranken Menschen und der daraus gestattete Rückschluß auf die psychischen Vorgänge und die charakterologische Eigenart

[1] Für die freundliche Unterstützung bei der Herstellung des photographischen Bildmaterials spreche ich Herrn Dr. Ludwig Horn an der Wiener psychiatrischen Klinik meinen besten Dank aus.

des betreffenden Individuums hat die wissenschaftliche und populäre Literatur seit jeher in besonderer Weise in Anspruch genommen. Es sei hier nur an die Physiognomik LAVATERS erinnert, die einen enormen Einfluß auf die damalige Zeit hatte und deren Niederschlag sich in deut-licher Weise allenthalben auch noch bei GOETHE findet. Aus derselben Einstellung heraus entstand auch das im Jahre 1838 erschienene große Werk von BAUMGÄRTNER, das den Titel „Krankenphysiognomik" führt. KIRCHHOFF, auf dessen tiefgreifende Analyse des Gesichtsausdruckes hie-mit ausdrücklich verwiesen sei, führt eine Fülle von Material dafür an, das bezeugt, in welch erstaun-lichem Maße die Physiognomik und die mit ihr zusammenhängenden Fra-gen die Ärzte- und Forschergenera-tionen bis in das 16. Jahrhundert zu-rück beschäftigt hat. Es ist klar, daß einer vorwiegend deskriptiv-morpho-logisch gerichteten Betrachtungsweise der Geisteskranken gerade diese Fragen von besonderer Wichtigkeit erschienen und ebenso, daß einer vor-wiegend psychologisch oder kausal-ätiologisch gerichteten Betrachtungs-weise, wie sie in der modernen Psy-chiatrie vorherrscht, viel von den erstaunlich scharfen Beobachtungs-resultaten der früheren Zeit in dieser Beziehung verloren gehen mußte. Wir haben am Gesichtsausdruck zu unterscheiden die eigentliche **Physiognomie** und die **Mimik.** Während erstere einen Dauer-zustand darstellt, versteht man unter Mimik die auf den Habitualausdruck

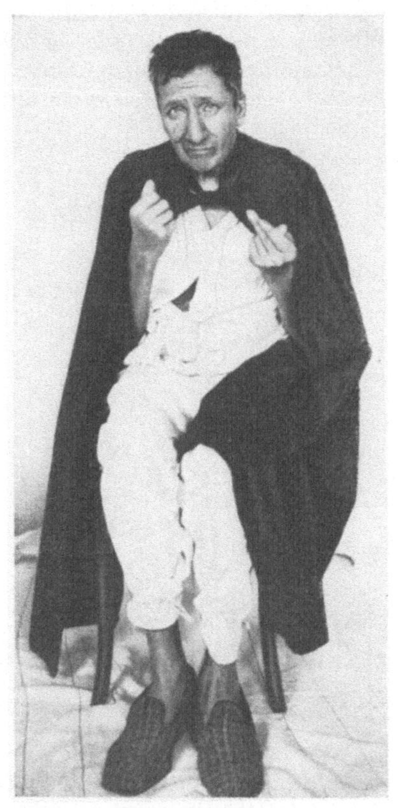

Abb. 3. Gesichtsausdruck des körper-lichen Schmerzes (Gangrän an den Ex-tremitäterenden)

aufgesetzten flüchtigen und wechselnden Ausdrucksbewegungen der Gesichtsmuskulatur, wie sie seelische Abläufe begleiten. Bei den Geistes-kranken kommt noch ein wichtiges Moment hinzu, nämlich daß den einzelnen Psychosen meist gewisse Veränderungen der Physiognomie und immer charakteristische Veränderungen der Mimik zugeordnet sind.

Für den Photographen sei bemerkt: Es ist in den meisten Fällen verhältnismäßig leicht, die Physiognomie bei einer geistigen Erkrankung festzuhalten und es findet sich auch diesbezüglich in den einschlägigen Lehrbüchern der Psychiatrie (ASCHAFFENBURG, BLEULER, STRANSKY,

Ziehen) eine Fülle richtiger und guter Abbildungen. Es ist dagegen
außerordentlich schwer oder meist in einer einzigen Aufnahme nicht
erreichbar, die Mimik bestimmter Psychosen in einer auch nur einigermaßen befriedigenden Weise darzustellen; meist sind hiezu Bilderserien
nötig. Hier drängen sich eine Reihe von Fragen auf. Wenn wir von den
ganz groben und sinnfälligen Abänderungen der Physiognomik und
besonders der Mimik, wie sie uns etwa in den vertrackten Grimassen und
Paramimien der Schizophrenie entgegentritt, absehen — wodurch unterscheidet sich der Gesichtsausdruck des geistig erkrankten Menschen von

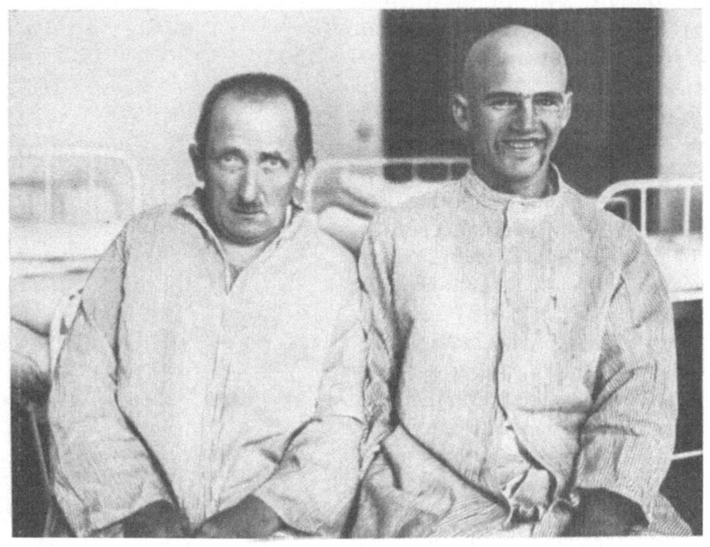

Abb. 4. Trauriger und heiterer Gesichtsausdruck bei zwei geisteskranken Patienten
(Melancholie und Schizophrenie)

dem des gesunden, gibt es hier bestimmbare Grenzen oder bestehen
fließende Übergänge und sind es vorwiegend Änderungen im Affektiven
oder im Intellekt und in den Willensvorgängen, die der normalen Physiognomie den unauslöschlichen Stempel der geistigen Erkrankung, der
merkwürdigerweise in vielen Fällen sogar die abgelaufene Psychose über-
dauern kann, aufdrücken?
    Hier ist ohne Frage ein Punkt gegeben, in dem das intuitive Er-
fassen bestimmter Ausdrucksverhaltungen sowohl der morphologischen
wie der psychologischen Analyse noch weit voraus ist. Von den individuellen Erfassungsmöglichkeiten des Beurteilenden ganz abgesehen, läßt
es sich oft schwer, oft überhaupt nicht sagen, welche Details an dem gesamten physiognomischen Eindruck einer Persönlichkeit die Rück-
beziehung auf geistige Erkrankung gestatten. Wir sehen z. B. auf Abb. 3
den Ausdruck des Schmerzes, der Trauer, bei einem körperlich schwer
leidenden, sonst aber geistig durchaus gesunden, gequälten Menschen.

Der schmerzlich verzogene Mund, die vertieften Nasolabialfalten sprechen ihre deutliche Sprache. Darüber hinaus scheinen die angstvoll auf den Beschauer gerichteten Augen, die durch die leicht hinaufgezogenen Augenbrauen einen fragenden Ausdruck erhalten, um Erklärung, Rat und Hilfe zu interpellieren, während ein undefinierbares Etwas die Antwort dumpfer Verzweiflung, stumpfer Resignation in das nicht endenwollende Leiden schon gleichzeitig bereit hält. Wir wenden uns nun Abb. 4 zu, auf der nebeneinander bei zwei geisteskranken Individuen ein trauriger und ein heiterer Gesichtsausdruck abgebildet sind. Könnten sich diese Ausdrücke nicht ebensogut bei Geistesgesunden vorfinden? Wahrscheinlich wird mancher unvoreingenommene Beschauer diese Frage ohne weiteres bejahen. Dem intuitiven, im Ausdruckserfassen geschulten Auge werden aber doch gewisse Eigentümlichkeiten haften bleiben, wenngleich die präzise Angabe der vorgefundenen Differenzen gegenüber dem normalen Affekt der Trauer und der Heiterkeit Schwierigkeiten bereiten wird. Der depressive Ausdruck des einen Antlitzes hat neben Ängstlichkeit und einer Spur von Mißtrauen einen Ausdruck der Entferntheit, der Fremdheit gegenüber der Außenwelt an sich, der bei dem Ausdruck des körperlich Leidenden entschieden fehlt. Das Lachen im Antlitz des anderen Kranken ist bei schärferer Betrachtung zu einer seelenlosen Grimasse verzerrt, ohne daß man auch über diesen intuitiv erfaßten Tatbestand genauere Rechenschaft ablegen könnte. Die Schwierigkeiten der Ausdrucksphotographie liegen also, wie wir sehen, an demselben Punkte, an dem wissenschaftliche Analyse nicht mehr imstande ist, intuitiv erfaßten Tatbeständen zu folgen. Man kann sagen, daß zwar beispielsweise der Ausdruck der Trauer beim gesunden und beim geisteskranken Menschen einander weitgehend ähnlich sind, daß aber zu dem Ausdruck der Trauer beim gesunden Menschen ein vorläufig noch nicht näher bestimmter Faktor hinzutreten muß, um daraus den Ausdruck der echten Melancholie zu machen, ein Faktor, der eben erst der Gegenstand einer eingehenden morphologisch-psychologischen Analyse werden muß, die sich dazu als wesentlichen und wissenschaftlichen Hilfsmittels der Photographie bedient. Weitere Fragen können in diesem Zusammenhange kaum gestreift werden. Ist die wechselnde Mimik der Geisteskranken wirklich immer nur als „Symbolzeichen" geistiger Vorgänge zu werten oder liegen auch in vielen Phänomenen des Gesichtsausdruckes bei Geisteskranken Erscheinungsweisen in ihrer Funktion gestörter Gehirnapparate, also neurologischer Symptome, vor? Es sei daran erinnert, daß der Gesichtsausdruck bei manchen Erkrankungen des Nervensystems, so beim Morbus PARKINSON, bei der Bulbärparalyse, dem gewisser Psychosen außerordentlich nahe kommt. Trotz der außerordentlichen Wandlungsfähigkeit des Ausdrucksgebietes der mimischen Muskulatur ist ferner nicht daran zu vergessen, daß die gebräuchlichsten Ausdruckszeichen einer Persönlichkeit einer individuell festgelegten Norm unterliegen, ihre Anzahl daher nur beschränkt ist und daß sie sowohl auf psychische wie auf hirnpathologische Veränderungen anzusprechen imstande sind. Auf die

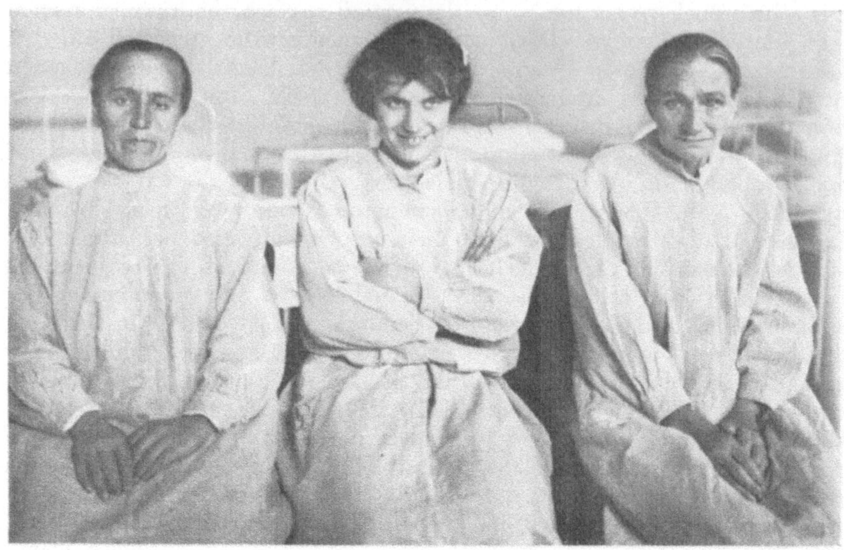

Abb. 5. Wechselnder Gesichtsausdruck bei einer manischen Patientin, links davon eine Melancholie, rechts davon eine depressive Zwangsneurose

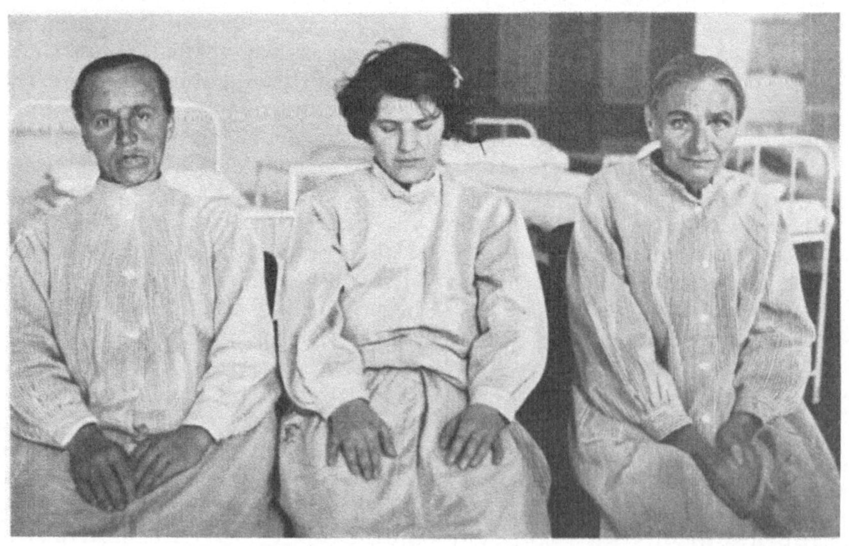

Abb. 6. Wechselnder Gesichtsausdruck bei einer manischen Patientin

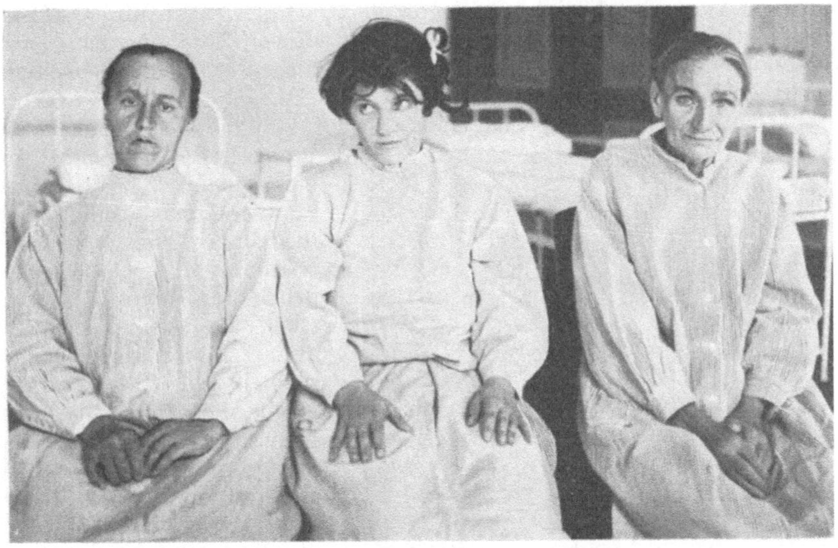

Abb. 7. Wechselnder Gesichtsausdruck bei einer manischen Patientin

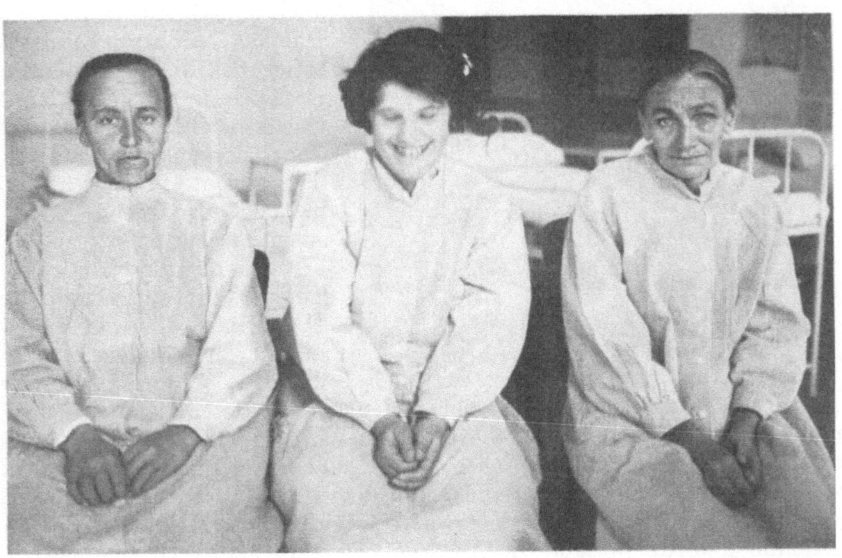

Abb. 8. Wechselnder Gesichtsausdruck bei einer manischen Patientin

James-Langesche Affekttheorie, auf die Frage der sogenannten Affektdissoziation bei der Schizophrenie, die in diesem Zusammenhange von besonderem Interesse ist sowie auf vieles anderes kann hier gleichfalls nicht eingegangen werden.

Die Abb. 5 bis 8 geben einen Begriff von der Vielfältigkeit der mimischen Phänomene bei einer manischen Patientin. Man erkennt hier deutlich die Schwierigkeit, von einem bestimmten Gesichtsausdruck „der Manie" zu sprechen. Es ist auffällig, daß zwei von den vier (nämlich Abb. 6 und 7) wahllos, in rascher Folge und mit kurzen Expositionen hintereinander erfolgten Aufnahmen einen ganz anderen Gesichtsausdruck wiedergeben, als man im allgemeinen bei der Manie anzutreffen gewohnt ist. Man beachte neben dem wechselnden Gesichtsausdruck auch die ständig wechselnde Haltung der oberen Extremitäten bei dieser Patientin. Daneben, in seltsamen Kontraste, der unveränderte Gesichtsausdruck und die ständig gleichförmige Gesamthaltung der beiden depressiven Patientinnen.

Ausdrucksmotorik und Gestik. Ohne die Unterschiede hier weiter ausführen zu können, möchte ich eine Grenze zwischen Ausdrucksmotorik und Gestik ziehen.

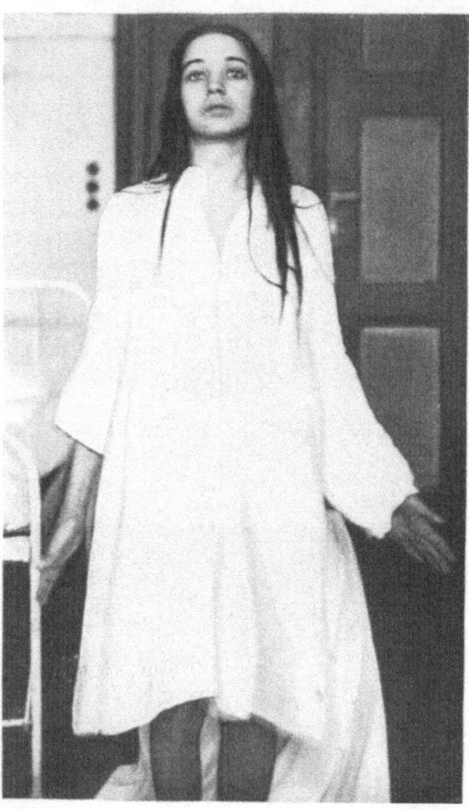

Abb. 9. Pose bei einer Amentia mit zahlreichen optischen Halluzinationen religiösen Inhaltes

Obwohl die Gestik der Ausdrucksmotorik als Bestandteil angehört, haben wir hier eine ähnliche Gegensätzlichkeit vor uns wie zwischen Mimik und Physiognomik. Die Gestik ist etwas dem charakterologischen und dem Innervationstypus des Individuums viel näher Zugehöriges und Individuelleres als gemeinhin angenommen wird, während die Ausdrucksbewegungen durch eine gewisse Labilität gekennzeichnet sind. Auf diesem Gebiete befindet sich die Photographie vor womöglich noch schwierigeren Aufgaben als bei der Erfassung des Gesichtsausdruckes. Die außerordentliche Schnelligkeit der Ausdrucksbewegungen, ihre geringe Prägnanz und Tenazität erschweren ihre Festhaltung ungemein, wozu noch die Schwierigkeit, beispielsweise bei deliranten Patienten, hinzukommt, die Verhältnisse in richtiger Perspektive auf der Platte einzufangen. Wie noch später auszuführen sein wird, bedarf der Photograph hier notwendigerweise der Unterstützung durch den Film, der nicht nur imstande ist, die einzelnen Ausdrucksbewegungen oder ihre Teilphasen richtig wiederzugeben, sondern auch, worauf es ja bei der Darstellung der Ausdrucksmotorik wesentlich ankommt, die Bewegungssukzessionen in ihrer natürlichen Folge zu veranschaulichen. Verhältnismäßig leicht ist die sogenannte Pose durch die photographische Aufnahme wiederzugeben, worunter wir ein erstarrtes oder ruhendes Phänomen der sonst ständig bewegten Ausdrucksmotorik zu verstehen haben, das meist auch ganz bestimmte perseverierenden psychischen Inhalten entspricht. In Abb. 9 sehen wir eine derartige Pose bei einer jugendlichen verwirrten Patientin mit religiösen Wahnideen, die mit einer gewissen Regelmäßigkeit periodisch auftrat, aber dennoch nicht wie bei katatonen Patienten bildsäulenhaft durch längere Zeit beibehalten wurde. Man beachte die eigentümlich empfangende Haltung der Arme und Hände, die an die Arbeiten frühgotischer Meister bei der Darstellung von Mariä Verkündigung erinnert. Der ekstatisch-visionäre Gesichtsausdruck steht dazu in gutem Einklang.

Durch die Arbeiten von KRETSCHMER über den Zusammenhang zwischen Körperbau und Charakter, besonders zwischen Körperbau und Temperamentstypus, ist der Photographie in der Psychiatrie in letzter Zeit ein ganz neues und

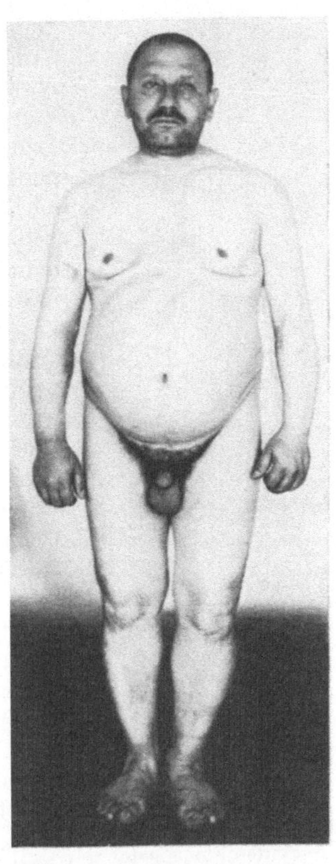

Abb. 10. Pyknischer Körperbau bei einem Patienten mit zirkulärer Psychose

ausgedehntes Betätigungsfeld eröffnet worden. Es ergeben sich hier Berührungspunkte der Psychiatrie mit der Anthropologie. Nicht der Gesichtsausdruck, das Mienenspiel, die Haltung sind es, die von diesem Standpunkt aus interessieren, sondern der gesamte Körper in seiner Formung, seinem charakteristischen Knochenbau, seiner Muskulatur, seinem Fettansatz wird zur Ausdruckssphäre des Individuums, die uns in vielen Fällen schon von vornherein über gewisse Temperaments- und Charaktereigentümlichkeiten des Individuums Aufschluß geben soll. Die KRETSCHMERsche Lehre ist heute schon so ziemlich allgemein bekannt geworden, so daß auf ihre eingehendere Darstellung hier verzichtet werden kann; man kann sagen, daß auch zahlreiche Nachprüfungen Belegmaterial für die KRETSCHMERschen Anschauungen erbracht haben, wenn-

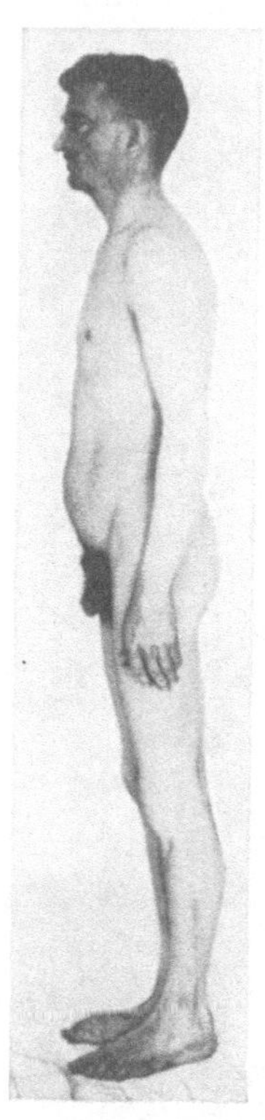

Abb. 11. Asthenischer Körperbau bei einem Patienten mit paranoider Psychose

gleich besonders bezüglich der Bindung der schizophrenen Erkrankung an bestimmte Körperbautypen erhebliche Meinungsverschiedenheiten noch bestehen. Wesentlich erscheint die Zuordnung des sogenannten pyknischen Körperbaues zum zyklothymen Temperamentstypus und die des asthenischen und athletischen Körperbaues zum schizothymen Temperamentstypus. Für Abb. 10 und 11 wurden absichtlich keine „Idealtypen" des pyknischen und des asthenischen Körperbaues ausgewählt, jedoch sind die markanten Kennzeichen auch auf diesen Abbildungen gut ersichtlich. Der Pykniker auf Abb. 10 zeigt einen in seiner Verteilung etwas abnormen Fettansatz und bildet damit schon den Übergang zum sogenannten dysplastischen resp. zum athletischen Typus. Es ist im übrigen bemerkenswert, daß im allgemeinen die reinen Fälle von pyknischem Körperbau viel leichter aufzutreiben sind als die rein asthenischen Körperbautypen. Für die psychiatrische Konstitutionsforschung, die das gesamte Individuum in seine somatischen und seelischen Eigentümlichkeiten als Einheit erfaßt und von der die Körperbauforschung nur ein Teil ist, ist die Photographie ein unentbehrliches Hilfsmittel geworden.

Es ist klar, daß die Photographie auch in der Psychiatrie wie in den übrigen Zweigen der Medizin überall dort ihr Anwendungsgebiet hat, wo es sich darum handelt, mit dem Gesichtssinn wahrnehmbare Körpersymptome anschaulich darzustellen. So läßt sich etwa die Zungenbißverletzung eines Epileptikers, die Hirnnervenlähmung eines Paralytikers und dergleichen mehr zur Darstellung bringen. Des ferneren ist die Photographie in der Psychiatrie von besonderer Wichtigkeit zur Festhaltung endokriner Störungen, die sich körperbaulich oder sonst irgendwie in der äußeren Erscheinung kundgeben, sowie jener Vielheit von Schwachsinnsformen, die sich besonders in der Schädel- und Gesichtskonfiguration kennzeichnen. Bezüglich der Fälle mit endokrinen Störungen sei beispielsweise auf die bekannten Abbildungen in der Abhandlung von WAGNER-JAUREGG über Myxödem und Kretinimus verwiesen.

Einem immer steigenden Interesse begegnen in der Psychiatrie die Manifestationen der krankhaften Persönlichkeit auf darstellendem Gebiete, also in erster Linie die Handschrift, dann auch die Zeichnungen,

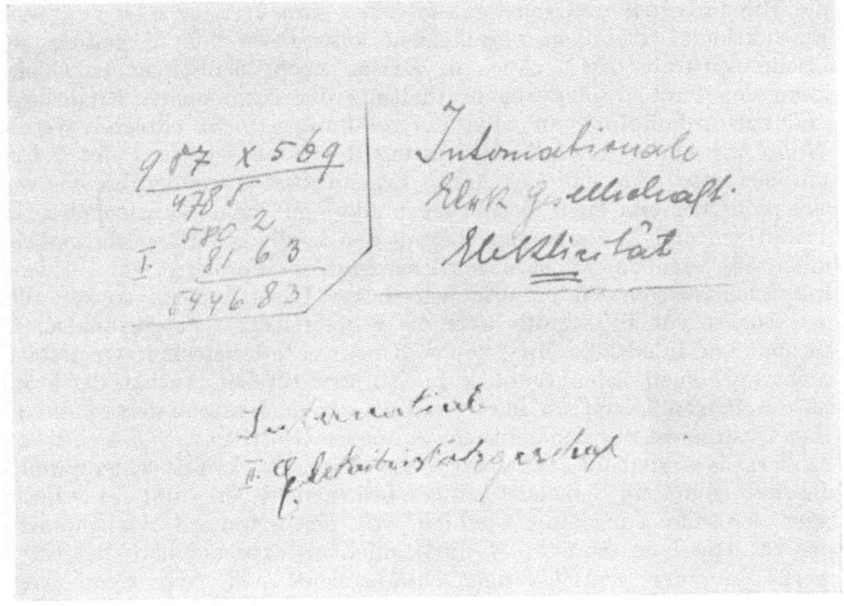

Abb. 12. Schrift- und Rechenproben zweier unbehandelter Paralytiker

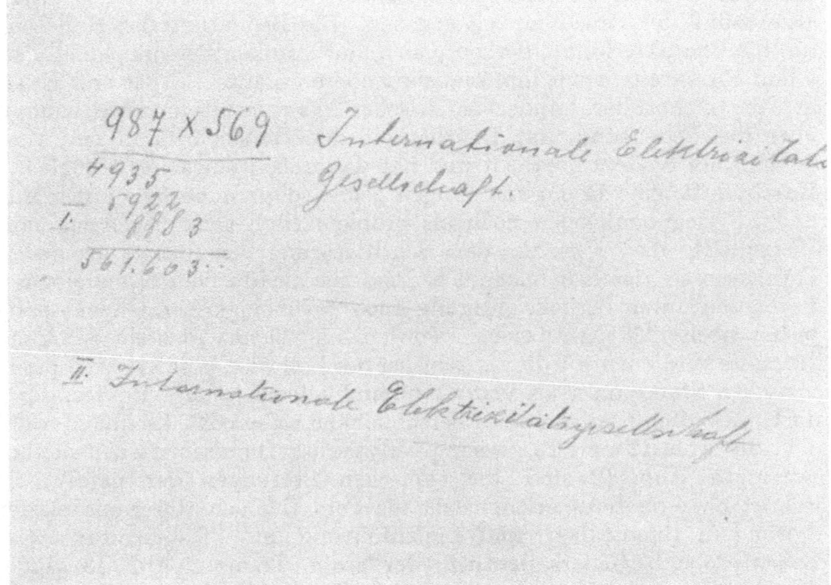

Abb. 13. Schrift- und Rechenproben derselben beiden Paralytiker nach Malariabehandlung

die Handarbeiten und sonstige, entweder künstlerische oder technische
Produktionen (Plastiken, verschiedene kunstgewerbliche Arbeiten, technische Apparate usw.). Auch in diesem, noch ziemlich neuen Gebiete
kann der Photographie zur Festhaltung der gewonnenen Erfahrungen
und zur Anknüpfung an neue Fragestellungen nicht entraten werden.
Wenn wir heute über die Bedeutung des Kunstschaffens der Schizophrenen ganz neue und eigenartige Erkenntnisse gewonnen haben, wenn
sich von hier aus auch Berührungspunkte mit dem Kunstschaffen der
Primitiven und Exoten einerseits, mit den kindlichen Darstellungsweisen
anderseits ergeben, so ist dies vorwiegend ein Verdienst verschiedener,
mit reichhaltigem Bildmaterial versehener Darstellungen, so vor allem
des Buches von PRINZHORN über die Bildnerei der Geisteskranken. Die
formale und inhaltliche Analyse der Kunstwerke Geisteskranker gestattet
nicht nur einen tiefen Einblick in den strukturellen Aufbau der krankhaften Persönlichkeit, in ihre verschütteten und abgeänderten Anlagen
und Leistungen, aus denen gleichwohl neuer Gestaltungswille sich erhebt,
sondern sie ermöglicht auch vieles, was an Kunstwerken einzelner normaler
Individuen und an Kunstströmungen bisher nicht ohne weiteres auflösbar
oder determinierungsfähig erschien, von einem weiteren Gesichtspunkt
aus zu verstehen. So ist z. B. die Ähnlichkeit expressionistischer Kunstwerke mit den vielschichtigen, unübersichtlichen, von Symbolismen
durchsetzten Zeichnungen Schizophrener oft eine verblüffende. Gerade
diese Betrachtungsweise hat schließlich auch Anregung zu neuen Ge-
dankengängen über den Symbolcharakter und Symbolwert nicht nur des
einzelnen Details im Kunstwerk, sondern des Kunstwerkes überhaupt
als Ausfluß der Persönlichkeit gegeben. Die Bedeutung der Handschrift
für die Charakterkunde der normalen und kranken Persönlichkeit haben
schon PIDERIT und vor ihm manche andere erkannt. Aber erst KLAGES
hat die mehr oder minder empirischen oder intuitiven Anschauungen
über die Bedeutung und Deutbarkeit der Handschrift in ein wissen-
schaftliches System gebracht und hat dadurch, wenigstens bezüglich der
Handschrift, eine Reihe von Fragen gelöst, die wir bezüglich der Mimik
und Physiognomik eben noch als problematisch gekennzeichnet haben.
Wenngleich das Formale der Schriftstörung bei den verschiedenen
Psychosen so ziemlich bekannt ist, ist eine ausführliche Graphologie der
Psychosen unter Berücksichtigung auch psychologischer Gesichtspunkte
bisher noch nicht geschrieben worden, ein Thema, das sicherlich mehr
Interesse verdienen würde, als es bisher der Fall war. Weniger vom psycho-
logischen Standpunkt als vom Standpunkt des Leistungseffektes, der auf
die Umwandlung der gesamten Persönlichkeit sichere Rückschlüsse erlaubt,
sind die Abb. 12 und 13 zweier paralytischer Handschriften bemerkenswert. In Abb. 12 sind die typischen Störungen der paralytischen
Schrift ohne weiteres erkenntlich, die Schreibfehler, die Koordinations-
störung in Buchstaben- und Linienführung und, wie in der zweiten
Schriftprobe besonders deutlich, der grobe Tremor. Abb. 13 gibt die
Handschriften derselben beiden Paralytiker nach einigen Monaten, die
inzwischen nach einer Malariabehandlung in eine volle Remission mit

Berufsfähigkeit eingetreten waren, wieder.
Beide Handschriften sind nun flüssiger, leichter
leserlich und fehlerfrei geworden.

Anhangsweise noch eine kurze Bemerkung
über die Bedeutung des Films für die Psychiatrie. Es gehört keine besondere prophetische
Gabe dazu, dem Film im psychiatrischen Unterricht eine Zukunftsbedeutung zu prognostizieren.
Man sollte meinen, daß die Filmvorführungen
von erregten hyperkinetischen Geisteskranken,
wie sie ja für Unterrichtszwecke hauptsächlich in Betracht kommen werden, ohne die dazu gehörigen sprachlichen Äußerungen ein leeres
und unzutreffendes Bild ergeben, doch sind
die Filmaufnahmen katatoner und deliranter
Psychosen, wie ich mich selbst überzeugen
konnte, bei richtiger Aufnahmetechnik derartig
eindrucksvoll, daß die psychischen Inhalte und
das gesprochene Wort sich mühelos in das optische Bild hinein ergänzen und, wie dies etwa
beim Delirium tremens der Fall ist, förmlich
aus dem lebhaften gestikulatorischen Spiel der
Kranken erschlossen werden können. Unum-
gänglich wird die Mitwirkung des Films bei
der Analyse von Bewegungsstörungen bei
Geisteskranken sein, wobei als ein besonders
günstiger Umstand hinzukommt, daß die
Technik der Filmabrollung es gestattet, die
Bewegungsformel der Kranken aufzulösen, die
Bewegungssukzessionen in ihre Teilphasen zu
zerlegen und Augenblicksbilder in ihrer natürlichen Folge auf längere Zeit für die Beobachtung festzuhalten, die selbst bei der natürlichen
Beobachtung infolge der außerordentlichen
Schnelligkeit und Labilität der motorischen Einstellungen verloren gehen können (Zeitlupe).
Abb. 14 gibt solche Teilphasen aus einer Anfalls-
produktion einer an motorischen Symptomen ungemein reichhaltigen männlichen Hysterie wieder.
Während das erste bis vierte Bild teils aus dem
hysterischen Anfall selbst stammt, teils die
Tendenz des Kranken, sich aus dem Normal-
verhalten wieder in den Anfall rückzuversetzen,
zeigt, ist auf dem fünften Bilde ein Gehversuch,
wobei die krampfig seitwärts abgestreckten
Arme besonders auffallen, festgehalten. Die
Bilder sechs bis acht geben das Vorstadium

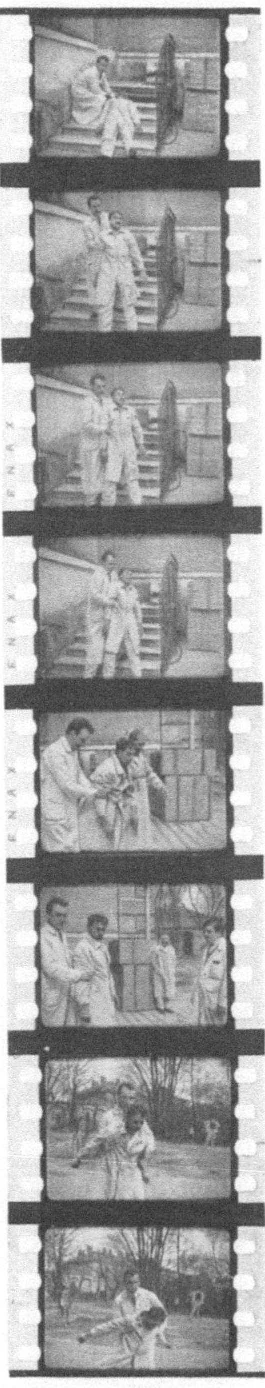

Abb. 14. 8 Teilphasen aus
einem hysterischen Anfall
(Film)

eines hysterischen Anfalls, in dem der Gesichtsausdruck ungemein bezeichnend ist, sowie die weitere Ausbildung einer „attitude passionnelle" wieder.

Literaturverzeichnis

Baumgärtner, M.: Kranken-Physiognomik. Stuttgart. 1842. — Hennes, H.: Die Kinematographie im Dienste der Neurologie und Psychiatrie. Med. Klin., S. 2010, 1910. — Jasfers, K.: Allgemeine Psychopathologie. 2. Aufl. Berlin. J. Springer. 1920. — Kauders, O.: Encephalitis epidemica, Delirium tremens und Hypnose. Arch. f. Psych. und Nervenkrankh. Ed. 72. 1924. — Kirchhofi, Th.: Der Gesichtsausdruck und seine Bahnen. Berlin. J. Springer. 1922. — Klages, L.: Die Probleme der Graphologie. Leipzig. J. A. Barth. 1910. — Ausdrucksbewegung und Gestaltungskraft. Leipzig. J. A. Barth. 1923. — Kretschmer, E.: Körperbau und Charakter. Berlin. J. Springer. 1921. — Krukenberg, F.: Der Gesichtsausdruck des Menschen. Stuttgart. F. Enke. 1920. — Piderit, M.: Mimik und Physiognomik. Detmold. 1886. — Prinzhorn, H.: Bildnerei der Geisteskranken. Berlin. J. Springer. 1922. — Wagner-Jauregg, J.: Myxödem und Kretinismus. in Handb. d. Psych. von Aschaffenburg. Wien und Leipzig. Urban u. Schwarzenberg. 1912.

Die Photographie in der Augenheilkunde

Von **Gustav Guist**, Wien

Mit 18 Abbildungen

Die Photographie in der Augenheilkunde umfaßt das äußere und das innere Auge. Bei der photographischen Darstellung des äußeren Auges kommen in Betracht: die vorderen und hinteren Flächen der Lider, die Hornhaut, die Lederhaut und die Regenbogenhaut; vom Augeninnern ist es der Augenhintergrund, der photographisch festgehalten wird.

Außerdem kommt die Photographie mit Benützung eigener Apparate bei Untersuchungen über die Art des Lidschlusses, der Pupillenbewegung usw. in Frage.

Die Kinematographie dient zum Festhalten abnormer Augenbewegungen und zur Darstellung ganzer Operationen.

Im folgenden möchte ich nun

1. die Photographie des äußeren Auges,
2. die Photographie des Augenhintergrundes,
3. die Photographie der Pupillen und der Lidbewegung sowie
4. die Kinematographie von Augenoperationen

besprechen.

Photographie des äußeren Auges

So einfach es auch scheint, ein Auge photographisch festzuhalten, so stößt man doch schon bei den ersten Versuchen auf Schwierigkeiten: das Auge läßt an Beweglichkeit nichts zu wünschen übrig. Vor allem ist es notwendig, den Kopf zu fixieren, denn schon an ganz kleinen Seitenbewegungen scheitert das Gelingen der Aufnahme. Zur Fixierung des Kopfes eignen sich Kinn-Stirnstützen (Abb. 1) oder sie wird durch einen Einbiß in eine auf einem Stützbrettchen aufgetragene Wachsmasse bewerkstelligt (Abb. 2). Gelingt es nun schon, das Auge in einer bestimmten Stellung fixiert zu halten, so ist noch die Pupillen- und Lidbewegung zu beachten.

Die Pupille ist ununterbrochen in mehr oder minder lebhafter Bewegung; sie ändert konstant ihre Weite. Diese wird nicht nur durch das einfallende Licht, sondern auch durch die Atmung (Ein- und Ausatmen), durch psychische Reize, durch das Einstellen des Auges auf nahe oder ferne Gegenstände beeinflußt.

Das Lid wird auch beim normalen Menschen in Intervallen von

fünf bis fünfzehn Sekunden bewegt: der „Lidschlag" erfolgt zur Verhütung der Austrocknung der Hornhaut.

Bei der eben besprochenen außerordentlichen Beweglichkeit des
Auges kommt nur die Momentaufnahme in Betracht. Da eine be-

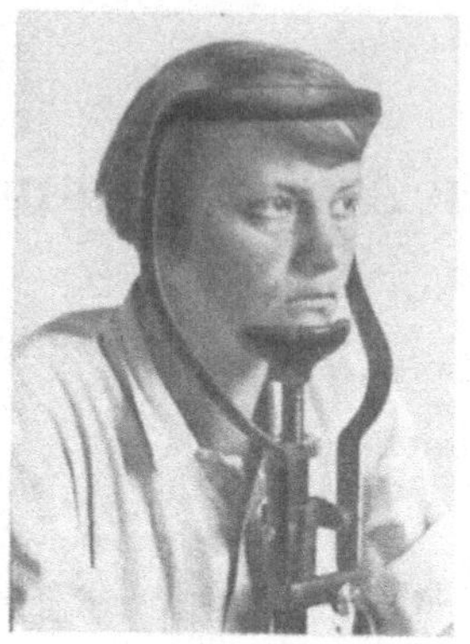

Abb. 1. Fixierung des Kopfes durch Kinn-Stirnstütze

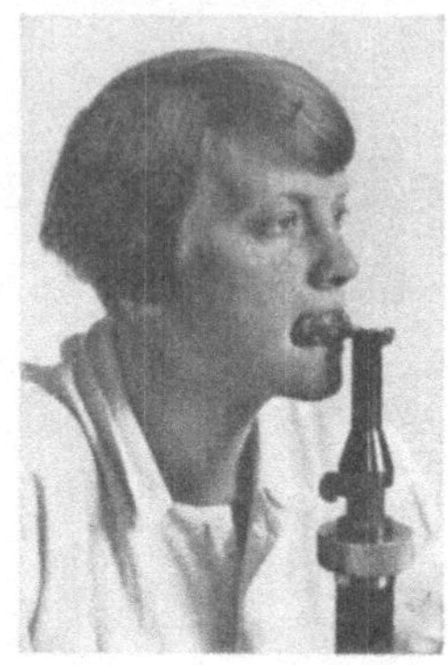

Abb. 2. Fixierung des Kopfes durch Einbiß in eine Wachsmasse

stimmte Einstellung des Auges nicht lange innegehalten werden kann,
so ist es vor allem die Spiegelreflexkamera, die bei den Aufnahmen für
das Auge in Frage kommt. Auch mit einer gewöhnlichen Kamera gelingt
es, scharfe Bilder zu bekommen, es besteht jedoch folgende Schwierigkeit:

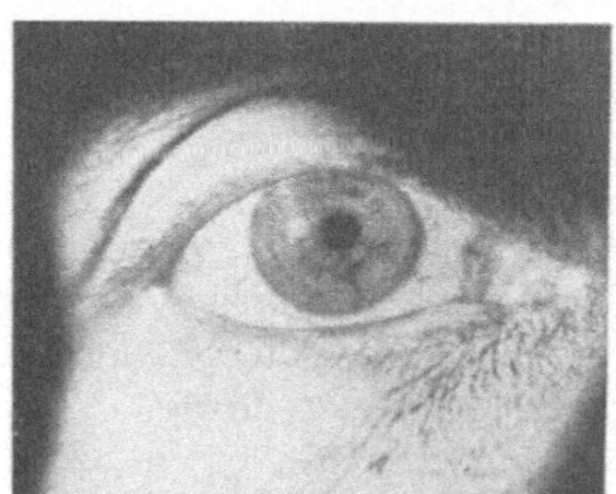

Abb. 3. Helle Regenbogenhaut

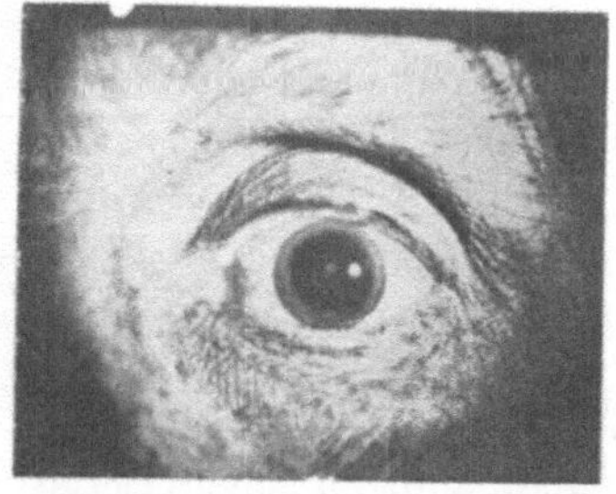

Abb. 4. Braune Regenbogenhaut

während der Manipulation des Einstellens auf der Mattscheibe und des
Einschiebens der lichtempfindlichen Platte verstreicht eine gewisse
Zeit, in welcher sich oft die Stellung des Auges bereits geändert hat.

Eine weitere heikle Frage ist die Beleuchtung. Kommt es bei der
Aufnahme nur auf die Lider, die Lederhaut an, so genügt das Tageslicht,
sind aber Details im Bereich der Regenbogenhaut bzw. Linse erwünscht,
so ist schon eine stärkere Lichtquelle notwendig. Bei hellen Regenbogen-
häuten kann man mit gutem Tageslicht vielleicht noch auskommen,
handelt es sich aber um eine dunkle Regenbogenhaut, so muß die Intensität

der Lichtquelle bedeutend erhöht werden (Abb. 3 u. 4). Nun verträgt das
Auge eine stärkere Beleuchtung nicht, ohne dabei blinzeln zu müssen; man
denke nur, wie schwer es ist, für kurze Zeit gegen die Sonne zu schauen.
Es darf daher die starke Lichtquelle nur für den Moment der Aufnahme
in Tätigkeit treten, um ohne Schaden für das Auge die Aufnahme bewerkstelligen zu können. Eine kräftige Bogenlampe ist hiefür am geeignetsten, die besonders adaptiert (siehe bei Stereophotographie) Verwendung findet.

Die Objektive, die für unsere Zwecke in Betracht kommen, sind
solche mit möglichst großer Lichtstärke und kurzer Brennweite. Die
Kamera muß einen weit ausziehbaren Balg haben, damit vergrößerte
Aufnahmen und solche in natürlicher Größe herstellbar sind.

Bei vergrößerten Aufnahmen und solchen in natürlicher Größe
kommt noch eine weitere Schwierigkeit hinzu: die vom Objektiv in verschiedenen Entfernungen gelegenen Details gleichzeitig scharf abzubilden: die Tiefenschärfe. Wäre das aufzunehmende Objekt in einer
Ebene gelegen, so wäre eine gleichmäßig scharfe Einstellung ohne weiteres
möglich; da das Auge aber eine Kugel bildet, die Lider dieser Kugel-
fläche sich anpassen, ferner Regenbogenhaut und Hornhaut stets einige
Millimeter (bis 6 mm) hintereinander liegen, so macht die gleichzeitige
Scharfeinstellung aller dieser Teile Schwierigkeiten, denen nur durch
Abblendung des Objektivs begegnet werden kann. Mit abnehmender
Blendenweite geht aber Licht verloren, was andererseits die Anwendung
stärkerer Lichtquellen erforderlich macht.

Stereophotographie des vorderen Bulbusabschnittes

Bei der gewöhnlichen Photographie des äußeren Auges fehlt die
eigentliche Tiefenwirkung; daher wurde nach dem Aufkommen der
Stereophotographie diese Methode auch zum Festhalten interessanter
Augenbefunde herangezogen. In der Literatur ist eine ganze Reihe von
Stereokameras für Augenaufnahmen beschrieben worden; über die wich-
tigsten möchte ich kurz referieren.

DRÜNER beschrieb eine Stereokamera (Abb. 5) mit gewinkelten
optischen Achsen in Kombination mit dem binokularen Mikroskop,
die es infolge besonderer Konstruktion des Stativs ermöglicht, die Augen
des Kranken in allen Lagen nach Vertauschen des binokularen Mikroskops mit der Stereokamera zu photographieren. Die Belichtung wird
durch einen LINHOFschen Zeit- und Momentverschluß reguliert, der am
Beleuchtungssystem angebracht ist. Als Lichtquelle dient eine ZEISS-
sche 4-Amp.-Projektionsbogenlampe. Als Projektionslinse wird ein Tessar
1 : 6,3, f = 18 cm, verwendet. Die hintere Linse des Objektivs wird
abgenommen und die zurückbleibende vordere mit einer Linse von — 6,0 D
kombiniert. Das austretende Lichtstrahlenbündel von etwa 1,5 cm
Durchmesser wird durch Prismen oder Spiegel auf das zu photographierende Objekt geworfen. Die Aufnahme erfolgt im Dunkelzimmer. Die
Einstellung geschieht auf der Mattscheibe.

DRÜNER, der diese Methode anfangs für biologische und anatomische Aufnahmen benützte, hat mit einer ähnlichen Anordnung später auch das äußere Auge aufgenommen.

ELSCHNIG hat eine Stereokamera mit zueinander geneigten optischen Achsen konstruiert, die von DÜMLER in Wien angefertigt wurde; nach dieser Methode hergestellte Bilder pathologischer Befunde des Auges hat ELSCHNIG als Stereoskopischen Atlas der patholog. Anat. des Auges herausgegeben.

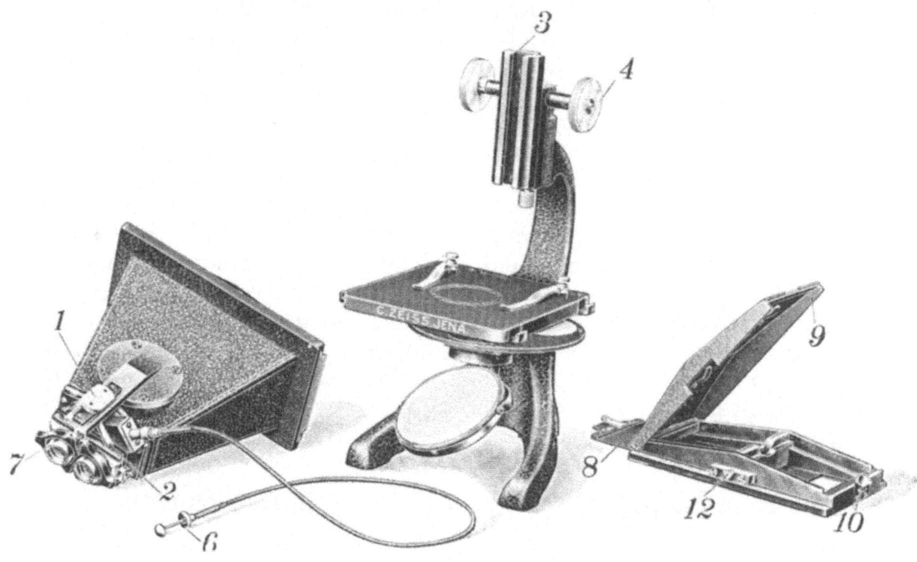

Abb. 5. Stereokamera nach DRÜNER

LÖWENSTEIN verwendete zur Stereophotographie des vorderen Augenabschnittes das optische System des ZEISS-CZAPKIschen Hornhautmikroskops in Kombination mit der BRAUS-DRÜNERschen Kamera. Zur Beleuchtung bediente er sich der von C. ZEISS gelieferten kleinen Bogenlampe, die er beim Einstellen mit einer dichten Grauscheibe versehen hatte. Die Stereomikrokamera ist am Hornhautmikroskop auswechselbar angebracht und gestattet, bei Verwendung geeigneten Plattenmaterials mit Objektivpaar 5,5 bei $^1/_4$ Sek. Expositionszeit und $1^1/_2$ facher Vergrößerung tadellose Aufnahmen herzustellen.

LENZ konstruierte eine Stereokamera, kombiniert mit einer Beleuchtungseinrichtung, die folgendermaßen gebaut ist (Abb. 6): L ist eine selbstregulierende Bogenlampe, die auf das zu photographierende Objekt (A) durch ein Kondensorsystem ein Lichtstrahlenbündel wirft. K_1, K_2 sind die mit ihren optischen Achsen zueinander geneigten zwei Spiegelreflexkameras. Als Objektive dienen zwei Planare von C. ZEISS mit 7,5 cm Brennweite. Sie sind lichtstark und liefern bei eineinhalb- bis dreifacher Vergrößerung Bilder mit vielen Feinheiten. Der Momentverschluß ist nicht an der Kamera, sondern an der Bogenlampe angebracht. Es ist ein GEORGENverschluß (*G*). Die Aufnahmen erfolgen im verdunkelten Raume; die Einstellung geschieht beim Lichte der Beleuchtungslampe nach Vorsetzen einer passenden Grauscheibe.

METZGER benützte zur Beleuchtung die BIRCH-HIRSCHFELDsche Bestrahlungslampe mit vorgeschaltetem Ultraviolettfilter. Das Licht dieser Lampe ist bezüglich seiner Helligkeit fein abstufbar und blendet nicht; man kann damit tadellose Aufnahmen machen. Selbst die Einstellung geschieht bei voller Beleuchtung, ohne daß Tränenfluß oder Blinzeln auftritt. Als Aufnahmekamera wird eine ZEISS-Stereopalmos-Kamera verwendet; die Einzelkammern sind zueinander nicht geneigt. Die optische Ausrüstung besteht aus zwei ZEISS-Tessaren 1:4,5.

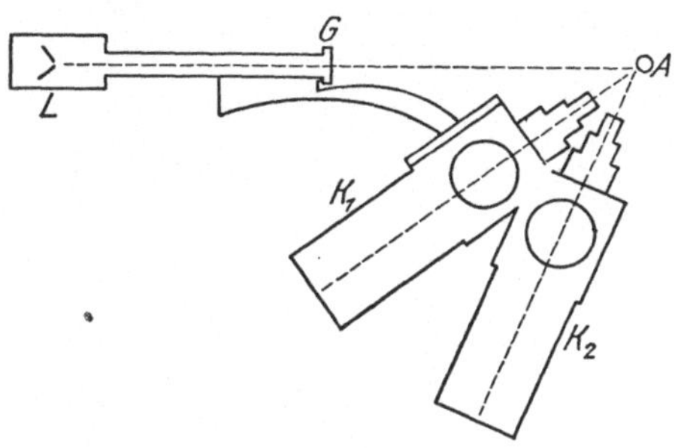

Abb. 6. Stereokamera nach LENZ

Um nahe gelegene Objekte mit zur Stereoskopie genügendem Bildinhalt auf die Platte zu bekommen, ist es notwendig, die gegenseitige Entfernung der Objektive entsprechend zu wählen. Diese Verschiebung der Objektive ersetzt die Neigung der beiden Einzelkammern.

Der Zeichnung gegenüber hat die Stereophotographie des vorderen Bulbusabschnittes den Vorteil der objektiven und plastischen Darstellung, woraus ihr Wert für Wissenschaft und Praxis erhellt. Es sind einfachere und kompliziertere Aufnahmeapparaturen beschrieben worden, die alle, entsprechend benützt, gute Resultate ergeben.

Meine Erfahrung erstreckt sich auf einen Apparat, der, mit geringen Mitteln hergestellt, gute Resultate liefert. Bei einer gewöhnlichen Kamera für das Format 13 × 18 cm wurde die Vorderwand zwecks Aufnahme des Objektivbrettchens mit den zwei mit Hilfe eines Schraubengetriebes gegeneinander verschiebbaren Objektiven (ZEISS Tessar 1:4,5) ausgeschnitten. Die Kamera wird durch einen eingepaßten schwarzen Karton in zwei Teile geteilt. An der Hinterfläche der Vorderwand (hinter den Objektiven) ist ein Rollschlitzverschluß eingesetzt. Die beiden Teilbilder werden auf einer Platte aufgenommen. Um entsprechende Bildinhalte zu bekommen, müssen entsprechend der Gegenstand-Objektivdistanz die Objektive ähnlich wie bei der Anordnung METZGERs einander genähert oder voneinander entfernt werden. Zur Beleuchtung dient entweder Tageslicht, Ultraviolettlicht oder eine Bogenlampe (30 Amp.) mit einem Blechgehäuse. Die Strahlen werden durch einen Kondensor gesammelt. Eingestellt wird auf das Auge bei geschlossenem Lid. In den Weg der Strahlen wird eine Blechplatte mit einem Schlitz variierbarer Breite eingeschaltet. Die Blechplatte, die in einer Führung auf und ab bewegt werden kann, wird zunächst hochgezogen und fixiert. Mittels Auslöser wird dieser Verschluß und der Verschluß der photo-

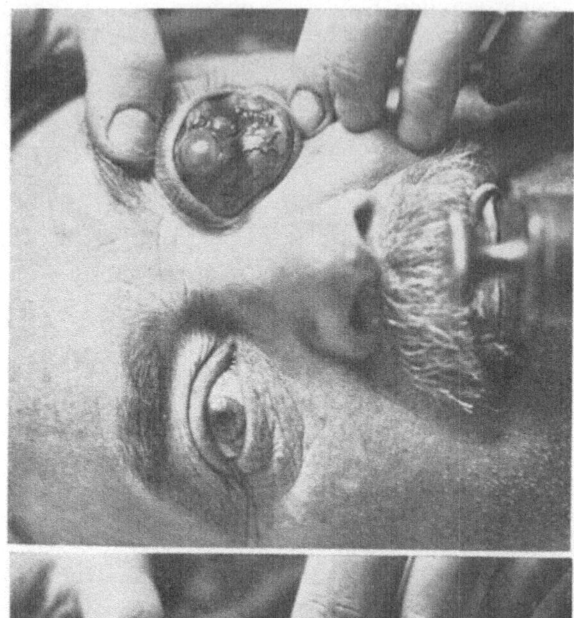

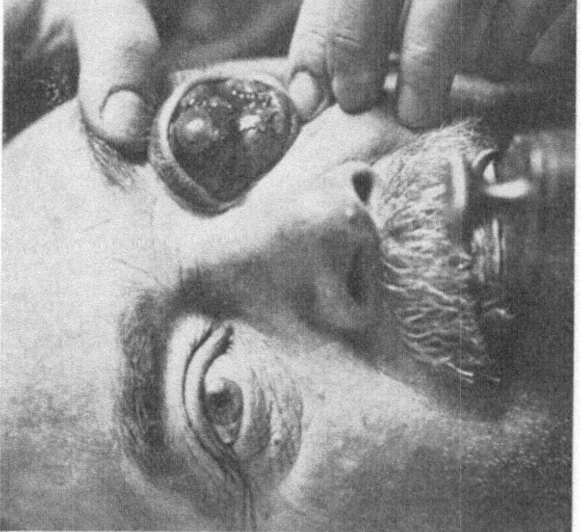

Abb. 7. Durchbrechender intraokularer Tumor des linken Auges. Stereoaufnahme

graphischen Kamera gleichzeitig ausgelöst und es erfolgt die Aufnahme. Diese Beleuchtungsanordnung habe ich zur Herstellung der Abb. 3 und 4 benützt.

Abb. 7 ist mit der von mir benützten Stereokamera bei guter Tagesbeleuchtung gewonnen.

Augenhintergrundphotographie

Nachdem HELMHOLTZ im Jahre 1851 den ersten Augenspiegel konstruiert und damit ermöglicht hatte, den Augenhintergrund zu beobachten, wurde alsbald der Wunsch rege, das Gesehene bildlich festzuhalten. Es entstand eine ganze Reihe von Atlanten, teils nach Aquarellen, teils nach Ölbildern hergestellt. Es wurde auch versucht, die Photographie zur Darstellung des Augenhintergrundes heranzuziehen, doch bedurfte es erst einer großen Reihe von Versuchen, um brauchbare Bilder zu erzielen. NOYES war der erste, der sich mit dieser Frage beschäftigte (1862).

Ihm folgten BAGNERIS, GERLOFF, THORNER, WOLFF, bis endlich DIMMER, unter Mitwirkung KÖHLERS und M. VON ROHRS, in einer im Jahre 1899 publizierten Abhandlung den vollkommensten Apparat für Fundusphotographie angab.

Die zwei schwierigsten Probleme der Augenhintergrundphotographie sind: die Ausschaltung der an den brechenden Medien des Auges entstehenden Reflexe und die Frage der Beleuchtung des Augenhintergrundes während der Aufnahme.

Es kommt bei der Unruhe des Auges natürlich lediglich die Momentaufnahme — bei weiter Pupille — in Betracht. Die Aufnahmszeit schwankt zwischen $^1/_7$ bis $^1/_8$ Sekunde. Längere Belichtung ist wegen Netzhautschädigungen zu vermeiden; abgesehen davon ist es unmöglich, das Auge längere Zeit ruhig zu halten.

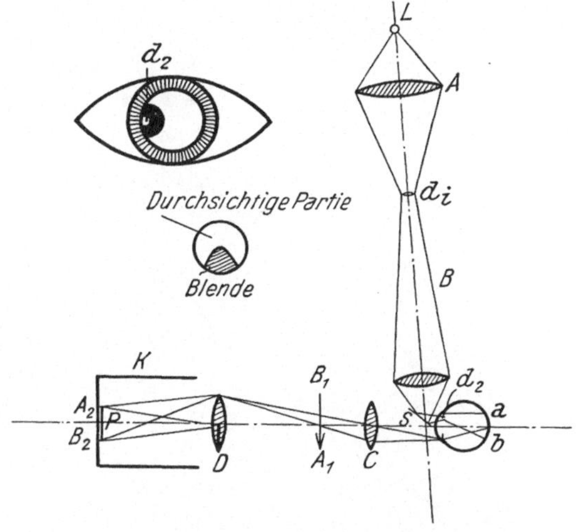

Abb. 8. Prinzip des DIMMERschen Apparates zur Photographie des Augenhintergrundes

Das Prinzip des DIMMERschen Apparates zur Photographie des Augenhintergrundes ist folgendes (Abb. 8): Die Kondensorlinse (A) entwirft ein Bild des Kraters der Bogenlampe (L) in d_i; durch das Beleuchtungssystems (B) und den schiefgestellten Spiegel (s) wird die Lichtquelle schließlich am temporalen Rande der Pupille abgebildet (d_2) und so ein großer Teil des Augenhintergrundes beleuchtet (a, b). Die vom Augenhintergrund reflektierten Strahlen treten durch das optische System des beobachteten Auges und die Ophthalmoskoplinse (C) hindurch und entwerfen bei $A_1 B_1$ ein umgekehrtes Bild des Augenhintergrundes; von diesem umgekehrten Bilde wird durch das Objektiv (D) der photographischen Kamera (K) ein Bild $A_2 B_2$ auf der Platte (P) entworfen.

Zur Vermeidung von Reflexen ist im System (D) der photographischen Kamera eine zungenförmige Blende derart eingefügt, daß im umgekehrten Strahlengang ihr Bild durch die Ophthalmoskoplinse (C) in der Pupille des beobachteten Auges an der gleichen Stelle entworfen wird (d_2), wo das Bild des Bogenlampenkraters liegt. Die zungenförmige Blende muß so groß sein, daß ihr Bild etwa doppelt so groß wird als das Bild der Lichtquelle.

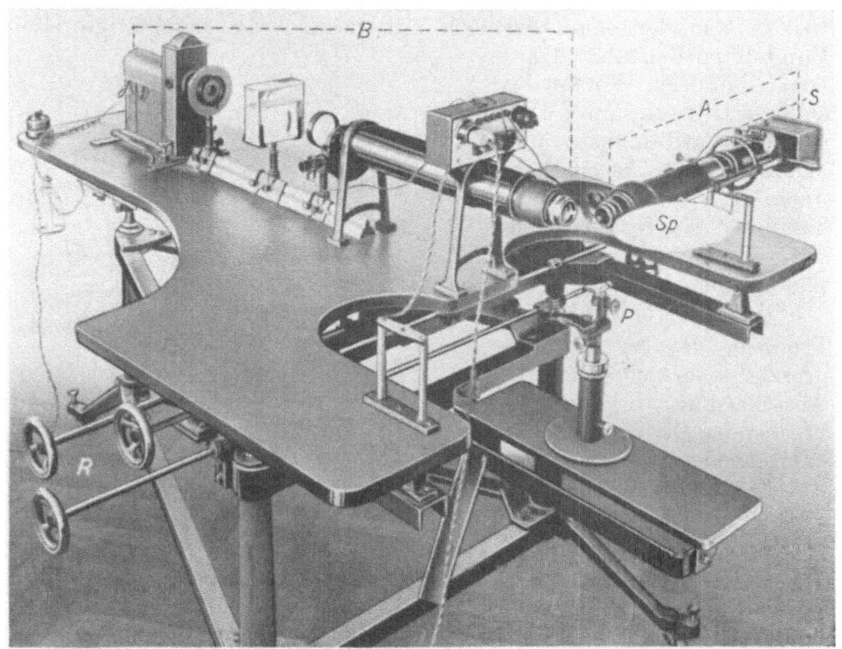

Abb. 9. Dimmerscher Apparat zur Photographie des Augenhintergrundes.
Ausführung von C. Zeiss, Jena

Die in Verwendung stehende Kamera ist eine Spiegelreflexkamera, die es ermöglicht, das Bild bis zum letzten Augenblick zu kontrollieren. Zur Einstellung wird das Licht der Bogenlampe durch eine bei d_i angebrachte, rauchgraue Scheibe gedämpft. Die Belichtung erfolgt mit Hilfe eines Sektorenverschlusses vor der Lichtquelle; die Belichtungszeit beträgt $^1/_7$ bis $^1/_8$ Sekunde.

Abb. 9 zeigt das neueste von C. Zeiss gebaute Modell des Dimmerschen Apparates. Auf einem nach allen Richtungen verschiebbaren Tisch ist das Beleuchtungs- und Aufnahmesystem B bzw. A angebracht. Die Verschiebung des Tisches erfolgt durch die bei (R) befindlichen drei Räder. Der Kopf des Patienten wird bei (P) mittels einer Einbißvorrichtung (nach Abb. 2) fixiert. Diese ist unbeweglich, der Apparat

wird allein verschoben. Als Fixationsobjekt für das Auge dient, wenn
das zu photographierende Auge selbst fixiert, ein durch das Beleuchtungssystem projizierter dunkler Punkt. Ist das zu photographierende Auge
blind, muß das andere Auge ein seitlich angebrachtes und durch den
Spiegel (*Sp*) reflektiertes Lämpchen fixieren. Auf diese Weise ist man in
der Lage, jede beliebige Stellung des Auges festzuhalten.

Ist nun das Patientenauge in der beschriebenen Weise fixiert, so
wird das Bild der Bogenlampe knapp am temporalen Rande der Pupille
entworfen. Man kann nun durch Betätigung der Einstellschraube das
Bild in der Kamera scharf einstellen und im geeigneten Moment durch
Drücken am Auslöser (*S*) den Spiegel nach oben klappen, so daß die
Platte für die Strahlen zugänglich wird. Gleichzeitig wird durch einen
Elektromagneten der Sektorenverschluß betätigt, so daß die notwendige

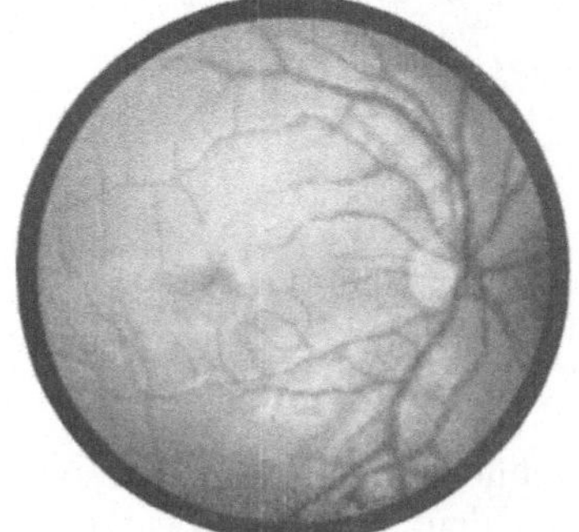

Abb. 10. Normaler Augenhintergrund, aufgenommen mit Hilfe des DIMMERschen Apparates zur Photographie des Augenhintergrundes

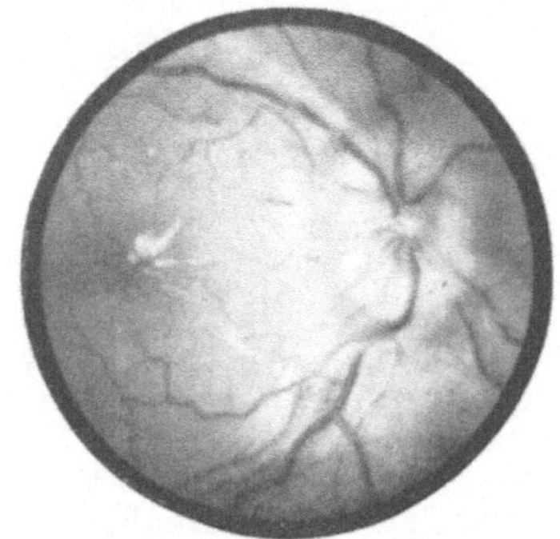

Abb. 11. Retinitis albuminurica, aufgenommen wie Abb. 10

Lichtmenge für $^1/_7$ bis $^1/_8$ Sekunde den Augenhintergrund beleuchtet und
die Aufnahme ist vollendet. Die besten Resultate haben wir mit AGFA-
Chromoisolarplatten zu verzeichnen.

Abb. 10 zeigt einen normalen Augenhintergrund.

Abb. 11 stellt eine Retinitis albuminurica dar.

Der DIMMERsche Apparat ist heute als der beste zu bezeichnen, ist
aber wegen seines enormen Preises nicht besonders begehrt. Um so
größere praktische Bedeutung hat daher die von C. ZEISS konstruierte
Netzhautkamera NORDENSONs, die wohlfeiler erhältlich ist. Alle mit
diesem Apparat angefertigten Bilder zeigen zwei kleine weiße Flecken,
die sich wohl jeweils aus dem gewünschten Bereich verlagern lassen,
immerhin aber etwas Störendes im Bilde darstellen. (Es sind dies die
mitabgebildeten zwei Spiegelbildchen, die an beiden Flächen der Ophthalmoskoplinse entstehen.) Immerhin sind mit diesem Apparat ganz
brauchbare Photogramme vom lebenden Augenhintergrund auf verhältnismäßig einfache Art herstellbar. Als Prinzip diente NORDENSON die
von GULLSTRAND angegebene, vereinfachte, reflexlose, zentrische Ophthalmoskopie.

Der Strahlengang im NORDENSONschen Apparat ist folgender (Abb. 12): Die Lichtquelle (L) wird durch den Kondensor D_1, die Prismen P_1, P_2 und die Linse D_2 am Ort des Spaltes S abgebildet. Der Spalt (S) liegt 1 cm oberhalb der Achse des Aufnahmesystems. Dieser Spalt wird durch die Ophthalmoskoplinse (D_3) in S_1 am unteren Rande der Pupille (siehe Abb. 13) abgebildet, von wo aus der Augenhintergrund beleuchtet wird. Die Blende des photographischen Objektivs (D_4) wird durch die

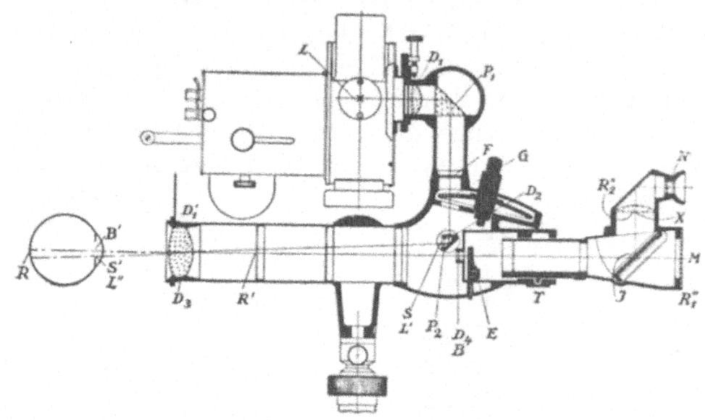

Abb. 12. Strahlengang in der Netzhautkamera nach NORDENSON (Schnitt)

Linse (D_3) im Zentrum der Pupille abgebildet, daher kommen für die photographische Aufnahme lediglich Strahlen, die das Zentrum der Pupille passieren, in Betracht. Da die zur Beleuchtung bzw. zur Erzeugung der Aufnahme dienenden Strahlen getrennt ein- bzw. austreten, ist die Reflexlosigkeit des Bildes gesichert. Die vom Augenhintergrund reflektierten Strahlen erzeugen in R' ein Bild des Augenhintergrundes,

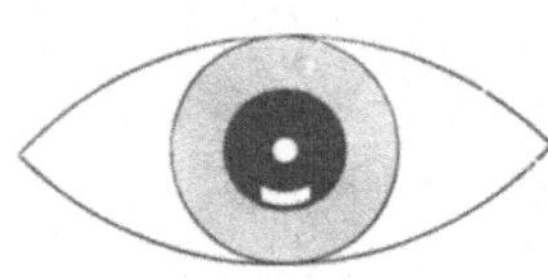

Abb. 13. Beleuchteter Pupillenrand (Netzhautkamera nach NORDENSON) (Schnitt)

das seinerseits auf der Platte abgebildet wird; mittels der Spiegelreflexkamera kann auch hier die Schärfe des Bildes in jedem Moment kontrolliert werden.

Während der Einstellung ist ein Grauglas (G) im Strahlengang eingeschaltet. Beim Auslösen des Verschlusses wird die Grauscheibe entfernt, der Sektorenverschluß gestattet eine Belichtungszeit bis zu $^1/_8$ Sekunde.

Abb. 14 stellt die NORDENSONsche Netzhautkammer auf dem üblichen ZEISSschen Instrumententisch mit Kinn- und Stirnstütze dar. Der Kopf des Patienten wird gestützt (nach Art Abb. 1); der ganze Apparat wird am Kreuztisch so eingestellt, daß das Bild des Spaltes auf den unteren Pupillenrand fällt. Die Blickrichtung der Augen wird derart eingestellt, daß die gewünschte Funduspartie zu sehen ist, was man in der Reflexkamera bei N (s. Abb. 12) kontrollieren kann. Ist die entsprechende Schärfe des Bildes durch Betätigung der Triebschraube (T in Abb. 12) erreicht, wird durch Druck am Auslöser die

Spiegelreflexkammer und
der Sektorenverschluß be-
tätigt. Abb.15 und 16 zeigen
Augenhintergründe,   mit
der Netzhautkamera nach
NORDENSON aufgenommen;
im Zentrum der Bilder sind
die   zwei   oberwähnten
weißen Flecken (Spiegel-
bildchen) sichtbar. HAR-
TINGER hat durch eine neu-
artige   Ausführung   der
Ophthalmoskoplinse   der
Netzhautkamera die er-
wähnten zwei Reflexbild-
chen ausgeschaltet. Dieses
Objektiv ist an jedem
Apparat, der früher mit
Reflexen gearbeitet hat,
leicht anzubringen (Oph-
thalmologenkongreß 1929
in Amsterdam).

Andere, z. B. SIGURD
HAGEN, haben die Beleuch-
tung des Augeninneren
durch die Lederhaut-Ader-
haut hindurch vorgenom-

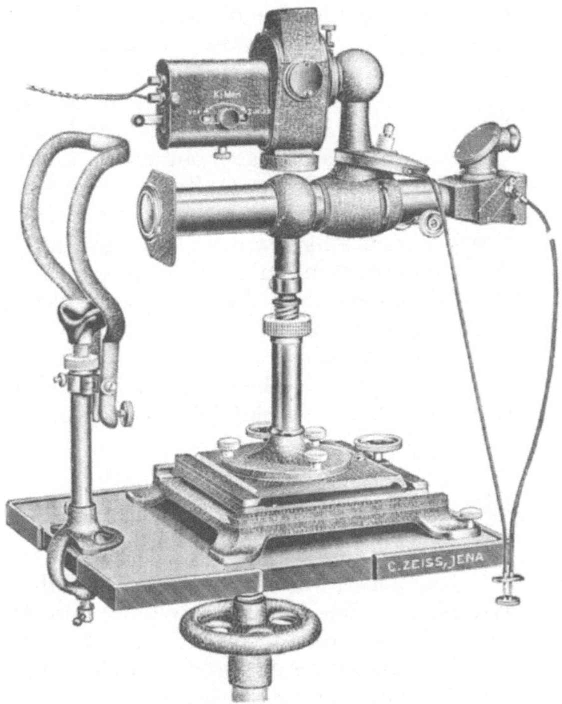

Abb. 14. Netzhautkamera nach NORDENSON (Ansicht)

men. Die Aufnahmen sind aber nicht annähernd so gut wie die mit
den Apparaten von DIMMER oder NORDENSON gewonnenen.

Auf die Möglichkeit einer Darstellung des Augenhintergrundes

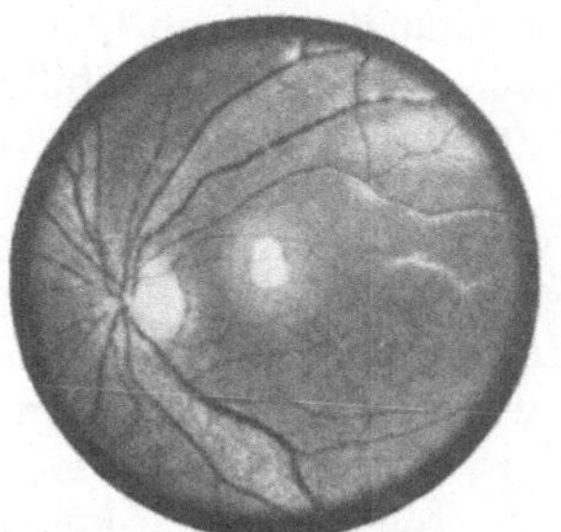

Abb. 15. Normaler Augenhintergrund,
aufgenommen mit der Netzhautkamera nach NORDENSON

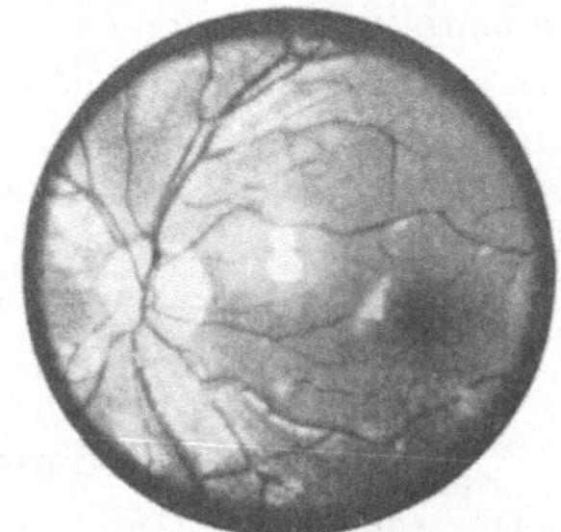

Abb. 16. Normaler Augenhintergrund,
aufgenommen mit der Netzhautkamera nach NORDENSON

mittels Stereophotographie hat THORNER schon 1903 hingewiesen und
diesen Gedanken auch verwirklicht.

METZGER hat mit der NORDENSONschen Netzhautkamera erst kürzlich (1927) gut verwendbare Stereogramme vom Augenhintergrund hergestellt. Er machte zwei Aufnahmen nacheinander, indem er bei der zweiten Aufnahme die Blickrichtung des Auges in der Horizontalen etwas verschob. Das auf diese Weise gewonnene Bilderpaar läßt nun im Stereoskop den Augenhintergrund plastisch erscheinen.

Am Ophthalmologenkongreß in Amsterdam (1929) hat Nor enson eine durch die Firma C. Zeiss hergestellte reflexlose Stereo-Netzhautkamera demonstriert, mit welcher Stereoaufnahmen des Augenhintergrundes gemacht werden können; in diesen Aufnahmen werden die Niveaudifferenzen im Augenhintergrund zur Darstellung gebracht.

Die **gleichzeitige** Aufnahme des Augenhintergrundes von zwei Standpunkten aus ist mit keinem der in Benützung stehenden Apparate möglich. Da die Fundusdetails zueinander stets in gleicher räumlicher Beziehung stehen, ist die Herstellung der Aufnahmen **nacheinander** für das stereoskopische Bild ohne Belang.

Die photographische Methode für die Zeitbestimmung der Lichtreaktion der Pupille

Bellarminoff konstruierte im Jahre 1885 einen Apparat zwecks Darstellung der Pupillenbewegung am lebenden Auge. Der Apparat, „Photokoreograph" genannt, war nicht besonders leistungsfähig.

Der Neurologe A. Fuchs hat einen verbesserten Apparat angegeben, der aber auch nur für Studien am Auge mit heller Iris geeignet ist. Dieser Apparat besteht aus einer Kamera mit sehr lichtstarkem Objektiv. Die Platte wird an der Hinterwand der Kamera mittels Uhrwerk verschoben; die Verschiebungsgeschwindigkeit wird genau festgestellt. Der knapp vor der photographischen Platte gelegene Spalt, durch den hindurch die Aufnahme nach den Regeln der photographischen Technik (Lupeneinstellung) vorgenommen wird, hat eine Breite von $^1/_2$ mm. Zur Fixation des Kopfes dient eine Einbißvorrichtung. Zur Beleuchtung wird eine Bogenlampe verwendet, die in 10 bis 12 cm Entfernung vom Auge aufgestellt wird. Das Licht soll tunlichst senkrecht auf das Auge einfallen. Die Strahlen werden zuerst durch dunkelblaues Glas und eine gesättigte Lösung von Kupferoxydammoniak hindurchgeleitet. Der Hauptmeridian der Pupille muß in den Spalt fallen, sonst kommt ein fehlerhaftes Resultat zustande. Sobald sich das Auge an das blaue Licht gewöhnt hat, wird plötzlich das weiße Bogenlicht eingeschaltet, nachdem schon vorher das die Bewegung der Platte bewirkende Uhrwerk in Aktion gesetzt worden war.

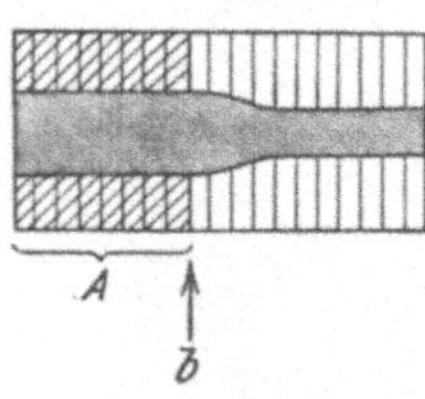

Abb. 17. Aufnahme zur Zeitbestimmung der Lichtreaktion der Pupille. Die vertikalen Striche sind Zeitmarken

Abb. 17 zeigt die Lichtreaktionszeit an der Übergangsstelle zwischen breitem und schmalem dunklem Streifen. *A* blaues Licht, *b* Einsetzen des Bogenlichtes. Abb. 18 zeigt die Unruhebewegung der Pupille bei gleich stark bleibender Beleuchtung.

GARTEN hat den zeitlichen Ablauf der Pupillarreaktion nach Verdunklung festgelegt. Er hat zur Beleuchtung ultraviolette Strahlen verwendet und benützte ein nach dem Prinzip BELLARMINOFFs konstruiertes Instrument mit einer Quarzlinse als Objektiv.

Die Photographie zur Bestimmung der Pupillenweite

CL. DU BOIS-REYMOND war der erste, der im Jahre 1888 die Photographie bei Blitzlicht zu pupillometrischen Untersuchungen benützte; er photographierte ein vorher eingestelltes Auge nach viertelstündigem Dunkelaufenthalt bei Blitzlicht. Seither wurde dieses Verfahren mit allen erdenklichen Modifikationen zur Bestimmung der Pupillengröße verwendet. Statt Magnesiumblitzlicht wird

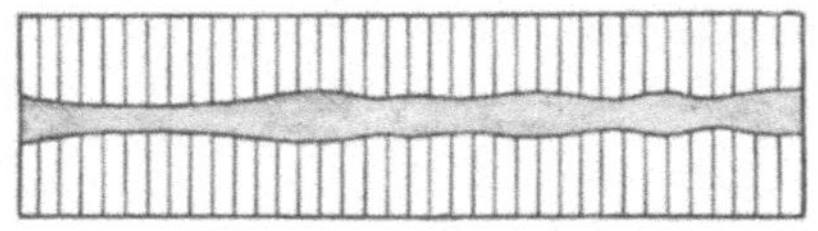

Abb. 18. Unruhebewegung der Pupille bei gleich stark bleibender Beleuchtung

jetzt eine mit Momentverschluß versehene Bogenlampe verwendet.

Die Kinematographie in der Augenheilkunde

Die Kinematographie ist geeignet, bei entsprechender Anordnung der Aufnahmeapparatur auch die delikaten Augenoperationen sehr schön zur Anschauung zu bringen. Ich will bei dieser Gelegenheit auf meine von der seinerzeitigen Bundesfilmhauptstelle in Wien hergestellten Operationsfilme hinweisen, die ich mit ausgezeichnetem Erfolg beim Unterricht verwende. Während Augenoperationen nur für einen sehr beschränkten Zuseherkreis gut sichtbar sind, ermöglicht die Kinematographie die Demonstration der Operationen vor einem großen Auditorium.

Außer zur Darstellung ganzer Operationen ist die Kinematographie auch geeignet, das Studium physiologischer oder pathologischer Reflexbewegungen im Bereich der Lider, des Auges selbst oder der Pupillen zu ermöglichen.

So hat in jüngster Zeit VAN GILSE den Tränensackmechanismus und den Lidschlag kinematographisch registriert.

Ich habe von der Reproduktion kinematographischer Aufnahmeapparate Abstand genommen, da für unsere Zwecke die allgemein bekannten Apparate mit geeigneten Objektiven benutzt werden. Auch ist es nicht instruktiv, etwa eine Reihe von Kinopositivbildern wiederzugeben, weil ja der wesentliche Vorteil der kinematographischen Methode nur beim Abrollen der Bildfolge zum Ausdruck kommt.

Literaturverzeichnis

BELLARMINOFF, L.: Anwendung der graphischen Methode bei Untersuchung der Pupillenbewegung. Photokoreograph. Pflügers Archiv 37, 1885,

S. 107. — DIMMER, F.: Die Photographie des Augenhintergrundes. Verlag J. F. Bergmann. 1907. Enthält alle Literaturangaben bis 1907. — DRÜNER, L.: Über die stereoskopische Momentaufnahme des vorderen Augenabschnittes. Klin. Monatsbl. f. Augenheilk. 1924, 2, 311. — DERSELBE: Über Mikroskopie und eine neue vergrößernde Stereoskopkamera. Zeitschr. f. wiss. Mikroskopie 17, 1900. — DERSELBE: Anwendung der Stereoskopie bei Darstellung anatomischer Objekte. Heidelberg: Karl Winters Univ.-Buchhandlung. 1919. — DU BOIS-REYMOND, E. v.: Über das Photographieren der Augen bei Magnesiumblitzlicht. Zentralbl. f. prakt. Anat. 1888, März. — ELSCHNIG, A.: Stereoskopisch-photographischer Atlas der path. Anat. des Auges in NEISSER, A.: Stereoskopischer medizinischer Atlas (Ophthalmologie), J. A. Barth, Leipzig 1900. — FUCHS, A.: Die Messung der Pupillengröße. Leipzig-Wien, F. Deuticke. 1904. — GARTEN, S.: Beiträge zur Kenntnis des zeitlichen Ablaufes der Pupillarreaktion nach Verdunklung. Pflügers Arch. 68, S. 68. — GILSE, VAN: Beobachtungen über den Tränensackmechanismus und den Lidschlag. Klin. Monatsbl. f. Augenheilk. 69, S. 4—9, 1922. — HAGEN, SIGURD: Eine neue Methode zur Photographie des Augenhintergrundes. Klin. Monatsbl. f. Augenheilk. 1912, II, S. 17. — LENZ, G.: Eine Stereokamera zur Photographie des vorderen Augenabschnittes. Klin. Monatsbl. f. Augenheilk. 1924, I, 33. — LÖWENSTEIN, A.: Eine Stereokamera für Photographie des vorderen Augenabschnittes. Klin. Monatsbl. f. Augenheilkunde. 1924, 2, 326. — DERSELBE: Über eine Stereomikrokamera für klinische Photographie des vorderen Bulbusabschnittes. Klin. Monatsbl. f. Augenheilkunde. 1912, 1, 450. — METZGER, E.: Über die stereophotographische Darstellung feinerer Veränderungen des vorderen Augenabschnittes im Uviollicht. Klin. Monatsbl. f. Augenheilkunde. 1926, 2, 1. — DERSELBE: Die Stereophotographie des Augenhintergrundes. Klin. Monatsbl. f. Augenheilkunde. 1927. — NORDENSON, S. W.: Om centrisk fotograf. av. ögonbottnen, Hygiea, 1915. — DERSELBE: Demonstration eines nach den Prinzipien des Ophthalmoskops für vereinfachte reflexlose Ophthalmoskopie von Gullstrand gebauten Apparates. Bericht über die 45. Versammlung der Deutschen Ophthal. Gesellsch., Heidelberg 1925.

Die Photographie in der Dermatologie

Von **Julius Thieme**, München

Mit 13 Abbildungen

Kaum ein anderes Fach der Medizin ist so sehr auf optische Erinnerungsbilder angewiesen wie die Dermatologie; eine große Zahl von Atlanten und Moulagensammlungen, die von malerisch begabten Ärzten oder von Künstlern nach ihren Angaben hergestellt sind, sucht diesem Bedarf gerecht zu werden. Diese Bilder und Modelle haben den großen Vorzug, daß sie von Meistern in der Wissenschaft und Malerei gesehen und gewissermaßen interpretiert wurden. Diesem Vorzug des Subjektiven, didaktisch meist besonders Eindringlichen, steht aber der Fehler mangelnder Objektivität gegenüber, auf die teils mit Unrecht, teils mit Recht in unserem mechanisierten Dasein Wert gelegt wird. Man hat daher in der Dermatologie versucht, alles Gesehene durch die Photographie bildmäßig festzuhalten, und damit manches bis zu gewissen Grenzen erreicht, deren man sich stets bewußt sein muß, um sie sowohl in Rechnung zu ziehen, als auch danach zu trachten, sie zu erweitern. Wenn wir uns vergegenwärtigen, wie optische Erinnerungsbilder beschaffen sind, so werden wir bald inne werden, daß eine einzelne Photographie im Verhältnis zu diesen Erinnerungsbildern wie eine aus einem Buche herausgenommene Seite, herausgerissen aus dem Inhalt, wirkt und daß wir eine kinematographische Aufnahme oder besser eine große Reihe von Bildern benötigen, die uns die Summe der Gesichtseindrücke vermitteln, die zur Erzielung des Vorstellungsbildes notwendig sind. Dann könnten wir — das innere Verstehen vorausgesetzt — selbst verarbeiten, was im gemalten Bild mosaikartig zusammengetragen ist und eben das Subjektive ausmacht.

Daß in der Dermatologie nur die Farbenphotographie die Methode der Wahl sein kann, bedarf kaum besonderer Begründung, da es sich hier neben Umriß-, Licht- und Schattenwiedergabe vor allem um Farbenwiedergabe handelt. Bevor wir auf die Farbenphotographie näher eingehen. müssen wir uns zunächst einmal darüber klar werden, welchen Zwecken die Bilder dienen sollen und können. Vor allem natürlich dem Unterricht und dem wissenschaftlichen Vortrag, sei es durch Vorweisung der Originalfarbenphotogramme durch Projektion oder durch Abdruck in Lehrbüchern. Auch die größte Klinik wird für den Unterricht nicht immer die gewünschten Fälle zum Vorstellen haben (manche Fälle kommen ja nur zu bestimmten Jahreszeiten vor), nicht immer ist es möglich, den Anfangsbefund zu „konservieren", um ihn im Unterricht vorweisen zu können; teilweise besteht auch der Wunsch, eine Krankheit in verschiedenen Stadien oder verschiedenen Variationen zu zeigen. Daß die vergrößerte Bildprojektion bei großer Hörerzahl Zeit spart, den Unterricht vereinfacht, ihn klarer gestaltet, bedarf wohl keiner besonderen Erwähnung. Besonders wichtig ist ferner die bildmäßige Festlegung eines Anfangsbefundes oder einer Krankheit überhaupt, da selbst die meisterhafteste Beschreibung bei dem Leser die gewünschte Vorstellung nicht oder nur sehr mühsam hervorrufen kann. Es ist bekannt, daß gerade in der Dermatologie zweifellos gleiche Krankheitsbilder von verschiedenen Autoren so beschrieben wurden, daß sich lange, Kraft und Zeit vergeudende, Polemiken daran anschlossen und trotzdem manche Fragen ungeklärt blieben, weil eben keine objektiven bildlichen Darstellungen vorlagen.

In allen diesen Fällen kann die Farbenphotographie in der Dermatologie herangezogen werden, es muß nur ein Verfahren sein, das folgende Bedingungen erfüllt:

1. es muß von jedem photographisch Geschulten angewendet werden können;

2. es muß zur direkten Betrachtung, Projektion und zur Vervielfältigung durch den Buchdruck usw. geeignete Bilder liefern;

3. es müssen sich nach diesem Verfahren beliebig viele farbige photographische Kopien herstellen lassen;

4. es muß vor allem praktisch verwendbar sein (Zeitaufwand, Preisfrage).

Dabei setzen wir voraus, daß auch folgende Bedingungen erfüllt sind:

a) Lichtdurchlässigkeit und Leuchtkraft der farbigen Bilder (für Projektion und Druck wichtig);

b) feines Korn der Bildstruktur (wichtig für klare Farbwiedergabe und Vergrößerung: Projektion);

c) das farbenphotographische Verfahren soll möglichst wenig Fehlerquellen aufweisen, bzw. einen recht weiten Spielraum zum Ausgleichen eventuell vorhandener Fehler lassen (jeder Photograph weiß, daß er die häufig vorkommenden Expositionsfehler ausgleichen kann, u. zw. einmal durch die Entwicklung, ein andermal durch den Kopierprozeß);

d) die farbigen Projektionsbilder müssen lichtbeständig sein, da die intensive Beleuchtung im Projektionsapparat lichtunechte Farben rasch verändert; ferner sollen die Bilder, soweit sie für Projektionszwecke verwendet werden, wärmebeständig und womöglich unzerbrechlich sein (letzteren Vorteil bietet bisher nur die Farbenphotographie auf Film). Schließlich müssen die Aufnahmen sich leicht kopieren lassen, damit eine größere Anzahl von Bildern hergestellt werden kann.

e) das Verfahren muß Momentaufnahmen, d. h. möglichst kurze Belichtungszeiten, zulassen, da seine praktische Verwertbarkeit sonst hinfällig wird. Fast stets handelt es sich bei unseren Aufnahmen um lebende Aufnahmeobjekte, die oft unter ungünstigen Beleuchtungsverhältnissen, z. B. im Krankenzimmer, ausgeführt werden müssen.

Bei der Farbenphotographie sind zwei Wege beschritten worden:

1. Das direkte Verfahren. a) Das LIPPMANN-Verfahren strebt danach, auf der lichtempfindlich präparierten, an sich farblosen Schicht schon bei der Aufnahme ein naturfarbenes Bild zu erhalten. Das Verfahren bedarf besonderer Apparate (Kassetten), ist wissenschaftlich hochinteressant, da es die Wellenbewegung des Lichtes beweist, kommt aber praktisch nicht in Betracht, da die Aufnahmen sehr lange Expositionszeit erfordern. Die Farben des Bildes sind (Interferenz-) Farben, keine Körperfarben.

b) Das Ausbleichverfahren beruht auf der Ausbleichfähigkeit besonders präparierter Farbstoffgemische unter dem Einfluß verschiedenfarbigen Lichtes. Das Farbstoffgemisch ist so abgestimmt, daß eine naturgetreue Farbenwiedergabe erfolgen kann. Die Ausbleichung erfolgt durch das absorbierte Licht. Die Farben des so gewonnenen Bildes sind Körperfarben; das Verfahren hat den Nachteil, daß die dafür geeigneten Farbstoffe zum Teil nicht lichtbeständig sind und daß man bei seiner Anwendung sehr langer Belichtungszeiten bedarf.

2. Das indirekte Verfahren. Es gründet sich auf der YOUNG-HELMHOLTZschen Dreikomponententheorie bzw. darauf, daß die Farben der Natur sich auf die drei Grundfarben Rot-Grün-Blau zurückführen lassen und daraus wieder rekonstruiert werden können. Praktisch kommt nur das indirekte Verfahren in Betracht.

Wenn wir von Farben sprechen, müssen wir vor allem zwischen farbigen Lichtstrahlen und Körperfarben scharf unterscheiden; darin liegt nach meiner Erfahrung die Schwierigkeit für das Verständnis der Farbenphotographie. Mische ich farbige Lichtstrahlen durch Übereinanderprojizieren oder durch Rotierenlassen eines Farbenkreisels (einer MAXWELLschen Scheibe) so kommt ganz etwas anderes heraus als beim Mischen von Körperfarben.

Bei farbigen Lichtern ergibt:	Bei Mischung von Körperfarben ergibt:

Rot + Grün = Gelb;
Violett + Blau = Purpurrot;
Grün + Blau = Blaugrün
    = additive Mischung;
es handelt sich dabei um Mischung farbiger Lichter, ihre Summe löst auf unserem Augenhintergrund eine farbige Empfindung aus.
	Rot + Grün niemals Gelb, sondern ein mehr oder weniger schmutziges Braun
	    = subtraktive Mischung;
	es handelt sich dabei um das Ergebnis einer Subtraktion durch mehrfache selektive Absorption; der Rest dieser (ein- oder mehrfachen) Subtraktion löst auf unserem Augenhintergrund eine farbige Empfindung aus. Wenn das Licht die Bestandteile eines Körperfarbengemisches nacheinander durchdringt, so finden nacheinander Absorptionen (Verschluckungen) statt.

Addieren wir die drei Grundfarben, d. h. lassen wir die Farben Rot, Grün, Blau gleichzeitig oder rasch nacheinander auf unseren Augenhintergrund wirken, so haben wir die Empfindung von Weiß.

Subtrahieren wir dagegen vom weißen Licht die drei Grundfarben Rot, Grün, Blau etwa durch hintereinandergelegte, in den drei Grundfarben gefärbte Filter, so wird das ganze Licht verschluckt, absorbiert, wir haben keine Empfindung auf unserem Augenhintergrund = Schwarz.

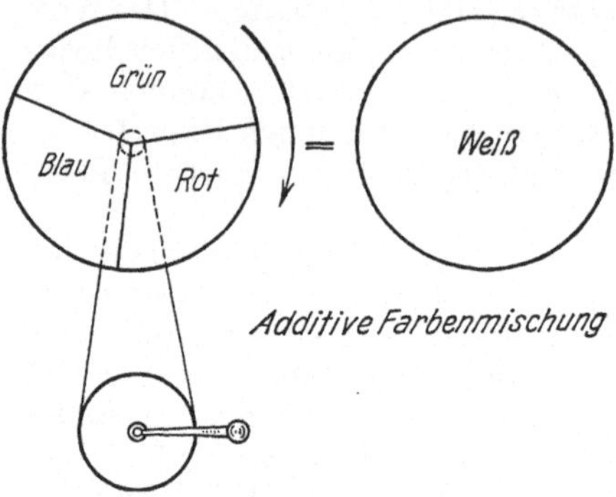

Abb. 1. Schematische Darstellung der additiven Farbenmischung mit Hilfe eines Farbenkreisels (einer Maxwellschen Scheibe)

Die Abb. 1 und 2 sollen das im vorstehenden Gesagte schematisch zum Ausdruck bringen; einschlägige Versuche sind unter Verwendung einer Maxwellschen Scheibe bzw. passend gefärbter Filter leicht durchführbar.

a) Vertreter des additiven Verfahrens sind Farbrasterverfahren und diejenigen Verfahren, bei denen drei farbige Diapositive übereinander projiziert werden (letztere Verfahren werden seltener geübt).

b) Vertreter des subtraktiven Verfahrens sind die eigentliche Dreifarbenphotographie (Pinatypie, Uvachromie usw.), und der Dreifarbendruck.

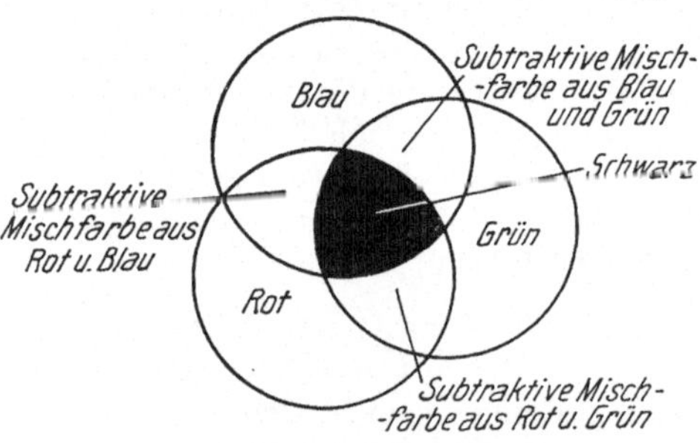

Abb. 2. Schematische Darstellung der subtraktiven Farbenmischung durch Übereinanderdruck

Die Farbenphotographie mit Hilfe der Farbrasterplatten liefert Durchsichtsbilder und beruht auf der additiven Farbenmischung; dabei kommt das dem Pointillismus (Segantini!) zugrunde liegende Prinzip zur Anwendung: betrachtet man eine mit kleinen roten, grünen und blauen nebeneinandergesetzten Pünktchen oder Strichelchen bedeckte Fläche aus einer geeigneten (hinreichend großen) Entfernung, so sieht man die additive Mischfarbe der verwendeten Farben. (Die additive Mischfarbe kommt offenbar dadurch zustande, daß dicht nebeneinanderliegende Netzhautstellen gleichzeitig gereizt werden.) Eine Glasplatte wird mit einer Rasterschicht bedeckt, die aus roten, grünen und blauen Farbkörnchen (Stärke- oder Harzkörnchen) in einem ganz bestimmten Mengenverhältnis besteht; die den Grundprinzipien der additiven Farbenmischung entsprechend gefärbten) Farbkörnchen sind so aufgebracht, daß jeweils ungefähr ein rotes, ein grünes, ein blaues Farbkörnchen neben einander gelagert sind (s. Abb. 3 und Abb. 4). Der Durchmesser der Farbkörnchen beträgt im Mittel $^1/_{100}$ mm. Auf diese Rasterschicht wird eine lichtempfindliche, und zwar panchromatische (d. h. auch rotempfindliche) verhältnismäßig wenig empfindliche Emulsion gegossen. Die Farbrasterplatte wird bei der Aufnahme mit der Glasseite dem Objektiv zugekehrt. (Die Aufnahme erfolgt durch ein besonderes Gelbfilter zur Korrektur der Farbtonwerte.) Photographiert man mit einer solchen Platte irgend ein Objekt, so wirken die Farbkörnchen als Filter und auf der lichtempfindlichen Schicht entsteht ein (Halbton-) Bild des Objekts. Abb.3 rechts (Negativ) erläutert das Gesagte besser als viele Worte: z. B. wird zinnoberrotes Licht durch das rote Filterkörnchen durchgelassen, vom grünen und blauen Filterkörnchen (verschiedene Schraffierung in unserer schematischen Skizze) aber verschluckt. Auf diese Art entsteht hinter dem roten Filterkörnchen im Negativ (nach der Entwicklung) eine Schwärzung, während die Stellen hinter dem grünen und blauen Filterkörnchen durchsichtig (klar) bleiben. Betrachtet man dieses Negativ im durchfallenden Licht, so sieht man an dieser Stelle grünes und blaues Licht: die Stelle erscheint blaugrün (komplementär zu rot). Daraus folgt, daß ein so entstandenes ausfixiertes Negativ in der Durchsicht ein zum aufgenommenen Objekt komplementär gefärbtes Bild zeigt. Wird das Negativ umgekehrt, d. h. werden durch Baden der Platte in geeigneten Bädern die geschwärzten Stellen des Negativs gebleicht, die nicht belichteten Teile aber geschwärzt, so entsteht ein farbenrichtiges (positives) Bild des aufgenommenen Gegenstandes. Betrachten wir jetzt im Positiv z. B. jene Stelle der Platte, die vom zinnoberroten Licht getroffen wurde, so erscheint sie (s. Abb. 3 links) dort gebleicht, wo das rote Filterkörnchen liegt, und dort geschwärzt, wo das grüne und blaue Filterkörnchen liegen: die Stelle erscheint rot. Es empfiehlt sich, die Abb. 3 einer sehr genauen Betrachtung zu unterziehen; sie gibt über alle in Betracht kommenden Fragen Aufschluß.

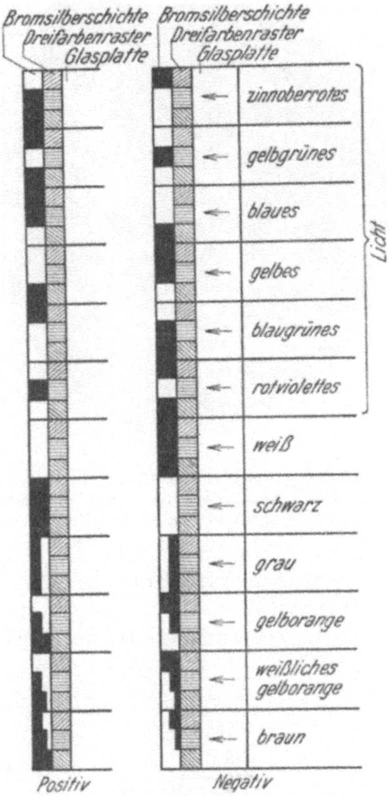

Abb. 3. Schema der Farbrasterplatte
rotes Farbkorn
grünes Farbkorn
blaues Farbkorn

Auf additiver Farbenmischung beruht auch folgende Art der Herstellung eines farbigen Bildes auf photographischer Grundlage: Man stellt nacheinander drei Photogramme her: die eine Aufnahme erfolgt durch ein

Rotfilter, die zweite durch ein Grünfilter, die dritte durch ein Blaufilter (die Farbennuancen des Rot, Grün und Blau müssen den Gesetzen
der additiven Farbenmischung gegeneinander entsprechend abgestimmt

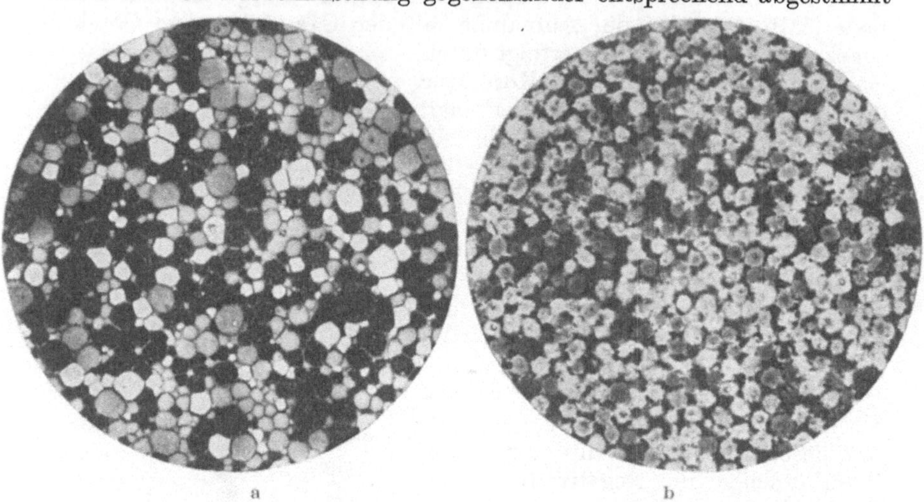

Abb. 4 a und b. a Mikrophotogramm des Korns der Autochromplatte; b Mikrophotogramm des Korns der Agfa-Farbrasterplatte. Die roten Elemente erscheinen am hellsten,
die grünen Elemente grau, die blauen Elemente schwarz. (Nach J. H. Pledge)

sein; die Aufnahmen erfolgen auf panchromatischen Platten). Das Rot-
filternegativ bzw. -positiv stellt den Rotauszug, das Grünfilternegativ
bzw. -positiv den Grünauszug, das Blaufilternegativ bzw. -positiv den

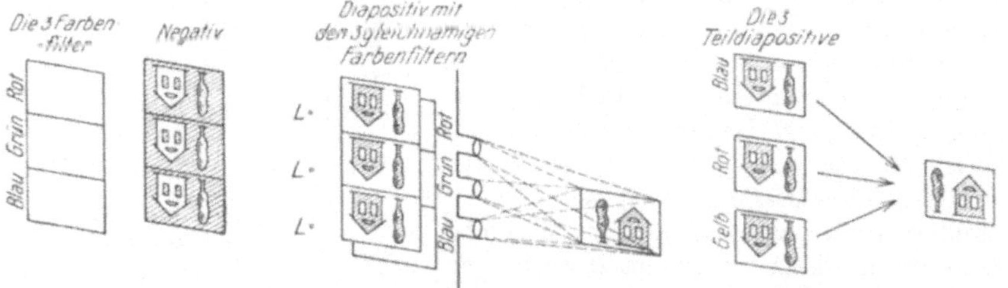

Abb. 5. Schematische Darstellung der Entstehung der drei Farbenauszüge (links) und der
Vereinigung derselben zu einem naturfarbigen Gesamtbild auf additivem Wege (Mitte)
und subtraktivem Wege (rechts)

Blauauszug dar; die Farbauszüge enthalten somit das, was am Objekt
rot, grün bzw. blau ist. Die roten, grünen bzw. blauen Anteile des Objekts
rufen in den Negativen hinter dem Rot-, Grün- bzw. Blaufilter
Schwärzungen hervor, die im Positiv licht erscheinen; überdeckt man
diese Positive mit den bei der Aufnahme verwendeten Farbfiltern und
projiziert die so adjustierten drei Teilbilder mit Hilfe eines geeigneten
Projektionsapparates aufeinander, so addieren sich die Einzelbilder

zum naturfarbigen Gesamtbild. Die Aufnahme der Einzelbilder hinter den Filtern erfolgt entweder gleichzeitig (bei beweglichen Objekten: hiezu benötigt man besonders konstruierte verhältnismäßig komplizierte Apparate mit Spiegeln oder Prismen) oder nacheinander (s. S. 278). Abb. 5 (Mitte) erläutert schematisch das vorstehend beschriebene Verfahren.

Das subtraktive Verfahren zur Herstellung farbiger Photogramme beruht auf den Prinzipien der subtraktiven Farbenmischung und auf folgender Überlegung: Nicht das, was wir photographieren, wird „gedruckt" (kopiert), sondern das, was wir nicht photographieren; d. h.: die nicht belichteten Stellen der Negative liefern die positiven Bilder, d. h. die Kopien (Drucke).

Schalten wir zwischen das wiederzugebende farbige Objekt und die lichtempfindliche Schicht ein Rotfilter, so wirken die Farben Grün, Blau und Violett auf die Platte nicht ein, rufen somit im Negativ keine Schwärzungen hervor. Den grün, blau und violett gefärbten Partien des Originals entsprechen also in diesem Negativ unbelichtete Stellen, die im Positiv dunkel und anfärbefähig werden — die Anfärbung dieser Partien erfolgt im Positiv in blaugrüner Farbe, weil dies die Mischfarbe der genannten drei Farben Grün, Blau und Violett ist. Durch das Grünfilter werden die Farben Rot, Blau und Violett verschluckt; diese drei Farben liefern als Mischfarbe Rosa bzw. Karminrot, die zur Anfärbung des diesem Negativ entsprechenden Positivs benutzt wird. Ein Blauviolettfilter absorbiert die Farben Rot, Gelb und Grün; diese können daher auf die Silbersalze der Platte nicht einwirken. Die Mischfarbe dieser drei Farben ist ein Gelb, das zur Anfärbung des diesem Teilnegativ entsprechenden Positivs Verwendung findet.

In nachstehender Tabelle sind obige Daten zusammengestellt:

Filter	Durchgelassene Teilfarbe	Subtraktive Mischfarbe der durch das Filter nicht durchgelassenen Farben bzw. Anfärbung des bezüglichen Positivs
Rot	Rot	Blaugrün
Grün	Grün	Karminrot
Blauviolett	Blauviolett	Gelb

Die Herstellung der Aufnahmen erfolgt genau so wie bei der Gewinnung der additiven Teilbilder (siehe oben), nur der Filtersatz ist ein anderer, d. h. man verwendet andere Nuancen des Rot, Grün und Blau (Violett).

Bei der Herstellung naturfarbiger Aufsichtsbilder (Papierbilder) bzw. Durchsichtsbilder (Diapositive) benötigen wir immer eine weiße Unterlage, und zwar für Papierbilder weißes Papier, für Diapositive eine Glasplatte. Wenn wir auf eine weiße Papierfläche eine Schicht Karminrot und darauf eine Schicht Gelb legen (die Schichten sollen transparent sein), so erzielen wir verschiedene Tonabstufungen zwischen

Rot und Orange, je nachdem die eine oder die andere Farbe vorherrscht; überdecken wir eine Karminrotschicht mit einer grünblauen statt mit einer gelben Farbschicht, so erhalten wir verschiedene Tonabstufungen von Purpur und Violett. Durch Übereinanderlagerung einer gelben und blaugrünen Farbschicht gewinnt man alle möglichen Tonabstufungen von Gelbgrün, reinem Grün und Blaugrün. Durch Übereinanderlagerung aller drei Grundfarben vermögen wir jede beliebige Schattierung (Nuance) zwischen dem lichtesten Neutralgrau und dem intensivsten Schwarz zu erzielen, je nachdem die einzelnen Farben mehr oder weniger hell (dunkel) gewählt wurden. (Nach E. J. Wall.)

Aus dem Gesagten können wir folgendes schließen: Durch entsprechende Übereinanderlagerung der drei Grundfarben können wir alle natürlichen Körperfarben und das Schwarz (Grau) wiedergeben.

Das Farbrasterverfahren (Autochromplatten, Agfa-Farbenplatten).

Vorteile: Einmalige Aufnahme mit jedem gewöhnlichen photographischen Apparat; gut abgestimmtes Grundfarbensystem.

Nachteile: Lange Expositionszeiten bei gedämpftem Licht: nur solches kommt praktisch im Atelier und Krankenzimmer in Betracht (jeder Maler, der auf Details hinarbeitet, muß Atelierbeleuchtung bevorzugen). Da Gelbscheibenbenützung erforderlich ist, ergibt sich eine weitere Verlängerung der Expositionszeit, die Expositionszeit ist 60- bis 80mal so lang als unter sonst gleichen Umständen bei einer gewöhnlichen Schwarz-Weißaufnahme. Korn in den Bildern, das die Feinheiten des Bildes zerstört und bei stärkerer Vergrößerung (Projektion) deutlich zum Ausdruck kommt. Geringe Lichtdurchlässigkeit der Bilder infolge der viel Licht absorbierenden Farbfilterkörner. Geringe Lichtbeständigkeit, da die Farben ausbleichen. Geringe Hitzebeständigkeit. Nur eine Aufnahme, schlechte Vervielfältigungs- (Kopier-) Möglichkeit. Zerbrechlichkeit des Bildes. Geringe Ausgleichsmöglichkeit der Expositionsfehler, die bei der bestehenden Schwierigkeit der Aufnahmen (bewegliches Objekt, schlechte Beleuchtung) unausbleiblich sind, es sei denn, man will verstärken oder abschwächen, was oft das ganze Bild gefährdet. Komplizierung und Verteuerung der in den Druckanstalten üblichen Verfahren (es müssen erst wieder Dreifarbenauszüge angefertigt werden).

Das subtraktive Verfahren (Dreifarbenmethode):

Vorteile: Verhältnismäßig kurze Expositionszeit (helle Farbfilter); die Aufnahme unruhiger Objekte ist auch bei gedämpftem Licht möglich. Die gesamte Expositionszeit ist 20- bis 30mal so lang als bei der gewöhnlichen Schwarz-Weißaufnahme. Kein störendes Korn oder Raster in der Aufnahme, Schärfe der Zeichnung. Gute Lichtdurchlässigkeit (wichtig für Projektion!); Lichtbeständigkeit der Farben, infolgedessen kein Ausbleichen bei der intensiven Projektionslampenbeleuchtung. Vervielfältigungs- (Kopier-) Möglichkeit. Unzerbrechlichkeit der Bilder, da zumeist auf Film kopiert wird. Große Hitzebeständigkeit. Weite Ausgleichsmöglichkeit von Expositionsfehlern durch den besser zu kontrollierenden Kopier- und Einfärbeprozeß, durch Verstärken und Abschwächen; Vereinfachung und Verbilligung des Druckverfahrens, da die drei Teildiapositive direkt zur Anfertigung der Klischees benützt werden können.

Nachteile: Dreimalige Aufnahme mit kompliziertem Spezialapparat.

Wenn wir die Vor- und Nachteile des additiven und subtraktiven Verfahrens in der Farbenphotographie der Dermatologie gegeneinander abwägen, so fällt meines Erachtens die Entscheidung zugunsten des subtraktiven Verfahrens, da die Vorteile des additiven Verfahrens teils nur scheinbare sind, teils aber ohne viel Einbuße auf sie verzichtet werden kann. Die „einzeitige" Farbrasteraufnahme erfordert längere Expositionszeit als die gesamte „dreizeitige" des subtraktiven Verfahrens, ist also kein Vorteil. Demgegenüber bietet das subtraktive Verfahren die großen oben aufgeführten Vorteile, von denen mir die relativ kurze Expositionszeit und die weitgehende Ausgleichsmöglichkeit von Belichtungsfehlern die wichtigsten zu sein scheinen. Jahrelange Verwendung beider Verfahren, des additiven und des subtraktiven, hat uns die bessere Eignung des subtraktiven Verfahrens erkennen lassen; es seien daher nochmals die für die Praxis ausschlaggebenden Vorteile des subtraktiven Verfahrens aufgezählt:

a) Die Expositionszeit ist (immer für diffuses Licht berechnet, wie es die Atelier- oder Krankenzimmeraufnahme erfordert, wie es übrigens auch für das additive Verfahren am vorteilhaftesten ist) die denkbar kürzeste.

b) Diese kurze Expositionszeit erlaubt in geeigneten Fällen auch die Blendenöffnung zu verringern, wodurch die Plastik (Tiefenschärfe) des Bildes günstig beeinflußt wird, und macht von den bestehenden Beleuchtungsverhältnissen unabhängiger.

c) Durch die „dreizeitige" Aufnahme habe ich schon bei der Aufnahme die Möglichkeit, mich den jeweiligen Beleuchtungsverhältnissen anzupassen. Bei sehr blauem Licht (blauer Himmel) kann ich die Blaufilteraufnahme, bei roter oder gelber Beleuchtung die entsprechenden Teilbilder zurückhalten. Andererseits kann ich die entsprechenden Teilbilder schwächer oder stärker kopieren. Schließlich habe ich noch beim stärkeren bzw. schwächeren Einfärben oder Auswaschen der gefärbten Teilbilder die Möglichkeit in der Hand, den Farbton des Gesamtbildes zu variieren. Da es sich hier um Schwarzweißnegative handelt, die erst kopiert werden, kann ich die Negative durch Verstärken oder Abschwächen ausgleichen. Also großer Spielraum zum Ausgleich von Fehlern in der Aufnahme.

d) Da wir es hier mit einem Negativ-Positivprozeß zu tun haben, können wir beliebig viel Kopien (Diapositive) anfertigen, was uns vom Originalnegativ unabhängig macht, das beim Hantieren mit dem Farbdiapositiv sicher verwahrt bleibt. Die Diapositive können auf unzerbrechlichem Film gemacht werden, sie können zu gleicher Zeit nach verschiedenen Stellen (Vorträge!) versandt werden, sie sind verhältnismäßig wärmebeständig, man braucht nicht darum zu bangen, ob die Diapositive die Hitze der Projektionslampe aushalten.

e) Der Negativentwicklungsprozeß ist genau so wie in der gewöhnlichen Schwarz-Weißphotographie, was die Farbenphotographie vereinfacht bzw. erleichtert. Wir haben hier gewissermaßen eine Arbeitsteilung, bei der mehr Sorgfalt auf den Teilprozeß verwandt werden kann. Es leuchtet ein, daß es einfacher ist, ein brauchbares Negativ und später zu beliebiger Zeit in aller Ruhe eine Kopie davon herzustellen, als den Negativ-Umkehr-Positivprozeß, wie er beim additiven Verfahren notwendig ist, in Anwendung zu bringen. Im Klinikbetrieb, wo solche photographische Arbeiten, wie wir später noch ausführen wollen, vom Arzt nebenher ausgeführt werden müssen, ist Zeitersparnis für die Brauchbarkeit eines Verfahrens maßgebend.

f) Die bessere Lichtdurchlässigkeit des subtraktiven Farbenbildes begünstigt seine Projektionsfähigkeit (lichtschwache Projektionsapparate sind verwendbar).

g) Die Farbenbeständigkeit der Körperfarben im Dreifarbenbild. Ein Uvachrombild kann jahrelang am sonnigen Fenster hängen, ohne wesentlich auszubleichen; nicht so das Farbrasterbild.

h) Der Druckprozeß wird verkürzt und damit verbilligt.

Nach vorstehender Begründung, warum das subtraktive Verfahren bei der Farbenphotographie in der Dermatologie zu bevorzugen ist, soll die praktische Anwendung der Dreifarbenphotographie erläutert werden.

Apparatur

Mit jeder stabilen Stativkamera kann eine Dreifarbenaufnahme angefertigt werden, sofern man Farbfilter verwendet, die man vor oder hinter dem Objektiv möglichst knapp vor der Platte (panchromatische Platte) nacheinander anbringt und sofern die Kamera mit einem geeigneten Objektiv ausgestattet ist.

Es sei bemerkt, daß man bei der Beschaffung des Apparates nicht sparen und keinen Umbau alter ungeeigneter Apparate vornehmen soll. Wir können z. B. keinen Apparat umbauen lassen, der ein stabiles Objektivbrett und einen beweglichen Kassettenteil besitzt. Solche Apparate ermöglichen, die Entfernung zwischen Aufnahmeobjekt und Objektiv festzulegen und dadurch die Einstellung zu erleichtern, gestatten aber nicht den Anbau des später zu besprechenden Filterschlittens bzw. der Fallkassette.

Ist eine geeignete Kamera vorhanden, empfiehlt sich der Anbau eines Filter- und Kassettenschlittens (vgl. Abb. 6), der die rasche Aufnahme der drei Teilbilder nacheinander gestattet; ist eine Neuanschaffung notwendig, so empfiehlt sich der Ankauf eines besonders konstruierten Spezialapparates. Im nachstehenden sind einige Hersteller solcher Apparate genannt:

Kunsttischlerei W. Bermpohl, Berlin W. (Dreifarbenkamera nach A. Miethe);

Firma V. Linhof, München, Gabelsbergerstraße (Uvachromapparat,

vertrieben durch die Uvachrom A.-G. für Farbenphotographie München,
Rauchstraße);

    Kunsttischlerei A. HORN, Wiesbaden;
    Kunsttischlerei HOH & HAHNE, Leipzig;
    Kunsttischlerei R. LECHNER, Wien.

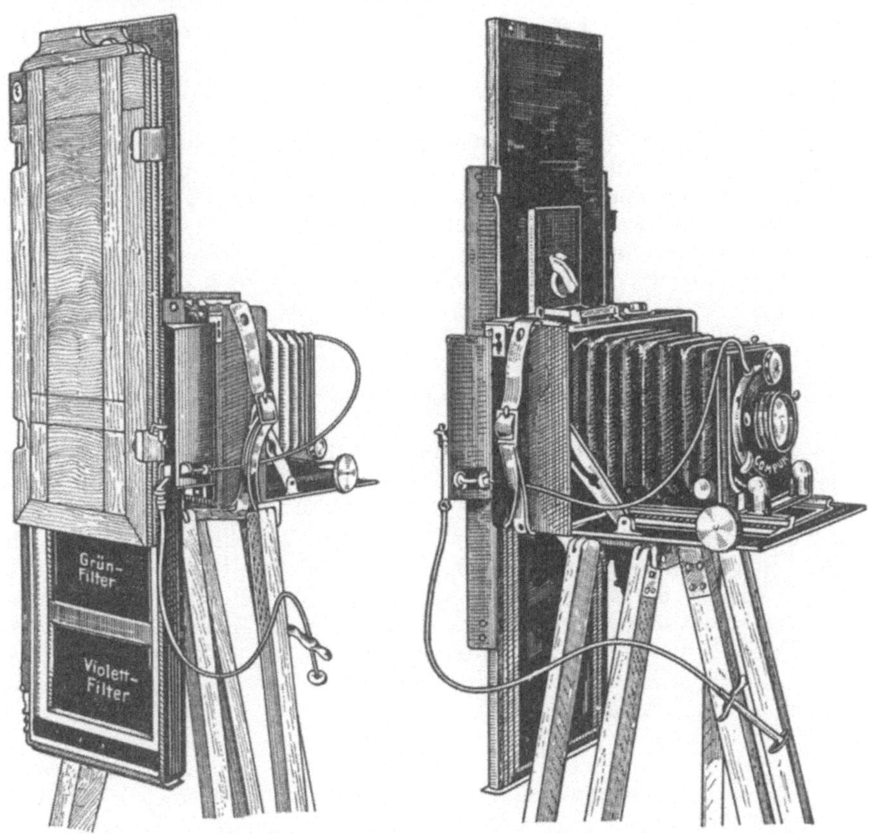

Abb. 6. Dreifarben-Aufnahmeapparat (Kamera mit angehängtem Filter- und
Kassettenschlitten)

Die Apparate sind mehr oder weniger handlich aus Holz oder
Metall gebaut und mit mehr oder weniger praktischen Einrichtungen
ausgestattet, um den Filterschlitten zur Verwendung des Apparates für
Schwarz-Weißaufnahmen entfernen zu können. Diese Apparate sind mit
pneumatischer Auslösevorrichtung bzw. Drahtspiralauslöseeinrichtung
versehen, um das Öffnen des Objektivs und die Betätigung der Fallkassette zu kombinieren und zu mechanisieren, doch sind diese Einrichtungen unzuverlässig, so daß man besser darauf verzichtet; sie funktionieren meist nicht einwandfrei, bieten keine überragenden Vorteile, man
kommt ohne sie gut aus und gewöhnt sich leicht daran, Objektiv und

Fallkassette getrennt zu bedienen. Unser Gefühl arbeitet immer noch feiner und zuverlässiger als die raffinierteste Auslösevorrichtung. Wir kennen die Apparate von Bermpohl und von Linhof aus eigener Erfahrung, beide sind beste Präzisionsarbeit; man wird bei Verwendung dieser Apparate keine Schwierigkeiten bei der Aufnahme haben, wenn man von vornherein auf den Auslösemechanismus verzichtet.

Das Objektiv

Es muß ein sphärisch und chromatisch weitgehend korrigiertes Objektiv sein, damit es bei Verwendung der drei Filter gleichgroße Teilnegative ergibt. Neuzeitliche Anastigmate guter Herstellungsfirmen entsprechen diesen Forderungen. Daß die Objektive möglichst lichtstark sein müssen, ist selbstverständlich, weil sonst die Mattscheibeneinstellung erschwert und die Expositionszeit bei schlechter Beleuchtung zu lang ist. Man verwende für farbenphotographische Aufnahmen Objektive mit dem Öffnungsverhältnis von mindestens 1 : 6,3.

Der Verschluß

Jeder Verschluß, der am Objektivteil angebracht ist und nicht immer von neuem gespannt zu werden braucht, ist brauchbar; hingegen scheint mir der Schlitzverschluß für unsere Zwecke ungeeignet. Für längere Expositionen kommt man gut mit einfacher Verschlußkappe aus; ich habe lange damit gearbeitet. Bequemer und für kurze Belichtungen unerläßlich ist ein mechanischer Verschluß, am besten mit Spiraldrahtauslöser. Legt man Wert auf sehr kurze Moment-Teilaufnahmen (z. B. im Freien mit Belichtungszeiten von $^1/_{25}$ bis $^1/_{100}$ Sek.), so muß man einen leistungsfähigen Momentverschluß (z. B. Compur- oder Compoundverschluß) verwenden.

Licht- (Farb-) Filter

Die drei verwendeten subtraktiven Lichtfilter (Gelatinetrockenfilter) sind zinnoberrot, gelbgrün und ultramarinblau gefärbt. Sie sind keine monochromatischen Filter, die nur Strahlen von e i n e r Wellenlänge durchlassen, sondern Filter, die Strahlen g r u p p e n durchlassen bzw. absorbieren. So absorbiert das B l a u filter z. B. gelbe und grüne Strahlen und läßt Violett, Blau und etwas Rot durch, das Grünfilter absorbiert Orange und Rot, dämpft Blau und Gelb, läßt Grün durch, das R o t filter absorbiert Blau, Violett und den größten Teil von Grün, läßt Rot, Gelb, Gelbgrün durch. Diese Trockenfilter werden in einwandfreier Qualität fabrikmäßig von der Uvachrom A.-G. München, der Firma A. Schäfer, Lifa-Lichtfilterfabrik in Augsburg u. a. erzeugt. Die Selbstanfertigung der Filter bedeutet kein materielles Ersparnis, vielmehr einen großen Zeitaufwand und erfordert große Erfahrung. Über die Herstellung von Lichtfiltern unterrichtet das im Literaturverzeichnis genannte Buch von A. Hübl, Die Lichtfilter.

Wichtig ist, daß die Filter möglichst planparallel sind, da die durchgehenden Strahlen sonst unerwünschte Ablenkungen erleiden.

Vor allem ist es wichtig, die Expositionszeit für die Aufnahmen hinter den einzelnen Filtern zu ermitteln bzw. einzuhalten. Die im Handel befindlichen Apparate werden mit Filtern verkauft, die in Kombination mit der zur Aufnahme empfohlenen Plattensorte so abgestimmt sind, daß die Expositionszeiten für die drei Teilbilder bei bestimmten Beleuchtungsverhältnissen gleich lang sind. Solche Angaben sind natürlich nicht als Gesetz anzusehen, weil sogar verschiedene Güsse ein- und derselben Emulsionsart verschiedene Empfindlichkeiten aufweisen und weil die Beleuchtungsverhältnisse sehr verschiedenartig sein können.

Diesen Schwierigkeiten zu begegnen, ist in praxi nicht so schwierig, als es vielleicht den Anschein haben mag, vorausgesetzt, daß man die verwendeten Filter und das jeweils benutzte Plattenmaterial genau kennt und daß man über die nötige Erfahrung verfügt, um die jeweils herrschenden Beleuchtungsverhältnisse bezüglich ihrer photographischen Auswirkung beurteilen zu können. Folgende Möglichkeiten stehen zu Gebote: zweckdienliche Abstimmung der Belichtungszeiten bei der Aufnahme und beim Kopieren, zweckdienliche Variation der Einfärbung der einzelnen Teilbilder usw. Alle diese Dinge sind weder lehr- noch lernbar; nur mit der hinreichenden Erfahrung vermag man sich den jeweils herrschenden Verhältnissen anzupassen und ein Bild zu erzielen, das den Wünschen entspricht.

Über die Eigenschaften der Filter und Platten (Filterdichte, Plattenempfindlichkeit usw.) orientiert man sich mit Hilfe von Probeaufnahmen geeigneter Objekte (vgl. das Kapitel: Die Grundlagen der photographischen Negativ- und Positivverfahren von J. DAIMER in vorliegendem Buch).

Der Filterschlitten (die Fallkassette) besteht aus einem Rahmen, der an der Rückseite des Apparates angebracht ist; in diesem Rahmen gleitet der Schlitten, welcher 1. die Farbenfilter, 2. die Mattscheibe bzw. die Kassette trägt. Die Gleitvorrichtung ermöglicht das leichte und bequeme Verschieben und Arretieren der Platte zur dreimaligen Teilbelichtung. Die Anbringung der Farbenfilter unmittelbar vor der Platte verhindert das Unscharfwerden der Bilder durch Ablenkung von Lichtstrahlen infolge mangelnder Planparallelität der Filter. Wie schon oben angedeutet wurde, kann ein derartiger Filterschlitten an einen guten Apparat mit stabilem Kassettenteil angebaut bzw. angesteckt werden (vgl. Abb. 6).

Die Platten

Wir benötigen panchromatische Bromsilberplatten; sie sollen für alle drei Grundfarben möglichst gleichmäßig empfindlich sein, um für jedes der drei Teilbilder gleich lange Expositionszeit zu erzielen. Daß die Platte möglichst empfindlich sein soll, damit die Belichtungszeiten tunlichst verkürzt werden können, ist selbstverständlich. Lichthoffreie Platten sind nicht unbedingt erforderlich, aber bei starken Kontrasten (weiße oder farbige Unterlagen), wo Überstrahlungen zu befürchten sind, ferner bei mikroskopischen Aufnahmen sehr wünschenswert.

Gebräuchliche panchromatische Trockenplatten von hervorragender Güte sind:

Uvachrom-Platte ⎱
Perchromo-Platte ⎰ (O. PERUTZ-München).
Panchroma-Platte (Dr. C. SCHLEUSSNER A. G.-Frankfurt a. M.) u. a. m.

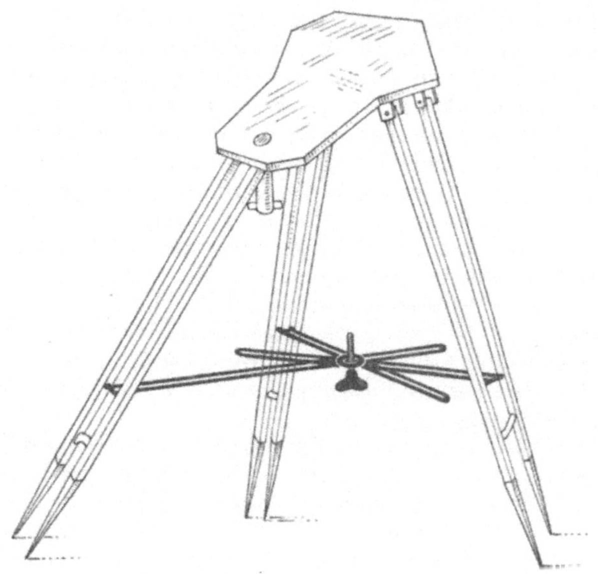

Abb. 7. Stativ (für eine Dreifarbenkamera mit Filterschlitten) mit Vorrichtung zum Verspreizen (Feststellen)

Die für unsere Zwecke gebräuchlichsten Größen sind 9×24 cm, 12×36 cm, 15×30 cm.

Gewöhnlich empfehlen die Firmen, von denen Apparat und Filter geliefert werden, auch die geeignetsten Trockenplatten.

Das Stativ

Dieses muß äußerst stabil sein: am besten ein Dreibeinstativ aus Holz zum Einklappen oder zum Zusammenschieben. Ratsam ist eine Stativfeststellvorrichtung, die einem viel Ärger und Mißerfolge erspart, vor allem beim Aufstellen des Stativs auf Fliesenboden (Operationssaal). Das Unterbreiten eines Teppichs oder einer schweren Wolldecke bei glattem Boden ist natürlich von Vorteil. Die Stative für Dreifarbenkameras müssen einen besonderen Stativkopf haben, um das Gleiten der Fallkassette nicht zu hemmen (s. Abb. 7).

Für das Atelier wäre ein Tischstativ natürlich sehr bequem; für

Dreifarbenkameras geeignete Tischstation sind im Handel nicht erhältlich. Es wäre nicht schwierig, ein solches Stativ zu bauen, ich halte es aber für überflüssig, da die schwierigeren Aufnahmen am Krankenbett doch meist nur mit dem transportablen, dreibeinigen Stativ ausgeführt werden können.

Die Belichtungszeit

Sie wird am besten mit einem der gebräuchlichen Belichtungsmesser unter Zugrundelegung der Filterdichte und Plattenempfindlichkeit ermittelt. Die Benutzung dieser Geräte ist besonders wertvoll zur Feststellung der gerade ausreichenden kürzesten Belichtungszeit bei Aufnahmen, bei denen es auf möglichste Verkürzung der Expositionszeit ankommt (Objekte mit zarten Farbenunterschieden, Kinderaufnahmen, Aufnahmen, bei denen Atembewegung stört, wo die Atmung angehalten werden muß, wo überhaupt Unruhe des Kranken zu erwarten ist). Sehr gut bewährt sich nach meiner Erfahrung der Belichtungsmesser Justophot.

Im übrigen ist es ratsam, sich vom Belichtungsmesser nicht ganz abhängig zu machen; verschiedene Umstände können seine Verwendung widerraten. Man soll nicht unterschätzen, wie wichtig es ist, die Belichtungszeit auf Grund von Gefühl und Erfahrung festzulegen. Gefühlsmäßig findet man sie durch Beurteilung der Beleuchtung des Objekts und der Helligkeit auf der Mattscheibe, erfahrungsgemäß durch gedächtnismäßige Erinnerung an frühere Belichtungen und an Hand exakter Notizen über Beleuchtung des Objekts, Blende, gewählte Expositionszeit usw.

Wir führen über unsere Aufnahmen Aufzeichnungen in Form nebenstehend wiedergegebener Tabelle 1.

Die Aufnahme

Aufnahmezeit. Im Winter ist die Zeit von 10 bis 15 Uhr, im Sommer von 9 bis 17 Uhr die günstigste, doch gestattet uns das subtraktive Verfahren einen noch weiteren Spielraum

Tabelle 1

Lfde. Nr.	Nr. des Diaposit.	Datum	Kranken-Hpt.-B. Nr.	Name, Vorname, Alter des Kranken	Station, Krankensaal oder Adresse d. Kr.	Diagnose	Aufnahmezeit	Beleuchtung	Photometerzeit	Blende	Expositionszeit der 3 Teilaufnahm.	Bemerkungen	Unterschrift des Arztes oder Nr. der Sammlung
1	M 6	3. V. 1927	2170	Huber Josephine, 25 J.	Stat. IX, Saal 102, B. 6	Psoriasis vulg.	11^{30}	sonnig, bl. Himmel	$1\frac{1}{2}$ Min.	6,3	2, 3, 3 sec	Rücken richt. expon.	Dr. N.
2	M 7	—	—	—	—	—	11^{40}	—	—	9	6, 8, 8 sec	Gesicht nahe etw. zu kurz	—

und macht uns vor allem von hellen und dunklen Tagen relativ unabhängig. Wir müssen eben auch flüchtige Krankheitsbilder möglichst unter allen Umständen (auch ungünstigen) photographieren können, da ein heute günstiges Aufnahmeobjekt morgen eventuell nicht mehr günstig sein kann, d. h. nichts Interessantes mehr bietet. Es ist staunenswert, was für gute farbige Aufnahmen (richtige Belichtungszeit vorausgesetzt) noch bei schlechter Beleuchtung zu erzielen sind. Am einfachsten ist, sich folgendes zum Grundsatz zu machen: was ich farbig sehen kann, kann ich auch farbig photographieren.

Lichtverteilung. Nie ist es ratsam, im prallen Sonnenlicht Aufnahmen zu machen, da dadurch zu starke Kontraste entstehen und die Farben durch Überstrahlung ausgelöscht werden. Wenn wir eine Dermatose oder ein Exanthem ansehen, stellen wir den Kranken ja auch nie ins Sonnenlicht, sondern in diffuses Licht. Hingegen wird sich direktes oder reflektiertes Sonnenlicht nicht umgehen lassen, wenn ich allerkürzeste Expositionszeit anstreben muß, also bei Aufnahmen in Körperhöhlen (Mundhöhle, Vagina usw.); diesfalls darf ich allerdings nur die wichtigen Bildteile in der Kopie benutzen, das übrige ist so überexponiert (Gesicht, Genitalumgebung), daß ich es in der Kopie abdecken muß.

Will ich Körperliches wiedergeben, erhabene Effloreszenzen, Tumoren usw., so werde ich seitliche Beleuchtung wählen; kommt es mir nur auf Farbennuancen an (zarte Exantheme, Maculae) werde ich diffuses Licht von vorn her bevorzugen. Nicht vergessen darf ich, eventuell das Ober- oder Deckenlicht abzublenden und durch Ausbreiten von weißen Tüchern auf den Boden oder durch seitliches Aufstellen weißer Schirme störende Schatten oder Reflexe aufzuhellen bzw. zu beseitigen. Hier wäre die Frage zu erörtern, was für Hinter- und Untergrund wir bei den Aufnahmen benützen sollen. Weiß überstrahlt alles, macht schon bei der Aufnahme und dann beim Betrachten des Bildes „hart", bereitet ferner beim Einfärbeprozeß Schwierigkeiten, da diese weißen, im Negativ stark gedeckten Bildteile zu sehr „festlegen". Schwarz macht ähnliche Schwierigkeiten, wirkt leblos, bei Verwendung von Unterlagen aus schwarzem Stoff werden die Körperschatten nicht aufgehellt; dieselbe Schwierigkeit besteht mit farbigen Unterlagen, da dann das farbige Licht auf das Objekt reflektiert wird. Nach meiner Erfahrung hat sich ein helles neutrales Grau am günstigsten erwiesen, z. B. Hechtgrau. Daß ich auf farbige Reflexlichter achten muß, die eventuell von bunten Wänden, Fußböden, Teppichen, grünen Blattpflanzen, Gardinen (Atelierdeckengardinen!) usw. stammen, bedarf nach dem Gesagten keiner weiteren Ausführung.

Künstliche Beleuchtung. Es gibt kein künstliches Licht, welches das Tageslicht ersetzt; die bei der Reproduktionsphotographie bestehenden Verhältnisse lassen sich, so verlockend der Gedanke wäre, auf die Farbenphotographie in der Dermatologie nicht übertragen.

Aufnahmeort. Ideale Bedingungen lassen sich natürlich nur im Atelier erzielen, man suche sie aber auch bei Aufnahmen im Krankenzimmer zu improvisieren (weiße Tücher am Boden, Reflexschirme, passende Unterlagen, Hintergrund). Im Atelier muß ich das Deckenlicht nach Bedarf abdämpfen können, da es oft stört, z. B. bei stehenden Personen. Von großem Vorteil ist es, eine Dunkelkammer in nächster Nähe zu haben, denn bei schwierigen Aufnahmen kommt man um Versuchsaufnahmen nicht herum.

Blende. Soweit angängig, ist das Objektiv abzublenden, um die Plastik des Bildes zu heben; man übertreibe jedoch nicht in dieser Richtung, da sonst die Farbenwiedergabe ungünstig und die Belichtungszeit zu lang wird.

Lagerung des Kranken. Beim Setzen, Legen oder Stellen des Kranken muß man bestrebt sein, ihm recht viele Stützpunkte zu geben, damit auf keine aktive Mitarbeit des Aufnahmeobjekts gerechnet werden braucht; trotz des besten Willens, sich ruhig zu halten, bewegt sich der Kranke doch gerade im Zeitpunkt der Aufnahme; aus diesem Grunde muß man im Atelier recht viel Hilfsgerät zur Verfügung haben: Stühle (mindestens drei mit gerader Lehne), Tische, Kopfstütze, Ruhebänke, Fußbänke, recht viel Sand- oder Spreusäcke. Den Frauenuntersuchungsstuhl kann man in den meisten Fällen durch Querbettlage für unsere Zwecke herrichten.

Wenn man sich durch das Hilfsgerät von jeder Assistenz frei machen kann, erspart man viel Mühe, Erklärungen und Unruhe und erzielt eine höhere „Trefferzahl", weil man sich nur auf das Aufnahmeobjekt (den Patienten) und den photographischen Prozeß konzentrieren braucht.

Einige Ratschläge für die Lagerung des Kranken:

Brustaufnahme: Patienten auf Stuhl setzen, Arme links und rechts auf zwei weitere Stuhllehnen stützen. Atem anhalten lassen!

Rückenaufnahme: Reiten auf Stuhl, die Arme aufstützen auf Stuhllehne!

Streckseite des Vorderarms und Handrücken: Auf Stuhl setzen, großes Spreukissen auf den Schoß, auf das Kissen den Arm lagern!

Beugeseite des Vorderarms und Hohlhand: Reitenlassen auf dem Stuhl, Arme auf den Rücken legen!

Membrum virile: Sitzen auf Stuhl oder Seitenlagerung auf Liegestuhl, Sandsack unterschieben! Atem anhalten lassen, den Kranken ablenken, um die unwillkürlichen Kremasterbewegungen auszuschalten. Warmer Raum!

Untere Extremitäten: Seitliche Lagerung auf Liegestuhl, gut stützen mit Sandsäcken.

Fußsohlen: Knien lassen!

Kinderaufnahmen: Kind auf den Schoß nehmen lassen.

Wichtig bei allen Aufnahmen: Versuchen, alle wesentlichen Teile in eine Ebene zu bringen! (Besonders wichtig bei Neuaufnahmen.)

Assistenz. Braucht man doch einmal Assistenz, dann zuvor genau instruieren, auch der Assistenz sind beim Stützen des Kranken Stützpunkte zu geben (sitzen lassen, Ellbogen aufstützen lassen usw.).

Die Aufnahme selbst erfordert Routine und Ruhe, die auf das Aufnahmeobjekt übertragen werden muß. Ich rate daher, möglichst ohne Assistenz sein Auslangen zu finden; gute Lagerung des Patienten, alles zur Aufnahme Notwendige griffbereit legen! Ateliertüre absperren oder Eintrittsverbotstafel an die Türe hängen, um Störungen zu vermeiden!

Wer soll die Aufnahme machen? — Der Arzt oder kann sie einem Laboranten oder Diener, der vielleicht ein geübter Photograph ist, überlassen werden? Ich sage: der Arzt! Die Aufnahme muß genau so als ärztliche Maßnahme aufgefaßt werden, wie eine Behandlung, Untersuchung oder Operation. Nur der Arzt kann beurteilen, worauf es ankommt, nur er vermag sich in die Notwendigkeiten einzufühlen, nur er vermag den Kranken suggestiv zu beeinflussen, ihn zu beruhigen, seine Scheu, sein Schamgefühl, seine Unruhe zu zerstreuen.

Die Anfertigung des Negativs

Dieser Prozeß ist bei der Farbenphotographie in der Dermatologie der wichtigste und ausschlaggebendste, er muß technisch, wissenschaftlich und nicht zuletzt vom ärztlichen Standpunkt einwandfrei durchgeführt werden.

Ein gutes Negativ muß zart, eher dünn als dicht, glasklar sein und dabei natürlich genügend Deckung besitzen.

Um dies zu erreichen, verwende man frisches Plattenmaterial, exponiere nicht zu lange, aber ausreichend, und entwickle (nicht zu lange, d. h. 3 bis 5 Minuten lang) in einem jedesmal ganz frisch angesetzten Entwickler von 18° C.

Beurteilung des Negativs. Es ist brauchbar, wenn Licht und Schatten nicht zu hart sind, was am besten am Grünfilternegativ zu beurteilen ist; die drei Farbenteilnegative sind natürlich nicht gleich dicht.

Die Dunkelkammer

Da die panchromatischen Platten naturgemäß rotempfindlich sind, darf man nicht bei rotem Licht entwickeln, sondern wählt, da die Platten für bestimmte bläulichgrüne Strahlen verhältnismäßiger weniger empfindlich sind, eine dunkelgrüne Scheibe, die das Licht bei der Fraunhoferschen Linie F des Spektrums durchläßt; diese Spektralzone entspricht der Sensibilisierungslücke der panchromatischen Platte. Es ist wichtig, für Dunkelkammerscheiben nur optisch einwandfreie Gläser zu benützen; sie sind im Handel zu haben. Da wir bei sehr dunklem Licht entwickeln und noch obendrein mit der Platte von der Lampe ziemlich weit wegbleiben, ist es nötig, Entwickler, Fixierbad, Spülschalen griffbereit aufzustellen. Die Schalen müssen peinlichst sauber sein, Wasser zum Abspülen und saubere Handtücher zum Abtrocknen müssen bereit sein.

Die Entwicklung

Sie muß äußerst sorgfältig und sauber erfolgen, damit man ein einwandfreies Negativ erhalte. Entwickelt wird in einem **Pottascheentwickler** (Rodinal-Uvachromentwickler) oder einem **Glyzinentwickler** 3 bis 5 Minuten lang bei 18⁰ C.

Das Fixieren

Fixiert wird nach Abspülen in **saurem** Fixierbad, weil dieses haltbarer ist, die Entwicklerreste gründlich zerstört und den Platten volle Klarheit bewahrt.

Natriumthiosulfat .... 200,0 g
Natriumbisulfit (oder Kaliummetabisulfit) .... 50,0 g
Aqu. dest. ad .... 1000,0 g

Erscheint einem die Entwicklung bei dem sehr dunklen, grünen Licht nicht angenehm und legt man Wert darauf, den Entwicklungsprozeß genau beobachten zu können, so bediene man sich des Desensibilisierungsverfahrens nach LÜPPO-CRAMER. Hierbei wird dem Entwickler ein sogenannter Desensibilisator (Phenosafranin oder Pinakryptolgrün) zugesetzt. Es kann dann ruhig bei rotem oder gedämpftem gelbem Licht entwickelt werden, nachdem zuvor eine Minute lang **im Dunkeln** anentwickelt wurde. Dieses Verfahren ist sehr angenehm. Das Phenosafranin hat den Nachteil, daß es die Finger, die Platten und das Fixierbad rot färbt und daß man durch längeres Wässern den Farbstoff wieder beseitigen muß, ein Nachteil, den Pinakryptol **nicht** hat.

Das Wässern der Platten geschieht am besten im Wässerungskasten, mit fließendem Wasser, mindestens eine halbe Stunde lang.

Zum **Trocknen** wird die Platte auf den Trockenständer aufgestellt; das beschleunigte Trocknen im Trockenschrank, mit Zuhilfenahme des „Fön" oder durch Einlegen in Alkohol ist nicht zu empfehlen, weil dabei Schrumpfen und Verziehen der Gelatineschicht nicht ausgeschlossen sind, was sich beim Decken der Teilbilder dann sehr unangenehm bemerkbar macht.

Der Positiv- (Kopier-) Prozeß

Hiefür sind mehrere Verfahren gebräuchlich:
Pinatypie (nach Dr. E. KÖNIG), ein Imbibitionsverfahren, das auf der Anfärbefähigkeit belichteter chromierter Gelatineschichten beruht.
Diachromie (nach Dr. A. TRAUBE), wobei das schwarze Silber des Bildes in Jodsilber übergeführt wird, das die Eigenschaft besitzt, sich durch basische Teerfarbstoffe unauswaschbar anfärben zu lassen (Beizverfahren).
Im nachstehenden soll nur das **Uvachromverfahren** ausführlich beschrieben werden, nach dem seit Jahren an der Dermatologischen Universitätsklinik zu München gearbeitet wird, das im Vergleiche mit anderen Verfahren sehr einfach ist, eine weitgehende Mechanisierung

des Prozesses zuläßt und meines Erachtens unter allen subtraktiven Verfahren bisher allein zur praktischen Verwertung geeignet ist.

Die Uvachromie von Dr. Traube stellt eine Verbesserung des oben erwähnten Diachromieverfahrens dar. Nach den drei Teilnegativen werden auf Uvachromfilm drei recht zarte Diapositive hergestellt; die Diapositive sollen deshalb sehr zart sein, weil sie eingefärbt und übereinandergelegt werden müssen. Nach gründlichem (5 bis 10 Minuten langem) Wässern werden diese Diapositive einem Umwandlungsprozeß unterworfen; das schwarze Silberbild der Diapositive wird in einem Kupferbad in eine andere Metallverbindung, und zwar Kupferferrocyanid, übergeführt. Nach neuerlichem gründlichem Wässern werden die Diapositivteile (man erzeugt die Diapositive auf einem Filmstreifen) auseinandergeschnitten (nach vorherigem Vermerken der entsprechenden Farbe auf jedem Teil) und mit den zugehörigen Uvachromfarbstofflösungen in den Komplementärfarben unter dauerndem Bewegen der Färbeschalen eingefärbt. Danach werden die Diapositive $^1/_2$ bis 1 Minute lang im Klärbad geklärt und dann zirka $^1/_2$ Stunde lang in fließendem Wasser ausgewaschen. Danach Trocknen und Montieren, d. h. Übereinanderlegen der Teildiapositive, in der Reihenfolge blau, rot, gelb; die Diapositive werden an den Rändern zusammengeklebt, zwischen zwei Glasplatten von rein weißem Glas gelegt und schließlich an den Rändern mit gummierten Streifen verklebt.

Der Kopierprozeß wurde hier zunächst in groben Umrissen erläutert; ich halte es für praktisch, ihn jetzt noch genau zu beschreiben, damit man sich eine Vorstellung machen kann, was für praktische Einrichtungen dazu gehören.

Der Prozeß erfordert einen geeigneten Kopierraum bzw. einen besonderen Tisch in der Dunkelkammer, um rasch und rationell arbeiten zu können, ferner einen Tageslichtraum, wo der Umkehr-, Einfärbe-, Klär-, Wässerungs-, Trocken- und Montierprozeß vorgenommen wird. Der Tageslichtraum muß auch fließendes Wasser haben, damit man rasch und rationell arbeiten kann. Auch muß man einige kleine Kniffe kennen, welche die Arbeit erleichtern und abkürzen.

Unter Umständen ist es einfacher, die Kopierarbeit, d. h. die Bilderherstellung, in einem darauf eingerichteten Unternehmen durchführen zu lassen.

a) Negativ retuschieren im Retuschierspiegelgestell (wichtig, da sonst störende Flecken bei der Projektion). Glasseite des Negativs putzen!

b) Diapositiv- (Uvachrom-) Film (formatisiert oder in Rollen käuflich) unter das Negativ legen, Schicht an Schicht, und in den Kopierrahmen einspannen.

Je nach der Dichte des Negativs, genau wie Gaslichtpapier, kürzer oder länger einfach mit matter Glühbirne oder in Kopiermaschine (Stoppuhr, Lampe mit Druckknopfschaltung!) belichten. Durch Zwischenlegen einer Mattscheibe oder von schwarzem Papier kann die Belichtung der Teilnegative variiert werden, falls ein Teilnegativ bei der Aufnahme zu dünn oder zu dicht geraten war: Endzweck dünne Kopie!

c) Film auf Glasscheibe aufspannen, an den Ecken mit kleinen Kautschukpflasterstreifen befestigen, zum Vermeiden des Rollens!

d) Im Spezialpositiventwickler (Brenzkatechin) kurz entwickeln und dann fixieren. Die Kopie muß dünn sein (gut durchlässig für Licht), da je drei Teilbilder übereinander kommen.

e) Gut wässern (mindestens 10 bis 20 Minuten lang), da Fixiernatronreste die Umwandlung des Silberbildes in Kupferferrocyanid beeinträchtigen.

f) Uvachrom-Umwandlungsbad (rotes Blutlaugensalz + Kaliumcitrat + Kupfervitriol) 10 Minuten lang unter dauerndem Schaukeln einwirken lassen (das Silber wird in Kupferferrocyanid übergeführt, das zuerst schwärzliche Diapositiv nimmt einen bräunlichen Ton an).

Vom Umwandlungsbad gibt es eine matter arbeitende „Porträtlösung" und eine hochtransparent machende „Landschaftslösung".

g) Man bezeichnet die Teilbilder nach den entsprechenden Komplementärfarben; also

das Blaufilterbild mit gelb,
„ Grünfilterbild „ rot,
„ Rotfilterbild „ blau.

Der Diapositivstreifen wird in die drei Teilbilder zerschnitten; jedes Teilbild wird in ein Glasrähmchen eingeschoben (s. Abb. 8), damit die Filme sich nicht rollen können und im Bad nicht übereinander rutschen.

h) Die Teilbilder werden in die entsprechenden Farbstofflösungen gelegt und unter stetem Schaukeln 10 Minuten lang angefärbt (zirka ein Liter Farbstofflösung kann viermal für neun Teilbilder [= 36 Bilder] verwendet werden).

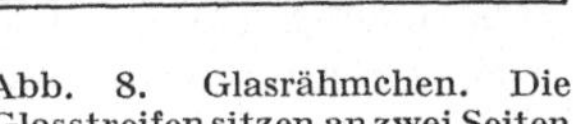

Abb. 8. Glasrähmchen. Die Glasstreifen sitzen an zwei Seiten und sind mit Kautschukpflaster an der Glasplatte befestigt

i) Filme (ohne Rähmchen) in fließendes Wasser legen, 10 bis 30 Minuten lang in viermal gewechseltem Wasser wässern. (Schale bewegen!). Vorsicht, daß auch hier die Bilder nicht übereinander rutschen! (Getrennte Schalen!)

k) Die Bilder kommen für eine Minute ins Klärbad (Unterschwefligsaures Natron + Chlorammonlösung); dieses nimmt die Farbe aus der Gelatine und löst das beim Umwandeln entstandene Ferrocyansilber.

l) Die Bilder 15 Minuten lang wässern.

Sind die Diapositive bezüglich Dichte und Abstimmung zueinander einwandfrei gewesen, muß auch der Einfärbeprozeß zwangläufig richtig erfolgt sein und der Uvachromprozeß wäre damit beendet, die Teildiapositive brauchten nur getrocknet, zur Deckung gebracht und montiert werden.

Nicht immer ist aber dieser Idealzustand gegeben, da die Negative oft nicht vollkommen einwandfrei sind (teils wegen Schwierigkeiten bei der Aufnahme selbst, teils wegen bei der Entwicklung gemachter Fehler). Diese Fehler kommen nun sowohl beim Herstellen der Diapositive (hier sind Verbesserungen möglich) als auch beim Einfärben derselben zutage (verschieden dichte Diapositivteilbilder nehmen die Farbe verschieden stark an, wodurch unrichtige Farbenwiedergabe zustandekommt). Hier zeigt sich nun der Vorzug des Uvachromieverfahrens: man kann die Teilbilder nachfärben, im ganzen und partiell auswaschen, sobald dies notwendig erscheint, und auf solche Art vorhandene Fehler beheben.

m) In nassem Zustande bringt man die gefärbten Diapositivteilbilder zur Deckung, um die Richtigkeit der Farbenwiedergabe zu prüfen.

Man legt 1. das noch nasse, aber gut abgespritzte blaue Teilbild auf eine reinweiße Glasplatte, wo es durch Adhäsion haftet, darauf legt man das rote, ebenfalls gut abgespritzte Teilbild; die zwei Teilbilder haften meist fest aneinander. (Dieses „zur Deckung Bringen" gelingt leicht und schnell, wenn man einen markanten Punkt im Bild zuerst grob deckt und dann die feinere Deckung durch rotierendes Verschieben vornimmt.) Jetzt legt man das gelbe Teilbild in tropfnassem Zustand (weil es dann besser gleitet) auf. Nun betrachtet man die Farbenwirkung vor einer rein weißen Mattscheibe am Fenster. Es gehört Farbensinn und Erfahrung dazu, um beurteilen zu können, ob die Farben stimmen oder welche Farbkomponente dominiert. Auf Grund dieser Feststellungen wasche ich Farbe aus einzelnen Teilbildern heraus oder färbe einzelne Farbbilder nach. Zum Nachfärben wird das betreffende Teilbild für kürzere oder längere Zeit in die entsprechende Farblösung nochmals eingelegt, danach wieder gründlich gewässert. Die eventuell notwendige Entfärbung geschieht in 5%iger Eisessiglösung.

Bei ganz dichten Positiven verwendet man auch Kaliumpermanganatlösung (in $1^1/_2$ Liter Wasser 1 g Kaliumpermanganat auflösen und 5 ccm Schwefelsäure zusetzen); da diese sehr stark entfärbt, verwendet man sie nur für das weniger empfindliche Blau und Gelb und beendet, bzw. unterbricht den Entfärbungsprozeß durch Einlegen in Natriumbisulfatlösung (für zirka $^1/_2$ Minute); danach wieder wässern.

Man darf nie vergessen, die Bilder nach dem Abschwächen gründlich zu wässern, da man sonst Abschwächerreste beim erneuten Übereinanderlegen auf die anderen Teilbilder überträgt. Auch das Wässern und Unterbrechen ist in getrennten Schalen vorzunehmen, da das Wasser oder die Natriumbisulfitlösung sich gefärbt haben kann und an Rot keine Spur von Natriumbisulfit kommen darf.

Will ich nur partiell nachfärben oder abschwächen, so lege ich den Film, den ich bearbeiten will, auf die Rückseite der Glasplatte, auf der die zwei anderen Filme schon gedeckt liegen (Schichtseite natürlich nach oben) und wische mittels Wattebausch Farbe bzw. Abschwächeflüssigkeit auf die gewünschte Stelle. Man könnte den Vorgang mit dem Retuschieren vergleichen. Auch hiernach wird gewässert.

n) Trocknen durch Aufhängen an Holzklammern.

o) Montieren: zuerst das blaue und rote Teilbild zur Deckung bringen, am Rand durch gummiertes Papier befestigen, dann in gleicher Weise das dritte (gelbe) Teilbild zur Deckung bringen und befestigen; das Ganze wird zwischen zwei reinweiße Glasscheiben gequetscht, die Ränder werden mit Klebstreifen abgeschlossen (s. Abb. 9).

Man bedient sich für vorstehend beschriebene Prozesse der von der UVACHROM A. G., München, für die betreffenden Zwecke in den Handel gebrachten Materialien.

Anhangsweise möchte ich noch einige Ratschläge zur Improvisierung für Spezialaufnahmen geben, da doch meist keine kostbaren Sonderapparate zur Verfügung stehen.

a) **Pathologische Präparate:** Von oben nach unten photographieren, Apparat in ein Brett einhängen, aus dem eine Öffnung entsprechend dem Apparat aus-
gesägt ist. Filterschlitten bei der Aufnahme mit der Hand verschieben. Das pathologische Präparat legt man in eine große flache Schale, deren Boden mit Wachs ausgegossen (zum Fest-stecken des Präparates mittels Nadeln) wird; man kann in die Schale auch eine alte schwarze Röntgenplatte legen, an der das Präparat mit Zwirnfäden an-gebunden wird. Dann Wasser in die Schale soweit einfüllen, daß das Präparat unter dem Wasser-spiegel liegt. (Dadurch werden störende Reflexe beseitigt.)

b) **Mikroskopische Auf-nahme:** Mikroskop am besten wagrecht kippen, Präparat ein-stellen, mit Projektionsapparat (ruhiges Licht vorausgesetzt) be-leuchten; unsere Dreifarben-kamera wird an das Mikroskop

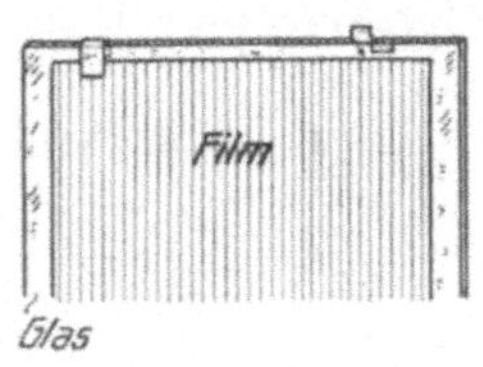

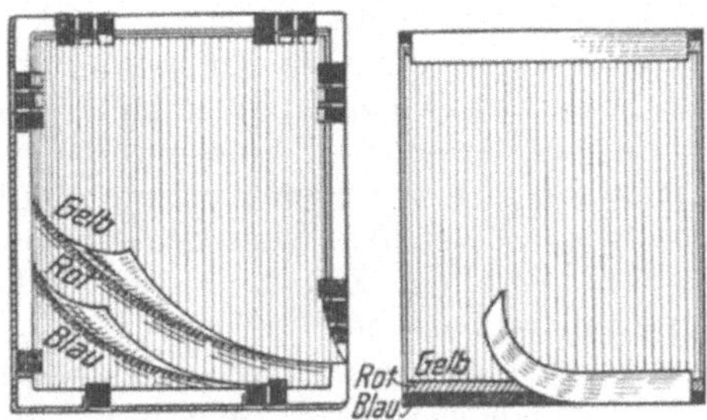

Abb. 9. Montieren der farbigen Teilbilder. Auf-einanderfolgende Stadien

zweckentsprechend angesetzt. Vgl. den Beitrag: Die Photographie in der Histologie von H. PETERSEN in diesem Praktikum.

Literaturverzeichnis

DAVID, LUDWIG: Photographisches Praktikum (Lehrbuch der Photographie). Halle, W. Knapp. 6. Aufl. 1928. — DONATH, B.: Grundlagen der Farbenphotographie. Braunschweig, F. Vieweg & Sohn. 1906. — HOF-MANN, A.: Die Praxis der Farbenphotographie. — HÜBL, A. v.: Drei-farbenphotographie. Halle, W. Knapp. 1912. — DERSELBE: Die Theorie und Praxis der Farbenphotographie mit Autochromplatten, 5. Aufl., W. Knapp, 1921. — DERSELBE: Die Lichtfilter, Enzyklopädie der Photographie, Heft 74. Halle, W. Knapp. 3. Aufl. 1927. — KÖNIG, E.: Die Farben-photographie, 3. Aufl. 1912. — LÜPPO-CRAMER: Entwicklung farbenemp-findlicher Platten bei gewöhnlichem Lampenlicht. Photographische Industrie 1920, Nr. 47, S. 754. — MIETHE, A.: Dreifarbenphotographie nach der Natur, 1904. — THIEME, JUL.: Die Verwendung des Uvachromverfahrens in der Klinik. Archiv f. Derm. u. Syph. 1924, Bd. 145 (Kongreßbericht), S. 215. — WALL, E. J., Die Praxis der Farbenphotographie in Bd. VIII des Hdb. d. wiss. u. angewandt. Phot. herausgegeb. v. A. HAY, J. Springer, Wien 1929.

Die Photographie in der gerichtlichen Medizin

Von **Anton Werkgartner**, Wien

Mit 5 Abbildungen

Allgemeines

Mannigfaltig sind die Aufgaben, die dem Lichtbildverfahren in der gerichtlichen Medizin gestellt werden, und sehr verschiedenartig daher die Arbeitsweisen, die zur Lösung dieser Aufgaben angewendet werden müssen. Es ist ganz unmöglich, auf dem zur Verfügung stehenden Raum alle jene Arbeitsverfahren eingehend zu besprechen, welche an den gerichtlich-medizinischen Instituten im Dienste der Rechtspflege, im Unterricht und in der wissenschaftlichen Arbeit geübt werden; es kann auch nicht der Zweck der folgenden kurzen Abhandlung sein, den Gegenstand in diesem Sinne erschöpfend zu besprechen, da der in der gerichtlichen Medizin tätige Forscher einerseits mit der Lichtbildnerei einigermaßen vertraut sein muß, sofern er das Lichtbild mit vollem Erfolg in den Dienst seiner Tätigkeit stellen will, und anderseits doch immer wieder genötigt sein wird, bei den Fachleuten der Lichtbildnerei sich Rat und Aufklärung zu holen, wenn ganz besondere Aufgaben an ihn herantreten. An dieser Stelle soll daher von der Anwendung des Lichtbildes im Unterricht und in der Forschung gar nicht die Rede sein; auch werden alle Arbeitsweisen außer Betracht bleiben, die nur mit besonderem optischen Gerät und mit größeren technischen Behelfen ausführbar sind; besprochen sollen vielmehr nur jene Aufgaben werden, die in der praktischen gerichtsärztlichen Tätigkeit dem Sachverständigen häufiger gestellt werden und dem Arzt, der sich nur als Liebhaber mit der Lichtbildnerei beschäftigt, keine allzu großen Schwierigkeiten bereiten.

Dreierlei Aufgaben hat das Lichtbild im Dienste der gerichtsärztlichen Tätigkeit zu erfüllen: es soll zunächst als bildliche Darstellung den vom Sachverständigen erhobenen Befund erläutern und verdeutlichen, es soll zum zweiten in vielen Fällen als ein wichtiges Beweismittel dem Sachverständigengutachten zur Grundlage dienen und es kann drittens in manchen Fällen dazu verhelfen, Befunde aufzudecken, die bei der ersten Besichtigung unbemerkt geblieben sind oder doch in ihrer Bedeutung nicht erkannt worden waren.

In allen diesen Fällen kommt dem Lichtbild eine ganz besondere Bedeutung zu, weil es Befunde (Verletzungen, Spuren, Zustand des Tatortes, Bilder unbekannter Leichen) für immer festzuhalten vermag, die oft nur kurze Zeit bestehen, da sie (durch Heilungsvorgänge, Fäulnis, durch Witterungseinflüsse und andere Einwirkungen) meist in ganz kurzer Zeit wesentlich verändert oder ganz vernichtet werden. Die bildliche Darstellung solcher Tatbestände (Tatortsaufnahmen, Werkzeug, Kleider mit Verletzungsspuren, Wunden an Leichen) ist noch deshalb von größter Wichtigkeit, weil ja der ärztliche Sachverständige die zur Begutachtung dienlichen Befunde nicht nur für seine Zwecke (zur Begründung seiner im Gutachten dargelegten Auffassung) zu erheben hat, sondern vor allem dritte Personen, die der ärztlichen Beweisführung als Laien gegenüberstehen (Richter, Staatsanwälte, Verteidiger, Schöffen und Geschworene), von der Tatsächlichkeit der von ihm beschriebenen Grundlagen seines Gutachtens überzeugen soll. Häufig muß sein Befund sogar zur Grundlage der Beurteilung durch andere Sachverständige dienen, welche zu einem späteren Zeitpunkt vom Gericht als Gutachter herangezogen werden.

Daß die bildliche Darstellung einen von den Sachverständigen erhobenen schriftlich niedergelegten Befund in höchst wertvoller Weise zu erläutern und zu ergänzen vermag, steht außer Frage; das gilt schon für ganz einfache Verletzungen, um so mehr natürlich für solche Fälle, in welchen zahlreiche und vielleicht nach Form und Herkunft noch dazu verschiedene Wunden zu beschreiben sind.

Jeder, der häufiger in die Lage kommt, Beschreibungen von Verletzungen oder von Tatspuren an Gegenständen zu verfassen, und sich das Ziel setzt, dem Leser eine möglichst anschauliche Vorstellung zu verschaffen, weiß die großen Schwierigkeiten zu würdigen, welchen man dabei begegnet.

Tausenderlei äußere Erscheinungsformen sollen in schriftlicher Darstellung so beschrieben werden, daß ein mit der Sache sonst gar nicht Vertrauter eine möglichst klare und lebendige Anschauung erhält. Ein schier unmögliches Beginnen! Da kommt uns das Lichtbild in ausgezeichneter Weise zu Hilfe, seine Anwendung kann daher in diesen Fällen nicht warm genug empfohlen werden. Mag es sich um eine tödliche Halsschnittwunde, um Stich- oder Schnittverletzungen an verschiedenen Stellen des Körpers, um eine Schußwunde, um Rißquetschwunden des Kopfes, um Brüche des Schädels usw. handeln, immer wird das beigegebene Lichtbild eine wertvolle Ergänzung des schriftlichen Befundes sein. Auch bei der Untersuchung und Begutachtung von Narben kann das Lichtbild oft gute Dienste leisten.

So bereitete die Begutachtung der Verletzungen eines Mannes besondere Schwierigkeiten, weil bei der ersten Untersuchung nicht klargestellt worden war, ob er durch zwei oder drei Revolverschüsse verletzt worden sei. Da zwei Täter in Frage kamen und erwiesenermaßen der eine nur zwei Schüsse abgefeuert hatte, war die Lösung dieser Frage für den zweiten seine Unschuld beteuernden Beschuldigten von größter Bedeutung. Der Verletzte wies in der linken Brustseite und Oberbauchgegend vier Narben auf. Drei dieser Narben zeigten die Form von Schußnarben. Die vierte Narbe war strichförmig schmal, gerade und ließ eine Nahtspur erkennen; die Vermutung, daß diese Narbe von einem Einschnitt in die Haut herrühre, wurde durch Anfrage im Krankenhaus bestätigt. Es war an dieser Stelle ein Geschoß entfernt worden. Da durch wiederholte röntgenologische Untersuchung ein Geschoß in der Gegend der Verletzungen nicht mehr nachzuweisen war, hatte der Mann offenbar einen Durchschuß und eine Steckschußverletzung erlitten. An einem Lichtbild konnte dieser Sachverhalt dem Gerichtshof in einfachster Weise durch Einzeichnung der Schußkanäle sehr überzeugend dargelegt werden.

Auch in der zivilrechtlichen Begutachtung von Verletzungsfolgen kann das Lichtbild wertvolle Dienste leisten, wenn es sich um die Beurteilung der Schwere der Verletzung und des Grades der Verunstaltung handelt.

Eine absolvierte Hochschülerin hatte bei einem Eisenbahnzusammenstoß schwere Verbrennungen über dem ganzen Gesäß und an den beiden Oberschenkeln erlitten. Die ausgedehnten verzogenen Narben konnten in einem Lichtbild sehr gut abgebildet und dem Gerichte zur Anschauung gebracht werden.

Von ganz besonderer Bedeutung ist in der gerichtsärztlichen Tätigkeit das Lichtbild als Beweismittel, weil es eine sachliche, von persönlichen Eindrücken und Auslegungen unbeeinflußte, dauernd festgehaltene bildliche Darstellung wichtiger Beweisgrundlagen ist. Die in Worten niedergelegte Beschreibung ist doch im besten Falle immer nur ein mehr oder minder getreues Spiegelbild dessen, was der Untersucher mit seinen Augen sieht oder zu sehen vermeint; wenn dieser sich auch noch so sehr bemüht, möglichst genau das wirklich Geschaute in Worten zu schildern, sich von den Vermutungen anderer und von den eigenen den tatsächlichen Ergebnissen oft vorauseilenden Schlüssen frei zu halten, immer wird der Beschreibung in Worten die eigene persönliche Auffassung des Untersuchers ihren Stempel aufdrücken. Die lichtempfindliche Schicht der Platte ist frei davon. Sie gibt treulich wieder, was durch Lichtwirkung zur Wahrnehmung gebracht werden kann, freilich mit einer gewissen Einschränkung. Nicht alles, was das Auge zu unterscheiden imstande ist, kann durch die photographische Platte festgehalten werden, doch kann andererseits die Platte unter Umständen Befunde an den Tag bringen, die dem Auge auch bei aufmerksamer Betrachtung leicht entgehen können.

Die Eigenart des Lichtbildverfahrens bringt es mit sich, daß unter Umständen das fertige Bild einen ganz unrichtigen Eindruck vermittelt (unrichtige Wiedergabe der Farbenwerte, ungewohnte Perspektive, Verzeichnungen u. dgl.). Soll also das Lichtbild als Grundlage einer Begutachtung dienen, dann muß man auch die Leistungsfähigkeit des Lichtbildverfahrens im allgemeinen und in dem besonderen Fall entsprechend würdigen (Linse, Plattensorte, Filterung, Art der Beleuchtung). In solchen Fällen ist überdies zu bedenken, daß die photographische Platte auch absichtlichen, mehr oder minder groben Fälschungen zugänglich ist (Retusche, Einkopieren, Beeinflussung im Kopierverfahren).

Diese Bedenken und Mängel vermögen jedoch dem Lichtbild seine Bedeutung als Beweismittel kaum zu schmälern.

Unbedingt notwendig ist die Anfertigung von Lichtbildern in jenen Fällen, in denen die Untersuchung die Zerstörung des untersuchten Gegenstandes mit sich bringt (Blutspuren, Pulverkörnchen, Pulverschmauch als Nahschußzeichen u. v. a.). Aber auch in anderen Fällen ist sie nicht minder wichtig. An der Hand eines Lichtbildes kann unter Umständen noch der Beweis geführt werden, ob eine Wunde durch stumpfe Werkzeuge (Rißquetschwunde), durch Schnitt, Stich oder Hieb mit scharfer Schneide oder durch eine Schußwaffe erzeugt wurde. In allen Fällen von schweren Verbrechen gegen Leib und Leben (Mord, Totschlag) soll niemals versäumt werden, den Verletzungsbefund in Lichtbildern festzuhalten. Auch bei scheinbar einfachem und klarem Tatbestand kann später im Beweisverfahren eine Fragestellung in unvorhergesehener Richtung auftauchen, die vielleicht an der Hand von Lichtbildern noch gelöst werden kann.

In einem Walde nicht weit von Wien war ein Mann tot aufgefunden worden. Die Ärzte, denen die gerichtliche Leichenöffnung anvertraut war, stellten Rißquetschwunden der Kopfhaut und einen Lochbruch des Schädels fest; sie schlossen daraus, daß der Mann erschlagen worden sei. Im weiteren Beweisverfahren ergab sich aber, daß er offenbar erschossen worden war. Da die Beschreibung der Verletzung mangelhaft war und Lichtbilder nicht aufgenommen worden waren, mußte nach Monaten die Leiche unter Beiziehung eines erfahrenen Sachverständigen ausgegraben werden. Es wurde eine Steckschußverletzung nachgewiesen. Für den Nachweis der Täterschaft (es waren mehrere Männer der Tat verdächtig) war diese Feststellung begreiflicherweise von höchster Wichtigkeit.

Die Konservierung der Leichenteile mit den Verletzungen macht die Anfertigung von Lichtbildern keineswegs entbehrlich, da durch die Konservierung oft sehr bedeutende Änderungen der Form und Größe (durch Schrumpfungen, Verziehungen und Faltungen) und Änderungen der Farbe und mancher anderer Eigenschaften verursacht werden, so daß auch in diesen Fällen ein Bild der frischen Verletzungen nicht selten sehr wertvoll sein kann.

Geradezu unentbehrlich sind Lichtbilder, wenn zahlreiche Verletzungen vorhanden sind. Es ist ungemein mühsam und schwierig, an der Hand eines geschriebenen Berichtes sich über die Art und Verteilung einer größeren Anzahl von Verletzungen eine anschauliche und halbwegs richtige Vorstellung zu schaffen, während dies mit Hilfe eines oder mehrerer Lichtbilder meist leicht und rasch gelingt. Auch gegenseitige Beziehungen einzelner Verletzungen zu einander können in solchen Fällen besser und sicherer festgehalten werden, als durch eine mühsame Beschreibung (Durchschüsse, Durchstiche). Das gleiche gilt von der Bestimmung der Schußrichtung.

Unter Umständen können, wie schon erwähnt wurde, durch das Lichtbild Befunde erst aufgedeckt werden, welche bei der Untersuchung dem unbewaffneten Auge des Beobachters entgangen sind; solche Fälle sind natürlich nicht häufig, kommen aber immer wieder vor.

So entstehen zum Beispiel bei Schüssen aus angesetzten Pistolen und Revolvern sehr oft neben dem Einschuß zarte, ganz oberflächliche Verletzungen der Oberhaut, welche durch die unter erheblichem Druck erfolgende Berührung mit den vorstehenden Teilen der Waffe im Augenblick des Abschusses verursacht werden, ihrer Gestalt nach nicht selten einen förmlichen Abklatsch der Mündungsfläche der Waffe darstellen und daher für die gerichtsärztliche Beurteilung der Frage, aus welcher Entfernung und in welcher Lage der Waffe der Schuß abgefeuert wurde, ob somit Selbsttötung oder Tötung durch fremde Hand anzunehmen ist, von entscheidender Bedeutung sind.

Diese zarten Schürfungsverletzungen sind manchmal so unscheinbar, daß sie leicht übersehen werden können. Auch der geübte Beobachter ist manchmal im Zweifel, ob er eine solche Nebenverletzung vor sich hat, zumal die Grenzen dieser zarten, oft nur durch röt-

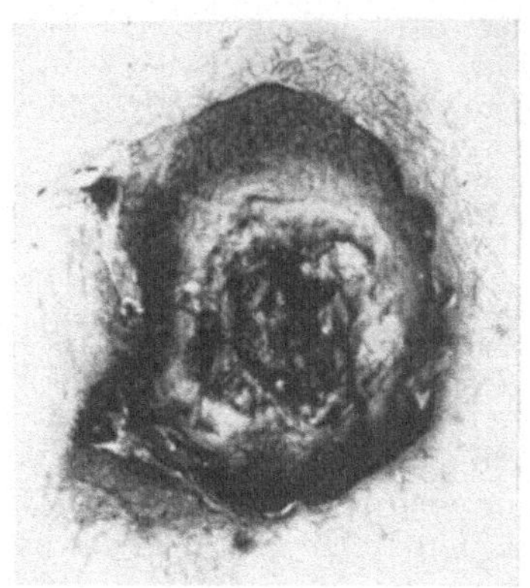

Abb. 1. Einschußwunde 2mal vergrößert (vgl. Abb. 2)

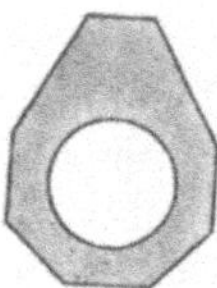

Abb. 2. Form der Mündungsfläche der Waffe, von der die in Abb. 1 dargestellte Einschußwunde herrührt

liche und rötlichbraune Verfärbungen gekennzeichneten Verletzungen nicht immer sehr scharf sind und meist auch nicht ganz genau der Form der Mündungsfläche der Waffe entsprechen.

Ein solcher Fall ist in Abb. 1 dargestellt. Man konnte wegen der großen Zartheit der rötlichen trapezförmigen Verfärbung oberhalb der Einschußwunde nicht mit Sicherheit erkennen, ob tatsächlich eine Schürfung durch die Mündungsfläche der Waffe angenommen werden könne. In der zweifachen Vergrößerung, bei der freilich die Kontraste eben durch das Vergrößerungsverfahren verstärkt wurden, kommt die trapezförmige Rötung deutlicher heraus; sie entspricht der Form der Mündungsfläche der Waffe, deren Gestalt die Abb. 2 in einfacher Strichzeichnung wiedergibt.

Die bekannte Erscheinung, daß rote, auch ganz blaßrote Töne im Lichtbild (wegen ihrer geringen chemischen Wirkung auf die lichtempfindliche Schicht) unverhältnismäßig dunkel erscheinen, kam in diesem Falle der bildlichen Darstellung dieser Verletzung sehr zu statten, doch hat sich vor allem die Vergrößerung besonders wertvoll erwiesen.

In ähnlicher Weise hat das Lichtbild auch an einer Stichwunde durch Vergrößerung einen wichtigen Befund aufgedeckt (Abb. 3). Diese Auf-

nahme war im Maßstabe von ungefähr $^2/_3$ der natürlichen Größe gemacht worden. Bei der vierfachen Vergrößerung zeigte das Bild in einem
Wundwinkel deutlich Kerben der Wundränder, die offenkundig von den
Kanten des Messerrückens herrührten. Auf Grund dieses Befundes,
der an der Wunde wegen der beträchtlichen Vertrocknung der Haut-
ränder und wegen der geringen Größe der Kerben bei der Besichtigung
nicht bemerkt worden war, konnte einwandfrei festgestellt werden, nach
welcher Seite die Messerschneide beim Stich gerichtet war.

Daß unter Umständen auch Verletzungsbefunde, die ursprünglich
unrichtig gedeutet worden waren, an der Hand eines Lichtbildes klargestellt werden können, beweist ein Fall, den ich vor kurzem veröffent-

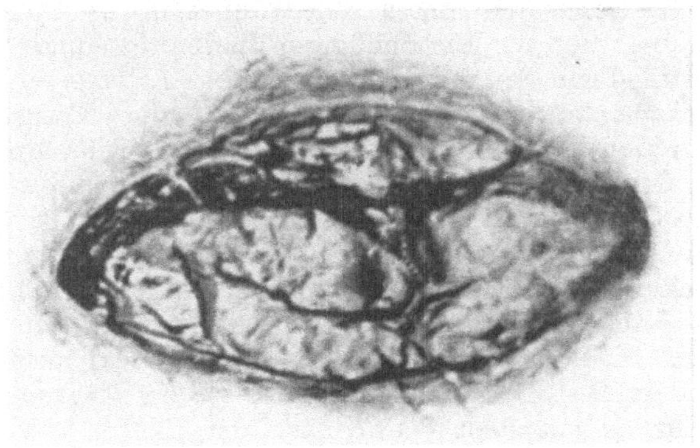

Abb. 3. Stichwunde ca. 3mal vergrößert

licht habe. In einer wissenschaftlichen Zeitschrift war der Kopf eines
Mannes mit einer tödlichen Schußverletzung in der rechten Schläfe abgebildet worden. Neben der Einschußwunde lag eine zweite kleinere
Lücke der Haut, die von dem Autor der Mitteilung als die Wirkung einer
Verunreinigung des Pulvers gedeutet worden war. Bei der Betrachtung
des Bildes vermutete ich sofort, daß diese kleine Wunde eine Stanz-
verletzung sei, die durch einen vorspringenden Teil der Schußwaffe
(durch den Kopf des Vorholfederführungsstiftes) erzeugt worden sein
müsse. Schießversuche mit derselben Waffe haben diese Vermutung
bestätigt. Damit ist der Beweis erbracht worden, daß die Waffe angesetzt und so gehalten worden war, wie sie bei Selbsttötung durch Schuß
in die rechte Schläfe in den meisten Fällen gehalten wird.

Lichtbildaufnahmen am Tatort

Es ist selbstverständlich, daß der Arzt als Sachverständiger nicht
verpflichtet werden kann, Lichtbildaufnahmen selbst anzufertigen. Meist
werden ja dem Untersuchungsrichter Berufslichtbildner zur Verfügung
stehen, in den größeren Städten wird in der Regel durch die Kriminal-

polizei für die Aufnahme von Lichtbildern Sorge getragen. Auch Liebhaber der Lichtbildnerei stellen sich in solchen Fällen vielfach gerne in den Dienst des Gerichtes.

Dem ärztlichen Sachverständigen aber obliegt es, wertvolle Anregungen und Ratschläge zu erteilen, denn er kann auf Grund seines beruflichen Verständnisses für die Fragestellung des Falles meist am besten beurteilen, was im Lichtbilde z. B. an einer Leiche besonders deutlich zur Darstellung gebracht werden soll (Lage, Stellung, Sichtbarmachung gewisser Einzelheiten), aus welcher Entfernung und von welcher Seite die Aufnahmen zweckmäßig ausgeführt werden sollen. Wenn dem Untersuchungsrichter Hilfskräfte zur Aufnahme von Lichtbildern fehlen, dann soll der sachverständige Arzt nicht zögern, über seinen eigentlichen Wirkungskreis hinaus sein Können in den Dienst der Sache zu stellen, falls er von der Lichtbildnerei überhaupt einiges versteht und über die notwendigen Geräte verfügt.

Zweckentsprechendes Gerät ist gewiß die Vorbedingung für das Gelingen der Arbeit. Man berufe sich aber nicht auf die Unvollkommenheit der Kamera und der sonstigen Behelfe, um die Arbeit abzulehnen. Das Gerät, mit dem der Liebhaber der Lichtbildnerei sonst arbeitet, genügt in den meisten Fällen auch, um für unsere Zwecke brauchbare Aufnahmen herzustellen. Selbst Aufnahmen kleinsten Formats (4,5 × 6 cm) können durch Vergrößerung sehr gut verwendbare Bilder geben. Kann man selber Vergrößerungen nicht machen, dann liefere man dem Gerichte die Platten aus. In der Zahl der Aufnahmen sei man nicht zu sparsam; die Kosten der Platten wird das Gericht gerne ersetzen. Man verfertige also Aufnahmen von verschiedenen Richtungen und mache jede Aufnahme doppelt, besonders dann, wenn man in der Wahl der Belichtungszeit nicht ganz sicher ist. Besser ist starke Überbelichtung als geringe Unterbelichtung. Wenn es auf die Darstellung von Entfernungen oder anderen Größen ankommt, kennzeichne man bestimmte Punkte, deren Abstände bestimmt werden, oder stelle und lege in den Objektausschnitt Maßstäbe oder Gegenstände bekannter Größe (Spazierstöcke).

Zweckmäßig ist die Verwendung lichthoffreier orthochromatischer Platten mit starker Gelbscheibe (LIFA-Filter Nr. 3); in manchen Fällen sind panchromatische Platten mit tonrichtigem Filter (LIFA-Filter Nr. 131) dringend zu empfehlen. Will man aber Blutspuren deutlich darstellen, dann erreicht man in den meisten Fällen kräftigere Zeichnung dieser Spuren mit nicht orthochromatischen, sog. „gewöhnlichen" Platten (ohne Gelbscheibe), weil diese Platten für Rot fast unempfindlich sind, im Positiv daher Blutflecke besonders dunkel, fast schwarz erscheinen lassen.

Einzelheiten, die vielleicht von besonderer Wichtigkeit sein könnten, halte man in besonderen Aufnahmen fest, immer sollen aber auch Übersichtsbilder angefertigt werden.

Da sehr häufig Vergrößerungen der Aufnahmen notwendig sind, arbeite man auf größte Schärfe hin: also sorgfältige Einstellung und starke Abblendung, um den höchsten Grad an Tiefenschärfe zu erreichen.

Bei der Wahl des Bildausschnittes bedenke man, daß nicht ein malerisches Bild, sondern eine möglichst deutliche Darstellung vieler Einzelheiten erzielt werden soll.

Bei Aufnahmen in geschlossenen Räumen verwende man Blitzlicht, wenn es unbedingt notwendig ist. So weit als möglich, arbeite man bei der natürlichen Beleuchtung, auch wenn man ungewöhnlich lange Zeit (Minuten und Viertelstunden) belichten muß.

Sehr zweckmäßig ist es, in eine einfache Planskizze den Standpunkt des Apparates bei den einzelnen Aufnahmen einzutragen.

Bei der Aufnahme von Leichen am Tatort ist es oft sehr erwünscht, eine Ansicht aus der Vogelschau herzustellen. Dies läßt sich in vielen Fällen mit Hilfe von Klammern bewerkstelligen, wie sie bei Verwendung des Spazierstockes als Stativ benützt werden. Kann ein Bild aus der Vogelschau nicht aufgenommen werden, dann bilde man die Lage, Stellung und Haltung der Leiche durch mehrere Aufnahmen aus verschiedenen Richtungen ab. Zur Darstellung von Einzelheiten ist manchmal eine Veränderung an der Leiche (Aufdecken, Umdrehen) notwendig; man nehme diese Veränderungen immer erst dann vor, wenn der ursprüngliche Zustand bereits aufgenommen worden ist. Wenn die Lage einer Leiche schon vorher verändert wurde und nun in der ursprünglichen Stellung abgebildet werden soll, vermerke man ausdrücklich, daß diese Aufnahme eine Rekonstruktion darstellt.

Lichtbildaufnahmen von Verletzungen

In allen Fällen von Mord- und Totschlagsverdacht soll der Verletzungsbefund im Lichtbild festgehalten werden, mag auch der Tatbestand ganz klar und einfach erscheinen. Niemals läßt sich im voraus mit Sicherheit beurteilen, welche Einzelheiten im Laufe des Beweisverfahrens besondere Wichtigkeit erlangen können. Lichtbilder sind also auch dann zweckmäßig, wenn über die Art und Herkunft einer Verletzung zunächst keine Zweifel bestehen. Auch von geringfügigen Verletzungen sollten Lichtbilder angefertigt werden, insbesondere von Verletzungsspuren an den Händen und Armen (Abwehrverletzungen?), selbstverständlich auch von solchen Wunden, deren Entstehung nicht ganz eindeutig erwiesen ist, auch wenn ihnen zur Zeit der Untersuchung eine besondere Bedeutung nicht beigemessen werden kann.

Bei der Aufnahme von Wunden ist die Verwendung starker Gelbscheiben, am besten eines tonrichtigen Filters und wenn möglich panchromatischer Platten, geboten, wenn in der Wunde Einzelheiten sichtbar werden sollen.

Auch am Lebenden kann die bildliche Darstellung von Verletzungen besonderen Wert haben. Im Jahre 1927 hatten wir eine Frau zu untersuchen, die unter dem (sehr begründeten) Verdacht des Raubmordes stand; es war ihr zur Last gelegt worden, eine alte Milchverschleißerin mit Küchengeräten (mit Metalltöpfen und mit einem Bierglas) erschlagen zu haben. Das Glas ist dabei in Trümmer gegangen. Die Beschuldigte wies an der rechten Hand auf der Streckseite der Finger zahlreiche kleine Hautverletzungen auf, darunter auch eine etwas größere Schnittwunde. Den Geschworenen konnte mit Hilfe des Lichtbildes sehr eindringlich die Bedeutung dieser Wunden erklärt werden. Sie haben allerdings in diesem Indizienprozeß trotzdem einen Freispruch gefällt.

An dieser Stelle sei auch erwähnt, daß nicht nur Verletzungen, sondern auch andere Tatspuren an Personen (Leichen), z. B. Pulverschwärzungen an den Händen, im Lichtbild dargestellt werden sollten, da deren Lage und Form oft recht bezeichnend für die Art ihrer Entstehung sein kann; so liegen z. B. bei Selbstmördern Pulverschmauchschwärzungen der linken Hand, mit der der Lauf gehalten worden ist, an anderen Stellen als die Schwärzungen an der rechten Hand, die den Schuß abgegeben hat; Schwärzungen, die durch die Berührung beweglicher, mit Pulverrückständen und Schmieröl verschmutzter Teile der Waffe beim Schuß entstehen, sehen anders aus als Schwärzungen durch ausströmenden Pulverdampf.

Nicht gerade häufig wird der ärztliche Sachverständige in die Lage kommen, Befunde, die während der Leichenöffnung an den inneren Teilen sich fanden, im Lichtbild festzuhalten. Solche Aufnahmen begegnen ganz besonderen Schwierigkeiten. Vor allem stören die starken Glanzlichter, deren Beseitigung, bzw. Abschwächung ein Problem für sich ist, das unter einfachen Verhältnissen überhaupt nicht bewältigt werden kann. Überdies werden solche Aufnahmen ganz besonders durch die Blutfarbe der Eingeweide sehr erschwert; auch mit panchromatischen Platten und tonrichtigem Filter kommt man nicht immer zu dem erwünschten Ziel. Unter Umständen empfiehlt sich die Verwendung von Rotfiltern.

Bei der Untersuchung unbekannter Leichen ist das Lichtbild zum Zwecke der nachträglichen Feststellung der Persönlichkeit unbedingt notwendig. Wenn auch das Antlitz der Leiche einen ganz anderen Eindruck macht als das des lebenden Menschen, wird doch in den meisten Fällen in dem Lichtbild die Persönlichkeit wieder zu erkennen sein, so lange die Leiche frisch ist. Bei starker Fäulnis tritt allerdings eine so hochgradige Verunstaltung ein, daß eine Ähnlichkeit auch von den nächsten Anverwandten nicht mehr festzustellen ist; doch kann in solchen Fällen in der Abbildung vielleicht irgend ein besonderes körperliches Merkmal festgehalten werden. Die besonderen Verfahren zur Wiederherstellung des ursprünglichen Zustandes des Leichnams (Leichentoilette) haben bei hochgradig faulen Leichen wohl nur sehr bedingten Wert und können hier füglich außer acht gelassen werden.

Wenn man eine Leiche zum Zwecke der nachträglichen Wiedererkennung aufnehmen soll, ist immer eine Aufnahme von vorne (frontal, en face) und eine Aufnahme von der Seite (Profil) möglichst in gleicher Entfernung zu machen; empfehlenswert sind außerdem Aufnahmen halb von vorn.

Aufnahmen von Beweisgegenständen

Bei der Aufnahme von Beweisgegenständen (Gegenständen und Spuren am Tatort, Werkzeugen, Waffen, Kleidern, Blutflecken u. dgl.) sollen in der Regel feinere Einzelheiten zur Darstellung gebracht werden. Es wird also häufig notwendig sein, diese Gegenstände möglichst groß, also aus kurzer Entfernung abzubilden. „Gestochene" Schärfe ist daher anzustreben, um starke Vergrößerungen erreichen zu können. Als Hintergrund verwende man graue oder schwarze Tücher (empfehlenswert sind Spiegelglasplatten zum Auflegen der Gegenstände und graue Pappe in einiger Entfernung hinter der Glasscheibe als Hintergrund). Zur Darstellung feiner Vertiefungen und Erhebungen (Schartenspuren, Haare u. dgl.) ist seitliche Beleuchtung nötig. Um Größenverhältnisse zur Anschauung zu bringen, bildet man ein Zentimetermaß mit ab.

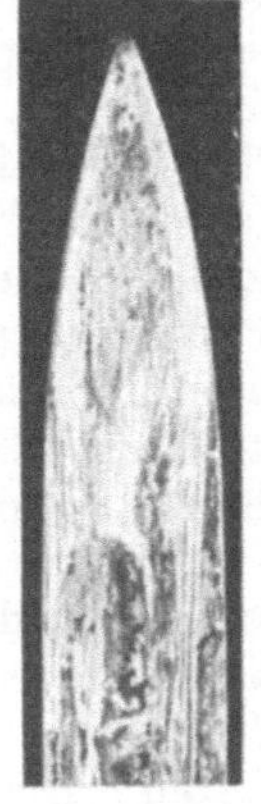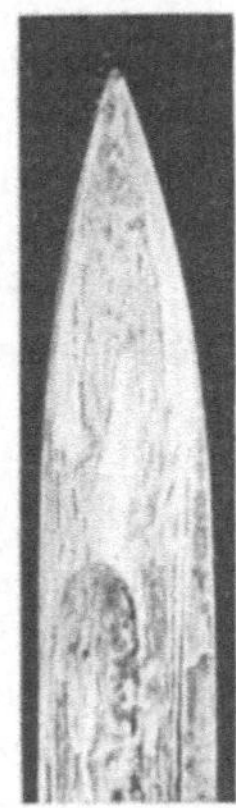

a   b

Abb. 4. a Aufnahme mit nicht orthochromatischer (gewöhnlicher) Platte: die Blutflecken sind deutlicher als in der Aufnahme b (mit orthochromatischer Platte)

Besondere Schwierigkeiten macht nicht selten die Darstellung von Blutspuren (Flecken, Spritzer, Fingerabdrücke).

Auf Unterlagen, deren Farbe auf die Platte erheblich stärker wirkt als die Farbe des Blutes, gelingt die Darstellung von Blutflecken leicht bei Verwendung nicht farbenempfindlicher Platten. Auch ganz feine, blaßgelbliche, dem Auge kaum merkbare Beläge, ja sogar ausgewaschene Flecken bilden sich auf günstigem Untergrund ausgezeichnet ab. Die Verwendung orthochromatischer Platten wäre in diesen Fällen ganz unzweckmäßig (s. Abb. 4).

Sehr schwierig sind Lichtbildaufnahmen von Blutflecken dann, wenn der Grund eine

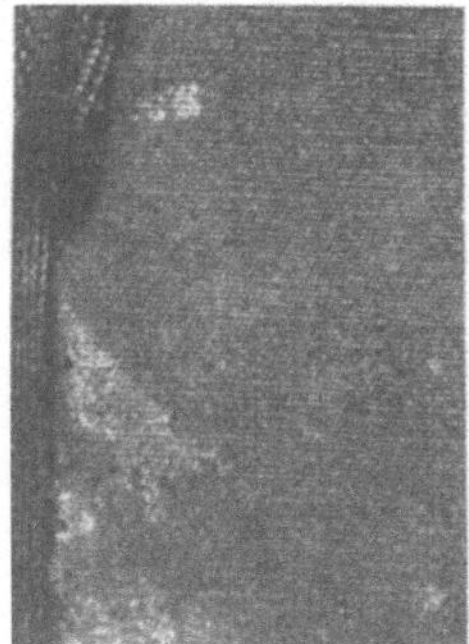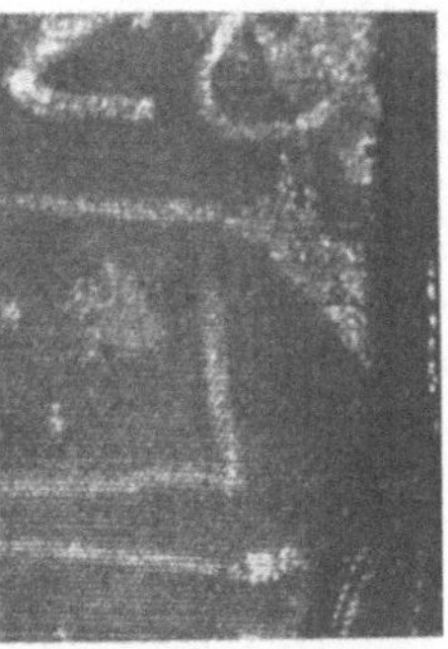

a   b

Abb. 5. a Blutspritzer und grauweiße Schmutzflecken auf blauschwarzem Mantel. Aufnahme auf gewöhnlicher (nicht farbenempfindlicher) Platte. Die grauweißen Flecken erscheinen deutlich, die Blutspritzer nur zum Teil. b Blutspritzer und grauweiße Schmutzflecken auf blauschwarzem Mantel. Aufnahme auf panchromatischer Platte. Die Blutspritzer und rot gezeichneten Marken erscheinen deutlich

Farbe besitzt, welche die lichtempfindliche Schicht ebenso wenig beeinflußt wie das Rot (oder Rotbraun) der Blutspur. Dann kann unter

Umständen (bei sehr dunklem Untergrund) die panchromatische Platte mit tonrichtigem Filter zum Erfolg führen.

Dafür ein Beispiel: Blutspritzer auf blauschwarzem Mantel (Abb. 5). Außer den Blutspuren fanden sich auch noch grauweiße Schmutzflecken. Die nicht farbenempfindliche Platte (Abb. 5a) ließ die grauweißen Schmutzflecken sehr deutlich, die Blutspritzer zum Teil gar nicht, zum Teil nur sehr schwach zum Vorschein kommen, weil die Farbe des Mantels die lichtempfindliche Schicht ungefähr ebenso wenig beeinflußte wie die Blutflecken. Dagegen haben auf der panchromatischen Platte (Abb. 5b) unter Anwendung des tonrichtigen Filters (Lifa Nr. 131) die Blutspritzer (und die mit rotem Stift eingezeichneten Umgrenzungslinien und Ziffern) stärker gewirkt als die Farbe des Grundes, erscheinen also als lichte Fleckchen auf dem dunklen Grunde.

Unter Umständen kann die Verwendung monochromatischer Filter zum Ziele führen. Diese Filter werden in einer Farbe verwendet, die möglichst der Farbe des Untergrundes entspricht. Man erhält dann den Grund (im Positiv) hell, alle anderen Farben, also auch die Blutflecken dunkel. Durch Vergleich mehrerer Aufnahmen mit verschiedenen Filtern lassen sich unter Umständen auch Blutflecken von anderen Farb- und Schmutzflecken unterscheiden.

Die Verwendung des Farbenlichtbildes, der Mikrophotographie und des Röntgenlichtbildes in der gerichtlichen Medizin, die Möglichkeiten, Spuren unter Benützung der ultravioletten Strahlen im Lichtbild darzustellen, können nicht Gegenstand dieser kurz gedrängten Besprechung sein. Der Hauptzweck meiner Ausführungen schien mir darin zu liegen, die wichtigsten Aufgaben des Lichtbildverfahrens in der gerichtsärztlichen Tätigkeit kurz zu skizzieren und möglichst eindringlich darauf hinzuweisen, daß der ärztliche Sachverständige, der ja meist nur zu seinem Vergnügen sich mit der Lichtbildnerei beschäftigt, der Rechtspflege und der Wissenschaft auch mit den einfachsten Geräten wertvolle Dienste leisten kann, wenn er mit einigem Geschick und Eifer sich in dieser Richtung betätigt.

Es ist sehr zu wünschen, daß das Lichtbildverfahren in der ärztlichen Sachverständigentätigkeit viel häufiger als bisher angewendet werde.

Medizinische Kinematographie

Von **Ernst Degner**, Berlin

Mit 11 Abbildungen

I. Überblick über die Entwicklung der Kinematographie

1. Allgemeine Kinematographie

Die heutige Kinematographie baut sich auf zahlreichen Einzelentdeckungen auf. Ihre Entwicklung ist von den verschiedensten Fortschritten auf optischem, chemischem und mechanischem Gebiet abhängig gewesen. Sie ist das Ergebnis einer Summe von Erfahrungen, die teilweise schon im Mittelalter gemacht worden sind. Bereits im 15. Jahrhundert wird die Zauberlaterne, die Laterna magica, erwähnt, 1659 beschreibt PORTA die Camera obscura, 1727 entdeckt JOHANN HEINRICH SCHULZE die Lichtempfindlichkeit der Silbersalze, 1838 konstruiert DAGUERRE den ersten photographischen Apparat mit verschieblicher Mattscheibe und stellt nach zahlreichen, zusammen mit J. N. NIÉPCE durchgeführten Vorarbeiten die ersten Photographien — Daguerreotypien — her. Diese Etappen auf dem Wege zur Photographie der Gegenwart bilden rein technische Voraussetzungen der Kinematographie. Betrachtet man als Charakteristikum des Kinofilms etwas Physiologisches, nämlich die Sinnestäuschung, bei der mehrere stehende Einzelbilder zu einem einzigen Bildeindruck verschmolzen werden, so ist der erste Vorläufer des Kinematographen das Thaumatrop FITTONS 1825. Es besteht aus einer kreisförmigen Pappscheibe, deren Vorderseite ein anderes Bild als die Rückseite trägt und die an einem Faden um einen Durchmesser gedreht werden kann. Ist z. B. auf der einen Seite ein Vogelbauer, auf der anderen ein Vogel abgebildet, so scheint beim schnellen Zwirbeln des Fadens der Vogel im Bauer zu sitzen. Diese Erscheinung erklärt sich aus dem sogenannten Nachbild, d. h. aus der Eigenschaft der Netzhaut des Auges, einen Lichteindruck länger festzuhalten, als er tatsächlich auf sie einwirkt. Einen schnell geschwungenen leuchtenden Punkt sieht das Auge bekanntlich als Lichtstreifen. Das auf dem selben Phänomen des Nachbildes beruhende Wunderrad von PLATEAU und STAMPFER (Lebensrad, Phänakistoskop, Stroboskop, Wundertrommel) 1832 enthält eine Reihe stehender Einzelbilder, die bei Betrachtung durch eine Anzahl am Auge vorbeieilender Schlitze gleichfalls den Eindruck eines einzigen, aber bewegten Bildes hervorrufen.

Von diesem Zeitpunkt an werden Versuche gemacht, Reihenbilder von Bewegungsvorgängen herzustellen und die Bewegung in ihre Elemente aufzulösen. Um die Bewegung strömenden Wassers zu untersuchen, benutzt Tyndall 1850 den elektrischen Funken, 1851 erklärt Fox Talbot, der übrigens schon 1839 Papiernegative hergestellt hat, daß die Genauigkeit der Umrisse bewegter Gegenstände bei Momentaufnahmen nicht leidet, wenn die Aufnahmen nur genügend kurzfristig sind, eine Behauptung, die für uns nichts Erstaunliches mehr aufweist. Zur Aufzeichnung einer astronomischen Erscheinung konstruierte Janssen im Jahre 1874 einen photographischen Revolver, mit dem er etwa jede Sekunde ein Bild auf einer kreisförmigen Platte aufnimmt. Die ersten photographischen Reihenaufnahmen, die den heutigen Filmeinzelbildern sehr nahe kommen, stammen von dem kalifornischen Tierzüchter Edward Muybridge (1877). Er benutzt 24 in einer Reihe aufgestellte photographische Apparate, deren Momentverschlüsse von dem aufzunehmenden Objekt selbst betätigt werden. Über eine Laufbahn waren 24 Fäden gespannt, bei deren Berührung (unter Zwischenschaltung von Elektromagneten) die Kameraverschlüsse ausgelöst wurden. Galoppierte ein Pferd über die Bahn, so photographierte es sich gewissermaßen selbst 24 mal. Die ersten brauchbaren Bilder, die eine Analyse von Bewegungen ermöglichen, macht fünf Jahre später der Pariser Physiologe Marey, der die heute in Kinoaufnahmeapparaten und Projektionsmaschinen benutzte Flügelblende erfindet. Er ließ vor dem Objektiv eines photographischen Apparates eine mit einem Schlitz versehene Scheibe rotieren und nahm mit dieser Anordnung eine laufende Person auf, auf deren schwarzer Kleidung zur besseren Markierung längs der Beine weiße Borten aufgenäht waren. So entstand auf ein und derselben Platte eine Reihe von Strichen, aus denen sich Einzelphasen des Laufes ergaben. Weitere fünf Jahre später — 1882 — benutzte von Lendenfeld die rotierende Schlitzscheibe Mareys zur Analyse des Insektenfluges. Mit Hilfe einer Zusatzeinrichtung — rotierender Spiegel — plazierte er die einzelnen Aufnahmen an verschiedene Stellen ein und derselben Platte. Er kam mit einer Expositionszeit von $^1/_{25\,000}$ Sekunde pro Aufnahme aus. Zur Zeitmarkierung .wandte er einen einfachen Kunstgriff an: Von einem in bestimmter Höhe angebrachten Trichter aus ließ er Schrotkörner den Lichtkegel durchfallen, die die optische Achse mit der Fallgeschwindigkeit von 3 m/sek. schnitten.

Um diese Zeit greift man wieder das Phänomen des Thaumatrops oder Stroboskops auf und versucht, das Aufnahmeverfahren umzukehren, um die Wiedergabe bewegter Bilder zu erreichen. Bekannt werden Browns und Ross' Projektionslebensrad, Heyls Phasmatrop und Mareys Skioptikon. In Deutschland erregt im Jahre 1887 der elektrische Schnellseher des Ottomar Anschütz Aufsehen. Eine Metallscheibe besitzt am Rande zahlreiche kreisrunde Ausschnitte, in die Diapositive photographischer Serienaufnahmen eingesetzt sind. Hinter einem dieser Ausschnitte ist eine Lichtquelle angebracht. Die Scheibe wird in eine derartige ruckweise Drehung versetzt, daß jedes Diapositiv kurze Zeit vor der Lichtquelle stehen bleibt. Da die einzelnen Bilder Phasen einer Bewegung zeigen, so entsteht bei ihrem Vorbeistreichen an der Lichtquelle der Eindruck eines bewegten Vorganges, ganz ähnlich wie beim Kinematographen der Gegenwart.

Wer den entscheidenden Schritt getan hat, der heutigen Kinematographie endgültig die Wege zu ebnen, ist kaum anzugeben. Im Jahre 1888 stellen die Amerikaner EASTMAN und WALKER lichtempfindliche Celluloidbänder fabrikmäßig her. 1891 benutzt EDISON für sein „Kinetoskop" perforierte Filmstreifen, ein Jahr später erscheint zum ersten Male der Ausdruck Kinematograph. Im Jahre 1895 führt LOUIS LUMIÈRE in Paris lebende Photographien vor, die im wesentlichen den heute geübten Filmprojektionen entsprechen. Noch im selben Jahre sah auch Deutschland die ersten kinematographischen Vorführungen. MAX SKLADANOWSKY zeigte im „Wintergarten", dem bekannten Berliner Variété, lebende Lichtbilder. Die von ihm verwandten Filme hatten eine Länge von 3 m, ein erstaunlich kurzes Maß, wobei die Einzelbilder etwa doppelt so groß waren als die jetzt allgemein üblichen. In ihren Grundzügen ist die Konstruktion des Aufnahmegerätes von heute dieselbe geblieben wie die des „Cinématographe Lumière" aus dem Jahre 1895. Man wird also 1895 als das Geburtsjahr der modernen Kinematographie anzusehen haben.

Die auf 1895 folgenden Jahre bis zur Gegenwart können bei der geschichtlichen Betrachtung der Entwicklung der Kinematographie trotz des Aufblühens einer neuen Wirtschaftsmacht, der Filmindustrie, übergangen werden. Es sind zwar Verbesserungen, keinesfalls aber grundlegende Änderungen in der Technik der kinematographischen Aufnahme und Wiedergabe erfolgt, abgesehen von der Mikrokinematographie (1909), der Erfindung der Zeitlupe durch LEHMANN 1915 und des sprechenden Films. Die vielfachen Bemühungen um die Kinematographie in natürlichen Farben (URBAN-SMITH, HORST, SZCZEPANIK, GAUMONT-Paris, BUSCH-Rathenow, um einige Namen herauszugreifen) stehen noch im Stadium der Versuche.

2. Medizinische Kinematographie

Bereits ein Jahr nach Eröffnung des ersten Kinotheaters in Deutschland — 1897 — nahm P. SCHUSTER, Berlin, mit einem kinematographischen Apparat von A. HESEKIEL Bewegungsstörungen, hervorgerufen durch eine seltenere Nervenkrankheit, auf und zeigte den Film auf der Naturforscherversammlung desselben Jahres in Braunschweig. Auf der selben Versammlung sprach L. BRAUN, Wien, über den Wert der Kinematographie für die Erkenntnis der Herzbewegung. Ein weiteres Jahr später wurde der erste chirurgische Eingriff gefilmt. Bei der Aufnahme hatte der Pariser Chirurg DOYEN zunächst gar nicht die Absicht, einen chirurgischen Lehrfilm zu schaffen, er wollte vielmehr durch Selbstbeobachtung feststellen, ob seine Handgriffe zweckmäßig seien. Von der Operationstechnik zeigte der Film nicht viel, was nicht weiter verwunderlich war, da der zugezogene Aufnahmeleiter zwar über kinotechnische, aber nicht über medizinische Kenntnisse verfügte. Doyen verfilmte noch weitere Operationen: einen Bauchschnitt, eine Schädelöffnung und mehrere Amputationen, ohne damit bei seinen Kollegen viel Anteilnahme zu finden. Auch ein in Deutschland einige Jahre später gedrehter Operationsfilm kann nicht als chirurgischer Lehrfilm angesehen werden; es handelte sich um eine Unterschenkelamputation von Ernst v. Bergmann. Dieser Film, der auf medizinischen Jubiläumstagungen und bei anderen festlichen Gelegenheiten gern vorgeführt wird, gilt als historisches Dokument. Das eben aufkeimende Interesse für den medizinischen Film nahm indessen sehr bald wieder ab. Dazu trug gerade der erste Doyensche Film seinen Teil bei. Die Einzelheiten der operativen Technik kamen im Bilde nicht deutlich zum Ausdruck. Außerdem wurde der Film, der eine Schädeltrepanation zeigte, öffentlich, in Deutschland auch auf Jahrmärkten, vorgeführt. Damit war gegen die medizinische Kinematographie das erste Mißtrauen geweckt. Am meisten Interesse brachten in der Folgezeit noch die Neurologen und Psychiater für die Kinematographie auf, für die das kinematographische Verfahren ja auch seinen besonderen Wert hatte. Die vielfachen Bewegungsanomalien bei Nerven- und Geisteskrankheiten sind durch Worte schwer zu beschreiben. Der Film füllte also hier eine lange schmerzlich empfundene Lücke aus. Leider machte sich das Fehlen einer Zentrale störend bemerkbar, die für eine Sammlung oder wenigstens Katalogisierung der gemachten kinematographischen Arbeiten hätte sorgen können. Eine große Anzahl medizinischer Filme sind so verloren gegangen. Von einer Reihe weiterer ist nur ein einziges Positiv vorhanden, das sich gewöhnlich im Besitz des Autors oder der Klinik befindet, die das Krankenmaterial zur Verfügung gestellt hat. Eine mit Jahreszahlen belegte Geschichte der medizinischen Kinematographie ist deshalb kaum zu geben. Dazu kommt, daß die Firmen, die für die Aufnahme der Filme gesorgt hatten, oft in andere Hände übergingen, die Filme zerschnitten wurden und ein Teil an dieser, ein anderer an jener Stelle niedergelegt wurde. Da die Herstellung von Filmen einerseits recht kostspielig ist, anderseits aber nur ganz vereinzelte Lehrstätten über Vorführungsgeräte für Kinofilme verfügen, so scheinen sich bis in die Nachkriegszeit hinein nur wenige Mediziner mit kinematographischen Aufnahmen beschäftigt zu haben. L. Braun, Wien, hatte, wie bereits erwähnt, schon 1897 mit Hilfe des Kinematographen die Bewegung des Herzens zu klären versucht, eine Arbeit, die 1927 von Ernst Holzlöhner, Berlin, wieder aufgenommen wurde. Braun ist wahrscheinlich der erste, der den Film nicht als Lehrmittel, sondern als Forschungsinstrument verwandte. Comandon, Paris, fertigte mikrokinematographische Aufnahmen an, die noch heute als musterhaft gelten. Er zeigte u. a. den Blutumlauf im Froschgekröse, den Vorgang der Blutklumpung, das Fressen weißer Blutkörperchen, die Bewegung von Amöben, die Erreger des Rückfallfiebers, der Syphilis und der afrikanischen Schlafkrankheit. Der erste, der Mikrofilmaufnahmen bei sogenannter Dunkelfeldbeleuchtung machte, soll K. Reicher, Berlin, gewesen sein. Aufsehen erregten die Zeitrafferaufnahmen von Ries aus dem Jahre 1908, die am See-Igel-Ei Befruchtung und Zellteilung zeigten, ebenso die in jahrelanger, mühseliger Arbeit gefertigten schematischen Zeichenfilme von Döderlein, München, mit denen die Mechanik der fruchtaustreibenden Gebärmutter anschaulich gemacht wurde.

Kurz nach dem Kriege griff v. Rothe, Berlin, Doyens Versuche wieder auf, Operationen zu verfilmen, und gab ein eigenes Aufnahmegerät an. Die damit aufgenommenen Filme zeigen tatsächlich mehr Einzelheiten von den chirurgischen Eingriffen, als der Student im Hörsaal der Klinik zu sehen bekommt, und machten v. Rothe mit einem Schlage bekannt. Mit Unterstützung des Preußischen Ministeriums für Kunst, Wissenschaft und Volksbildung richtete er 1922 im großen Berliner Universitätskrankenhaus, der Charité, ein Institut ein, das sich zur Aufgabe machte, chirurgische und andere medizinische Filme herzustellen sowie eine Zentrale medizinischer Kinematographie zu bilden.

Im Jahre 1918 war in Berlin die Universum-Film-Aktiengesellschaft („Ufa") gegründet worden, die sich bald zum größten deutschen Filmkonzern entwickelte. Sie schuf — ebenso wie einige andere größere Gesellschaften — sogenannte Kulturfilmabteilungen zur Herstellung wissenschaftlicher Filme. Der rührige Leiter der Ufa-Kulturfilmabteilung, Dr. med. Curt Thomalla, versuchte mit den großen Mitteln der Ufa ein medizinisches Filmarchiv zu schaffen, das Ärzte und Studierende der Medizin systematisch mit sachlichem Filmanschauungsmaterial versorgen sollte. Der Abnehmerkreis war aber so klein, daß er dazu überging, volkstümliche Lehrfilme herzustellen, die sich nicht an einen beschränkten Kreis von Zuschauern wendeten, sondern die große Masse wissenschaftlich unterweisen sollten. Trotz allseitiger Anerkennung dieser populären Filme mußte sich bereits vier Jahre nach ihrer Gründung die Kulturabteilung der Ufa um Unterstützung an das Ministerium für Volkswohlfahrt wenden. Inzwischen haben sich fast alle deutschen Firmen, die sich mit der Herstellung von Kulturfilmen befassen, gezwungen gesehen, ihren Betrieb einzuschränken oder ganz einzustellen, weil sich die kostspielige wissenschaftliche Produktion nicht rentiert.

II. Methoden der Kinematographie

1. Bau des kinematographischen Aufnahme- und Wiedergabegeräts

Die Kinematographie ist eine Methode, Bewegungsvorgänge auf photographischem Wege festzuhalten und in der Projektion wiederzugeben. Ein Bewegungsvorgang setzt sich aus unendlich vielen Phasen zusammen. Das kinematographische Aufnahmegerät wählt aus ihnen in regelmäßigen Zeitabständen einzelne aus, das Wiedergabegerät projiziert die so gewonnenen Bilder nacheinander auf einen reflektierenden Schirm.

Für wissenschaftliche Untersuchungen mit Hilfe kinematographischer Verfahren ergibt sich häufig die Notwendigkeit, den Mechanismus der gebräuchlichen Geräte umzuändern. Deshalb soll der Bau des Aufnahme- und Wiedergabegerätes in seinen Grundzügen hier ausführlicher beschrieben werden.

a) Das Aufnahmegerät

Eine kinematographische Kamera besitzt zwei Filmbehälter, die sogenannten Kassetten. Eine Kurbel befördert das seitlich mit Löchern versehene lichtempfindliche Filmband aus der Abwickelkassette hinter dem Objektiv vorbei in die Aufwickelkassette. Es läuft über einen gezahnten Metallzylinder, die Zahntrommel. Im Augenblick der Aufnahme muß das Filmband feststehen, da die Bildpunkte sonst wandern und ein verzogenes, verschwommenes Bild entstehen würde. Zur Umwandlung der von der Kurbel zunächst veranlaßten fortlaufenden Bewegung in eine ruckweise wird fast ausschließlich die Greifervorrichtung benutzt, als deren Erfinder Gray (1895) angesehen werden kann. Der Greifer besteht aus Metalldornen, die in die seitliche Lochung des Filmbandes eingreifen, es um eine Bildbreite weiterreißen, hinter eine Führungsleiste treten und nach Zurückgleiten in die Anfangsstellung das Spiel von neuem beginnen. Das Festhalten des Films für die Zeit der Belichtung besorgt die über den Filmstreifen klappbare Filmtür durch Federdruck. Um während des Filmtransportes von einer Bildbreite zur nächsten eine Belichtung zu verhindern, rotiert zwischen Objektiv und Filmband die sogenannte Flügelblende, eine kreisrunde Metallscheibe, aus der ein Sektor herausgeschnitten ist. Die durch das Objektiv fallenden Lichtstrahlen können nur solange die lichtempfindliche Schicht treffen, wie der Scheibenausschnitt in der optischen Achse steht. Während der übrigen Zeit, in der das Filmband um eine Bildbreite weiterrückt, versperrt ihnen die Scheibe den Weg. Das abwechselnde Durchlassen und Absperren der Strahlen geschieht sechzehn- bis zwanzigmal pro Sekunde, die Expositionszeit schwankt je nach der Weite des Blendenausschnittes (dem Sektorwinkel, der beliebig eingestellt werden kann) zwischen $^1/_{36}$ bis $^1/_{648}$ Sekunde. Filmtransport und Blendenrotation sind zwangsläufig miteinander verbunden; beide Mechanismen werden durch die seitlich angebrachte Kurbel betätigt. Gewöhnlich haben die Kurbeln zwei Übersetzungsgetriebe. Bei dem einen erfolgen mit einer vollen Kurbeldrehung acht Einzelaufnahmen, bei dem anderen, das für die sogenannten Trickaufnahmen benutzt wird, entspricht eine volle Kurbeldrehung einer Aufnahme (Einzelschlagaufnahmen).

b) Das Wiedergabegerät

Die vom Kurbelkasten aufgenommenen und auf ein Filmband hintereinander kopierten Momentphotographien werden durch ein mit einer intensiven punktförmigen Lichtquelle ausgestattetes Gerät, „dem Projektor", Bild für Bild auf eine helle reflektierende Fläche, die Projektionswand, projiziert. Der Mechanismus arbeitet dabei ähnlich wie beim Aufnahmegerät. Das Filmband läuft aus der Abwickelspule 1 (Abb. 1) über eine Zahntrommel, den Vorwickler 2, durch die Filmtür 3; aus dieser wird es über eine zweite Zahntrommel 4 in die Aufwickelspule 5 gezogen. Um die fortlaufende Filmbewegung in eine absatzweise zu verwandeln und Bild für Bild einen Augenblick lang im Fenster 7 der Filmtür feststehen zu lassen, das durch die Bogenlampe 6 ausgeleuchtet wird, ist zwischen Filmtür und Nachwickler 4 das Malteserkreuzgetriebe 8 geschaltet. An der einen ebenen Fläche der Zahntrommel 8a ist ein Metallkreuz (in der Form eines Malteserkreuzes) befestigt, unter dem sich eine Scheibe 8b fortlaufend dreht. Die Scheibe b (Abb. 2) trägt einen nicht ganz geschlossenen Metallkranz 1 sowie einen in der Mitte der Aussparung 2 am äußeren Umfang gelegenen Stift 3, der so angeordnet ist, daß er in den Schlitz 4 des Kreuzes a eingreift. Ist der Stift an einer Ecke des Malteserkreuzes angelangt, so gerät er in dessen Schlitz und nimmt das Malteserkreuz (und mit ihm die Zahntrommel) um eine Viertelumdrehung mit. Nach Austritt des Stiftes 3 aus dem Schlitz 4 bleibt das Kreuz a feststehen, weil es am Metallkranz 1 der Scheibe b anliegt und solange auf ihm schleift, bis der Stift 3 in den nächsten Kreuzschlitz 5 eingreift. Während der Film von einem Bilde zum nächsten wandert, verdeckt die Flügelblende, die ähnlich wie die des Aufnahmegerätes arbeitet, den Strahlen der Projektionslampe den Weg. Bei der Projektion wechseln also Lichtphasen mit Dunkelphasen ab. Erfolgt dieser Wechsel weniger als sechzehnmal pro Sekunde, so nimmt

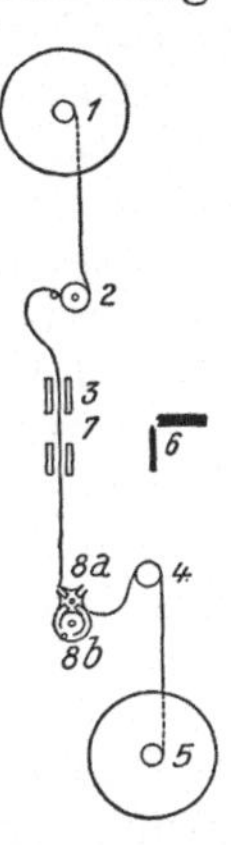

Abb. 1. Schematische Darstellung des Mechanismus eines Kinoprojektors. Erläuterung der Ziffern s. Text

das menschliche Auge den Wechsel wahr: es entsteht dann das störende Flimmern. Das Flimmern wird verringert, wenn auch die Hellphase durch einen schmalen Streifen der Flügelblende unterbrochen wird. Die meisten Projektionsgeräte besitzen dreiteilige Blenden.

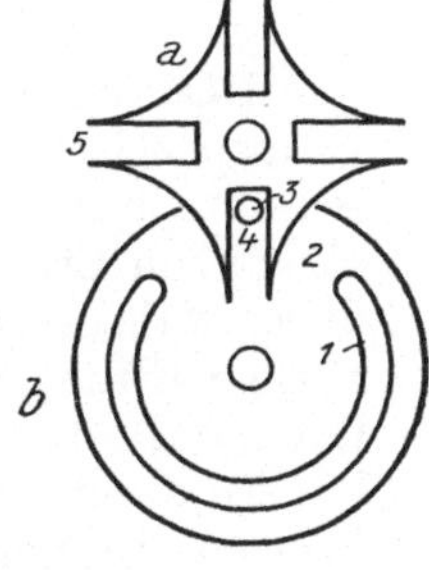

Abb. 2. Malteserkreuz. Erläuterung der Ziffern s. Text

Mittels der Einstellvorrichtung kann der Bildstreifen im Fenster verschoben werden, so daß im Filmfenster das vollständige Bild steht und nicht etwa ein Teil des einen Bildes, der Trennungsstrich und ein Teil des folgenden Bildes projiziert wird. Eine Feuerschutzklappe fällt selbsttätig zwischen Lichtquelle und Film, wenn der Filmtransport unvorhergesehen, z. B. beim Reißen des Films, stockt.

Zur Vorführung wissenschaftlicher Filme sind Geräte notwendig, die Vorrichtungen zum Stillhalten des Bildes und zur Herbeiführung des Filmrücklaufes besitzen. Von den zahlreichen handelsüblichen Systemen erfüllen nur wenige ihren Zweck.

Schlimm ist es, wenn der Projektor zwar ein stehendes Bild an die Wand wirft, der Film aber dabei in Brand gerät; sind keine besonderen Einrichtungen vorhanden, so entflammt der Film beim Stillstand schon nach wenigen Sekunden. Manche Vorrichtungen haben den Nachteil, daß im Augenblick des Stillstandes die Flügelblende im Strahlengange stehen bleibt und das Bild verdeckt; um es auf der Wand erscheinen zu lassen, muß man die Blende mit der Hand weiterrücken. Besonders bewährt hat sich eine von der AEG, Berlin, hergestellte Projektortype, bei der die Sektoren der Flügelblende so gewölbt sind, daß sie als Ventilator wirkt. Sie rotiert kontinuierlich, gleichgültig, ob der Film läuft oder stillsteht. Der durch die Ventilation erzeugte Luftstrom verhindert einerseits das Entflammen des Filmbandes, anderseits kann das stehende Bild niemals verdeckt werden. Die Feuerschutzklappe wird bei den Stillstandsvorrichtungen regelmäßig als Metalldrahtsieb ausgebildet, das die Erwärmung des Films herabmindert und trotzdem lichtdurchlässig ist.

Zur Vermeidung der gefährlichen Filmbrände im Projektor empfiehlt sich die Anbringung des ZEISS-IKON-Brandschutzgebläses (System Ufa). Ein besonderer Motor erzeugt Druckluft, die über einem Feuchtluftgefäß angefeuchtet wird, und bläst diese Luft von beiden Seiten gegen den Film und die Filmführung des Wiedergabeapparates.

Als Lichtquelle wird fast ausschließlich die Spiegelbogenlampe gewählt, bei der sich der Lichtbogen im Brennpunkt eines parabolisch geschliffenen Spiegels befindet.

c) Der optische Ausgleich

Der ruckweise Filmtransport schließt zwei Nachteile in sich: die Beanspruchung und Abnutzung des Films und das durch die Flügelblende erzeugte Flimmern. Der Wechsel von Hell- und Dunkelphasen erzeugt allmählich Ermüdung, auch wenn dieser Wechsel vom Auge im einzelnen nicht wahrgenommen wird. Seit Jahren beschäftigen sich daher unzählige Erfinder, das Problem des sogenannten optischen Ausgleiches zu lösen, d. h. die Wanderung der Bilder des kontinuierlich laufenden Filmbandes durch ein bewegtes optisches System auszugleichen, mit anderen Worten, Einrichtungen zu schaffen, die den absatzweisen Transport des Films und damit die Flügelblende überflüssig machen. Unter den Vorführmaschinen mit optischem Ausgleich und kontinuierlich laufendem Filmband hat sich bisher nur eine eingebürgert, der vom ERNST LEITZ KINOWERK, Rastatt, in den Handel gebrachte MECHAUprojektor. Der grundsätzliche Unterschied dieser Type gegenüber dem gewöhnlichen Projektionsapparat besteht darin, daß nicht erst nach völligem Abdecken des einen Filmbildchens das nächste projiziert wird, sondern daß die Projektion zweier aufeinanderfolgender Filmbildchen sich

überdeckt und so ein allmähliches Hinübergleiten von einem Filmbilde
zum nächsten erfolgt. Das Konstruktionsprinzip des MECHAUprojektors
geht aus Abb. 3 hervor. Aus der liegenden Filmtrommel 1 zieht die
gezahnte Schaltrolle 2 das Filmband fortlaufend in die Aufwickeltrommel 3.
Das von einer Spiegellampe 4 ausgehende Strahlenbündel fällt durch den
Film und das Objektiv 5 auf eine Kreisscheibe 6, die an ihrem Umfang
mit acht Spiegeln 7_1, 7_2, 7_3 usw. besetzt ist. Von Spiegel 7_1 wird das
Strahlenbündel auf den Reflektor 8 und von da auf die Projektionswand 9
reflektiert. Die Spiegel 7 sind um eine Achse 10 neigbar. Wenn ein Film-

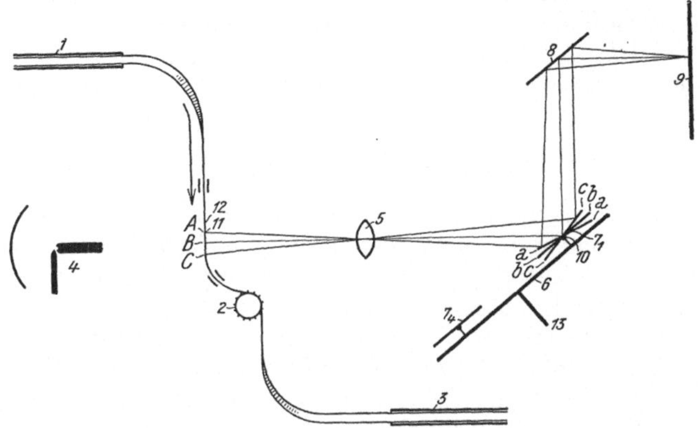

Abb. 3. Schematische Darstellung des MECHAU-Projektors

bildpunkt 11 beim kontinuierlichen Lauf von A über B nach C wandert,
neigt sich Spiegel 7 mit derselben Geschwindigkeit, wie die Filmwanderung
erfolgt. Steht der Filmbildpunkt 11 bei A, so hat Spiegel 7 die Stellung
a—a, wandert er an die Stellen B und C, so neigt sich der Spiegel 7 in
die Stellungen b—b und c—c, so daß die Wanderung des Filmbildpunktes
optisch ausgeglichen wird; Bildpunkt 11 wandert also auf der Projektionswand nicht mit, sondern behält die einmal eingenommene Stelle stets bei.
Bei der Wanderung des Filmbildpunktes 11 von A nach C ist aber der
nächsteFilmbildpunkt 12 an der Stelle A erschienen. Um Bild 12 zur
Überdeckung mit Bild 11 zu bringen, rotiert die spiegeltragende Scheibe 6
um eine Achse 13. Bei dieser Rotation rückt der den Filmbildpunkt 11
reflektierende Spiegel 7_1 aus dem Strahlenbündel der Projektionslampe
und das Projektionsbild des Filmbildpunktes 11 nimmt an Lichtintensität
mehr und mehr ab. Dafür erhält der folgende Filmbildpunkt 12 durch
Nachrücken des nächsten auf Scheibe 6 befindlichen Spiegels 7_2 allmählich
stärkeres Licht. Die Wanderung eines Filmbildteiles wird also immer
durch den einen Spiegel ausgeglichen, während der nächste Spiegel
schon den Ausgleich des folgenden Bildteiles begonnen hat.

Vorführungsgeräte mit optischem Ausgleich wie der MECHAUprojektor
gestatten eine beliebige Bildfrequenz; auch bei weniger als sechzehn Bild-
wechseln pro Sekunde tritt kein Flimmern auf, da ja die das Flimmern

hervorrufende Flügelblende fehlt. Schnell verlaufende Bewegungen
können daher ganz langsam vorgeführt und mit mehr Muße studiert
werden. Die Analyse eines Bewegungsvorganges durch langsame Projektion (etwa fünf Bilder pro Sekunde) mit einem Gerät mit optischem
Ausgleich ist im allgemeinen nicht besser möglich als mit Hilfe eines gewöhnlichen Flügelblendenprojektors. Für eine genauere Analyse ist bereits
bei der Aufnahme die Anzahl der Einzelbilder zu erhöhen, wie dies
die sogenannte Zeitlupe bewerkstelligt. Lehmann verwandte übrigens
im Gegensatz zu den heute üblichen Hochfrequenzaufnahmeapparaten
schon 1915 für seine Zeitlupenaufnahmen den optischen Ausgleich.
Der Mechauprojektor ist aus mehreren Gründen — und gerade für
wissenschaftliche Vorführungen — allen übrigen Systemen weit überlegen; die allgemeine Einführung scheitert nur an dem äußerst hohen
Preis.

2. Spezielle medizinische Kinematographie

Bei wissenschaftlichen kinematographischen Arbeiten hat man zwei
Arten zu unterscheiden: die Herstellung von Lehrfilmen und die Benutzung der Kinematographie als Forschungsmittel. Für die zweite
Art sind häufig Geräte besonderer Bauart oder Zusatzeinrichtungen nötig,
die je nach der gestellten Aufgabe verschieden zu konstruieren sind und
bei der Mannigfaltigkeit der Problemstellungen hier nicht näher behandelt
werden können. Der Lehrfilm wird nach den selben Methoden hergestellt,
deren sich auch der Spielfilm bedient.

Im allgemeinen ist bei genügendem Geschick des Bearbeiters jeder
medizinische Vorgang verfilmbar. Der Lehrfilm besitzt gegenüber allen
anderen Darstellungsarten den Vorzug der Anschaulichkeit und Klarheit
und erspart Zeit. Selbst abstrakte Gedankengänge oder der Kinematographie
scheinbar widerstrebende Gegenstände wie etwa Ergebnisse statistischer
Untersuchungen kann der Film veranschaulichen. Allerdings müssen
sie stets in Bewegung umgesetzt werden. Die Art der Aufnahme
bei allen medizinischen Vorgängen, die eine Handlung darstellen,
ergibt sich von selbst. Das ist der Fall bei der filmischen Demonstration
besonderer Heil- oder Untersuchungsverfahren, beim Festhalten normaler oder krankhafter Bewegungserscheinungen am Patienten usw.
Beispiele für solche die Anlage des Films selbst bestimmende Vorgänge werden von vielen Einzelgebieten der Medizin geboten. Das
beweisen ohne weiteres folgende Filme des Medizinisch-Kinematogra-
phischen Universitäts-Institutes Berlin, Charité, (Dr. v. Rothe):

Augenheilkunde:
    Anlegen von Augenverbänden.
    Herstellung künstlicher Augen.

Experimentelle Biologie:
    Verhalten eines Hundes ohne Großhirn.

Geburtshilfe:
    Die Leitung der normalen Geburt in der Klinik.

Innere Medizin:
Die Bluttransfusion.
Technik der Blutuntersuchung.
Neurologie und Psychiatrie:
Neurologische Untersuchungsmethoden.
Krankheitsbilder seltenerer Geisteskrankheiten.
Orthopädie:
Massagetechnik.
Pharmakologie:
Wirkung des Morphins.

Ob es ratsam ist, für medizinische Zwecke eigens ein Institut einzurichten, hängt von den zur Verfügung stehenden Mitteln ab. Die Kosten für die Einrichtung und für den Betrieb sind erheblich. Wirtschaftlich kann ein solches Institut nur arbeiten, wenn eine laufende Produktion in Frage kommt. Die Aufnahme einzelner bemerkenswerter Fälle wird besser einer der bestehenden Firmen oder einem Operateur übertragen, der über eigenes Aufnahmegerät verfügt. Im letzten Fall können die Aufnahmen bei Fehlen von elektrischen Kraftleitungen nur im Freien erfolgen. Allerdings bedarf es großer Energie von Seiten des Mediziners, den auf den Spielfilm eingestellten Operateur zu einer Form der Aufnahme zu zwingen, wie sie für den wissenschaftlichen Film zweckmäßig erscheint.

Wie eine medizinisch-kinematographische Arbeitsstätte anzulegen ist, kann im Rahmen dieses Beitrages nur in den Richtlinien angegeben werden.

3. Einrichtung der Arbeitsstätte

Das Aufnahmeatelier soll, um auch zur Aufnahme der oft zu verfilmenden Gangstörungen verwendbar zu sein, mindestens die Ausmaße 10×10 Meter haben und ausreichendes Licht aufweisen. Räume, wie sie als photographische Ateliers üblich sind, eignen sich im allgemeinen auch für Filmaufnahmen. Ist die Anlage einer Glasüberdachung unter freiem Himmel nicht möglich, so muß für genügend starke künstliche Beleuchtung gesorgt sein.

Obwohl die Herstellung hochempfindlichen Films, der weit geringere Belichtungen erfordert als der gewöhnliche, in haltbarerer Qualität und zu billigerem Preis als bisher und die allgemeinere Einführung der modernen lichtstarken Objektive in absehbarer Zeit zu erwarten sind, kann im Aufnahmeatelier auf das unbequeme Bogenlicht nicht verzichtet werden. Die Kosten der ohnehin teuren Beleuchtungsanlage erhöhen sich erheblich, wenn das Stromnetz des Elektrizitätswerkes nur Wechselstrom liefert. Bei dem sogenannten Einphasenwechselstrom wechselt die Stromrichtung in der Sekunde etwa fünfzigmal. Steht die Bildfrequenz bei der Aufnahme in einem ungünstigen Verhältnis zur Periodenzahl des Wechselstromes, so kann es, ohne daß der Operateur imstande wäre, diese Erscheinung zu beeinflussen, zu erheblichen Belichtungsunterschieden in den einzelnen Bildern und damit bei der Vorführung zu unerträglichem Flimmern kommen. Steht also nur Wechselstrom zur Verfügung, so wäre zunächst die Anschaffung eines Umformers oder Gleichrichters erforderlich, was sehr kostspielig ist.

Der Lichtbogen einer Gleichstrombogenlampe leuchtet unter einer Spannung von 40 bis 50 Volt. Auch bei Hintereinanderschaltung mehrerer Bogenlampen lassen sie sich daher bei gewöhnlicher Netzspannung ohne Vorschaltwiderstand nicht benutzen. Je nach der Strahlungsintensität benötigen sie Stromstärken von 15 bis zu 200 Amp.[1] Am meisten Verbreitung haben die Lampentypen der Firmen Karl Weinert, Berlin, Jupiterlicht A. G., Kersten & Brasch, Berlin, und (für schwächere Lichtintensitäten) die Steinberg-Lampe gefunden. Man unterscheidet je nach der Art des Reflektors Scheinwerfer und Aufheller. Bei den Scheinwerfern steht der Lichtbogen im Brennpunkt des Paraboloids eines entsprechend geschliffenen Hohlspiegels. Der Scheinwerfer strahlt ohne erheblichen Intensitätsverlust ein paralleles Strahlenbündel auf weite Entfernungen aus, beleuchtet aber nur Flächen geringen Umfanges. Die Aufheller besitzen einen aus zahlreichen kleinen Facetten bestehenden Hohlspiegel. Sie dienen zur Aufhellung einer großen Fläche aus kürzerer Entfernung. Photographisch besonders wirksame Strahlen senden die Quecksilberdampflampen aus. In einem luftverdünnten Rohr befindet sich eine kleine Menge Quecksilber. In die Enden des Rohres sind die Elektroden zum Anschluß der Kabel eingeschmolzen. Wird beim Kippen der Lampe durch das flüssige Metall zwischen den beiden Elektroden eine leitende Verbindung hergestellt, so verdampft das Quecksilber und stellt den Lichtbogen her, der an blauen und violetten Strahlen reicher ist und ruhiger und gleichmäßiger leuchtet als die Bogenlampen. Neuerdings werden die Quecksilberlampen mit automatischer Zündvorrichtung versehen, so daß sich das lästige Kippen erübrigt. Auch diese Lampen brauchen zum Betriebe Gleichstrom.

Für wissenschaftliche Aufnahmen, bei denen gewöhnlich nur eine Person oder kleine Flächen auszuleuchten sind, beträgt die benötigte Mindeststromstärke 80 Amp. (für vier bis fünf Bogenlampen kleinsten Formats). Sollen Zeitlupenaufnahmen mit auch nur kleiner Ausleuchtungsfläche im Atelier hergestellt werden, so sind mindestens 200 Amp. erforderlich. Nach der Stromstärke richten sich auch die Kabelleitungen, Sicherungen und Schalttafeln, die die Einrichtungskosten wesentlich beeinflussen.

Die Anlage eigener Entwicklungs- und Kopierräume lohnt sich nur in den seltensten Fällen. Kommt eine geringe Filmmenge in Frage, so kann der Entwicklungs- und Kopierprozeß in der Arbeitsstätte selbst behelfsmäßig vor sich gehen. Für wissenschaftliche Arbeiten hat die eigene Bearbeitung manche Vorteile, da die großen Kopieranstalten auf andere Bedingungen eingestellt sind. Die Bearbeitung größerer Mengen Film erfordert aber so umfangreiche Bauten und Zurichtungen, daß sich in einem wissenschaftlichen Betrieb die Kosten der Anlage kaum jemals amortisieren. Unbedingt notwendig ist eine Dunkelkammer, die

---

[1] Näheres s. bei F. Scheminzky, Mikrokinematographie, S. 366 ff.

nach dem Muster der gewöhnlichen Dunkelkammer für photographische Zwecke einzurichten ist. Sie dient zum Einlegen des Films in die Kassetten und zur Ausführung der sogenannten Probeentwicklungen, durch die festgestellt werden soll, ob die Beleuchtungsart, die Weite der Blende u. ä. zweckmäßig gewählt wurden, eine Feststellung, die bei der Verschiedenheit der Aufnahmegegenstände vor der endgültigen Aufnahme gemacht werden muß.

Getrennt vom Aufnahmeatelier und mit einem direkten Ausgang ins Freie ist der Kleberaum anzulegen, in dem die einzelnen Stücke des aufgenommenen Films zur Herstellung der Vorführkopie zusammengestellt und das Negativ zugerichtet werden. Die Beurteilung des Films durch Betrachtung in freier Hand ist erst nach langjähriger Übung möglich. Empfehlenswert ist daher neben dem selbstverständlichen Werkzeug — Klebelade, Umroller usw. — ein Betrachtungstisch, der meistens gleichzeitig als Filmbearbeitungstisch ausgebildet ist. Solche Tische sollen mit Einrichtungen zum Vorwärts- und Rückwärtslauf des Films unter möglichster Schonung des Filmbandes ausgestattet sein. Der sogenannte Lytatisch gestattet kontinuierlichen — nicht ruckweisen — Filmlauf und gewährleistet damit Schonung des Filmbandes. Er hat aber den Nachteil, daß stets nur eine Person das bewegte Bild beobachten kann, weil die Betrachtung durch eine große Lupe erfolgen muß und nur in Richtung der optischen Achse geschehen kann.

Endlich gehört zur Arbeitsstätte ein leicht zu verdunkelnder Raum zur Vorführung der eben zusammengestellten Filme. Da die Ausmaße des Projektionsbildes nicht groß zu sein brauchen, so genügen hierfür die in verschiedenen Modellen auf dem Markt befindlichen billigen kleinen Projektionsgeräte, die mit einer Metallfadenlampe mit punktförmiger Lichtquelle ausgestattet sind. Meist ist bei diesen Geräten die Wärmeentwicklung so gering, daß man ohne besondere Stillstandsvorrichtungen das Bild stehen lassen kann, was gerade bei Probevorführungen oft notwendig wird.

4. Aufnahmeverfahren für Chirurgie

Für manche Gebiete der Medizin sind besondere kinematographische Aufnahmeeinrichtungen nötig, insbesondere für die Aufnahme chirurgischer Eingriffe. Gerade für den Universitätsunterricht und die ärztliche Fortbildung in der Chirurgie kann der Film wertvolle Dienste leisten. Die Einzelheiten der Operationstechnik sind ausschlaggebend für das Gelingen des Eingriffes. Sie sind aber nur von einer kleinen Minderheit der Zuschauer genau zu verfolgen, besonders wenn es sich um subtile Maßnahmen, z. B. das Anlegen einer exakten Darmnaht, handelt. Die Herstellung anschaulicher, den Gesamtverlauf einer Operation genau darstellender Operationsfilme, deren Nutzen kaum jemand bestreitet, begegnet indessen Schwierigkeiten, die hauptsächlich durch die Kunstregeln der Chirurgie bedingt sind. Durch die Aufnahme darf die Aseptik nicht beeinträchtigt werden. Das Aufnahmegerät muß ferner, da es sich häufig um kleine Wundgebiete handelt, zur Darstellung der Einzelheiten möglichst nahe an das Operationsgebiet gerückt werden, was vielfach nicht unbedenklich ist und auch den freien Zugang zum Kranken behindert. Die ersten chirurgischen Aufnahmen (Doyen) hatten als Lehrfilme vor allem deshalb wenig Anklang gefunden, weil sie nur mit den Mitteln des Kinotechnikers ohne Rücksicht auf medizinische Erfordernisse erfolgt waren. Sie zeigten wohl das äußere Bild, das eine Operation darbietet, die Tätigkeit des Chirurgen, seiner Assistenten und des Pflegepersonals, erfüllten aber nicht den Hauptzweck, die Wunde und die Hände des operierenden Chirurgen in Großaufnahmen festzuhalten.

Dr. A. v. Rothe, der den Universitätsunterricht in der Chirurgie mit Recht für lückenhaft hielt, weil die Medizinstudierenden vom Platz des großen Hörsaales aus von der Operationstechnik Einzelheiten nicht erkennen können, beschäftigte sich schon um das Jahr 1914 mit der Ausarbeitung einer Methode, mit der Großaufnahmen chirurgischer Eingriffe bei voller Rücksichtnahme auf den Kranken erzielt werden sollten. Nach seiner Meinung soll ein einwandfreies chirurgisches Aufnahmeverfahren mehreren Forderungen genügen:

1. Völliger Wahrung der Aseptik.
2. Vermeidung jeder Beeinträchtigung des Kranken infolge der Aufnahme.
3. Steter Aufnahmebereitschaft des Gerätes.
4. Vornahme der für die Aufnahmen nötigen Handgriffe durch den operierenden Arzt ohne Gefährdung der Keimfreiheit.
5. Entfernung des Kinooperateurs aus dem Operationssaal.

Der letzte Punkt schien ihm besonders wichtig, weil ein Kinooperateur einerseits die Regeln der Aseptik nicht kenne, anderseits die ärztliche Schweigepflicht durch Anwesenheit eines Laien verletzt werde.

v. Rothe hielt diese Forderungen für bedeutsam genug, um für die Einmontierung seiner Aufnahmemaschine einen umfangreichen Umbau des Operationssaales zu rechtfertigen. Bei seinem Aufnahmeverfahren hängt die Kamera an der Decke des Operationssaales; sämtliche Bewegungen werden elektrisch gesteuert und getrieben und vom Chirurgen nur ausgelöst; alle rein kinotechnischen Vorbereitungen und Maßnahmen werden außerhalb des Operationssaales vorgenommen. Er glaubt, so die von ihm aufgestellten Forderungen restlos zu erfüllen.

Da sich die Mehrzahl chirurgischer Eingriffe in wagrechter Ebene abspielt, so steht zur Aufnahme unverzerrter Bilder das Objektiv mit vertikal gerichteter optischer Achse am günstigsten. Bei dieser Lage des Objektivs läßt sich die Aufnahmekamera auch sehr nahe an das Wundgebiet bringen, so daß die Aufnahmen in der Projektion die Einzelheiten deutlich veranschaulichen. v. Rothe schloß die Aufnahmekamera in eine abwaschbare Metallkugel ein und befestigte sie an einem langen Rohr, das durch die Decke des Operationssaales geführt ist. Abb. 4, die den Bau der Maschine grob schematisch (Vertikalschnitt) wiedergibt, erklärt die Anordnung. In die Decke 1 des Operationssaales ist ein Rohrstutzen 2 eingelassen, in dem Rohr 3 vertikal auf- und abwärts sowie um seine eigene Achse beweglich ist. Das Heben und Senken des Rohres 3 wird

durch einen Elektromotor 4 bewirkt, dessen Welle (unter Zwischenschaltung von Zahnradübertragungen) in eine Spindel 5 eingreift. Die
Drehung des Rohres 3 um die eigene Achse bewirkt Motor 6. An Rohr 3
ist die in eine Metallkugel eingeschlossene Aufnahmekamera so befestigt,
daß sie durch einen Motor 8 um ihren Mittelpunkt verschwenkbar ist, so
daß die optische Achse des bei 9 befindlichen Objektivs aus der Lotrechten
bis zur Wagrechten geneigt werden kann, was besonders für frauen-
ärztliche Operationen oder Eingriffe am sitzenden Patienten von Wichtig-

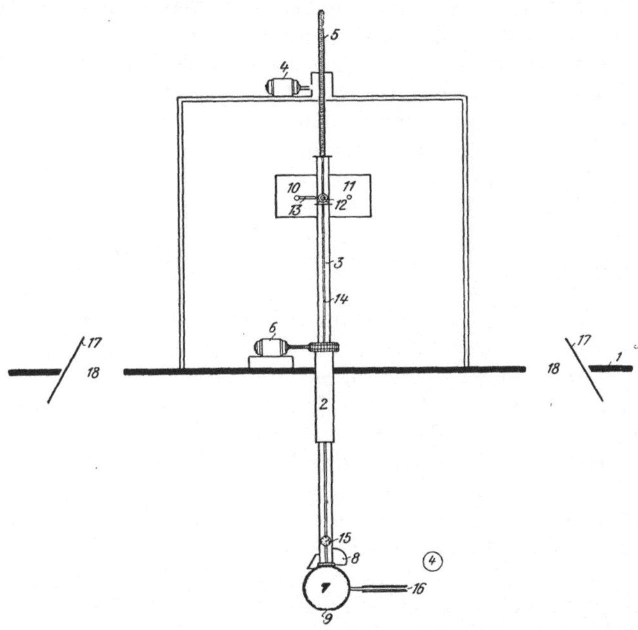

Abb. 4. Schematische Darstellung der kinematographischen Aufnahmeapparatur für
medizinische Aufnahmen nach A. v. Rothe. Vertikalschnitt durch die Apparatur. Erläuterung der Ziffern im Text

keit ist. Die Kassetten 10 und 11 haben größere Ausmaße als bei den
gewöhnlichen Geräten. Sie enthalten 600 m Film, damit eine länger
dauernde Operation ohne durch Kassettenwechsel bedingte Unterbrechung
aufgenommen werden kann. Da die Kassetten, neben der Kamera angebracht, in mehrfacher Hinsicht stören würden, so sind sie auf den oberhalb der Decke befindlichen Teil des Rohres 3 aufgesetzt. Den Filmtransport und das Filmschaltwerk der Kamera betätigt der Motor 12,
der auf Rohr 3 aufmontiert ist und dessen Welle auf die Gestänge 13
und 14 unter Zwischenschaltung von Zahn- und Kegelrädern wirkt.
Stange 14 treibt neben dem Filmschaltwerk auch eine Meßuhr 15, die den
Filmverbrauch anzeigt. Bei den üblichen Kinoaufnahmeapparaten befindet sich das Beobachtungsfenster gewöhnlich an der dem Objektiv
abgewandten Fläche der Kamera. Da bei dem v. Rotheschen Gerät die

Beobachtung an dieser Stelle nicht möglich ist, so ist eine besondere
Einrichtung getroffen. Beim Einstellen des Bildes mit Zuhilfenahme
des seitlich an der Kugel 7 angebrachten Sehrohres 16 schaltet sich
automatisch in den Strahlengang ein Prisma, das die ins Objektiv tretenden Strahlen ins Sehrohr 16 ablenkt. Bei manchen Ausführungsformen
der an verschiedenen Kliniken eingebauten Geräte ist statt des Prismas
eine gegen den Strahlengang um 45° geneigte planparallele Glasplatte
von minimaler Dicke eingeschoben, die einen geringen Teil der Strahlen
ins Sehrohr ablenkt, die Hauptmenge der Strahlen aber ungehindert
durch die Glasplatte hindurch zum Film gelangen läßt. Bei einer
anderen Ausführungsform ist die rotierende Flügelblende mit entsprechend geneigten Spiegeln besetzt, die während der Dunkelphase
Strahlen in das Sehrohr ablenken. Die beiden letzten Ausführungsformen
besitzen gegenüber der erstbeschriebenen den Vorteil, daß die Beobachtung während der Aufnahme möglich ist. Die Schalter, die den
elektrischen Antrieb für die Bewegungen des Gerätes regeln, sind auf
einem fahrbaren Schalttisch angeordnet, der neben dem Operationstisch aufgestellt werden kann. Er trägt sechs Drehschalter, von denen
drei die Vorwärts- und Rückwärtssteuerung der Motore besorgen; von
den übrigen drei bewirkt der erste das Heben und Senken des Rohres 3,
der zweite die Drehung dieses Rohres um die eigene Achse, der dritte
die Neigung der Kugel 7 und damit des Objektivs. Außerdem besitzt
der Schalttisch eine Steckdose zur Verbindung mit einem in Pedalform
ausgebildeten Schalter, dessen Betätigung einmal den Antrieb, das
zweitemal das Arretieren des Filmlaufes bewerkstelligt. Damit der
operierende Arzt die kinotechnischen Handgriffe bei der Operation selbst
vornehmen kann, ohne seine Keimfreiheit einzubüßen, sind die Knöpfe
der Schalter mit abnehmbaren Metallkappen versehen, die vor der
Operation durch Auskochen keimfrei gemacht werden, so daß der Chirurg
sie getrost berühren kann. Über das Sehrohr 16 ist ein ebenfalls aus-
kochbarer Mantel geschoben, der durch ein zwischengeschaltetes Kegel-
radgetriebe mit dem Objektiv gekuppelt ist. Durch Drehen dieses
Mantelrohres wird das Objektiv solange verschoben, bis die Scharfeinstellung des Filmbildes bewirkt ist. Auch die Scharfeinstellung kann
also vom Chirurgen selbst vorgenommen werden. Um das Umherfliegen
des von den zur Beleuchtung verwendeten Bogenlampen erzeugten
Staubes im Operationssaal zu vermeiden, sind sie im Obergeschoß
untergebracht. Ihre Strahlen fallen auf die neigbaren Spiegel 17, die sie
durch die Fenster 18 auf das Wundgebiet lenken. Diese Anordnung
der Lichtquellen hat mehrere Vorteile: die von oben kommenden Strahlen
werden durch die um den Operationstisch gruppierten Personen nur wenig
abgedeckt und geben daher wenig Schatten, die Bedienung der Lampen
erfolgt außerhalb des Saales und die Erwärmung der Wunde durch die
Beleuchtung ist infolge der Spiegelreflexion herabgemindert. Da die
Kassetten oberhalb der Decke angebracht sind, braucht der Operationssaal zum Laden der Kassetten nicht betreten zu werden. Nur das Einlegen des Filmbandes in das Filmschaltwerk innerhalb der Kugel 7, deren

Bedeckung an einer Seite abnehmbar ist, wird im Operationssaal selbst vorgenommen. Wurde durch die vorhergehende Aufnahme nicht die ganze eingelegte Filmmenge verbraucht, so ist das Gerät tatsächlich im Augenblick aufnahmebereit.

Die mit dieser Maschine aufgenommenen Filme zeigen den Operationsvorgang mit großer Deutlichkeit. Die allgemeine Einführung der v. ROTHESchen Operationsfilme scheitert an den hohen Kosten der Anlage — 15000 bis 20000 Mark —, an der Umständlichkeit des Verfahrens und an der Gefahr der Schädigung des Kranken. Die Beleuchtung durch Scheinwerfer ist photographisch die wirksamste; sie ist aber auch die wärmste. Verbrennungen, auch gefährlicher Art, durch die Scheinwerferstrahlen sind nicht ausgeschlossen. Es ist daher, besonders bei Operationen an Gelenken, unbedingt notwendig, die Gewebe durch Beträufeln mit physiologischer Kochsalzlösung (1%iger Kochsalzlösung) vor Austrocknen und Überhitzung zu schützen. Bei länger dauernden Operationen sind in den Strahlengang der Scheinwerfer sogenannte Kühlküvetten zu schalten, Glasgefäße, die mit destilliertem Wasser oder Kupfersulfatlösung gefüllt werden und die Wärmestrahlung wesentlich verringern. Die Operationsdauer wird zweifellos durch die Aufnahmen mit dem elektrisch betriebenen v. ROTHESchen Gerät verlängert, was jedenfalls nicht im Interesse des Kranken liegt. Die Scharfstellung erfordert Zeitaufwand; wird der Kranke aus der bisher innegehabten Lage entfernt, so muß der schwere Operationstisch so lange verschoben werden, bis das Wundgebiet wieder in die für das Objektiv günstigste Stellung gelangt. Die Forderungen, die v. ROTHE stellt, werden durch sein Verfahren nur teilweise erfüllt. Was an dem Aufnahmegerät keimfrei gemacht werden kann, braucht nicht keimfrei zu sein. In der Praxis kommt der unter dem v. ROTHESchen Apparat arbeitende Arzt kaum jemals dazu, neben der chirurgischen Tätigkeit das Aufnahmegerät zu bedienen; in den weitaus meisten Fällen wird daher auch auf das Auskochen des Sehrohres und der die Schaltknebel bedeckenden Metallkappen verzichtet. Die Bedienung übernimmt ein Assistent, der mit dem chirurgischen Eingriff an sich nichts zu tun hat. Die Aseptik ist aber gefährdet, wenn während der Operation über einer offenen Wunde das die Kamera tragende Rohr gehoben oder gesenkt wird, weil sich aus der Führung Staub und Schmutzteile lösen und in die Wunde fallen können. Die einzige Forderung, die tatsächlich erfüllt ist, besteht in der Abwesenheit des Kinooperateurs. Der Zweck dieser Forderung ist aber nicht klar; er wäre an die ärztliche Schweigepflicht genau so gebunden wie etwa das im Operationssaal selten fehlende Pflegepersonal.

Wenn die für den akademischen Unterricht unentbehrlichen Operationsfilme weitere Verbreitung erfahren sollen, so ist eine wesentliche Vereinfachung der Apparatur Vorbedingung. Letzten Endes ist die Frage des chirurgischen Films eine Frage der Beleuchtung und der Rücksicht auf den Kranken. Hochkerzige Metallfadenlampen werden voraussichtlich die Bogenlichtscheinwerfer aus den Operationssälen verdrängen. Vorläufig allerdings haben sie eine zu geringe Lebensdauer und sind noch nicht hinreichend photographisch wirksam. Immerhin sind mit der Beleuchtungsvorrichtung von v. SCHUBERT (farbige) Operationsfilme aufgenommen worden, wobei lediglich Metallfadenlampen Verwendung gefunden haben. Im Prinzip besteht die v. SCHUBERTsche Anordnung darin, daß eine oder mehrere hochkerzige Metallfadenlampen im Brennpunkt eines parabolisch geschliffenen Spiegels stehen und die vom Hohlspiegel ausgehenden parallelen Strahlen durch entsprechend geneigte Spiegelreflektoren senkrecht nach unten reflektiert werden. Die geneigten Reflektoren sind an Rollen aufgehängt, die auf zwei in die Wand

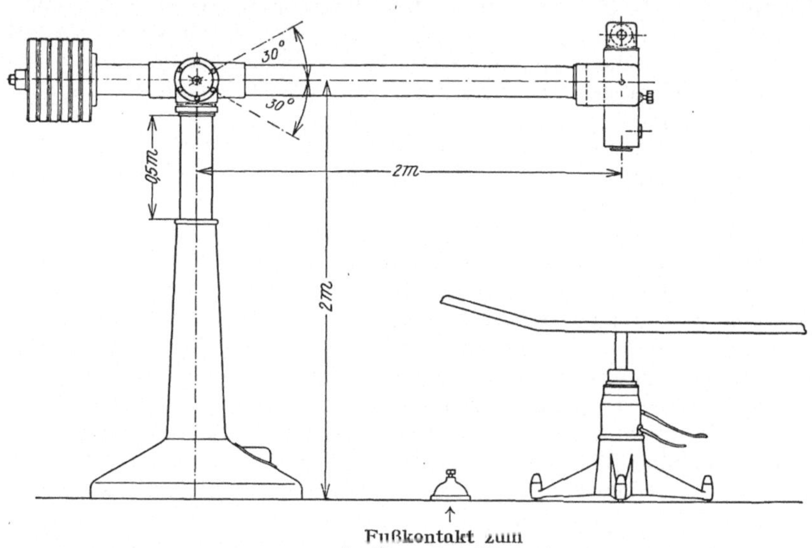

Abb. 5. Schematische Darstellung der frei beweglichen kinematographischen Aufnahmeapparatur für chirurgische Operationen nach W. BRUSTEN. Vertikalschnitt durch die Apparatur

eingelassenen Drahtseilen entlang gefahren werden können. Eine ausführliche Beschreibung der Anordnung in einer von RUDOLF KLAPP angegebenen Verbesserung findet sich im Abschnitt Farbenkinematographie des vorliegenden Kapitels. Der äußere Aufbau der Beleuchtungs- und Aufnahmeeinrichtung ist auch für Schwarz-Weiß-Filme einfacher als beim schweren v. ROTHESCHEN Gerät und erfüllt dessen Forderungen zuverlässiger. In jüngster Zeit ist von WILHELM BRUSTEN, Berlin, ein neuer Kinoaufnahmeapparat für chirurgische Eingriffe angegeben und von den Askania-Werken, Berlin, gebaut worden. BRUSTEN empfindet die starre Fixierung der v. ROTHESCHEN Aufnahmekamera an einer bestimmten Stelle des Operationssaales als einen in vieler Hinsicht störenden Übelstand. Da die Aufnahme von oben, in der Horizontalen und von der Seite möglich sein muß, hält BRUSTEN einen fahrbaren Standapparat für das Richtige. Das von ihm ausgearbeitete Aufnahmegerät (Medizinische Welt,

Berlin, Jahrg. 1928, Nr. 43) ist nach Art der bekannten Röntgenstative konstruiert. Auf einer fahrbaren Stativsäule, die gehoben und gesenkt werden kann, ist rechtwinklig ein Auslegearm befestigt. An dem langen Ende des Armes ist die Aufnahmekamera, nach verschiedenen Richtungen hin verschwenkbar, angebracht, an der kurzen ein entsprechendes Gegengewicht (s. Abb. 5 und 6). Da er auch um die Achse der fahrbaren Stativsäule drehbar ist, so lassen sich Lageveränderungen der Kamera in weiten Grenzen und in verhältnismäßig kurzer Zeit ausführen. Bei Benutzung des BRUSTENschen Gerätes ist Gefährdung der Aseptik kaum zu befürchten. Ebenso wie bei der v. ROTHEschen Maschine werden alle Bewegungen elektrisch betrieben. Das Fassungsvermögen der Kassetten — 250 m — reicht, wie die Erfahrung lehrt, auch für größere chirurgische Eingriffe aus, wenn nur die Hauptphasen der chirurgischen Maßnahmen gefilmt werden.

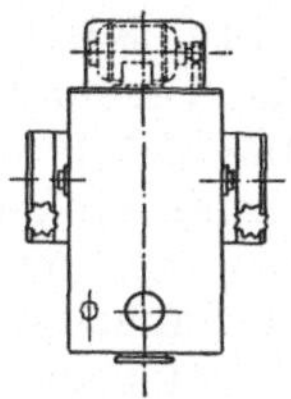

Abb. 6. Die Aufnahmekamera des BRUSTENschen Gerätes (Ansicht von vorn.) Oben der Motor für den Filmtransport

5. Zeitlupe und Zeitraffer

Ein unentbehrliches Forschungsinstrument, das — vielleicht wegen der hohen Kosten — in der Medizin noch selten angewandt wird, stellt das Hochfrequenzaufnahmegerät dar, das unter dem Namen Zeitlupe bekannt geworden ist. Im Jahre 1915 konstruierte LEHMANN ein Aufnahmegerät mit äußerst rascher Bildfrequenz. Er verzichtete auf den Greifermechanismus und ließ den Film sich nicht ruckweise fortbewegen, sondern kontinuierlich laufen. Die Kurbel bringt eine Trommel in Rotation, deren Umfang mit einer großen Anzahl kleiner Spiegel besetzt ist. Die Spiegeltrommel bewegt sich (rotiert) mit derselben Geschwindigkeit wie das hinter dem Objektiv fortgeführte Filmband. Bevor die Lichtstrahlen ins Objektiv treten, fallen sie auf einen Spiegel, der sie auf die Spiegel der Trommel ablenkt. Von hier aus gelangen sie durch das Objektiv auf den Film und werden mit dem bewegten Filmband infolge der Rotation der Trommel mitgeführt. Die LEHMANNsche Zeitlupe ermöglicht bis zu 600 Aufnahmen pro Sekunde. Aus verschiedenen Gründen hat man den Bau von Hochfrequenzaufnahmeapparaten, die, wie die LEHMANNsche Zeitlupe, mit optischem Ausgleich arbeiten, wieder verlassen und Hochfrequenztypen geschaffen, die den Film ruckweise transportieren und im wesentlichen nach dem Muster der gewöhnlichen Kinoaufnahmegeräte gebaut sind. Großer Beliebtheit erfreut sich die von ANDRÉ DEBRIE, Paris, in den Handel gebrachte Rapidkamera „G. V." (Grande Vitesse). Die Arretierung des Films, die bei den gewöhnlichen Apparaten durch den Federdruck der Filmtür bewirkt wird, erfolgt hier durch einen zweiten Greifer. Bei der Schnelligkeit, mit der die Phasen des Schaltmechanismus aufeinanderfolgen, ist das einwandfreie Arbeiten der Kamera von der feinmechanischen Exaktheit des Schaltwerkes abhängig, die DEBRIE auf eine hohe Stufe der Vollkommenheit geführt hat. Eine billigere, durchaus zuverlässige Rapidkamera vertreiben die Askania-Werke, Berlin. Sie ermöglicht die Aufnahme von 100 Bildern pro Sekunde, während die Debriesche „G. V." es auf 240 Bilder bringt. Daß die Zeitlupe der verringerten Belichtungszeit entsprechend intensivere Beleuchtung und gegebenenfalls die Verwendung höchstempfindlichen Films erfordert, ist selbstverständlich. Zur Analyse von medizinisch interessierenden Bewegungsvorgängen genügt übrigens in den weitaus meisten Fällen eine Bildfrequenz von 100 pro Sekunde, was einer Vervielfachung der gewonnenen Einzelphasen auf das Sechsfache entspricht.

Manche Bewegungen laufen allerdings so rasch ab, daß zu ihrer Analyse eine weit höhere Bildfrequenz nötig wird; hierher gehören z. B. der Flügelschlag von Insekten oder der Flug eines abgeschossenen Projektils. Bei einer Expositionszeit von nur $^1/_{100\,000}$ Sekunde wäre ohne besondere Einrichtungen eine scharfe Abbildung nicht möglich, da ein Infanteriegeschoß in dieser kurzen Zeit noch eine Strecke von 7,5 mm zurücklegt. Unter Ultrarapidkinematographie versteht man Aufnahmeverfahren, bei denen mit so kleinen und noch kleineren Expositionszeiten gerechnet wird. Schon 1866 wurden in England, 1882 in Paris von Marey und 1888 in Magdeburg von Anschütz Momentphotographien fliegender Geschoße aufgenommen. L. Mach in Wien verzichtete auf die komplizierten Momentverschlüsse und benutzte als erster den Funken hochaufgeladener Leydener Flaschen als Lichtquelle. Die Geschwindigkeit, mit der die hinter dem Objektiv zu belichtende photographische Schicht vorbeigeführt wird, kann dabei unbegrenzt gesteigert werden, da der elektrische Funke einen so kurzen Augenblick aufleuchtet, daß auch bei schnell bewegter lichtempfindlicher Schicht das Bild unverzogen bleibt. Das Funkenverfahren wird noch heute zur Untersuchung von Schußwirkungen angewandt. — ballistischer Kinematograph. Es eignet sich auch zur Erforschung schnell ablaufender medizinisch interessierender Vorgänge, wie etwa der Stimmlippenschwingungen des Kehlkopfes oder der künstlichen Kehlkopfnachbildungen. 1902 führten Kranzfelder und Schwinning im Auftrag des preußischen Kriegsministeriums unter Benutzung der Machschen Funkenphotographie eingehende Versuche zum Studium der Wirkung verschiedener Geschosse auf Knochen durch. Schwinning traf dabei die Anordnung so, daß das Geschoß selbst die Auslösung des Funkens bewirkte. Das zwischen den Polen einer Funkenstrecke aufblitzende Licht wird durch einen Hohlspiegel in das Objektiv der Kamera reflektiert, hinter der eine mit einer photographischen Schicht belegte Stahlkreisscheibe schnell rotiert. Im Strahlengang ist der zu durchschießende Knochen aufgehängt. Der eine Pol der Funkenstrecke ist mit den äußeren Belegungen einer Anzahl Leydener Flaschen verbunden, die Verbindung zur inneren Belegung ist durch dieselbe Anzahl von mit Stanniol bedeckten Paraffinplatten unterbrochen. Durchschlägt das Geschoß eine dieser Platten, so zerstört es die Paraffinisolierung und stellt eine leitende Verbindung her: der Funke blitzt auf und beleuchtet den Knochen. Beim Durchschlagen der zweiten Paraffinplatte entlädt sich die zweite Leydener Flasche und so fort. Die Bildfrequenz ist je nach dem Abstand der Isolierplatten voneinander beliebig zu verändern. Bei einem großen Teil der so erzielten Bilder sind auch die Veränderungen sichtbar gemacht, die die Luft durch das fliegende Geschoß erfährt. SCHWINNING benutzte dazu das von TOEPLER angegebene Schlierenverfahren. Das Objektiv 1 (Abb. 7) wird durch eine lichtundurchlässige Blende 2 zum Teil so abgedeckt, daß das vom Hohlspiegel 3 reflektierte Bild der Lichtquelle 4 auf die Blende und nicht ins Objektiv fällt. Befindet sich ein in der Richtung 5 fliegendes Geschoß gerade an der Stelle 6, so hat dort die vom Geschoß durchschnittene Luft eine andere Dichte als die Umgebung; die Luft wirkt an dieser Stelle infolge des geänderten Brechungskoeffizienten wie ein strahlenablenkendes Glasprisma. Die Strahlen werden daher nach Stelle 7 des Objektivs abgelenkt,

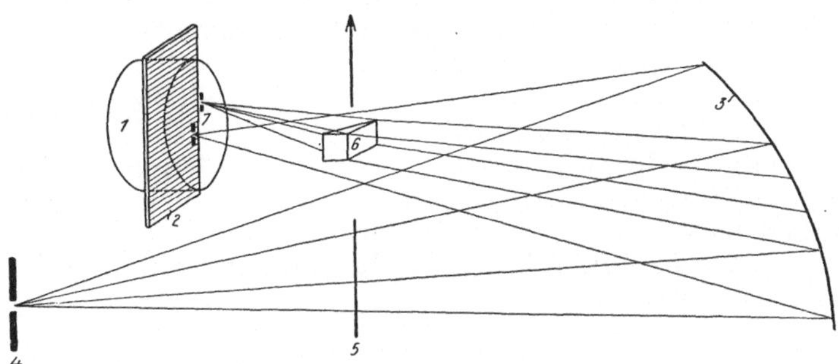

Abb. 7. Prinzip des TOEPLERschen Schlierenverfahrens in der Anordnung nach SCHWINNING

die nicht von der Blende 2 verdeckt ist, so daß sie durch das Objektiv auf die lichtempfindliche Schicht gelangen. Die so gewonnenen Bilder zeigen eine den Bugwellen eines Schiffes ähnliche sogenannte Kopfwelle sowie einen hinter dem Geschoß herziehenden Wirbelstreifen. Die aus Schallwellen entstehende Kopfwelle zeigt zwei an der Geschoßspitze winkelig auseinandergehende Streifen, deren Winkel zur Geschoßachse um so spitzer ist, je schneller das Geschoß fliegt. Die Kopfwelle verschwindet, wenn die Fluggeschwindigkeit der Schallgeschwindigkeit gleich wird. CRANZ erzielt mit einer komplizierten Anordnung, die auch die MACHsche Funkenphotographie zur Grundlage hat, 100000 Bilder pro Sekunde. Ultrarapidaufnahmen auf gewöhnlichem Filmband machte zuerst 1910 der Abteilungsvorsteher am Institut MAREY, Paris, LUCIEN BULL. Er spannte den Film auf eine Trommel von 34,5 cm Durchmesser, auf deren Achse ein aus 54 Lamellen bestehender Kollektor aufgeschraubt war, der als Stromunterbrecher wirkte. Bei Rotation der Trommel wurde der Stromkreis eines Funkeninduktors 54mal geschlossen. Die Rotation erfolgte dabei so schnell, daß BULL eine Bildfrequenz von 2000 pro Sekunde erreichte, allerdings nur für ein kurzes Filmstück von 108 cm Länge, das die Trommel faßte. Bei jeder Aufnahmefolge stellte also BULL 54 Bilder her. Da bei den beschriebenen

Aufnahmeverfahren die Objekte von hinten her beleuchtet werden, so ergeben sich nur Schattenbilder.

Wenn die Aufnahmen in langen Zwischenräumen erfolgen, das so aufgenommene Filmband aber mit der gewöhnlichen Vorführgeschwindigkeit von etwa zwanzig Bildern pro Sekunde projiziert wird, entsteht eine den Zeitlupenaufnahmen entgegengesetzte Wirkung. Die Zeit, die ein Bewegungsvorgang benötigt, erscheint, da weniger Einzelphasen in der Zeiteinheit vorgeführt werden, verkürzt. Die bekannten Filme, die das in wenigen Augenblicken erfolgende Erblühen von Blumen zeigen, sind mit Hilfe des Zeitraffers hergestellt. Für die Aufnahme wird ein geeignetes Getriebe mit der Einzelschlagkurbel gekuppelt, die bei einer Umdrehung eine einzige Belichtung und das Weiterrücken des Filmbandes um eine Bildbreite bewerkstelligt. Verbreitet ist das Zeitrafferzwischengetriebe von DEBRIE, Paris, bei dem durch einfache Verstellung zweier Schrauben das Zeitintervall zwischen den einzelnen Aufnahmen so verändert werden kann, daß alle halbe Minute bis alle zehn Minuten je eine Aufnahme erfolgt. Die Expositionszeit für das einzelne Bild ist ebenfalls einstellbar. Um nicht während der ganzen Dauer der Aufnahmen, die sich zuweilen über Monate hinziehen, die Lichtquelle ununterbrochen betreiben zu müssen und um den Aufnahmegegenstand nicht unnötig zu erwärmen, ist mit dem Getriebe eine Vorrichtung verbunden, die lediglich für die Zeit der Belichtung den Strom der Lichtquelle einschaltet.

6. Trickfilme

Unter Trickfilm versteht man das Ergebnis kinematographischer Aufnahmen, bei denen dem Aufnahmeobjektiv andere Vorgänge dargeboten werden, als in der Projektion erscheinen sollen. Die Möglichkeiten für diese Art der Kinematographie sind zahlreich. Wunderbare, an Zauberei erinnernde Bilder entstehen durch einfache Kunstgriffe, etwa durch unvermitteltes Unterbrechen des Kurbelns: nachdem z. B. bei stillstehender Kurbel an Stelle einer aufgenommenen Person eine zweite getreten ist, wird weitergedreht. Da das Filmband diesen Austausch nicht miterfaßt, so zeigt der fertige Film die mysteriös erscheinende Verwandlung einer Person in eine andere.

Der gezeichnete Film ist für wissenschaftliche Darstellungen ein anschauliches und unentbehrliches Hilfsmittel. Das Wesen des Zeichentrickfilmes besteht darin, daß der Film nur das Ergebnis der zeichnerischen Handgriffe in regelmäßigen Abständen aufnimmt, die Handgriffe selbst aber in die Zeit verlegt werden, in der das Objektiv durch die Flügelblende geschlossen ist. Soll ein Strich im Filmbild erscheinen, so zeichnet man bei geschlossener Blende einen Punkt auf die Zeichenfläche, nimmt ihn auf, reiht an den ersten Punkt — jedesmal bei geschlossener Blende — die folgenden Punkte und photographiert so Punkt für Punkt. Der projizierte Film läßt dann den Strich erscheinen, wie wenn er mit unsichtbarer Feder gezogen würde. Die Anfertigung solcher Zeichenfilme ist äußerst mühsam. Da 1 m Film 52 Einzelbilder enthält, so wären für schnell bewegte, durch Zeichnungen dargestellte Vorgänge für einen nur 10 m langen Film, dessen Vorführung nicht mehr als eine halbe Minute in Anspruch nimmt, 520 Einzelzeichnungen anzufertigen, wenn sich der Maler die Arbeit nicht vereinfachte: er hilft sich oft dadurch, daß er die Zeichnung in einzelne gegeneinander verschiebliche Teile zerschneidet und diese unter der Kamera bewegt. Vorbedingung für das Gelingen von Zeichenfilmen ist ein bequemer Tricktisch. Es empfiehlt sich eine Zeichenfläche aus Mattglas, die von unten her durchleuchtet wird. Da es sich beim Zeichentrickfilm stets um sogenannte Einzelschlagaufnahmen handelt, also eine lange Belichtungszeit zur Verfügung steht, so genügen als Lichtquelle Quecksilberdampf- oder Metallfadenlampen. Die Zeichnung selbst wird auf durchsichtigem Material angefertigt; die nicht veränderlichen Teile können auf ein glasklares Celluloidblatt gezeichnet und als ruhig stehendes Objekt unter das durchsichtige Material gelegt werden, so. daß immer nur der Teil der Zeichnung neu angefertigt zu werden braucht, der durch Bewegung Änderung der Formen erfährt. Die Betätigung der Kamerakurbel wird durch Zahnradgestänge so übertragen, daß sie der vor der Zeichenfläche sitzende Maler bequem betätigen kann. Zur Erzielung gleichmäßiger Belichtung und aus Gründen der Zeitersparnis ist elektrischer Filmtransport ratsam. Die Auslösung des Verschlusses für die Aufnahmen erfolgt in diesem Falle durch Druck auf einen Schaltknopf. Als Aufnahmematerial benutzt man am besten Positivfilm, der um die Hälfte billiger als Negativfilm ist und die für die Wiedergabe von Zeichnungen erwünschten kontrastreichen Bilder liefert.

7. Gangaufnahmen

Der menschliche Gang ist im physiologischen Ablauf der einzelnen Bewegungsphasen durchaus noch nicht geklärt. Die Kinematographie stellt ein bequemes und zuverlässiges Verfahren dar, das Problem seiner Lösung näher zu bringen. Seit vielen Jahren werden normale und krankhafte Gangarten mit Hilfe kinematographischer Methoden untersucht. Die Aufnahmen haben große praktische Bedeutung für den Bau von Beinprothesen, deren zweckmäßige Konstruktion und Befestigung am Körper erst nach exaktem Studium der Gangbewegung erfolgen kann. Die einfachste Art der Aufnahme ergibt sich, wenn die Kamera, um eine vertikale Achse drehbar, auf einem Stativ ruht und das Objektiv der im Kreis laufenden Versuchsperson nachgeführt wird. Der Gang im Kreis ist aber nicht immer frei; ebenso können sich die Bewegungen nicht ungezwungen entfalten, wenn die Versuchsperson nur eine kurze Schreitbahn zur Verfügung hat. Schon vor längerer Zeit ist daher der Vorschlag gemacht und in die Wirklichkeit umgesetzt worden, die Aufnahmekamera auf ein auf Schienen laufendes Radgestell zu stellen und es in einer Linie mit der laufenden Person weiterzufahren. Von besonderer Wichtigkeit für wissenschaftliche Untersuchungen ist auch hier wieder die Rapidkinematographie (Zeitlupe).

8. Röntgenkinematographie

Sollen Röntgenserienbilder direkt durch Röntgenstrahlen hergestellt werden, so muß die photographische Schicht der Größe des durchleuchteten Gegenstandes entsprechen, wodurch übergroße Ausmaße des kinematographischen Aufnahmegeräts bedingt werden.

Die Versuche, Röntgenserienaufnahmen herzustellen, bewegten sich nach zwei Richtungen: entweder photographierte man das auf dem Betrachtungsschirm aufleuchtende Bild (indirekte Röntgenkinematographie) oder man ließ die Röntgenstrahlen direkt die photographische Schicht treffen (direkte Röntgenkinematographie). Für Aufnahmen am Menschen muß die photographische Schicht bei der direkten Röntgenkinematographie eine Breite von 30 cm haben.

Die ersten Röntgenserienaufnahmen stammen von F. M. Groedel. Er verwendet 24 in Kassetten untergebrachte Platten vom Format 24×30 cm, die in einer Schlittenführung aufgehängt sind und jedesmal nach erfolgter Aufnahme in einen tiefer gelegenen Behälter fallen. Groedel hat auch ein Gerät für ein ruckweise bewegtes Filmband angegeben, dessen Transportmechanismus im wesentlichen dem des gewöhnlichen Kinoaufnahmeapparates nachgebildet ist, aber größere Ausmaße zeigt. Er benutzt ein 26 cm breites Filmband. Die Firma Siemens-Reiniger-Veifa, Berlin, bringt neuerdings ein Gerät von etwas kleineren Abmessungen heraus, das jedoch nur die Aufnahme weniger Bilder gestattet.

Da die Helligkeit eines auch durch eine hochbelastete Röntgenröhre entworfenen Bildes sehr gering ist, ist die Verwendung der sogenannten Röntgenfolien erforderlich, die aber den Nachteil des Nachleuchtens haben und daher die normale Bildfrequenz von 16 Bildern pro Sekunde nicht gestatten.

Viktor Gottheiner und Kurt Jacobsohn, Berlin, haben in jüngster Zeit Röntgenkinematogramme hergestellt, in denen sie bei Aufnahme innerer Organe auf 8 bis 10 Bilder und bei Aufnahme des Skeletts bis auf 20 Bilder pro Sekunde gekommen sind. Sie photographieren das Bild auf dem Betrachtungsschirm durch ein eigens konstruiertes Objektiv (benutzen also die indirekte Röntgenkinematographie). Da sie dabei auf Korrekturen des Strahlenganges verzichten, die bei gewöhnlichen Aufnahmen räumlicher Objekte notwendig sind, ist dieses optische System besonders lichtstark. Der Leuchtschirm besteht aus einem Gemisch fluoreszierender Stoffe, deren Strahlung sich über ein ausgedehntes Gebiet des Spektrums erstreckt und die nicht nachleuchten. Sie verwenden Negativmaterial, das in seiner Lichtempfindlichkeit auf diese Fluoreszenzstoffe abgestimmt ist. Das Greifersystem des kinematographischen Aufnahmeapparates ist so durchgebildet, daß die Dunkelphase auf ein Minimum reduziert ist. Bei der Gottheiner-Jacobsohnschen Anordnung braucht das Röntgengerät nicht übermäßig belastet zu werden. Mit einer Modifikation ihres Verfahrens hoffen die Autoren, die Bildfrequenz auf das Dreifache steigern zu können.

Um Röntgenkinematogramme typischer Bewegungen ohne Benutzung

einer besonderen kinematographischen Aufnahmeapparatur herzustellen,
benutzt man häufig den Ausweg, Serienaufnahmen an einem starr fixierten
Patienten zu machen und die fehlenden Zwischenphasen durch Zeichnungen zu ersetzen. Diese gewinnt man durch Interpolation zwischen
den aufgenommenen Phasen.

9. Farbenkinematographie

Auch die Farbenkinematographie ist trotz emsiger Arbeit über
das Stadium der Versuche noch nicht hinausgedrungen. Hier soll nur
ein Verfahren eingehendere Würdigung erfahren, das wegen der Einfachheit der Aufnahme und Projektion als einziges für die Zwecke
der medizinischen Kinematographie in Deutschland Eingang gefunden
hat: die Zweifarbenkinematographie der E. Busch A.-G.,
Rathenow.

In der Praxis hat sich ergeben, daß für medizinische Zwecke die
Benutzung von nur zwei Grundfarben ausreicht. Bei diesem Verfahren
wird das Strahlenbündel am Objektiv durch zwei Prismen geteilt. Die
beiden Bilder werden hinter verschiedenfarbigen Filtern, einem grünen
und einem roten, aufgenommen. Der Filmstreifen hat dieselben Abmessungen wie der übliche. Ein Bildfeld enthält zwei in den Konturen
völlig übereinstimmende Bilder. Das optische System des Wiedergabegerätes ist so eingerichtet, daß es die beiden Filmbildchen aufeinander
projiziert. Vor dem einen Objektiv ist ein Grün-, vor dem anderen ein
Rotfilter befestigt. Bei der Aufeinanderprojektion entsteht ein farbiges
Gesamtbild.

Abb. 8 (und die folgenden) erklären die Einrichtung genauer. Ein
verspiegeltes Prisma teilt den einfallenden Strahl an der Spiegelfläche s_1
(Abb. 8) so, daß der eine Anteil des Strahls durch das
rote Farbfilter f_1 und das Objektiv o_1 den Film $b_1 b_2$
belichtet und der andere Anteil bei s_1 nach s_2 rechtwinklig abgelenkt wird, von wo er nach nochmaliger
rechtwinkliger Ablenkung durch das grüne Farbfilter
f_2 und das zweite Objektiv o_2 zum Film gelangt. Die
Objektive o_1 und o_2 dürfen sich nicht in einer Ebene
befinden, da der Weg des Strahls $s_1 — b_1$ kürzer ist als
der Weg des Strahls $s_1 — s_2 — b_2$. Um den Weg zum
Film des weiteren auszugleichen, ist in den Strahlengang $s_2 — b_2$ der Glasblock g eingeschaltet. Damit der
auf dem Film zur Verfügung stehende Platz voll ausgenutzt wird, werden die beiden Teilbilder einer Bewegungsphase aus dem Quer- ins Hochformat gedreht,
beim Wiedergabegerät wird diese Aufrichtung durch
Drehprismen (Aufrichtprismen) besorgt. Wie die beiden
Teilbilder auf dem Film nebeneinandergeordnet sind, zeigt schematisch
Abb. 9. Aus Abb. 10, die einen kleinen Teil eines Operationsfilms wiedergibt,
geht hervor, daß die Bilder der zusammengehörigen Bildpaare nur Unter

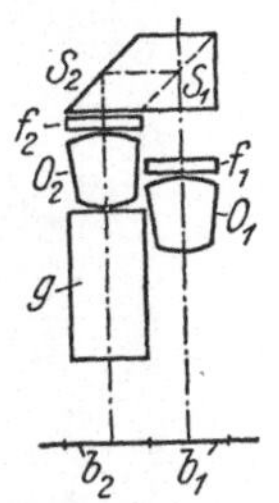

Abb. 8. Strahlengang im Aufnahmegerät bei der Zweifarbenkinematographie der
E. Busch, A. G.,
Rathenow

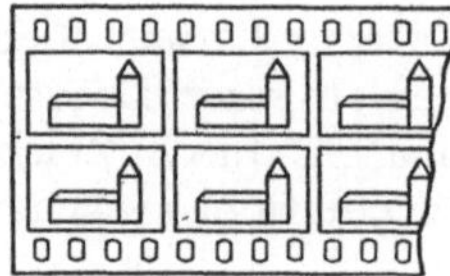

Abb. 9. Schema der Anordnung der zwei hinter den Farbfiltern hergestellten Teilbilder auf dem Film bei der Zweifarbenkinematographie der E. BUSCH, A. G., Rathenow

schiede in den Tonwerten zeigen, da das eine hinter einem Rot-, das andere hinter einem Grünfilter aufgenommen ist.

Der aufgenommene Film ist natürlich ein Schwarzweiß-Film. Die Färbung wird bei der Projektion durch die im Wiedergabegerät angebrachten beiden Farbfilter (additiv) besorgt. Als Wiedergabegeräte kommen die gewöhnlichen Projektionsapparate in Betracht, die lediglich für den hier in Rede stehenden Zweck mit einem entsprechenden optischen Zusatzsystem versehen zu werden brauchen. Die beiden Objektive des Zusatzsystems können mit Justierschrauben solange verstellt werden, bis sich die beiden Teilbilder auf der Projektionswand decken. Das Wiedergabegerät kann für Schwarzweiß- und für Farben-Projektion verwendet werden. Die beiden optischen Systeme — das optische Zusatzgerät und das Schwarzweiß-Objektiv — sind so gekuppelt, daß bei Vorschaltung des Farbfilmzusatzsystems das Schwarzweiß - Objektiv ausgeschaltet wird und umgekehrt.

Besonders glücklich ist der Aufbau des Aufnahmegeräts geraten, der hier genauer beschrieben werden soll, da sich eine ähnliche Anordnung auch für Schwarzweiß-Aufnahmen empfiehlt. Abb. 11 zeigt die über dem Operationstisch stehende Brücke, die aus den seitlichen Traggerüsten t und den Schienen s besteht. Auf den Schienen wird durch ein Handrad der kastenförmige Wagen w bewegt, in dem der die

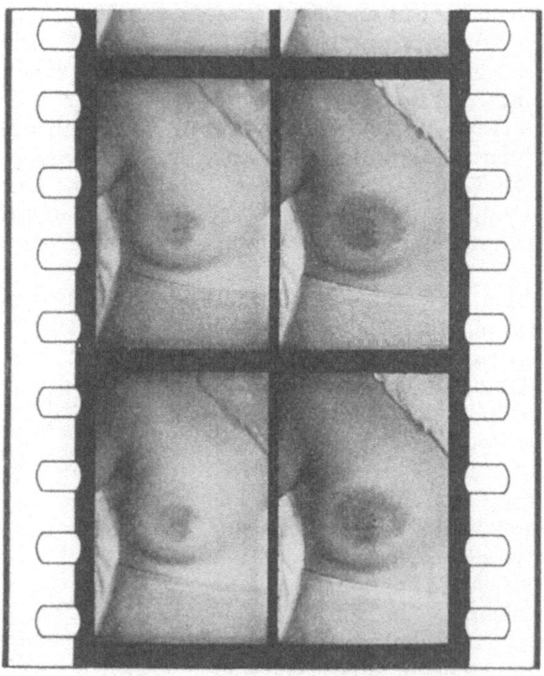

Abb. 10. Ausschnitt aus einem Operationsfilm nach dem Verfahren der Zweifarbenkinematographie der E. BUSCH, A. G., Rathenow

Kamera bedienende Gehilfe Platz nimmt. Die Beleuchtungsspiegel p können so geneigt werden, daß die von den Glühlampenscheinwerfern l ausgehenden Strahlen sich am Orte des Wundgebietes vereinigen. In den

Wagen gelangt man über die Leiter *f*. Das Schaltbrett, an dem die Scheinwerfer einzeln angeschaltet werden, befindet sich bei *x*. Die Aufnahmekamera *a* kann in verschiedene Ebenen geneigt werden. Die Scharfeinstellung erfolgt nicht durch das optische System der Kamera, sondern durch einen Sucher, so daß die Beobachtung der Bildschärfe während der Aufnahme möglich ist.

Die Farben erscheinen in der Projektion nicht ganz wirklichkeitsgetreu. Auch werden die Konturen nicht völlig scharf. Welchem Opera-

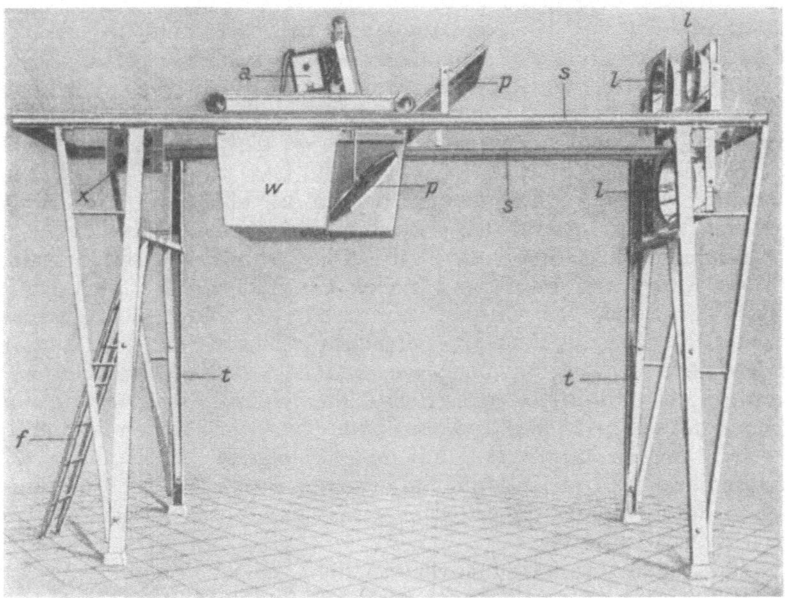

Abb. 11. Aufnahmeapparatur für medizinische Zweifarbenkinematographie nach dem Verfahren der E. BUSCH, A. G., Rathenow. Wegen Erklärung der Hinweisbuchstaben s. Text

tionsfilm der Vorzug zu geben ist, dem Zweifarben- oder dem Schwarz-Weiß-Film, ist eine offene Frage. Absolute Schärfe ist bei einem Film, der die Operationstechnik demonstrieren soll, vielleicht wichtiger als die Farbe.

10. Stereoskopische Kinematographie

Von großer Bedeutung für die medizinische Kinematographie wäre die Einführung des räumlich gesehenen Films. Obgleich brauchbare Verfahren vorliegen (MARANDY 1910), wurde die stereoskopische Kinematographie seit Jahren völlig außeracht gelassen. Die Aufnahme erfolgt wie mit einer gewöhnlichen photographischen Stereoskopkamera durch zwei Objektive auf zwei Negativfilmen. Färbt man das eine der von diesen Negativen gewonnenen Positive rot, das andere grün und betrachtet die entsprechend projizierten Bilder durch eine Rot-Grün-Brille, so wirkt das Bild räumlich.

III. Anlage und Zurichtung eines medizinischen Films

Die Durchsetzung des Filmstreifens mit erklärendem Text, den „Titeln“, ist für den medizinischen Film durchaus notwendig. Die vielfachen Bestrebungen, den künstlerischen Film so zu gestalten, daß eine Betitelung überflüssig wird, sind für wissenschaftliche Filme ohne Bedeutung. Es ist selbstverständlich, daß Titel eines für Laien bestimmten medizinischen Films anders zu formulieren sind als eines Films für Mediziner, bei denen Fachkenntnisse vorausgesetzt werden können. Aber auch in Filmen, die sich ausschließlich an Mediziner wenden, soll man mit Titeln nicht sparen. Ein Nachteil des Films gegenüber dem gedruckten Wort besteht darin, daß eine unklare Stelle nicht wiederholt betrachtet werden kann. Fehlt im Beginn des Films eine Erklärung, so kann das Verständnis für den gesamten Film leiden. Die Titel werden in besonderen Maschinen hergestellt. Die Länge des Titelfilmstreifens, d. h. die Anzahl der unter sich gleichen Titelbilder, richtet sich nach der Anzahl der Silben des Textes. Lange Titel ermüden den Zuschauer. Es empfiehlt sich, nicht mehrere Erklärungen in einem Titel zu geben, sondern jede neue Bewegungsphase in einem besonderen Titel zu erklären. Titel und Bilder müssen bezüglich ihrer Länge so aufeinander abgestimmt sein, daß das zwischen zwei Titeln erscheinende Bild auch aufgefaßt werden kann. Zwei aufeinander folgende Titel müssen daher von mindestens 1 m Bildfilm unterbrochen sein, dessen Vorführung zwei bis drei Sekunden dauert. Die Aufnahmen müssen dementsprechend eingerichtet werden.

Bilder sind international verständlich. Es ist daher ein Fehler, die Bildaufnahmen selbst mit Texten zu versehen (durch ins Bild gehaltene Schilder u. ä.). Sind sämtliche Erklärungen in Titeln gegeben, so brauchen in eine für das Ausland bestimmte Kopie nur fremdsprachliche Titel eingesetzt zu werden. Sollen Hinweise innerhalb des Filmbildes erfolgen, so hilft man sich durch Aufnahmen eines Pfeiles, der auf die zu erklärende Stelle zeigt, und läßt einen Filmtitel folgen. Durch ein solches Verfahren erübrigen sich Neuaufnahmen für einen fremdsprachlichen Film.

Für den wissenschaftlichen Film ist die Anlage eines Drehbuches vor Beginn der Aufnahmen genau so notwendig wie für den Spielfilm. Von seiner sorgfältigen Abfassung hängt häufig das Gelingen des Films ab. Das Drehbuch ist für den Film dasselbe wie die Partitur für das Orchester. Es enthält bereits sämtliche Titel, die Reihenfolge der Aufnahmen, die Art der Einstellung (ob Nahaufnahme oder Gesamtaufnahme u. ä.) und sonstige Angaben, die für den Aufnahmeleiter von Bedeutung sind. Titel und Aufnahmen werden dabei fortlaufend numeriert.

Einige Kunstgriffe des Spielfilms sind auch bei wissenschaftlichen

Aufnahmen am Platz, da sie den Film beleben und das äußere Bild ansprechender gestalten, z. B. das Abblenden und Aufblenden. Die meisten Aufnahmekameras besitzen Vorrichtungen, die — gewöhnlich auf einfachen Hebeldruck — ein allmählich einsetzendes Schließen oder Öffnen der Flügelblende (oder auch der Irisblende des Objektivs) bewirken. Das hat zur Folge, daß die auf den Film fallende Lichtmenge ab- oder zunimmt. In der Projektion wächst dann das Bild langsam aus dem Dunkel bis zur üblichen Helligkeit — Aufblendung. Bei der Abblendung wird das Projektionsbild dunkler und dunkler, bis es ganz verschwindet. Die Überblendung ist eine Kombination von Auf- und Abblendung. Beim Überblenden schaltet man ein automatisch arbeitendes Regelwerk ein: zunächst schließt sich langsam die Blende, so daß der Film nach und nach schwächer belichtet wird, bis eine Sperrvorrichtung die Kurbel blockiert. Dann dreht man das so belichtete Filmband um dieselbe Strecke rückwärts, die zur Abblendung nötig war, wobei das Regelwerk die Kurbel blockiert, sobald das Anfangsbild der eben erfolgten Abblendung erreicht ist, und nimmt auf demselben Filmabschnitt mit allmählich sich öffnender Blende einen zweiten Gegenstand auf. Dadurch kommt der langsame Übergang eines Bildes in ein anderes zustande.

Die Ausführlichkeit eines Drehbuches richtet sich danach, wie weit der Autor mit dem Aufnahmeoperateur eingearbeitet ist. Die nachstehend angeführten Muster erklären die Form, in der ein kurzes Drehbuch anzulegen ist.

Das erste Muster ist dem Drehbuch eines für Mediziner bestimmten Films von H. OPITZ, Berlin, „Die Bluttransfusion" entnommen.

Titel 44. Ausführung einer Blutgruppenzugehörigkeits-Bestimmung.

Titel 45. Ein Objektträger erhält je einen Tropfen der käuflichen Blutsera A und B.

   Bild 44. Tischplatte mit hellem Untergrund. Auf der Tischplatte ein mit Blutsera gefülltes Kästchen. Man öffnet das Kästchen und entnimmt ihm eines der Röhrchen, das das Blutserum enthält.

Titel 46. Serum der Blutgruppe A.

   Bild 45. Man legt auf die Tischplatte einen Objektträger, dann feilt man die beiden Enden des Glasröhrchens ab und läßt den Inhalt auf den Objektträger fließen.

Titel 47. Derselbe Objektträger erhält einen Tropfen Blutserum B.

   Bild 46. Man entnimmt dem Kästchen ein zweites Röhrchen, feilt es ab und läßt den Inhalt neben den ersten Tropfen auf den Objektträger fließen.

Titel 48. Blutklumpungsprüfung beim Empfänger.

   Bild 47. Großaufnahme des Patienten, zu dem Blut übergeführt werden soll. Seitliche Aufnahme seines Kopfes.

      Der untersuchende Arzt sticht in das Ohrläppchen des Patienten ein und benetzt zwei Ecken eines Objektträgers mit dem herausfließenden Blut.

Überblenden in:

die Tischplatte wie in Bild 44. Der Arzt vermischt das Blut des Objektträgers mit den beiden Serumtropfen.

Titel 49. Mit Testserum A bleibt die Blutklumpung aus, mit Testserum B erfolgt Klumpung.

Bild 48. Unter dem Objektträger, mit dem eben die Klumpungsprobe vorgenommen ist, erscheint bei dem linksbefindlichen Serumtropfen ein — -Zeichen, unter dem rechten ein + -Zeichen.

Auf die Tischplatte wird das in Bild 33 benutzte +—-Schema gelegt. Der Untersucher zeigt auf die — + -Stelle des Schemas und fährt dann mit dem Finger auf den zugehörigen Buchstaben A.

Titel 50. Die Klumpungsprüfung ergibt: der Empfänger gehört zur Blutgruppe A.

Das zweite Muster ist ein Ausschnitt aus dem Drehbuch eines sich an Laien wendenden Films des Verfassers „Die Ernährung".

Titel 161. Die im Magendarmkanal verdaute Nahrung muß in Wasser gelöst sein, um von der Darmwand aufgesaugt werden zu können.

Bild 160. Zeichentrick.

Ein Darmstück im Durchschnitt, dessen Wandungen von kleinsten Lymphgefäßen durchsetzt sind. Die Lymphgefäßchen vereinigen sich zu einem größeren Lymphgefäß.

Im Darm erscheint ein Speiseklumpen. Der Klumpen bildet mit der Darmflüssigkeit allmählich einen Brei. Die Gefäßchen füllen sich, die Flüssigkeit steigt im großen Lymphgefäß auf.[1]

Titel 162. Das Blut und alle Körpersäfte bestehen aus Wasser, das Stoffe in Lösung oder in Substanz enthält.

Bild 161. Mikroaufnahme.

Auf dem Objektträger ein Tröpfchen Wasser. An das Deckglas wird auf eine Seite etwas verdünntes Blut gebracht und mit Hilfe eines Fließpapiers auf die andere Seite hinübergesaugt.

Titel 163. Für die Gesundheit der Gewebezellen ist neben dem Wasser ein ganz bestimmter Salzgehalt erforderlich.

Bild 162. Mikroaufnahme.

Verdünntes normales Menschenblut.

Titel 164. Erhöht sich z. B. der Kochsalzgehalt auf über 1%, so werden die roten Blutkörperchen durch Schrumpfung geschädigt.

Bild 163. Mikroaufnahme.

Zu dem verdünnten Blut wird eine 10%ige Kochsalzlösung geträufelt, bis die Blutkörperchen Stechapfelform annehmen.

Titel 165. Sinkt der Salzgehalt unter die Norm, so quellen die roten Blutkörperchen und werden ebenfalls geschädigt.

Bild 164. Entsprechende Mikroaufnahme.

---

[1] Für jeden Trick ist ein besonderes Drehbuch erforderlich, in dem die Anzahl der einzelnen Zeichnungen angegeben sowie dem Zeichner die Form erklärt wird, in der der Zeichentrick erscheinen soll.

Titel 166. Gibt der Körper viel Flüssigkeit ab (Harn, Schweiß), so steigt der Salzgehalt der Gewebeflüssigkeit.

>*Bild 165.* Gesamtaufnahme. Glashütte, Glasbläserei. An den Glasöfen arbeiten mehrere stark schwitzende Arbeiter mit der Glaspfeife.

Titel 167. Der Körper sucht dann den richtigen Salzgehalt wieder herzustellen. Daher Durst nach starkem Schwitzen und nach salzigen Speisen.

>*Bild 166.* Wie vorher (Bild 165).
>
>Ein Arbeiter ergreift ein großes Glas und trinkt. Überblenden in: Großaufnahme des Trinkenden. Nur Kopf. Überblenden in:
>
>Gesamtaufnahme: Der Arbeiter reicht das Gefäß weiter, ein zweiter Arbeiter trinkt.

Titel 168. Die Mineralstoffe steigern oder verlangsamen auch den Kraft- und Baustoffwechsel und beeinflussen die Verbrennungen in den Zellen.

>*Bild 167.* Eine Flamme, die größer und kleiner wird.

Das Drehbuch hat die Aufgabe, die Arbeit zu gliedern und zweckmäßig zu disponieren. Die Aufnahme der Einzelszenen erfolgt fast nie in der Reihenfolge, wie sie der fertige Film zeigt. Aufnahmen, die gleiche oder ähnliche Zurichtungen erfordern, legt man zusammen, wodurch Zeit und Material erspart wird. Nach diesem Gesichtspunkt ordnet der Aufnahmeleiter vor Beginn der Aufnahmen die zeitliche Folge der Aufnahmen an.

Ein Kunstgriff des Spielfilmregisseurs leistet auch dem wissenschaftlichen Film wertvolle Dienste. Man nimmt mit dem Anfang jeder Szene kurz eine Tafel auf, auf der die Drehbuchnummer des Bildes verzeichnet ist. Diese einfache Maßnahme schützt vor Mißverständnissen und Irrtümern bei der endgültigen Zusammensetzung des Gesamtfilms und erleichtert die Arbeit des Klebens wesentlich.

Ist die Anlage eines Drehbuches nicht erfolgt oder nicht möglich, so muß während der Aufnahmen ein Protokoll aufgenommen werden. Besonders wichtig ist dies für Zeitlupen- und Zeitrafferaufnahmen zur Überprüfung der Zeit, die der aufgenommene Bewegungsvorgang tatsächlich in Anspruch genommen hat.

Nach Erledigung aller Aufnahmen wird eine Kopie zusammengestellt, die als Grundlage für den endgültigen Film dient, die sogenannte Arbeitskopie. Unter Zuhilfenahme des Drehbuches kontrolliert man die Folge der einzelnen Szenen noch einmal und gibt die Stellen an, die mit Titeln versehen werden sollen. Die Titel werden gemäß Arbeitskopie und Drehbuch hintereinander in einer Liste zusammengestellt, die der Titelanstalt übergeben wird. Nachdem die angefertigten Titel eingeklebt sind, wird die Arbeitskopie noch einmal in der Vorführung gründlich auf übergroße Längen und mangelhafte Stellen überprüft. Die Ausmerzung solcher Teile nennt man Schneiden des

Films, eine Maßnahme, durch die ein Film oft wesentlich verbessert wird.

Erst nach vollständiger Fertigstellung der Arbeitskopie geht man an die Zurichtung des Negativs. Die Entwicklungsanstalten zerschneiden ein ihnen übergebenes Negativ in einzelne Teile und unterlassen es leider häufig, sie in der ursprünglichen Ordnung zurückzuliefern. (Das Zerschneiden ist durch die Entwicklungsgeräte bedingt und läßt sich nicht vermeiden. Die Rahmen, auf die das Filmband gespannt wird und die in die Entwicklungs-, Fixier- und Wässerungströge gesenkt werden, fassen höchstens 60 m.) Daher hat die Filmkleberin die Aufgabe, das Negativ nach der Arbeitskopie zuzurichten, es „abzuziehen", wie der Fachausdruck lautet. Sie läßt Arbeitskopie und entsprechendes Negativ, aufeinandergelegt, durch die Hand laufen und richtet das Negativ so her, daß Bild für Bild des Negativs mit den Bildern der Arbeitskopie übereinstimmen. Was aus der Arbeitskopie ausgemerzt ist, wird auch aus dem Negativ entfernt und fortgeworfen oder zur Seite gelegt. Die einzelnen Negativstücke werden fortlaufend numeriert; wo in der Arbeitskopie ein Titel erscheint, wird auch im Negativ der Titel eingesetzt, allerdings nur in Gestalt von ein bis zwei Titelbildchen. Ein so „abgezogenes" Negativ bildet sozusagen den stereotypen Druckstock für weitere Kopien. Soll eine zweite Kopie angefertigt werden, so wird das geordnete Negativmaterial der Kopieranstalt übergeben. Die Zusammenstellung einer Kopie kann auf Grund der angegebenen Unterlagen getrost einer untergeordneten Kraft übertragen werden.

Für die Unterbringung der bearbeiteten Kopien und Negative empfiehlt sich die Anschaffung feuersicherer Filmschränke, die so gebaut sind, daß, wenn ein Fach Feuer fängt, wenigstens der übrige Schrankinhalt verschont bleibt. Man versieht die Kartons, die die Filme enthalten, mit fortlaufenden Nummern und richtet eine ausführliche Kartothek ein, die die Registrierung nach verschiedenen Gesichtspunkten ermöglicht und das Auffinden auch von Einzelteilen gewährleistet.

Literaturverzeichnis

Siehe auch Literaturverzeichnis zu F. Scheminzky, Mikrokinematographie, S. 399 dieses Buches! Hier ist nur verzeichnet, was bei F. Scheminzky nicht aufgeführt ist.

Beyfuss E., Kossowsky A.: Das Kulturfilmbuch. 1. Aufl. Berlin, Carl P. Chryselius, 1924. — Boyer J.: Chronophotographie des Projectiles. La nature, 1920. — Braun L.: Über den Wert des Kinematographen für die Erkenntnis der Herzmechanik. Verhandl. d. Ges. Deutscher Naturforscher u. Ärzte. 69. Vers. Braunschweig, I, S. 185. Leipzig, F. C. W. Vogel 1898. — Brusten W.: Ein neuer Kinoaufnahmeapparat für medizinische Operationen. Die Medizinische Welt, Nr. 43. 1928. — Coissac G. M.: Histoire du cinématographe de ses origines à nos jours. 1. Aufl. Paris, Gauthier-Villars, 1925. — Cranz C.: Anwendung der elektrischen Momentphotographie auf die Untersuchung von Schußwaffen. 1. Aufl. Halle a. S., W. Knapp. 1901. — Derselbe: Über einen ballistischen Kinematographen. ZS. f. d.

ges. Schieß- und Sprengstoffwesen, 4. Jahrg., H. 17, S. 321. — DEGNER E.: Kinematographie und Medizin. Programme d. Medizinischen Filmwoche, 2. Jahrg., Nr. 1/2. 1925. — DOST W.: Geschichte der Kinematographie. 1. Aufl. Halle a. S., W. Knapp, 1925. — GROEDEL F. M.: Lehrbuch und Atlas der Röntgendiagnostik in der inneren Medizin und ihren Grenzgebieten, 4. Aufl. München, J. F. Lehmann. 1924. (Röntgenkinematographie S. 52). — HÖFER K., Kinematographie und Mikrokinematographie, in PÉTERFI T.: Methodik der wissenschaftlichen Biologie, 1. Aufl. Berlin, Springer 1928. — KRANZFELDER und SCHWINNING W.: Die Funkenphotographie, insbesondere die Mehrfach-Funkenphotographie in ihrer Verwendbarkeit zur Darstellung der Geschoßwirkung im menschlichen Körper. 1. Aufl. Berlin, Medizinal-Abt. d. preuß. Kriegsministeriums. 1903. — LIESEGANG F. P. und SEEBER G.: Handbuch der praktischen Kinematographie, 1. Aufl. Halle a. S., W. Knapp (im Erscheinen). — LUTZ E. und G.-WOLTER G.: Der gezeichnete Film. 1. Aufl. Halle a. S., W. Knapp. 1927. — MACH L.: Weitere Versuche über Projektile. Berichte der Wiener Akademie. 1896, Bd. 105, S. 605. — MARBE K.: Theorie der kinematographischen Projektionen. 1. Aufl. Leipzig, J. A. Barth, 1910. — MARTIN K.: Der Farbenfilm der Emil Busch A. G., Rathenow, im Dienst der Medizin, Die Medizinische Welt, Nr. 14, 1928. — v. ROTHE: Die Kinematographie als chirurgisches Lehrmittel, Berliner Klin. Wochenschr., Bd. 2, S. 834, 1918. — DERSELBE und DEGNER E.: Zentralisation oder Dezentralisation der medizinischen Kinematographie? Die Medizinische Welt, Nr. 30 und 31, 1927. — SCHUSTER P.: Vorführung pathologischer Bewegungskomplexe mittels des Kinematographen. Verhandl. d. Ges. Deutscher Naturforscher u. Ärzte. 69. Vers, Braunschweig, Bd. 1, S. 196. — SCHWINNING W.: Die Anwendung der Funkenphotographie in der Waffentechnik. Zeitschr. f. d. ges. Schieß- und Sprengstoffwesen. 4. Jahrg., Nr. 1, S. 5 und Nr. 2, S. 26. — SEEBER G.: Der Trickfilm in seinen grundsätzlichen Möglichkeiten. 1. Aufl. Berlin, Verlag der „Lichtbildbühne", 1927. — DERSELBE und MENDEL G. V.: Der praktische Kameramann. 1. Aufl. Berlin, Verlag der „Lichtbildbühne", 1927. — THOMALLA C.: Verwertungsmöglichkeiten des medizinischen Lehrfilms. Wiener klin. Wochenschr., 32. Jahrg., S. 35.

Mikrokinematographie

Von **Ferdinand Scheminzky**, Wien

Mit 39 Abbildungen

Einleitung

Aufgabe der Kinematographie ist es, Bewegungen darzustellen. In den meisten Fällen handelt es sich dabei um das Festhalten und die Wiedergabe wirklicher Bewegungen, doch besteht auch
die Möglichkeit, im sogenannten Trickfilm künstlich Bewegungsvorgänge
zu erzeugen. Für wissenschaftliche Zwecke kommt in erster Linie die
Wiedergabe wirklicher Bewegungen in Betracht. Der prinzipielle Vorgang dabei ist der, daß von der zu studierenden Bewegung eine große
Zahl rasch aufeinander folgender Momentphotographien hergestellt
und hierauf durch eine geeignete Vorrichtung dem Auge rasch hintereinander dargeboten wird. Durch die Fähigkeit des Auges bzw. unseres
Gehirnes, aufeinanderfolgende Bilder verschmelzen zu können, werden
die einzelnen Bewegungsphasen wieder zu einer einheitlichen Bewegung
zusammengesetzt, wobei in den meisten Fällen die subjektiv empfundenen
Bewegungen mit der ursprünglichen identisch sind. Doch sind auch
hierbei Täuschungen möglich (siehe z. B. LEHMANN [1919]).

Erfolgt das Darbieten der Momentbilder mit derselben Geschwindigkeit wie deren Aufnahme, so erscheint uns die Bewegungsgeschwindigkeit
des wiedergegebenen Vorganges normal, wurden dagegen in der Sekunde
mehr Einzelaufnahmen hergestellt als in der gleichen Zeit wiedergegeben
werden, so erscheint uns der Vorgang verlangsamt; Einzelheiten, die das
Auge infolge ihrer Raschheit nicht mehr erfassen kann, treten jetzt
hervor. Man nennt derartige Aufnahmen Zeitlupenaufnahmen, weil
sie Bewegungsvorgänge in ähnlicher Weise analysieren lassen wie eine
Lupe die feinere Struktur eines Gegenstandes. Ist die Wiedergabefrequenz
größer als die Aufnahmefrequenz, so erscheint der Vorgang in der Wiedergabe beschleunigt; Veränderungen, die sich nur in langen Zeiträumen
abspielen, lassen sich auf eine kurze Spanne Zeit zusammendrängen,
Vorgänge, die wir sonst nicht als Bewegung empfinden würden, treten
jetzt als solche hervor und manche Eigenheiten des Vorgangs werden so
erst augenfällig. Derartige Aufnahmen werden Zeitrafferaufnahmen
genannt.

Aus physiologischen und psychologischen Gründen müssen dem

Auge mindestens 16 Einzelbilder in der Sekunde dargeboten werden, damit ein störungsfreier Bewegungseindruck zustande kommt. Eine größere Bilderzahl wird aus Gründen der Materialersparnis vermieden, so daß die Wiedergabefrequenz für die meisten Apparate zwischen 15 und 25 liegt, meistens aber 16 bis 18 Bilder in der Sekunde beträgt. Nur bei ganz kleinen, lichtschwachen Wiedergabeapparaten kann diese Frequenz bis auf etwa 8 Bilder pro Sekunde erniedrigt werden, man macht von diesem Vorteil aber meist keinen Gebrauch. Werden mehr als 16 Aufnahmen in der Sekunde hergestellt, so erzielt man bei der üblichen Wiedergabe eine Zeitlupenwirkung, macht man weniger Aufnahmen, so ergibt sich eine Zeitrafferwirkung, doch treten diese Phänomene erst dann deutlich ein, wenn der Unterschied zwischen Aufnahme- und Wiedergabefrequenz entsprechend groß ist.

Die Mikrokinematographie ist jenes Sondergebiet, das sich mit der Wiedergabe der Bewegungen mikroskopischer Gebilde befaßt. Der Ausdruck „Mikro" bezieht sich demnach auf die Größe der Träger der Bewegung und hat mit der oben genannten Zeitlupenwirkung natürlich nichts zu tun. Hier soll der Begriff im weitesten Sinn gefaßt werden und unter Mikrokinematographie sollen alle jene Aufnahmeverfahren besprochen werden, die bei der üblichen Wiedergabe die Träger der Bewegung vergrößert zeigen. Es sollen daher auch Lupenaufnahmen mit ganz schwacher Vergrößerung u. dgl. behandelt werden.

Die wissenschaftliche Mikrokinematographie hat zwei Aufgaben zu erfüllen: Einerseits die Herstellung von Lehrfilmen, bei denen es darauf ankommt, sonst schwer zu demonstrierende Bewegungsvorgänge für eine jederzeit mögliche Vorführung festzuhalten, eine oftmalige Wiederholung eines Bewegungsvorganges zu ersparen, eine mikroskopische Erscheinung einer großen Zahl von Zuschauern gleichzeitig sichtbar zu machen, Feinheiten eines Vorganges mit Zeitlupe oder Zeitraffer aufzuzeigen usw., andererseits die Herstellung von Forschungsfilmen, die die Aufgabe haben, Bewegungsvorgänge zwecks Analyse in einzelne Phasen zu zerlegen, wobei Zeitlupe und Zeitraffer mit Vorteil verwendet werden. Ist die Aufnahmefrequenz bekannt oder erfolgt im Gesichtsfeld eine Zeitmarkierung, so ist auch der zeitliche Verlauf einer Bewegung durch diese Methode feststellbar und es lassen sich an den einzelnen Bildern, genügende Schärfe vorausgesetzt, die verschiedensten Messungen vornehmen.

Von den verschiedenen Verfahren der kinematographischen Aufnahmen kommt heute wohl nur mehr dasjenige in Betracht, bei dem auf einem schmalen durchsichtigen Celluloidstreifen, dem sogenannten Film, eine Reihe von photographischen Aufnahmen nacheinander gemacht und zu einem Negativ entwickelt werden, von dem man dann mit dem üblichen Positivprozeß Kopien herstellt. Ein solcher Celluloidstreifen enthält dann eine große Zahl von kleinen Diapositiven, die durch einen geeigneten Projektionsapparat rasch hintereinander auf einen vor den Zuschauern aufgestellten Schirm vergrößert projiziert werden. Bei der Mikrokinematographie kommt die Besonderheit hinzu, daß die Aufnahme durch das Mikroskop oder durch Lupen stattfindet.

Zur Erzielung befriedigender Resultate ist es unerläßlich, soweit als möglich die Herstellung und Fertigmachung der Filme selbst vorzunehmen. Mindestens bis zum Negativ sollten alle Aufnahmen selbst ausgearbeitet werden, da ja gerade die bei der Mikrokinematographie aufgenommenen Gegenstände den Entwicklungsanstalten ganz fremd sind und daher von ihnen nicht das Optimum aus der Aufnahme herausgeholt werden kann. Die größere Mühe, die man bei der Ausarbeitung hat, lohnt sich durch die erzielten besseren Resultate. Ein zweiter wichtiger Punkt ist gute Beleuchtung des Aufnahmeobjekts, da flaue Filme den Zuschauer den Bewegungsvorgang nur schwer erfassen lassen. Es sind daher möglichst starke Kontraste im Bild anzustreben. Schließlich sei noch darauf hingewiesen, daß nicht jeder Bewegungsvorgang sich ohne weiteres für die Aufnahme eignet; vor jeder Aufnahme muß man sich genauestens überlegen, in welcher Größe sich die Bewegung dem Zuschauer auf dem Schirm darbieten wird und ob sie dann groß genug ist, um von ihm erfaßt zu werden. Nach diesen Gesichtspunkten richtet sich ganz besonders die Wahl der Vergrößerung.

Es ist vielfach noch die Meinung verbreitet, daß die Herstellung kinematographischer Aufnahmen sehr kompliziert und teuer ist. Für den in der photographischen Technik Erfahrenen ist es nach Zahlung von etwas Lehrgeld in Form von Filmverbrauch bald möglich, gute Aufnahmen herzustellen; zur Erleichterung sollen ihm in diesem Beitrag entsprechende Winke gegeben werden. Von den verschiedensten Firmen werden bereits kleine billige Aufnahmeapparate mit Zubehör in den Handel gebracht, so daß auch die Anschaffung einer kinematographischen Einrichtung kein zu großes Opfer bedeutet. Für viele Zwecke reicht, wie meine eigenen Untersuchungen gezeigt haben, der neuerdings für die Amateurkinematographie wieder in den Vordergrund tretende Schmalfilm, z. B. von Pathé, vollkommen aus, so daß, abgesehen von der einmaligen Anschaffung der Apparatur, die Herstellung von Kinoaufnahmen kaum mehr wesentlich teurer kommt als die Herstellung einer gewöhnlichen photographischen Aufnahme.

Es besteht natürlich kein Zweifel, daß das Normalformat überall dort am Platz sein wird, wo die Vorführung der Filme in einem großen Raum auf einem großen Projektionsschirm erfolgen soll, läßt sich doch z. B. der Schmalfilm von Pathé, wenigstens derzeit, kaum auf einen größeren Projektionsschirm als mit 1,5 m Seitenlänge projizieren, wenn das Bild nicht zu lichtschwach werden soll; dabei ist er an den eigenen, allerdings leicht transportablen Projektionsapparat gebunden. Nach meinen Erfahrungen reicht jedoch die genannte Bildgröße für nicht zu große Hörsäle, selbstverständlich für Klassenzimmer u. dgl. völlig aus. Für stationäre Anlagen und speziell für rein wissenschaftliche Untersuchungen, bei denen der Film zur Ausmessung von Bewegungserscheinungen u. dgl. benützt wird, oder wenn es sich darum handelt, gewisse Bewegungserscheinungen festzuhalten, um sie später mit anderen zu vergleichen usw., reicht der viel billigere Schmalfilm vollständig aus und wird oft wegen seiner Billigkeit die kinematographischen Aufnahmen erst ermöglichen.

Für Serienaufnahmen nach den Vorschlägen von F. Scheminzky und S. Kann (1928) kommt der Kosten wegen überhaupt nur der billige Schmalfilm in Betracht. Ein Beispiel soll die Art dieser Aufnahmen erläutern. Es sei z. B. die Reaktion von Wassertieren auf den elektrischen Strom zu studieren. Es ist natürlich unmöglich, durch einfache Beobachtung gleichzeitig festzustellen, ob die Tiere sofort auf die Einschaltung des Stromes reagieren, welche charakteristischen Bewegungen sie ausführen und wie sich dabei die einzelnen, zu den Elektroden jeweils in verschiedener Lage befindlichen Individuen verhalten. Hier hilft die kinematographische Aufnahme, in der in geeigneter Weise der Moment des Stromschlusses sichtbar gemacht wird. Die kinematographische Aufnahme hält alle Bewegungserscheinungen sämtlicher Versuchsobjekte fest und der Untersucher kann später an den Aufnahmen das Verhalten aller Tiere genau feststellen. Werden ganze Serien solcher Aufnahmen unter den verschiedensten Bedingungen, z. B. mit verschiedener Stromflußzeit und Stromstärke hergestellt, so bieten sie zur späteren Auswertung ein Material, wie es die einfache Beobachtung jedenfalls in der gleichen Zeit niemals aufbringen kann. Wurden die Aufnahmen mit einem Motor, einem Uhrwerk oder sonst auf irgend eine Art mit gleichbleibender Geschwindigkeit gekurbelt, so lassen sich naturgemäß auch Zeitwerte des Bewegungsvorganges bestimmen. Auf vielen Gebieten der biologischen Forschung lassen sich solche Serienaufnahmen zur späteren Ausarbeitung der eigentlichen Versuchsergebnisse nutzbringend anwenden, was hier nicht weiter ausgeführt zu werden braucht. Die Kinokamera übernimmt hier bei den komplizierteren Bewegungsvorgängen die Rolle eines Kymographions. Die Herstellung solcher Aufnahmen wird des großen Filmverbrauches wegen auf Normalfilm fast nie möglich sein. In ähnlicher Weise, wie soeben besprochen, haben neuerdings Magnan und Laguë (1928) zum Studium von Fischbewegungen kinematographische Serienaufnahmen gemacht, wobei sie auf dem Film zugleich mit den Tieren ein Quadratnetz abbildeten. Auf die Technik dieser Aufnahmen kann hier nicht eingegangen werden; darüber ist in der Originalarbeit nachzulesen.

Es kann hier nicht auf die allgemeinen Grundlagen der Kinematographie und der kinematographischen Apparate eingegangen werden. Zur Orientierung auf diesem Gebiet empfiehlt es sich, eines der verschiedenen Bücher über dieses Thema in die Hand zu nehmen, so z. B. die ausgezeichnete Schrift von H. Lehmann (1919) oder den Leitfaden für Kinooperateure von P. Schrott (1928). Auch die verschiedenen, später noch zu nennenden Spezialwerke bringen meist Grundsätzliches über die Kinematographie. Als ausgezeichnetes Nachschlagebuch für Formeln, Rezepte, Maße u. dgl. sei das im Literaturverzeichnis genannte Buch von J. M. Eder (1927) empfohlen. Eine zusammenfassende Darstellung über die Mikrokinematographie ist von F. Köhler (1926) in Abderhaldens Handbuch der biologischen Arbeitsmethoden erschienen, die zum Teil hier mitbenützt wurde. Eine Übersicht über verschiedene spezielle Arbeiten auf dem Gebiet der Mikrokinematographie

22*

findet man in den Büchern von M. Weiser (1919) und F. P. Liesegang (1920). Außerdem sei auf den Beitrag von E. Degner in diesem
Buch verwiesen, der allgemeines über die Kinematographie enthält.

Das Filmmaterial

Der Film besteht aus einem Band aus Celluloid oder einer ähnlichen
Masse und trägt eine lichtempfindliche Emulsion. Der Celluloidfilm (aus
Nitrocellulose und Campher) ist sehr feuergefährlich; er entzündet sich
bei 160 bis 170° C, seine Verbrennungstemperatur ist zehnmal größer.
Während bei Luftzutritt die Verbrennung gleichmäßig erfolgt, kommen
in geschlossenen Gefäßen Explosionen vor. Beim Brennen entstehen
giftige Gase, hauptsächlich Kohlenoxyd, Kohlendioxyd, nitrose Dämpfe
und Cyangase. Wegen der Feuergefährlichkeit bestehen für die Aufbewahrung und Vorführung solcher Filme strenge polizeiliche Vorschriften. Die Aufbewahrung empfiehlt sich in Blechschachteln, wobei
durch Einlegen schwach angefeuchteter Filtrierpapierstreifen ein Austrocknen der Filme verhindert wird. Trockener Film bricht leichter
und ist feuergefährlicher; zu viel Feuchtigkeit aber bringt die Gelatine
zum Verschimmeln. Eine Übersicht über die für Österreich und Deutschland geltenden einschlägigen gesetzlichen Bestimmungen enthält der bereits genannte Leitfaden von P. Schrott (1928).

Manche Firmen bringen auch sogenannte unverbrennliche — besser
schwer entflammbare — Filme in den Handel. Der Cellitfilm
der Firma Bayer enthält statt Nitrocellulose Acetylcellulose, statt
Campher ein Ersatzpräparat, wie Hexachloräthan. Hierher gehört auch
der „Pathé-inflammable"-Film, der als Pathé-Schmalfilm Verwendung
findet. Derartige Filme schmelzen bei etwa 200° C, ohne zu entflammen,
entzünden sich erst bei viel höherer Temperatur, brennen dann langsam
ab und die Flamme erlischt leicht. Vorführungen solcher Filme können
ohne besondere Vorsichtsmaßregeln (feuersichere Kabine) abgehalten
werden. Sie sind etwas teurer und weniger haltbar als die gewöhnlichen
Filme, was ihrer Verwendung zu wissenschaftlichen Zwecken und Lehrfilmen nicht hinderlich ist; solche Filme werden ja nicht so oft vorgeführt wie die Spielfilme, die in den Kinotheatern täglich mehrmals
laufen und mehrmals hintereinander verliehen werden.

Als Herstellerfirmen für Negativ- und Positivfilme kommen
in Deutschland die Firmen Agfa, Goerz, Perutz und Filmwerke
Düren, von ausländischen Firmen hauptsächlich Pathé, Brifco,
Gevaert und Kodak in Betracht. Der Normalfilm, dessen Maße später
noch erwähnt werden, kommt in Längen von 60 und 120 m, der 16 mm-
Schmalfilm in Rollen zu 10 bis 30 m, der Pathé-Schmalfilm in Kartons zu 3 Rollen à 8½ m in den Handel. Für die kleinen Amateurkinoapparate wird Normalfilm auch in 15 und 25 m-Packungen in den
Handel gebracht.

Die photographische Schicht des Negativfilms ist sehr empfindlich und von geeigneter Gradation, sie ist orthochromatisch und ent-

spricht etwa derjenigen von Erythrosinplatten. Für stark gefärbte Objekte empfiehlt sich zur richtigen Farbenwiedergabe die Anwendung von Farbfiltern oder die zweckentsprechende Sensibilisierung des Films. Positivfilm ist weit weniger empfindlich und hat auch einen größeren Belichtungsspielraum. Er liefert härtere Bilder als der Negativfilm.

In der letzten Zeit sind von etlichen Firmen (z. B. AGFA, PERUTZ, GEVAERT) verschiedene neue Filmsorten in den Handel gebracht worden, die für spezielle Zwecke oft von besonderem Vorteil sind. So hat sich z. B. bei den Versuchen von L. GRÄPER (1929) zur Aufnahme mit Neutralrot gefärbter Embryonen besonders der grünempfindliche Aerochromfilm, zur Aufnahme von Pflanzenbewegungen im roten Licht nach J. BUDER (1926) ein besonders rotempfindlicher Film bewährt, während für Mikrozeitlupenaufnahmen nach O. STORCH (1929) der AGFA-Extra-Rapidfilm empfehlenswert ist. Freilich steht diese Auswahl von Filmsorten hauptsächlich im Normalformat (siehe später) zur Verfügung, es sind aber auch bereits für das 16 mm-Schmalfilmformat verschiedene Filmsorten zu haben, so der neue panchromatische Film der KODAK und der Farbenfilm für farbige Projektion der gleichen Firma. Keine Auswahl besteht derzeit für das 9,5 mm-Schmalfilmformat, für das nur der PATHÉ-Umkehr- und PATHÉ-Negativfilm zu haben sind, die beide nur mäßig farbenempfindlich sind.

Die Empfindlichkeit des Negativfilms gegen Tageslicht, Magnesiumlicht und Bogenlicht beträgt nach J. M. EDER (1927) 80 bis 89 Grad EDER-HECHT, bzw. 15 bis 18 Grad SCHEINER, die des Positivfilms 48 bis 51 Grad EDER-HECHT, bzw. 5 Grad SCHEINER. Der für das 16 mm-Format im Handel erhältliche Umkehrfilm hat etwa 17 Grad SCHEINER, der PATHÉ 9,5 mm-Schmalfilm (Umkehr- und Negativfilm) 16 Grad SCHEINER. In Bezug auf die Belichtungszeit verhält sich die Empfindlichkeit des Negativfilms zu der des Positivfilms wie 12 : 1; der Durchmesser des Silberkorns beim fixierten Kinonegativfilm ist 0,002 bis 0,004 mm, beim Positivfilm 0,0006 bis 0,0015 mm. Es sei gleich hier bemerkt, daß bei der Verstärkung die Korngröße bedeutend zunimmt.

Die zulässige Unschärfe ist bei gewöhnlichen photographischen Aufnahmen 0,1 mm. Da jedoch die Kinoaufnahme an der Projektionswand bis zu 200 mal vergrößert wird, so muß nach J. M. EDER (Rezepte, Tabellen und Arbeitsvorschriften, 1927) die Unschärfe bis auf $^1/_{30}$ mm reduziert werden. Wenn die Vergrößerung nur eine 100 fache ist, kann die Unschärfe über diesen Wert etwas hinausgehen. Es ist oft schwer, selbst den Wert von $^1/_{10}$ mm zu erreichen.

Das Filmband kommt in verschiedenen Breiten in den Handel. Am gebräuchlichsten ist das sogenannte Normalformat mit rund 35 mm Breite. Die Fortbewegung des Films ermöglichen seitlich angebrachte Löcher, die sogenannten Perforationslöcher, in die der Mechanismus eingreift. Beim Normalformat kommen auf jedes Bild je vier Perforationslöcher. In Amerika wird auch Schmalfilm mit 28 mm Breite benützt. Der in der letzten Zeit von PATHÉ für Amateurzwecke in den Handel gebrachte Schmalfilm ist nur 9,5 mm breit, wobei jedoch zur Ausnützung der Filmbreite die Perforation in der Mitte des Films zwischen je zwei Bildern angebracht ist (Einlochperforation).

Die Entwicklung des speziell für die Amateurkinematographie gedachten Schmalfilmwesens hat auch der Anwendung der Kinematographie auf dem Gebiete der Medizin und Biologie neue Möglichkeiten eröffnet. Die Frage, ob für wissenschaftliche Zwecke und Lehrzwecke die Schmalfilme angewendet werden sollen, wird von mancher Seite heftig verneint, erscheint aber im wesentlichen dadurch gelöst, daß an den verschiedensten Orten der Schmalfilm wissenschaftlich verwendet wird. Der Schmalfilm hat gegenüber dem Normalfilm eine Reihe von Vorteilen: der bedeutend geringere Preis, die Möglichkeit der Selbstausarbeitung auch bei langen Aufnahmen, der geringere Chemikalienverbrauch, die Feuersicherheit (unverbrennliches Filmmaterial), die Kleinheit der Aufnahme- und Wiedergabeapparate. Daß der Schmalfilm ein kleineres Projektionsbild als der Normalfilm liefert, ist selbstverständlich, dafür sind die Anforderungen an die Bildgröße bei wissenschaftlichen Filmen und Lehrfilmen meist auch nicht so groß wie bei den in den Lichtspieltheatern laufenden Normalfilmen. Auch die Unmöglichkeit, Schmalfilme an beliebigen Orten vorzuführen, weil meist nur Normalfilmprojektoren vorhanden sind, ist ein gewisser Nachteil. Wenn man von einzelnen Aufnahmen Vergrößerungen, z. B. für eine Publikation, herstellen will, ist die Grenze für Schmalfilmbilder natürlich niedriger. Vielfach wird die Situation derartig sein, daß man vor der Entscheidung steht, mit Schmalfilm zu arbeiten oder wegen des oft unerschwinglichen Normalfilms gänzlich auf kinematographische Aufnahmen zu verzichten; in diesem Falle werden naturgemäß alle Nachteile des Schmalfilms in den Hintergrund treten. Da nach meinen Erfahrungen der Schmalfilm für biologische und mikrokinematographische Aufnahmen ein recht weites Anwendungsgebiet finden kann und auch zu finden verdient, soll im folgenden auf den Schmalfilm ausführlich eingegangen werden. Auch W. R. Hess (1929), der über die Verwendung des Schmalfilms für biologische Zwecke ausführlich in Abderhaldens Handbuch der biologischen Arbeitsmethoden berichtet hat, mißt dem verringerten Filmformat eine große Bedeutung zu. Über die spezielle Technik und die Apparate für den Schmalfilm kann man in verschiedenen kleinen Anleitungen nachlesen, die in der letzten Zeit erschienen sind. Es sei hier auf das Büchlein „Der Schmalfilmer" von W. Frerk (1929) verwiesen, das recht bemerkenswerte Winke und Angaben enthält.

Von den Schmalfilmen kommen nur zwei Formate in Betracht, das 16 mm-System und das 9,5 mm-System. Es besteht zur Zeit noch eine lebhafte Meinungsverschiedenheit darüber, welches Format vorzuziehen sei. Das 9,5 mm-System ist das billigere; es kostet — für die gleiche Vorführungszeit gerechnet — in Deutschland, in der Schweiz (und in anderen Ländern) der 9,5 mm-Film etwa die Hälfte des 16 mm-Films; der Preissprung vom Normalformat zum 16 mm-System ist etwa 4 : 1, vom Normalfilm zum 9,5 mm-System daher 8 : 1. In Österreich sind die Preisverhältnisse etwas andere: es kostet der 9,5 mm-Film nur ein Drittel des

16 mm-Films, der Preissprung vom Normalfilm zum 9,5 mm ist hier sogar
9 : 1. Die Bildzahl pro Meter ist bei beiden Filmen die gleiche; auch in
bezug auf die Größe des Einzelbildes sind beide Formate fast gleichwertig.
Es kann nicht geleugnet werden, daß das 16 mm-System durch die doppelte
Perforation — wenigstens im Hinblick auf den PATHÉ-Projektor für den
9,5 mm-Film — eine sicherere Filmführung besitzt und daß für dieses
Format mehr Aufnahmeapparate, Filmsorten und speziell lichtstarke
Projektoren zur Auswahl vorhanden sind. Für das 9,5 mm-System sind
zur Zeit schon ausgezeichnete Aufnahmeapparate mit Einsergang und
einfacher Zeitlupe — wie z. B. der Cine-Nizo 9,5 Modell F — vorhanden,
für die Wiedergabe steht jedoch im wesentlichen nur der PATHÉ-Projektor
zur Verfügung, der zwar an sich gut ausgearbeitet ist, jedoch nicht das
leistet, was mit dem 9,5 mm-Film erreicht werden könnte; es ist jedoch
zu erwarten, daß im Laufe der Zeit auch für diesen Schmalfilm bessere
Projektoren zur Verfügung stehen werden. Die Entscheidung, ob man
den 16 mm- oder den 9,5 mm-Film wählen soll, ist daher in erster Linie
eine Frage der zur Verfügung stehenden Geldmittel. Sollen die Aufnahmen in erster Linie Lehrzwecken dienen oder hauptsächlich zur
Projektion vor einer großen Zahl von Zuschauern verwendet werden, so
wird man solange das 16 mm-System vorziehen, bis auch für den 9,5 mm-
Film entsprechend gute und lichtstarke Projektoren im Handel sind.
Daß mit dem 9,5 mm-Film ausgezeichnete Ergebnisse zu erzielen sind
und auch in einem großen Raum eine gute Projektion erhalten werden
kann, haben die Versuche von SCHEMINZKY und KANN (1928) gezeigt.

Beim Normalformat gehen etwa 35% der Filmfläche durch die
Randleisten und die Perforation verloren; beim 16 mm-Schmalfilm sind
auch 35% der Filmfläche, beim PATHÉ-Schmalfilm (9,5 mm) jedoch nur
16% nicht ausnützbar.

Von PATHÉ werden für das 9,5 mm-
Format sowohl Umkehrfilm als auch
Negativfilm und Positivfilm in den Handel gebracht. Für die gewöhnliche und
empfehlenswertere Negativ-Positivaus-
arbeitung ist der Negativfilm zu verwenden, obwohl der Umkehrfilm gleichfalls zum Negativ entwickelt werden
kann. Der Negativfilm ist nämlich etwas
empfindlicher und arbeitet kontrastreicher.

Die gesamte Dicke eines Filmstreifens ist etwa 0,14 bis 0,16 mm, die
Dicke der lichtempfindlichen Schicht
0,015 bis 0,02 mm; dazu kommt noch
ein Zwischenguß, der das Haften der

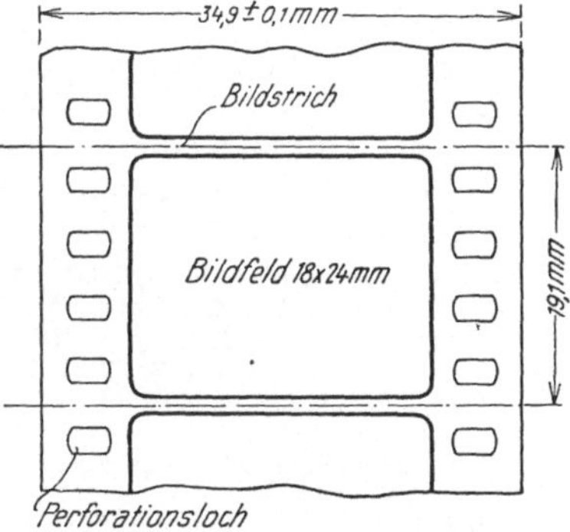

Abb. 1. Stück eines Normalfilms mit
Maßangaben (z. T. nach F. KÖHLER)
zirka 1,2 fach linear vergrößert

Emulsion vermittelt, und ein dünner Hinterguß auf der Filmrückseite.
Die heute allgemein gültigen Maße des Normalformates rühren
von EDISON her. Abb. 1 zeigt ein Stück eines solchen Filmstreifens. Die

genaue Breite ist 34,9 ± 0,1 mm. Je zwei Bilder werden durch den sogenannten Bildstrich getrennt, der etwa 1 mm breit ist. Er liegt meist zwischen zwei Perforationslöchern, doch ist dies je nach dem Apparat

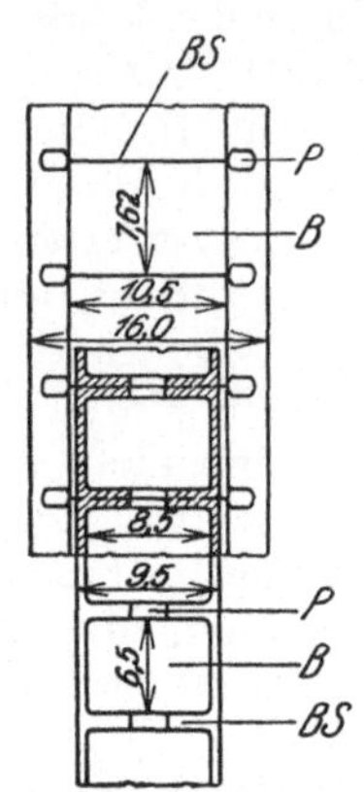

Abb. 2. Stück eines 16 mm-Schmalfilms, im unteren Teil mit einem Stück 9,5 mm-Film überdeckt, zum Vergleich der Größenverhältnisse. *B* Bild (beim 16 mm-System 7,6 × 10,5 mm, beim 9,5 mm-System 6,5 × 8,5 mm), *BS* Bildstrich, *P* Perforation

verschieden. Die Bildgröße beträgt beim Aufnahmeapparat 18 × 24 mm, beim Projektionsapparat ist sie etwas kleiner: 17,5 × 23,5 mm.

Abb. 2 und 3 zeigen die beiden Schmalfilmformate. Abb. 2 stellt das 16 mm-System dar. Das Bildfeld ist 7,6 × 10,5 mm; zu beiden Seiten des Bildstriches liegt je eine Perforation. In der unteren Hälfte der Abb. 2 erscheint der 9,5 mm-Schmalfilm auf den 16 mm-Film überlagert gezeichnet, um zu zeigen, daß die Einzelbilder bei beiden Systemen der Größe nach nicht wesentlich voneinander abweichen. Abb. 3 zeigt ein Stück 9,5 mm Pathé-Film allein. Das Bildfeld ist 6,5 × 8,5 mm; zwischen zwei Bildern befindet sich in der Mitte die Perforation.

Eine Längenveränderung des Films kommt durch die verschiedenen Entwicklungs- und Trocknungsvorgänge zustande. Die Schrumpfung nach dem Trocknen ist ziemlich gleichmäßig und beträgt maximal 2%.

Im nachstehenden seien einige für die Aufnahme wichtige Daten zusammengestellt, die dem Aufnehmenden stets gegenwärtig sein sollten.

A) Normalformat:

Breite 34,9 ± 0,1 mm (35 mm);
Bildfeld 18 × 24 mm (Aufnahme) bzw. 17,5 × 23,5 mm (Projektion);
1 m enthält 52 Einzelbilder;
1 m läuft ungefähr 3 Sekunden;
120 m laufen ungefähr 7 Minuten.

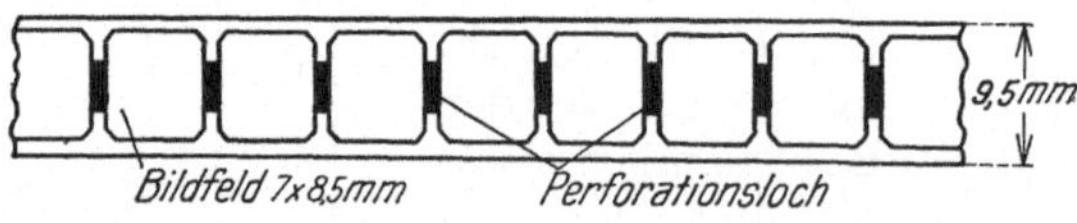

Abb. 3. Stück eines Pathé-Schmalfilms mit Maßangaben in nat. Größe

B) Schmalfilme:

Breite 16 mm bzw. 9,5 mm;
Bildfeld 7,6 × 10,5 mm (16 mm) bzw. 6,5 × 8,5 mm (9,5 mm);
1 m enthält 133 Einzelbilder;
1 m läuft rund 8 Sekunden;
8¹/₂ m laufen 68 Sekunden;
10 m laufen 80 Sekunden.

Aufnahmeapparate

Die Aufnahmeapparate bestehen zunächst aus einem optischen System zur Abbildung der Gegenstände und einem Mechanismus zur Fortbewegung des Films. Bei den gewöhnlichen Kinoaufnahmeapparaten steht der Film während der Belichtung und wird hierauf ruckweise um eine Bildhöhe weiter bewegt. Bei allen Kinoaufnahmeapparaten wird das Querformat verwendet. Um den Film während der Bewegung vor Belichtung zu schützen, ist eine rotierende Blende, die sogenannte Kinoblende, mit dem Fortbewegungsmechanismus gekuppelt; sie ist zwischen Objektiv und Film eingeschaltet und läßt das Licht durch einen sektorförmigen Ausschnitt nur während der Filmruhe passieren. Durch die Größe des offenen Sektors, der bei größeren Apparaten verstellbar ist, wird die Belichtungsdauer bestimmt. Bei billigeren Apparaten, wie z. B. beim PATHÉ-Baby, ist die Kinoblende fest eingestellt, der offene Sektor beträgt 180°, so daß sich bei einer Aufnahmefrequenz von 16 Bildern in der Sekunde für das Einzelbild eine Belichtungszeit von $1/32$ Sekunde ergibt. Eine im Objektiv eingebaute Irisblende regelt die Lichtstärke, die Verschieblichkeit des Objektivs erlaubt die Einstellung auf verschiedene Objektdistanzen. Beim PATHÉ-Apparat und bei anderen billigeren Aufnahmeapparaten ist das Objektiv auf unendlich eingestellt und alle Gegenstände bis zu 1,5 m Abstand vom Objektiv werden scharf abgebildet; für kleinere Distanzen werden Vorsatzlinsen auf das Objektiv aufgesteckt.

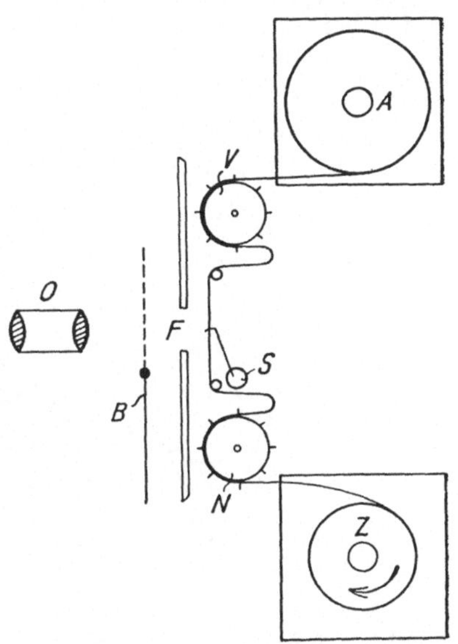

Abb. 4. Schema eines kinematographischen Aufnahmeapparates. O Objektiv, B Kinoblende, V Vorwickler, N Nachwickler, F Bildfenster, S Greifer, A Kassette für den unbelichteten Film, Z Kassette für den belichteten Film. (Aus F. KÖHLER, Mikrokinematographie in ABDERHALDENS Handbuch der biologischen Arbeitsmethoden)

Ein Schema eines kinematographischen Aufnahmeapparates zeigt Abb. 4. Der zur Aufnahme bestimmte Film liegt in der Kassette A und läuft über den Vorwickler V, eine mit Zähnen versehene Trommel, unter Bildung einer Schleife vor dem Bildfenster F vorbei, um über eine zweite Schleife auf den Nachwickler N, eine ganz gleich gebaute Trommel, und dann in die Kassette Z zu gelangen, wo er aufgespult wird. Die vom Objekt O kommenden Strahlen können nur dann zum Bildfenster F gelangen, wenn der Weg durch den offenen Sektor der rotierenden Blende B freigegeben wird. Zur ruckweisen Fortbewegung des Films bedient man sich bei Apparaten für die gewöhnliche Aufnahmefrequenz allgemein des

Greifersystems. Aus einem Schlitz treten im gegebenen Moment Zähne hervor, die in die Perforation eingreifen und sich hierauf mitsamt dem Film ruckartig um eine Bildhöhe nach abwärts bewegen, dann in den Schlitz zurücktreten und innen hochgehen, um neuerlich in den Film einzugreifen. Nach dem Rücktreten der Greiferzähne wird der Film infolge der Reibung sofort gebremst und die bis zum Wiederhervortreten der Zähne verstreichende Zeit für die Belichtung ausgenützt. Bei manchen Apparaten, besonders bei den billigeren, wird die gleiche Kassette für den unbelichteten und belichteten Film benützt, wobei der Film aus

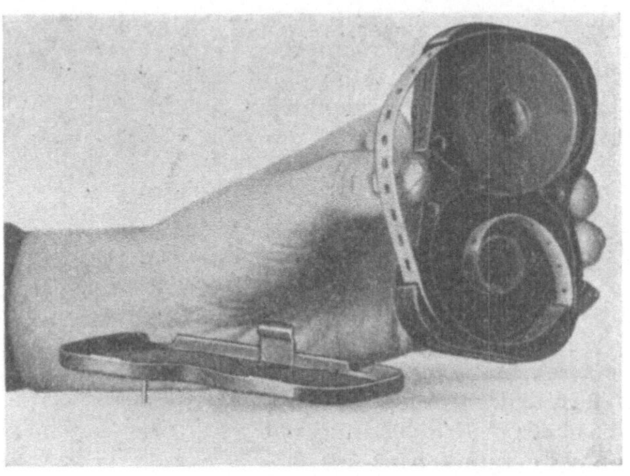

Abb. 5. Kassette des Pathé-Apparates für 9,5 mm-Film, geöffnet. Oben der unbelichtete Film, unten Raum für den belichteten Film

dem oberen Teil der Kassette herausgezogen und in dem unteren wieder aufgerollt wird. Abb. 5 zeigt eine derartige Kassette mit dem Pathé-Schmalfilm im geöffneten Zustand.

Die Einstellung des Aufnahmegegenstandes wird bei manchen Apparaten, wie z. B. bei den Modellen der Askania-Werke (C. Bamberg), direkt auf dem Film vorgenommen, wobei dieser als Mattscheibe dient und mit einem kleinen Fernrohr von rückwärts her betrachtet wird. Es kann so auch eine Schätzung der richtigen Belichtungszeit erfolgen, da für eine gute Aufnahme die Helligkeit so groß sein muß, daß von rückwärts her die Beobachtung des Gesichtsfeldes möglich ist. Bei anderen Apparaten erfolgt die Einstellung des Gesichtsfeldes mit einem Fernrohr oder mit verschiedenen Suchern (häufig mit Rahmensuchern). Wenn eine Distanzeinstellung notwendig ist, so wird diese nach erfolgter Ausmessung mit einer am Objektiv befestigten Distanzskala vorgenommen.

Bei der Mikrokinematographie tritt das Mikroskop an Stelle des Objektivs, so daß letzteres entfernt werden muß. Nur bei Lupenauf-

nahmen mit schwacher Vergrößerung wird das übliche Objektiv gegen
ein solches mit kürzerer Brennweite ausgetauscht oder mit Hilfe von
Vorsatzlinsen auf eine bestimmte nahe Arbeitsdistanz eingestellt. In
allen diesen Fällen sind jedoch zur Einstellung besondere Hilfsmittel
nötig, auf die noch eingegangen wird.

Das Fassungsvermögen der Apparate ist verschieden. KÖHLER
(1926) empfiehlt die für die meisten Zwecke ausreichende Apparatur
von ERNEMANN, die in Abb. 6 dargestellt ist und 60 m Normalfilm faßt.

Der Apparat kann auch als
Kopiermaschine verwendet
werden. Verschiedene kleinere Aufnahmeapparate, wie
sie unter anderen auch von der
Firma ZEISS-IKON A. G. als
Amateurkinoapparate her-
ausgebracht· werden, eignen
sich trotz· ihrer Billigkeit
auch für wissenschaftliche
Aufnahmen sehr gut. Sie
fassen 15 bis 25 m Film.
Ganz besonders dürfte sich
auch der Askanino-Appa-
rat der ASKANIA-WERKE
A. G. (C. BAMBERG) für
wissenschaftliche Aufnah-
men eignen. Er besitzt ein
Fassungsvermögen für 10 bis
60 m Film und kann auch
zum Kopieren und Proji-
zieren benützt werden. Der
PATHÉ-Baby-Apparat ent-
hält 8,5 m Schmalfilm (etwa
25 m Normalfilm entspre-

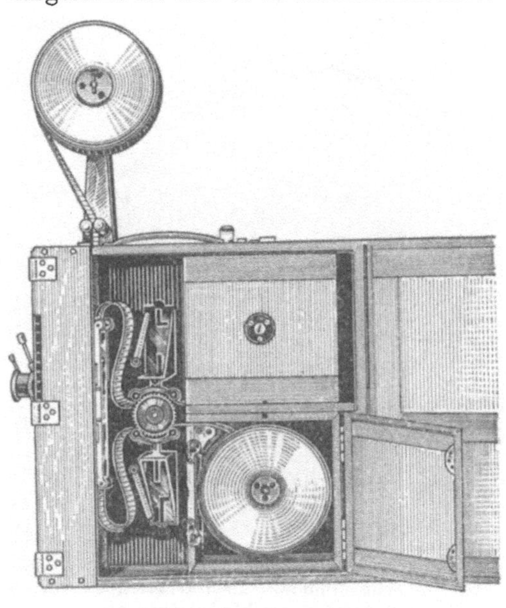

Abb. 6. ERNEMANN-Aufnahmeapparat, der, wie die
Abbildung zeigt, auch als Kopiermaschine benützt
werden kann. (Aus F. KÖHLER, l. c.)

chend). Auch die verschiedenen neuen Apparate für den 16 mm-Film
fassen 10 bis 30 m Schmalfilm.

Bei den meisten Apparaten erfolgt der Antrieb des Mechanismus
von Hand aus mit einer Kurbel. Im allgemeinen ist die Einrichtung so
getroffen, daß einer Kurbeldrehung acht Aufnahmen entsprechen, für
die normale Aufnahmefrequenz sind daher zwei Umdrehungen in der
Sekunde nötig. Für Einzelaufnahmen ist vielfach ein zweiter Kurbel-
anschluß vorgesehen, bei dem einer Umdrehung ein Bild entspricht
(sogenannte Trickkurbel). Diese Anordnung ist besonders für Zeit-
raffer- und Trickaufnahmen von Bedeutung. Der in Abb. 13 gezeigte
Apparat „Universal-Kinamo" der Firma ZEISS-IKON zeigt sogar vier verschiedene Antriebswellen, die 1, 2, 4 und 8 Bildwechsel pro Umdrehung
erlauben. Es ist auch möglich, die Kurbel durch ein Rad zu ersetzen und
den Antrieb durch einen Motor erfolgen zu lassen. Es sind für die

Amateurkinematographie auch Federwerke in den Handel gebracht worden, die den Film nach Drücken auf einen Knopf gleichmäßig durch den Apparat ziehen. Nach Loslassen des Knopfes hört der Filmtransport sofort auf. Das Zeiss-Ikon-Federwerk zieht nach erfolgter Spannung etwa 6 bis 7 m Film durch und muß dann neuerlich aufgezogen werden. Für den Pathé-Apparat ist ein Uhrwerk im Handel, das 3 m Schmalfilm durchzieht (was etwa 9 m Normalfilm entspricht), sowie ein zweites, das sogar 8,5 m lange Aufnahmen (entsprechend 25 m Normalfilm) erlaubt.[1] Abb. 7 zeigt die Pathé-Schmalfilmkamera mit einem Federwerk montiert. Vor allem für Mikroaufnahmen ist die Benützung eines Federwerkes sehr vorteilhaft, weil auf diese Weise Erschütterungen beim Kurbeln, die sich infolge der Vergrößerung durch das Mikroskop oft sehr störend bemerkbar machen, weitgehend vermieden werden können.

Die Aufnahmeapparate tragen an der Unterseite ein Gewinde, mit dem sie auf dem Aufnahmestativ oder, wie bei der Mikrokinoaufnahme, auf einem besonderen Gestell befestigt werden können. An den Apparaten sind auch Filmuhren angebracht, die die Länge des verbrauchten Filmes anzeigen. Meistens geben sie die Meterlänge an. Beim Pathé-Apparat entsprechen die Zahlen je 100 gedrehten Bildern.

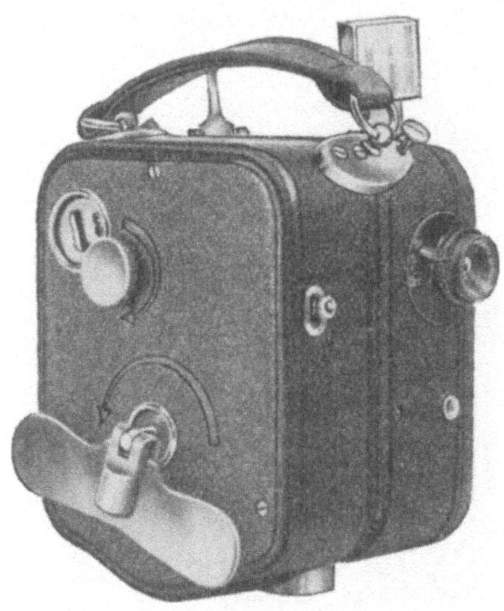

Abb. 7. Pathé-Aufnahmeapparat für 9,5 mm Schmalfilm mit einem Federwerk zusammen montiert (rechts der Apparat, links das Federwerk)

Das Schmalfilmwesen hat im letzten Jahre einen ungeheuren Aufschwung genommen. Zur Zeit der Abfassung des Manuskriptes waren speziell für das 16 mm-System noch wenig Aufnahmeapparate vorhanden, heute gibt es bereits eine große Auswahl. Es kann hier nicht im einzelnen auf alle eingegangen werden; einige besondere seien im folgenden genannt. Kodak bringt schon seit längerer Zeit den Cine-Kodak A in den Handel, der mit Kurbelantrieb versehen ist und mit einer Zusatzeinrichtung sowohl für verlangsamte als auch für beschleunigte Aufnahmen (Zeitraffer- und Zeitlupenaufnahmen) verwendet werden kann. Der Cine-Kodak B ist nur mit Federwerk versehen und hat eine unveränderliche Aufnahmefrequenz. Er ist nur für Filmrollen in Tageslichtpackung

---

[1] Das erstgenannte Federwerk ist vorzuziehen, weil es mit wenigen Handgriffen aufmontiert bzw. abgenommen werden kann, so daß der Apparat auch ohne dasselbe verwendbar ist. Das zweite Federwerk kann nur von der Fabrik und nur für die Dauer angebracht werden.

benützbar. Neuerdings werden von der AGFA der Agfa-Movex 16—12 (Abb. 8) mit Kassetten für 12 m Schmalfilm und Federwerkantrieb (Normalfrequenz), von der ZEISS IKON A. G. der Kinamo S 10 (Abb. 9) mit Kassetten für 10 m und Federwerkantrieb in Normalfrequenz in den Handel gebracht. Bemerkenswert ist der Cine-Nizo, Modell B, mit 10 m-Kassetten und wahlweiser Verwendung von Federwerk bzw. Kurbelantrieb der Firma NIEZOLDI & KRÄMER in München. Da bei dieser Kamera sowohl der normale Achtergang als auch ein Einsergang vorgesehen sind, können mit diesem Apparat Zeitrafferaufnahmen und Trickaufnahmen hergestellt werden, er ist also besonders für wissenschaftliche Zwecke

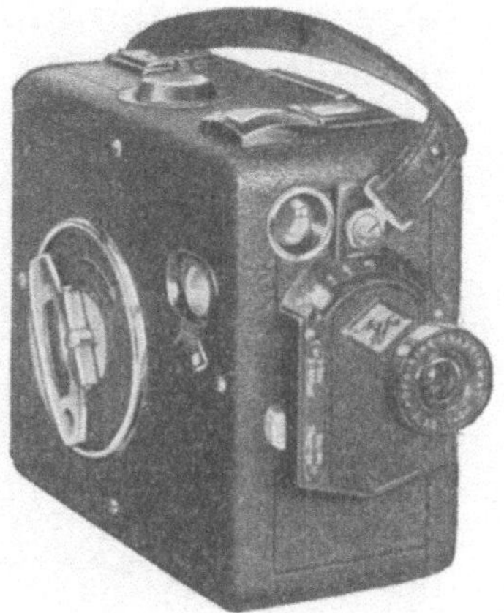

Abb. 8. AGFA-Movex-Aufnahmeapparat für 16 mm-Film

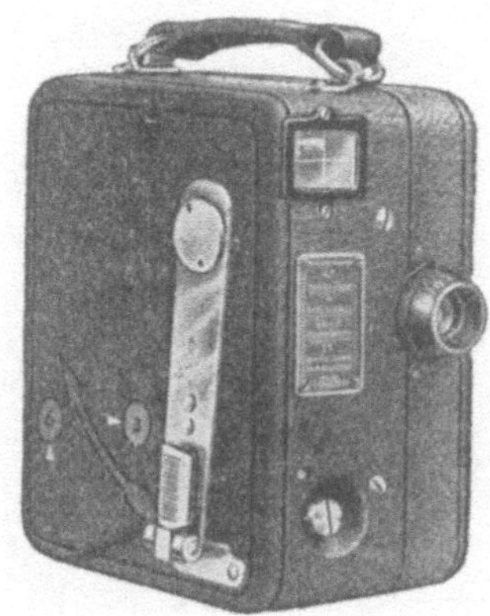

Abb. 9. Kinamo S 10 (ZEISS-IKON A. G.) für 16 mm-Film

geeignet, während die anderen Schmalfilmapparate mehr für den Kinoamateur bestimmt sind. Der ELLESSA-Aufnahmeapparat ist deshalb interessant, weil er nicht nur einen gewöhnlichen Sucher besitzt, sondern weil auch mit Hilfe einer Einstellupe von hinten auf das Objektivbild gesehen werden kann. Dies ist besonders für mikrokinematographische Arbeiten, wo das Filmbild nicht auf einfache Weise scharf eingestellt werden kann, von Vorteil; da das Objektiv auswechselbar ist bzw. leicht entfernt werden kann, läßt sich eine solche Kamera besonders leicht in Verbindung mit einem Mikroskop verwenden. Die Kamera hat Einser- und Achtergang, ferner Federwerk und es läßt sich mit der Kurbel der Film sowohl rückwärts wie vorwärts bewegen. Nebenbei sei erwähnt, daß sie auch mit einem Maskenschlitz versehen ist, so daß z. B. bei Mikroaufnahmen eine runde Blende eingeschoben werden kann, die das Gesichtsfeld wie im Okular kreisförmig am Rand abdeckt. Außerdem kann diese Kamera auch als Projektor benützt werden. Die Bolex-Kamera ist für wissenschaftliche Verwendung weniger geeignet, weil sie nicht für Kassetten, sondern für Filmrollen in Tageslichtpackung eingerichtet ist. Es sei hier darauf hingewiesen, daß für wissenschaftliche Zwecke in erster Linie Apparate mit Kassetten zu verwenden sind. Da man vor der eigentlichen wissenschaftlichen Aufnahme — sofern sie nicht etwa im Freien unter bekannten und vorher feststellbaren Bedingungen stattfindet — wegen Einstellung, Beleuchtung und richtiger Ausnützung des Gesichtsfeldes stets eine Probeaufnahme und Probeentwicklung vorzunehmen hat, müßte man bei Benützung von Tageslichtspulen immer den Apparat mit in die Dunkelkammer nehmen und eine vielleicht schwierige Befestigung des Apparates wieder zerstören. Ist der Apparat dagegen mit Kassetten ausgerüstet, so kann er an Ort und Stelle bleiben, an der Einstellung und an der Einteilung im Gesichtsfeld wird nichts mehr geändert, man entnimmt nur die Kassette und legt sie nach der Probeentwicklung

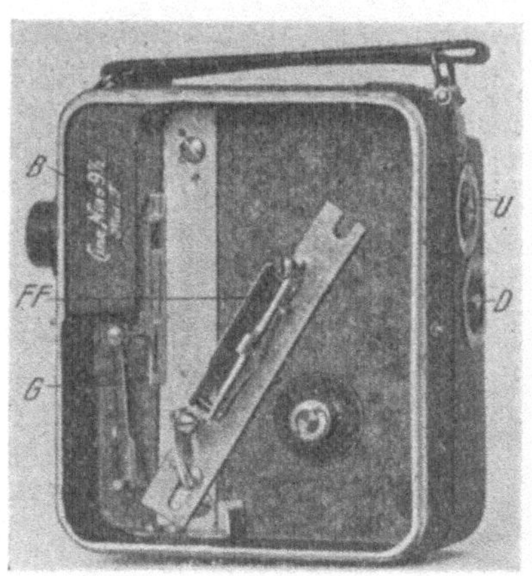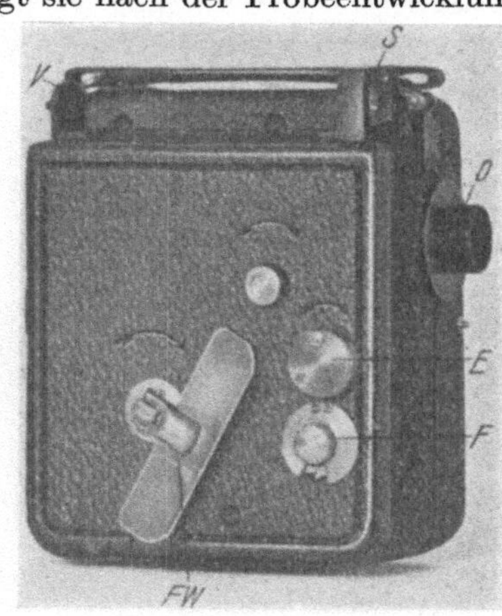

Abb. 10. Cine-Nizo-Aufnahmeapparat für 9,5 mm-Schmalfilm Modell F. Links geöffnet (Innenansicht), rechts von vorn und seitlich. *B* Bildfenster, *D* Druckknopf zur Auslösung des Federwerks, *E* (verdeckte) Kurbelachse für den Einsergang, *F* Stellhebel für einfache und doppelte Aufnahmofrequenz (16 oder 32 Bilder pro Sekunde), *FF* Filmführung (zurückgeklappt), *FW* Aufzug für das Federwerk, *G* Greifer, *O* Objektiv mit Sonnenblende, *S* Sucher, *U* Meterzähler (Filmuhr), *V* Visierloch für den Sucher

wieder in den Apparat ein. Auch die Apparate der Victor Animatograph Co. sind ebenso wie die „Filmo"-Apparate von Bell & Howell, Chikago, nur für Tageslichtspulen eingerichtet. Bemerkenswert ist jedoch, daß von Bell & Howell auch ein Apparat für Zeitlupenaufnahmen bis zu achtfacher Aufnahmefrequenz (128 Bilder in der Sekunde) gebaut wird.

Auch für das 9,5 mm-System sind in letzter Zeit zwei neue Aufnahmsapparate in den Handel gekommen. Pathé hat eine Aufnahmekamera für 10 m Film in Kassetten herausgebracht, die allerdings nur für Federwerksantrieb eingerichtet ist (Pathé-Motu-Kamera). Da sie außerdem keinen Einsergang besitzt, ist sie für wissenschaftliche Zwecke weniger brauchbar. Der zweite Aufnahmeapparat stammt von Niezoldi & Krämer und ist bereits in mehreren Modellen vorhanden. Besonderes Interesse verdient das neue Modell F (Abb. 10), das wohl für die Normalfrequenz nur Federwerkantrieb besitzt, aber auch eine kleine Zeitlupe bis zu 32 Aufnahmen in der Sekunde eingebaut enthält; es dürften sich aber auch noch Aufnahmen bis zu 64 Bildern in der Sekunde mit ihr herstellen lassen. Sie besitzt auch den sehr wichtigen Einsergang. Für wissenschaftliche Verwendung ist es von Bedeutung, daß die Filmführung hinter dem Bildfenster nach Herausnahme der Kassette zurückgeklappt werden kann, so daß das Fenster freiliegt (siehe Abb. 10). Bei Nah- und Mikroaufnahmen bzw. bei Benützung von Vorsatzlinsen kann man das Bild auf einem aufgelegten Stückchen Film beobachten, auf Schärfe und Raumeinteilung beurteilen und so die Probeaufnahme ersparen. Der Apparat hat sich bei meinen verschiedenartigen Aufnahmen sehr gut bewährt, kann daher bestens empfohlen werden.

Zeitrafferaufnahmen

Wie schon früher erwähnt, beträgt die Aufnahmefrequenz für die meisten Apparate 16 bis 18 Bilder, entsprechend zwei Kurbeldrehungen in der Sekunde. Wenn jedoch ein Vorgang sich so langsam abspielt, daß innerhalb einer oder mehrerer Sekunden keine deutlich wahrnehmbaren Veränderungen auftreten, so ist es zweckmäßig, die Aufnahmsfrequenz zu erniedrigen. Man kann z. B. mit nur einer Kurbeldrehung in der Sekunde, also mit acht Aufnahmen in der Sekunde, arbeiten, meistens empfiehlt es sich aber, nur eine Aufnahme in der Sekunde oder alle paar Sekunden herzustellen. Derartige Aufnahmen, mit der Normalfrequenz vorgeführt, ergeben eine Vergrößerung der Geschwindigkeit im bildmäßigen Ablauf des Vorganges und werden als Zeitrafferaufnahmen bezeichnet. Während eine Gestaltveränderung z. B. von Froschleukozyten bei gewöhnlicher Temperatur, von Säugerleukozyten am heizbaren Objekttisch dadurch kenntlich gemacht werden kann, daß man etwa alle Minuten einen Umriß zeichnet und diese Umrisse miteinander vergleicht, läßt sich die amöboide Bewegung durch Zeitrafferaufnahmen schön demonstrieren.

Zur Herstellung einer solchen Serie von Einzelaufnahmen dient in erster Linie die an manchen Apparaten angebrachte Trickkurbel: eine Umdrehung ergibt je ein Bild. Besitzt ein Apparat — wie z. B. die Pathé-Schmalfilmkamera — keine besondere Trickkurbel, so kann man doch leicht derartige Aufnahmen machen, wenn man an Stelle der Achterkurbel einen Knopf auf die Antriebswelle aufschraubt und diesen jedesmal nur um je ein Stückchen weiter dreht. Das notwendige Ausmaß der Drehung und diejenige Stellung des Knopfes, bei der die Kinoblende den Film während der Zwischenpausen vor Belichtung schützt, läßt sich leicht nach Abschrauben des Objektivs feststellen; der notwendige Drehwinkel wird dann am Apparat durch Aufkleben radial verlaufender weißer Papierstreifchen bezeichnet, die jeweils mit einer weißen Marke am Drehknopf in Übereinstimmung gebracht werden. Die Markierung kann natürlich auch umgekehrt ausgeführt werden.

Damit jedes Einzelbild gleich lang belichtet wird, ist es notwendig, die Einzelkurbel bzw. den Knopf immer mit gleicher Geschwindigkeit weiter zu drehen, weil sonst die Bildhelligkeit bei der Vorführung in störender Weise schwankt. Bessere Resultate werden daher erzielt, wenn man die Trickkurbel, bzw. den erwähnten Knopf nur dazu benützt, den Film in die Aufnahmestellung (offener Sektor der Kinoblende vor dem Film) zu bringen und die eigentliche Belichtung mit einem photographischen Momentverschluß vornimmt, dessen Geschwindigkeit der Lichtquelle entsprechend eingestellt wird. Die Belichtungszeit ist an sich belanglos, nur soll sie im Verhältnis zur Pause möglichst kurz sein, damit Bewegungen während der Belichtungszeit keine Unschärfe bedingen. Um während der Pause das Objekt vor unnötiger Belichtung zu schützen, ist es zweckmäßig, den Verschluß nicht vor dem Kinoapparat, sondern zwischen Lichtquelle und Mikroskop anzubringen. Der Verschluß muß jedoch in diesem Fall aus Metallamellen bestehen, da Hartgummilamellen sich durch die Wärmewirkung werfen und bald nicht mehr funktionieren.

Wenn die Zeitintervalle nicht zu groß sind und die Aufnahme nicht zu lang dauert, ist es zweckmäßig, ohne Hilfsapparate zu arbeiten, wobei eine Hilfsperson für die Betätigung des Drahtauslösers am Verschluß nützlich sein kann, während der Beobachter auf das Objekt achtet und den Film um je ein Bild weiter bewegt. Zur Regulierung der zeitlichen Intervalle bedient man sich zweckmäßig eines Metronoms.

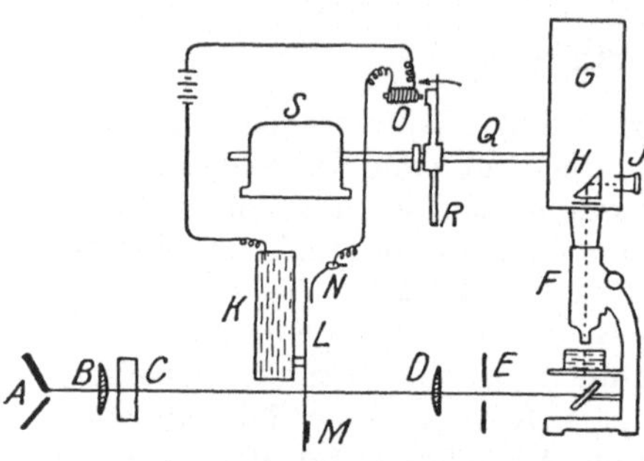

Abb. 11. Anordnung zur Herstellung von Zeitrafferaufnahmen nach Chevreton und Vlês

A Bogenlampe; B Kollektor; C Wasserkammer; D Zentrierlinse; E Blende; F Mikroskop; G Kinokamera; H Beobachtungsprisma; J Beobachtungsrohr; K Regulator; L rotierende Blendenscheibe; M, N Kontaktteile; O Elektromagnet; Q Kurbelachse; R Kupplungsscheibe; S Motor (Nach F. Köhler l. c.)

Zur Aufnahme langdauernder Vorgänge ist allerdings die Benützung automatischer Vorrichtungen günstiger. Man kann zur Einschaltung der Lichtquelle, zur Auslösung des Verschlusses und zur Fortbewegung des Films ein kräftiges Uhrwerk oder einen Elektromotor benützen. Eine geeignete Vorrichtung wurde z. B. von Chevreton und Vlês (1909) beschrieben. Ein Schema dieser Anordnung zeigt Abb. 11. Die von der Lichtquelle A durch die Sammellinsen B und D, durch die Kühlkammer C und die Irisblende E zum Mikroskop gelangenden Lichtstrahlen können durch die rotierende Blende L abgeschnitten werden. Zur Zeitregulierung der Rotation dient ein Foucaultscher Regulator K, der die Scheibe L antreibt. Kommt während der Rotation der Kontakt M mit der Feder N in Berührung, so wird durch Schließen eines Stromkreises der Elektromagnet O betätigt, der die mit dem Kinoapparat verbundene Drehachse Q mit der Achse des ständig laufenden Motors S vorübergehend kuppelt. Es wird dann das belichtete Filmbild vom Bildfenster weggeschoben und an dessen Stelle unbelichteter Film gebracht. Die Belichtungszeit läßt sich durch Abstimmung der Größe des Sektors der Blendenscheibe L, die Frequenz der Aufnahme durch die Umdrehungszahl des Regulators K regulieren.

Im allgemeinen macht man auch bei Zeitrafferaufnahmen von jeder Bewegungsphase nur eine Aufnahme. Bei den später zu besprechenden Trickfilmen ist es jedoch üblich, von jeder Bewegungsphase zwei Aufnahmen herzustellen, von denen jede das gleiche Bild bietet. Es sei dies hier deshalb erwähnt, weil diese Trickfilme ja auch derart zustande kommen, daß gezeichnete oder durch Modelle dargestellte Bewegungsstadien bei langsamer Frequenz aufgenommen werden, also gewissermaßen Zeitrafferaufnahmen sind. Die Berechnung solcher Aufnahmen erfolgt genau so, wie weiter unten beschrieben wird; es muß nur vorher festgestellt werden, wieviel Bewegungsphasen auf die Sekunde zu entfallen haben. Bei Berechnung der Laufzeit des Films ist auf die gegenüber den Bewegungsphasen verdoppelte Bildzahl Rücksicht zu nehmen.

An einem Beispiel sei die Berechnung einer derartigen Zeitrafferaufnahme gezeigt. Leukozyten ändern innerhalb von drei Minuten bereits merklich ihre Gestalt. Die Veränderungen in diesem Zeitraum sollten sich bei der kinematographischen Wiedergabe in zehn Sekunden abspielen. Da in der Sekunde 16 Bilder nötig sind, so müssen 160 Aufnahmen hergestellt werden, und zwar im Zeitraum von drei Minuten, d. s. 180 Sekunden. Es wird also etwa jede Sekunde je eine Aufnahme herzustellen sein. Da jedoch ein Bewegungsvorgang von zehn Sekunden Dauer sich im allgemeinen dem Auge noch nicht deutlich kundgibt, so wird man die Gesamtaufnahmezeit auf mindestens fünfzehn Minuten ausdehnen, so daß die Vorführung etwa 50 Sekunden dauert.

Wenn es bei solchen Zeitrafferaufnahmen nicht darauf ankommt, daß der Film besonders farbenempfindlich ist, und das Aufnahmeobjekt wenig Kontraste aufweist, so kann man oft mit Vorteil Positivfilm verwenden. Seine geringere Lichtempfindlichkeit spielt dabei keine Rolle, da man bei den Zeitrafferaufnahmen ohnehin mehr Licht oder eine längere Expositionszeit zur Verfügung hat. Speziell für Zeitrafferaufnahmen auf Schmalfilm sei der Positivfilm empfohlen, der ein sehr feines Korn hat und daher auch eine sehr brauchbare Vergrößerung der einzelnen Bilder, wenn dies für eine Veröffentlichung notwendig sein sollte, ermöglicht. In eigenen Versuchen über die Registrierung von Wachstumserscheinungen an TRAUBEschen Ferrocyankupferzellen im elektrischen Strom bediente ich mich mit gutem Erfolg zum Teil der PATHÉ-Kamera, an der ein Einsergang angebracht wurde, zum Teil des Cine Nizo 9,5 Modell F mit Einsergang und des PATHÉ-Positivfilmes. An der Einsergangachse wurde eine Rolle angebracht und diese mit dem Uhrwerk eines ehemaligen MORSE-Apparates angetrieben. Die Aufnahmsgeschwindigkeit war: 1 Bild alle 2,5 bzw. 5 Sekunden.

Für botanische Zwecke wurde empfohlen, die Aufnahmen auf rotempfindlichem Film in rotem Licht (Chlorophyllösung und Rotscheibe als Filter, Wellenlängen zwischen A und B) zu machen (BUDER, 1926), weil in diesem Licht z. B. Keimlinge nicht heliotropistisch reagieren. Neuerdings sind für Arbeiten botanischer Natur Zeitraffereinrichtungen für alle möglichen Aufnahmsgeschwindigkeiten beschrieben worden (NUERNBERGK, 1929), auf die hier nur verwiesen sei. Zum Studium der

Embryonalentwicklung hat Gräper (1929) eine Einrichtung angegeben, die auch einen stereoskopischen Film liefert (siehe später).

Über Kinematographie von Gewebszellen im Dunkelfeld wurde in letzter Zeit auch Methodisches von Canti (1929) veröffentlicht.

Zeitlupenaufnahmen

Manche rasch ablaufende Bewegungsvorgänge liefern bei der gewöhnlichen Aufnahmefrequenz unscharfe Einzelbilder und erscheinen auch bei der Wiedergabe zu schnell, um vom Auge erfaßt zu werden. In diesem Fall erhöht man die Aufnahmefrequenz und führt mit etwa 16 Bildern in der Sekunde vor; diese Aufnahmeart wird als Zeitlupenaufnahme bezeichnet und bewirkt unter den gemachten Voraussetzungen in der Vorführung eine Verlangsamung der Bewegungserscheinungen. Mit den gewöhnlichen Apparaten läßt sich die Aufnahmefrequenz nicht wesentlich steigern: im besten Fall auf das Doppelte, entsprechend vier Kurbeldrehungen in der Sekunde. Bei höheren Geschwindigkeiten versagt zum Teil die Bremsung des Films, so daß durch Gleiten desselben eine große Unschärfe zustande kommt, zum Teil versagt auch das übliche Greifersystem. Immerhin kann schon die Verdopplung der Aufnahmefrequenz unter Umständen von Vorteil sein, so z. B. bei der Aufnahme von Zilienbewegungen von Protozoen.

Im allgemeinen bedient man sich zu Zeitlupenaufnahmen besonderer Apparate, die infolge der kurzen Belichtungszeit auch eine entsprechend starke Lichtquelle erfordern. Als Beispiel sei die Grand-Vitesse-Kamera von Debrie, Paris, die Ernemann-Kamera sowie ein Zeitlupenapparat der Askania-Werke (C. Bamberg) genannt. Der erstgenannte Apparat erlaubt 300 bis 400 Aufnahmen, die Ernemann-Kamera 500 Aufnahmen in der Sekunde. Näheres über die verschiedenen Apparate findet man in dem Buch von Liesegang (1920); es soll hier nicht näher auf diese Anordnungen eingegangen werden, da sie spezielle Einrichtungen und ein spezielles Studium erfordern. Die mit Funkenbeleuchtung arbeitenden Hochfrequenzkinematographen, die bis 10000 Aufnahmen in der Sekunde liefern und hauptsächlich für ballistische Zwecke und zum Studium des Insektenfluges verwendet wurden, dürften für mikrokinematographische Zwecke kaum in Betracht kommen. (Näheres: Lehmann, 1919; Liesegang, 1920, sowie in diesem Buch im Abschnitt: Die medizinische Kinematographie von E. Degner, S. 322ff.)

Bei Apparaten, die eine Veränderung an der Kinoblende erlauben, kann natürlich durch Verkleinern des offenen Sektors, d. h. durch Verringern der Belichtungszeit, bei rasch bewegten Objekten die Schärfe der Aufnahme gesteigert werden. In diesen Fällen kann, wenn dadurch nicht wichtige Bewegungsphasen verloren gehen, natürlich auf eine größere Aufnahmefrequenz mit besonderen Apparaten verzichtet werden.

Auch für den Schmalfilm sind, wie schon früher erwähnt, Apparate für Zeitlupenaufnahmen von Kodak, Bell & Howell, sowie von

Niezoldi & Krämer im Handel. Selbst die Verdopplung der Aufnahmefrequenz, wie sie beim Cine Nizo 9,5 möglich ist, kann schon für sehr viele Untersuchungen von Vorteil sein, es dürfte sich aber mit diesem Apparat noch eine Erhöhung der Aufnahmefrequenz bis auf etwa 64 Bilder pro Sekunde durchführen lassen.

Bei allen Zeitlupenaufnahmen soll man die tatsächliche Aufnahmezeit registrieren, um die Verlangsamung des Vorganges genau ausrechnen zu können. Wenn möglich, sollte man einen Sekundenzeiger mit aufnehmen oder wenigstens von einer Hilfperson die Aufnahmezeit mit einer Stoppuhr registrieren lassen.

Bis vor kurzem wurden Zeitlupenmikrofilme noch nicht hergestellt. Erst O. Storch (1929a) hat sich mit solchen Aufnahmen befaßt und ihre Methodik ausgearbeitet. Sie wurden zum Studium der Bewegung von Planktonkrebsen verwendet (Storch, 1929b). Zur Anwendung kam ein Askaniahochfrequenzapparat mit einer maximalen Aufnahmefrequenz von 100 bis 120 Bildern pro Sekunde. Die Belichtungszeit für das Einzelbild wurde dabei bis auf $^1/_{3600}$ Sekunde herabgesetzt. Für manche Bewegungen erwies sich sogar diese Verlangsamung noch als zu gering. Zur Beobachtung des Filmbildes und zur Verbindung der Kamera mit dem Mikroskop waren eigene Apparate notwendig, die von den Optischen Werken C. Reichert (Wien) angefertigt wurden. Als Lichtquelle wurde eine Goerz-Bogenlampe mit 25 Amp. Stromverbrauch benutzt. Auf Einzelheiten der Methodik kann hier nicht eingegangen werden; sie müssen den obzitierten Originalen entnommen werden.

Die Aufstellung des Kinoapparates und seine Verbindung mit dem Mikroskop

Wie schon erwähnt, wird bei der Mikrokinematographie in den meisten Fällen kein eigenes Aufnahmeobjektiv am Apparat benützt. Spezielle Mikrokinoapparate besitzen daher auch kein solches Objektiv; benützt man einen normalen Aufnahmeapparat für diese Zwecke, so ist das Objektiv durch Abschrauben zu entfernen. Für die meisten Zwecke reicht ein gewöhnliches Mikroskop aus, in manchen Fällen eignet sich natürlich die für Mikrophotographie bestimmte Type mit breitem Tubus besser, so z. B. bei Benützung von Mikroplanaren. Ein beweglicher Tisch und eine große Ausladung des Stativs sind natürlich von Vorteil. Je nach dem Präparat wird das Mikroskop in stehendem oder in liegendem Zustand benützt. Bei stehendem Mikroskop kann die Kamera oberhalb desselben oder seitlich wie beim liegenden Mikroskop angebracht werden, wobei jedoch die vom Okular austretenden Strahlen durch ein Prisma oder einen Spiegel um 90° horizontal abgelenkt werden müssen. Über die Beleuchtung der Präparate wird im nächsten Abschnitt gesprochen.

Beleuchtungseinrichtung, Mikroskop und Kinoapparat können auf demselben Tisch oder der gleichen optischen Bank befestigt werden; dies empfiehlt sich jedoch nur bei schwachen Vergrößerungen und bei

Benützung eines Uhrwerks zum Antrieb. In allen übrigen Fällen machen die Erschütterungen beim Kurbeln sich auch am mikroskopischen Präparat bemerkbar, so daß dadurch die Schärfe des Bildes leidet. Zweckmäßig ist daher der Aufbau der Beleuchtungseinrichtung und des Mikroskops auf einem Tisch und die Aufstellung des Kinoapparates auf einem zweiten, so daß zwischen ihnen keine direkte mechanische Verbindung besteht. Erschütterungen jeder Art sind natürlich zu vermeiden: besonders bei starken Vergrößerungen und bei Aufnahmen von in Flüssigkeit suspendierten Lebewesen. Gegen Erschütterungen des Fußbodens beim Gehen sowie gegen Gebäude- und Bodenschwankungen durch Straßenverkehr u. dgl. schützt Aufstellung der optischen Bank auf Sandsäcken, Luftkissen usw. Immer ist dabei auf möglichste Schärfe des Bildes Rücksicht zu nehmen, da ja die Aufnahme in der Projektion bis zu 200fach vergrößert wird.

Eine von der Firma Ernemann A. G. hergestellte Mikrokinoeinrichtung zeigt Abb. 12. Durch Unterbringung der Anordnung auf einem schweren gußeisernen Gestell und motorischen Antrieb sind Erschütterungen weitgehend vermieden. Unter der Fußplatte des Mikroskops befindet sich eine Filzunterlage von 2 bis 3 cm Dicke. Der Apparat ist der Höhe nach verstellbar und kann seitlich ausgeklappt werden, so daß eine direkte Beobachtung des Präparates im Mikroskop zwecks

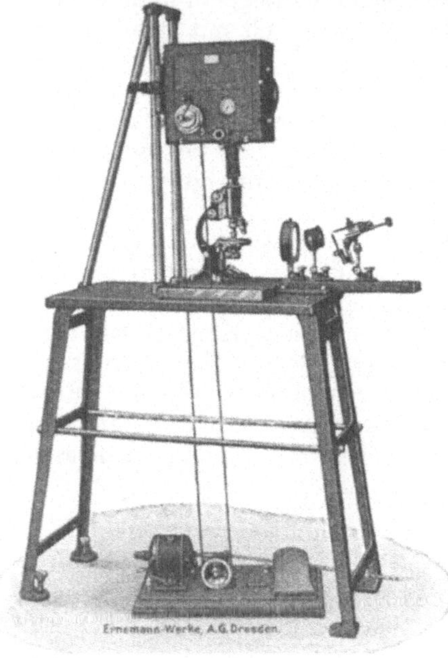

Abb. 12. Mikrokinoeinrichtung der Ernemann-Werke A. G.

vorheriger Einstellung möglich ist. Ähnliche mikrokinematographische Einrichtungen werden auch von der Firma Goerz sowie von der Firma Leitz (Wetzlar) in den Handel gebracht. Eine kleine, aber zweifellos leistungsfähige Kinoeinrichtung der Firma Zeiss-Ikon A. G. (Dresden) ist in Abb. 13 wiedergegeben. Der kleine Aufnahmeapparat Kinamo für 25 m Normalfilm wird auf einem kleinen gußeisernen Gestell befestigt; die Verbindung mit dem Mikroskop erfolgt durch einen Mikroskopaufsatz, der gleichzeitig die Beobachtung des Bildes erlaubt (siehe später).

Sehr oft wird die Aufgabe gestellt sein, mit einem gewöhnlichen kleinen Amateurkinoapparat Mikrokinematogramme herzustellen. Es lassen sich mit einer laboratoriumsmäßig improvisierten Anordnung recht gute Resultate erzielen. Abb. 14 zeigt eine vom Verfasser seit langem benützte Anordnung mit Verwendung der Pathé-Schmalfilmkamera. Das Mikroskop M, die beiden Sammellinsen L_1 und L_2, die Wasserkammer W und die Bogenlampe BL sind auf einer optischen Bank O untergebracht. Auf einem zweiten Tischchen steht ein Stativ S, an das ein starker Messingwinkel durch einen Klemmring in beliebiger Höhe festgeschraubt werden kann. Auf dem Metallwinkel wird die Kinokamera K mit einer Flügelmutter befestigt, die Verbindung mit dem Mikroskop stellt ein Metallrohr R mit einer später noch zu beschreibenden Beobachtungsvorrichtung für das Objekt her; die Lupe L dient zur Kontrolle des auf dem Film entworfenen Bildes.

Bessere Resultate sind mit einem besonderen Kino-Universalstativ zu erzielen, das nach den Angaben des Verfassers von der Firma

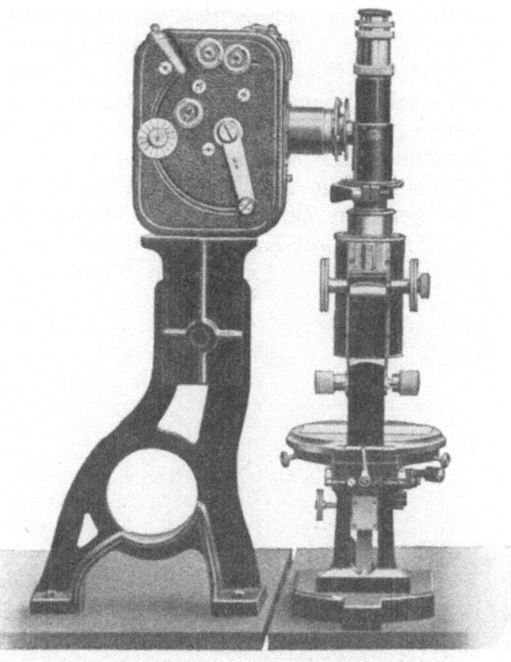

Abb. 13. Mikrokinoeinrichtung der Zeiss-Ikon A. G.

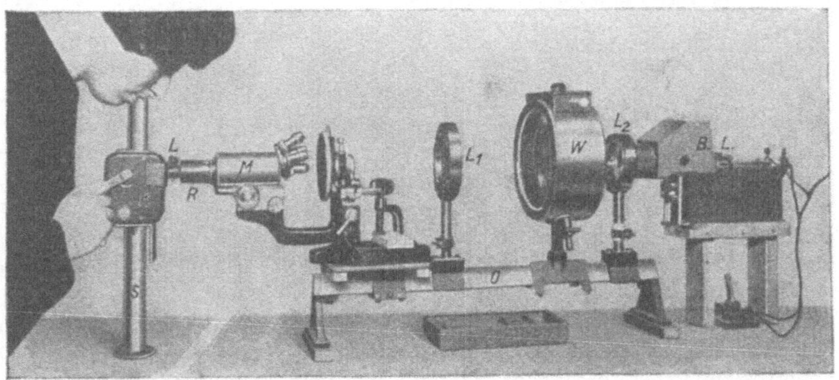

Abb. 14. Improvisierte Mikrokinoeinrichtung: M Mikroskop; L_1, L_2 Sammellinsen; W Wasserkammer; $B. L.$ Bogenlampe; O optische Bank (Dreikant); S Stativ für den Kinoapparat; R Metallrohr zur Verbindung des Kinoaufnahmeapparates mit dem Mikroskop; L Lupe zur Beobachtung des auf dem Film entworfenen Bildes

C. Reichert (Wien) hergestellt wird. Abb. 15 zeigt das Stativ mit einer darauf befestigten Aufnahmekamera, das so konstruiert wurde, daß der Kinoapparat sich leicht nach allen Richtungen des Raumes verstellen läßt; zur Einstellung des mikroskopischen Präparates kann der Apparat samt Stativ seitlich ausgeklappt und sowohl für horizontale Aufnahmen (liegendes Mikroskop) wie für vertikale Aufnahmen (bei stehendem Mikroskop) benützt werden. Auf einer optischen Bank O mit Zentimeterteilung ist der gesamte Träger verschieblich und kann so dem Mikroskop genähert oder von ihm entfernt und in jeder Stellung durch die Schraube S fixiert werden. Der Trieb T_1 erlaubt eine seitliche Bewegung des Trägers zur genauen Zentrierung des Kinoaufnahmeapparates zum Mikroskop, der Trieb T_2 die Höhenverstellung des den Apparat tragenden Schlittens. Die Klemme K fixiert den Träger in der Arbeitsstellung, nach ihrer Lösung kann das ganze Trägersystem nach außen geklappt werden. Der den Apparat tragende Winkel W ist am Schlitten in verschiedener Höhe anschraubbar, nach seiner Abnahme kann die Aufnahmekamera für Vertikalaufnahmen am Schlitten direkt befestigt werden. (Siehe auch Abb. 18 und 31)

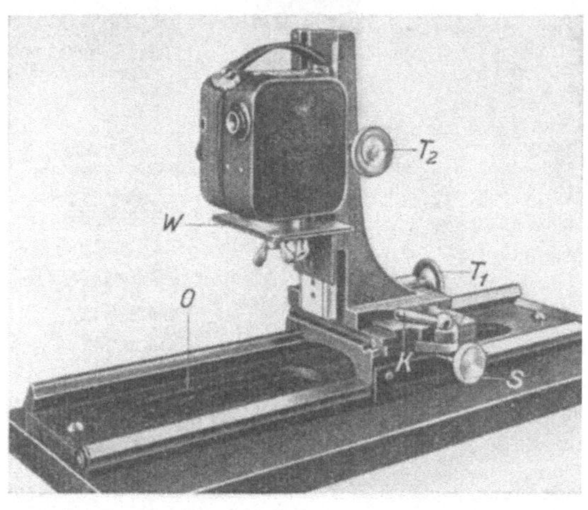

Abb. 15. Kino-Universalstativ nach Scheminzky (vgl. Scheminzky und Kann, ZS. f. wiss. Mikr. 45, 1928)

Wichtig ist natürlich die richtige Einstellung des aufzunehmenden Gegenstandes auf dem Film in Bezug auf Bildschärfe und auf richtige Lage im Bildfeld. Am einfachsten ist es, eine Kamera zu benützen, die, wie z. B. der Apparat der Askania-Werke (C. Bamberg), durch ein Fernrohr den Film von rückwärts her zu beobachten erlaubt, wobei der Film als Mattscheibe dient. Die meisten für Mikrokinematographie in Betracht kommenden Apparate besitzen keine derartige Einrichtung; es wird bei ihnen zwischen Kinokamera und Mikroskop ein besonderes Zwischenstück eingesetzt, das die Kontrolle des Bildes ermöglicht. Mit Hilfe dieses Zwischenstückes findet gleichzeitig der lichtdichte Anschluß an das Mikroskop mit Hilfe zweier übereinandergreifender geschwärzter Metallschalen (Labyrinthe) so wie bei der Mikrophotographie statt. Durch das Vorhandensein dieses Zwischenstückes wird im allgemeinen auch der Abstand zwischen Kinoaufnahmeapparat und Mikroskop festgelegt, so daß im Gegensatz zur Mikrophotographie die Wahl der Abbildungsgröße bzw. der Vergrößerung nicht durch Verändern des Abstandes zwischen lichtempfindlicher Schicht und Mikroskop erfolgt, sondern nur durch die zweckentsprechende Wahl der Objektive und Okulare.

Zur Beobachtung des Bildes vor oder während der Kinoaufnahme, bzw. zur Einstellung desselben, sind eine Reihe von Vorrichtungen ersonnen worden, über die im folgenden kurz berichtet werden soll, weil sie sich je nach der vorliegenden Aufgabe bzw. Anordnung oft in der einen oder anderen Form leicht improvisieren lassen und weil in manchen Fällen die Verwendung eines bestimmten Systems besonders zweckmäßig ist.

Ries (1909) schaltet vor die Kinokamera einen Spiegel, der das Bild zunächst auf einer seitlich angebrachten Mattscheibe entwirft; für die eigentliche Aufnahme wird der Spiegel wie bei einer Spiegelreflexkamera umgelegt, so daß jetzt das Bild auf dem Film entsteht. Der Weg der Lichtstrahlen bis zur seitlichen Mattscheibe und zum Film muß dabei gleich lang sein. Bestehen Unterschiede, so müssen diese durch Einschaltung entsprechender Linsen ausgeglichen werden. Ein ähnliches Prinzip hat übrigens schon Marey (1892) unter Benützung eines total reflektierenden Prismas verwendet. Auch die von Seddig (1912) benützte Anordnung gehört hierher. Bei dieser Methode, die eine Beobachtung nur vor der eigentlichen Aufnahme gestattet, muß das Licht während der Einstellung durch Einschalten von Mattscheiben, Rauchgläsern u. dgl. gedämpft werden.

Besser sind Anordnungen, die auch während der Aufnahme eine Kontrolle des Gesichtsfeldes erlauben. Wolf-Czapek (1911) schaltet in den Strahlengang zwischen Mikroskop und Kinoapparat eine dünne planparallele Glasscheibe unter 45^0 derart ein, daß der Hauptanteil des Lichtes direkt zum Film, ein kleiner Teil des Lichtes jedoch durch Reflexion in ein Seitenrohr gelangen kann. Aue hat dieses System dadurch verbessert, daß in das seitliche Rohr ein schwach vergrößerndes Okular eingeschaltet wurde.

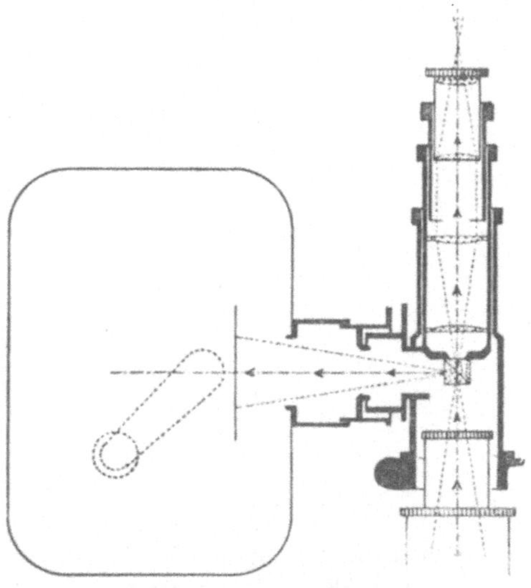

Abb. 16. Schnitt durch den Zeiss-Ikon-Kinoaufsatz „Mikrophot"

Die Abstände der einzelnen Elemente sind dabei so zu wählen, daß bei einer scharfen Einstellung des Bildes für das in das seitliche Rohr blickende Auge auch auf dem Film ein scharfes Bild entsteht. Da dies infolge der Akkommodation oder einer Refraktionsanomalie des Beobachters oft nicht einwandfrei möglich ist, werden zur schärferen Einstellung verschiedene Hilfseinrichtungen verwendet. Bei einer dem Prinzip von Wolf-Czapek entsprechenden Einrichtung von Ernemann wird im Seitenrohr ein Fadenkreuz angebracht, das gleichzeitig mit dem Mikroskopbild scharf gesehen werden muß.

In Abb. 13 wurde bereits die Kinoeinrichtung der Firma Zeiss-Ikon abgebildet. Einen Schnitt durch die Beobachtungsvorrichtung (entnommen einer Arbeit von Rikli, 1926) zeigt Abb. 16. Der Mikroskopanfsatz „Mikrophot" wird am Okularende des Mikroskopes befestigt; er enthält einen Würfel (dieser besteht aus zwei Teilen; die unter 45 Grad zur optischen Achse des Mikroskops geneigte diagonale Trennungsfläche der beiden Teile ist poliert und zu 99 Prozent versilbert), der 99 Prozent des Lichtes in einen seitlichen Tubus lenkt, an den die Kinokamera angeschlossen wird, während 1 Prozent des Lichtes nach aufwärts zum Auge des Beobachters gelangt. Die Beobachtung erfolgt mit einem Fernrohr, in dem eine halbdurchsichtige Bildblende den auf den Film kommenden Ausschnitt anzeigt. Auf diese Gesichtsfeldblende ist vor der Aufnahme durch Drehen am Okular scharf einzustellen. Wichtig ist, daß der Glaswürfel mit seinem Mittelpunkt an den Ort der Austrittspupille des Mikroskops gebracht wird. Zu diesem Zwecke bestimmt man nach provisorischer Scharfeinstellung des Präparates die Lage der Austrittspupille für das jeweils benützte optische System mit Hilfe einer

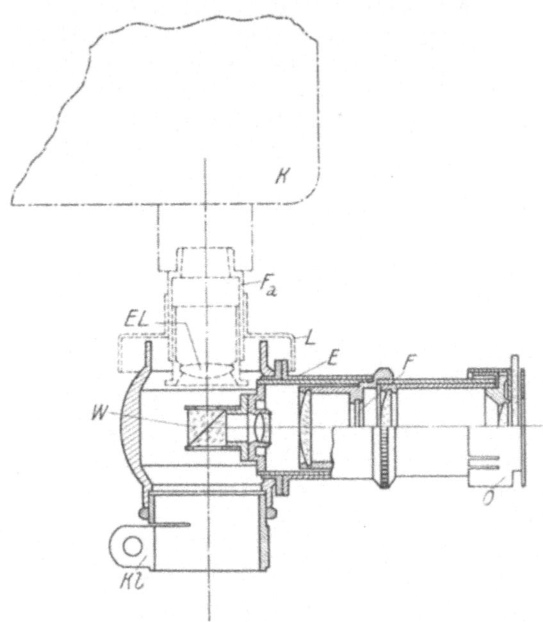

Abb. 17. Beobachtungsvorrichtung (Einblickrohr) für Mikrokinematographie nach F. Scheminzky (Hergestellt von C. Reichert, Wien)

kleinen Mattscheibe und stellt dann die gemessene Entfernung nach Aufsetzen des eigentlichen Aufsatzes auf dem Klemmring ein.

Bei der von Scheminzky (1928) zusammengestellten Kinoeinrichtung wird das von der Firma Reichert (Wien) erzeugte Einblickokular benützt. Wie Abb. 17 zeigt, enthält es ebenfalls einen versilberten Würfel W, der jedoch eine geringe Menge Licht in ein Seitenrohr mit Beobachtungsfernrohr F reflektiert, während der Hauptanteil des Lichtes geradeaus zum Film gelangt. Daß das Beobachtungsrohr hier horizontal liegt (bezogen auf ein stehendes Mikroskop), ist ein Vorteil gegenüber dem sehr hohen Zeiss-Ikon-Kinoaufsatz. Bei Verwendung dieser Anordnung ist das oben geschilderte Aufsuchen der Austrittspupille überflüssig, was das Arbeiten natürlich sehr erleichtert. Die Einstellung des Fernrohres für das Auge des Beobachters erfolgt mit Hilfe eines in seiner Bildebene angebrachten eingeätzten Kreises.

Dieser gibt gleichzeitig den auf dem Film zur Abbildung gelangenden Ausschnitt an.

Die aus dem Einblickokular austretenden Strahlen sind annähernd parallel, man kann daher den Kinoapparat mit auf „unendlich" eingestelltem Objektiv direkt über dem Einblickokular anbringen und die Kinoaufnahmen durch das Objektiv hindurch machen. Meistens wird bei dieser Methode aber nur ein Teil des Bildfeldes auf dem Film ausgenützt, da durch die Blende des Apparates ein Teil der Lichtstrahlen abgeschnitten wird.

Bei der von SCHEMINZKY (1928) angegebenen Anordnung (Abb. 17) wird daher das Objektiv durch eine kurzbrennweitige Linse *EL* von genügend großer Öffnung ersetzt. Zur leichteren Entfernung des Objektivs und zur Befestigung der Ersatzlinse für das Objektiv wird von der Firma C. REICHERT am Kinoapparat eine einfache Federeinrichtung angebracht. Das Wechseln erfolgt mit einem Griff, so daß gewöhnliche Kinoaufnahmen oder solche durch das Mikroskop hindurch leicht unmittelbar hintereinander gemacht werden können. Die Ersatzlinse am Kinoapparat muß jedoch bei Benützung verschieden starker Mikroskopobjektive verschiedene Einstellungen erhalten, die durch eine an der Fassung angebrachte Schneckeneinstellung leicht ermöglicht werden; die Fassung trägt auch eine Lichtschutzkappe *L* zur lichtdichten Verbindung mit dem Einblickokular. Das letztere ist am Mikroskop durch einen Klemmring *Kl* so zu befestigen, daß der Glaswürfel möglichst nahe an das Okular des Mikroskops zu liegen kommt. Zweckmäßigerweise benützt man diese Einrichtung mit dem Universalkinostativ. Abb. 18 zeigt die gesamte Anordnung. Die Kinokamera *K* ist am vertikalen Träger des Universalkinostativs nach SCHEMINZKY befestigt. An Stelle des Objektivs wird an der Kamera die Ersatzlinse mit ihrer Fassung *F* und der Lichtschutzkappe *L* angesteckt. Das in üblicher Weise mit Objektiv und Okular versehene Mikroskop erhält das Einblickokular *E* aufgesetzt, durch dessen Okular *O* das Bild für den Film scharf eingestellt und während der Aufnahme ständig beobachtet werden kann. Die Ersatzlinse ist vorher an

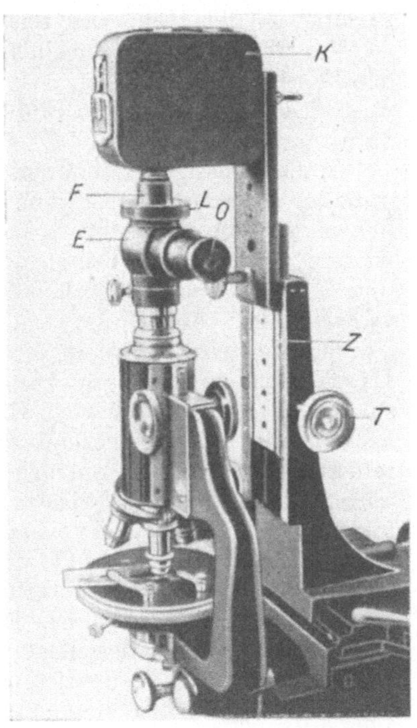

Abb. 18. Kinokamera, Universalstativ und Einblickokular für eine Mikrokinoaufnahme montiert. (Aus SCHEMINZKY und KANN, ZS. f. wiss. Mikr., Bd. 45, 1928)

der Schnecke in die für das verwendete Objektiv gültige Stellung zu
bringen. Bis zur endgültigen Scharfeinstellung des Präparates bleibt
die Kamera zunächst durch den Trieb T gehoben, da sich ja bei einem
Wechsel des Objektivs auch die Höhe des Mikroskops etwas ändert. Nach
der Scharfstellung wird die Kamera gesenkt; die Ersatzlinse soll etwa
10 mm tief in das Einblickokular hineingebracht werden. Dabei hilft
eine am vertikalen Träger angebrachte Zentimeterteilung, auf der der
Zeiger Z des Schlittens spielt. Man senkt die Kamera, bis die Linsenfassung in die Höhe des oberen Randes des Einblickokulars gelangt
ist, liest ab, senkt noch um einen weiteren Zentimeter und stellt schließlich
den Vertikalschlitten fest. Sodann wird noch die Lichtschutzkappe
über das obere Ende des Einblickokulars geschoben und die Aufnahme
kann von statten gehen.

Noch günstiger, aber meist nur schwer zu realisieren, sind Anordnungen, die eine Beobachtung des Bildes auf dem Film selbst ermöglichen. Auf die Beobachtung der Rückseite des Films wurde bereits verwiesen. Aue (1913) bringt am Verbindungsrohr zwischen Mikroskop
und Kamera einen seitlichen Tubus an, mit dem man direkt auf die
während der Aufnahme rotierende Kinoblende blicken kann. Ihre
Vorderseite wird weiß angestrichen und auf diese scharf eingestellt.
Da Kinoblende und Film in verschiedenen Ebenen liegen, läßt sich
so keine ideal scharfe Einstellung erzielen. Chevreton und
Vlès (1909) bringen oberhalb des Bildfensters im Kinoapparat ein total
reflektierendes Prisma an, das die Lichtstrahlen in ein seitliches Rohr
wirft. Mit Hilfe dieses Prismas kann man dann jenen Teil des Gesichtsfeldes scharf einstellen, der sich oberhalb des Aufnahmefeldes befindet, wobei allerdings eine Kontrolle des Gesichtsfeldes selbst nicht möglich ist.

Bull (1913) verwendet eine Anordnung nach
Abb. 19. Die vom aufrecht stehenden Mikroskop M
ausgehenden Lichtstrahlen werden durch ein total
reflektierendes Prisma P um 90⁰ abgelenkt und zum
Kinoapparat bzw. zum Film F geleitet. Durch eine
unterhalb des Prismas befindliche Planglasplatte S,
die unter 45⁰ geneigt ist, wird ein Bruchteil der
Lichtstrahlen auf eine Projektionsfläche PF unterhalb des Kinoapparates (eventuell Mattscheibe)
geworfen, wobei auf Film und Projektions-
fläche gleichzeitig ein scharfes Bild entsteht, da der Abstand beider
vom Okular annähernd gleich ist. Die ganze Anordnung muß selbstverständlich im Dunkel aufgestellt werden. Neuhauss (1913) bringt
senkrecht zum Verbindungsrohr zwischen Mikroskop und Kamera
ebenfalls ein Nebenrohr an, durch das er mittels eines in den Haupt-
strahlengang eingesetzten total reflektierenden Prismas direkt den
Film sehen kann.

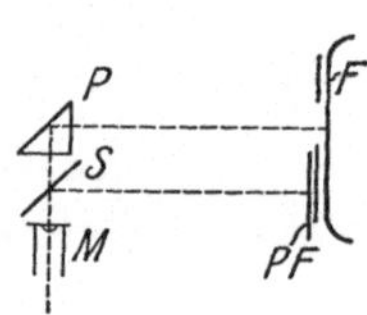

Abb. 19. Anordnung
zur Bildbeobachtung
nach Bull (1913)

Scheminzky (1928) empfiehlt zur direkten Beobachtung des Films,
wenn es sich um die Improvisation einer Beobachtungsvorrichtung handelt,
eine Anordnung nach Abb. 20 unter Benützung eines sehr dünnen Deck-

glases. Die vom Okular kommenden Strahlen gelangen durch den Lichtschutz L und durch das Rohr R zum Film F. In den Strahlengang ist ein sehr dünnes Deckgläschen D unter 45° Neigung so eingeschaltet, daß man von einem Seitenrohr S über das Deckgläschen D auf den Film F sehen kann. Im Seitenrohr S kann man noch eine Lupe L_u mit einer Brennweite von 5 bis 6 cm unterbringen, so daß das Filmbild vergrößert gesehen wird. Die Anordnung ist bis zu stärkeren Trockensystemen ohne weiteres brauchbar und kann bei einiger Übung hervorragend gute Aufnahmen ergeben. Das Deckgläschen D muß möglichst dünn sein, weil sonst die Doppelbilder von der Vorder- und Hinterseite des Deckglases stören. Abb. 14 zeigt eine solche Einrichtung an einem Kinoapparat befestigt, wobei das Deckgläschen sich im Rohr R befindet und mit der Lupe L beobachtet werden kann. Das Rohr wird zweckmäßigerweise an einem

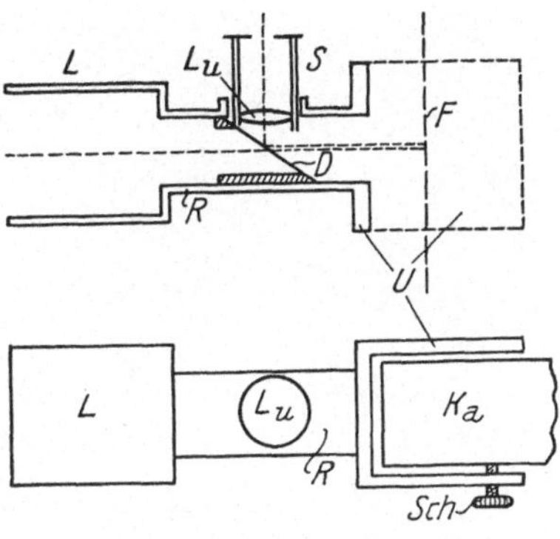

Abb. 20. Benützung eines Deckglases zur Bildbeobachtung. (Nach F. Scheminzky, Phot. Korr., 64, 1928.) Oben Schnitt, unten Aufsicht

U-förmig gebogenen Metallstück U befestigt, das über den Kinoapparat Ka nach Abschrauben des Objektivs geschoben und seitlich durch eine oder zwei Druckschrauben Sch fixiert wird. Daß mit einer solchen primitiven Einblickvorrichtung sich sehr gute Resultate erzielen lassen, zeigen die Abb. 21 und 22, die Vergrößerungen nach Aufnahmen auf Pathé-Schmalfilm darstellen und so gleichzeitig auch die mit Schmalfilm erzielbaren Resultate illustrieren.

Krogh und Rehberg (1924) haben sich bei ihrer Kapillarkinematographie einer Einblickvorrichtung nach Abb. 23 bedient. Die vom aufrechtstehenden Mikroskop kommenden Strahlen werden durch ein total reflektierendes Prisma P um 90° auf den Film F abgelenkt. Hinter einem seitlichen Loch O befindet sich, wie im Grundriß der Anordnung sichtbar, ein kleines Spiegelchen S, durch das man auf den Film blicken kann.

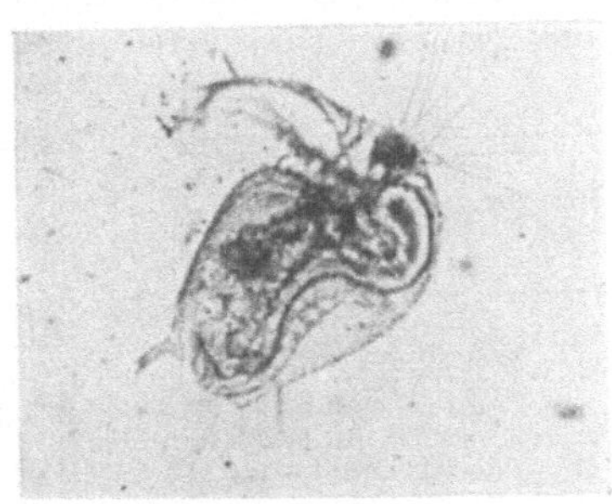

Abb. 21. Bosmina. Reichert-Obj. 3, Ok. IV. Aufgenommen nach der „Deckglaseinstellmethode" auf Pathé 9,5 mm-Schmalfilm. Kopie gegenüber dem Negativ etwa 8mal vergrößert

Auch bei einer von der Firma E. Leitz hergestellten Beobachtungseinrichtung sieht man durch ein Fernrohr den Film. Arbeitet man im Dunkelzimmer, so kann man eventuell auch von vorn her neben dem Mikroskop vorbei direkt auf den Film blicken. Scheffer (1910) hat in ähnlicher Weise bei Tageslicht gearbeitet, wobei Okularende des

Mikroskops, vordere Öffnung des Kinoapparates und der Kopf des Beobachters sich in einem schwarzen Sack befanden und der Beobachter mit der Außenwelt durch ein Atemrohr in Verbindung stand. In den meisten Fällen liegt aber der Film tief im Apparat, so daß durch die kleine Vorderöffnung, die nach Abschrauben des Objektivs frei wird, kein genügender Einblick auf den Film möglich ist.

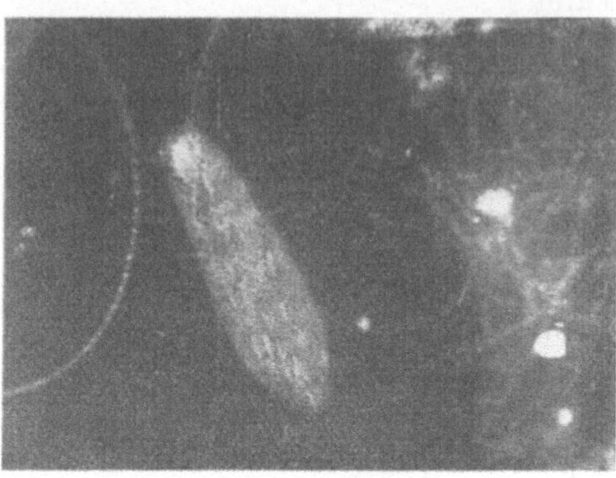

Abb. 22. Paramaecium im Dunkelfeld. Reichert-Obj. 7a, Ok. IV. Aufgenommen nach der „Deckglaseinstellmethode" auf Pathé 9,5 mm-Schmalfilm. Vergrößerung gegenüber dem Negativ etwa 10fach

Mit Ausnahme der ganz schwachen Objektive eignen sich die üblichen Mikroskopobjektive ohne weiteres für Kinoaufnahmen. An Stelle der ganz schwachen Mikroskopobjektive sind die Mikrotare und Mikroplanare der Firma Zeiss zu empfehlen, die allerdings zum Teil die Benützung des weiten photographischen Tubus erfordern. Für Aufnahmen, bei denen das Filmbild gleiche Größe hat wie das Original oder etwas kleiner als dieses ist und die Vergrößerung erst durch die Projektion zustande kommt, sei die im nächsten Abschnitt beschriebene Methodik empfohlen. Bei Benützung von Achromaten kann bei starken Vergrößerungen die Bildschärfe leiden. Durch Verwendung von monochromatischem Licht, z. B. durch Einschalten einer Küvette mit der Zettnowschen Lösung (160 g Kupfersulfat, 40 g Chromsäure auf 250 g Wasser) vor die Lichtquelle läßt sich der Fehler vermindern. Ist dagegen die Verwendung eines Objektivs notwendig, das für den gesamten Spektralbereich korrigiert ist, so sind Apochromate am Platz. Zu berücksichtigen ist hier ganz besonders, daß die „Auflösung" des Objektes nur durch das Objektiv erfolgt und

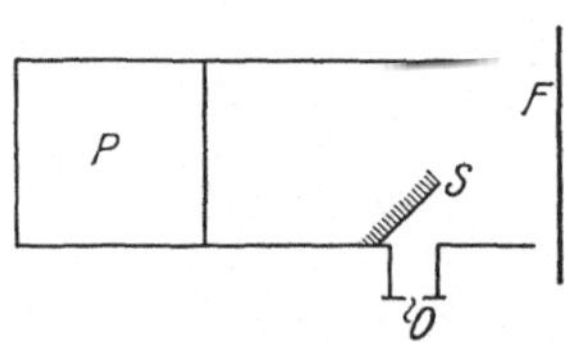

Abb. 23. Grundriß der Einblickvorrichtung nach Krogh und Rehberg (1924)

nicht durch die Benützung starker Okulare. Fehler machen sich weniger auf dem kleinen Filmbild als auf dem Projektionsschirm geltend. Als Okulare können die üblichen verwendet werden, eventuell auch die Projektionsokulare; letztere besonders dann, wenn z. B. ein Netz, ein Zeiger u. dgl. mit in das Bildfeld projiziert werden soll. Sofern eine Ebnung des Bildfeldes wichtig ist, benütze man die Komplanate von Winkel.

Der Arbeitsvorgang bei einer Kinoaufnahme ist der, daß man zunächst ein gleiches oder ähnliches Präparat wie das aufzunehmende einstellt, wobei man durch Vorhalten eines Blattes Papier in ungefährer Filmdistanz sich über die Abstufung der Beleuchtung und die zu wählende Vergrößerung orientiert. Besonders bequem sind dabei Stative, bei denen der Aufnahmeapparat sich zur Seite klappen läßt und jederzeit wieder mit einem Griff in die aufnahmsbereite Stellung gebracht werden kann (siehe Abb. 15). Bei stark bewegten Objekten ist das Feld, in welchem die Bewegung stattfindet, durch Benützung hohl geschliffener Objektträger, durch Einschieben von Papierstreifchen zwischen Objektträger und Deckglas einzuschränken oder die Bewegung selbst durch Benützung von Kirschgummi und ähnlichem Material zu verlangsamen. Es sei hier noch einmal auf die Angabe von Köhler (1926) hingewiesen, daß bei der Aufnahme der Zilienbewegung die Bildfrequenz auf etwa 20 bis 22 pro Sekunde erhöht werden soll; da bei den meisten Apparaten einer Kurbeldrehung acht Bilder entsprechen und eine gerade Kurbelumdrehungszahl pro Sekunde sich leichter gleichmäßig einhalten läßt, so empfiehlt sich auch die Verdopplung der Aufnahmsfrequenz, wobei allerdings die Bewegung in der Wiedergabe etwas verlangsamt erscheint. Von jeder Aufnahme ist zuerst ein kurzer Probestreifen zu drehen, an Hand dessen Zentrierung, Beleuchtung, Schärfe, Größe und Helligkeitskontrast beurteilt werden können. Wenn im optischen System oder an der Beleuchtung noch irgend etwas zu ändern ist, so muß die Probeaufnahme so lange wiederholt werden, bis das Ergebnis einwandfrei ist. Macht man sich so zunächst eine größere Mühe, so hat man andererseits dafür die Gewähr, daß der Verlust an Film möglichst herabgesetzt wird und die „brauchbaren“ Aufnahmen von der besten erzielbaren Qualität sein werden. Eine solche Probeaufnahme braucht beim Normalfilm nicht länger als 0,5 m, bei den Schmalfilmen nicht länger als 10 bis 20 cm zu sein.

Jedes fertige Negativ erhält auf der Schichtseite mit Tusche eine Nummer und in einem Protokollheft wird unter der gleichen Zahl alles Wissenswerte über die Aufnahme in verschiedenen Rubriken aufgezeichnet. Wichtig sind schriftliche Aufzeichnungen über Aufnahmegegenstand, Beleuchtung, Filter, optisches System des Mikroskops, eventuell Abstand des Films vom Okular, Abänderungen der normalen Aufnahmefrequenz sowie über die Länge des Negativstückes, die bei der Zusammensetzung einzelner Szenen zu einem längeren Film unbedingt bekannt sein muß. Kopiert man selbst, kommt noch die günstigste Kopierzeit hinzu.

Die Länge einer Aufnahme richtet sich natürlich nach dem Aufnahmsgegenstand. Wichtig zu wissen ist, daß ein Bewegungsvorgang dem Auge längere Zeit dargeboten werden muß, damit es ihn gut erfassen kann; zu kurze Szenen, zu denen der Anfänger aus Gründen der Filmersparnis leicht neigt, wirken unbefriedigend. Ein bei Anfängern häufiger Fehler besteht auch darin, daß eine Szene zu kurz gedreht und dann ein zweitesmal ebenso kurz wiederholt wird, was zwei zu kurze Szenen ergibt, die gleich ungünstig wirken. Nur wenn es sich um rhythmisch wiederkehrende Vorgänge handelt, wie z. B. um die Aufnahme eines schlagenden Herzens, so kann ein kurzes Negativ genügen, von dem mehrere Positivkopien hergestellt und aneinandergeklebt werden.

Günstig ist jedenfalls das vorherige genaue Studium des aufzunehmenden Vorganges. Es wird so die Geschwindigkeit der Aufnahme (normale, verminderte oder erhöhte Frequenz) und die Länge des Films vorher festgelegt. Probeaufnahmen können freilich noch Abänderungen bedingen.

Lichtquellen und die Beleuchtung des Präparats

Die geringsten Ansprüche an Beleuchtungsstärke stellen die Zeitrafferaufnahmen, bei denen die Belichtungszeit ja oft auf eine Sekunde und

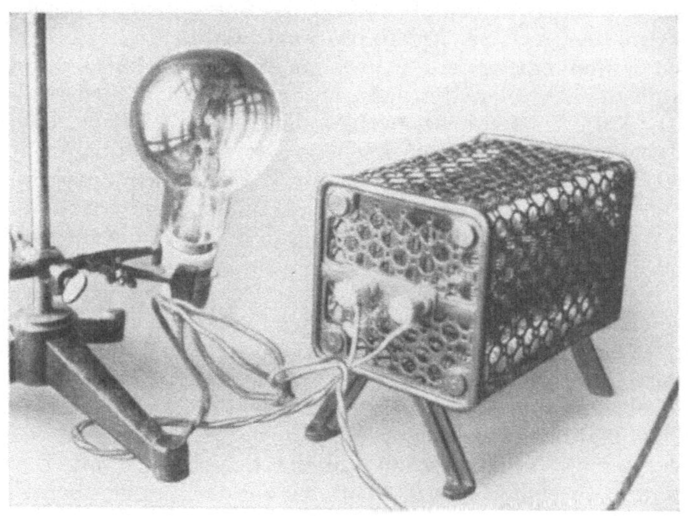

Abb. 24. Osram-Punktlichtlampe (Wolfram-Bogenlampe) Type 4 G mit dem zugehörigen Vorschaltwiderstand. In der Mitte des Glaskolbens sind die beiden Wolframkugeln sichtbar

darüber ausgedehnt werden kann. Hierbei reichen zur Beleuchtung gewöhnliche sogenannte Halbwattlampen völlig aus. Zur Beleuchtung mikroskopischer Präparate bei gewöhnlicher Aufnahmsfrequenz ist jedoch eine wesentlich höhere Lichtintensität notwendig, eine noch größere bei Zeitlupenaufnahmen. Immerhin können bei nicht zu starken Vergrößerungen auch kleine gasgefüllte Niedervoltlämpchen verwendet werden.

In den meisten Fällen werden auch die für Projektionszwecke erzeugten sogenannten Halbwattlampen mit direktem Anschluß an das Lichtnetz brauchbar sein. Auf die neuerlich für mikrophotographische Zwecke in den Handel gebrachten Punktlichtlampen (Wolframbogenlampen) und Bandlampen sei hier kurz verwiesen. Sie haben vor den Bogenlampen den Vorteil voraus, daß sie nach Einschalten stets gleichmäßig brennen und daß bei ihnen keine Lageänderung des Leuchtpunktes erfolgt.

Die Wolfram-Punktlichtlampen werden von der OSRAM-Glühlampenfabrik hergestellt. Sie bestehen wie die gewöhnlichen Glühlampen aus einem evakuierten Glaskolben in dem zwei aus Wolfram bestehende kugelförmige Elektroden eingeschlossen sind, die durch den Lichtbogen erhitzt und selbstleuchtend werden. Die Zündung erfolgt, je nachdem, ob es sich um Wechselstrom- oder Gleichstromlampen handelt, durch Glimmentladung (Wechselstrom) oder Berührungszündung (Gleichstrom). Der Spannungsabfall zwischen den Elektroden beträgt bei Gleichstrom zirka 55 Volt, bei Wechselstrom zirka 25 Volt. Bei Gleichstrom leuchtet nur die eine kugelförmige Elektrode, bei Wechselstrom leuchten beide Elektroden. Die Gleichstromlampe soll stets aufrechtstehend benützt werden; bei ihr ist eine bestimmte Polung notwendig, andernfalls wird die Lampe zerstört. Wechselstromlampen sind von diesen Bedingungen unabhängig, liefern dafür aber eine geringere Lichtausbeute. Die spezifische Flächenhelligkeit beträgt 15 bis 20 HK/qmm, bei manchen Typen 20 bis 25 HK/qmm, wobei die Lebensdauer etwa 200 Brennstunden beträgt. Die alte Gleichstromlampentype für 1,3 Amp. kann bis 1,5 Amp., die Wechselstromlampe für 1,3 kann bis 2,0 Amp., die 2,5-Amp.-Wechselstromlampe bis 4,0 Amp., die 4-Amp.-Gleichstromlampe bis 5,2 Amp. und die 7,5-Amp.-Gleichstromlampe bis 8,3 Amp. überlastet werden, wobei die spezifische Flächenhelligkeit auf 25 bis 30 HK/qmm steigt, die Lebensdauer jedoch auf etwa 100 Brennstunden sinkt. Wohl ist die spezifische Flächenhelligkeit dieser Lampen kleiner als die der Bogenlampen, dafür erlaubt die punktförmige Lichtquelle aber oft eine bessere Ausnützung und bietet den Vorteil einer überaus einfachen Bedienung; sie bedarf auch keiner Wartung und brennt gleichmäßig. Die Wolframbogenlampen stellen sich auch viel billiger als selbst die kleinsten Bogenlampen. Sie sind jedenfalls für kleine Laboratorien eine ideale Lichtquelle. Das Licht ist stark aktinisch und enthält ultraviolette Strahlen bis zu 280 $\mu\mu$. Einige Daten über diese neuen Lampentypen gibt die folgende Tabelle:

Tabelle 1. OSRAM-Punktlichtlampen

Stromverbrauch in Amp.	Bezeichnung	Stromart	Lichtstärke pro Elektrode in HK	Anodendurchmesser mm	Glaskugeldurchmesser mm	Länge mm
2	2 G	Gleichstr.	150	3,4	70	135
2	2 W	Wechselstr.	100	2,8	70	135
4	4 G	Gleichstr.	350	5,2	100	170
4	4 W	Wechselstr.	200	4,0	100	170
7,5	7,5 G	Gleichstr.	1000	6,8	120	180
7,5	7,5 W	Wechselstr.	450	5,2	120	180

Ein kurzes Referat über Bau, Betrieb, Eigenschaften und Verwendbarkeit der Wolfram-Bogenlampen für Photographie und Kinematographie haben FERD. und FRIEDR. SCHEMINZKY (1928) veröffentlicht. Abb. 24 zeigt eine solche Lampe und den zugehörigen Vorschaltwiderstand.

Tabelle 2. Widerstände zu den Punktlichtlampen

| 110 Volt | | 220 Volt | | |
belastbar mit Amp.	Ohm	belastbar mit Amp.	Ohm	für die Lampen
2,2	26	2,1	82	2 G, 2 W.
5	15	5	43	4 G, 4 W.
10	7,3	8	21	7,5 G, 7,5 W.

Bei den meisten kinematographischen Aufnahmen wurden bisher Bogenlampen verwendet, da ja die oben angeführten Lichtquellen erst in der letzten Zeit in den Vordergrund treten. Für die meisten Zwecke, besonders bei Benützung von Schmalfilm, reichen die kleinen Bogenlampen mit fünf Amp. Stromverbrauch (bei Gleichstrom) aus; bei sehr dichten Präparaten oder bei Anwendung dichter Lichtfilter sind größere Bogenlampen mit höheren Amperezahlen erforderlich. Die Hauptlichtemission stammt bei den Bogenlampen von der positiven Kohle, die zu einem Krater ausgehöhlt wird; bei Benützung der gewöhnlichen Kohlen entfallen auf diese Kohle 85%, auf die negative Kohle etwa 10%, auf den Flammenbogen 5% der Lichtemission. Bei den Effektkohlen, die eine Dochtmasse mit Bariumzusatz enthalten und ein besonders weißes Licht liefern, entfallen 25% der Lichtemission auf den Lichtbogen. Da somit der Krater als Hauptlichtquelle in Betracht kommt und nur eine Kohle in Bezug auf das optische System zentriert werden kann, so sind Gleichstromlampen vorzuziehen, weil hier die Lichtausnützung eine höhere ist; Wechselstromlampen geben, da die eingestellte Kohle nur halb so lange stark leuchtet, bei gleichem Stromverbrauch nur etwa die Hälfte oder sogar nur ein Drittel an Licht, wie die Zahlen der folgenden Tabelle zeigen (entnommen aus Köhler, 1926).

Tabelle 3. Lichtausbeute bei Wechselstrom- und Gleichstrombogenlampen

	10	15	20	30	40	50 Amp.
Lichtstärke in HK bei Gleichstrom	2600	5000	7500	12 300	17 000	22 000
Lichtstärke in HK bei Wechselstrom . . .	—	1600	2300	4 000	5 500	7 000

Die Zahlen beziehen sich auf eine Elektrode (bei Gleichstrom auf die positive).

Da die positive Kohle rascher verbrennt, so wählt man sie etwas dicker. Um den Krater zu fixieren und das Tanzen des Bogens zu vermeiden, enthält die positive Kohle einen Docht aus pulverförmiger Kohlenmasse, während die negative Kohle meist homogen hergestellt wird. Da es für mikrophotographische und mikrokinematographische Zwecke nicht so sehr auf die gesamte Lichtmenge ankommt als vielmehr auf die spezifische Flächenhelligkeit, so wählt man bei solchen Bogenlampen die positive Kohle dünner, um die Stromdichte dort zu erhöhen, macht sie aber dafür länger und schiebt sie der stärkeren Verbrennung wegen rascher gegen den Bogen als die negative Kohle. Bei Wechselstrom sind beide Kohlen gleich dick und enthalten beide einen Docht.

Bei höheren Stromstärken sind gegenüber den gewöhnlichen Kohlen die GOERZ-Kohlen (System BECK) vorzuziehen. Sie enthalten einen mit besonderen Leuchtzusätzen versehenen Docht, der die Verwendung dünner Kohlen bei größerer Stromdichte ermöglicht. Ein äußerer Kupfer-überzug erhöht die Leitfähigkeit der Kohle, wirkt sparend beim Abbrand und erhöht ihre mechanische Festigkeit. Im Gegensatz zu den sonstigen Effektkohlen leuchtet hier nicht der ganze Bogen, sondern nur das Gebiet vor dem Krater, so daß der punktförmige Charakter der Licht-quelle gewahrt bleibt. Die starke Ionisierung am Bogen bedingt, daß dieser gegen Veränderungen der elektrischen Verhältnisse unempfindlich wird, so daß die Lampe mit niedrigerer Stromstärke als normal brennen kann, aber auch einer Überlastung gewachsen ist. Während bei den sonstigen Bogenlampen eine Steigerung der Stromstärke nur eine Ver-größerung des Kraters bei gleichbleibender spezifischer Flächenhelligkeit bewirkt, steigt hier die spezifische Flächenhelligkeit mit der Belastung bedeutend an. Während bei gewöhnlichen Bogenlampen durchschnitt-lich 150 bis 180 HK/qmm entfallen, beträgt die spezifische Flächen-helligkeit bei den GOERZ-BECK-Kohlen bei 30 Amp. 200 HK/qmm, bei 40 Amp. 410 HK/qmm. Die Firma GOERZ empfiehlt, diese Kohlen in Verbindung mit einer Sammellinse aus Uviolglas zu benützen. Bei kleinen Stromstärken, wie etwa fünf Amp., bieten die GOERZ-BECK-Kohlen keinen besonderen Vorteil. Die folgende Tabelle gibt einige Daten über die Dicke gewöhnlicher Kohlen und der GOERZ-BECK-Kohlen bei verschie-denen Stromstärken (entnommen aus SCHROTT, 1928).

Tabelle 4. Durchmesser von Bogenlampenkohlen

Stromstärke Amp.	Durchmesser von Normalkohlen, in mm		Durchmesser von GOERZ-Kohlen, in mm	
	+ (Docht)	— (Homogen)	+ (Docht)	— (Docht)
10	10	8	—	—
15	13	12	3	3
20	14	13	4	4
25	16	14	5	5
30	17	14	6	6
40	20	18	7	7
50	24	20	8	8

Die zwischen den Kohlen liegende Spannung ist bei Benützung von Reinkohlen 42 Volt, bei Effektkohlen 38 Volt, bei den sogenannten Dauer-brandlampen, die vor Luftzutritt geschützt sind, etwa 50 bis 60 Volt. Die Differenz gegenüber der Netzspannung hat der Vorschaltwiderstand aufzunehmen.

Für mikrophotographische und mikrokinematographische Zwecke ist die Lichtausbeute am günstigsten, wenn die positive Kohle horizontal, die negative vertikal steht. Abb. 25 zeigt eine von der Firma GOERZ erzeugte Lampe mit automatischer Kohlenführung (Regelwerk), bei der diese Kohlenstellung Verwendung findet. Diese Lampe kann nicht nur in der abgebildeten Stellung verwendet werden, sondern auch ihr Licht schräg nach oben oder schräg nach unten werfen. Der zu beiden Seiten der Kohlenspitzen sichtbare Blasmagnet sorgt für möglichste Ruhe des Lichtbogens und treibt die Flamme nach oben. Die automatische Kohlenführung ist besonders dann angenehm, wenn keine Hilfsperson zur Bedienung der Lampe zur Verfügung steht. Sonst empfiehlt Köhler, (1926) eine Lampe mit Handregulierung zu wählen, weil durch die Hilfsperson die Kohlen jeden Augenblick nachgeführt werden können und so der Krater annähernd konstant auf der gleichen Stelle bleibt. Der

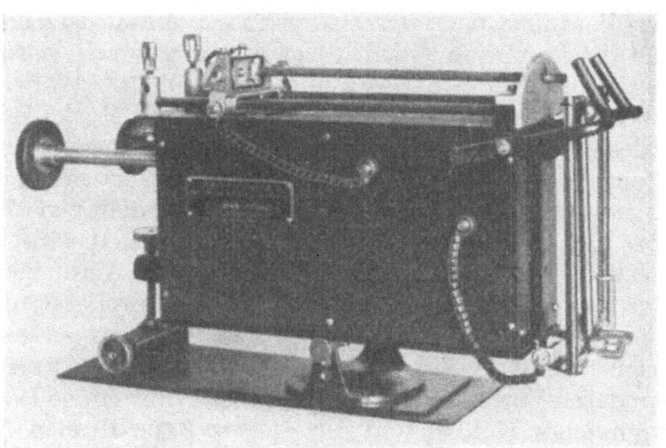

Abb. 25. Goerz-Bogenlampe mit wagrechter Stellung der positiven Kohle

genannte Autor verweist auch auf die guten Erfahrungen, die er mit einer Lampe der Firma Körting & Matthiesen (Leutsch-Leipzig) gemacht hat, was auch ich bestätigen kann.

Eine noch günstigere Lichtausbeute als die gewöhnlichen Bogenlampen geben die sogenannten Spiegellampen (z. B. von Hahn-Goerz, Kassel oder Krupp-Ernemann). Bei diesen ist der Krater gegen einen Hohlspiegel gerichtet, der das Licht nach vorn reflektiert.

Wichtig ist immer, daß die Lampe gleichmäßig brennt, nicht zuckt und kein Wandern des Bogens zeigt, was schwankende Helligkeit und periodisches Heller- und Dunklerwerden im Film zur Folge hat. Die richtige Belastung der Lampe und die Wahl guter Kohlen entsprechender Dicke sichern gleichmäßiges Brennen.

Für die später zu besprechenden Lupenaufnahmen und Aufnahmen von Tieren, Operationen u. dgl. bei künstlichem Licht empfiehlt sich die Verwendung von Bogenlampen mit mehreren Kohlenbogen und stark reflektierendem Gehäuse. Da, wie früher erwähnt, die Brennspannung eines Bogens so klein ist, daß mindestens mehr als die halbe Netzspannung im Vorschaltwiderstand liegt, so läßt sich natürlich durch Hintereinander-

schaltung zweier (bei 110 Volt) oder gar dreier (bei 220 Volt) Lichtbogen
bei gleicher Stromstärke eine bedeutend höhere Lichtausbeute erzielen.
Für mikrokinematographische Zwecke im engeren Sinn ist natürlich eine
solche Einrichtung bedeutungslos, da nur ein Krater zur Abbildung verwendet werden kann. Anders liegen die Dinge bei Lupenaufnahmen, wo
die Beleuchtung meist direkt durch die Lichtquelle ohne Einschaltung
von Linsen erfolgt. Durch das Vorhandensein mehrerer Leuchtpunkte
werden auch die sonst scharfen Schatten oft sehr angenehm gemildert.
Derartige Lampen werden in sehr guter und preiswerter Ausführung
z. B. von der METEOR-LAMPEN GES., Siegen in Westfalen, in den Handel
gebracht und sind in allen Fachgeschäften erhältlich. Abb. 26 zeigt
die kleinste Lampentype dieser Art für 5 Amp. Stromverbrauch, die an
jede Lichtleitung angeschlossen werden kann. In einem emaillierten,
starkwandigen Reflektor R sind die beiden parallel gestellten Kohlen-
paare K_1 und K_2 untergebracht, die zum Zweck der Zündung durch die
Schraube S einander genähert und dann sofort wieder etwas entfernt
werden, bis beide Bogen gut brennen. Rückwärts ist der Vorschaltwiderstand W angebracht, der sowohl für 110 V als auch für 220 V eingerichtet
ist. Der Anschluß an die Leitung erfolgt mit einer Schnur Sch. Die
Lampe steht auf einem Fuß F, der abschraubbar ist und durch ein gewöhnliches photographisches Stativ ersetzt werden kann, so daß die
Lampe auch z. B. auf den Boden
gestellt und in verschiedene
Lagen gebracht werden kann.
Sie hat sich bei meinen Versuchen ausgezeichnet bewährt
und läßt sich im Laboratorium
sehr gut verwenden. Es empfiehlt sich, zur Erzielung gut
exponierter Aufnahmen stets
zwei solcher Lampen zu benutzen und mit ihnen möglichst
nahe an das Objekt heranzu-
gehen. Die obgenannte Firma
erzeugt auch Lampen für
größere Stromstärken, die entsprechend mehr Licht geben
und die bei den Modellen für

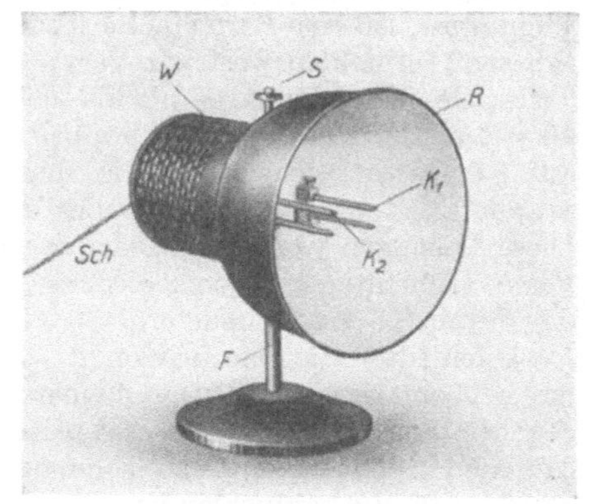

Abb. 26. Meteorlampe mit zwei Kohlenbogen

220 V auch drei Lichtbogen besitzen. Zur Milderung scharfer Schatten
und Kontraste kann man vor einer derartigen Lampe auch einen dünnen
Stoff, z. B. weißen Batist, vorhangartig befestigen. Zur Beleuchtung
kleiner Aufnahmefelder (bis zu 1 Quadratmeter) und nicht zu dunkler
Objekte reichen zwei Lampen der abgebildeten Type aus, sonst sind die
größeren Meteor-Lampen zu verwenden.

Die Bogenlampen entwickeln eine beträchtliche Wärme, so daß das
Präparat erhitzt wird. Bei Benützung einer Lampe mit 25 Amp. zeigten
Temperaturmessungen am Ort des Präparats über dem ABBESCHEN Kon-

densor des Mikroskopes nach einer Minute 90⁰ C, nach drei Minuten 110⁰ C, was dann konstant blieb. Einschalten einer Wasserküvette in den Strahlengang ergab als Endtemperatur nur 23⁰ C. Daraus geht die Wichtigkeit eines Wärmefilters hervor; es empfiehlt sich daher auch, mit Hilfe der später noch zu besprechenden Blende den Beleuchtungskegel so einzugrenzen, daß nur jener Teil des Präparats beleuchtet wird, der unmittelbar zur Abbildung gelangt. Marey hat zur Vermeidung der Erwärmung parallel mit der Kinoblende eine analoge Scheibe vor der Lichtquelle so rotieren lassen, daß während der Filmbewegung das Präparat vor Licht geschützt war.

Reines Wasser läßt in 1 cm dicker Schicht etwa 12 bis 20% Wärmestrahlen durch. Die oft empfohlene Alaunlösung hat keine bessere Wirkung als Wasser. Eine fast farblose, saure 25%ige Lösung von Eisensulfat (kristallisiertes Salz) in 9,5 mm dicker Schicht absorbiert hingegen 98% aller Wärmestrahlen. 1% Kupfersulfatlösung, die schwach blau gefärbt ist, absorbiert in 10 mm dicker Schicht 94%.

Außer zur Absorption der Wärmestrahlen finden Filter noch zur Ausschaltung bestimmter sichtbarer Wellenlängen Anwendung, so z. B. das im vorigen Abschnitt genannte Zettnowsche Filter bei Benützung von Achromaten. Gefärbte Details können auch oft durch Benützung komplementär gefärbter Filter hervorgehoben werden. Als Filter, das bei steigender Konzentration immer mehr Licht vom roten Spektrumende wegnimmt, ist eine Kupfersulfatlösung (10, 20, 50, 100, bzw. 200 g auf 1 l Wasser[1]) empfehlenswert; zur Verkürzung des violetten, blauen und grünen Teiles des Spektrums empfiehlt sich chromsaures Kali (0,1, 1,0, bzw. 10 g auf 1 l Wasser), bzw. doppeltchromsaures Kali (5, 20, bzw. 80 g auf 1 l Wasser), wobei sich die schwächste Lösung von doppeltchromsaurem Kali an die stärkste des einfachchromsauren Kali anschließt. Diese Lösungen werden in Glaströge mit planparallelen Wänden gefüllt. Feste Lichtfilter mit verschiedener Durchlässigkeit werden z. B. von der Firma C. Zeiss geliefert.

Lichtfilter, die nur einen engen Wellenbereich durchlassen (annähernd monochromatisches Licht), sind neuerdings von L. A. Jones (1929) angegeben worden. Man kann mit diesen Filtern etwa im Gebiet zwischen 310 und 1400 $\mu\mu$ einzelne schmale Gebiete mit einer Streuung von 100 bis 300 $\mu\mu$ herausblenden.

Die Anordnung der Lichtquelle, der Blenden, Hilfslinsen, Wärme- und Lichtfilter und des Mikroskops erfolgt zweckmäßig auf einer optischen Bank. Die Anordnung ist also so wie bei der gewöhnlichen Mikrophotographie. Es ist dabei die vollkommenste Ausnützung aller von der Lichtquelle kommenden Strahlen anzustreben. Dies wird am besten erreicht, wenn die Apertur des Beleuchtungssystems mit der des Objektivs übereinstimmt. Man verwendet daher auch gelegentlich an Stelle des Abbeschen Beleuchtungsapparates ein gleiches oder ähnliches

---

[1] Die Zahlen sind dem Katalog „Mikrophotographische Apparate" der Fa. C. Zeiss entnommen.

Objektiv in zentrierbarer Fassung, doch reicht für die allermeisten Zwecke der gewöhnliche Mikroskopkondensor aus. Für schwache Objektive empfiehlt sich die Benützung der einlinsigen Brillenglaskondensoren; auch der ABBE-Kondensor läßt sich bei schwächeren Objektiven nach Abschrauben der obersten Linsen benützen. Einige Daten über den Beleuchtungsapparat gibt die folgende Tabelle, die dem bereits zitierten Handbuchbeitrag von KÖHLER (1926) entnommen ist.

Tabelle 5. Kondensoren für verschiedene C. ZEISS-Objektive

Planare	Durchmesser des Gesichtsfeldes	Kondensor
10,0 cm	3,0 cm	12
7,5 cm	3,0 cm	12
5,0 cm	2,0 cm	12
3,5 cm	1,8 cm	24
2,0 cm	1,0 cm	24
Achromate		
A_0, A_1, A_2, A_3	1,4 mm	17
Von aa — C	1,0 — 0,5 mm	ABBEscher Beleuchtungs-
Von D ab	0,5 — 0,2 mm	apparat ohne Frontlinse
		ABBE 1,2 oder 1,4 oder
		Achromat 1,0

Die Tiefenschärfe nimmt mit kleinerer Apertur zu, so daß bei dicken Objekten die Irisblende am ABBE-Kondensor zuzuziehen ist. Auch bei ungefärbten Objekten empfiehlt es sich, etwas abzublenden, zu starke Abblendung ruft jedoch störende Beugungserscheinungen hervor.

Besonders kontrastreiche Bilder, hauptsächlich von Bakterien, Protozoen u. dgl. liefert die Dunkelfeldbeleuchtung. Man verwendet an Stelle des ABBE-Kondensors einen Paraboloid-Kondensor, z. B. von C. ZEISS, dessen Zentralblende Strahlen mit einer Apertur von 0 bis 1,1 abhält. Für feinere Arbeiten empfiehlt KÖHLER den Kardioid-Kondensor von SIEDENTOPF. Gute Zentrierung ist bei Dunkelfeldbeleuchtung ganz besonders wichtig. Objektive mit einer Apertur von 0,80 an müssen mit einer zentralen Trichterblende versehen werden, die von den optischen Firmen zu ihren Objektiven geliefert wird. C. REICHERT, Wien, bringt auch einen Satz Zentralblenden für alle Objektive in den Handel. Gleichfalls von wesentlicher Bedeutung ist das Einhalten der vorgeschriebenen Objektträgerdicke, die mit der von der Erzeugungsfirma dem Dunkelfeldkondensor beigegebenen Lehre leicht bestimmt werden kann. Objektträger und Deckgläser müssen peinlich sauber sein; die Schicht des Präparates ist so dünn als möglich zu halten. Nicht zu vergessen ist auch die optische Verbindung des Objektträgers mit dem Dunkelfeldkondensor durch einen Tropfen Immersionsöl oder bei den neueren Dunkelfeldkondensoren (C. ZEISS) durch einen Tropfen destilliertes Wasser. Der Dunkelfeldkondensor muß dabei dem Objektträger direkt anliegen.

Die Aufstellung der Beleuchtungseinrichtung zeigt schematisch Abb. 27, wobei die Lichtquelle links durch ein Sternchen angedeutet ist. Nahe der Lichtquelle steht die Kollektorlinse K, die mit einer Irisblende J_1, der sogenannten Leuchtfeldblende, versehen ist, welche aber auch daneben aufgestellt werden kann. Die Leuchtfeldblende hat die Aufgabe, durch Abgrenzung der Beleuchtung auf den ausschließlich

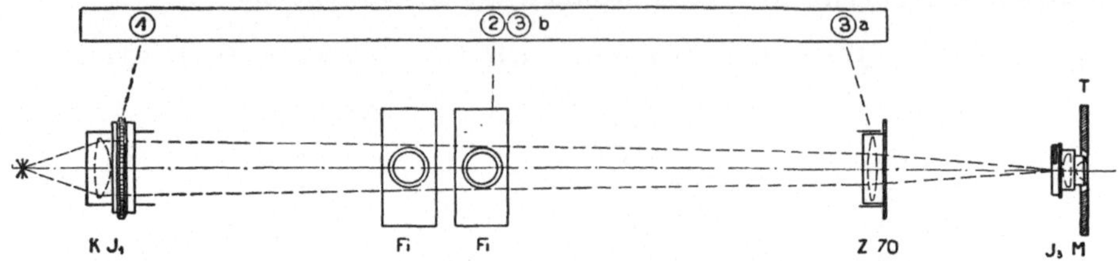

Abb. 27. Anordnung der Beleuchtungslinsen für stärkere Vergrößerungen. (Aus dem Katalog „Mikrophotographische Apparate" der Fa. C. Zeiss)

abgebildeten Präparatteil eine unnötige Beleuchtung und Erhitzung des Präparats zu vermeiden. In den Strahlengang werden weiterhin die Filter Fi und eine Zentrierlinse $Z\ 70$ eingeschaltet, die ein Bild der Lichtquelle auf der Irisblende des Abbeschen Beleuchtungsapparates J_3 entwirft, der sich unmittelbar unter dem Tisch des Mikroskops TM befindet. Die Brennweite der Kollektorlinse ist verschieden, je nach der Entfernung, in der diese Linse von der Lichtquelle angebracht werden kann. Die Firma C. Zeiss empfiehlt für die Projektionsröhrenlampe eine Brennweite von 12,5 cm bei 6 cm Durchmesser, für die Gleichstrombogenlampe mit 5 Amp., die Wechselstrombogenlampe von 10 Amp. und für die Wolfram-Bogenlampe (Punktlichtlampe) eine solche von 7 cm bei 5 cm Durchmesser, bei Benützung von Bandlampen eine Kollektorlinse von 4,7 cm Brennweite bei 5 cm Durchmesser. Mit Hilfe der Zentrierlinse wird das Bild der Leuchtfeldblende durch Heben und Senken bzw. Neigen in die Achse des Mikroskops gebracht. Je nach dem mikroskopischen Objektiv ist auch die Zentrierlinse von

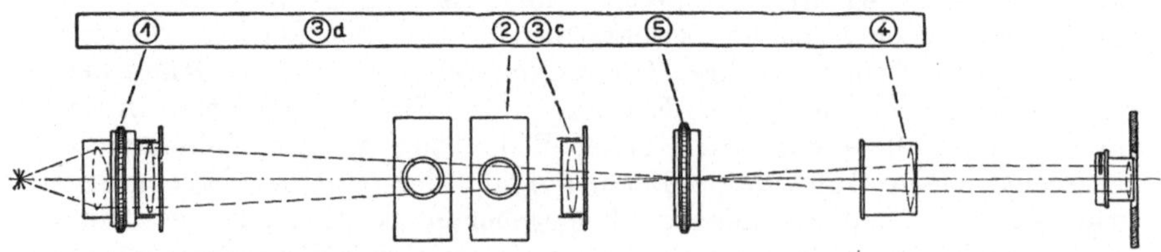

Abb. 28. Anordnung der Beleuchtungslinsen für schwache Vergrößerungen. (Aus dem Katalog „Mikrophotographische Apparate" der Fa. C. Zeiss, Jena)

anderer Brennweite. Bei stärkeren Vergrößerungen empfiehlt Zeiss 70 cm Brennweite. Bei schwächeren Vergrößerungen benützt man eine Zentrierlinse von 40 cm Brennweite, wobei auf die Kollektorlinse noch ein Hilfskollektor aufgesetzt und gleichzeitig die Frontlinse des

ABBESCHEN Kondensors entfernt wird. Für ganz schwache Vergrößerungen unter Benützung von Planaren oder Mikrotaren empfiehlt ZEISS eine Beleuchtungseinrichtung nach Abb. 28, wobei zum Kollektor ein Hilfskollektor (bei 1) gestellt und ein besonderer Kondensor 4 benützt wird, dessen zugehörige Blende sich bei 5 befindet. An Stelle des ABBE-Kondensors tritt ein Brillenglaskondensor. Bei ganz schwacher Vergrößerung mit großem Gesichtsfeld hilft zur Ausgleichung der Beleuchtung oft die Einschaltung einer Mattscheibe oder auch die Befestigung einer Milchglasscheibe in Kondensorfassung unmittelbar vor dem Präparat.

Bei der Zentrierung ist dafür zu sorgen, daß der Krater der Bogenlampe und die optischen Achsen aller optischen Systeme einschließlich des Mikroskops in einer Geraden liegen und daß alle Haupt-

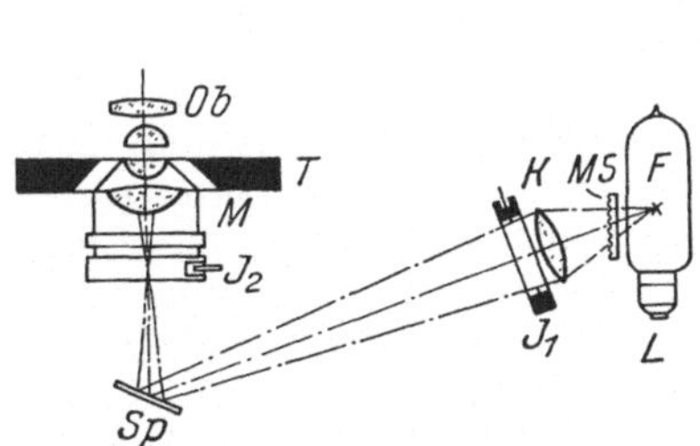

Abb. 29. Vereinfachte Beleuchtungseinrichtung für stärkere Vergrößerungen. (Aus dem Katalog „Mikrophotographische Apparate" der Fa. C. ZEISS). *Ob* Mikroskopobjektiv; *T* Mikroskoptisch; *M* ABBE-Kondensor; J_2 Irisblende

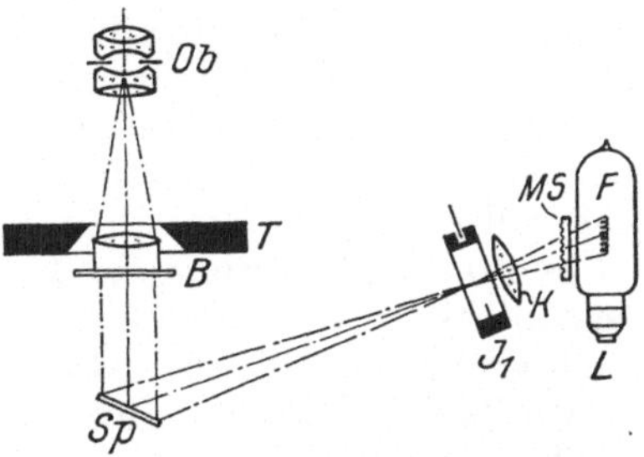

Abb. 30. Vereinfachte Beleuchtungseinrichtung für schwache Vergrößerungen. (Aus dem Katalog „Mikrophotographische Apparate" der Fa. C. ZEISS.) *Ob* Mikroskopobjektiv; *T* Mikroskoptisch; *B* Brillenglas-Kondensor

ebenen zueinander parallel sind. Man stellt zunächst die Kollektorlinse der Höhe nach so ein, daß der Krater in ihre optische Achse fällt. Hierauf entwirft man auf der Irisblende des ABBESCHEN Beleuchtungsapparates mit der Sammellinse ein scharfes Bild des Kraters, wobei die Leuchtfeldblende etwa auf die Hälfte zugezogen wird. Man hat nun dafür zu sorgen, daß dieses Bildchen in die Mitte der geschlossenen ABBE-Irisblende fällt; bei richtiger Kohlenstellung muß dieses Bildchen kreisrund sein. Wird die Kollektorlinse verschoben und die Irisblende entsprechend verengt, so muß stets der Mittelpunkt der Lichtfläche in die Mitte der ABBE-Irisblende zu liegen kommen. Es wird schließlich die Zentrierlinse auf die optische Bank gebracht und in entsprechender Höhe eingestellt, wobei wieder nachzuprüfen ist, ob auch bei ihrer achsialen Verschiebung der Mittelpunkt des Lichtbildchens in der Mitte des ABBESCHEN Beleuchtungsapparates bleibt.

Bei stehendem Mikroskop reicht für sehr viele Zwecke oft eine vereinfachte Beleuchtungseinrichtung aus, die schematisch in Abb. 29 gezeigt wird. Als Lichtquelle ist eine gasgefüllte Lampe *F* angenommen, der eine Mattscheibe *MS* vorgeschaltet werden kann. Die Kollektorlinse *K* ist ebenfalls mit einer Leuchtfeldblende J_1 versehen und entwirft über dem Spiegel Sp ein Bild der Lichtquelle in der Mitte der Abbe-Irisblende J_2. Für schwächere Vergrößerungen (Zeiss-Achromate 1 bis 1½, 1½ bis 2, 3 und 5 sowie Planare und Mikrotare) werden statt des Abbe-Kondensors Brillenglaskondensoren, wie Abb. 30 zeigt, verwendet.

Zur Beleuchtung von oben kann bei Verwendung schwacher Objektive mit genügend großem Arbeitsabstand das Licht einfach mit Hilfe eines geneigten Spiegels auf das Präparat geworfen werden, wobei eventuell im Strahlengang vor dem Spiegel eine Mattscheibe eingeschaltet werden kann, oder man benützt einen Vertikalilluminator, der zwischen Objektiv und Tubus eingeschraubt wird. Die zum Teil vom System des Vertikalilluminators abhängige Aufstellung der Beleuchtungseinrichtung wird am besten von der Lieferfirma erfragt. Im allgemeinen wird bei Benützung eines Vertikalilluminators das vom ersten Kollektor aufgenommene Licht durch einen zweiten Kollektor gleichfalls mit Irisblende auf die Irisblende des Vertikalilluminators geworfen, wobei dort ein scharfes Bild der Lichtquelle entstehen soll. Die letztgenannte Blende muß natürlich in der Höhe der optischen Achse sein. Um dies leicht zu ermöglichen, ist es zweckmäßig, wenn der Tisch des Mikroskops der Höhe nach leicht verstellbar ist oder wenn man das ganze Mikroskop auf ein der Höhe nach leicht verstellbares Tischchen bringt. Das Objektiv des Mikroskops bildet dann die Blendenöffnung des zweiten Kollektors, der hier als Leuchtfeldblende dient, in der Objektebene ab, wobei durch Neigen des im Vertikalilluminator vorhandenen Planglases bzw. Prismas und durch Drehen des Vertikalilluminators um eine vertikale Achse die Zentrierung erfolgt. Die Blende des ersten Kollektors bleibt ganz offen, die eigentliche Leuchtfeldblende ist jedoch so weit als möglich zu schließen, um Verschleierung der Bilder zu vermeiden. Ist die Leuchtfläche der Lichtquelle nicht punktförmig, sondern von größerer Ausdehnung wie bei den Projektionshalbwattlampen, so kann der erste Kollektor überhaupt weggelassen werden.

Lupenaufnahmen

Unter Lupenaufnahmen sollen Aufnahmemethoden zusammengefaßt werden, bei denen das Aufnahmeobjekt auf dem Film selbst eventuell verkleinert, auf der Projektionsfläche jedoch vergrößert erscheint, ist doch die Vergrößerung durch den Projektionsapparat bei kleinen Amateureinrichtungen ungefähr 100, bei größeren Vorführungsapparaten ungefähr 200fach. Das Bild eines Gegenstandes auf dem Film wird um so größer, je mehr der Gegenstand der Kamera genähert wird. Ist das Objektiv (wie bei einfachen Apparaten) auf „unendlich" eingestellt, so darf sich das Objekt nur bis zu einer bestimmten Entfernung nähern, soll nicht die Abbildungsschärfe leiden. Bei Schmalfilmapparaten beträgt diese Entfernung meist 1,5 m. Durch Benützung von Vorsatzlinsen, durch die die Brechkraft des Objektivs erhöht (die Brennweite verringert) wird, läßt sich auch noch für geringere Distanzen eine scharfe Abbildung erzielen, wobei das Objekt sich jedoch stets in einer für die Brechkraft der Vorsatzlinse charakteristischen Entfernung befinden muß. Bei auf unendlich eingestelltem Objektiv ist diese Distanz gleich der Brennweite der Vorsatzlinse. Ist der Objektivabstand vom Film für Nahaufnahmen regulierbar, so ergeben sich natürlich überhaupt keine Schwierigkeiten. Je größer die Abbildung sein soll, um so näher muß das Objekt zum Objektiv gebracht werden; ist ein größerer Arbeitsabstand erwünscht, so empfiehlt sich die Benützung eines Objektivs mit größerer Brennweite, das natürlich unter Zuhilfenahme eines besonderen Zwischenrohrs in einem entsprechend größeren Abstand vom Film angebracht werden muß als das Objektiv mit kleinerer Brennweite.

Die Brennweite der gebräuchlichen Aufnahmeobjektive für Normalfilm liegt zwischen 35 und 70 mm, beträgt aber meist 50 mm, bei den meisten Schmalfilmkameras 15—25 mm. Wegen der kurzen Belichtungszeit werden meist lichtstarke Objektive mit einem Öffnungsverhältnis bis zu 1 : 3,5 und darüber benützt. Die Tiefenschärfe ist dem Öffnungsverhältnis umgekehrt proportional.

Unter Tiefenschärfe (Abbildungstiefe) versteht man den Raum, innerhalb dessen ein Objekt verschoben werden kann, ohne daß die Unschärfe seines Bildes die zulässige Grenze überschreitet. Wenn z. B. bei einem auf unendlich eingestellten Objektiv als vordere Grenze 1,50 m angegeben ist, so würde die Tiefenschärfe sich von der Unendlichkeit bis zu diesem Grenzwert erstrecken. Die Tiefenschärfe nimmt mit Vergrößerung der Brennweite zu, nimmt dagegen mit zunehmender Objektivöffnung ab. Bei Einstellung auf eine bestimmte endliche Entfernung erstreckt sich das scharf abgebildete Gebiet ein wenig vor und hinter die eingestellte Distanz, wobei die Tiefenschärfe nach rückwärts weiter reicht als nach vorn. In der folgenden Tabelle sind zunächst die Grenzen des scharf abgebildeten Gebiets nach vorne bei Einstellung auf „unendlich" für Objektive verschiedener Brennweite und mit verschiedenem Öffnungsverhältnis zusammengestellt (aus KÖHLER, 1926).

Tabelle 6. Grenze des scharf abgebildeten Gebiets nach vorne bei Einstellung auf unendlich

Brennweite in mm	Öffnungsverhältnis			
	1:2,5 m	1:3,5 m	1:4,5 m	1:5,6 m
20		1,5 (Pathé)		
35	9,8	7,0	5,55	4,4
50	20	14,3	11,1	8,95
75	45	32	25	20
120	115	82	64	51,5

Folgende Tabelle gibt die Tiefenbereiche bei Einstellung auf nahe Gegenstände an, wobei ein Zerstreuungskreisdurchmesser (eine Bildunschärfe) von $^1/_{30}$ mm zugrunde gelegt ist (aus J. M. EDER, Rez., Tab. u. Arbeitsvorschriften 1927).

Tabelle 7. Abbildungstiefe bei Einstellung auf nahe Gegenstände

Abstand in m	f = 35 mm 1:3,5 Tiefe in m von	bis	f = 40 mm 1:3,5 Tiefe in m von	bis	f = 50 mm 1:3,5 Tiefe in m von	bis	f = 50 mm 1:2,0 Tiefe in m von	bis
1,0	0,9	1,1	0,9	1,1	0,96	1,05	0,98	1,03
1,5	1,3	1,8	1,4	1,7	1,4	1,6	1,44	1,56
2,0	1,7	2,5	1,7	2,3	1,8	2,2	1,9	2,1
3,0	2,3	4,2	2,5	3,8	2,6	3,5	2,8	3,3
4,0	2,9	6,4	3,1	5,6	3,4	4,9	3,6	4,5
5,0	3,4	9,5	3,7	7,8	4,0	6,5	4,4	5,8

Für die Pathé-Schmalfilmkamera werden von der Firma Pathé Vorsatzlinsen für Nahaufnahmen bis zu 50 cm Abstand in den Handel gebracht. Für biologische Zwecke sind meist noch andere Vorsatzlinsen zu empfehlen, besonders wenn kleine Objekte wie Insekten, Froschherzen u. dgl. gefilmt werden sollen. Solche Vorsatzlinsen werden nach meinen Angaben von den Optischen Werken C. Reichert (Wien) in den Handel gebracht. In der folgenden Tabelle sind die Daten über diese verschiedenen Vorsatzlinsen zusammengestellt.

Tabelle 8. Vorsatzlinsen für den Pathé-Apparat

Bezeichnung	Einstellung auf eine Entfernung von cm	Aufnahmefeld	Tiefe	Anmerkung
2,5 m	250			
2.0 m	200			
1,5 m	150			Pathé
1,0 m	100	18 × 36 cm		
0,5 m	50	14 × 18 cm		
Nr. 1	7	2 × 3 cm	vorne 1/2 cm / hinten 1 cm	
Nr. 2	10	3 × 4 cm	vorne 1 cm / hinten 2 cm	C. Reichert
Nr. 3	19	5,5 × 7,5 cm	vorne 2 cm / hinten 3 cm	
Nr. 4	30	9 × 12 cm	4 — 6 cm	

Viele Schmalfilmapparate können auch mit einem einstellbaren Objektiv bezogen werden, so daß ein Teil der Vorsatzlinsen nicht benötigt wird, für Aufnahmen aus ganz kurzer Entfernung können für diese Apparate aber auch Vorsatzlinsen, wie sie hier für die Pathé-Kamera angegeben wurden, verwendet werden. Die in Tabelle 8 angegebenen Linsen sind z. B. auch für die Kamera Cine-Nizo 9,5 Modell F verwendbar.

Die scharfe Einstellung ist bei Apparaten, bei denen das Filmbild von rückwärts betrachtet werden kann, besonders einfach; sonst stellt man mit der auf dem Objektiv angebrachten Distanzskala ein oder bringt bei Benützung von Vorsatzlinsen das Objekt in die für die jeweilige Linse gültige Arbeitsentfernung. Um dabei das Objekt in die

Mitte des Gesichtsfeldes und gleichzeitig in den richtigen Abstand zu bringen, bedient man sich zweckmäßig der von mir angegebenen und von der Firma C. Reichert erzeugten Zentrierstäbe. Sie bestehen aus einem aus ausziehbaren Metallröhren zusammengesetzten Stab, der auf einer kleinen Metalldose senkrecht zu dieser befestigt ist; die Metalldose wird auf das Objektiv des Kinoapparates aufgesetzt, wobei der Zentrierstab die optische Achse des Systems darstellt und auf das Aufnahmsobjekt oder auf den Mittelpunkt seines Bewegungsbereiches zeigen soll. Der Zentrierstab wird vor dem Aufsetzen auf die richtige Länge gebracht. Besonders leicht gestaltet sich die Zentrierung und Einstellung des Objekts, bzw. der Kamera bei Benützung der Zentrierstäbe in Verbindung mit dem von mir angegebenen Universalkinostativ. Abb. 31 zeigt z. B. eine derartige Anordnung während der Zentrierung. Bei Benützung von Vorsatzlinsen werden diese nach erfolgter Zentrierung auf das Objektiv gesetzt.

Sowohl bei der Pathé-Kamera als auch bei der Cine-Nizo 9,5 Kamera Modell F kann die Filmführung nach Entfernung der Kassette zurückgeklappt werden; dies dürfte wohl auch bei vielen anderen Apparaten möglich sein. Man kann in diesem Fall ein Stückchen Film über das Bildfenster legen und

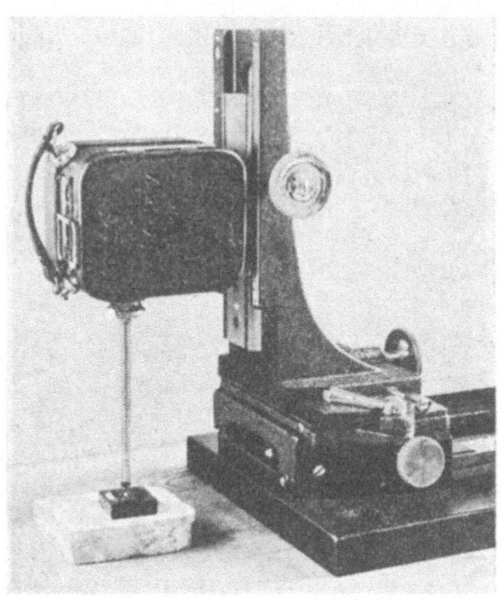

Abb. 31. Kinokamera auf dem Universalkinostativ befestigt, am Objektiv ein Zentrierstab. (Aus Scheminzky und Kann. ZS. f. wiss. Mikr. 45, 1928)

darauf direkt wie auf einer Mattscheibe einstellen. Man kann dabei auch die Beleuchtung beurteilen. Ist das Bild durch den Film gut zu sehen, so ist im allgemeinen das Licht ausreichend.

Zur Berechnung der Vergrößerung, in der das Objekt auf dem Projektionsschirm abgebildet wird, ist es am einfachsten, die Größe des Gesichtsfeldes bei der Aufnahme zur Größe des projizierten Gesamtbildes in Beziehung zu bringen. Die Größe des Bildes auf dem Film selbst läßt sich nach der bekannten Formel: Gegenstandsgröße : Bildgröße gleich Gegenstandsentfernung : Bildentfernung (vom Linsenmittelpunkt) berechnen; ist der Abstand der Linse (des Objektivs) vom Film nicht bekannt, so ist er errechenbar, weil die Summe der reziproken Werte von Bildentfernung und Gegenstandsentfernung dem reziproken Wert der Brennwerte gleich ist.

Da es sich hier meist um Aufnahmen bei auffallendem Licht handelt,

ist gute Beleuchtung besonders wichtig. Es reichen jedoch vielfach
kleine, neigbare Bogenlampen mit 5 bis 10 Amp. Stromverbrauch
aus. Um unnötige Erhitzung des Aufnahmegegenstandes zu vermeiden,
ist auch hier die Benützung einer mit Wasser, Eisensulfat oder Kupfersulfatlösung gefüllten Küvette empfehlenswert. Durch die einseitige
starke Beleuchtung entstehen jedoch tiefe Schatten, in denen keine
Details sichtbar sind. Es ist zweckmäßig, diese Schatten durch eine
zweite, weniger starke Lichtquelle (z. B. durch eine Halbwattlampe)
oder auch durch Aufstellung eines halbrunden Schirmes hinter dem
Objekt gegenüber der Lichtquelle, wie dies beispielsweise Abb. 32 zeigt,
aufzuhellen. Mattweißer Karton hellt dabei natürlich weniger stark

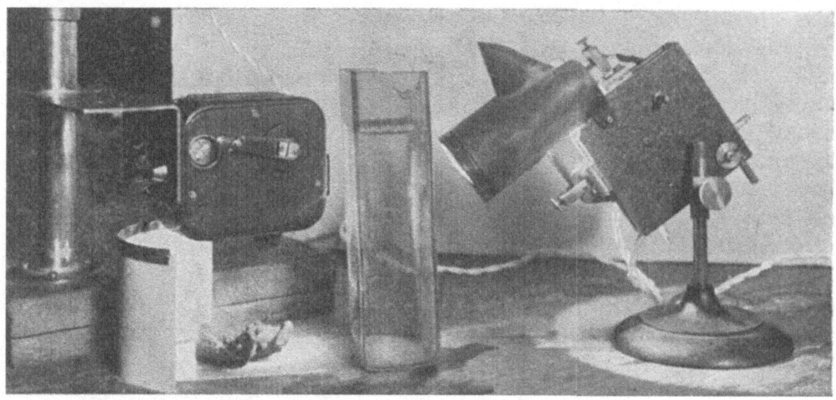

Abb. 32. Einrichtung für Nahaufnahme kleiner Objekte mit geneigter Bogenlampe, Wasserkammer und rundem Aufhellungsschirm aus Glanzpapier

auf als glänzendes Kunstdruckpapier. Auch das für Registrierzwecke
benützte weiße Glanzpapier eignet sich gut.

Als Hintergrund wird weißer Karton oder solcher von neutral-
grauer oder dunkelgrüner Farbe verwendet. Einen vollkommen schwarzen
Hintergrund, der bei richtiger Beleuchtung auf den Film überhaupt nicht
wirkt, gibt schwarzer Samt oder auch das billigere schwarze Samtpapier.

Auf die Verwendung der Meteorlampe mit Doppellichtbogen zur
Beleuchtung größerer Aufnahmsfelder wurde schon auf S. 371 hingewiesen.
Die Meteorlampe ist in Abb. 26 dargestellt.

Die Ausarbeitung der Filmaufnahmen

Von jeder Filmaufnahme soll sofort ein Protokoll angelegt
werden, in welchem unter Kontrollnummern die Daten über den Aufnahmegegenstand, die Objektive und Beleuchtungsverhältnisse einge-
tragen werden. Später werden diese Notizen durch Angaben der
Längen, eventuell Angaben bezüglich des Kopierens sowie durch einen
Vermerk über die Güte der Aufnahme ergänzt.

In den meisten Fällen wird die Aufnahme wie in der normalen photographischen Technik zu einem Negativ entwickelt; nach diesem werden dann Positivkopien hergestellt. In allen Fällen, wo mehrere Kopien gewonnen werden und die Güte der Aufnahme so hoch als möglich getrieben werden soll, ist einzig und allein dieses Verfahren am Platze. Ist nur ein Positiv erforderlich, eine besondere Güte desselben nicht notwendig und soll vor allem die Aufnahme so billig als möglich hergestellt werden, so läßt sich die Aufnahme nach einem im nächsten Abschnitt beschriebenen Umkehrverfahren sofort ohne Umweg über die Kopie in ein Positiv überführen. In diesem Abschnitt soll die gewöhnliche Entwicklung besprochen werden, wobei auch auf die Behandlung von Positivkopien Rücksicht genommen wird.

Obwohl man die Entwicklung in einer Filmanstalt ausführen lassen kann, kann die Selbstausarbeitung nicht dringend genug empfohlen werden, weil sich dadurch die Güte der Aufnahmen ganz besonders steigern läßt. Bezüglich der richtigen Belichtung sei auf die Angabe im Agfa-Handbuch für Kinematographie ver-

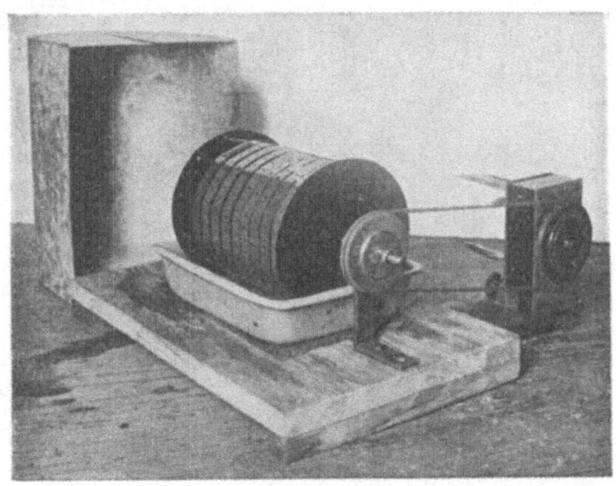

Abb. 33. Trommel mit Uhrwerkantrieb für Pathé-Schmalfilm, die in eine 9 × 12 cm-Schale eintaucht. Links ein lichtdichter Deckel für die Trommel

wiesen, nach der die Belichtung bei Verwendung von Agfa-Entwicklern sowohl für den Negativfilm bei der Aufnahme als auch für den Positivfilm beim Kopieren so abzustimmen ist, daß die Entwicklung drei Minuten lang dauert. Auf die Wichtigkeit von Probeaufnahmen wegen richtiger Beleuchtung und Belichtung wurde schon früher hingewiesen.

Zum Entwickeln wird der Film entweder auf einen Rahmen aufgewickelt und mit diesem in den Entwickler eingesenkt (z. B. bei Pathé-Schmalfilm) oder auf eine Trommel gewickelt, die in eine Schale mit der Entwicklerlösung eintaucht und während der Entwicklung in Umdrehung versetzt wird. Eine derartige improvisierte Entwicklungsvorrichtung, bei der die Rotation durch ein Uhrwerk erfolgt, zeigt Abb. 33. In Abb. 34 ist ein von der Firma Zeiss-Ikon A. G. hergestelltes Entwicklungsgerät dargestellt, dessen Trommel, mit einem Wasserrad versehen, während des Auswaschens durch den Wasserstrahl in Umdrehung versetzt werden kann. Die Trommelentwicklung ist in bezug auf den Chemikalienverbrauch die sparsamste Methode. Für die Entwicklung großer Filmmengen kommt auch das Correx-Verfahren in Betracht, bei dem der Film gleichfalls auf einer Trommel, aber in mehreren Lagen übereinander, aufgewickelt wird, wobei durch Mitaufwickeln eines mit Warzen versehenen Einlagebandes dafür gesorgt wird, daß die Entwicklungsflüssigkeit zu allen Stellen des Films gleichmäßig gelangen kann. Das Correx-Verfahren ist in der letzten Zeit auch für das 16 mm Schmalfilmsystem ausgebaut worden.

Die Entwicklung wird wohl meistens in der Dunkelkammer erfolgen, so daß eine Desensibilisierung nicht notwendig ist. Der für den Pathé-Film in den Handel gebrachte Paraphenylendiamin-Entwickler enthält Phenosafranin als Desensibilisator, so daß der Film sofort nach beendigter Entwicklung in 1 m Abstand von Kerzenlicht betrachtet werden kann. Zur Entwicklung bei gelbem Licht bewährt sich Desensibilisierung mit Pinakryptolgrün, wodurch gleichzeitig die Bildung des Luftschleiers unterdrückt wird (Vgl. J. M. Eder, Rez., Tab. u. Arbeitsvorschriften, 1927). Man verwendet 1 g Pinakryptolgrün in

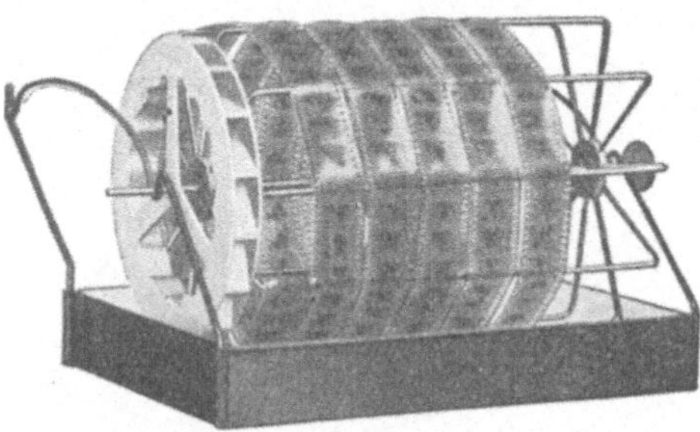

Abb. 34. Zeiss-Ikon-Filmtrommel

500 ccm heißem Wasser gelöst. Von dieser im Dunkeln aufzubewahrenden Vorratslösung wird eine entsprechende Menge mit kaltem Wasser auf das Zehnfache verdünnt; in dieser Lösung wird der exponierte Film im Dunkeln oder bei rotem Licht eine Minute lang vorgebadet. Die verdünnte Lösung ist wiederholt benützbar. Die Filme können hierauf sofort bei gelbem Licht entwickelt werden. Es ergeben sich sehr klare Negative.

Zur Filmentwicklung benützt man meist Metol-Hydrochinonentwickler, wobei die Negative meist weicher, die Positive etwas härter entwickelt werden; extrahart entwickelt man Titel und Strichzeichnungen, bei denen schon die Negative auf Positivfilm hergestellt werden. Bei Benützung des Metol-Hydrochinonentwicklers tritt bei Trommelentwicklung oft der sogenannte Luftschleier auf. Er läßt sich jedoch durch Zusatz von etwas Pinakryptolgrün (1 Teil auf 500000 bis 1000000 Teile Entwickler) unterdrücken. Im folgenden sind einige ausgezeichnete Entwicklerrezepte (aus Eder, Rez., Tab. u. Arbeitsvorschriften 1927) wiedergegeben.

Sehr gute Resultate gibt auch der Pathé-Paraphenylendiaminentwickler. Sehr klare, wenn auch weiche Negative gibt Glyzinentwickler (z. B. käufliche Agfa-Glyzinlösung 1 : 5 bis 1 : 10 verdünnt). Der Glyzinentwickler empfiehlt sich besonders für alte Filme und bei kontrastreichen Aufnahmegegenständen sowie für den Anfänger, der in der Wahl der richtigen Belichtungszeit nicht sicher ist und durch diesen Entwickler Belichtungsfehler ausgleichen kann.

Tabelle 9. Kodak-Entwickler für Kinofilm

Temperatur 18 bis 21⁰ C, Entwicklungszeit bei I und II 6 bis 12 Minuten,
bei III 10 bis 20 Minuten, bei IV 4 bis 10 Minuten

	I Negativtrog- entwickler	II Negativ- trommelent- wickler (härter als I)	III Positivtrog- entwickler	IV Positiv- trommel- entwickler
Metol	2,0 g	2,5 g	0,3 g	0,5 g
Wasserfreies Natriumsulfit	19,0 g	100,0 g	37,0 g	100,0 g
Hydrochinon	0,5 g	10,0 g	6,0 g	10,0 g
Wasserfreies Natriumcarbonat	12,5 g	—	19,0 g	—
Kaliumcarbonat	—	50,0 g	—	100,0 g
ˈʳromkalium	0,75 g	5,0 g	0,9 g	3,8 g
ˈˈer auffüllen bis	1 l	1 l	1 l	1 l
ˈˈˈäure	—	—	0,75 g	—
ˈˈˈabisulfit	—	—	1,5 g	—

 ˈwickler für Kinotitel und Strichzeichnungen (auf Positivfilm): 1 g
 75 g wasserfreies Natriumsulfit, 9 g Hydrochinon, 25 g Kalium-
ˈˈat, 5 g Bromkali, mit Wasser auffüllen auf ein Liter (besonders
ˈ arbeitend.)

Tabelle 10. AGFA- und ZEISS-IKON-Entwickler für Kinofilm

	Negativfilm		Positivfilm		Titelfilm	
	AGFA	ZEISS-IKON	AGFA	ZEISS-IKON	AGFA	ZEISS-IKON
Wasser	1000 g	1000 g	1000 g	1000 g	1000 g	1000 g
Metol	5 g	2,5 g	2 g	1,5 g	0,5 g	0,5 g
Hydrochinon	6 g	5 g	4 g	5 g	5 g	10 g
Natriumsulfit, krist.	30 g	50 g	50 g	70 g	40 g	60 g
Pottasche	40 g	20 g	—	40 g	50 g	75 g
Soda, krist.	—	—	50 g	—	—	—
Bromkalium	2 g	2 g	2 g	1—2 g	2 g	4 g

Das photographische Bild auf dem Negativfilm besteht aus einer
Aneinanderlagerung feinster Silberkörner. Da das Kinobild bis zu
200mal vergrößert wird, tritt unter Umständen das Korn störend hervor.
Insbesondere bemüht man sich beim Schmalfilm, dessen Einzelbilder ja
besonders klein sind, das Filmkorn klein zu halten, um eine möglichst
weitgehende Vergrößerung in der Projektion zu erreichen. Das Korn
des Umkehrfilms ist bedeutend feiner als das des zum Negativ entwickelten Films, das sich ja auch auf den Positivfilm überträgt. Darin
liegt der Hauptvorzug des Umkehrverfahrens (siehe nächsten Abschnitt),
das aber wieder andere Nachteile mit sich bringt. Man hat daher nach
Möglichkeiten gesucht, auch beim Negativ eine Verkleinerung des Kornes
zu bewirken. Dies gelingt unter anderem durch Verwendung besonders
zusammengesetzter Entwickler. Hieher gehört z. B. der für den PATHÉ-
Film empfohlene Paraphenylendiaminentwickler. Ein solcher Feinkorn-

entwickler wurde von der Eastman Kodak Co. in Rochester angegeben. Seine Zusammensetzung ist die folgende:

Kodak Feinkornentwickler:

Metol 2 g, Sulfit wasserfrei 100 g, Hydrochinon 5 g, Borax 2 g, Wasser 1000 g.

A. v. Barsy hat 1928 seine Erfahrungen mit diesem Entwickler mitgeteilt. Die Schärfe der Aufnahmen erscheint gegenüber mit anderen Entwicklern hergestellten etwas erhöht, die Gradation des Films ist besser als bei Benutzung alkalischer Entwickler; die Haltbarkeit dieses Entwicklers ist groß; er liefert Bilder mit wesentlich feinerem Korn. Die Entwicklungszeit für richtig belichtete Negative beträgt nach den Angaben der Eastman Kodak Co. zirka 15 Minuten, nach Barsy soll sie aber für frischen Entwickler nur 6 Minuten, für älteren Entwickler 10 Minuten betragen. Die Entwicklungstemperatur betrage nur 16 bis 17 Grad, bei mehr als 18 Grad C neigen die Negative zur Bildung von Grauschleiern. Der Entwickler ist bei Tageslicht öfters auf Opaleszenz und Färbung zu prüfen; er darf nicht zu sehr ausgenützt werden. Wichtig ist die Verwendung von wasserfreiem Natriumsulfit zum Ansetzen; kristallisiertes Natriumsulfit ist, da oft unrein, nicht zu verwenden, wenn einwandfreie Resultate erzielt werden sollen.

Der eben genannte Kodak-Entwickler wurde auch von mir für Pathé-Schmalfilm ausprobiert und als sehr gut und brauchbar befunden. Das Filmkorn ist tatsächlich, was bei so kleinen Bildern besonders wichtig ist, bedeutend kleiner, die Verwendung dieses Feinkornentwicklers kann daher zur Entwicklung von Schmalfilmen nicht dringend genug empfohlen werden. Wichtig ist, daß man schon die Probeaufnahme in diesem Entwickler hervorruft; es ist nämlich bei Verwendung dieses Entwicklers eine etwas längere Belichtung bzw. eine etwas intensivere Beleuchtung notwendig, als wenn z. B. der in der Tab. 9 angeführte Kodak-Negativ-Trommelentwickler verwendet wird. Der Negativ-Trommelentwickler nach Tab. 9 holt aus einer schwach belichteten Aufnahme mehr heraus als der Feinkornentwickler, dafür wird eben das Korn auch gröber. Jedenfalls ist bei Benutzung des Feinkornentwicklers eine stärkere Belichtung notwendig.

Ein anderer Feinkornentwickler wurde von der Agfa angegeben; er hat folgende Zusammensetzung:

Agfa-Feinkornentwickler:

Wasser dest. 1000 ccm, Metol 4,5 g, Natriumsulfit, wasserfrei 85 g, Soda, wasserfrei 1 g, Bromkalium 0,5 g.

Man muß häufig Filmaufnahmen eines recht wenig kontrastreichen Gegenstandes machen oder bei sehr flauem Licht arbeiten. In diesem Fall ist ein besonders brillant arbeitender Entwickler notwendig. In der Phot. Korr. Nr. 10, 1929, S. 294 findet sich folgendes Rezept:

Wasser 1000 ccm, Kaliummetabisulfit 1,5 g, Natriumsulfit, wasserfrei 7,5 g, Pyrogallol 1,5 g. Entwicklungsdauer bei 18 Grad ca. 20 Minuten.

Der Entwickler dürfte wahrscheinlich ein gröberes Korn liefern. Bei seiner Anwendung für Schmalfilme wird man vorerst vergleichende Versuche durchführen müssen.

Die **Entwicklungstemperatur** soll im allgemeinen zwischen 16 und 21⁰ C liegen. Bei wesentlich niedrigerer Temperatur (unter 10 bis 12⁰) sinkt die Kraft der meisten Entwickler. Weniger macht sich dies bei den Rapidentwicklern bemerkbar, die jedoch wieder bei höheren Temperaturen (über 20⁰) zur Schleierbildung neigen.

Die **Dichte** (Schwärzung) eines Negativs, bzw. einer bestimmten Stelle desselben, wird aus dem Verhältnis des auf diese Stelle auftreffenden und des von dieser Stelle durchgelassenen Lichtes bestimmt. Sie wird zahlenmäßig als Logarithmus der Undurchsichtigkeit angegeben, wobei die Undurchsichtigkeit dem reziproken Wert des durchgelassenen Lichtanteiles entspricht. Wird z. B. nur $^1/_{10}$ des Lichtes durchgelassen, so ist die Dichte an dieser Stelle 1 (Log. von 10). Auch die Schleierbildung wird in dieser Weise gemessen. Im allgemeinen stört ein Schleier bis 0,2 bei Negativen nicht, Positive dagegen sollen immer glasklar und schleierfrei entwickelt werden.

Schleierbildung kann auf verschiedenste Art zustande kommen; auch die Abhilfe ist jeweils eine verschiedene. Man unterscheidet:[1] **Emulsionsschleier**, der durch Fehler bei der Herstellung der Filme oder auf zu alten Filmen zustande kommt. **Lichtschleier** entstehen bei Verwendung schlechter Dunkelkammerlampen, ungenügender Desensibilisierung oder Nebenlicht. **Luftschleier** entstehen, wenn der Film, wie bei der Trommelentwicklung, nur vorübergehend in den Entwickler eintaucht und dann einige Zeit an der Luft verbleibt; er tritt besonders bei Verewndung von Metol-Hydrochinon und Trommelentwicklung auf, kann aber durch Pinakryptolgrünzusatz, wie schon erwähnt, unterdrückt werden. **Friktions- oder Druckschleier** entsteht durch Reiben der photographischen Schicht; er kommt durch Staubkörnchen oder durch Konstruktionsmängel, Gebrechen u. dgl. im Aufnahmeapparat zustande, wenn der Film z. B. mit seiner Schichtseite unter Druck über eine harte Unterlage gezogen wird; Zusatz von 2 g Fixiernatron auf einen Liter Metol-Hydrochinonentwickler unterdrückt ihn, doch tritt dadurch bei manchen Emulsionen ein dichroitischer Schleier auf; auch Jodkalizusatz zum Entwickler verhindert diesen Schleier. **Dichroitischer Schleier** entsteht, wenn der Entwickler große Mengen eines Lösungsmittels für Silberhaloide, wie Natriumsulfit, Ammoniak oder Fixiernatron, enthält, besonders bei langsam arbeitendem Entwickler (z. B. Glyzin). Das sich auf den ganzen Film abscheidende kolloide Silber ist im auffallenden Licht lehmfarbig, im durchfallenden rötlich bis violett. Abhilfe ist nur durch Benützung eines anderen Entwicklers möglich. Stark schleiernder Negativfilm ist im allgemeinen unbrauchbar, schleiernder Positivfilm kann durch 24stündiges Baden in 2%iger Salpetersäure und darauf folgendes einstündiges

---

[1] Es sollen hier nur die häufigsten Arten des Schleiers, die bei Filmen auftreten können, erwähnt werden.

Waschen und Baden in 1%iger Bromkalilösung wieder brauchbar gemacht werden (vor der Belichtung); es sinkt dabei allerdings die Empfindlichkeit des Films, doch kann er noch für Aufnahmen von Titeln
und Zeichnungen verwendet werden.

Nach gründlichem Abspülen folgt das Fixieren des Films, u. zw.
stets in saurem Bad. Die Zusammensetzung des Fixierbades ist nach
J. M. Eder, Rez., Tab. u. Arbeitsvorschriften (1927) am besten folgende:

	Negativfilm	Positivfilm
Wasser	1000 g	1000 g
Thiosulfat, krist.	400 g	300 g
Bisulfitlauge techn.	100 g	100 g

Da die technische Bisulfitlauge nicht immer zur Hand ist, wird man
sich durch Zusatz von 10 bis 15 g Natriumbisulfit pro 1 l Bad an Stelle
der Bisulfitlauge helfen. Das für den Positivfilm bestimmte Bad kann
übrigens, wenn möglichste Vereinfachung des Verfahrens erwünscht
ist, bei etwas längerer Fixationsdauer auch für den Negativfilm benützt
werden. Man läßt den Film meist doppelt so lange Zeit im Fixierbad, als
zum Klarwerden des Films notwendig war.

Nach dem Fixieren ist gründliche Wässerung notwendig (in
fließendem Wasser etwa eine halbe Stunde lang). Eine Härtung der
Schicht (besonders für den Positivfilm empfehlenswert) kann durch
Baden des Films in einer Lösung von 5 ccm Formol (40%ig) auf 1 l
Wasser während zwei Minuten und anschließendes gründliches Waschen
erfolgen. Eine größere Geschmeidigkeit des Films wird durch ein
2%iges Glycerinbad erzielt, das man eine halbe bis eine Minute lang
einwirken läßt; anschließend sofortiges Trocknen, ohne zu wässern.

Das Trocknen erfolgt am besten in einem staubfreien Raum, je
nach den Verhältnissen frei hängend oder auf Trommeln oder Rahmen.
Auf der Gelatineschicht klebende, durch einfache Wässerung nicht ent-
fernbare Schmutzteilchen lassen sich durch Abwischen des nassen Films
mit einem völlig durchtränkten nassen Wattebausch beseitigen.

Zusammengehörige Negativstücke von gleichwertiger Dichte werden
in Klebepressen mit Klebekitt aneinandergekittet, worauf im Kapitel
über das Fertigmachen der Filme noch näher eingegangen wird. Negative
ungleicher Dichte bleiben am besten getrennt, da jedes Stück die entsprechende Belichtung beim Kopieren erhalten muß. Wer die Negative nicht selbst ausarbeitet und sich die einzelnen Aufnahmen durch
eine Kopieranstalt zusammenstellen läßt, findet alles diesbezüglich
Wissenswerte im Beitrag von E. Degner in diesem Buch.

Das Umkehrverfahren zur direkten Herstellung von Filmpositiven

Von den verschiedenen einschlägigen Verfahren soll hier nur eines
ausführlicher beschrieben werden; im übrigen sei auf die Rezeptsamm-
lung von Eder (1927) verwiesen.

Der in üblicher Weise belichtete Film wird in folgendem kontrastreich arbeitenden Entwickler durchentwickelt:

A.   Natriumsulfit.... 25 g, Hydrochinon... 25 g, Bromkalium... 25 g, mit Wasser auf 1 l auffüllen.

B.   Natriumhydroxyd..... 50 g, Wasser auffüllen auf 1 l.
Gemischt werden gleiche Teile von A und B.

Nach gründlichem Wässern kommt der Film ins Umkehrbad:

$4^0/_0$ige Kaliumpermanganatlösung..1 Teil, Schwefelsäure $(20\,{}^0/_0)$..1 Teil, Wasser 20 Teile o d e r Kaliumbichromat...2 g, konzentrierte Schwefelsäure...2 ccm, Wasser auffüllen auf 1 l.

Die Umkehrung des Films und alle weiteren Operationen können bei gewöhnlichem Licht ausgeführt werden. Es folgt ein Klärbad, das nach Verwendung von Kaliumpermanganat 20 g Natriumbisulfit im Liter Wasser, nach Verwendung von Kaliumbichromat dagegen 100 g Natriumsulfit pro 1 l Wasser enthält. Der Film gibt ein gutes Positiv, wenn in den höchsten Lichtern nur mehr Spuren des Bromsilbers vorhanden sind. Ist der Film zu dicht, so wird er nach Auswaschen in einer $9^0/_0$igen Fixiernatronlösung entsprechend abgeschwächt. Es empfiehlt sich, diese Abschwächung für jede einzelne Szene getrennt auszuführen. Will man ganz sicher gehen, so kann man einzelne Stückchen vom Film abschneiden und sogleich im später zu erwähnenden Schwärzungsbad behandeln oder die Stückchen vorher verschieden lang im Fixiernatronbad abschwächen. Nach gründlichem Wässern wird dann das Bromsilber bei vollem Licht reduziert. Ein mehr brauner Ton ergibt sich bei Verwendung einer $1^0/_0$igen Lösung von Natriumsulfit. Einen blauschwarzen Ton erhält man mit folgendem Bad: Zinnchlorid 100 g, Salzsäure von spez. Gew. 1,17 ... 10 ccm, Wasser 1000 g. Die Schwärzung kann auch mit gewöhnlichen photographischen Entwicklern ausgeführt werden.

Für den PATHÉ-Schmalfilm wurde das Umkehrverfahren besonders vereinfacht und mechanisiert. Die Präparate kommen in Tubenform in den Handel. Eine blaugesiegelte Tube enthält Paraphenylendiamin und Phenosafranin, die mit 1 l Wasser gebrauchsfertigen Entwickler geben. Nach fünfzehn Minuten Entwicklungsdauer wird der Film fünfzehn Minuten lang in fließendem Wasser gewaschen. Eine rotgesiegelte Tube enthält Bisulfat und Permanganat für 1 l Umkehrbad, in welches der Film noch in der Dunkelkammer für fünf Minuten gebracht wird. Nach meiner Erfahrung ist allerdings diese Zeit zweckmäßig auf zehn bis fünfzehn Minuten zu erstrecken. Nach fünfzehn Minuten langer Wässerung erfolgt die Klärung in einem Bleichbad, hergestellt durch Auflösen des Inhaltes der weißgesiegelten Tube in 1 l Wasser (Bisulfat und Bisulfit), während fünf Minuten; anschließend daran wird der Film $1/_4$ Stunde lang in Wasser ausgewaschen. Inzwischen wird zum Bleichbad der Inhalt der schwarzgesiegelten Tube hinzugefügt und darin der Film geschwärzt. Nach einer viertelstündigen Schlußwässerung kann

der Film zum Trocknen aufgehängt werden. Bei nicht richtiger Belichtungszeit ist allerdings oft eine Korrektur durch Verstärken oder Abschwächen
nötig.

Das Umkehrverfahren hat seine Vorteile; sie liegen in der Vermeidung der Kopie, es bringt dieses Verfahren also in bezug auf Arbeit
und Kosten eine Ersparnis. Der umgekehrte Film hat auch ein wesentlich
feineres Korn, was ganz besonders für die Schmalfilme von Bedeutung ist.
Ist ein Umkehrfilm gut gelungen, so ist er ausgezeichnet; ist er nicht sehr
gut gelungen, so ist er elend. Man kann bei den Aufnahmen des Kinoamateurs, z. B. im Freien, an Hand von Belichtungstabellen eine annähernd richtige Belichtungszeit leicht treffen, soll man aber etwa Aufnahmen eines schlagenden Herzens bei Beleuchtung mit einer Bogenlampe
machen oder die Bewegungen von Protozoen im Dunkelfeld festhalten,
so wird man nur in den seltensten Fällen und erst nach vielen Probeaufnahmen die Belichtung so regulieren können, daß nach der Umkehrung ein einwandfreies Positiv herauskommt. Bei der gewöhnlichen
Entwicklung zum Negativ hat man immer die Möglichkeit, beim Positivprozeß eine Korrektur vorzunehmen. Ein nicht sehr gutes Negativ kann,
gut kopiert, immer noch ein recht brauchbares Positiv liefern. Man wird
daher bei wissenschaftlichen Aufnahmen doch in erster Linie an das
Negativ-Positivverfahren denken und selbst beim Schmalfilm das etwas
gröbere Korn des Negativs in Kauf nehmen. Die Entwicklung und Umkehrung wissenschaftlicher Aufnahmen soll man selbst durchführen, da
die Entwicklungsanstalten mit den komplizierten aufgenommenen
Objekten nicht vertraut sind und daher aus dem Film nicht das möglichst
Beste herausholen können. Meine eigenen Erfahrungen waren beim
Umkehrverfahren jedenfalls derartige, daß ich im allgemeinen von seiner
Verwendung für wissenschaftliche Aufnahmen abraten muß.

Es sei allerdings darauf hingewiesen, daß eine neue Vorschrift für
den Umkehrprozeß bekannt geworden ist, die vielleicht bessere Ergebnisse erwarten läßt. Nach der neuen Vorschrift (zitiert nach Frerk, 1929)
benutzt man den Pathé-Paraphenylendiaminentwickler, den man auch
nach folgendem Rezept selbst ansetzen kann:

Heißes abgekochtes Wasser	1000 ccm
Paraphenylendiamin (freie Base)	10 g
Natriumsulfit krist.	45 g
Ätznatron	10 g
Bromkalium	4 g
Phenosafranin 1/1000	50 ccm

Der Film wird zunächst in den Enwickler gebracht und womöglich
30 Sekunden lang bei vollkommener Dunkelheit untergetaucht gelassen,
da er erst nach dieser Zeit genügend desensibilisiert ist, um bei einer
hellen roten Lampe betrachtet werden zu können. Man stellt nun die
Anzahl der Sekunden fest, nach der die ersten Bildspuren erscheinen.
Aus dieser Sekundenzahl ergibt sich die Gesamtentwicklungszeit nach
folgender Tabelle:

Tabelle 11. **Erscheinen der ersten Bildspuren und Entwicklungsdauer für das Umkehrverfahren**

Die ersten Bildspuren erscheinen nach	Gesamtentwicklungszeit:
20 Sekunden	9 Minuten
30 Sekunden	12 Minuten
40 Sekunden	14 Minuten
50 Sekunden	15,5 Minuten
60 Sekunden	17 Minuten
1 Minute bis 1 Min. 20 Sek.	17—25 Minuten

Entwicklungstemperatur 19° C

Diese Zahlen werden von PATHÉ angegeben. FRERK (1929) hebt hervor, daß man, um wirklich helle auch für eine starke Vergrößerung geeignete Positive zu erhalten, um etwa 2 Minuten länger entwickeln müsse. Der gleiche Autor empfiehlt auch, das Umkehrbad nicht mit saurem Natriumsulfat, sondern mit Schwefelsäure anzusetzen, weil die Filme dann klarer werden. Die weitere Behandlung entspricht dem vorher beschriebenen Umkehrverfahren für PATHÉ-Filme. MENTE (1924) hat auch vorgeschlagen, die Belichtung des Films vor der zweiten Entwicklung stark abzukürzen, im Dunklen zu entwickeln und eventuell während der zweiten Entwicklung nach Bedarf etwas nachzubelichten.

Positivherstellung durch Kopieren

Es wird vielfach empfohlen, die Herstellung der Positivkopie nach dem Negativ den Kopieranstalten zu überlassen. Wer nur gelegentlich kinematographische Aufnahmen macht und photographisch wenig geschult ist, wird dabei wohl die für ihn besten Resultate erreichen, wer aber die photographische Technik beherrscht, sollte die Herstellung des Negativs und der Kopie aus verschiedenen Gründen selbst durchführen. Man lernt dabei nicht nur bessere Negative herstellen, sondern kann, da man ja an den besten Resultaten Interesse hat, viel eher Korrekturen am Negativ bzw. Positiv durchführen, als die auf den Großbetrieb eingestellten Kopieranstalten, denen die aufgenommenen Objekte unbekannt sind und die sich mit der Ausarbeitung einer wissenschaftlichen Aufnahme viel weniger Mühe geben können, worauf schon LIESEGANG (1920) treffend hinweist. Es wird so die größere Erfahrung der Kopieranstalten durch die eigene größere Sorgfalt reichlich aufgewogen.

Das Kopieren des Films erfolgt im wesentlichen derart, daß Negativ- und Positivfilm gut aufeinandergepreßt vor einem Fenster und einer Lichtquelle vorbeigeführt werden, wobei diese Bewegung entweder gleichmäßig oder ruckweise erfolgen kann. Bezüglich der richtigen Belichtung gilt die früher (S. 381) gemachte Bemerkung. Bei der ruckweisen Filmbewegung, bei der jedesmal ein Bildchen belichtet wird, kann die Regulierung der Belichtung durch die Ruhezeit des Films, durch Ändern des Abstandes der Lichtquelle von der Kopiervorrichtung oder durch Verändern der Lichtstärke (bei elektrischen Lampen durch einen Vorschaltwiderstand) erfolgen; bei kontinuierlicher Filmbewegung außerdem noch durch Veränderung der Breite des Belichtungsspaltes, wobei hier der Stillstandszeit die Fortbewegungsgeschwindigkeit entspricht.

Die Regelung der Belichtung erfolgt bei den verschiedenen Kopiermaschinen des Handels in verschiedener Weise. Für wissenschaftliche Zwecke wird wohl nur selten eine besondere Kopiermaschine angeschafft werden können, es lassen sich jedoch die meisten Kinoprojektionsapparate mit ganz gutem Erfolg auch als Kopiermaschinen improvisieren. Verschiedene Aufnahmeapparate, so das früher abgebildete Modell von Ernemann (Abb. 6), sowie der neue, von den Askania-Werken (C. Bamberg) herausgebrachte Askanino-Apparat sind von vornherein auch zum Kopieren eingerichtet und eignen sich daher für wissenschaftliche Zwecke ganz besonders.

Zur Herstellung von Kopien auf Pathé-Schmalfilm wurde vom Verfasser zusammen mit den mechanischen Werkstätten L. Castagna & Sohn (Wien) ein einfacher, billiger Kopierapparat mit kontinuierlicher Filmbewegung konstruiert, der in Abb. 35 dargestellt ist. Es empfiehlt sich, mit diesem Apparat verschieden dichte Negative einzeln zu kopieren. Auf die Rolle R_2 kommt das zu kopierende Negativstück, an das vorne ein etwa 10 cm

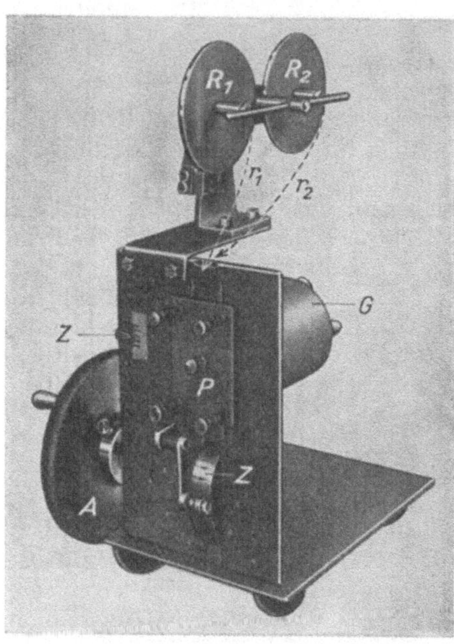

Abb. 35. Kopiermaschine für Pathé-Schmalfilm nach F. Scheminzky. (Aus F. Scheminzky, ZS. f. wiss. Mikr., 45, 1928)

langes Streifchen eines gebleichten Films, das auch die Nummer des Negativs trägt, angeklebt wird. Auf die Rolle R_1 wird die käufliche $8^1/_2$ m Rolle Pathé-Positivfilm aufgesetzt. Im Gehäuse G befindet sich eine Niedervoltlampe, die mit einem Klingeltransformator bei Wechselstrom, einem Vorschaltwiderstand bei Gleichstrom oder einem Akkumulator betrieben werden kann. Die Belichtung kann hier durch Änderung der Helligkeit der Lichtquelle oder noch besser durch Verändern der Breite des Belichtungsspaltes erfolgen, der sich, von außen unsichtbar, unter dem Druckpolster P befindet. Die jeweils eingestellte Spaltbreite ist mittels des Zeigers Z (in Abb. 35 schwarz) an einer Skala ablesbar. Positiv- und Negativfilm werden, Schicht auf Schicht liegend (der Negativfilm dem Lichtspalt zugekehrt), unter dem Druckpolster P mittels des Zahnrades Z (in Abb. 35 weiß) durchgezogen. Damit auch der

Anfang des Films ordentlich kopiert wird, ist, wie schon erwähnt, ein Streifchen leerer Film vor das Negativ zu kleben. Der Antrieb erfolgt durch eine schwere runde Scheibe mit der Hand, doch ist es auch möglich, motorischen oder Uhrwerksantrieb zu benützen. Bei zweimaliger Umdrehung der Scheibe in der Sekunde läßt sich durch Regulieren der Spaltbreite zwischen 1 und 9 mm und durch geringfügige Herabsetzung der Helligkeit der Lichtquelle mit Hilfe eines Vorschaltwiderstandes jedes beliebige Negativ einwandfrei kopieren. Sehr gut eignet sich zum Antrieb dieser Kopiermaschine der für den PATHÉ-Projektor im Handel befindliche Motor. Neuerdings werden sowohl für den 16 mm-, als auch für den 9,5 mm-Schmalfilm ebenso wie für den Normalfilm Kopiermaschinen unter der Marke „Ari" in den Handel gebracht, die mit stehendem Bild kopieren. Sie sind für Handantrieb eingerichtet, können jedoch auch mit Motor betrieben werden. Sie ermöglichen auch die Herstellung längerer Positivfilme von einzelnen Negativbildern.

Das Kopieren muß wohl in der Dunkelkammer erfolgen, doch ist hellrotes Licht unschädlich. Über das Entwickeln, Wässern, Fixieren, Härten und Geschmeidigmachen der Filme wurde das Nötige bereits im Abschnitt über das Ausarbeiten der Filmaufnahmen gesagt; über das Färben, Tonen und Kleben wird später gesprochen werden.

Schlecht ausgefallene Positivkopien lassen sich oft durch Abschwächen oder Verstärken noch brauchbar machen. Jedenfalls soll der Positivfilm schleierfrei, die Lichter sollen glasklar und durchsichtig sein. Günstig sind große Kontraste, d. h. also hartes Kopieren, natürlich innerhalb vernünftiger Grenzen. Schleierige Filme können oft noch dadurch gerettet werden, daß sie mit Sublimat verstärkt und mit Metolentwickler geschwärzt werden; der durch dieses Verfahren dicht und kontrastreich gewordene Film wird dann mit FARMERschem Abschwächer auf die normale Dichte gebracht.

Wichtig ist jedenfalls, daß das Negativ so fehlerfrei als möglich sei. Es ist daher sorgfältig zu behandeln und vor dem Zerkratztwerden zu schützen; vor dem Kopieren ist insbesondere die Celluloidseite durch Abreiben mit einem Wattebäuschchen, das mit 80%igem Alkohol getränkt ist, von angetrockneten Wassertropfen, Staubteilchen u. dgl. zu befreien. Als Putzflüssigkeit für die Blankseite des Films wird auch ein Gemisch von konz. Ammoniak .... 5 ccm, Wasser .... 95 ccm, Äthylalkohol auf 1000 ccm auffüllen, empfohlen.

Oft sind von einzelnen Filmbildchen Vergrößerungen erwünscht, weil sie bestimmte interessierende Bewegungsphasen zeigen. Solche Vergrößerungen können leicht mit dem gewöhnlichen Kinoprojektionsapparat hergestellt werden, wenn man das Bildchen in der Dunkelkammer auf eine nahe Projektionsfläche projiziert und dann an Stelle der Projektionsfläche ein Gaslicht- oder Bromsilberpapier bringt. Da die für wissenschaftliche Zwecke in Betracht kommenden Projektionsapparate meist mit Halbwattlampen ausgerüstet sind, so empfiehlt es sich, zwischen Glühlampe und Kondensor zwecks gleichmäßigerer Beleuchtung des zu projizierenden Bildchens eine feine Mattscheibe einzuschalten. Selbstverständlich sucht man sich zur Vergrößerung ein möglichst scharfes Einzelbildchen aus. Bei zu starken Vergrößerungen tritt bereits das Korn des Films störend hervor. Beim Pathé-Schmalfilm liegt die obere Grenze der Vergrößerung etwa beim Format 6 × 9 cm, beim Normalfilm etwa bei 18 × 25 cm, entsprechend einer zehnfachen linearen Vergrößerung. Ist das Filmnegativ schon sehr stark zerkratzt, was bei vergrößerten Einzelbildern viel mehr stört als bei der laufenden Projektion auf die Leinwand (des raschen Bildwechsels wegen), so empfiehlt es sich nach Hickman (1927), den Film zwischen zwei fehlerfreie Glasplatten in Glycerin zu betten. Auch Tetrachlorkohlenstoff eignet sich für diesen Zweck.

Chemische Korrektur der Filme (Verstärken und Abschwächen)

Zur Verstärkung von Filmen verwendet man meist Quecksilberbromid oder bei sehr dünnen Negativen Uran. Zur Quecksilberbromidverstärkung bleicht man den gut fixierten und gut gewässerten Film in einer Lösung von: Wasser 1000 g, Sublimat 20 g, Bromkali 20 g, bis das ganze Bild auch von der Rückseite her weiß erscheint. Nach gründlichem Auswässern erfolgt dann die Schwärzung mit 2%iger Natriumsulfitlösung (Agfa-Handbuch für Kinematographie), bzw. 10%iger Natriumsulfitlösung (J. M. Eder, Rez., Tab. und Arbeitsvorschriften 1927). Die Schwärzung ist beendet, wenn das Bild grauschwarz geworden ist; längere Einwirkung der Lösung mindert die Verstärkung. Eine übermäßige Verstärkung kann durch Baden in einer schwachen Lösung von Natriumthiosulfat wieder etwas herabgesetzt werden. Schwärzung mit einem Entwickler an Stelle des Natriumsulfits hat den Vorteil, daß die Verstärkung wiederholt werden kann.

Zur Uranverstärkung werden zwei Vorratslösungen hergestellt: I. Wasser 1000 g, Ferricyankalium 10 g; II. Wasser 1000 g, Uranylnitrat 10 g. Zum Gebrauch mischt man beispielsweise 50 Teile I mit 50 Teilen II und fügt 10 Teile Ameisensäure oder Eisessig hinzu. Diese Lösung ist nur einige Tage haltbar. Die Negative werden rotbraun und sehr dicht, die Gelbfärbung der Gelatineschicht ist durch gründliches Waschen des verstärkten Films zu entfernen.

Bei jeder Verstärkung wird nicht nur das Negativ dichter, sondern es kommt auch zu einer Verstärkung der Kontraste; auch das Silberkorn wird dadurch wesentlich vergröbert.

An Stelle der Quecksilberbromidverstärkung verwendet man vielfach auch die etwas weniger haltbare, dafür aber kräftigere Bilder liefernde Verstärkung mit Quecksilberchlorid. Durch Wahl der Schwärzungslösung hat man es dabei in der Hand, die Dichte und auch die Steigerung der Kontraste zu variieren. Man bleicht das Negativ in konzentrierter Sublimatlösung und schwärzt es entweder mit 10%igem Natriumsulfit, verdünntem Ammoniak oder einer Brenzkatechinlösung. Die drei Kurven der Abb. 36, die Schoepf (1927) durch Ausmessen

verstärkter Negative unter Zuhilfenahme eines Graukeils gewonnen hat,
zeigen die Wirkung dieser drei Schwärzungslösungen. In den Abbildungen
ist die Gradation der Platte vor der Verstärkung durch die vollgezeich-
nete Kurve angegeben; die strichlierte Kurve gibt die Gradation nach der
Verstärkung. Es zeigt sich, daß mit Natriumsulfitlösung (Abb. 36 a)
nur eine geringe Verstärkung der Dichte zustandekommt, die sich auf
die ganze Kurve ziemlich gleichmäßig verteilt, so daß die ursprünglichen Kontraste gewahrt bleiben. Bei Schwärzung mit Ammoniak
(Abb. 36 b) trifft dies nur für die Schattenteile zu, dagegen ist die
Deckung bei den Lichtern ganz besonders stark; es kommt also zu einer
Kontraststeigerung. Schwärzung mit Brenzkatechin (Abb. 36 c) nimmt

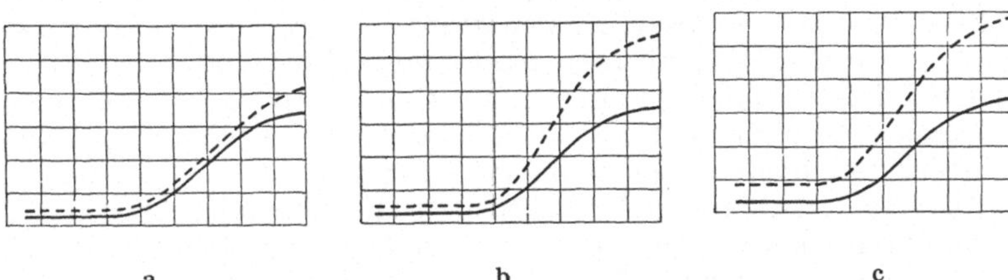

a   b   c

Abb. 36. Schwärzungskurven für Natriumsulfit (a), Ammoniak (b) und Brenzkatechin (c)
bei Verstärkung mit konzentrierter Sublimatlösung. Voll ausgezogen: Gradation v o r,
strichliert: Gradation n a c h der Verstärkung

schließlich zwischen der Schwärzung mit Natriumsulfit und Ammoniak
gewissermaßen eine Mittelstellung ein, indem es sowohl die Schatten als
auch die Lichter ausgiebig verstärkt, die letzteren jedoch unter Kontrasterhöhung etwas mehr. Man verwendet daher die Natriumsulfitschwärzung
bei kontrastreichen, nur etwas zu dünnen Aufnahmen, die wenig Verstärkung erfordern, die Ammoniakschwärzung für flaue, dünne Aufnahmen, die Brenzkatechinschwärzung für Aufnahmen, die ganz zart
und kraftlos sind und einer ausgiebigen Deckung bedürfen, also in Fällen,
wo man sonst die Uranverstärkung benützen würde.

Auch bei der Abschwächung kann man je nach der verwendeten
Lösung eine Kontraststeigerung oder eine Minderung der Kontraste
erzielen. Zur Abschwächung unter Kontrasterhöhung verwendet
man den FARMERschen Blutlaugensalzabschwächer, der von der Oberfläche her gleichmäßig Lichter und Schatten abträgt, so daß die
Lichter relativ mehr Silber verlieren als die Schatten. Man hält zwei
Lösungen vorrätig; I. Wasser 1000 g, Ferricyankalium 50 g; II. Wasser
1000 g, Natriumthiosulfat 50 g. Zum Gebrauch mischt man 10 bis
30 Teile I mit 100 Teilen II. Die Kontraste werden um so stärker, je
größer der Gehalt an Ferricyankalium ist, doch empfiehlt es sich, diesen
nicht zu groß zu machen, weil sonst die Abschwächung zu rasch verläuft
und Details in den Schattenpartien verloren gehen können. Es empfiehlt
sich sogar oft, die oben genannte Gebrauchslösung durch Zusatz von
20 bis 50 Teilen Wasser zu verdünnen. Die gebrauchsfertige Mischung
ist nur etwa eine halbe Stunde lang haltbar und entfärbt sich während

des Gebrauches. Durch Zusatz von etwas Lösung I zur farblosen Mischung kann sie eventuell knapp nachher noch ein zweites Mal benützt oder wenigstens weiterbenützt werden. Zur raschen Unterbrechung der Abschwächung sind die Filme sofort in fließendes Wasser zu bringen.

Weichere Bilder (Bilder mit vermindertem Kontrast) liefert der Ammonium-Persulfatabschwächer. Verwendet wird eine 2%ige Lösung (in destilliertem Wasser); bei Zusatz von 2 ccm 1%iger Kochsalzlösung auf 100 ccm Persulfatlösung wird das Bild noch weicher, da sich dann die dichtesten Stellen zuerst abschwächen. Auch hier ist die Abschwächung durch rasche Waschung oder besser durch ein Nachbad mit Natriumsulfit (1 : 10) zu unterbrechen.

Man verwendet zum Abschwächen von Filmaufnahmen meistens den Blutlaugensalzabschwächer, weil große Kontraste ja erwünscht sind; er kommt jedenfalls für überexponierte, verschleierte oder zu dicht entwickelte Filme in Betracht. Der Ammonium-Persulfatabschwächer wird viel seltener benützt und kommt höchstens bei hochgradiger Unterexposition und dichter Entwicklung in Frage.

Auch mit verdünntem Umkehrbad (siehe Abschnitt über das Umkehrverfahren) lassen sich Filme gut und gleichmäßig abschwächen. Man verdünnt das Umkehrbad etwa 1 : 10 mit Wasser.

Durch Verstärken und Abschwächen kann man den Charakter eines Negativs — seine Gradation — weitgehend beeinflussen. Diese Verfahren lassen sich nicht nur zur Korrektur von Belichtungs- und Entwicklungsfehlern benützen, es lassen sich durch sie vielmehr, wenn sie sachgemäß angewandt werden, auch Verbesserungen der Aufnahmemöglichkeiten selbst schaffen. Freilich ist dabei zu berücksichtigen, ob nicht durch diese Korrekturen unzulässige Veränderungen des Bildes zustande kommen.

Färbung (Kolorierung) und Tonung (Viragierung) von Positivfilmen

Unter Färbung bzw. Kolorierung versteht man das Anfärben der Gelatineschicht mit Farbstoffen, so daß das projizierte Bild schwarz auf farbigem Grund erscheint. In der Kinoindustrie benützt man diese Gelatinefärbung, um bestimmte Beleuchtungseffekte oder sonstige Illusionen zu erzielen; für wissenschaftliche Filme wird dieser Zweck nur selten angestrebt werden. Man benützt hier die Gelatinefärbung hauptsächlich, um das starke Flimmern weißer Flächen, wie es z. B. bei Titeln, Strichzeichnungen oder Hellfeldaufnahmen vorkommt, etwas zu unterdrücken. Die einzelnen Farben bewirken dies je nach ihrem Absorptionsvermögen in verschieden starkem Maß. Am stärksten unterdrückt Blau-Violett das Flimmern, dann reines Blau, Grün, dunkles Rot, Gelbgrün, Orange, am wenigsten Gelb; dafür ist die Helligkeit des Bildes bei Gelb am größten, bei Blau-Violett am geringsten. Nach meinen Erfahrungen sind Titel bei Projektion von Pathé-Schmalfilmen viel besser lesbar, wenn sie leicht rosa (z. B. mit Eosin oder Erythrosin) angefärbt werden.

Sind sie schwarz-weiß nur aus etwa 5 m Entfernung gut lesbar, so werden sie nach der Färbung aus 15 m und darüber tadellos gelesen. Die Färbung von Filmaufnahmen paßt man sonst natürlich dem Aufnahmegegenstand an; so kann man z. B. Hellfeldaufnahmen von Protoplasmaströmungen von Valisneria oder Helodea leicht grün anfärben, ohne dabei einen unnatürlichen Eindruck zu erzielen.

Zur Not lassen sich die verschiedenen Anilinfarbstoffe, wie sie für histologische Färbungen benützt werden, auch zum Kolorieren verwenden. Besser sind natürlich Spezialfarbstoffe, die z. B. von der AGFA als Filmrot R, Filmrot V, Filmrot Z, Filmblau R, Filmblau G, Filmgelb T und Filmorange G in 10-g-Packungen in den Handel gebracht werden. Man löst von diesen Farbstoffen 0,3 bis 0,6 g in 1 l Wasser und fügt 0,5 bis 1,0 g Citronensäure zu. Die Farbstoffe werden am besten heiß gelöst, die Färbung erfolgt jedoch in kaltem Zustand. Die Anfärbezeit beträgt eine bis zwei Minuten. Sollte der Film nach dieser Zeit nur blaß oder fleckig gefärbt sein, so deutet dies auf stark alkalisches Wasser (hoher Kalkgehalt!) hin und man säuert die Lösung mit Salzsäure oder Citronensäure bis zur deutlichen Rotfärbung von Lackmuspapier an. Zu starke Färbung läßt sich durch Wasser wieder herauswaschen; auch hier ist das Wasser bei hohem Kalkgehalt anzusäuern (zirka 1 ccm Salzsäure auf 1 l Wasser). Die Farbstoffe lassen sich auch untereinander verschieden mischen; genaue Rezepte enthält das AGFA-Kine-Handbuch.

Die Tonung (Virage) besteht in der chemischen Umsetzung des schwarzen Silberbildes in ein farbiges; es ergeben sich dadurch farbige Bilder auf weißem, bzw. durchsichtigem Grund. Da die Tonung für wissenschaftliche Aufnahmen nur äußerst selten in Frage kommen wird, so sei diesbezüglich kurz auf J. M. EDER. Rez., Tab. und Arbeitsvorschriften (1927) verwiesen. Erwähnt sei, daß sich die SATRAP-Färbetabletten, die zur Tonung von Gaslichtpapieren und Diapositiven im Handel sind, auch recht gut zur Tonung von Umkehr- wie von kopierten Filmen eignen.

Besondere Aufnahmeverfahren.

Es sei hier kurz darauf hingewiesen, daß für manche Zwecke, wie z. B. für die Aufnahme des Strömens bestimmter Körnchen in einer Zelle, die einfache Mikrokinematographie nicht ausreicht, weil sie keine räumlichen Bilder liefert und keine genaue Lokalisation der interessierenden Teilchen ermöglicht. Für solche Untersuchungen wurde von GRÄPER (1929) eine Einrichtung für Stereokinematographie geschaffen, auf die hier nur verwiesen werden kann. Einzelheiten der Methodik sind in der nachstehend zitierten Originalarbeit zu finden.

Über die Kinematographie in natürlichen Farben findet man einige Angaben bei E. DEGNER in vorliegendem Buch. Für das 16 mm System wird von der KODAK Co. in neuester Zeit ein Umkehrfilm auf den Markt gebracht, der eine Projektion in natürlichen Farben gestattet. (Vgl. Phot. Korr. 1929, S. 21 ff.) Nach meinen Erfahrungen erscheinen die Farben (besonders blau und grün) nicht rein, der Linsenraster stört schon bei einer Projektion auf etwa 1,5 Bildbreite und die Bilder sind recht lichtschwach. Das Kodak-Farbenfilmsystem dürfte im gegenwärtigen Stadium für die wissenschaftliche Verwendung noch nicht reif sein.

Aufnahme von Zeichnungen, Titeln und Trickfilmen

Der Wert einer wissenschaftlichen Filmaufnahme kann ganz bedeutend gesteigert werden, wenn sie mit entsprechenden erklärenden Titeln ausgestattet ist oder wenn die zu demonstrierenden Bewegungserscheinungen zunächst schematisch an einer Zeichnung oder an einem Trickfilm erläutert werden. Man macht derartige Aufnahmen auf Positivfilm, weil dieser härter arbeitet, und entwickelt mit sogenanntem Titelentwickler. Da feine Linien besser weiß auf schwarzem Grunde gesehen werden, als schwarz auf weißem Grunde, kann es unter Umständen vorteilhaft sein, entweder das Negativ direkt zu verwenden, wenn die Zeichnungen oder Schriften ursprünglich mit Tusche auf weißem Papier hergestellt worden waren, oder aber man macht vom Negativ eine Kopie, behandelt diese als Negativ und fertigt nach ihr weitere Kopien an. Je nachdem, ob das Negativ der ursprünglichen Zeichnung oder ein Positiv davon in den Film eingeklebt wird, und je nachdem, ob der übrige Film umgekehrt oder kopiert worden ist, muß die Aufnahme normal oder seitenverkehrt erfolgen. Es sei hier bemerkt, daß Umkehrfilme stets mit der Schichtseite dem Projektionsobjektiv zugekehrt werden, kopierte Filme dagegen mit ihrer Celluloidseite, damit die Seitenrichtigkeit gewahrt bleibt.

Titel und Zeichnungen werden am besten auf weißen Karton mit Tusche aufgetragen, wobei zur Herstellung der Schriften die zur Beschreibung technischer Zeichnungen bestimmten Schablonen und Schablonenfedern benützt werden können. Die Größe der Schrift wird am besten durch eine Probeaufnahme und Projektion für eine gegebene Anordnung ermittelt. Als Anhaltspunkt für die Größenordnung der Strichstärke und Buchstabengröße für technische Trickzeichnungen sei erwähnt, daß auf einer Vorlage im Normalformat von 250 × 320 mm hervorzuhebende Teile mit 4 bis 5 mm dicken Strichen dargestellt werden, die übrigen Striche etwa 2 bis 3 mm dick sind, während die dünnsten Striche für Schraffuren u. dgl. nicht unter 1,5 mm dick sein sollen. Bei dem erwähnten Format der Vorlagen sind Großbuchstaben von Hauptüberschriften 20 mm, kleine Buchstaben 14 mm hoch (bei einem Zeilenabstand von 28 mm), während für sonstige Titel und Erklärungen die großen Buchstaben 14 mm, die kleinen 10 mm hoch sind und der Zeilenabstand 20 mm beträgt (Thun, 1925).

Die Vorlage wird in entsprechendem Abstand von der Aufnahmekamera angebracht, wobei eventuell Vorsatzlinsen benützt werden. Günstig ist horizontale Lage der Zeichnung. Zur genauen Zentrierung der Vorlage empfiehlt sich hier ganz besonders die Benützung des Universalkinostativs und der früher erwähnten Zentrierstäbe. Da im wissenschaftlichen Laboratorium meist keine geeigneten künstlichen Lichtquellen zur Verfügung stehen, empfiehlt sich die Aufnahme bei diffusem Tageslicht, womöglich im Freien. Günstiger ist freilich das Arbeiten im durchfallenden Licht, weil dann keine Glanzlichter auf den Tuschestrichen auftreten (Pauspapier oder Milchglasscheiben als Zeichengrund!).

Einfach gestaltet sich die Aufnahme von Titeln und Zeichnungen auf dem PATHÉ-Schmalfilm mittels des Babygraphen. Der Babygraph ist ein kleiner Apparat, der, wie Abb. 37 zeigt, beim Aufsetzen auf das Objektiv des PATHÉ-Aufnahmeapparates automatisch zentriert wird und

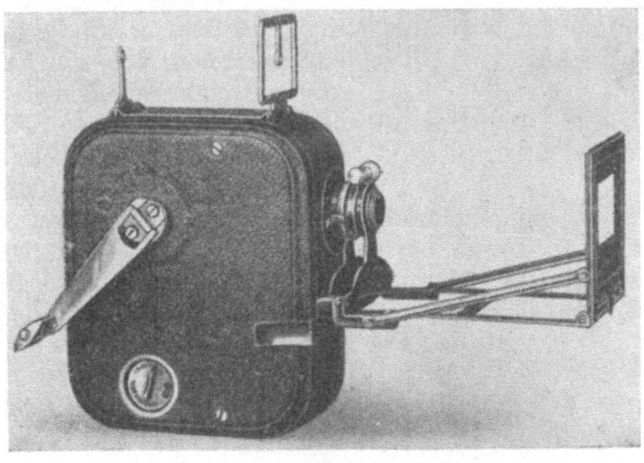

Abb. 37. Babygraph, auf die PATHÉkamera aufgesteckt, zur Aufnahme von Titeln und Zeichnungen

einen kleinen Rahmen enthält, in welchen die Vorlagen eingesteckt werden können. Das dabei für die Schrift ausnutzbare Gesichtsfeld ist nur 20 × 25 mm. Mit feinen Ausziehfedern lassen sich auf diesem Raum bei einiger Übung ganz nette Titel und Zeichnungen anfertigen. Es empfiehlt sich, diese Zeichnungen auf Pauspapier auszuführen und sie mit einem Öltröpfchen transparent zu machen, wodurch die Kontraste besonders stark werden, und den Aufnahmsapparat samt Babygraph schräg nach aufwärts gegen den Himmel zu richten.

Für Trickfilmaufnahmen werden meist einzelne Phasen der darzustellenden Bewegung gezeichnet oder in Form von Schablonen ausgeschnitten, von denen dann jeweils zwei Einzelbilder entweder mit Benutzung der Trickkurbel oder eines Knopfs, wie bei den Zeitrafferaufnahmen beschrieben wurde, aufgenommen werden. Zur gleichmäßigen Belichtung aller Bilder sei auch hier die Benützung eines Momentverschlusses empfohlen. Figuren, die später vor den Augen des Zuschauers entstehen sollen, werden mit dünnem, nicht glänzendem Bleistift oder Rotstift vorgezeichnet; dann wird Stück für Stück mit Tusche nachgezogen und von jeder Phase werden zwei Aufnahmen gemacht. Bei rhythmischen Vorgängen kann man auch einen Satz entsprechender Schablonen benützen, die nach jeder Doppelaufnahme ausgetauscht werden, oder man zeichnet die einzelnen Phasen auf Blätter von durchsichtigem Papier, die dann in richtiger Lage zueinander zu einem Block zusammengefaßt werden.

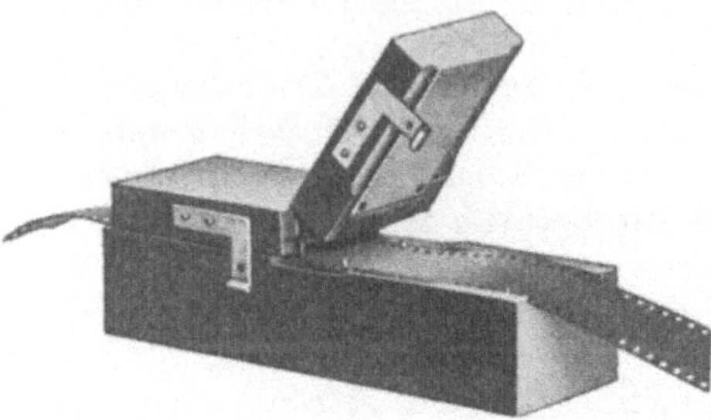

Abb. 38. Klebepresse für Normalfilm der Zeiss-Ikon A. G.

Vor jeder Doppelaufnahme wird das richtige Blatt freigelegt und darunter ein weißer, glänzender Karton geschoben.

Die Darstellung von Titeln und Trickfilmen ist eine zeitraubende und mühsame Angelegenheit. Man kann sie aber, wenn die Kosten keine Rolle spielen, von den Filmanstalten ausführen lassen, denen man genaue Erläuterungen und Vorlagen gibt. Diese Filmanstalten bestimmen dann auch die für jede Aufnahme richtige Länge. Bei selbst aufgenommenen Titeln und Zeichnungen muß vorher genau die richtige Länge berechnet werden, wobei für Titel die zum Lesen notwendige Zeit mit genügend Spielraum nach oben berechnet werden muß, unter Berücksichtigung des Umstandes, daß sechzehn

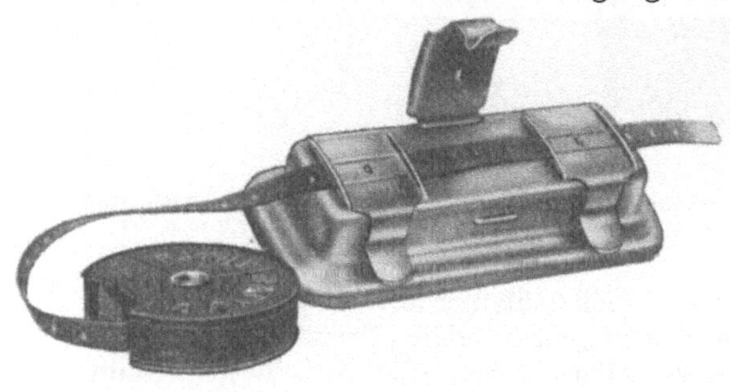

Abb. 39. Klebepresse für Pathé-Schmalfilm

Einzelbilder in der Sekunde durch den Apparat laufen. Beim Pathé-Apparat besteht die Möglichkeit, Titel und einzelne Bilder stillstehen zu lassen, doch ist es vorteilhafter, die Stillstandsvorrichtung ganz auszuschalten und nur mit laufendem Film zu projizieren. Bei den Trickaufnahmen kommen acht Bewegungsphasen auf die Sekunde, wobei man es durch Wahl der Größe des Unterschiedes zwischen den einzelnen Phasen in der Hand hat, die Geschwindigkeit der vorgeführten Bewegung zu regeln. Von jeder Phase werden dann je zwei Einzelaufnahmen gemacht.

Wie schon erwähnt, empfiehlt es sich, Titel und Trickzeichnungen mit geeigneten Farbstoffen etwas anzufärben.

Das Fertigmachen der Filme

Von jedem Negativ ist die erste Kopie gründlich daraufhin zu untersuchen, ob die Aufnahme in befriedigender Weise das zeigt, was gezeigt werden sollte. Nicht ganz befriedigende Stellen sollen aus dem Negativ unbedingt ausgeschnitten und beseitigt werden, da solche schlechte

Stellen oft den Gesamteindruck eines sonst guten Films merklich beeinträchtigen können. Die zum Film gehörigen Teile, wie Titel, Zeichnungen und die eigentlichen Filmaufnahmen werden sodann zum vorführungsbereiten Film zusammengeklebt.

Zum Kleben benützt man für den gewöhnlichen Nitrocellulosefilm Amylacetat oder Zaponlack oder auch ein Gemisch beider, für den unverbrennlichen Cellitfilm ein Gemisch aus gleichen Teilen Eisessig und Essigäther. Für die Dauer des Klebens wird der Film in eigene Klebepressen eingespannt. Abb. 38 zeigt eine solche Klebepresse für Normalfilm (Ica), Abb. 39 eine solche für Schmalfilm (Pathé). Die Klebestelle wird immer zwischen zwei Bilder in das Gebiet des Bildstriches verlegt. Der Film wird so zugeschnitten, daß die beiden Enden übereinander zu liegen kommen; die Übergreifung beträgt beim Normalformat etwa 3 bis 4 mm, beim Schmalfilm etwa 1 bis 2 mm. Vor dem Kleben ist auf einem Ende die Gelatineschicht durch Abkratzen zu entfernen. Das abgekratzte Ende wird sodann mit dem Klebstoff bestrichen, beide Enden werden nach dem Aufeinanderlegen unter die Klebepresse gebracht.

Nach einer Kontrollvorführung, in der auf eine richtige Zusammensetzung des Films zu achten ist, wird schließlich der Film gründlich geputzt und ist dann zur Vorführung bereit.

Literaturverzeichnis

Aue, J.: Beobachtungsvorrichtungen für mikrophotographische Aufnahmen. Kastalia, Nr. 4. 1913. — Barsy, A. v.: Erfahrungen mit Metol-Hydrochinon-Borax. Filmtechnik, 4, 1928, S. 99. — Buder, Johannes: Kinematographische Registrierung mit dunkelstem Rot und kurzer Belichtung. Ber. d. deutsch. Bot. Ges. 44, 1926, S. 47. — Bull, Lucien: La chronophotographie microscopique. Journ. de physiol. et de pathol. générale. 15, 1913, 499. — Canti, R. G.: Dark ground cinematography of cells in tissue cultures. Arch. exp. Zellforsch., 8, 1929, S. 133. — Chevreton, L.: Dispositif pour les instantanées et la chronophotographie microscopique. Technique des prises de vues. C. R. Soc. Biol. Paris, 56, 1909 (I.), 340. — Chevreton, L. et Vlês, F.: La cinématique de la segmentation de l'œuf et la chronophotographie du développement de l'oursin. C. r. Ac. Sc., Paris, 149, 1909, 806. — Eder, J. M.: Rezepte, Tabellen und Arbeitsvorschriften f. Phot. u. Reprod., 12. und 13. Aufl. Halle a. S., W. Knapp. 1927. — Frerk, Fr. W.: Der Schmalfilmer. Verlag Guido Hackebeil A.-G., Berlin 1929. — Gräper, Ludwig: Die Methodik der stereokinematographischen Untersuchung des lebenden vitalgefärbten Hühnerembryos. Roux'Archiv 115, 1929, 523. — Hess, W. R.: Die Verwendung des Schmalfilmes für biologische Zwecke. Abderhaldens Handb. d. biol. Arbeitsmethoden, Abt. II, Teil 2, 2, 1929, S. 2317. — Hickman, K. C. D.: Mitt. Nr. 275 Forsch. Lab. Eastman Kodak Co. Referat Photograph. Korrespondenz 63, Nr. 4. 1927. — Jones, L. A.: Über Lichtfilter für enge Spektralbereiche. Mitt. Nr. 335 aus dem Forschungslab. der Eastman Kodak Co. Rochester 1929. — Köhler, Fritz: Mikrokinematographie und biolog. Filmaufnahmen. Abderhaldens Handb. der biol. Arb.-Meth. Abt. II, Teil 2, H. 3, Lief. 197. 1926. — Krogh und Rehberg: Kinematographic methods in the study of capillary circulation. Americ. Journ. Physiol. 68, 1924, S. 153. — Lehmann, Hans: Die Kine-

matographie, 2. Aufl. Leipzig-Berlin: B. G. Teubner. 1919. — Liese-
gang, Paul (unter Mitarbeit von Dr. K. Kieser und Prof. O. Polimanti):
Wissenschaftliche Kinematographie. Düsseldorf: Verlag Ed. Liesegang. 1920. —
Magnan, A. et A. Sainte Laguë: Sur la détermination experimentale de
la résistance à l'avancement des poissons. C. R. Ac. Sc. 187, 1928, 1163. —
Marey, E. J.: Le mouvement du coeur, étudié par la chronophotographie.
Le moniteur de la photographie. 1892, S. 162. — Mente, O.: Atelier des
Photographen. 1924, Heft 1/2. Neuhauss, R.: Mikrophotographische Auf-
nahmen. Photogr. Rundsch. und Mitt. 50, 1913, 374. — Nuernbergk, Erich:
Ein elektrischer intermittierender Klinostat mit Einrichtung zum Antrieb
von kinematographischen Aufnahmeapparaten. Ber. d. deutsch. Bot. Ges.
47, 1929, S. 44. — Ries, Jul.: Kinematographie der Befruchtung und
Zellteilung. Arch. f. mikrosk. Anat. u. Ent. Mech. 74, 1909, 1. — Rikli, M.:
Mikromomentphotographie und Mikrokinematographie. Photogr. Korrespondenz, Bd. 62, Nr. 3, 1926, S. 139. — Scheffer, W.: Über mikrokinematographische Aufnahmen. Berl. Klin. Wochenschr. 47, 1910, 536. —
Scheminzky, Ferd.: Ein einfacher Kopierapparat für den Pathé-Schmalfilm. ZS. f. wiss. Mikrosk., Bd. 45, 1928, S. 34. — Scheminzky, Ferd. und
Susanne Kann: Die Verwendbarkeit des Pathé-Schmalfilmes für wissen-
schaftliche Zwecke, besonders für Mikrokinoaufnahmen. Beschreibung einiger
neuer Hilfsapparate für die wissenschaftliche Mikrokinematographie. ZS.
f. wiss. Mikrosk., Bd. 45, 1928, S. 11. (Siehe auch Scheminzky, Ferd.:
Erfahrungen mit dem 9,5 mm-Schmalfilm bei biologischen Kinoaufnahmen.
Phot. Korr., Bd. 64, 1928, Nr. 6). — Scheminzky, Ferd. und Friedrike
Scheminzky: Die Anwendung der Wolfram-Bogenlampe (Punktlichtlampe)
in der Biologie. Protoplasma, Bd. 3, 1928, S. 302. — Schoepf, Hermann:
Zur chemischen Korrektur von Negativen in der Mikrophotographie. Photogr.
Korresp. 63, 1927, Nr. 6. — Schrott, Paul: Leitfaden für Kinooperateure
und Kinobesitzer. 6. Auflage. Berlin-Wien: Verlag Julius Springer. 1928. —
Seddig, M.: Exakte Messung des Zeitintervalles bei kinematographischen
Aufnahmen. Eders Jahrb. f. Photogr. 1912, S. 654. — Storch, Otto:
Über eine Einrichtung für mikroskopische Zeitdehneraufnahmen und
über die wissenschaftliche Auswertung von Filmaufnahmen. Z. wiss. Mikrosk.
46, 1929, S. 21a. — Derselbe: Analyse der Fangapparate niederer Krebse
auf Grund von Mikro-Zeitlupenaufnahmen. Biologia generalis 5, 1929, S. 1b.
Thun, R.: Der Film in der Technik. Berlin: V. d. I.-Verlag. 1925. — Weiser,
Martin: Medizinische Kinematographie. Dresden und Leipzig: Verlag
Th. Steinkopff. 1919. — Wolf-Czapek, K. W.: Die Kinematographie.
Wesen, Entstehung und Ziele des lebenden Bildes, 2. Aufl. Berlin: Union.
Deutsch. Verlagsges. 1911. — Derselbe: Die angewandte Photographie in
Wissenschaft und Technik. Berlin: Union Deutsche Verlagsges. 1911.

Die Röntgenphotographie

Von **Gottfried Spiegler,** Wien und **Eduard Petertil,** Berlin

Mit 63 Abbildungen

I. Physikalische und technische Grundlagen

Entstehung und Wesen der Röntgenstrahlung

Die Röntgenstrahlung ist eine Wellenstrahlung. Die Elektronen, die nach den Vorstellungen der Atomtheorie den Atomkern umkreisen, sind an bestimmte Bahnen gebunden, die — jedem Stoffe eigen — für ein bestimmtes Element die einzig möglichen sind. Wenn aus irgend einem Anlaß Elektronen der inneren Bahnen durch Energiezufuhr auf äußere Bahnen übergeführt werden und als Ersatz für die den inneren Bahnen entzogenen Elektronen Elektronen der äußeren Bahnen einspringen, so wird bei diesen „Sprüngen" eine gewisse Energie als Strahlung frei, mit der wir es eben in der Röntgenstrahlung zu tun haben. Daraus folgt, daß Röntgenstrahlung der Zufuhr entsprechender Energie bedarf. Im Röntgenrohr, in welchem die Röntgenstrahlung entsteht, werden Elektronen mit großer Gewalt auf die sogenannte Antikathode in der Röhre aufgeschleudert; unter Antikathode versteht man die Platte (meist aus Wolfram), welche der Flugbahn der Elektronen entgegengestellt ist. Damit die Elektronen genügend große kinetische Energie, welche sie nur zu geringem Teil in Röntgenstrahlung umsetzen, erlangen, müssen sie unter dem Einfluß großer Spannung und im Vakuum fliegen, um möglichst unbehindert durch Zusammenstöße mit Gasmolekeln große freie Weglängen zu erreichen. Wir verstehen daher den Grund für die Verwendung von Hochspannung, sowie den Grund für die Verwendung eines hohen Vakuums; die Gasdichte muß kleiner sein, als 10^{-5} mm Quecksilberdruck entspricht, sonst kommt es nicht zur Bildung des Kathodenstrahls, wobei unter Kathodenstrahl der Inbegriff der fliegenden Elektronen verstanden sei. Hochspannung und Vakuum sind also die notwendigen Bedingungen für Lieferung großer Energie an die Antikathode; die genannten notwendigen Bedingungen für die Entstehung der Röntgenstrahlung werden zu hinreichenden ergänzt, wenn die Atomzahl des Antikathodenmaterials eine hohe ist; dann stehen nämlich im Atom (infolge der großen Differenzen an Energie, die zwischen den verschiedenen Elektronenbahnen herrschen) genügend große Energieunterschiede zur Verfügung, die als Strahlung frei werden können. Es wächst daher die Intensität der Röntgenstrahlung mit der Ordnungszahl (Atomnummer) des Antikathodenmaterials und ist bei niedriger Ordnungszahl sehr klein.

Die Auftreffstelle der Elektronen des Kathodenstrahls auf der Antikathode heißt der Brennfleck (Fokus). Er ist kein Punkt, sondern eine Fläche, die je nach dem Röhrentypus 10 bis 30 mm² groß ist.

Das Vakuum der Ionen-(Gas-)Röhren ist kein Hochvakuum, es bildet der Gasrest vielmehr das Reservoir der elektrisch geladenen Gasteilchen, Ionen genannt, welche unter Hochspannung an die Kathode anliegend, dort Elektronen frei machen, die auf den Brennfleck der Antikathode auffliegen. Diese auf die Antikathode aufprallenden Elektronen geben zur Röntgenstrahlung Anlaß. Kathode heißt der negative, Antikathode der positive Pol der Hochspannung.

Das Elektronenrohr (gasfreies Rohr) ist ein Hochvakuumrohr, in welchem eine glühende Spirale die Elektronen für den Kathodenstrahl liefert, die unter dem Einfluß der Hochspannung der Antikathode zufliegen.

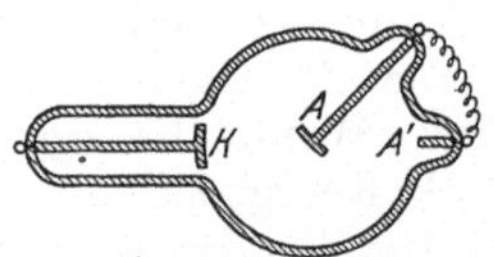

Der Antikathodenklotz, auch Anodenklotz genannt, trägt an der der Kathode gegenüberliegenden Seite ein Wolframplättchen (s. Abb. 1).

Beim Zusammenstoß der Elektronen mit dem Anoden-(Antikathoden-)Material kommt es zur Entstehung der Röntgenstrahlen: Der Großteil der kinetischen Energie der Elektronen verwandelt sich in Wärme, die Antikathode erhitzt sich; der kleinste, für uns aber wertvolle Teil ($1^0/_{00}$) wird in Röntgenstrahlenenergie umgesetzt.

Abb. 1. *K* ist die Kathode aus Aluminium, *A* der Antikathodenklotz, *A'* die Anode, die nur aus fabrikatorischen Gründen (Betriebssicherheit der Röhre) vorhanden ist. Der Kathodenstrahl geht vom Hohlspiegel der Kathode, u. z. senkrecht zu diesem, aus, fällt auf die Antikathode *A*, von der die Röntgenstrahlung ihren Ausgang nimmt

Über die moderne physikalische Theorie der Röntgenstrahlung gibt die einschlägige Literatur Aufschluß; z. B. H. Mark: Verwendung der Röntgenstrahlen in Chemie und Technik, 1926, J. A. Barth. Leipzig, oder A. Sommerfeld: Atombau und Spektren, 1924, F. Vieweg & Sohn A. G.. Braunschweig.

Das Prinzip der Hochspannungserzeugung

Die Hochspannungsapparate liefern die hohe Spannung, die große kinetische Energie, mit welcher die Elektronen an die Antikathode anfliegen. Das Vakuum in der Röhre ist notwendig, damit die Elektronen hindernisfrei (die „freie Weglänge" muß groß sein) die Antikathode erreichen können. Das Antikathodenmaterial der Röhre muß einerseits so gewählt werden, daß es nicht leicht schmilzt, anderseits muß seine atomare Energie mit der kinetischen Energie der Elektronen kommensurabel sein; daraus ergibt sich die Notwendigkeit, Stoffe hoher Ordnungszahl als Antikathode (Resonanz der Energien) zu verwenden. (Siehe H. Mark: Verwendung der Röntgenstrahlen in Chemie und Technik.)

Die Hochspannung wird heute fast ausschließlich von Transformatoren geliefert.

1. Der Transformator. Die Kenntnis des Verhaltens eines Transformators ist für das Verständnis der Röntgenphotographie von größter Wichtigkeit.

Ein Leiter, der Wechselstrom führt, induziert in einem benachbarten Leiter gleichfalls Wechselstrom. Ein Transformator wird immer an Wechselstrom angeschlossen.

Wie Abb. 2 zeigt, besteht jeder Transformator aus zwei Wicklungen, wobei wir die ans Netz angeschlossene die primäre, die den Verbraucher, z. B. die Röhre, speisende die sekundäre nennen. Die primäre Wicklung wirkt auf die sekundäre induzierend. Die charakteristische Größe des Transformators ist das Übersetzungsverhältnis, d. i. das Verhältnis der Windungszahlen der primären und der sekundären Spule. Dem Übersetzungsverhältnis entsprechend wird die Spannung erhöht oder erniedrigt: erhöht, wenn die sekundäre Spule mehr Windungen hat als die primäre, erniedrigt, wenn die sekundäre Spule weniger Windungen hat als die primäre. Man unterscheidet demnach ein Hinauftransformieren der Spannung und Hinuntertransformieren derselben. Der eigentliche Hochspannungstransformator transformiert hinauf, z. B. im Verhältnis 220 : 120000; ein solcher Transformator hätte also das Übersetzungsverhältnis 120000 : 220 = 540; die sogenannten Heiztransformatoren, welche zur Heizung der Röhre notwendig sind, transformieren hinunter, z. B. von 220 auf 10 bis 15 Volt; solche Transformatoren hätten also das Übersetzungsverhältnis 220 : 10 = 22 bzw. 220 : 15 = 14.

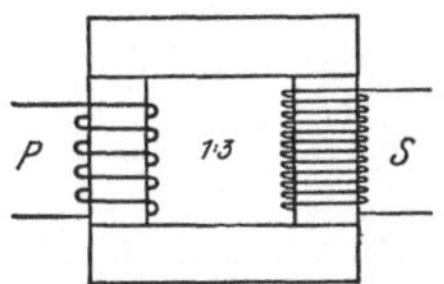

Abb. 2. Prinzip eines Transformators: Zwei Wicklungen, die primäre P und die sekundäre S, auf einen gemeinsamen Eisenkern gewickelt. Das Übersetzungsverhältnis (s. Text) ist zu 1 : 3 angenommen

Im wesentlichen gilt für unsere Hochspannungstransformatoren folgendes: Geben sie auf der sekundären Seite kleine Ströme (gemessen in Milliamperes) bei großer Spannung ab, so entnehmen sie der primären Seite, wo relativ geringe Spannung herrscht, sehr große Ströme. Folgende Überlegung gibt eine ganz rohe Orientierung über die Größenordnung dieser primären Ströme: mindestens im gleichen Verhältnis, wie die Spannung im Transformator hinauftransformiert wird, also z. B. 350 mal, ist die primäre Stromstärke größer als die sekundäre: wir hätten also in diesem Falle bei 100 Milliamperes mit 100 . 350 Milliamperes = 35000 Milliamperes = 35 Amperes zu rechnen. Gibt also ein Röntgentransformator auch nur kleine Stromstärken ab, so nimmt er doch sehr große auf. Daran denkt der Anfänger zunächst nicht; es sei daher mit besonderem Nachdruck darauf aufmerksam gemacht, daß die Frage der primären Stromaufnahme für den Röntgenologen von größter Wichtigkeit ist. Da das Übersetzungsverhältnis eines Transformators um so kleiner ausfällt, je größer die Netzspannung ist, so werden wir zu kleineren primären Stromstärken gelangen, wenn wir

eine Apparatur an 220 Volt, als wenn wir sie an 110 Volt anschließen.

2. Das Ohmsche Gesetz und der Spannungsabfall. Man spricht das
Ohmsche Gesetz gewöhnlich in folgender Form aus: Stromstärke $=$
$= \dfrac{\text{Spannung}}{\text{Widerstand}}$, in Buchstaben: $J = \dfrac{E}{W}$. In dieser Form erscheint das
Gesetz sehr plausibel; formen wir es in $E = J \cdot W$ um, so kann es in
Worten folgendermaßen ausgesprochen werden: Ein Strom erfährt längs
eines Leiters bestimmten Widerstandes einen Spannungsabfall. Oder:
Am Anfang des Widerstandes herrscht mehr Spannung als am Ende;
es ist somit Spannung verloren gegangen oder es ist ein Spannungsver-
lust, ein Spannungsabfall eingetreten. Wir zeigen in Abb. 3 ein Analogon
bei strömendem Wasser. Das Wasser durchströme das horizontale Rohr

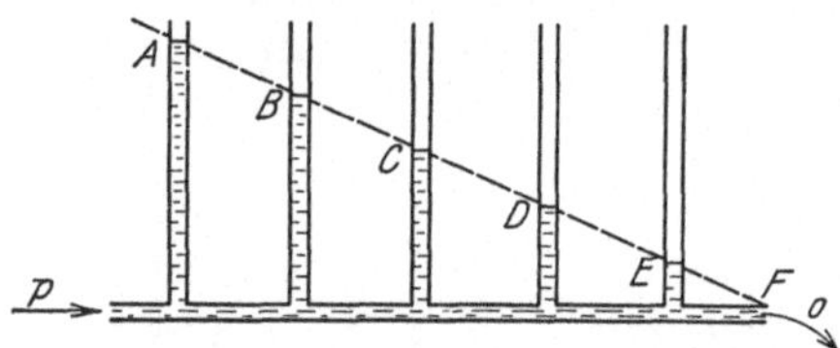

in Abb. 3 in der Richtung $p\,o$ des
Pfeiles. Die Steigrohre A, B, C, D,
E sind die Indikatoren der am Orte
dieser Steigrohre herrschenden hydro-
dynamischen Drucke; der Druck ist
in A noch groß, in B kleiner usw., fällt
also linear bis zumAbfluß F ab. Die
Niveauflächen (als Maß der Drucke) in
den Steigrohren lassen sich durch eine
Gerade miteinander verbinden.

Abb. 3. Druckverhältnisse in einem von
Wasser durchströmten Rohr

Wir können sagen: Die Strömung hat an Energie (an Spannung) im
Rohr verloren, da ein Teil derselben zur Überwindung der Reibung auf-
gebraucht wurde.

Denken wir uns nun statt des Rohres einen elektrischen Widerstand,
so haben wir analoge Verhältnisse vor uns (Abb. 4). Vor dem Widerstand W herrscht im durchflossenen Strom-
kreise größere Spannung als nach dem
Widerstand W. Ist der Kreis in der skizzierten Weise stromdurchflossen, so zeigt
ein Voltmeter V_1 an den Klemmen des
Stromerzeugers G größere Spannung als
nach dem Widerstand W, wo ein Voltmeter
V_2 die an die Klemmen eines Verbrauchers,
z. B. eines Röntgentransformators, gelan-
gende Spannung mißt.

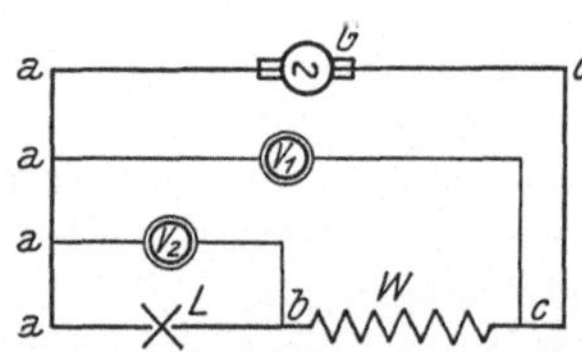

Abb. 4. L bedeutet irgend einen
Verbraucher, an dessen Enden die
Spannung V_2 herrscht (zwischen
a und b). Die Spannung V_1
herrscht zwischen a und c, d. h.
an den Klemmen des Generators
G. Durch Abfall der Spannung
längs des Widerstandes W ist die
Spannung V_2 (zwischen a und b)
kleiner als die Spannung V_1

Je größer der Strom ist, desto größer
ist der Spannungsabfall; das folgt sowohl
aus der Formel, als auch aus der Überlegung, daß zum Durchdrücken größerer
Ströme größere Spannungen erforderlich
sind. Ferner: Je größer der Widerstand, um so größer der Abfall, um so
weniger Nutzspannung kommt an den Verbraucher. Wir werden auf S. 406
ein Beispiel zur Berechnung des Spannungsabfalles in einer Zuleitung
geben, das hier noch nicht vollkommen verständlich wäre.

Bemerkt sei noch, daß unsere Betrachtung auch dann gilt, wenn der Widerstand W nicht an einer Stelle lokalisiert, sondern über die Leitung verteilt ist: man spricht diesfalls vom sogenannten Leitungswiderstand.

Wir halten also fest: Ein großer Strom führt zur Verminderung der Gebrauchsspannung.

Das Voltmeter des Netzes, an das eine Röntgenapparatur angeschaltet werden soll, zeigt uns in einem Augenblick eine gewisse Spannung; wird der Röntgentransformator angeschaltet, so fließt von der primären Seite Strom in die primäre Wicklung des Transformators und die Netzspannung sinkt. Wird dem Transformator zu wenig Netzspannung zugeführt, so gibt er auch an die Röhre wenig Spannung ab; sie ist aber das Wesentliche für die Strahlung. Ihre Verminderung vermindert das Durchdringungsvermögen und die Intensität der Strahlung. Starker Spannungsabfall im Bereiche des Netzes führt zu Unterexpositionen oder zu übermäßig langen Expositionszeiten, d. h. zur Undurchführbarkeit vieler Aufnahmen. Darum sei folgendes festgehalten: Vor Anschaffung eines Röntgenapparates muß dem Elektrizitätswerk der primäre Stromaufwand bekanntgegeben werden; daran ist die Frage zu knüpfen, wie groß dabei der Spannungsabfall auf der Netzseite ist. Auf der primären Seite nimmt der Transformator Ströme auf, die, je nachdem, ob er an 110 oder 220 Volt oder an eine andere Spannung angeschlossen wird und je nach der entnommenen Röhrenleistung, zwischen 5 und 100 Amperes und mehr liegen. Wenn eine Wahl möglich ist, so ist es stets vorzuziehen, die Röntgenapparatur an die höhere Spannung zu legen, da die aufgenommene Stromstärke dann kleiner (bei 220 Volt die Hälfte von derjenigen bei 110) und somit der Spannungsabfall ein geringerer ist.

Man darf nicht etwa ohneweiters ein und dieselbe Apparatur einmal an 110 Volt, ein andermal an 220 Volt legen; für jede dieser Spannungen werden andere Apparattypen gebaut.

Jeder Transformator gibt Leistung ab und würde, wenn er — im Idealfalle — verlustfrei wäre, die gleiche Leistung aufnehmen; unter Leistung wollen wir das Produkt Stromstärke mal Spannung verstehen, wobei wir uns allerdings aus didaktischen Gründen eine Vereinfachung erlauben.

In der Röntgentechnik ist die Leistung nicht einfach gleich dem Produkt aus Stromstärke . Spannung, sondern diesem Produkt multipliziert mit cos φ, wobei φ die sogenannte Phasenverschiebung zwischen Strom und Spannung bedeutet. Auf diese Verhältnisse wollen wir hier nicht näher eingehen.

Im praktischen Falle nimmt der Transformator eine größere Leistung auf als er abgibt. Das Verhältnis von abgegebener zur aufgenommenen Leistung nennt man Wirkungsgrad. Spricht man vom Wirkungsgrad eines Transformators, so meint der Anfänger irrigerweise, daß der Wirkungsgrad ihn nicht zu interessieren habe. Tatsächlich liegen die Verhältnisse aber folgendermaßen: Bedarf es zur Erzielung einer Röhrenleistung bei einem Apparat eines großen, bei einem anderen Apparat eines geringen primären Stromaufwandes, so führt der große Stromaufwand zu einem vermehrten Spannungsabfall in der

Zuleitung, in den Transformatorwicklungen selbst, wodurch weniger Nutzspannung übrig bleibt; der Transformator kann dann weniger Spannung hergeben.

Den Praktiker interessiert der reziproke Wirkungsgrad, der Aufwand, da dieser Stromaufwand spannungsraubend wirkt. Die modernen Röntgenapparate haben einen ziemlich verschiedenen Wirkungsgrad, und zwar weniger verschieden nach Fabrikat als nach Type.

Schon oft haben Röntgeninstitute unter großem Kostenaufwand sehr leistungsfähige Apparate angeschafft, um mit diesen kurzzeitige Aufnahmen, welche große Röhrenströme voraussetzen, auszuführen. Die an die Apparatur geknüpften Hoffnungen wurden nicht erfüllt, weil der Netzanschluß einem so großen Stromaufwand nicht gewachsen war. Man wende sich — dies sei ausdrücklich betont — vor Ankauf eines Aufnahmeapparates an das zuständige Elektrizitätswerk mit folgenden Anfragen:

1. Welche Stromart ist am Aufstellungsort des Apparates vorhanden: Gleich-, Wechsel- oder Drehstrom?

2. Welche Periodenzahl hat der Strom?

3. Ist der Drehstrom in Dreieck oder Stern geschaltet?

4. Wie groß ist der Spannungsabfall bei Entnahme der betreffenden Kilowatt?

5. Ist eventuell eine Verstärkung des Haustransformators[1] oder der Zuleitungen nötig, bzw. möglich?

6. Ist zu allen Tageszeiten eine große Stromentnahme kurzzeitig möglich?

Bei Besprechung der Apparattypen werden wir Zahlenangaben über die Größe des primären Stromaufwandes machen.

Wir bringen im folgenden Beispiel die Berechnung des Spannungsabfalles längs einer Zuleitung bei einer bestimmten primären Stromstärke. Wir nehmen an, daß ein Röntgentransformator bei 110 Volt 36 Amperes für eine bestimmte Röhrenleistung (z. B. 30 mA [Milli-Amperes] bei 60 kVeff [Kilovolt effektiv, vgl. S. 418]) aufnimmt. Wie groß ist der Spannungsabfall auf einer Zuleitung, deren einfache Länge bei einem Querschnitt von 35 qmm 124 m beträgt? Die Formel lautet:

$$\text{Spannungsabfall} = \frac{\text{Strom mal doppelte Leitungslänge}}{\text{Querschnitt}} \cdot \frac{1}{57}$$

$$= \frac{36 \cdot 248}{35} \cdot \frac{1}{57} = \text{zirka } 4{,}5 \text{ Volt.}$$

Am größten ist die Spannung im Leerlauf, bei großem Röhrenstrom wird sie immer kleiner, da sie in den Zuleitungen wie in den Transformatorwicklungen einen Abfall erleidet.

---

[1] Unter Haustransformator versteht man einen Transformator, der mehrere Häuser mit Niederspannung (z. B. von 220 oder 110 Volt) versorgt, den Strom also von beispielsweise 5 Kilovolt auf diese 220 Volt heruntertransformiert. Bis zum Haustransformator erfolgt die Zuleitung des Stromes als 5 Kilovolt-Hochspannung.

Eine Vorstellung fällt dem Anfänger immer schwer: Warum nimmt der Transformator bei kleinem Röhrenstrom wenig, bei Röhrenstrom Null fast keinen Strom, bei großem Röhrenstrom viel Strom aus dem Netz? Die Ströme, die zeitlich phasenverschoben fließen (und zwar so, daß ihre magnetischen Wirkungen gegeneinander wirken, also einander aufheben), entmagnetisieren durch ihr Zusammenwirken den Eisenkern. Dadurch wird der Transformator bei Belastung gleichsam eisenfrei; der primäre Widerstand sinkt, es stürzt neuer Strom in die primäre Wicklung. Der Größe des maximal fließenden primären Stromes entsprechend werden die Apparatesicherungen gewählt. Es sind dies Drahtstücke bestimmter Stärke (Schmelzstreifen), die in bestimmter Weise adaptiert sind, so daß sie in die Zuleitungen eingesetzt werden können. Diese Drahtstücke schmelzen bei Stromüberlastungen am ehesten durch und bewahren durch diese Unterbrechung die Apparatur vor schädigenden Überströmen.

Wir heben noch besonders hervor, daß die Ursache des besprochenen am strahlungliefernden Organ, der Röhre, sich auswirkenden Spannungszusammenbruches lediglich im Verhalten des Transformators zu suchen ist. In diesem Zusammenhang sei noch auf folgendes hingewiesen: Sehr häufig macht die Industrie in Katalogen und Offerten, statt Apparatleistungen anzugeben, folgende Bemerkungen: Röhrenströme bis (beispielsweise) 300 mA und Spannungen bis 130 kVeff. Eine Leistungsangabe müßte Röhrenstrom und zugehörige Spannung bieten. Milliamperezahlen haben für den Arzt nur dann einen Sinn, wenn die Expositionszeit auch bei stärkeren Objektteilen noch kurz sein kann, wenn aber 300 mA z. B. nur bei einer Spannung von 25 bis 30 kVeff erreichbar sind, ist es mit der Brauchbarkeit so hoher Milliamperezahlen vorbei. Es müßte also heißen: 300 mA bei einer Spannung von z. B. 50 kVeff oder 200 mA bei einer Spannung von 75 kVeff; innerhalb der erreichbaren Spannung kann einem Transformator bestimmter Leistung eine hohe Milliamperezahl bei niedrigerer Spannung oder eine geringe Milliamperezahl bei hoher Spannung entnommen werden, und zwar immer so, daß das Produkt kVeff mal mA das gleiche bleibt.

Charakteristika der Strahlung

1. Intensität

Die Intensität der von der Röhre emittierten Strahlung hängt im wesentlichen von zwei Faktoren ab: von der Röhrenspannung und vom Röhrenstrom. Die Röhrenspannung erhöht die Intensität des ungefilterten Röntgenlichtes proportional dem Quadrate der Spannung. Einerseits wird mit zunehmender Fluggeschwindigkeit der Elektronen die zur Umsetzung in Röntgenstrahlung verfügbare Energie vergrößert, andererseits wird die Eindringungstiefe der Elektronen in das Antikathodenmaterial erhöht, so daß die Zahl der strahlungerzeugenden Atomzusammenstöße zunimmt. Die zweimalig auftretende Vergrößerung der Strahlenintensität wird durch das Quadrat der Spannung zum Ausdruck gebracht.

Die Intensität der Röntgenstrahlung ist dem die Röhre durchfließenden Strom proportional (vgl. Abb. 5). Das erklärt sich einfach daraus, daß die Stromstärke das makroskopisch faßbare Maß der pro Zeiteinheit transportierten Elektronen ist. Die Intensität ist dieser Zahl deshalb proportional, weil die Zahl der Zusammenstöße mit der Zahl der transportierten Elektronen proportional wächst. Somit ist die Röntgenstrahlung der Milliamperezahl proportional.

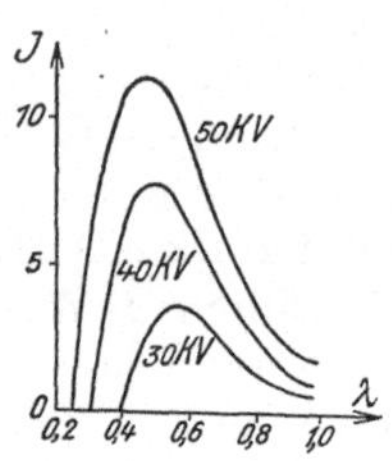

Abb. 5. Die Ordinaten sind willkürliche Einheiten der den einzelnen Wellenlängen (Angström-Einheiten auf der Abszisse) zugeordneten Strahlungsintensitäten

2. Qualität

Absorption, Kontrastbild, Bildcharakter. Wenn Röntgenstrahlung einen Körper durchsetzt, so wird ein Teil der Strahlung absorbiert. Die Absorption wächst mit der dritten Potenz der Wellenlänge und mit der vierten Potenz der Ordnungszahl (also auch ungefähr der Dichte) des durchstrahlten Objekts. Langwellige (sogenannte weiche) Strahlung wird stark absorbiert, kurzwellige (harte) wenig.

Man kann sich vorstellen, daß die vielwellige Strahlung, welche von einer Röhre emittiert wird, durch eine monochromatische ersetzt werden kann, der eine Durchschnittswellenlänge aus den vielen Wellenlängen zuzuschreiben ist. Auf diese Durchschnittswellenlänge sind dann alle Gesetze über einwellige Strahlung in einfacher Form anwendbar.

Die Röntgenphotographie beruht auf der Differenz der Absorption in verschieden dicken und dichten Objektteilen. Unsichtbar bleiben jene Teile, welche gegen ihre Umgebung keinen Kontrast aufweisen, also entweder gleiche Dichte und gleiche Dicke oder bei ungleicher Dichte die kompensierende Dicke oder bei ungleicher Dicke die kompensierende Dichte aufweisen. Um z. B. Organe wie Magen, Bronchien usw. im Röntgenbilde darzustellen, werden sie mit einem hochatomigen Kontrastmittel gefüllt.

Wird Strahlung verschiedener Wellenlänge verschieden absorbiert, und zwar langwellige Strahlen mehr, kurzwellige weniger, so ist der Grad der Absorption geradezu ein Maß der Wellenlänge, somit ein Maß der Strahlenqualität. Kurzwellige, penetrierende Strahlung wird daher zur Aufnahme dicker und dichter Körperteile verwendet (Abdomen, Schädel), langwellige Strahlung zur Aufnahme dünnerer und weniger dichter Körperteile (Lunge). Die Strahlung, die zum Aufnahmematerial z. B. durch einen Schädel gelangt, ist größtenteils die kurzwellige Strahlung des Spektrums, da die langwellige absorbiert wird. Mit kleiner Spannung verlängert sich infolge der Verminderung der Penetration der Strahlung die Expositionszeit erheblich.

Im übrigen hat langwellige und kurzwellige Strahlung vor allem einen wesentlichen Unterschied im Bildcharakter zur Folge: Die w e i c h e Strahlung ist gegen Dicken- und Dichtenunterschiede sehr empfindlich, sie registriert solche Unterschiede sehr deutlich, indem sie große Kontraste schafft. Hingegen macht eine h ä r t e r e Strahlung zwischen verschiedenen Dichten und Dicken weniger Unterschiede: sie behandelt

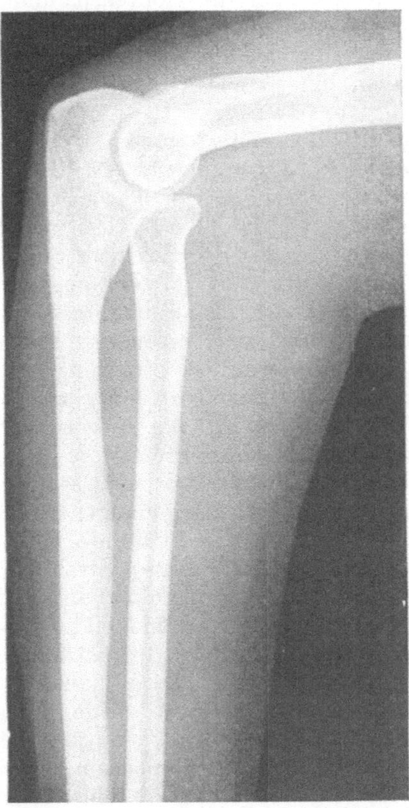

Abb. 6. Weiche Aufnahme. Große Schwärzungsunterschiede zwischen der stark geschwärzten Luft und dem glasig gebliebenen Knochen. Man sieht deutlich die Stufungen: Luft-Haut, Haut-Weichteile, Weichteile-Knochen

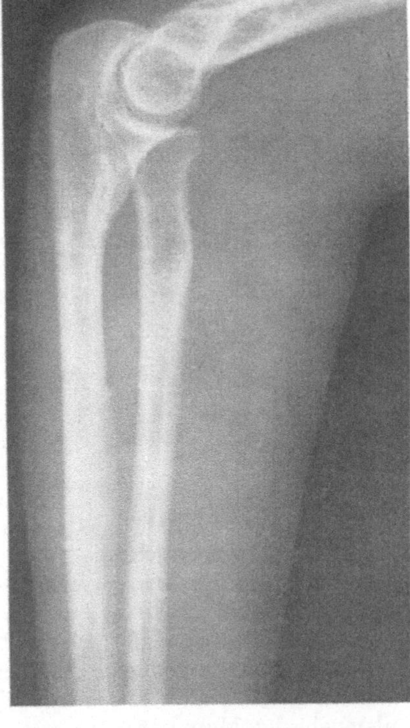

Abb. 7. Harte Aufnahme. Man beachte, daß bei dieser Aufnahme, die bei höherer Spannung als die in Abb. 6 dargestellte Aufnahme hergestellt wurde, der Schwärzungsunterschied zwischen Luft und Knochen ein wesentlich geringerer ist; dies ist deshalb der Fall, weil die Strahlung auch durch den Knochen gedrungen ist; die Kontraste sind daher geringer geworden

die durchstrahlten Objekte „wie Luft", deckt sie also gleichmäßig zu. Daraus folgt, wie das Beurteilen von Röntgenbildern vor sich zu gehen hat: Man betrachte die Schattengrenzen zweier verschieden dichter Stoffe, z. B. zwischen Luft und Weichteilen, dann zwischen Weichteilen und Knochen. Deckt die Strahlung diese Unterschiede mehr oder weniger zu, durchdringt sie beispielsweise die Knochen nicht viel weniger als die Umgebung, verwischt sie also die Grenzen, so ist das Bild als (röntgentechnisch) hart anzusprechen. Die Abb. 6 und 7 zeigen charakteristische Unterschiede. Unter sonst gleichen Umständen weisen somit zwei Flächen auf einer Aufnahme, welche sich unter verschieden schattengebenden Teilen des Objektes abbilden, einen um so größeren Kontrast auf, je niedriger die Röhrenspannung gewählt wurde. Geringe Spannung erzeugt also — freilich bei wesentlich verlängerter Expositionszeit — Negative, die der Photograph als hart bezeichnen würde. Diese Bilder haben eine steile Gradation (siehe S. 457), zeigen also größere Kontraste zwischen Helligkeit und Schatten als Bilder, die bei größerer Spannung erzeugt werden. Es besteht hier eine eigene röntgenologische Terminologie: Der Röntgenologe nennt Bilder, die von harter Strahlung (hoher Kilovoltzahl) erzeugt wurden, hart, weich nennt er diejenigen, welche von weicher Strahlung (niedrigerer Kilovoltzahl) erzeugt sind, während der Lichtphotograph die von harter Strahlung erzeugten Bilder weich, die von weicher Strahlung herrührenden Bilder hart bezeichnen würde.

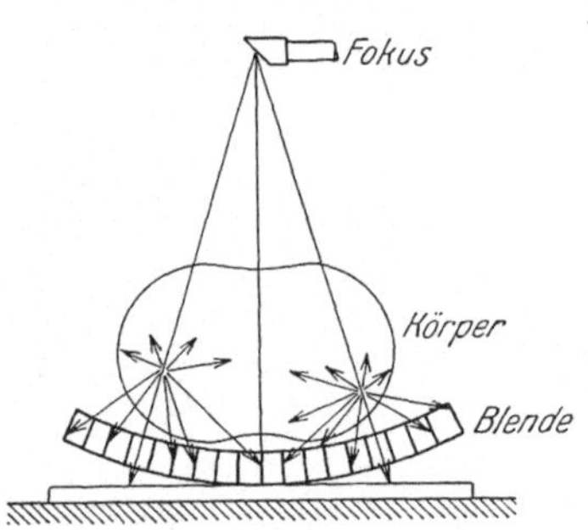

Abb. 8. Streustrahlung im Körper

Streuung. Wird ein Körper von Röntgenstrahlung durchsetzt, so wird nicht nur Strahlung absorbiert, sondern es entsteht in ihm auch sogenannte Streustrahlung (Abb. 8), d. i. eine in verschiedene Richtungen zerstreute Strahlung. Sie kommt nicht vom Fokus und hat daher eine das Bild verschleiernde Wirkung. Mit steigender Spannung und Vergrößerung des durchstrahlten Volumens nimmt die Streustrahlung zu. Indem sie sich als kontrastvermindernder Schleier über das ganze Bild legt, steigert sie den Eindruck der Flauheit, der Härte des Negativs.

Um Streuungen verschiedener Körper oder Streuungen bei verschiedenen Strahlungen vergleichen zu können, bedarf es einer Vergleichsbasis: Man kann von der Streuung pro Gramm oder pro Zentimeter Schichtdicke sprechen. Die Streuung pro Gramm ist für viele Körper konstant, da wir aber in der Röntgenphotographie lieber gleiche Schichtdicken zum Vergleich heranziehen, ist festzuhalten, daß die Streuung bei gleicher Dichte dem Volumen proportional ist. Bei gleicher Schichtdicke wächst die Streustrahlung mit der Spannung.

Das Wort Streuung weist schon darauf hin, daß der Primärstrahlung Energie entzogen wird; indem ein gewisser Betrag verstreut wird, erreicht nur ein geringerer Betrag an Strahlung das Ziel. Ist das durchstrahlte Volumen genügend groß, so kompensiert sich der Verlust teilweise und wir sprechen vom Streustrahlenzusatz. Die Streuung im gleichen Stoff wächst mit dem durchstrahlten Volumen und mit abnehmender Wellenlänge (zunehmender Spannung); es ist eben ein großer Teil der ein dickes Körpervolumen durchdringenden Strahlung überhaupt keine primäre Strahlung mehr, sondern Streustrahlung. Bei großem Volumen wird ein Teil der dem einzelnen Strahl entzogenen Streustrahlung von den Nachbarstrahlen wieder eingestrahlt.

Daß die Bilder bei zunehmender Spannung hart, kontrastlos, erscheinen, ist nicht nur auf den verminderten Absorptionsunterschied zwischen den Stoffen verschiedener Ordnungszahl (Atomnummer), sondern auch — und zwar vielfach in erster Linie — auf die zunehmende Streustrahlung zurückzuführen.

Die Formel für die durch Absorption und Streuung bedingte Schwächung μ der Strahlung lautet:

$$\frac{\mu}{\varrho} = A\,\lambda^3 + \frac{\sigma}{\varrho}.$$

Hiebei bedeutet μ den sogenannten linearen Schwächungskoeffizienten, ϱ die Dichte des Körpers, A die dem Stoffe in einem bestimmten Wellenlängenbereich (λ) eigene Absorptionskonstante, σ den linearen Streukoeffizienten. Die Division durch die Dichte ϱ macht aus den linearen Koeffizienten Koeffizienten, die sich auf die Masseneinheit (1 g) beziehen, so daß $\frac{\mu}{\varrho}$ den Massenschwächungskoeffizienten, $\frac{\sigma}{\varrho}$ den Massenstreukoeffizienten bedeuten.

Wenn behauptet wird, die Streuung sei von λ und dem Stoff unabhängig, so ist dies so zu verstehen, daß die Streuung pro Gramm von den genannten Faktoren weitgehend unabhängig ist. Dagegen ist die Streuung pro Schichtdicke vom Stoff nicht unabhängig, sondern wächst erheblich mit zunehmender Ordnungszahl.

Die Streustrahlung führt zur Kontrastverminderung und schon dadurch zur Verminderung der subjektiv empfundenen Schärfe; man ist daher bemüht, diese Streustrahlung zu unterdrücken. Röntgenphotographien, von denen die Streustrahlung durch die Bucky-Blende ferngehalten wurde, weisen große Kontraste auf, da der kontrastvermindernde Schleier entfallen ist. Verhalten sich zwei Strahlenintensitäten wie $2:1$ (z. B. unter Weichteil und Knochen), so wird dieses Verhältnis durch eine additive Konstante, welche die Streustrahlung darstelle, z. B. 1, auf $2+1:1+1 = 3:2$ vermindert; die Wegnahme der Konstante 1 von Zähler und Nenner des Bruches $3:2$ führt wieder zur Erhöhung des Intensitätsverhältnisses, d. h. des Kontrastes. Den Charakter von Bildern, welche mit Streustrahlenblende ausgeführt wurden, zeigt Abb. 9. Es gibt vier Mittel zur Vermeidung schädlicher Streustrahlenwirkung. 1. Die Weichstrahltechnik. Unter Weichstrahltechnik versteht man die Röntgenphotographie ausgeführt mit weicher Strahlung, also bei geringer Spannung. Um bei der geringen Penetrationskraft solcher Strahlung trotzdem nicht zu übermäßig langen Expositionszeiten zu kommen, muß der Röhrenstrom sehr groß sein. Bei diesem Verfahren, das mit großem Röhrenstrom (bis zu 400 Milliamperes und mehr) und geringer Spannung arbeitet, vermeidet man die Streu-

strahlung und gewinnt dadurch sowie durch Erhöhung der Absorptions-
unterschiede eine Erhöhung der Kontraste. Freilich setzt diese Methode
sehr belastbare Röhren und große Apparate voraus. 2. Das zweite Ver-
fahren ist durch V e r k l e i n e r u n g d e s d u r c h s t r a h l t e n V o l u m e n s
gekennzeichnet. Dabei wird das Strahlenbündel entweder oberhalb des
Patienten durch einen sogenannten Tubus eingeengt, so daß schon das
Eintrittsfeld der Strahlung verkleinert ist, oder man läßt den aufzunehmenden Körperteil — soferne er weich ist — komprimieren. 3. Als

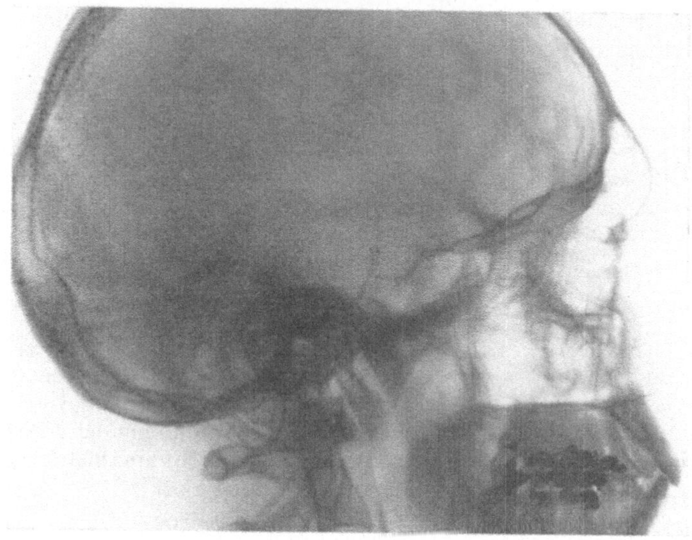

Abb. 9. Charakteristische, mit Bucky-Blende hergestellte Aufnahme: Großer Kontrast
zwischen den Schatten (Schädelkapsel) und den Lichtern (Nebenhöhlen). Innerhalb dieses
Kontrastes finden sich relativ wenig Details, da diese in den Lichtern wegen Überexposition schon „weggeleuchtet", in den Schatten noch nicht erschienen sind

ein weiteres Verfahren zur Unterdrückung der Streustrahlung werden
wir die S t r e u s t r a h l e n b l e n d e n kennen lernen, deren physikalisches
Prinzip darin besteht, einen Raster aus Bleilamellen zwischen Objekt
(Patient) und Aufnahmematerial zu legen. Dieser Raster bildet für die
Streustrahlung, nachdem sie ungehindert im Körper entstehen konnte,
eine Abfangvorrichtung, indem jene Strahlung, welche nicht vom Fokus
kommt, sich in den Seitenwänden der durch die Lamellen gebildeten
kleinen „Schächte" verfängt. 4. Das vierte Verfahren zur Verminderung
der Streustrahlung ist die F e r n a u f n a h m e. Bei ihr beträgt im allgemeinen die Fokus-Filmdistanz 150 bis 200 cm. Die Streustrahlenver-
minderung bei der Fernaufnahme wird durch eine Verengerung des Volumens des einen Teil des Körpers abbildenden Strahlenbündels verursacht.   Auch die gleichzeitige Anwendung der oben skizzierten Verfahren ist möglich.

Geometrie der Abbildung

1. Zentralprojektion (Nahaufnahme). Die Strahlung nimmt, wie wir darlegten, ihren Ausgang vom Brennfleck der Röhre. Da ihre Ausbreitung eine geradlinige ist, gilt für die Abbildung durch Röntgenstrahlung die Lehre von der Zentralperspektive. Dabei müssen wir unterscheiden, ob das Abbildungszentrum — das Zentrum der Zentralprojektion — in endlicher Entfernung vom aufzunehmenden Objekt liegt, welcher Fall bei Nahaufnahmen gegeben erscheint, oder ob es in „unendlicher" Entfernung liegt, was mehr oder weniger ausgeprägt bei der Fernaufnahme der Fall ist.

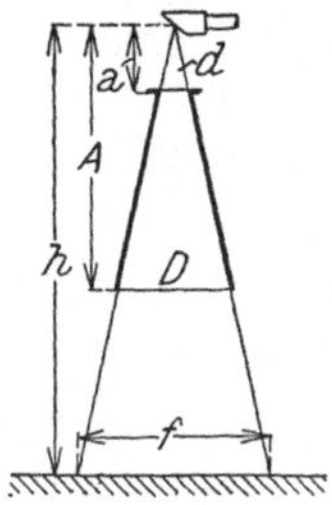

In der Röntgenphotographie liegen die Verhältnisse folgendermaßen: Der abbildende Punkt ist der Röhrenfokus, die abzubildenden Punkte sind die einzelnen Punkte im durchstrahlten Körper, der jeweilige Bildpunkt liegt auf einer Auffangfläche, sei diese der Durchleuchtungsschirm oder das photographische Material. Die Zentralprojektion bringt es mit sich, daß die von der Auffangfläche entfernteren Gegenstände größer, die dieser Ebene näheren kleiner abgebildet werden (vgl. Abb. 10).

Es ist klar, daß die Auffangfläche die verschiedensten Lagen haben kann. Aus den Gesetzen der Zentralprojektion ergibt sich auch die Verzerrung, welche seitlich gelegene Objekte erfahren; so wird z. B. das Bild einer seitlich gelegenen Kugel M_2, wie Abb. 11 andeutet, zu einer Ellipse verzerrt. Bei einer Bewegung der Röhre bleiben die Bilder plattennaher Objekte nahezu in Ruhe, während die Bilde entfernterer Objekte (welche also der Röhre näher sind) einen größeren Weg auf der Auffangfläche beschreiben (Abb. 12). Um sich mit der Zentralperspektive der Röntgenprojektion vertraut zu machen, empfiehlt es sich, im Röntgenlicht vor dem Leuchtschirm verschiedene — möglichst regelmäßige — Gegenstände, vor allem Drahtgeflechte und ähnliches, zu betrachten.

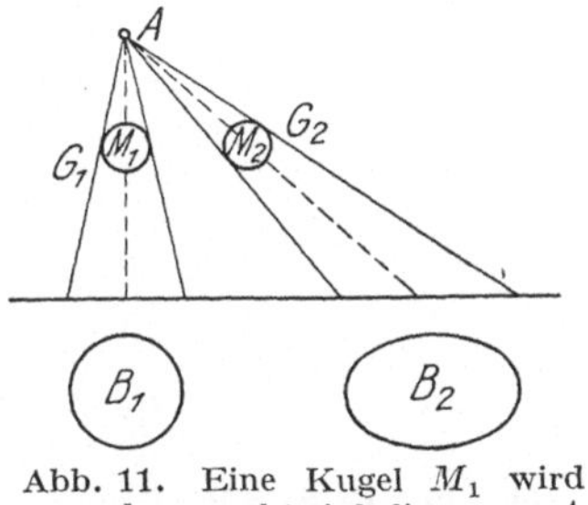

Die Strahlung geht, wie noch ausführlicher zu besprechen sein wird, vom sogenannten Brennfleck auf der Antikathode der Röhre aus. Wäre der Brennfleck ein Punkt, so wären die Bilder absolut scharf. Da nun dieser bilderzeugende „Punkt" (der Brennfleck) eine verhältnismäßig ausgedehnte Fläche ist, kommt es zur Bildung eines Kern-

Abb. 10. Der Röhrenfokus entwirft vom plattenfernen Gegenstand d, der vom Fokus den Abstand a hat, das relativ stark vergrößerte Bild f in der Entfernung h vom Fokus, während vom Gegenstand D in der Fokusdistanz A durch den gleichen Fokus das relativ (im Verhältnis zur natürlichen Größe) wenig vergrößerte Bild f entworfen wird

Abb. 11. Eine Kugel M_1 wird von dem rechtwinkelig aus A projizierten Strahlenbündel G_1 als Kreis B_1, eine Kugel M_2 von dem schiefwinkeligen Strahlenbündel G_2 als Ellipse B_2 auf der Auffallsebene abgebildet

schattens und eines Halbschattens, wie dies in Abb. 13 angedeutet ist. Außerhalb der äußeren Grenzstrahlen des Halbschattens herrscht volles Licht. Die entstehenden Halbschatten machen die Bilder unscharf. Mit der Schärfe nimmt die Erkennbarkeit der Kontraste ab.

Während unter Kontrast das Verhältnis zweier Schwärzungen zu verstehen ist, versteht man unter Schärfe den Grad des Anstieges von einer Schwär-

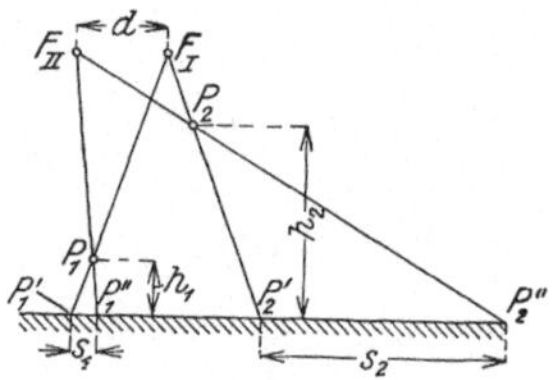

Abb. 12. Die Verschiebung des Röhrenfokus aus der Stellung F_{I} in die Stellung F_{II} bewirkt eine geringe Verschiebung $P_1' P_1'' = s_1$ des Bildpunktes eines plattennahen Objektpunktes P_1 (der von der Platte die Entfernung h_1 hat), während c. p. die Verschiebung der Bildpunkte von P_2 (Entfernung von der Platte h_2) $s_2 = P_2' P_2''$ beträgt

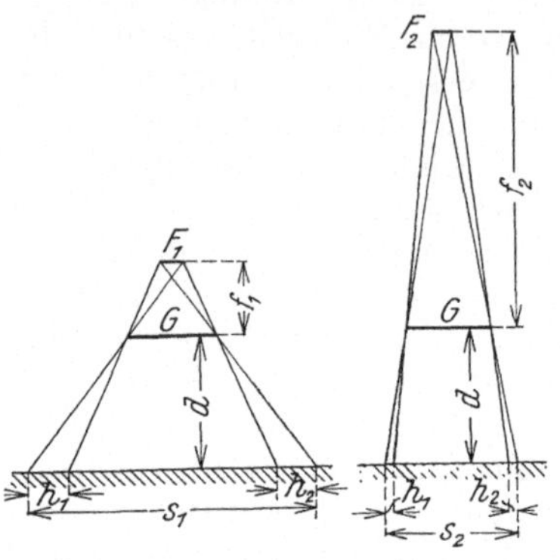

Abb. 13. Der Fokus F_1 entwirft vom Gegenstand G, dessen Fokusentfernung f_1 und dessen Plattenentfernung d ist, ein Schattenbild s_1, in welchem h_1 und h_2 die Halbschatten sind. Der Fokus F_2 entwirft vom Gegenstand G, dessen Fokusentfernung f_2, dessen Plattenentfernung wieder d ist, ein Schattenbild s_2, dessen Halbschatten h_1 und h_2 sich verschmälert haben

zung zur anderen. Das Auge ist für Intensitätssprünge sehr empfindlich, dagegen nimmt die Empfindlichkeit bei zunehmender Unschärfe, d. h. bei einem allmählichen Übergang der Intensitäten stark ab. Schärfe des Bildes ist daher für die diagnostische Technik ein unbedingtes Bedürfnis (Abb. 14).

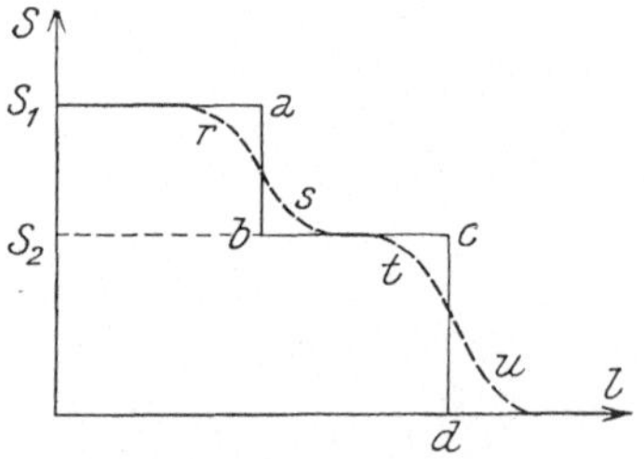

2. Parallelprojektion (Fernaufnahme). Bei der Fernaufnahme wird aus der Zentralprojektion eine Parallelprojektion. Die Abb. 13 zeigt, daß die Halbschatten sich mit zunehmender Entfernung verkleinern, daß also die Schärfe zunimmt. Die Fernaufnahme stellt daher ein vorzügliches Mittel zur Erhöhung der Schärfe dar. Auch lassen sich durch die Fernaufnahme — aus 2 m Entfernung — die Organe des menschlichen Körpers in annähernd natürlicher Größe abbilden.

Abb. 14. Zwei Intensitäten, z. B. Schwärzungen S_1, S_2, liefern dann einen scharfen Kontrast, wenn die Schwärzung längs des Linienzuges a, b, c, d verläuft. Der Verlauf r, s, t, u der Schwärzung bedeutet Unschärfe

Die Verminderung der Streustrahlung erwähnten wir schon als einen Vorteil der Fernaufnahme, man kann daher die Fernaufnahme mit höherer Spannung als die Nahaufnahme durchführen. Vergrößerung der Entfernung Fokus—Platte (Verdopplung) würde die Expositionszeit stark (auf das Vierfache) erhöhen; durch Vermehrung der Spannung läßt sich ein erheblicher Teil der Verlängerung der Expositionszeit kompensieren.

Die Fernaufnahme trägt auch zur Schonung der Haut bei, wie im Kapitel „Schädigungsprophylaxe" dargetan wird. Abb. 15 zeigt den Charakter von Fernaufnahmen.

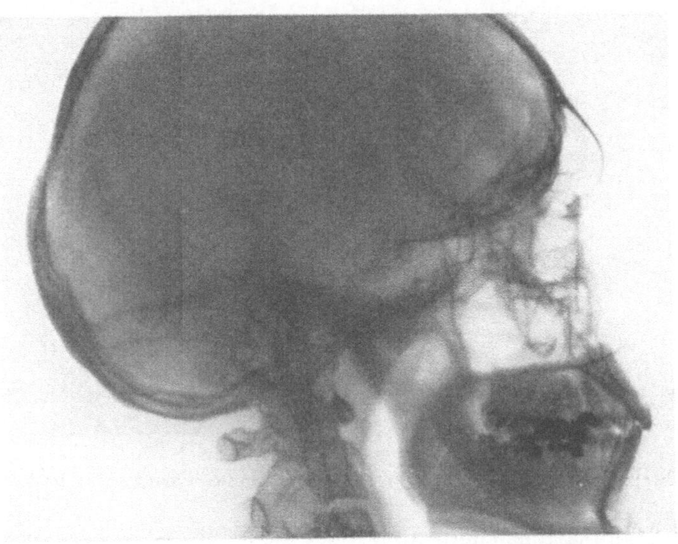

Abb. 15. Charakteristische Fernaufnahme. Auffallend sind die annähernd natürlichen Größenverhältnisse und der Kontrastreichtum, der offenbar auf die Verminderung der Streustrahlung, die bei der Nahaufnahme zustande kommt, zurückzuführen ist. Man vergleiche mit dieser Fernaufnahme die Nahaufnahme in Abb. 16

Nicht immer hat man die Wahl zwischen Nah- und Fernaufnahmen. Die Notwendigkeit, Körperteile „auseinander" zu projizieren, führt oft zwangsläufig zur Durchführung von Nahaufnahmen.

II. Die Apparate der Röntgenphotographie

Die Röntgenröhre

1. Prinzip. Wir wollen uns hier nur mit dem Elektronenrohr befassen, da dem Ionenrohr bald nur mehr historische Bedeutung zukommen wird. Die Abb. 17 zeigt die technische Ausführung einer Röntgenröhre (Elektronenröhre).

Die Elektronenröhre ist ein hoch evakuiertes Rohr, dessen wichtigste Bestandteile eine Spirale aus Wolfram, die sogenannte Glühspirale, und die gegenüberliegende Antikathode aus Wolfram sind. Die Glühspirale

ist von einer Sammelvorrichtung, einem Molybdänzylinder, umgeben,
der den Zweck hat, den Kathodenstrahl möglichst konzentriert zu halten,
damit der elektrostatischen Abstoßung, welche die gleichnamig geladenen
(negativen) Elektronen aufeinander ausüben, entgegengewirkt wird.

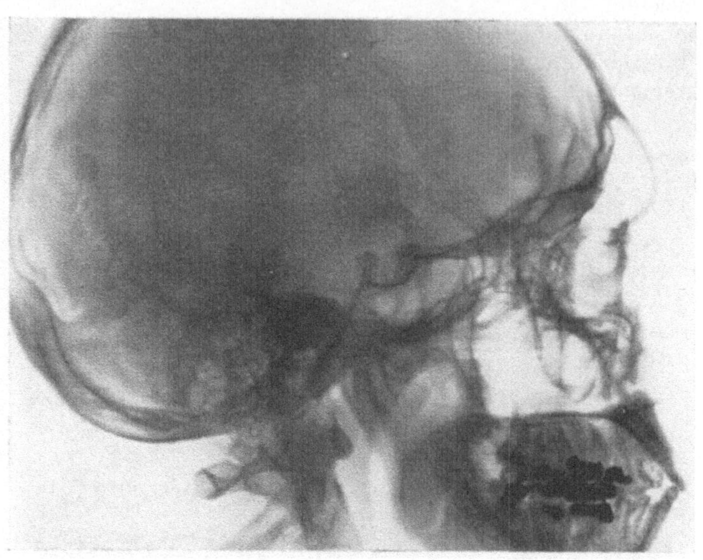

Abb. 16. Nahaufnahme. Man vergleiche hiezu die Fernaufnahme in Abb. 15

Das Wolframplättchen der Antikathode ist bei manchen Diagnostikröhren
in einem Kupferklotz eingebettet; die Röhren werden heute vielfach als
zylindrisch gestaltete Selbstschutzröhren gebaut, wobei alle Nebenstrahlung auf ein unschädliches Minimum reduziert wird. Die Antikathode ist
zwecks Ableitung der in ihr entstehenden Wärme mit einer Kühlvorrichtung (Metall- [Rippen-] Kühlung oder Wasserkühlung) versehen.

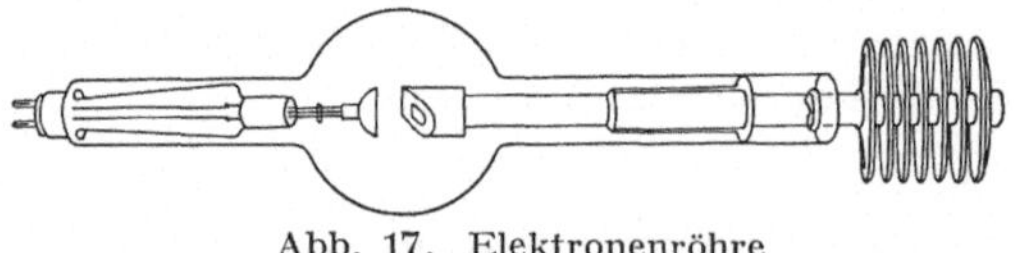

Abb. 17. Elektronenröhre

Wir wollen unsere Erläuterungen an Hand der
Abb. 18 geben. Die Spannung, welche zwischen K
und A liegt, nennt man
Röhrenspannung. Ihr
Maß sind Kilovolt (Einheiten von 1000 Volt). Diese Spannung treibt
einen Strom durch die Röhre, den wir Röhrenstrom nennen und der
in Milliamperes gemessen wird. Der Heizstrom ist ein Hilfsstrom,
der die Glühspirale bis zur Weißglut erhitzt, so daß die Elektronen
„ausgekocht" werden und sich dann als „Wolke", als sogenannte Raumladung, über die Spirale lagern, während ihr Abtransport von der
Spannung besorgt wird. Der Heizstrom hat eine Stärke von einigen
Amperes (etwa 3 bis 5), seine Spannung, die Heizspannung, ist nur ge-

ring; sie beträgt 10 bis 12 Volt. Diese geringe Heizspannung herrscht zwischen den Enden der Glühspirale, während zwischen Glühspirale und Antikathode die große Röhrenspannung besteht.[1]

Die Regulierung des Röhrenstromes erfolgt durch Regulierung des Heizstromes; diese wird, wie im Zusammenhang mit dem Apparat genauer besprochen werden soll, meist mittels eines Widerstandes vorgenommen. Großer Heizstrom führt zu großem Röhrenstrom, kleiner Heizstrom zu kleinerem. Proportionalität zwischen Röhrenstrom und Heizstrom herrscht insoferne nicht, als schon eine kleine Steigerung des Heizstromes eine große Steigerung des Röhrenstromes mit sich bringt: es wächst nämlich die Zahl der emittierten Elektronen mit der Temperatur des Heizfadens (F in Abb. 21) sehr schnell. Die Veränderung der

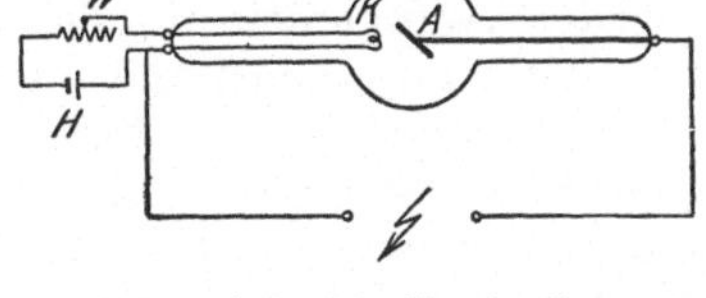

Abb. 18. A stellt die Antikathode, K die Glühkathode, H die Heizspirale, W die Regulierung des Heizstromes, der Pfeil die Hochspannungsquelle dar

Röhrenspannung ist z. B. durch Variation des Übersetzungsverhältnisses des Transformators erreichbar.

Für die Röhre gilt das OHMsche Gesetz nicht. Die Vermehrung der Spannung vergrößert den Strom nicht proportional, vielmehr steigt von einer bestimmten Spannung an der Röhrenstrom nicht mehr weiter (Abb. 19). Man sagt, der sogenannte Sättigungsstrom sei erreicht. Die Diagnostikröhren arbeiten meist schon im Gebiet des Sättigungsstromes. Die Erscheinung dieses Sättigungsstromes findet in der Eigentümlichkeit des Konvektionsstromes ihre Erklärung. Unter Konvektionsstrom versteht man den Strom der Elektronen, die den Transport der Elektrizität besorgen, indem sie — überfliegend — ihre Ladung mitnehmen. Auch eine Vermehrung der Spannung kann nicht mehr Elektronen zum Anflug an die Anti-

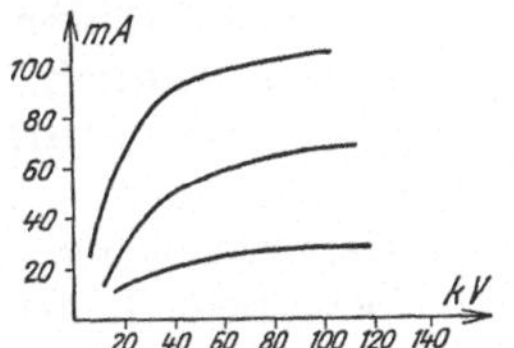

Abb. 19. Die Kurven zeigen (in der Reihenfolge von oben nach unten) für größeren, kleineren und noch kleineren Heizstrom den Verlauf des Röhrenstromes in Abhängigkeit von der Röhrenspannung

kathode bringen, als der jeweilige Glühzustand der Spirale freigibt.

Der Milliamperezahl ist die Strahlenintensität proportional, daher die Expositionszeit verkehrt proportional, natürlich vorausgesetzt, daß alle anderen Faktoren, vor allem die Spannung gleich bleiben. Mit der Kilovoltzahl steigt auch die Strahlenausbeute, und zwar weit mehr als durch Steigerung des Röhrenstromes; ferner ändert sich die Bildqualität im bereits besprochenen Sinne.

---

[1] Streng genommen herrscht zwischen dem einen Ende der Glühspirale und der Antikathode die Röhrenspannung plus der halben Heizspannung (die aber der großen Röhrenspannung gegenüber nicht in Betracht kommt), während zwischen dem anderen Ende der Glühspirale und der Antikathode die Röhrenspannung minus der halben Heizspannung besteht.

Da die Größe des Röhrenstromes nur von der Größe des Heizstromes abhängt, sind, wie es auch in den einschlägigen Prospekten zumeist heißt, Röhrenstrom und Röhrenspannung unabhängig voneinander regulierbar.

Es kann nun beim Anfänger der Eindruck entstehen, es sei eine solche unabhängige Regulierung während der Aufnahme nötig. Dies ist nicht der Fall, doch bedarf es bei den verschiedenen Aufnahmen verschiedener Spannungen; macht man nun, was ja ratsam ist, alle oder die meisten Aufnahmen mit der gleichen Milliamperezahl, so braucht man vor den Aufnahmen mit verschiedenen Spannungen bei konstant belassener Stellung der Heizregulierung nicht erst eine neue Einstellung des Röhrenstromes vorzunehmen: er bleibt gleich. Probiert man die Röhre aus, wobei man bei einer bestimmten Spannung einen bestimmten Röhrenstrom erzielen will, so kann man bei dieser Probe den Röhrenstrom bei niedriger Spannung einstellen und darf damit rechnen, daß der gleiche Röhrenstrom auch bei höherer Spannung ziemlich erhalten bleibt. Das probierende Einstellen erfolge zwecks Schonung des Rohres immer bei möglichst niedriger Spannung. Man kann daher z. B. bei 50 kV eff einen Röhrenstrom einstellen und erst bei der Aufnahme auf 70 k V eff hinaufgehen, ohne fürchten zu müssen, daß der Röhrenstrom wesentlich gestiegen ist. Ein ausprobierendes Einstellen des Röhrenstromes bei niedriger Kilovoltzahl und nachfolgende Aufnahme unter hoher Spannung, wenn diese erforderlich ist, wirkt röhrenschonend.

2. Belastbarkeit. Effektivwert und Scheitelwert der Spannung. Die Belastbarkeit einer Röhre drückt sich im erträglichen Röhrenstrom, gemessen in Milliampere, der erträglichen Röhrenspannung und der Belastungszeit aus.

Den Begriff der Spannung, welcher Schwierigkeiten bietet und daher zu vielen Mißverständnissen Anlaß gibt, müssen wir näher besprechen.

Der Wechselspannung als einer ununterbrochen veränderlichen, zwischen Nullwerten bis zu positiven und negativen Höchstwerten pendelnden Spannung sind verschiedene Augenblickswerte der Spannung eigen, deren höchste Werte, ob positiv oder negativ, Maximalwerte der Spannung (auch Scheitelwerte) genannt werden; in der Röntgentechnik werden die ihnen entsprechenden Kilovoltwerte mit kV max bezeichnet.

Ein Wechselstrom-Voltmeter mißt nicht diese Scheitelspannung, sondern eine Spannung, welche man effektive Spannung nennt, indem es sich auf einen Mittelwert der Spannung einstellt, der einen Durchschnittswert darstellt. Dieser Durchschnittswert, eben die effektive Spannung, liegt zwischen Null und dem Scheitelwert der Spannung und ist natürlich kleiner als der Scheitelwert. Man kann hier folgende Überlegung anstellen: Der Effekt eines Wechselstromes, der sich z. B. durch die Hervorrufung eines Glühzustandes, d. h. also etwa als Leuchten einer Glühlampe kundgibt, entspricht nicht dem Scheitelwerte, sondern dem Effektivwert der Spannung. Wäre die Lampe durch

Gleichstrom gespeist, so brauchte dieser kontinuierliche Strom nur die effektive Spannung unseres Wechselstromes zu führen, um den gleichen Helligkeitseffekt hervorzurufen. Der Wechselstrom leistet eben nicht mehr, als dem Effektivwert seiner Spannung entspricht: durch den Scheitelwert der Spannung muß er kompensieren, was er durch seine Fluktuation an Energie preisgibt. Die effektive Spannung, kV eff, eines Wechselstromes ist also die bezüglich Effekt (z. B. Wärme) äquivalente Gleichspannung.

Die Theorie errechnet die effektive Spannung als den $\left(\sqrt{2}\text{ten oder}\right)$ 1,4ten Teil oder als den 0,77fachen Betrag der Scheitelspannung. Es ist daher gleichgültig, ob man sagt, an der Röhre liege eine Scheitelspannung von 84 kV max oder eine Effektivspannung von 60 kV eff. Der Umrechnungsfaktor von kV eff auf kV max beträgt also 1,4; man hat, um von kV eff zu kV max zu gelangen, den Effektivwert der Spannung mit 1,4 zu multiplizieren und umgekehrt die Werte der Scheitelspannung durch 1,4 zu dividieren, um die kV eff zu errechnen.[1] Es hat sich die Gepflogenheit eingebürgert, in der Therapie meistens die Scheitelwerte der Röhrenspannungen anzugeben, in der Diagnostik aber die Effektivwerte.

Es sei noch erwähnt, daß der eindeutige Begriff des Effektivwertes der Spannung nur für einen bestimmten Apparattypus gelten kann, da bei gleicher Scheitelspannung der Effektivwert der Spannung mit der Spannungsform des jeweiligen Apparattypus zusammenhängt. Für unsere Betrachtungen genügt die oben angegebene Beziehung.

Es sei hier auf eine Verwechslung hingewiesen, welche häufig Anlaß zu Unannehmlichkeiten bietet. Im Sprachgebrauche bedeutet maximal „höchstens", effektiv „tatsächlich". Hier gibt es Verwirrungen; man hört häufig, der Apparat gebe maximal — gemeint ist: höchstens — 60 kV und z. B. bei geringerer Netzspannung effektiv — gemeint ist: entweder in Wirklichkeit oder an die Röhre — nur 50 kV. Zur Verdeutlichung sei folgendes festgehalten: Es gibt eine maximale und eine effektive Transformatorspannung, ebenso eine maximale und eine effektive Röhrenspannung. Es gilt etwa folgendes Schema:

Die Transformatorspannung ist wegen der Verluste stets größer als die Spannung an der Röhre, daher:

kV max der Transformatorspannung ist größer als kV max der Röhrenspannung;

kV eff der Transformatorspannung ist größer als kV eff der Röhrenspannung.

Es ist also die in kV max angegebene Transformatorspannung größer als die in kV max angegebene Röhrenspannung, die in kV eff angegebene Transformatorspannung größer als die in kV eff angegebene Röhrenspannung.

---

[1] Die angegebene Beziehung zwischen kV eff und kV max gilt nur unter der Voraussetzung, daß die Spannung einen sinusförmigen Verlauf hat (wie beim Vier-Ventilapparat und Halbwellenapparat); für rotierende Gleichrichter beträgt der Faktor statt 1,4 etwa 1,2.

Charakterisierung, Begründung und Folgen verschiedener Belastbarkeit. Die elektrische Belastungsfähigkeit einer Röhre ist für die Expositionsdauer maßgebend; je höher der Röhrenstrom bei hoher Spannung gewählt werden kann, um so größer ist die Intensität des Röntgenlichtes, um so kürzer daher die nötige Expositionszeit. Fragt man, wozu die Röntgenographie kurzer Expositionszeiten bedarf, so sind dafür folgende Ursachen als wichtigste anzuführen: je länger die Expositionszeit, um so größer die Gefahr des Verwackelns, um so unschärfer die Schattenbildung bei bewegten Organen (Herz-, Magen- und Darm-Aufnahmen usf.). Die Gefahr des Verwackelns wird auch bei unruhigen Patienten, bei Kindern, bei allen Aufnahmen im Stehen, vor allem bei Fernaufnahmen, eine Rolle spielen. Große Anforderungen an die Belastbarkeit eines Rohres werden durch die Röntgenographie dicker und dichter Körperteile an die Röhre gestellt, z. B. bei Wirbelaufnahmen,

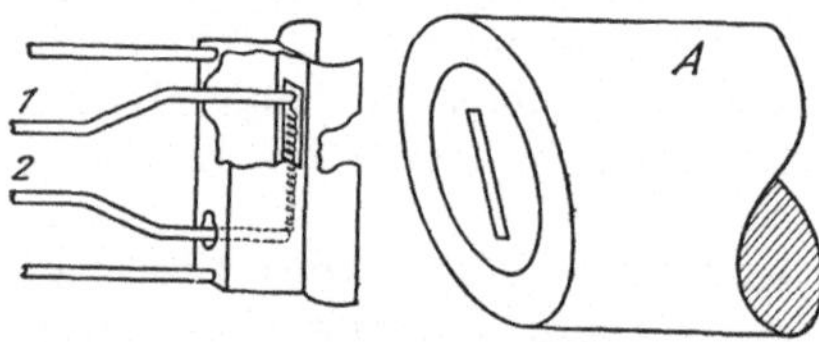

Abb. 20. 1, 2 sind die Enden des Heizfadens, die auf der Antikathode A den Strichfokus erzeugen

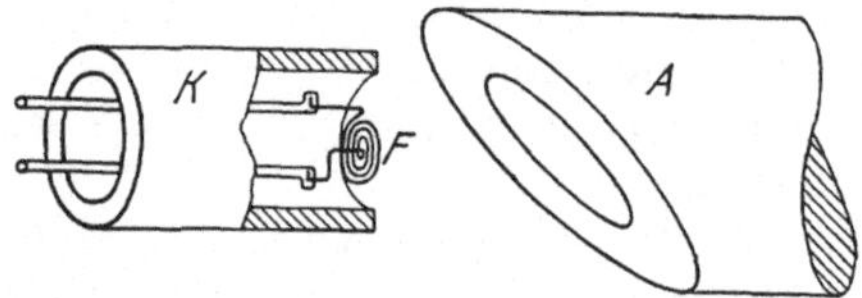

Abb. 21. K ist die Sammelvorrichtung für den Heizfaden der Glühspirale F, A die Antikathode, auf der der Rundfokus entsteht

bei Beckenaufnahmen und vielen anderen. Hat man keine hochbelastbare Röhre zur Verfügung, so gelangt man in diesen Fällen zu unmäßig langen Expositionszeiten.

Für die Bildschärfe ist, wie schon einleitend erwähnt wurde, die wirksame Größe des Brennfleckes maßgebend. Da nun einerseits die Forderung nach kurzer Expositionszeit eine große, anderseits die Forderung nach Bildschärfe eine kleine Brennfleckausdehnung verlangt, so kann die richtige Lösung nur ein Kompromiß sein: Bei genügend großer Ausdehnung des Brennfleckes (genügend groß vom Standpunkte der Belastung) muß seine bei der Projektion wirksame Größe möglichst klein sein.

Es ist wichtig zu wissen, inwiefern die Konstruktion der Glühspirale auf Größe und Gestalt des Fokus Einfluß hat. Wenn wir uns die Glühspirale als eine Mannigfaltigkeit von Abschußstellen (ähnlich eingespannten Gewehren) vorstellen, Abschußstellen, welche Elektronen emittieren, so erscheint es begreiflich, daß Form und Größe des Bereiches der Einschußstellen, also des Brennflecks, von der Anordnung der Abschußstellen, d. h. von der Form der Glühspirale, abhängen. Es erzeugt infolgedessen eine gestreckte Spirale einen bandförmigen, ein spiralig gewundener Glühdraht einen runden Brennfleck (Abb. 20 und 21).

Die Belastbarkeit hängt in erster Linie von der Flächengröße des Fokus ab.

Eine von FRANKE eingeführte Bezeichnungsweise hat sich als sehr praktisch herausgestellt: Die in einer Sekunde erreichbare Belastungsfähigkeit einer Röhre wird in Kilowatt ausgedrückt. Auf der Röhrenseite versteht man unter Kilowatt den Bruch $\dfrac{\text{kV eff mal mA}}{1000}$, d. h. das Produkt von effektiver Spannung und Röhrenstrom, dividiert durch 1000. Dieser Bruch ist nur dann ein Charakteristikum für die Belastbarkeit, wenn man noch die Zeit angibt, während welcher diese Belastung erfolgen darf. Bezieht man die von der Röhre „ertragenen" Kilowatt immer auf eine Sekunde, so ist das Belastungsmaß eindeutig festgelegt. Der Brennfleck ist für Wärme empfindlich, wobei es gleichgültig ist, ob er die Wärme der Geschwindigkeit der angeschleuderten Elektronen, d. h. der Spannung, oder der Zahl der Elektronen, d. h. dem Röhrenstrom, verdankt. Diese Überlegung ist die Begründung für die Behauptung, daß das genannte Produkt als eine für die Belastungsfähigkeit charakteristische Größe anzusehen ist.

Unter einem 6-Kilowattrohr wäre demnach eine Röhre zu verstehen, welche eine Sekunde lang z. B. 40 kV eff und 150 mA (40 . 150 = = 6000 = 6 kW) erträgt; sie kann ebenso 100 mA bei 60 kV eff oder 75 mA bei 80 kV eff ertragen, alle Belastungen eine Sekunde hindurch. Man darf jedoch nicht schließen, daß der Röhre 40 mA bei 150 kV eff zugemutet werden können. Das Rohr hat nämlich eine obere Spannungsgrenze, die bei Diagnostikröhren etwa bei 75 bis 80 kV eff liegt; höhere Spannungen führen zur Zerstörung des Rohres durch Gleitfunken oder Durchschlag.

Man darf nicht etwa folgendermaßen schließen: Wenn das Rohr eine Sekunde hindurch 6 Kilowatt erträgt, so erträgt es 2 Sekunden lang 3 Kilowatt, 100 Sekunden lang 0,06 Kilowatt, die Belastungsabnahme ist vielmehr bei verlängerter Zeit geringer als dieser Relation entspricht; man halte folgende Regel fest: Verdopplung der Leistung bedeutet am Gleichrichter Herabsetzung der Belastungszeit auf 30 bis herunter zu 10% (bei Steigerung ins Gebiet der Grenzleistung Verkürzung der Zeit auf 10%); Halbierung der Zeit bedeutet im Gebiete großer Röhrenleistung Hinaufsetzung der Röhrenleistung, d. h. des Röhrenstromes oder der Röhrenspannung auf 10%.

Ein Röntgenrohr erträgt nur an einem Gleichrichterapparat (rotierender Gleichrichter oder Vier-Ventilapparat) die volle mögliche Belastung; an einem Halbwellenapparat sind die Höchstwerte der Belastung nur etwa mit zwei Drittel der für Gleichrichter geltenden Werte einzusetzen.

FRANKE hat — vgl. Abb. 22 u. 23 — für verschiedene Röhren Nomogramme ausgearbeitet, in welcher die zusammengehörigen Veränderlichen: Spannung, Milliamperes, Sekunden, in Beziehung gesetzt erscheinen. Zu Abb. 23 sei folgendes bemerkt: die Spannung sei z. B. 50 kV eff: es ergibt sich auf der Geraden, welche Zeiten und Milliamperes verbindet, die für eine bestimmte Zeit in Sekunden, z. B. 2 (bzw. für eine bestimmte

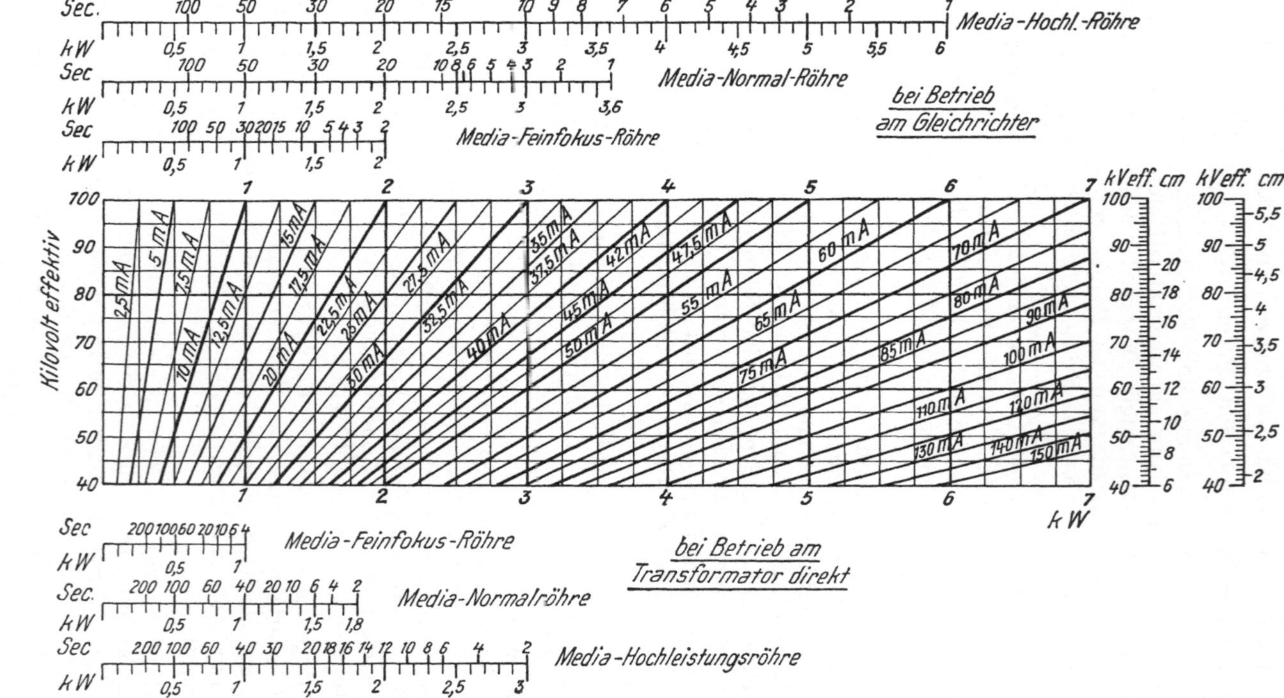

Abb. 22. In obigem Leistungsschema (nach Franke) geben die oberen und unteren drei horizontalen Reihen die zusammengehörigen Werte von Kilowatt und Sekunden für drei Röhrentypen, d. h. also die bei einer bestimmten Belastung von den einzelnen Röhrentypen ertragene Höchstzeit und umgekehrt die für bestimmte Sekunden ertragene Höchstbelastung. Das mittlere Nomogramm liefert einander zugeordnete Werte von kV eff und mA für bestimmte kW-Werte (auf der Abszisse). Von den zwei vertikalen Skalen bezieht sich die linke auf das Verhältnis der Röhrenspannung zu den Schlagweiten einer Spitze-Flatte-Funkenstrecke, die rechte auf das Verhältnis der Spannungswerte zu den Schlagweiten einer Kugelfunkenstrecke (Kugeldurchmesser 12,5 cm)

Milliamperezahl) für das Rohr noch erträgliche Milliampere- (bzw. Sekunden-) Zahl, d. i. 60.

Daß die Zeitverkürzung der Belastbarkeit bei weitem nicht so sehr nutzt und die Zeitverlängerung bei weitem nicht so sehr schadet, als der reinen Proportionalität entsprechen würde, liegt daran, daß sich die Abkühlungsverhältnisse bei langer Belastungsdauer relativ verbessern, weil der dem Brennfleck zugeführte Energiebetrag genügend Zeit hat, das Kupfer oder Eisen der Antikathode zu erreichen und dessen Wärmeleitfähigkeit (sie ist doppelt so groß als die des Wolframs) auszunutzen. Die Verteilung einer gegebenen Milliamperesekundenzahl über eine größere Sekundenzahl schont also das Rohr, kurzzeitige Belastung bedeutet aber Aufstauung der Wärme im Wolfram, aus dem sie innerhalb der kurzen Zeit noch nicht abgeflossen ist: das gutleitende Kupfer wird „zu spät" erreicht.

Ist der Brennfleck nicht sehr „zeitempfindlich", so ist die Röhre, wie dargelegt wurde, desto „wattempfindlicher". Verträgt eine Röhre z. B. 3 Kilowatt durch 10 Sekunden, so verträgt sie 6 Kilowatt nicht 5, sondern nur 1 Sekunde lang. Die Abkühlungsverhältnisse verschlechtern sich bei hohen Belastungsstößen bedeutend.

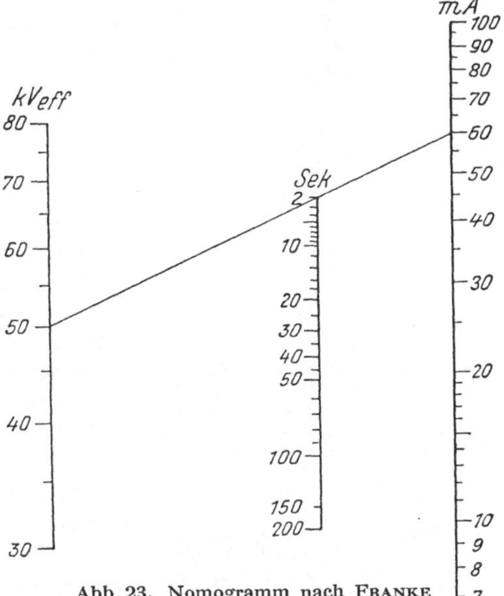

Abb. 23. Nomogramm nach FRANKE

Die Zeit tritt unter den belastenden Faktoren nicht als gleichwertiger Faktor auf; die erwähnten Nomogramme sind sehr wertvoll, weil sie auf einfachste Weise die einander zugeordneten Höchstwerte von Spannung, Strom und Zeit aufzufinden ermöglichen. Der Benutzer des Nomogramms wird einerseits sein Rohr nicht überlasten, andererseits aber auch nicht zu wenig ausnutzen; die nicht genügende Ausnutzung des Rohres ist häufig die Ursache dafür, daß Röntgenaufnahmen dichter und dicker Körperteile mißlingen.

Bei manchen Aufnahmen wird es tatsächlich notwendig, die Belastbarkeit einer Röhre voll auszunutzen: z. B. bei Beckenaufnahmen mit BUCKY-Blende, bei kurzzeitigen Fernaufnahmen und anderen mehr. Wohl trägt die Röhre ein Leistungsschild, das einige maximale Röhrenströme bei erträglichen Spannungen für gewisse Zeiten angibt, für beliebige Kombinationen von kV, mA und sec kann aber nicht vorgesorgt sein. Der eine wünscht eine bestimmte Expositionszeit für bestimmten

Röhrenstrom, er fragt daher nach den hiebei noch erträglichen kV; der andere wünscht die erträgliche Zeit für bestimmte kV und mA zu kennen. Da die Zeit, wie wir ausführten, den kV und mA nicht als gleichwertiger Faktor eines Produktes zur Seite tritt, so ist die Notwendigkeit der Nomogramme erkennbar (vgl. Abb. 22 und 23).

3. Zeichenschärfe. Was die Leistungsfähigkeit der Röhren anlangt, hat man die Wahl zwischen sehr belastbaren Röhren, mit denen sehr kurze Expositionszeiten möglich sind, deren Zeichnungsschärfe aber geringer ist, und sehr scharf zeichnenden, aber weniger belastbaren Röhren. Die Bezeichnung „Hochleistungsröhren" bezieht sich meistens auf die Röhren der ersten Gruppe. Da auf Bildschärfe am wenigsten verzichtet werden kann, sollten die genannten Röhren nur dann als „Hochleistungsröhren" bezeichnet werden, wenn sie gleichzeitig so scharf als möglich zeichnen. Man kann hier nur ein Kompromiß anstreben, und zwar möglichste Belastbarkeit bei einem Maximum an Bildschärfe bzw. Minimum an Schärfeverlust: nur ein großer Brennfleck verträgt die große Wärmemenge, in welche sich die elektrische Leistung zum größten Teil umsetzt, zeichnet aber natürlich mehr oder weniger unscharf.

Im folgenden seien die verbreitetsten Diagnostikröhrentypen besprochen.

Abb. 24 zeigt die Form des Brennflecks einer Strichfokusröhre. Der 8 mm lange und 3 mm breite Brennfleck, wie er dem Hochleistungsrohr (6 kW-Rohr) eigen ist, erscheint in der Richtung der Normalen infolge der Schrägstellung der Antikathode als kleines Quadrat von der Seitenlänge 3 mm. Die Unschärfen längs und quer zur Röhre sind daher klein und untereinander gleich.

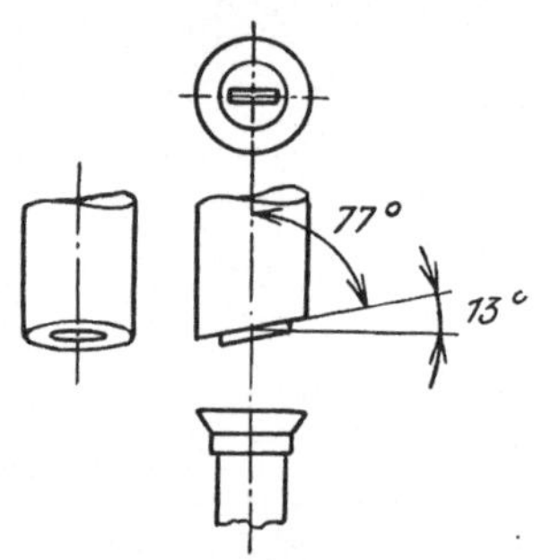

Abb. 24. Der Öffnungswinkel der Anode beträgt 13°; die Schrägstellung der Antikathode bedingt sehr sorgfältige Zentrierung der Röhre im Kästchen; die Anode muß vollkommen frei sein, da die Röhre sonst bei Nahaufnahmen große Formate nicht auszeichnet. In diesem Falle kann leichtes Neigen der Röhre (Heben des Anodenteiles) resp. Vergrößerung der Fokusdistanz nötig werden; der erstgenannte Vorgang setzt die die Schärfe etwas herab

Der Rundfokus gibt bei gleicher Belastbarkeit der Röhre unschärfere Bilder als der Strichfokus. Er erscheint in Richtung des Zentralstrahles als Ellipse projiziert, wodurch die Unschärfen in der Längs- und Querrichtung der Röhre ungleich sind.

Dem Vorteil, Belastbarkeit und Zeichenschärfe weitgehend zu vereinen, welcher durch den Strichfokus geboten wird, steht als geringer Nachteil ein kleiner, durch die Schrägstellung der Antikathode bedingter Bildwinkel gegenüber: große Plattenformate werden daher bei Nahaufnahmen nicht ausgezeichnet. Eine Abhilfe, die darin bestünde, die Röhre etwas zu neigen, würde wiederum einen Schärfeverlust mit sich bringen. Bei der großen Belastbarkeit der heute üblichen Röhren läßt sich dafür die Röhrenentfernung vergrößern, wodurch ein größeres Format ausgezeichnet wird.

Ein anderes Kompromiß stellt die Doppelfokusröhre dar. In dieser Röhre sind, erzeugt durch zwei Spiralen, dem Antikathodenspiegel zwei Brennflecke eingebrannt: ein großer für hohe Belastung und ein kleiner für Durchleuchtung und geringe Belastung. Bei dieser Röhre bestand bisher die Gefahr, daß das Umschalten vergessen und dadurch die Röhre geschädigt werde; bei der neuesten Konstruktion wird diese Schädigungsgefahr völlig vermieden, indem bei Vergessen des Umschaltens eine Überlastung des kleinen Fokus durch eine im Heizkreis der betreffenden Spirale eingebaute Drossel verhindert wird.

Wer auf Feinheiten in der diagnostischen Technik Wert legt, muß berücksichtigen, daß die Brennfleckgröße mit zunehmender Milliamperezahl zunimmt, und zwar bei verschiedenen Röhrentypen verschieden stark. Dadurch ergibt sich bei gleicher Distanz der Röhre eine Abnahme der Schärfe bei hoher Milliamperezahl; meistens läßt sich diese Zunahme der Unschärfe — allerdings durch Distanzvergrößerung — reichlich kompensieren.

Der Arzt kann folgendes einfache Mittel anwenden, um einen Schärfevergleich zweier Röhren durchzuführen: er macht eine Röntgenaufnahme eines parallel zur Platte (Film) liegenden horizontalen Gitters, das in einer Entfernung von $^1/_5$ der Fokus-Plattendistanz von der Platte liegt, und erhält mit verschiedenen Röhren verschieden scharfe Bilder. Der Schärfevergleich ist auch mit Hilfe einer Skeletthand durchführbar.

4. Kühlung der Röhre. Wir unterscheiden in der diagnostischen Technik vor allem die sogenannte Rippenkühlung und die Wasserkühlung. Die Rippenkühlung besteht darin, daß mehrere kreisförmige Metallflächen auf einer Achse zentrisch aufgesetzt sind, wobei dieses Rippensystem mit dem Anodenklotz in Kontakt steht. Die großen Metallflächen nehmen die Wärme, welche sie der Antikathode entziehen, auf und geben sie als ausgestrahlte oder abgeleitete Wärme an die umgebende Luft ab. Bei den Rippenkühlröhren muß man mit der Belastung aussetzen, wenn die Metallflächen so heiß geworden sind, daß eine Berührung unmöglich wird. Für starke Belastungen und besonders für kontinuierlichen Betrieb mit kurzen Pausen sind daher Wasserkühlröhren vorzuziehen. Da auch das kochende Wasser noch kühlt, indem es die Verdampfungswärme bindet, besteht für die Wasserkühlröhre bei Beginn des Kochens noch keine Gefahr. Der bei langen Expositionen entstehende Kochstoß, Siedeverzug, der bei mäßig langen Expositionen nie auftreten wird, führt zur Verwackelung der Bilder. Bei guter Aufnahme- und Entwicklungstechnik können solche Expositionszeiten leicht vermieden werden. Bei den Wasserkühlröhren besteht die Möglichkeit, daß das Füllen mit Wasser vergessen wird, was natürlich zur Vernichtung der Röhre führen kann. Hat man vergessen, Wasser einzufüllen und belastet man die Röhre, so überlastet man sie. Bei wenig Wasser nur warmes Wasser nachfüllen; nie heißes Wasser völlig ausgießen! Bei horizontaler Stellung ist die Röhre etwa bis zu zwei Drittel des Kühlgefäßes zu füllen;

man erkennt diesen Stand am Wasserstandzeiger. Bei senkrechter Stellung
der Röhre, wie sie in Verbindung mit den Durchleuchtungswänden zustande kommt, ist sie etwa bis zur Hälfte des Wasserstandzeigers zu
füllen. Bei den Aufnahmen ist stets darauf zu achten, daß die Röhre
nicht in dem Sinne schief steht, daß die Antikathode tiefer zu liegen
kommt als die Kathode; bei einer solchen Stellung fließt nämlich das
Wasser aus der Antikathode zurück, so daß die Röhre nicht wirksam
gekühlt ist. Zu solchen Schrägstellungen wird man bei bestimmten Aufnahmen verleitet, z. B. bei Zahnaufnahmen; bei Aufnahmen, die eine
schräge Projektion erfordern, muß man sich stets durch Umlagerung
des Patienten helfen, indem derselbe mit dem Kopfende so auf den
Lagerungstisch gelegt wird, daß die Antikathode bei schiefer Stellung
der Röhre höher liegt als die Kathode.

Der Hochspannungsapparat

1. Das Prinzip. Das einfachste Schema. Wir wollen nunmehr
die Art der Zusammenschaltung von Röhre und Transformator betrachten,
d. h. das Prinzip des Hochspannungsapparates kennen lernen. Eingehend
sei nur die einfachste Anordnung besprochen, bei der — ohne Vorschaltung
von Ventilen oder Gleichrichtern — die Röhre direkt an den Transformator
gelegt ist. (Abb. 28 auf S. 432.) Man nennt diese Type den Halbwellenapparat oder den Kleinapparat; letztere Bezeichnung ist deshalb üblich,
weil viele kleine Apparate nach diesem Schema gebaut sind. Der Name
Halbwellenapparat erscheint durch folgende Tatsache gerechtfertigt:
da die negativen Elektronen in jener Halbperiode der Wechselspannung,
in welcher die Antikathode gegenüber der Kathode negativ ist, gegen die
Antikathode nicht anfliegen können, sperrt die Röhre den Strom immer
während einer Halbperiode. Die Röhre ist also nur in einem Halbtakt der
Wechselstromperiode von Strom durchflossen; die Stromkurve ist in
Abb. 29 (S. 432) dargestellt, die Spannungskurve der gleichen Abbildung
zeigt uns, daß am Rohr wirkliche Wechselspannung liegt, deren eine
Halbwelle allerdings keinen Strom durch die Röhre treiben kann.

An dieser einfachsten Type können wir alle Betrachtungen anstellen,
welche, für die Hochspannungsapparat-Typen gemeinsam gültig, das
Verständnis vermitteln. Die Apparatur besteht im wesentlichen aus einem
Haupttransformator, einem Stufentransformator und einem
Heiztransformator.

Dem Haupttransformator, der Spannung an die Röhre legt, wird durch
einen Stufentransformator variable Spannung zugeführt, wodurch der
Haupttransformator die jeweils gewünschte Röhrenspannung an das
Rohr abgibt. Bei einem Anschluß der Apparatur an 220 Volt transformiert
der Stufentransformator auf allen Stufen — außer auf der letzten —
hinunter; bei vielen Ausführungen legt der Stufentransformator, auf
der vorletzten Stufe im Verhältnis 1 : 1 transformierend, 220 Volt an den
Röntgentransformator an; nur auf der letzten Stufe transformiert er
hinauf, so daß auch bei verminderter Netzspannung eine etwas höhere

Spannung (als die Netzspannung) erreicht werden kann. Die Spannung, welche der Stufentransformator abgibt, wird an den Haupttransformator angelegt, der seinerseits bis auf die Röhrenspannung hinauftransformiert. Die Haupttransformatoren haben ein Übersetzungsverhältnis, das der Größenordnung nach zwischen 300 und 400 liegt. Bei manchen Apparaten erfolgt die Regulierung der Spannung ohne Stufentransformator; der Vorteil dieser Anordnung ist folgender: es entfällt der stets einen Leistungsbetrag verbrauchende Stufentransformator; Nachteile: ein voranzeigendes Kilovoltmeter kann nicht angebracht werden, ferner ist die Apparatur für verschiedene Netzanschlüsse bei etwaiger Umschaltung oder Übersiedlung nicht immer verwendbar.

Die Heizung der Röhre erfolgt von einem Heiztransformator aus; dieser läßt bei einer Spannung von 8 bis 12 Volt die Heizspirale je nach Röhre und je nach Röhrenstrom von einem Strom durchfließen, der 4 bis 6 Amperes beträgt. Schon aus diesen Daten ergibt sich, daß der Heiztransformator ein Transformator ist, der von der Netzspannung hinuntertransformiert. Trotzdem muß er für Hochspannung isoliert sein, da die Röhre auf der sekundären Seite angeschlossen ist, und durch den Haupttransformator Hochspannung aufgedrückt erhält. Die Regulierung der Heizung durch einen auf der Netzseite eingeschalteten Widerstand führt zur Veränderung des Heizstromes, durch welche infolge der Temperaturveränderung der Glühspirale verschiedene Röhrenströme bewirkt werden, da höhere Temperatur zu vergrößerter, niedrigere Temperatur zu verkleinerter Elektronenemission führt.

Meist ist in den Kreis des Heizstromes ein Heizamperemeter geschaltet. Es dient vor allem dazu, die Heizung zu kontrollieren und eine Überheizung der Glühspirale zu vermeiden.

Die Einstellung der Härte der Strahlung geschieht vom Stufentransformator aus, wobei mit steigender Spannung auch die Intensität der Strahlung wächst; die Einstellung des Röhrenstromes, welcher nur die Intensität der Strahlung beeinflußt, geschieht durch Regulierung des Heizstromes.

Alle Regulierungen erfolgen auf der Niederspannungsseite und wirken auf die Hochspannungsseite nur induktiv. Auf der Hochspannungsseite wäre eine Regulierung mit einfachen Mitteln nicht möglich.

Der Anfänger fragt immer, wie im Punkte a der Abb. 25 Heizstrom und Röhrenstrom einander überlagern können. Ist die Heizung allein eingeschaltet, so besteht noch nirgends Hochspannung, daher auch keine Gefahr. Es fließt auch noch kein Röhrenstrom. Schaltet man Hochspannung ein, so fließt ein Röhrenstrom, dessen Größe im wesentlichen von der Stärke des Heizstromes abhängt. Als gemeinsames Wegstück beider Ströme ist die Glühspirale und der Heizkabelweg bis zum Punkt a anzusehen; von diesem Punkt fließt der Röhrenstrom über die Transformatorwicklung zum anderen Röhrenpol zurück.

Ein im Hochspannungskreis eingeschaltetes Milliamperemeter mißt den Röhrenstrom, der bekannt sein muß, da von ihm (außer von anderen Faktoren) die Expositionsdauer abhängt und weil die Kenntnis desselben die Möglichkeit einer Überlastung der Röhre zu verhindern vermag. Das Milliamperemeter hat verschiedene Meßbereiche, deren kleinster zur Durchleuchtung und zum ersten Ausprobieren dient, während Aufnahmen mit größeren Röhrenströmen beim größeren Meßbereich durchgeführt werden müssen. Kleiner Meßbereich bei großem Röhrenstrom führt zur Schädigung des Instrumentes, großer Meßbereich hat ungenaue Ablesbarkeit zur Folge; großer Röhrenstrom kann vor allem zur Zerstörung des Rohres führen, wenn er — ein häufiger Fall — ohne Wissen

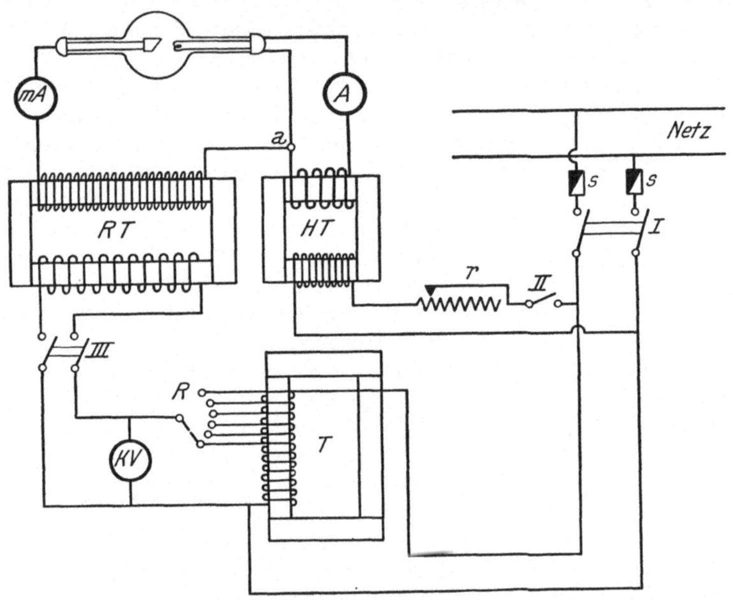

Abb. 25. Es bedeuten: *S* Sicherungen; *I* Hauptschalter; *II* Heizschalter; *III* Spannungsschalter; *r* Heizwiderstand; *HT* Heiztransformator; *A* Heizamperemeter; *RT* Röntgentransformator; *T* Stufentransformator; *mA* Milliamperemeter; *KV* Kilovoltmeter; *R* Härteregulierung

eingeschaltet wird, indem das Milliamperemeter auf den größeren Meßbereich eingestellt ist, als der, den man beabsichtigte.

2. Meßinstrumente. Das Milliamperemeter. Genau so, wie es nicht möglich ist, auf der gleichen Waage mit Milligrammen und Zentnern zu wägen, da eine grobe Waage für kleine Gewichte zu unempfindlich ist, eine feine Waage die großen Gewichte aber nicht ertragen kann, so braucht man verschiedene Instrumente für das Messen kleiner Ströme, etwa der Ströme für die Durchleuchtung (2 bis 8 mA) und der großen für die Aufnahmen notwendigen Ströme, welche zwischen 30 und 1000 mA liegen. Es ist auch zu bedenken, wie ungenau eine auf einer einzigen Skala erfolgende Ablesung wäre, wenn diese Skala z. B. in tausend Teile (Milliamperes) geteilt sein müßte. Ein Austauschen der Instrumente für die verschiedenen Zwecke wäre äußerst umständlich. Man ist nun in der Lage, in einem einzigen Instrument die verschiedenen Empfindlichkeitsbereiche zu vereinigen, deren jeweilige Inanspruchnahme wahlweise durch einen Handgriff möglich ist. Das dabei angewendete Prinzip ist folgendes: Im Instrumentengehäuse sind verschiedene Widerstände untergebracht, welche der Stromspule des Instruments parallel geschaltet werden können: Die Abb. 26 erläutert diese Schaltung. Die Parallelschaltung eines Widerstandes ist der Abtrennung eines Kanales vom Hauptstrom und seiner Wiedervereinigung mit demselben vergleichbar; die Strömung erfolgt diesfalls nebeneinander durch beide

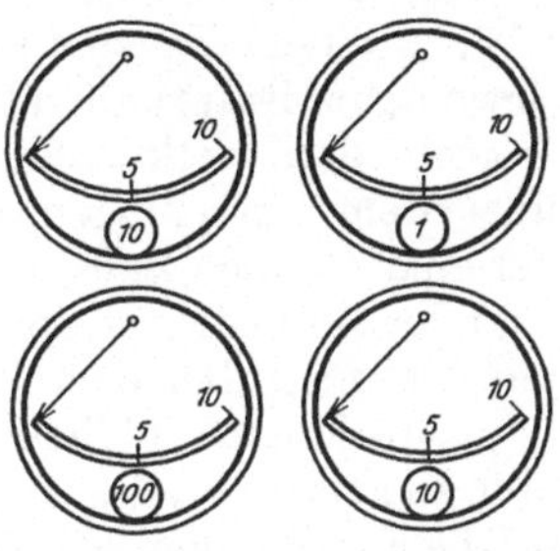

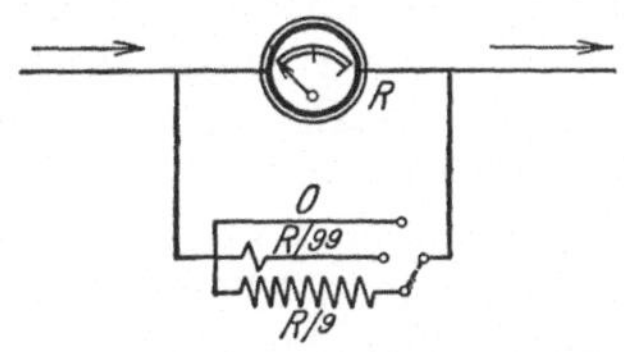

Abb. 26. Durch Parallelschaltung des Widerstandes O, also durch Kurzschluß, ist das Instrument auf geringste Empfindlichkeit gebracht, indem kein Strom durch das Instrument fließt: Ausschlag O. Zunehmende Empfindlichkeit führen die Nebenschlüsse von $R/99$ und $R/9$ herbei, indem bei $R/99$ der hundertste Teil des Stromes durch den Nebenschlußwiderstand, bei $R/9$ der zehnte Teil des Stromes durch diesen Nebenschlußwiderstand fließt

Abb. 27. Die obere horizontale Reihe zeigt, wie man 10 mA am Milliamperemeter abliest; entweder (links) an einem Instrument, in dessen Fenster die Zahl 10 erscheint, d. h. die letzte Skalenzahl bedeutet 10; oder (rechts) an einem Instrument, in dessen Fenster die Zahl 1 erscheint, d. h. daß jeder Teilstrich 1 bedeutet, die letzte Skalenzahl bedeutet also wieder 10. Die untere Reihe zeigt die Ablesung von 100 mA: links heißt die Fensterzahl 100, d. h. die Zahl 10 ist als 100 zu lesen; rechts bedeutet die Fensterzahl 10 eine multiplikative Konstante (wie rechts oben). Die untereinanderstehenden Skizzen beziehen sich auf das gleiche Instrument

Bette. Beim kleinsten Meßbereich fließt der Strom nur durch das Instrument selbst; es ist kein Widerstand parallel geschaltet. Bei den größeren Meßbereichen fließt ein Teil des Stromes durch das Instrument, ein anderer durch den parallel geschalteten Widerstand; die Ströme verteilen sich der reziproken Größe der Widerstände entsprechend; das Instrument selbst ist jetzt entlastet, seine Empfindlichkeit herabgesetzt und es verträgt mit seinem parallel geschalteten Widerstand, auch Shunt genannt, größere Stromstärken. Die Herabsetzung der Empfindlichkeit äußert sich in einer Verkleinerung des Zeigerausschlages für die gleichen Stromstärken gegenüber der größeren Empfindlichkeit; wird der Widerstand des Nebenschlusses kleiner und kleiner, so nimmt der Ausschlag immer mehr ab und wird endlich Null, wenn der parallel geschaltete Widerstand Null ist, das Instrument also z. B. durch einen Drahtbügel kurz geschlossen ist.

Wenn die Herabsetzung der Empfindlichkeit in einer Verkleinerung des Zeigerausschlages besteht, so ist natürlich dem verkleinerten Ausschlag eine größere Stromstärke als bei der größeren Empfindlichkeit zuzuordnen. Es wird also z. B. bei großer Empfindlichkeit ein bestimmter

Ausschlag des Zeigers auf der Skala 2 mA, bei kleinerer Empfindlichkeit aber schon 20 mA bedeuten. Man muß also — zwei Empfindlichkeitsbereiche (1 : 10), denen zwei Skalen zugeordnet sind, vorausgesetzt — dem gleichen Skalenteil 2 und 20 zuordnen und hat bei kleinem Empfindlichkeitsbereich 20, bei Einschaltung des größeren Empfindlichkeitsbereiches 2 abzulesen.

Oft wird die Ablesung für verschiedene Empfindlichkeitsbereiche anders vorgenommen: Die Skala trägt nur eine Reihe von Zahlen, z. B. 1 bis 10; in einem Fenster unterhalb der Skala erscheint bei Einstellung des jeweiligen Empfindlichkeitsbereiches je nach der Größe desselben eine verschieden große Zahl. Diese Zahl bedeutet entweder: Multipliziere die über dem ausschlagenden Zeiger stehende Skalenzahl mit der im Fenster erschienenen Zahl, z. B. mit 1 oder (bei kleinerer Empfindlichkeit) mit 10, oder sie bedeutet den Wert der letzten Skalenzahl; in diesem Falle würden für unser Beispiel, bei dem die Empfindlichkeiten sich wie 1 : 10 verhalten, die Fensterzahlen 10 und 100 heißen; arbeiten wir mit der Fensterzahl 100, so heißt das: die 10 Skalenzahlen bedeuten jetzt 100 mA, der Ausschlag 2 bedeutet daher 20 mA; arbeiten wir mit der Fensterzahl 10, so heißt das: die 10 Skalenzahlen bedeuten jetzt 10 mA, der Ausschlag 2 bedeutet also 2 mA. Um zu erkennen, wann die Fensterzahlen das eine und wann sie das andere bedeuten, merke man sich folgende Regel: Man stelle auf kleinsten Meßbereich; erscheint im Fenster die Zahl 1, dann heißt das, daß alle Fensterzahlen Zahlen sind, mit denen die Ausschläge multipliziert werden müssen; erscheint im Fenster der letzte Skalenwert, so wissen wir, daß die Skalenausschläge mit dem Quotienten der Fensterzahl, dividiert durch die letzte Skalenzahl (10 : 10 = 1, 100 : 10 = 10 usf.) multipliziert werden müssen. Die Abb. 27 zeigt erläuternde Beispiele.

Bezüglich der Wahl des richtigen Meßbereiches halte man sich an folgende grundlegende Überlegung: zu kleiner Meßbereich gefährdet das Instrument bei zu großem Strom, zu großer Meßbereich gefährdet, wenn er unbewußt eingeschaltet ist, die Röhre, weil diesfalls tatsächlich mehr Milliamperes als man weiß, z. B. 100 statt 10, vorhanden sind. Der Meßbereich soll richtig gewählt sein; er bleibt dann für den gleichen Strom bestehen. Nur bei der ersten Prüfung einer Apparatur oder einer Röhre, wobei die Widerstände der Apparatur alle ganz eingeschaltet sein müssen, damit dem Instrument kein Schaden zugefügt werde, des ferneren bei Durchleuchtung wird man den kleinen Meßbereich verwenden.

Es sei in diesem Zusammenhang auf neue Instrumente hingewiesen, bei denen das Umrechnen mit Hilfe von Konstanten dadurch erspart wird, daß beim Umschalten des Meßbereiches sofort eine neue Skala erscheint.

Die in der Röntgentechnik verwendeten Milliamperemeter sind prinzipiell so konstruiert, daß zwischen den Polen eines permanenten Magneten eine Spule leicht drehbar gelagert ist, die, vom Strom durchflossen, sich im Kraftfeld des Magneten entgegen der Wirkung einer Torsionsfeder bewegt.

Das Kilovoltmeter. Bezüglich des der Röntgenapparatur beigegebenen Kilovoltmeters ist zu bemerken, daß dieses zum unentbehrlichen

Instrument wird, wenn man seine Funktion richtig versteht. Man schwankte in der Röntgentechnik zwischen dem unkritischen Glauben an seine Angaben und seiner völligen Verachtung. Tatsächlich ist das Kilovoltmeter ein brauchbares Instrument, das man sich, sollen Betriebsschäden vermieden werden, nie von seinem Apparat wegwünschen soll, das aber nicht ohneweiters als Kilovoltmeter im eigentlichen Sinne des Wortes zu verwenden ist. Im Kapitel „Die Eichung des Apparates" soll dargetan werden, wie das Kilovoltmeter erst bei den verschiedenen Belastungen auf Kilovolt geeicht werden muß. Hier sei schon erwähnt, daß es keine einfachen, die Hochspannung direkt messenden Instrumente gibt.

Das Kilovoltmeter ist auf der primären Seite des Röntgentransformators eingeschaltet; es ist also ein Voltmeter der Niederspannung, dessen Kilovoltangaben (auf Grund des Übersetzungsverhältnisses) nur errechnet sind; im besten Falle gelten die Angaben des Kilovoltmeters für schwache Röhrenströme, für größere Röhrenströme muß das Kilovoltmeter jedenfalls erst auf die wirklichen Werte der Röhrenspannung geeicht werden.

Sehr häufig sind die Kilovoltmeter heute als v o r a n z e i g e n d e Instrumente geschaltet, so daß sie v o r Einschalten des Hochspannungstransformators ausschlagen, also schon nach dem Einlegen des Hauptschalters; der von solchen voranzeigenden Instrumenten voraus angezeigte Wert ist immer höher als der Wert der sekundären Spannung während des Stromdurchganges durch die Röhre (während der Exposition). Er gibt immerhin einen Anhaltspunkt dafür, wieviel Spannung die Röhre beim ersten Einschalten bekommt; außerdem wird der Abfall der Spannung während der Expositionszeit bei gleichem Röhrenstrom für eine bestimmte voreingestellte Spannung immer so ziemlich der gleiche sein, so daß Eichung oder auch Erfahrung bald gestatten, den gewünschten Wert der Röhrenspannung durch Voreinstellung eines benachbarten Spannungswertes zu erreichen. Es ist somit leicht möglich, bei einmal gewähltem Röhrenstrom und n a c h Eichung durch Einstellung auf den gleichen Kilovoltmeterwert der Voranzeige den gleichen Wert der wirklichen Röhrenspannung zu erzielen. Wird nämlich der Transformator durch Röhrenstrom belastet, so geht das Kilovoltmeter jedesmal um einen ähnlichen Betrag zurück (Spannungsabfall), wenn der Röhrenstrom gleich groß ist. Bei einem bestimmten Röhrenstrom besteht zwischen der Voranzeige des Kilovoltmeters und der wirklichen Röhrenspannung, wie bereits ausgeführt wurde, eine bleibende Relation (ein bestimmter Umrechnungsfaktor). Der Rückgang der Spannung bei Einschaltung des Röhrenstromes findet seine Erklärung in dem schon besprochenen Spannungsabfall, den jeder Transformator (übrigens jede Stromquelle) erfährt, wenn ihm Strom entnommen wird. Näheres besprechen wir bei der Eichung der Apparatur.

3. Die wichtigsten Apparattypen. Wir wollen nunmehr die für die Aufnahmetechnik wichtigsten Apparattypen in Kürze besprechen.

Der Halbwellenapparat ohne Ventil.

Prinzip. Die Röhre ist direkt an den Transformator angelegt,

ist somit ihr eigenes Ventil; es ist kein Gleichrichter vorhanden. Type:
Heliodor, Diax, Cooli, Meteor, Diag u. a.

Die Schaltung ist die oben (s. S. 426) besprochene (Abb. 28).

Die Stromkurve ist in Abb. 29 wiedergegeben.

Die Kurve der Röhrenspannung ist eine volle Sinuskurve mit beiden
Halbwellen, welche aber nicht gleiche Gestalt haben. Da nur eine Spannungshalbwelle mit Strom belastet ist, ist in dieser
infolge des Spannungsrückganges bei Entnahme von
Strom die Spannung geringer, als in der Halbwelle
des Leerlaufes (s. Abb. 29).

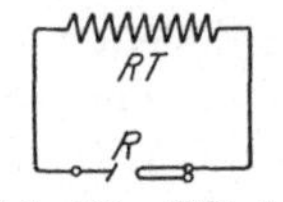

Abb. 28. *RT* bedeutet den Röntgentransformator,
R das Röntgenrohr

Die Beanspruchung der Röhre. Die Diagnostikröhren tragen von der Fabrik angebrachte Aufschriften,
aus denen ihre Belastungsfähigkeit für diesen Apparattypus ersichtlich ist. Es heißt dort: „Am Wechselstrom direkt: ......" Die zugehörigen Zahlen zeigen uns, daß die
Belastungsfähigkeit der gleichen Röhre an den in Rede stehenden Apparattypen nur etwa halb so groß ist als diejenige an Typen mit Gleichrichter
d. h. an Typen, welche beide Spannungshalbwellen als stromführend ausnützen. Mindestens qualitativ ist diese Eigentümlichkeit unschwer verständlich: Zeigt das Milliamperemeter am Halbwellenapparat z. B. 50 mA an,
so kommen diese derart zustande, daß in einer Halbperiode 100 mA
die Röhre durchfließen, da ja die nächste Halbperiode stromlos ist.
Das Milliamperemeter zeigt den Durchschnittswert des Stromes an,
nicht aber die zeitliche Verteilung desselben. Die zeitliche Verteilung ist bei
dem in Rede stehenden Typus sehr ungünstig: wir haben schon bemerkt, daß
ein auf kurze Zeit zusammengedrängtes Kilowatt-Zeit-Produkt die Röhre
wesentlich mehr in Anspruch nimmt,
als ein auf längere Zeit verteiltes mit
vermindertem Strom. Die Röhren leiden
unter dieser Belastungsart mehr, was
darin zum Ausdruck kommt, daß eine

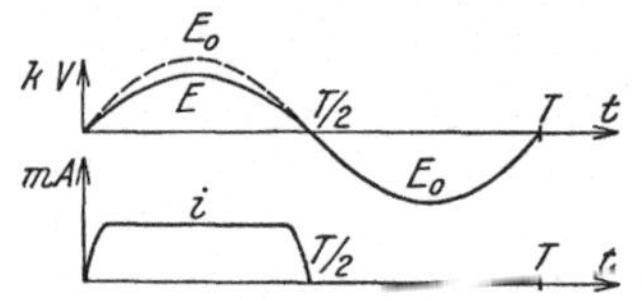

Abb. 29. In der belasteten Halbwelle
ist die Spannungskurve E_0 auf E
abgesunken. *t* bedeutet die Zeitwerte,
T eine ganze, $T/2$ eine halbe Periode.
i ist die Stromkurve

Überlastung des Brennflecks leichter und früher eintritt.

In der vergrößerten Beanspruchung, welche bei diesem Belastungstypus der Röhre zugemutet wird, liegt noch eine akute Gefahr für
die Röhre: werden nämlich der Apparatur bei einer gewissen Spannung viele Milliamperes entzogen, so schnellt die Spannung in jeder
Leerlauf-Halbwelle mehr oder weniger hoch hinauf — je nach dem
Spannungsabfall des Transformators. Es ist klar, daß ein solches Hinaufschnellen, z. B. auf 80 kV eff, das — bei einer Belastungsspannung von
60 kV eff (in der Belastungs-Halbwelle) — in der Leerlauf-Halbwelle
erfolgt, für die Röhre nicht harmlos ist und ein Durchschlag durch die
Überspannung der Leerlauf-Halbwelle leicht eintreten kann. Der Spannungsabfall ist schon aus diesem Grunde hier gar nicht unschädlich;
dazu kommt noch, daß sich der Fokus in der Leerlauf-Halbwelle nicht

sofort abkühlt; es kann in dieser Leerlauf-Halbwelle daher zu einem vom heißen Brennfleck ausgehenden Gegenstrom von Elektronen kommen, somit sogenannte Rückzündung eintreten, welche die Röhre zerstört, weil die Glühspirale, durch die anfliegenden Elektronen erhitzt, schmilzt, oder übergroße Stromstärken durch die Röhre treten, welche die Folge dieser Temperatursteigerung sind.

In einer ausgezeichneten und außerdem sehr instruktiven Arbeit hat HEISEN (Berlin-Friedenau) — vgl. Fortschritte auf dem Gebiete der Röntgenstrahlen, Bd. 36, Kongreßheft — dargelegt, wann die Röhre am Halbwellenapparat der Gefahr der Rückzündung ausgesetzt ist.

Beanspruchung des Netzes. Bezüglich der Beanspruchung des Netzes ist diese Apparattype den anderen Typen gegenüber als ungünstig zu bezeichnen. Wir geben ein Beispiel: Bei einem Anschluß an 220 Volt nimmt diese Type bei Entnahme von 60 mA und 60 kV eff etwa 35 bis 40 Amperes auf, bei Anschluß an 110 Volt etwa 70 bis 80. Die primären Stromaufnahmen sind beträchtlich größer als bei den später zu besprechenden Typen (Rotierender Gleichrichter und Vier-Ventilröhrenapparat). Man setze die primären Kilowatt überschlägig mindestens doppelt so hoch an als die sekundär an die Röhre abgegebenen. Für das gleiche Beispiel würde sich nach dieser Regel folgendes ergeben: Röhrenseitig abgegebene Leistung 3,6 kW, vom Netz entnommene Leistung mindestens $3{,}6 \times 2 = 7{,}2$ kW $= 7200$ Kilo-Volt-Amperes; dividiert man diese Zahl durch 220 (Volt), so erhält man für eine Netzspannung von 220 Volt eine Stromaufnahme von 33 Amperes.

Gerade wegen der Beanspruchung der Röhren an diesem Apparattypus erscheint dessen Verwendung im Hochleistungsgebiet wenig befürwortenswert, sofern ein 6 kW-Rohr verwendet wird. Ein 10 kW- oder ein Doppelfokusrohr verbessert die Verhältnisse.

Der Grund für die große Stromaufnahme liegt in der Asymmetrie der Belastung in den beiden Halbwellen, worauf hier nicht näher eingegangen werden soll.

Expositionszeit und Bildschärfe. Hervorzuheben ist, daß die Expositionszeit an Kleinapparaten, wenn die nötige Spannung bei einem bestimmten Röhrenstrom erreicht ist, nicht größer ist als am Vier-Ventilapparat (Vollweg-Gleichrichter). Bedenkt man die Beanspruchung des Netzes und der Röhre nicht und ist bei einem bestimmten Röhrenstrom die nötige Spannung in der Belastungs-Halbwelle erreichbar, so hat man mit den gleichen und nicht, wie allgemein angenommen wird, mit längeren Expositionszeiten als beim Typus des Vollweg-Gleichrichters (Vier-Ventilapparat) zu rechnen. Die Erklärung für die Gleichheit der Expositionszeit beim Halbwellenbetrieb und bei der Ausnutzung beider Halbwellen liegt darin, daß die bei Halbwellenbetrieb eintretende Pause in der Strahlung durch den verdoppelten Stromstoß im Belastungstakt ausgeglichen wird.

Endlich verschlechtert sich, wenigstens indirekt, die Bildschärfe bei hoher Belastung, da infolge der erhöhten Beanspruchung eine Röhre mit großem Fokus gewählt werden muß, während am Gleichrichter das Auslangen mit einem kleineren Fokus gefunden werden kann.

Der Halbwellenapparat mit vorgeschaltetem Ventil. Zunächst wollen wir uns kurz über das Wesen des Glühventils informieren. Das Glühventil arbeitet wie die Coolidgeröhre mit reiner Elektronen ladung. Die das Vakuum nach einer Richtung leitfähig machenden Elektronen werden durch das Glühen eines Glühfadens aus Wolfram erzeugt. Die Leitfähigkeit ist vom Glühzustand der Kathode abhängig, mithin von der Stärke des Heizstromes. Bei einem bestimmten Heizstrom kann nur ein bestimmter maximaler Strom durch das Glühventil fließen; für stärkeren Strom muß stärker geheizt werden.

Das Glühventil selbst, einem Röntgenrohr ähnlich, aber mit wenig belastbarer Anode ausgestattet, trägt als Glühkathode einen freistehenden Heizfaden mit großer Heizfadenfläche, wobei der Heizfaden einer senkrecht zur Röhrenachse stehenden Anode gegenübersteht. Das Ventil verbraucht zum Transport der Elektronen eine geringe Spannung; es darf zwischen den Ventilenden keine größere Spannung als 1 bis 2 kV herrschen, soll das Ventil nicht zugrunde gehen oder dem Röntgenrohr Spannung genommen werden. Eine größere Spannungsdifferenz zwischen den Ventilenden schädigt das Rohr dadurch, daß die Elektronen unter dem Einfluß dieser Spannung mit großer Geschwindigkeit an die Anode geschleudert werden, wodurch eine unzulässige Erwärmung der Ventilanode zustande kommt. Spannungsdifferenz, bzw. Spannungsverbrauch am Ventil tritt vor allem ein, wenn es nicht genügend geheizt ist. Ob das Ventil richtig geheizt ist, erkennt man am besten daran, daß im Anodenhals kein grünes Licht auftritt. Die Überheizung des Ventils geschieht auf Kosten der Lebensdauer des Heizfadens. Benötigt das Ventil auch bei richtiger Heizung zu viel Spannung, so ist der Röhrenstrom herabzusetzen. Glühventile müssen mit 4 bis 8 Amperes geheizt werden. Zu ihrem Betrieb bedarf es besonderer Heiztransformatoren.

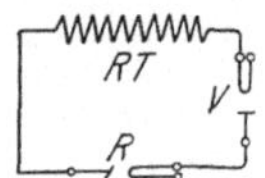

Abb. 30. *RT* bedeutet den Röntgentransformator, *R* das Röntgenrohr, *V* das Glühventil. Man beachte bei der Hintereinanderschaltung von Ventil und Rohr, daß die Kathode des Röntgenrohres mit der Anode des Ventils verbunden sein muß

Das Röntgenrohr sperrt verkehrten Spannungen schon selbst die Möglichkeit, Strom durch das Rohr zu treiben, solange die Anode kalt ist; das Ventil nimmt dem Rohr diese Sperrwirkung ab und behält sie auch bei heißer Röntgenrohr-Antikathode.

Die Schaltung des Ventils an einem Halbwellenapparat ist in Abb. 30 wiedergegeben. Über die Stromkurve gilt das auf S. 426 und 432 Gesagte; was die Spannungskurve anlangt, so ist hervorzuheben, daß hier nur eine Halbwelle der Spannung an das Röntgenrohr gelangt, während die andere durch das Ventil ferngehalten ist. Die Spannungskurve hat somit die in Abb. 31 dargestellte Form.

Es ergibt sich daher hinsichtlich der Beanspruchung der Röhre eine Verbesserung: Die Gefahr der Rückzündung wie auch die Gefahr der Zerstörung des Rohres durch die hinaufgeschnellte Leerlaufspannung entfällt, denn die Leerlaufspannung gelangt nunmehr gar nicht über das Ventil. Bezüglich der Beanspruchung des Netzes gilt, ebenso wie bezüglich der Expositionszeit und Bildschärfe, das auf S. 433 Gesagte.

Der Arzt ist zu warnen, auf Grund verschiedener Angaben über die hohen Leistungen eines Halbwellenapparates einen solchen zu überschätzen. Stets bleiben die primären Stromaufnahmen bei dieser Apparattype gegenüber den anderen Typen sehr groß, der Netzanschuß ist daher besonders stark zu wählen, wenn kein großer Spannungsabfall eintreten soll. Die ungünstige zeitliche Beanspruchung muß zu einer Verkürzung der Lebensdauer der Röhre bei großen Leistungsentnahmen führen, wobei

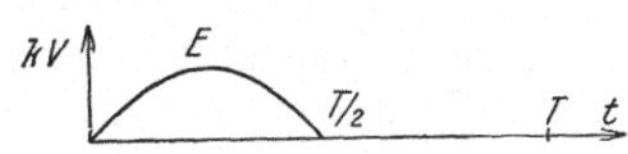

Abb. 31. t bedeutet die Zeitwerte, T die ganze, $T/2$ die halbe Periode; E ist die Spannungskurve

als große Leistungsentnahme eine solche zu bezeichnen ist, welche 3 bis 3½ Kilowatt pro Sekunde überschreitet; keine 6 kW-Röhre kann am Halbwellenapparat so hoch wie am rotierenden Gleichrichter belastet werden.

Anmerkung. Erwähnt sei noch, daß das Durchleuchtungslicht an allen Halbwellenapparaten weicher, die Schirmlichtintensität ceteris paribus hinter dicken Körperteilen bei gleicher Röhrenspannung und gleichem Röhrenstrom

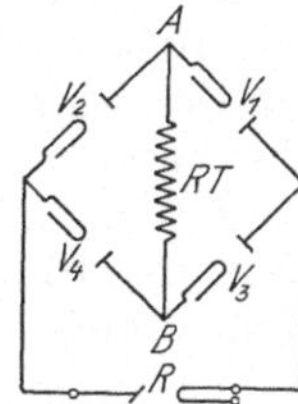

Abb. 32. RT ist der Röntgentransformator; V_1, V_2, V_3, V_4 sind die vier Ventile, R das Röntgenrohr. In einer Halbwelle fließt der Strom von A über V_2, das Rohr R und V_3 nach B, in der folgenden Halbwelle von B über V_4, das Rohr R und V_1 zurück nach A

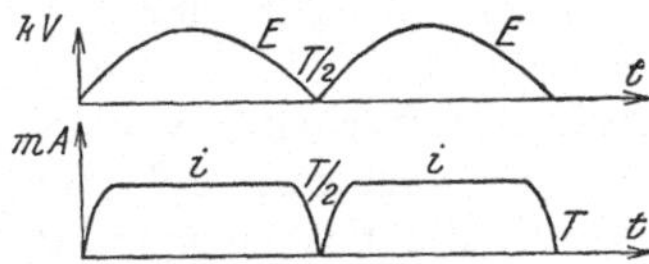

Abb. 33. Spannungs-(E) und Strom-(i)-Kurve am Vier-Ventilapparat. t bedeutet die Zeitwerte, T die ganze, $T/2$ die halbe Periode

daher geringer ist als am rotierenden Gleichrichter (aber gleich dem Durchleuchtungslicht am Vierventilapparat).

Der Vier-Ventilröhrenapparat (Vollweg-Gleichrichter). Typen: Polyphos, Radioventil, Novograph usw.

Die Schaltung in Abb. 32 ist die sogenannte GRAETZsche Schaltung.

Die Stromkurve zeigt Abb. 33.

Die Spannungskurve ist eine in beiden Halbwellen symmetrische (Abb. 33).

An allen Gleichrichtertypen, daher auch an den Vier-Ventilröhrenapparaten, kann das Röntgenrohr etwa doppelt so hoch belastet werden als an den Halbwellenapparaten; auf Grund des früher Gesagten ist dies leicht verständlich; es liegt an der über die ganze Periode verteilten und dadurch verbesserten Strombelastung. Die Aufschriften der

Röhren geben über die Belastbarkeit sowohl für Gleichrichter-, wie auch für Halbwellenapparate Aufschluß.

Die Netzbeanspruchung ist hier unter allen Typen die geringste. Es beträgt z. B. für die als Beispiel schon gewählte Röhrenbelastung von 60 mA bei 60 kV eff die primäre Stromstärke zirka 20 bis 22 Amperes bei Anschluß an 220 Volt. Selbstverständlich ist hier der Spannungsabfall auch kleiner als an den anderen Typen.

Der Fokus kann für gleiche Höchstleistung kleiner gewählt werden, wodurch sich die Bildschärfe erhöht.

Die Abwesenheit eines Motors, wie er beim Apparat mit rotierendem Gleichrichter notwendig ist (s. S. 436 ff.), hat viele Vorteile: es entfallen der Lärm des Motors, die Wartung des Motors, die größere Anzahl der Defektmöglichkeiten, die Gefährdung des Betriebes durch Motorfehler; ein mitten im Betrieb versagender Motor kann eine schwere Gefährdung der Röhre bedeuten, während durch ein defektes Ventil niemals eine Schädigung eintritt.

Die Belastbarkeit des Vier-Ventilapparates ist die größte unter allen heute bekannten Typen. Es sei allerdings bemerkt, daß der Betrieb wegen der Austauschbedürftigkeit der Ventile etwas teurer ist als der Betrieb mit rotierendem Gleichrichter; allerdings ist die Lebensdauer der Ventile heute sehr groß. Ein Vier-Ventilapparat kann nicht besonders empfohlen werden, wenn nur ein schwaches Netz, das bei starker Stromentnahme großen Spannungsabfall aufweist, zur Verfügung steht, wie das in kleineren Städten häufig der Fall ist. Einerseits kann diesfalls der Vier-Ventilapparat nicht ausgenutzt werden, anderseits sind die Ventile durch den Spannungsabfall während der Exposition unterheizt, was neben dem erwähnten Schaden für die Ventile dem Rohr wertvolle Belastung entzieht: es kommt weniger Spannung ans Rohr, die Expositionszeit wird verlängert.

Der Apparat mit rotierendem Gleichrichter.

Prinzip.[1] Die heute erhältlichen Transformatorenapparate mit umlaufenden Hochspannungsschaltern sind zumeist Gleichrichterapparate. Die mit dem Speisestrom des Transformators synchron rotierende Schaltvorrichtung richtet die Wechselspannung dadurch gleich, daß sie die Verbindungen zwischen der Kathode K und der Antikathode A einerseits und den beiden Sekundärklemmen $U\,V$ des Transformators anderseits (Abb. 34) nach Verlauf von je einer Halbperiode miteinander vertauscht, und zwar stets in jenen Augenblicken, in denen die Spannung ihren Sinn wechselt. Die Schaltvorrichtung sorgt dafür, daß während der Halbperiode, in der U den positiven und V den negativen Pol darstellt, die in Abb. 34 durch die Linien ――― und ――― gekennzeichnete Verbindung besteht, während in der nächsten Halbperiode, in der V den Pluspol und U den Minuspol bildet, die durch die Linien —.—.— gekennzeichnete Verbindung besteht.

<hr>

[1] Fast wörtlich entnommen aus: G. Grossmann, Physikalische und technische Grundlagen der Röntgentherapie, Verlag Urban und Schwarzenberg, Wien und Berlin, 1925.

Von den mannigfachen bekannten Gleichrichterkonstruktionen ist die einfachste der in einer Ebene angeordnete Gleichrichter (Abb. 35).

Er besteht aus vier feststehenden Kontaktsegmenten Sf_1 bis Sf_4, und vier an einem Holzkreuz befestigten, paarweise miteinander leitend verbundenen rotierenden Segmenten Sb_1 bis Sb_4. Von den feststehenden Segmenten sind zwei einander gegenüberliegende mit den beiden Sekundärklemmen A, B des Röntgentransformators Tr, die zwei anderen mit den beiden Zuleitungen zur Röntgenröhre R verbunden. Der rotierende Teil verbindet eines der festen Segmente das eine Mal mit dem einen, das andere Mal mit dem anderen festen Nachbarsegment, so daß die beiden Verbindungsarten zwischen den beiden Punktpaaren A, B und K, AK dauernd abwechseln. Die richtige Periodizität im Umschalten ist durch den mit der Wechselspannung des Netzes syn-

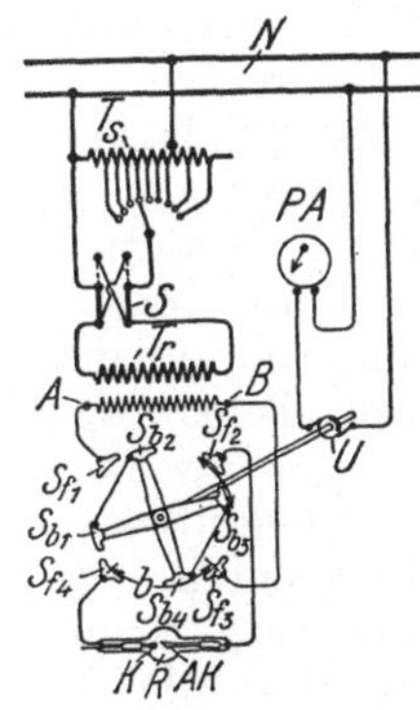

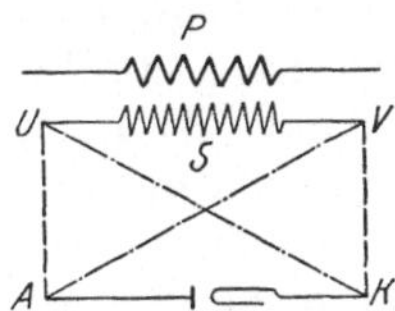

Abb. 34. Schema eines rotierenden Gleichrichters

Abb. 35. Schaltbild eines Gleichrichterapparates

chronen Lauf des rotierenden Holzkreuzes gewährleistet. Es ist dafür zu sorgen, daß die Mitten der festen und rotierenden Segmente im Augenblicke des Spannungsmaximums einander gegenüberstehen; dies wird durch entsprechende Justierung des umlaufenden Kreuzes erzielt. Da für den Synchronmotor beide Halbwellen der Netzspannung gleichwertig sind, kann es vorkommen, daß das Kreuz die Stellung, welche es im Moment des positiven Spannungsmaximums einnehmen soll, im Augenblick des negativen Spannungsmaximums einnimmt. Ist dies der Fall, so sind die zur Abnahme der Gleichspannung dienenden festen Segmente des Gleichrichters umzupolen. Ob der eine oder der andere Fall eingetreten ist, hängt ganz und gar davon ab, in welcher Phase der Synchronmotor beim Anlauf in Synchronismus kam. Zum Zwecke der Aufklärung dieser Verhältnisse ist eine Polaritätsanzeigevorrichtung vorgesehen; diese besteht aus einem Drehspulmeßgerät (PA), das in Reihe mit einem auf die Motorachse aufgesetzten kleinen Unterbrecher (U) ans Netz (N) gelegt ist. Das Meßgerät empfängt aus dem Netz Stromstöße von der Dauer je einer Halbperiode, und zwar positive oder negative, je nachdem, in welcher Phase der Synchronmotor in Synchronismus gekommen ist. Dementsprechend schlägt der Zeiger dieses Gerätes entweder nach links oder nach rechts aus. Je nach dem Sinne des Ausschlages bringt man den zwischen das Netz und die Primärspule des Transformators geschalteten Umschalter *(S)* in die eine oder die andere Schaltstellung.

Die beweglichen Segmente streifen an den festen vorbei, ohne sie zu berühren. Der Stromübergang zwischen ihnen findet in Form von Funken, also diskontinuierlich statt. Er wird, bevor noch das bewegliche Segment *Sb* in den Bereich des festen *Sf* eintritt, durch einen Funken eingeleitet und hört erst in dem Moment auf, in welchem der zwischen den Hinterenden von *Sb* und *Sf* zustandekommende Nachziehfunken abreißt. Die Stromschlußdauer ist um so länger, je größer die Summe der Bogenlängen beider Segmente ist. Diese sind durch den Minimalabstand begrenzt, der zwischen zwei benachbarten festen Segmenten vorgesehen werden muß, um Überschläge zu vermeiden. Daher kann die Stromschlußdauer immer nur ein Bruchteil der Halbperiode sein.

Die Kuppelung der Hochspannungsgleichrichter mit dem Motor muß korrekt justiert werden. Die sogenannte Einstellung des Gleichrichters ist auf verschiedene Weise durchführbar, z. B. auf maximale Spannung oder auf maximalen Strom. Eine rohe Einstellung kann mit dem Auge allein vorgenommen werden; der Abschiedsfunke muß viel größer sein als der Begrüßungsfunke. Ist der Begrüßungsfunke zu groß, so wird die Begrüßung „erleichtert", indem man den rotierenden Teil den festen Segmenten gegenüber im Sinne der Drehrichtung verschiebt; da der maximale Spannungswert schon erreicht ist, ehe die beweglichen Segmente unter die festen kommen, muß man eben den rotierenden Gleichrichter im Sinne der Drehrichtung verstellen. Im umgekehrten Falle ist die entgegengesetzte Verstellung durchzuführen.

Anstatt mit dem Auge kann auch mit der Funkenstrecke eingestellt werden; man stellt diesfalls die bei einer bestimmten Härteregulierung maximal erreichbare Spannung ein und erklärt jene Gleichrichtorcinstellung für befriedigend, bei der c. p. die höchste Spannung am Rohr erreichbar ist. Die Einstellung auf maximalen Strom oder auf maximale ionometrisch gemessene Strahlenausbeute deckt sich mit dieser Einstellung nicht vollkommen, aber praktisch genügend.

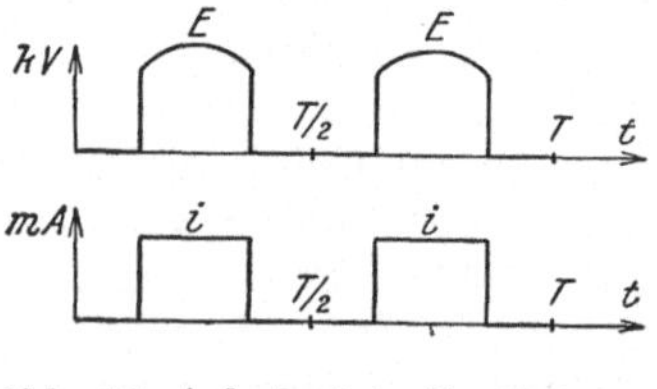

Zu den in Rede stehenden Typen gehören viele Universalapparate, wie Radiotransverter, Heliopan usw.

Die Strom- und Spannungskurve ist in Abb. **36** dargestellt; es wird also aus beiden Halbwellen nur die Kuppe herausgeschnitten.

Abb. 36. *t* bedeutet die Zeitwerte, *T* eine ganze, *T*/₂ eine halbe Periode; *E* ist die Spannungs-, *i* die Stromkurve

Beanspruchung der Röhre. Die Röhren vertragen hier eine ähnliche Beanspruchung wie an den Vier-Ventilapparaten; nur kann dem Apparat nicht so viel entnommen werden.

Beanspruchung des Netzes. Die Beanspruchung des Netzes durch den rotierenden Gleichrichter hält die Mitte zwischen der günstigen Beanspruchung, welche dem Vier-Ventilapparat eigen ist, und der ungünstigen Beanspruchung, welche für die Kleinapparate charakteristisch erscheint. Bei einem guten Gleichrichter darf man für eine Leistung von 60 mA und bei 60 kVeff auf der Primärseite mit etwa 25 bis 30 Amperes bei 220 Volt rechnen. Es ist zu bemerken, daß die gesamte Leistungsaufnahme ziemlich wesentlich von der Dimensionierung des Motors abhängt. Man kann sich an folgende Regel halten: Zur abgegebenen Röhrenleistung schlage man etwa 50% zu, um die dem Netz entnommenen Kilowatt festzustellen. 6 kW Röhrenleistung erfordern daher 9 kW Netzleistung, was bei 220 Volt 40 Amperes bedeutet.

4. Die Eichung der Röntgenapparatur. Prinzipielles. Wir verstehen unter Eichung die Zuordnung der wirklichen Werte der verschiedenen in Betracht kommenden Größen zu den von den Apparatinstrumenten angezeigten Werten dieser Größen oder zu den diesen Werten entsprechenden Stellungen der verschiedenen Regulierungsvorrichtungen. Eine der wichtigsten Eichungen ist die Zuordnung der Werte der Röhrenspannung zu den Angaben des Kilovoltmeters. Das Kilovoltmeter zeigt für größere Röhrenströme nicht die wirklichen Spannungen, auch zeigt es für die verschiedenen Röhrenströme verschiedene Abweichungen gegenüber den wirklichen Spannungen (Abb. 37). Wir kommen darauf weiter unten zurück.

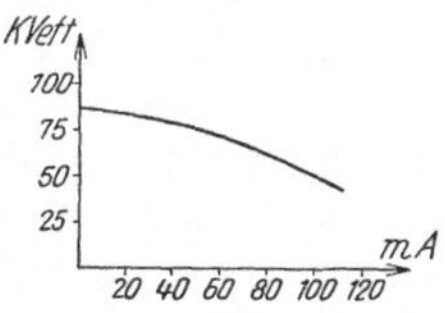

Die Eichung des Apparates soll am Aufstellungsort vorgenommen werden, da die tatsächlichen Netzanschlußverhältnisse berücksichtigt werden müssen. Will man im voraus beiläufig wissen, wieviel der Apparat am Aufstellungsort leisten wird, so muß seine primäre Stromaufnahme für eine geforderte Röhrenleistung bekannt sein.

Abb. 37. Die Abbildung zeigt für eine festgehaltene Stufe des Reguliertransformators den Rückgang der Röhrenspannung mit zunehmendem Röhrenstrom. Dieser Rückgang ist der erwähnte Spannungsabfall, der durch Hinaufregulieren auszugleichen sein muß

Vom Elektrizitätswerk erfährt man, wie groß der Spannungsabfall bei dieser primären Stromstärke ist. Beträgt er weniger als 5%, so kann, wenn den Angaben der Firma Vertrauen geschenkt werden darf, die Leistungsangabe auch für den eigenen Aufstellungsplatz gelten. Ist der Spannungsabfall größer, so ergibt sich, sobald man die Kosten einer Verstärkung des Netzanschlusses vermeiden will, die Frage, wieviel der Apparat unter den schlechten Netzverhältnissen leisten wird. Beträgt z. B. die Spannung am Aufstellungsplatz laut Angabe des Elektrizitätswerkes oder auf Grund einer von fachkundiger Seite durchgeführten Belastungsprobe[1] bei 40 Amperes (so groß nehmen wir in unserem

---

[1] Eine solche Belastungsprobe ist z. B. in der Weise durchführbar, daß ans Netz ein entsprechend belastbarer Widerstand oder elektrischer Ofen angeschaltet wird, der dem Netz die gleiche Stromstärke entnimmt wie der Röntgenapparat; der Spannungsabfall wird nun gemessen. Natürlich muß durch elektrische Sicherungen für genügende Sicherheit gesorgt werden.

Beispiel die Stromaufnahme für eine geforderte Röhrenleistung an) nur mehr 180 statt 220 Volt, so kann von der Lieferfirma die Erprobung des Apparates unter diesen Netzbedingungen erbeten werden. Die mitgeteilten Verhältnisse können bei der Lieferfirma nachgeahmt werden, um auf diese Art schon vor der Lieferung die Leistungen des Apparates am Bestimmungsorte festzustellen.

Die Funkenstrecke als Mittel der Eichung. Von den verschiedenen Geräten zur Nachprüfung der Hochspannung ist die Funkenstrecke für den Arzt das einfachste. Ihre Genauigkeit genügt für die ärztliche Praxis. Sie mißt die max. Werte der an der Röhre liegenden Spannungen. Das Prinzip der Funkenstrecke besteht darin, daß eine Luftstrecke zwischen Metallelektroden bei einer bestimmten an diese Elektroden angelegten Spannung vom Funken überschlagen wird. Funkenschlagweiten und Spannung stehen in eindeutiger Beziehung zueinander. Den Elektrodenformen entsprechend unterscheiden wir drei Typen von Funkenstrecken.

Die Kugelfunkenstrecke hat als Elektroden Kugeln, welche verschiedene Größe haben können; im allgemeinen gilt die Regel, daß der Kugeldurchmesser um so größer sein muß, je größer die zu messende Spannung ist, da die Messungen beim Zunehmen des Kugeldurchmessers störungsfreier werden. Da anderseits die Schlagweiten um so kleiner werden, je größer der Kugeldurchmesser ist, wird die mechanische Ausführung zur Erzielung der Ablesegenauigkeit zunehmend schwieriger. In der Röntgentechnik verwendet man meist Kugelfunkenstrecken, bei denen der Kugeldurchmesser 25 cm oder 12,5 cm ist. Für die Praxis genügt eine Kugelfunkenstrecke mit einem Kugeldurchmesser von 12,5 cm.

Der zweite vielfach verwendete Typus ist eine Funkenstrecke, deren eine Elektrode eine Spitze, deren andere eine Platte ist. Diese Spitze—Platte-Funkenstrecke hat wesentlich größere Schlagweiten und ist deshalb für kleinere Spannungen sehr bequem; ihre Genauigkeit ist (auch wegen der vor dem Funkenüberschlag auftretenden Korona-Erscheinungen) geringer, zumal sich die Spitze im Betrieb durch Abbrennen verändert; zur genauen Definition der Spitze und hiemit auch der Schlagweite wäre die Angabe des Öffnungswinkels der Spitze notwendig. Die Spitze—Platte-Funkenstrecke ist eine sogenannte polarisierte Funkenstrecke, d. h. Spitze und Platte dürfen nicht vertauscht werden, ohne daß die Messungen gefälscht werden: die Spitze ist mit der Antikathode, die Platte mit der Kathode, also mit einem der beiden Heizpole der Glühspirale (bei einem Elektronenrohr) zu verbinden; da bei den Hochspannungs-Gleichrichterapparaten insofern von einem positiven und einem negativen Pol gesprochen werden kann, als diese Transformatoren eine Art Gleichspannung abgeben, so läßt sich auch sagen, daß die Spitze der Funkenstrecke bei diesen Typen mit dem positiven Pol, die Platte mit dem negativen Pol zu verbinden ist.

Schließlich ist noch die Spitze—Spitze-Funkenstrecke zu erwähnen, die etwas kürzere Schlagweiten als die Spitze—Platte-Funkenstrecke hat; bei ihr können der Symmetrie wegen natürlich die beiden Spitzen vertauscht werden.

Abb. 39 gibt die gebräuchlichsten Schlagweiten für Funkenstreckentypen. Da für höher gelegene Orte (z. B. Davos) die Abnahme des Luftdruckes bei Funkenstreckenmessungen schon eine Rolle spielt, ist die Luftdruckkorrektion mit angegeben; man wird diese Korrektur leicht verstehen, wenn man bedenkt, daß bei vermindertem Luftdruck wegen Erleichterung des Überschlages die gleiche Schlagweite weniger Span-

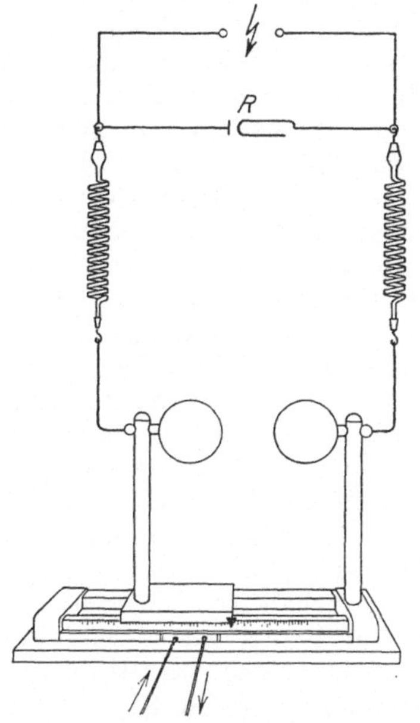

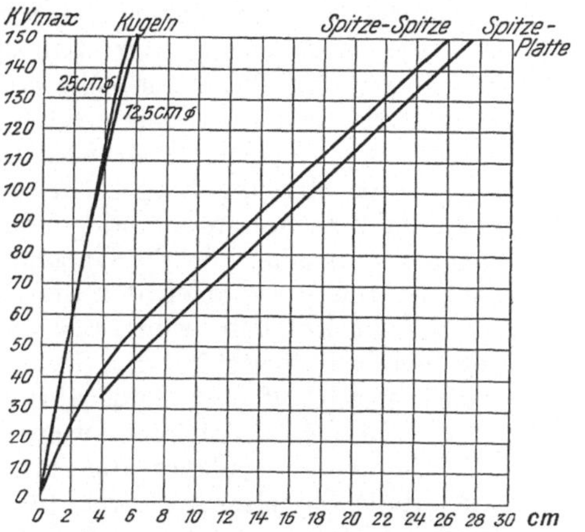

Abb. 38. Die Kugeln der Funkenstrecke werden mit je einem zwischengeschalteten Wasserwiderstand parallel an die Röhre R gehängt. Der Pfeil in obiger Abbildung stellt die Hochspannung vor. Der Schnurzug an der Funkenstrecke dient dazu, die Kugeln während des Betriebes einander zu nähern.

Abb. 39. Vorstehende Abbildung gibt für Kugelfunkenstrecken mit dem Kugeldurchmesser von 25 resp. 12,5 cm, ferner für die Spitze—Spitze- sowie die Spitze—Platte-Funkenstrecke den Zusammenhang zwischen der Scheitelspannung (kVmax) auf der Ordinate und den Schlagweiten in cm auf der Abszisse an. Die Scheitelspannungen sind für veränderten Luftdruck (Normaldruck = 760 mm), also für größere Höhen über dem Meere, mit Korrektionsfaktoren zu multiplizieren, sofern eine höhere Genauigkeit gewünscht wird. Die Korrektionsfaktoren betragen für die relativen

Luftdichten	0,9	0,8	0,7	0,6
	0,91	0,82	0,72	0,63

nung bedeutet, somit geringerer Spannung entspricht.

Wie Abb. 38 andeutet, ist die Funkenstrecke bei Messung der Röhrenspannung der Röntgenröhre parallel zu schalten, d. h. eine Elektrode ist mit der Antikathode, die andere mit einem Pol der Heizung zu verbinden. Die richtige Messung der Röhrenspannung bei einem bestimmten Röhrenstrom kann nur dann erfolgen, wenn die parallel angehängte Funkenstrecke während des Betriebes der Röhre verwendet wird. Um Lichtbogenbildung zu vermeiden, tut man gut, der Funkenstrecke hochohmige Wasserwiderstände, z. B. Kühlschlangen mit Wasser gefüllt, vorzuschalten; die Wasserwiderstände dienen auch zur Erhöhung der Meßgenauigkeit, da sie — dies gilt nicht exakt — alle zufälligen oder bezüglich Strahlenausbeute bedeutungslosen Überspannungen, wie sie namentlich an rotierenden Gleichrichtern auftreten, unterdrücken.

Die Kugel-Funkenstrecke wird folgendermaßen verwendet: Man belasse die Kugeln zunächst weit voneinander, so daß man sicher sein kann, daß sie außerhalb der vermutlichen Schlagweite stehen; während des Betriebes der Röhre nähere man sie einander, bis ein Funken überschlägt, nähere sie aber nicht so langsam, daß inzwischen eine Überlastung der Röhre eintritt. Es empfiehlt sich — namentlich bei der ersten Messung — die Kugeln rasch einander zu nähern, um zunächst die richtige Region des Überschlages festzustellen; bei den folgenden Messungen beginnt man schon aus geringerer gegenseitiger Entfernung mit der Annäherung der Kugeln. Dabei wird vorausgesetzt, daß man über eine Funkenstrecke verfügt, deren Elektroden sich durch Schnurzug auch wirklich während des Betriebes annähern lassen (s. Abb. 38). Verfügt man über keine solche Funkenstrecke, so muß nach jeder Messung ausgeschaltet werden und die Elektroden müssen vor dem Einschalten einander neuerdings etwas genähert werden; dabei steigere man, um nicht die Überspannung des Einschaltstoßes zu messen, die Spannung erst nach der Einschaltung auf den zu messenden Wert.

Es ist nützlich, wenn den Apparaten schon Funkenstrecken beigegeben sind; meist sind dies Spitze—Spitze- oder Spitze—Platte-Funkenstrecken, die auf dem Apparatschrank montiert sind.

Es ist vorteilhaft, eine zweite Person am Schalttisch im Augenblick des Funkenüberschlages die Spannung ausschalten zu lassen. Man wiederhole die Messung zwei- bis dreimal und nehme das Mittel. Die Funkenschlagweite gilt als Maß für die Spannung (Abb. 39). Vor der Messung sollen die Kugeln blank sein.

Vorgang bei der Eichung. Die Eichung der Apparatur vollzieht sich im wesentlichen folgendermaßen: Zunächst sind die Werte des Kilovoltmeters bei verschiedenen Strombelastungen auf Röhrenspannung zu eichen. Da den Apparaten heute meist voranzeigende Kilovoltmeter beigegeben sind, so ordnet man praktischerweise die Röhrenspannungen diesen Kilovoltmeterwerten zu. Denken wir uns, daß man mit den drei Stromstärken 10, 30, 50 mA zu arbeiten beabsichtigt, so ergäbe sich bei der Eichung eine Tabelle wie die nachstehende, die ein typisches Beispiel darstellt:

Milliamperes	10				30				50			
kV eff (Voranzeige)	40	50	60	70	40	50	60	70	40	50	60	70
kV eff (Betriebsanzeige) ...	39	49	59	69	38	49	59	69	35	46	56	66
kV eff (Funkenstrecke) ...	$42\frac{1}{2}$	55	68	81	$32\frac{1}{2}$	48	59	71	24	$37\frac{1}{2}$	51	$63\frac{1}{2}$
kV max (Funkenstrecke) ...	60	78	96	114	46	68	84	100	34	53	72	90

Zur Erklärung der vorstehenden Tabelle sei folgendes bemerkt: In der ersten horizontalen Reihe stehen die verwendeten Röhrenströme in mA, in der zweiten stehen die von der Type der voranzeigenden Kilovoltmeter angezeigten Werte; diese decken sich nicht mit der Betriebsanzeige des Kilovoltmeters, weshalb wir in der dritten Zeile kleinere Werte finden. Wir verstehen dabei unter Betriebsanzeige die Werte, die das Kilovoltmeter bei wirklich fließendem Röhrenstrom anzeigt; das Kilovoltmeter, eingeschaltet zwischen Stufentransformator und Haupttransformator, zeigt uns den Spannungsabfall, der im Stufentransformator eingetreten ist. Da im Haupttransformator ein vom Kilovoltmeter nicht angezeigter Spannungsabfall eintritt, so sind bei größeren Strombelastungen die mit Funkenstrecke gemessenen wirklichen Röhrenspannungen, wie Zeile 4 und 5 der Tabelle zeigen, kleiner als die vom Kilovoltmeter (Betriebsanzeige) angezeigten Werte.[1] Wenn aus dem Vergleich von Zeile 3 mit Zeile 4 hervorgeht, daß für die kleinen Strombelastungen von 10 mA die Funkenstreckenwerte höher als die vom Kilovoltmeter angezeigten liegen, so hat dies seinen Grund darin, daß das Kilovoltmeter von der Fabrik oft schon so geeicht wird, daß es bei höherer Belastung annähernd richtig zeigt. Der Vergleich der dritten und vierten Zeile in unserer Tabelle läßt erkennen, daß auf den Stufen der kleineren Spannungen die Diskrepanz zwischen Kilovoltmeter- und Funkenstreckenwerten größer ist.

Es sei bemerkt, daß das Eichen nach Härtestufen („Knöpfen des Schalttisches") ein Unding ist, da je nach der Netzspannung die gleiche Röhrenspannung auf verschiedenen Härtestufen erreicht werden kann.

Die ermittelten Röhrenspannungsdaten gelten praktisch bei jeder Röhre, sofern die Belastung die gleiche ist. Streng genommen sind die Werte der Röhrenspannung nur bestimmten Werten der Kilovoltmeterbetriebsanzeige zugeordnet, nicht aber stets den gleichen Werten der Voranzeige, da je nach dem Netzanschluß der Abfall von der Voranzeige auf Betriebsanzeige nicht immer der gleiche ist; weil namentlich bei kurzen Expositionen keine Zeit zum Ablesen eines pendelnden Instruments bleibt, ist man gezwungen, sich nach der Voranzeige zu richten.

Ergibt die Kilovoltmeteranzeige einen größeren Wert als die wirkliche Röhrenspannung, so reguliert man, falls die gewünschte Röhrenspannung noch nicht erreicht wurde, den Stufentransformator höher hinauf, keinesfalls darf die erträgliche Röhrenspannung aber überschritten werden. Allerdings zeigt die Praxis, daß die Röhrenspannung häufig bei großen Strömen zu klein ausfällt. Kann man den Stufentransformator nicht hoch genug hinaufregulieren, so ist aus irgend einem Grunde der Spannungsabfall zu groß; läßt sich der Spannungsabfall nicht mehr ausgleichen, so bedeutet dies unter Um-

---

[1] Außerdem ist zu bedenken, daß der rotierende Gleichrichter je nach seiner Einstellung Spannung raubt; das gleiche tut bei Ventilapparaten das Glühventil; die Ventile rauben Spannung, wenn sie nicht genügend stark geheizt sind (oder die Heizspannung bei Aufnahmen abfällt) und so einen erheblichen Widerstand darstellen.

ständen einen schweren Schaden für den Arzt, nämlich den Zwang zu übermäßig langen Expositionen mit allen ihren unangenehmen Folgen der Veratmung, der Verwackelung usf.

Gäbe es keinen Spannungszusammenbruch, so brauchte man keine Eichung. Vom Standpunkt der photographischen Technik ist die Konstatierung des Spannungszusammenbruches das Wichtigste; hat der Arzt keine Funkenstrecke zur Verfügung, um den Spannungszusammenbruch zu konstatieren, so kann er sich bis zu einem gewissen Grade mit dem Leuchtschirm behelfen. Hat man an geeichter oder ungeeichter Apparatur, z. B. bei 30 mA bei bestimmter Stellung des Kilovoltmeters erfahrungsgemäß befriedigende Aufnahmen erzielt und wünscht man für bestimmte Fälle einen Röhrenstrom von 90 mA zu verwenden, so ist der Leuchtschirm zur Konstatierung des Spannungszusammenbruches auf folgende Art verwendbar: Leuchtet ein unter die Röhre gebrachter Leuchtschirm bei 90 mA dunkler als vorher auf, so bedeutet dies einen Spannungsrückgang und der Arzt erspart sich, erst durch unterexponierte glasige Negative darüber belehrt zu werden. Die Spannung muß diesfalls solange gesteigert werden, bis der Leuchtschirm im Röntgenlicht noch heller als bei 30 mA aufleuchtet; natürlich ist dabei Vorsicht geboten, damit die erträgliche Spannung und Zeit nicht überschritten wird.

Was die Eichung der Heizung betrifft, wird man für eine bestimmte Röhre die verschiedenen Röhrenströme leicht bestimmten Einstellungen des Heizstromamperemeters bzw. der Heizregulierung zuordnen können.

Manchen Apparaten ist heute schon ein Heizvoltmeter beigegeben, das, meistens am Schalttisch angebracht, statt des Heizstromes die Heizspannung mißt; auf diese Weise ist eine sehr genaue Heizstromeinstellung möglich, da die Heizspannung ein sehr empfindliches Reagens des Heizstromes ist. (Siehe H. Chantraine, Fortschritte auf dem Gebiete der Röntgenstrahlen, Bd. 36, 1927, Heft 4.)

Um den Betrieb nicht zu komplizieren, empfiehlt es sich, nicht mehr als zwei bis drei Milliamperezahlen im Betrieb zu verwenden. Im allgemeinen wird man für den Großteil von Aufnahmen mit einem Wert zwischen 30 und 50 mA auskommen. Eine zweite Milliamperezahl z. B. für kurzzeitige Lungenaufnahmen wähle man dann — je nach Röhre, Apparatur und Netzanschluß — etwa zwischen 60 und 150 mA, für spezielle Fälle noch höher.

Bei Halbwellenapparaten ist die Eichung mit Kugelfunkenstrecke nicht so einfach wie an Gleichrichterapparaten oder an Halbwellenapparaten mit einem Glühventil durchführbar. Würde man die Funkenstrecke einfach parallel zum Röntgenrohr legen, so würde man stets die Leerlaufspannung messen, welche, wie bereits ausgeführt wurde, höher als die Belastungsspannung ist. Den Röntgenologen interessiert aber in erster Linie die Belastungsspannung. Um die Leerlaufspannung, auch Fehlphase genannt, von der Funkenstrecke abzuhalten, wird dieser ein Glühventil vorgeschaltet, dessen Heizfaden durch einen eigenen Heiztransformator geheizt werden muß.

5. Bedienung von Apparat und Röhre; deren Fehler. Bedienung des Apparates, seine Fehler.

Bedienung. Vor Einschaltung der Heizung und Spannung überzeuge man sich, ob alle Betätigungsschalter wirklich ausgeschaltet sind und ob die Regulierungen nicht so hoch stehen, daß entweder die Glühspirale durch Überheizung durchbrennen, der Röhrenstrom unzulässig groß werden oder die Röhre beim Einschalten durch Überspannung durchgeschlagen werden kann.

Bei erstmaliger Einschaltung einer Apparatur gehe man bei den üblichen Röhren ungefähr bis 3,5 Amperes Heizstrom vor und schalte dann die erste Spannungsstufe ein; fließt — bei kleinem Meßbereich des Milliamperemeters — kein Strom, so heize man vorsichtig mehr, bis der gewünschte Strom fließt; hiebei achte man auf drei Dinge:

Man überschreite den Meßbereich des Milliamperemeters nicht, sondern schalte bei zu großem Strom auf den größeren Meßbereich um.

Man gehe mit der Heizung nicht so langsam vor, daß inzwischen eine Überlastung der Röhre eintreten kann.

Wenn manche Röhren bei niedriger Spannung nicht zu genügend hoher Emission (sie geben dann nicht genügend Milliamperes) gebracht werden können, so überheize man nicht! Diesfalls muß in der Spannung etwas höher gegangen werden, keinesfalls aber so hoch, daß die Röhre Schaden nehmen kann. Wenn möglich, stelle man den Röhrenstrom bei niedrigerer Spannung ein (Näheres siehe auf S. 417 ff.); auf diese Art wird das Rohr geschont.

Im folgenden fassen wir die wichtigsten Gesichtspunkte bei der Bedienung der einzelnen Apparattypen für Aufnahmezwecke schlagwortartig zusammen.

Kleinapparat: Netz einschalten. — Uhr einstellen. — Heizung einschalten. — Zwei Sekunden warten. — Spannung einschalten.

Rotierender Gleichrichter: Netz einschalten. — Uhr einstellen.

Man setze den Motor in Gang, indem man den Hebel zuerst in die Anlaßstellung bringt und dann, durch das Ruhigstehen des Synchronanzeigers oder das Erreichen des höchsten Tons infolge der richtigen Tourenzahl aufmerksam gemacht, auf Betriebsstellung übergeht. Man lasse nicht unnötig lange auf Anlaßstellung stehen, da sonst die Gefahr besteht, daß die sogenannte Anlaufdrossel durchschmilzt. Nach Einspringen des Synchronanzeigers schalte man den Umschalter auf richtige Polarität um. — Man heize die Röhre, warte zirka zwei Sekunden und schalte Hochspannung ein.

Ventilapparat: Man schalte das Netz an. — Man stelle die Uhr ein. — Man heize die Ventile und warte ein wenig, bis sie weißglühend geworden sind. — Man heize das Rohr. — Man warte zirka zwei Sekunden und schalte Hochspannung ein.

Häufig vorkommende Fehler und deren Feststellung. Jeder Röntgenbetrieb soll über eine Prüflampe und einen Prüfsummer verfügen; diese Geräte erleichtern dem Kundigen die Auffindung von Fehlern. Die Prüflampe besteht aus einer in eine Fassung eingeschraubten Glühlampe richtig gewählter Spannung, deren Pole in zwei isolierten Drähten herausgeführt sind; die blanken Enden legt man, ohne sie zu berühren (es ist gut, wenn sie als Stöpsel ausgeführt sind), an die Spannungsquelle an. Der Prüfsummer ist ein Glockensummer mit Trockenbatterie. Wie diese Geräte verwendet werden, ergibt sich aus folgendem:

Die Heizung brennt nicht. — Ausschalten und am Voltmeter nachsehen oder prüfen, ob Netzspannung vorhanden!

Netzspannung mit Probierlampe, Sicherungen mit Prüfsummer prüfen; falls locker sitzend, gut einschrauben; wenn durchgeschmolzen, ersetzen! Aber erst dann ersetzen, wenn die Ursache des Abschmelzens bekannt ist. Wenn Hauptsicherungen gut, Heizsicherungen ebenso behandeln.

Wenn Heizsicherungen in Ordnung, Heizleitung prüfen: man verbinde (natürlich bei ausgeschalteter Hochspannung und eingeschaltetem Heizstromschalter) die Enden des Heizkabels, z. B. durch eine Büroklammer oder eine Haarnadel, wobei die Widerstände der Heizregulierung ganz eingeschaltet sein müssen, die Heizung also auf „schwach" gestellt ist; lassen sich mit der Nadel kleine Funken ziehen oder schlägt das Heizstrom-Amperemeter aus, so liegt der Fehler in der Röhre; liegt nicht etwa bloß eine Unterbrechung in den Ausführungen der Enden der Heizspirale vor, so ist der Heizfaden durchgebrannt, die Röhre ist unbrauchbar. Zur Entscheidung dient der Prüfsummer, der an die Enden der Heizspiralen-Ausführungen an der Röhre gehalten wird; spricht er nicht an, so ist die Heizspirale unterbrochen.

Die Heizung brennt, aber das Milliamperemeter schlägt nicht aus. — Ausschalten. — Nachsehen, ob ein Kabel sich nicht unversehens gelöst hat oder irrtümlicherweise nicht angeschlossen wurde.

Möglich ist es auch, daß das Milliamperemeter ausgeschaltet (überbrückt) ist, also auf dem Meßbereich Null steht, oder der Meßbereich zu groß ist, so daß ein kleiner Strom fast keinen Ausschlag hervorruft. Man stelle den richtigen Meßbereich ein und probiere wieder.

Es kann auch sein, daß die Röhre nicht genügend geheizt wurde; man heize diesfalls mehr, hüte sich aber davor, die Spirale über das zulässige Maß hinaus zu heizen.

Man achte darauf, ob die Uhr eingestellt ist, da bei Nullstellung der Uhr und Einstellung des Uhrschalters auf „Moment" kein Röhrenstrom erzielt werden kann.

Eine häufige Ursache für das Nichtfließen des Röhrenstromes ist — bei rotierenden Gleichrichtern — die verkehrte Polarität.

Mitunter zeigt der Synchronanzeiger zwar scheinbar richtig, der Umschalter steht also z. B. auf rot, wenn die Nadel auf rot ausschlägt, und trotzdem liegt in Wirklichkeit an der Röhre verkehrte Polarität. Man schalte den Umschalter dann bei niedriger Spannung um. Dieser Fehler zeigt sich, wenn der Synchronanzeiger auf der Motorwelle nicht richtig justiert ist.

Man denke auch an die Sicherungen des Haupttransformators.

Vermutet man auf Grund des Nichtvorhandenseins der angedeuteten Fehlermöglichkeiten oder auf Grund des summenden Geräusches der Hochspannung, daß doch Röhrenstrom fließt, so halte man einen Leuchtschirm oder eine Verstärkerfolie vor das Rohr; leuchten diese auf, so fließt Strom, obwohl das Milliamperemeter eventuell keinen Strom anzeigt. Man sorge für Reparatur des Instruments, kann aber, sofern man nicht durchleuchtet oder Therapie treibt, zur Not den Betrieb fortsetzen, namentlich wenn man die Heizstromstärken kennt, bei denen gearbeitet wurde; die Anschlußklemmen des Milliamperemeters müssen durch einen Drahtbügel überbrückt werden.

Beim rotierenden Gleichrichter ereignet es sich mitunter, daß ein Motordefekt den Betrieb unmöglich macht: man kann sich diesfalls in folgender Weise helfen: Man nehme die Motorsicherungen heraus, so daß der Motor sich keinesfalls drehen kann, stelle auf „Betrieb", verbinde die Transformator-Hochspannungspole direkt mit den Schrankausführungen, wodurch der Gleichrichter umgangen ist. Es läßt sich auf diese Art mit kleinen Belastungen — etwa der Hälfte der am Gleichrichter erträglichen — das Rohr betreiben; es läuft dann wie am Halbwellenapparat. Ist der Motor wieder repariert, so vergesse man nicht, die Drahtverbindungen zu lösen, da sich in ihnen sonst der umlaufende Gleichrichter verfängt.

Bedienung der Röhre, ihre Fehler. Die Röhre kann, abgesehen von mechanischer Beschädigung (Bruch, Abdrücken des Halses durch zu starkes Einspannen, Implosion) vor allem an drei Ursachen zugrunde gehen: Erstens an einer übermäßig großen *Heizstromstärke*, zweitens an einer zu großen Spannung und drittens an einer Überlastung des Brennfleckes. Was die erste Ursache anlangt, so sei die Wichtigkeit eines Heizstromanzeigers betont, an dem abgelesen werden kann, ob die zulässige Heizstromstärke überschritten wurde; diese beträgt je nach Rohr 4 bis 5 Amperes. Vor allem lasse man, namentlich bei stärkerer Heizung, diese nicht unnötig lange brennen, schalte also nach jedem Ausprobieren oder jeder Aufnahme möglichst bald wieder aus. Bei kleineren Spannungen sind große Röhrenströme oft nicht erzielbar (die Ursache liegt darin, daß die Sättigungsspannung nicht erreicht ist); der Ungeübte hat diesfalls die Tendenz, zu überheizen, wenn er vermeint, einen starken Röhrenstrom erzwingen zu können (s. S. 445).

Eine weitere Gefahr für die Röhre liegt in einer zu hohen *Röhrenspannung*, die unwissentlich oder irrtümlich eingeschaltet wurde. Der Röhre darf keinesfalls mehr Spannung zugemutet werden, als sie dem Leistungsschild zufolge verträgt. Die Kontrolle der Röhrenspannung kann durch Messung mit der Funkenstrecke in der schon beschriebenen Weise erfolgen. Bei zu hoher Spannung wird die Röhre durchgeschlagen.

Was die Überlastung des Brennfleckes anlangt, halte man sich an die durch das Leistungsschild oder das Nomogramm festgelegten Grenzen. Das Leistungsschild macht stets eine Unterscheidung zwischen der Belastbarkeit am Gleichrichter und direkt am Transformator. Wir heben hier nochmals die Tatsache hervor, daß die Röhre am Transformator direkt weniger (etwa nur die Hälfte der Belastung) als am Gleichrichter verträgt.

Überlastungen treten am Halbwellenapparat oft auch dadurch auf, daß *unbewußt ein zu großer Meßbereich des Milliamperemeters* eingeschaltet war, und die Überlastung zu spät bemerkt wurde.

An häufig vorkommenden typischen Fehlern an Röhren erwähnen wir:

Es zeigt sich mitunter, daß eine bestimmte Röhrenstromstärke sich selbst bei ungewöhnlich großer Heizung oft kaum mehr erreichen läßt. Es besteht diesfalls der Verdacht auf Anliegen der *Glühspirale* am *Sammler* oder Kurzschluß einiger Windungen. Man sehe sorgfältig in die Röhre hinein. Trifft die Vermutung zu, so ist die Röhre unbrauchbar.

In der Kugel der Röhre tritt blaues Fluoreszenzlicht auf (ein wenig bläuliches Licht im Hals der Röhre schadet nichts). Dies deutet auf *Gashaltigkeit der Röhre* hin. Man kann diese Gashaltigkeit auch dadurch nachweisen, daß man an die Röhre geringe Spannung anlegt, ohne Heizung einzuschalten. Das Milliamperemeter, auf kleineren Meßbereich gestellt, schlägt ein wenig aus; es tritt wieder Fluoreszenz der Kugel ein. Eine solche Röhre ist großen Belastungen nicht mehr gewachsen.

Die Röhre ist mit Kupfer beschlagen. Eine solche Röhre verhält sich verschieden; sie ist hohen Belastungen nicht mehr gewachsen, namentlich schlägt sie (Perforation der Glaswand durch Funken) leicht durch. Ursache: Überlastung bis zum Durchstich des Fokus, so daß das Kupfer zerstäubt; es kommt auch vor, daß z. B. eine mechanische Verlagerung der Glühspirale, etwa durch Stoß, den Brennfleck fast an das Kupfer oder teilweise auf das Kupfer verlegt hat.

Der Fokus ist aufgekratert, man nennt ihn *angestochen*. Die Löcher können bis auf das Kupfer durch das Wolfram hindurchgehen. Ein solcher angestochener Fokus weist stets auf Überbelastung hin. Die Röhre hält nur noch kleinere Belastungen aus. Ihre Strahlenausbeute ist außerdem meist zurückgegangen. Oft tritt im Fokus eine Art Selbstheilung ein, indem die Löcher eines angestochenen Fokus sich wieder mit Wolframtropfen bedecken, die bei neuerlicher Belastung ev. über den Brennfleck hinunter abgleiten.

Hilfsgeräte

1. Stative, Lagerungstische und Fernaufnahmegeräte. Stative. Das Stativ mit dem Röhrenkästchen trägt die Röhre und ermöglicht es, sie leicht in jede gewünschte Lage zum Patienten zu bringen. Das Röhrenkästchen hat auch den Zweck, den Strahlenschutz gegen nicht gezielte Strahlen zu besorgen, weshalb es mit einer hinreichend starken Bleiglashaube ausgestattet sein muß; das am Stativarm hängende schwere Röhrenkästchen bedarf zwecks Ausbalancierung eines entsprechenden Gegengewichtes. Das Röhrenkästchen trägt unten eine Schiebeblende, mitunter auch eine Irisblende, welche zur Abgrenzung des Strahlenbündels und Einsetzung der verschieden konstruierten Zentralstrahl-Indizes dienen. Führungsschienen ermöglichen das Einsetzen von Filtern.

Wir können als wichtigste Typen vier Stativtypen unterscheiden. Als ersten Typus nennen wir das Lambert-Stativ (Abb. 40), ein Bodenstativ mit Säule von rechteckigem Querschnitt. Das Röhrenkästchen kann hoch und tief geschoben, an die Stativsäule angenähert und entfernt werden, schließlich läßt sich das ganze Stativ auf dem Boden verschieben. Gelenke ermöglichen die Drehung des Kästchens um zwei horizontale Achsen, während eine Drehung um die Vertikale ohne Verschiebung des ganzen Stativs nicht möglich ist.

Die Stative mit runder Säule ermöglichen größere Beweglichkeit des Röhrenkästchens, vor allem eine leichtere Drehung um die Lotrechte. Sie sind entweder als Bodenstative ausgebildet oder gleiten auf Schienen, welche mit dem Lagerungstisch fest verbunden sind. (Vgl. Abb. 41.)

Der dritte Typus ist der Hängetypus, bei dem die Laufschienen am Plafond befestigt sind; er bietet den Vorteil der Platzersparnis.

Der vierte Typus stellt eine Kombination von beweglicher Aufhängung und Bodenstativ in der Schwebekästchenanordnung nach HOLZKNECHT (Abb. 42) dar. Folgende Drehungen sind möglich: um eine horizontale, die Bügelenden B miteinander verbindende Achse, um die Röhrenachse — durch Verschiebung des Halters H — und um die Lotrechte durch Verschwenkung des ganzen Armes A. Durch Lockerung der Kreuzklammer K kann bei gleichzeitigem Festhalten des Griffes das Kästchen gehoben und gesenkt werden.

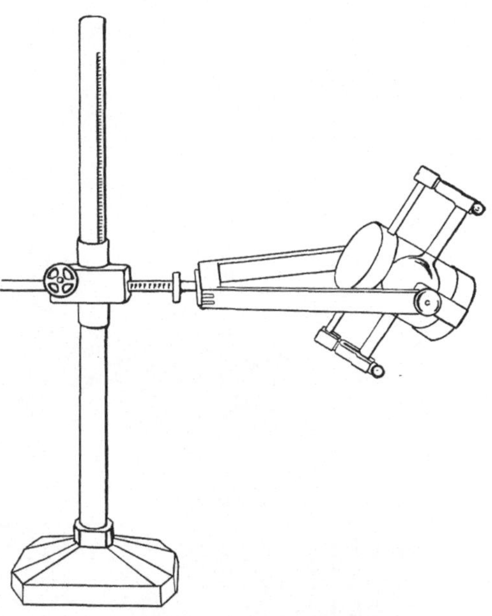

Abb. 40. LAMBERT-Stativ

Dieser Typus gestattet eine rasche Einstellung der Röhre und ermöglicht es, den Bleiglasschutz der Röhrenhaube ohne Überdimensionierung der sonstigen Teile stark zu halten, da das Ausbalancieren des Röhrenkästchens einfach ist; auch ist nicht ein starrer Arm allein mit so großem Gewicht beschwert.

Heute werden die sogenannten Selbstschutzröhren immer häufiger verwendet; wegen der Übertragung des Schutzes auf die Röhre verschwindet das Röhrenkästchen allmählich aus den diagnostischen Röntgenbetrieben.

Lagerungstische. Als Lagerungstisch kann ein einfacher Holztisch mit Zinkblechbelag dienen, der einerseits nicht zu niedrig sein darf, damit man sich nicht zu tief über den Patienten beugen muß, der aber anderseits nicht zu hoch sein soll, damit die Röhre nicht schwer erreichbar wird. Zur Lagerung des Patienten dienen Matratze und Kopfpolster. Eine Vervollkommnung erfährt der Tisch durch die sogenannte bewegliche Kopfstütze; sie ist ein schiefes, um ein Scharnier drehbares Brett, das in verschiedene, an einem Winkelmaß ablesbare Winkelstellungen gebracht werden kann. Erlaubt der Keilpolster keine gut definierten Winkelstellungen zwischen Zentralstrahlindex und Aufnahmematerial, so wird dies durch das erwähnte Kopfbrett ermöglicht. Ein Ersatz für das Kopfbrett kann schon ein Keilbrett sein. Keilbrett und Kopfstütze seien mit Flanell

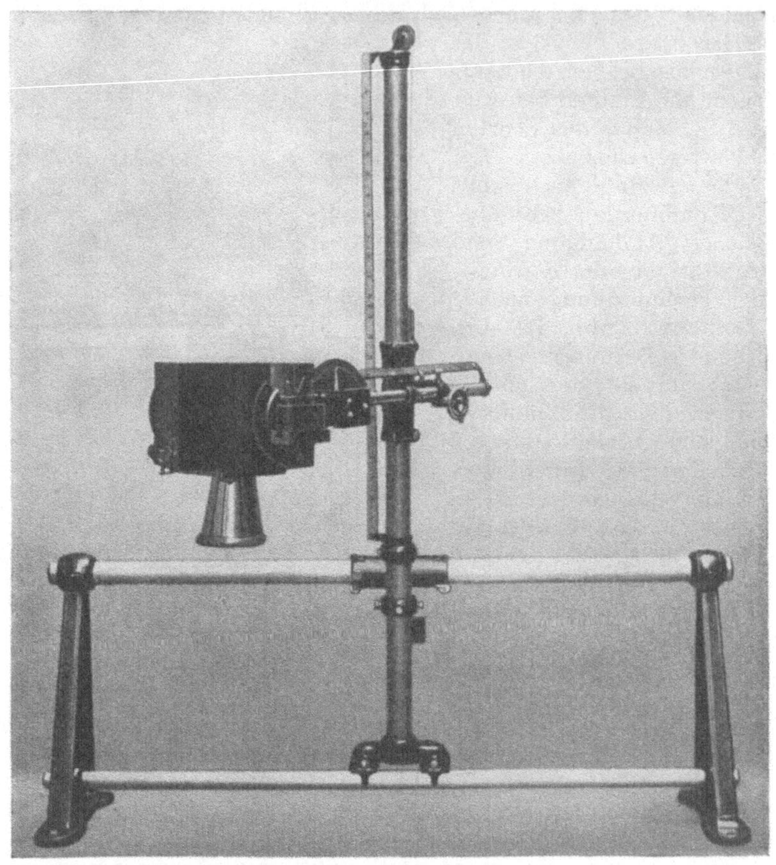

Abb. 41.   Gleitstativ nach Kriser

bedeckt, um den Patienten die Lagerung angenehmer zu machen und ein eventuelles Rutschen der Kassette zu verhindern.

Erwähnt seien noch die Universalgeräte, welche als Untertisch, als Lagerungsgeräte für Übertischaufnahmen und als Durchleuchtungswand Verwendung finden können.

In letzter Zeit wurde ein sogenannter Bucky-Tisch auf den Markt gebracht; der Transport der Bucky-Blende vom gewöhnlichen Lagerungstisch und auf denselben ist zweifellos mit Unannehmlichkeit verbunden.

Aus diesem Grunde wurde ein besonderer Bucky-Tisch konstruiert, in welchen die Bucky-Blende eingebaut ist. Der Bucky-Tisch ist mit Laufschienen versehen, auf denen das oben erwähnte Säulenstativ gleitet. Bei manchen Ausführungen ist für zwangläufige Verschiebung von Stativ und Bucky-Blende gesorgt, so daß eine Einstellung der Röhre

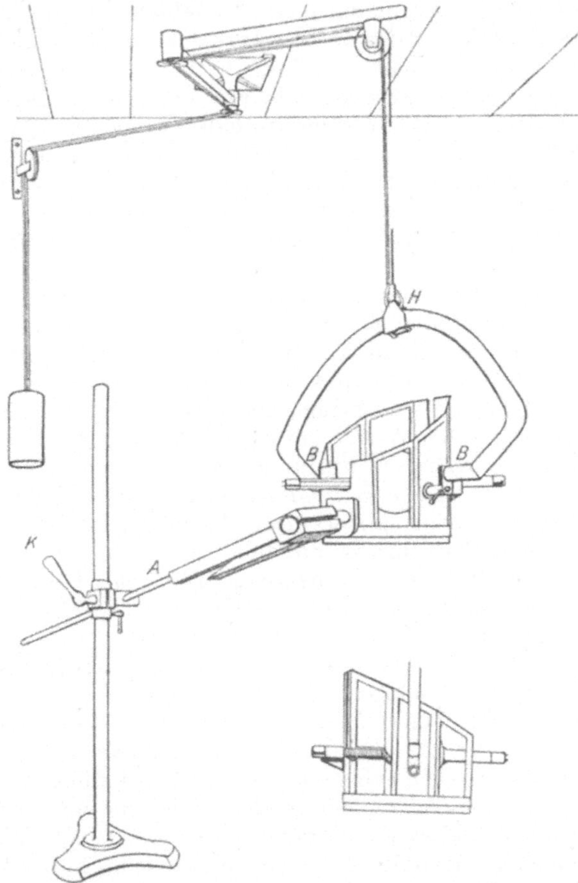

Abb. 42.   Schwebekästchenanordnung nach Holzknecht. Rechts unten Röhrenkästchen im Aufriß

in der Längsrichtung der Bucky-Blende überflüssig ist. Wird die Rollblende verwendet, so kann der Tisch für gewöhnliche Aufnahmen mit einer Lagerungsplatte überdeckt, bei manchen Ausführungsformen um seine horizontale Längsachse gedreht werden; ist eine Drehblende eingebaut, so ist der Tisch immer als flacher Tisch verwendbar.

Fernaufnahmegeräte. Es bedeutet für den Arzt infolge der Zentrierungsschwierigkeiten immer einen Zeitverlust, wenn die Röhre bei Fernaufnahmen in die richtige Lage zum Patienten gebracht werden soll, sofern dies an einem gewöhnlichen Stativ geschieht. An Durchleuchtungswänden wird die Fernaufnahme vielfach in der Weise bewerkstelligt, daß die Röhre nach hinten oder der Patient samt Schirm bzw. Kassette nach vorne verschoben wird. Die Verschiebung der Röhre nach rückwärts bei einer nach Haudek modifizierten Durchleuchtungswand, die gleichzeitig als Fernaufnahmegerät ausgebildet ist (nach Forsell), hat den großen Vorteil, daß das Ziel der Aufnahme erhalten bleibt, während bei Verschiebung von Patient und Kassette nach vorne eine neue Durchleuchtung vorgenommen werden muß, weil der Patient sich inzwischen gegenüber dem Röhrenfokus verschoben haben kann. Ein ganz einfaches Fernaufnahmegerät, wie das nachstehend beschriebene, ist dann anzuraten, wenn die Aufnahme der Durchleuchtung nicht unmittelbar folgen soll: Die Röhre wird von einem an der Wand befestigten Träger in senkrechter Stellung getragen; der Träger gestattet Verstellung der Röhre auf Gleitschienen in der Höhenrichtung. Jede Höhenlage der Röhre ist durch eine mitgleitende Marke auf einem Meßband ablesbar.[1] In 2 m Distanz vom Fokus befindet sich das einer Durchleuchtungswand ähnliche Gerät, vor welches der Patient tritt, wobei der aufzunehmende Körperteil auf die Kassette zu liegen kommt; diese wird von dem in der Höhenrichtung verstellbaren Kassettenträger getragen. Die Gerade Röhrenfokus— Kassettenmitte ist mit der Wand parallel; die Höhenlage des auf Schienen gleitenden Kassettenträgers wird durch einen Zeiger an einem Meßband markiert, so daß die gleiche Höhe des Röhrenfokus und der Kassettenmitte über dem Fußboden immer wieder leicht eingestellt werden kann. Kriser hat in den „Fortschritten auf dem Gebiete der Röntgenstrahlen“, Bd. 25, Heft 6, S. 1243, eine verbesserte praktische Fernaufnahmevorrichtung beschrieben, die eine einfache Kombination eines Durchleuchtungsgerätes mit einem Kassettenhalter darstellt.

2. **Blenden.** Tubusblenden. Der Tubus hat den Zweck, entweder das Strahlenbündel einzuengen oder den Körperteil zu komprimieren. Beides dient zur Verkleinerung des durchstrahlten Volumens und vermindert die Streustrahlung. Die Tuben werden entweder in die Schiebeblende oder in die Irisblende eingesetzt oder, wie beim Faszikeltubus nach Robinsohn, von einem Arm gehalten, der seinerseits von einem mit dem Tisch verbundenen Gleitstativ getragen wird. Die Tuben haben runden oder rechteckigen Querschnitt. Die Verwendung jedes Tubus bewirkt eine Verlängerung der Expositionszeit, die bei kleinem Tubus größer, bei großem Tubus kleiner ist. Die Verlängerung der Expositionszeit rührt von der verminderten Mitwirkung der Streustrahlung bei der photographischen Schwärzung der Platte her. Wir werden darauf bei Besprechung der Bucky-Blende noch näher zurückkommen.

Die Bucky-Blende. Die Anwendung der Bucky-Blende ist aus folgenden Gründen zu empfehlen: Beckenaufnahmen, Schwangerschafts-

---

[1] Ein vor der Röhre angebrachter und mit einem Fadenkreuz versehener Tubus erleichtert die Zentrierung der Röhre wesentlich; der Tubus muß groß genug sein, um große Formate, wie sie bei Fernaufnahmen verwendet werden (30 × 40 cm) auszuzeichnen.

aufnahmen, Wirbelaufnahmen (seitlich) usw. sind ohne schweren Schaden für die diagnostische Verwertbarkeit des Bildes ohne Streustrahlenblende häufig nicht möglich. Aufnahmen an dicken Körperteilen sind die eigentliche Domäne für die Anwendung der Bucky-Blende; bei der Röntgenographie dünner Körperteile (Hände, Fuß usw.) ist ihre Anwendung abzulehnen. Ein heute noch nicht gesichertes Anwendungsgebiet der Bucky-Blende sind z. B. die Schädelaufnahmen, bei denen die Bucky-Blende von vielen Röntgenologen empfohlen, von vielen aus im weiteren Verlauf unserer Darstellung sich ergebenden Gründen abgelehnt wird.

Wer keine Bucky-Blende hat, muß sein Auslangen mit Tubusblenden finden, muß aber z. B. im Bereiche des Abdomens auf Übersichtsaufnahmen verzichten und durch vier Tubusaufnahmen das ersetzen, was eine große Übersichtsaufnahme mit Bucky-Blende zu leisten vermag. Außerdem muß er die Aufnahmen mit weicherer Strahlung vornehmen, um die Streustrahlung unter einem schädlichen Maß zu halten. Hiedurch ergibt sich die Verlängerung der Expositionszeit mit allen ihren Nachteilen (verminderte Hautschonung, Verwackelungsgefahr, Röhrenbeanspruchung). Mitunter wird sich die Strahlung bei dicken und dichten Körperteilen gar nicht so weich halten lassen, daß die nötige Penetration erreicht wird; diesfalls ist eine Mindestspannung zu wählen, welche bei Weglassung der Bucky-Blende zum Auftreten störender Streustrahlung führt. Die Streustrahlenblende ist für Aufnahmen dickerer Körperteile als unentbehrlich zu bezeichnen.

Man kann heute wohl sagen, daß die Bucky-Blende röhrenschonend wirkt; wenn behauptet wird, daß ihre Anwendung eine Verlängerung der Expositionszeit bedingt, so kann diese Behauptung nur c. p. gelten: die durch die Bucky-Blende ermöglichte Steigerung der Spannung führt zur Kompensation und Überkompensation der durch den „Rasterschatten" bedingten Zeitverlängerung.

Die Anordnung der Potter-Bucky-Blende ist die folgende: Ein Gitter, bestehend aus einigen hundert Längslamellen aus Blei, die in einem zylindrischen Holzrahmen eingelassen sind, rollt auf Kugellagern einige Zentimeter oberhalb des Aufnahmsmaterials (unterhalb eines Aluminium- oder Holzdeckels, auf dem der Patient liegt) längs einer Zylinderfläche ab. Das Lamellengitter wirkt derart, daß jene Strahlung, die als diffuse Strahlung (wie die Streustrahlung) nicht vom Fokus kommt, von den Lamellen absorbiert wird, während die fokale, also abbildende Strahlung ungehindert passieren kann. Das Lamellengitter eliminiert die Streustrahlung (zum größten Teil), seine Bewegung längs der Zylinderfläche dient zur Vermeidung der Gitterabbildung. Eine Ölpumpe sorgt für den regelmäßigen Ablauf des Gitters. Eine starke Feder bewirkt den Aufzug des Holzrahmens samt Lamellengitter, ein Schnurzug ihre Entspannung; während der Zeit der Federentspannung erfolgt der Ablauf.

Eine Zeiteinstellung auf Sekunden ist durch die Ölpumpe regulierbar.

Die Dicke der Bleistreifen beträgt zirka 0,07 mm.

Der Raster der Blende bildet sich auf dem Negativmaterial nur dann nicht ab, wenn er während der Exposition abläuft. Steht er still, so entsteht das Schattenbild des Rasters. Es kann noch ein Fall eintreten, in welchem der Raster zur Abbildung kommt: die Röntgenröhre emittiert ihre Strahlung im Takte der aufgedrückten Wechselspannung; ist die Periodenzahl 50, so wird (wenigstens bei einem Gleichrichter) jede hundertstel Sekunde für die Zeit des Stromschlusses durch den Gleichrichter Strahlung emittiert. Man stelle sich nun vor, daß sich in einer hundertstel Sekunde der Bucky-Raster um die Breite eines Lamellenzwischenraumes verschoben hat; die Lamellen erscheinen dann einfach untereinander vertauscht und es kommt zu dem aus der Kinotechnik bekannten stroboskopischen Effekt: Der Raster bildet sich ab, weil er sich gewissermaßen nicht fortbewegt hat.

Die Neigung der Röhre bei Bucky-Aufnahmen erfolgt auf Grund folgender Überlegung: Bleibt der Fokus in der Zylinderachse der Blende, so kann die Röhre geneigt werden. Die Strahlung muß immer in die „Ackerfurchen" einfallen; Aufnahmen mit schräger Projektion, wie z. B. Sterno-Klavikular-Aufnahmen, sind nicht möglich, da sich bei diesen die fokale Strahlung in den Seitenwänden der Lamellen verfängt.

Bei Aufnahmen mit der in Rede stehenden Blende muß die Distanz Fokus—Blende eingehalten werden; der Fokus darf sich nur in der Mittellinie des Zylindermantels, den die Oberfläche des gekrümmten Rasters darstellt, bewegen. Der Einstellung in dieser Höhe und in dieser Mittellinie dient z. B. der Bucky-Zirkel nach Holzknecht und Kriser. Bei Bodenstativen genügen Marken, und zwar eine für die Höheneinstellung und eine für die Seitenstellung, um zur richtigen Zentrierung zu gelangen. In der Mittellinie selbst kann die Röhre verschoben werden.

Bei Aufnahmen mit Bucky-Blende wird zwischen Heizung der Röhre und Einschalten der Hochspannung das Abziehen der Blende vorgenommen. Die Ablaufzeit der Blende ist etwas größer als die Expositionszeit zu wählen, da ein zu langsames Ablaufen leicht zu Unregelmäßigkeiten führt.

Stumpf hat schon (siehe Fortschritte auf dem Gebiete der Röntgenstrahlen, Bd. 17, 1926) darauf hingewiesen, daß ein gewisser Betrag an Streustrahlung für die Diagnose vorteilhaft ist, da das Auge gegen kleine Schwärzungsunterschiede auf einem schwachen Grundschleier recht empfindlich ist. Das Fehlen der Streustrahlung führt zu sehr kontrastreichen brillanten Bildern, bei denen aber in den starken Lichtern die Details schon weggeleuchtet sind. Durch Vermehrung der Röhrenspannung läßt sich dieser Übelstand mildern. Die Streustrahlung fügt — wir verweisen auf die Nebenhöhlenaufnahmen als Beispiel — in die krassen Gegensätze von Schwarz (Nebenhöhlen) und Weiß (Schädelkapsel), wie sie bei Aufnahmen mit der Bucky-Blende auftreten, noch Details ein, welche bei Bucky-Aufnahmen eben leicht verloren gehen. Dieser Detailverlust bei Verwendung der Bucky-Blende ist der Grund, warum bei vielen Aufnahmen die Verwendung der Bucky-Blende angeraten, vielfach aber auch abgeraten wird. Die Einsicht in die hier obwaltenden Verhältnisse ist nicht einfach; zum genaueren Studium sei auf W. Bronkhorst, Kontrast und Schärfe im Röntgenbilde, Verlag G. Thieme, Leipzig, 1927, verwiesen.

Neben der Rollblende existiert noch die sogenannte Drehblende, bei welcher der Rasterkörper mit Hilfe eines Motors um eine vertikale Achse gedreht wird. Diese Blenden haben den Vorteil, daß sie sich vor Beginn der Exposition und nach der Exposition weiter drehen, so daß ein exaktes Einpassen der Expositionszeit in die Bewegungszeit der Blende entfallen kann. Man ist des weiteren über einer Röhrendistanz von 60 cm vom Fokusabstand weitgehend unabhängig, wenn der Fokus auf der verlängerten Drehachse des Blendenkörpers liegt. Dadurch ist eine Erhöhung der Bildschärfe möglich. Bei diesem Blendentypus stört allerdings auf verschiedene Weise der Schatten der Achsenlagerung.

III. Die photographischen Behelfe

Die physikalischen Eigenschaften des Aufnahmematerials

Die physikalischen Eigenschaften des Negativmaterials. Die lichtempfindliche Schicht der verschiedenen Röntgennegativmaterialien besteht im wesentlichen aus einer Bromsilber-Gelatineemulsion. Das photographische Bild des zu durchleuchtenden Körperteils entsteht auf dieser lichtempfindlichen Schicht dadurch, daß die aus dem durchleuchteten Körper tretenden Röntgenstrahlen — ihrer durch die verschiedene Absorption im Körper bedingten Intensitätsverschiedenheit entsprechend — eine lokal verschieden große Zahl von Bromsilberkörnern derart beeinflussen, daß bei nachfolgender Entwicklung verschieden große Schwärzungen entstehen.

Um die folgenden Erklärungen verständlicher zu machen, muß an dieser Stelle der Begriff „S c h w ä r z u n g" etwas näher erläutert werden. Unter Schwärzung oder Dichte einer photographischen Platte versteht man den Logarithmus des Verhältnisses der Intensitäten des auf die Platte auffallenden und des durch die Platte durchgelassenen Lichtes. Besitzt also ein auf die geschwärzte Schicht der Platte auffallender Lichtstrahl die Intensität J_0 und wurde diese Intensität J_0 beim Durchdringen der Schicht auf die Intensität J herabgesetzt, so ist die Schwärzung S der Schicht:

$$S = \log \frac{J_0}{J}.$$

Beträgt die Schwärzung $1 = \log 10$, so besagt dies, daß die auf die Platte einfallende Lichtintensität beim Durchtritt durch die Schicht auf ein Zehntel ihres Anfangswertes geschwächt wurde.

Daß der Logarithmus des Verhältnisses J_0/J als Schwärzungsmaß gewählt wurde, hat seinen Grund im FECHNERschen psychophysikalischen Grundgesetz: Zu einer geometrischen Reizfolge gehört eine arithmetische Eindrucksfolge, oder: die Stärke der Empfindung ist dem Logarithmus der Reizstärke proportional.[1]

Zur Veranschaulichung dieses Schwärzungsmaßes führt GLOCKER an, daß z. B. bei einer normalen Lungenaufnahme die Schwärzung in

---

[1] H. FRANKE, Fortschr. a. d. Geb. d. Röntgenstrahl. 36, Kongreßheft, 90.

den Lungenpartien annähernd gleich 1, in den Rippenschatten 0,5 und am Plattenrand, den die Strahlen direkt trafen, gleich 2 ist.

Zwei Eigenschaften kennzeichnen in erster Linie die Verwendbarkeit des Negativmaterials: seine Empfindlichkeit und seine Gradation.

Die Empfindlichkeit läßt sich in Röntgenlicht-Empfindlich- und reine Lichtempfindlichkeit teilen. Zur Bestimmung der absoluten Röntgenlichtempfindlichkeit einer Röntgenemulsion bedarf es einer Maßeinheit. Als solche wurde in äußerst zweckmäßiger Weise das „R" (Röntgeneinheit) vorgeschlagen,[1] gemessen bei einer Strahlung von 50 kVeff durch ½ mm Aluminiumblech gefiltert. Die Emulsion besitzt die absolute Röntgenlichtempfindlichkeit 1, wenn zur Erreichung der Schwärzung 0,5 unter den erwähnten Bedingungen 1 „R" erforderlich war. Betrug die Intensität nur $^1/_2$ „R", so besitzt die Emulsion die Empfindlichkeit $\dfrac{1}{0,5} = 2$.

Leichter und einfacher läßt sich die relative Röntgenlichtempfindlichkeit durch gleichzeitige Exposition verschiedener Sorten von Negativmaterial bestimmen; jene Sorte ist als die empfindlichste zu bezeichnen, die in einem kleinen Schwärzungsgebiet (z. B. Schwärzung 0,5) unter gleichen Expositionsbedingungen stärker geschwärzt erscheint als die übrigen.

Die relative Empfindlichkeitsbestimmung kann bis zu quantitativer Genauigkeit gesteigert werden: man belichtet ein Stück einer bekannten Plattensorte eine bestimmte Zeit (z. B. 10 Sekunden) lang, ein Stück einer anderen zu erprobenden Sorte streifenweise benachbarte Zeiten lang (z. B. 6, 8, 10, 12, 14 Sekunden) und sucht nach dem Entwickeln unter diesen Streifen durch Vergleich der Schwärzungen jenen Streifen heraus, der die gleiche Schwärzung aufweist, wie das Stück der bekannten Plattensorte. Das Verhältnis der zugehörigen Expositionszeiten ist das reziproke Empfindlichkeitsverhältnis.

Nicht nur auf die Empfindlichkeit gegen „Röntgenlicht" hat man zu achten, auch die Empfindlichkeit gegen sichtbares Licht soll man bei der Beurteilung einer Röntgenemulsion kennen, weil bei Aufnahmen mit Verstärkungsfolien, bei welchen die durch reine Röntgenstrahlung erzeugten Schwärzungen im Vergleich zu den durch das Blaulicht der Folien hervorgerufenen ganz minimal sind,[2] in erster Linie die eigentliche Lichtempfindlichkeit der Emulsion von Bedeutung ist.

Die in der Photographie üblichen Methoden zur Bestimmung der Schwellenwertempfindlichkeit[3] sind auf S. 38 beschrieben.

Durch seine Empfindlichkeit allein ist ein photographisches Material noch keineswegs eindeutig charakterisiert. So verarbeiten z. B. der Röntgenologe und der Porträtphotograph photographisches Material von ungefähr gleicher Empfindlichkeit. Trotzdem wäre der Röntgenologe

---

[1] H. Franke. Fortschr. a. d. Geb. d. Röntgenstrahl. 36, Kongreßheft, 90.

[2] Über Verstärkungsfolien siehe S. 460 dieses Buches.

[3] J. M. Eder, Ausführliches Handbuch der Photographie, Bd. 3, Teil 4, 1930.

mit seinen Aufnahmen sehr unzufrieden, würde er sie auf Porträtplatten herstellen.[1]

Die Röntgenplatten unterscheiden sich von den Porträtplatten wesentlich durch ihre Gradation. Während die Porträtplatte zwischen Licht und Schatten ganz zarte, weiche Übergänge liefert, gibt die Röntgenplatte sehr kontrastreiche Bilder. Mit anderen Worten: auf verschieden große Belichtungsintensitäten reagiert die Porträtplatte mit viel geringeren Schwärzungsdifferenzen als die Röntgenplatte.

Abb. 43 zeigt zwei unter Filterstufen belichtete Plattenproben (Sensitometerstreifen) mit verschiedener Gradation sowie die beim Photometrieren dieser Streifen erhaltenen Schwärzungskurven.

Kurve *I* zeigt eine steil verlaufende Gradation. Die ganze Kurve entlang besteht zwischen Belichtungsintensität und Schwärzung Proportionalität; demgemäß sind auch die Stufen auf dem Sensitometerstreifen *1* überall deutlich abgebildet. Kurve *II* hingegen besitzt eine sogenannte „kriechende" Gradation; sie zeigt, daß diese Plattensorte im unteren Schwärzungsgebiet auf kleine Intensitätsdifferenzen mit so geringen Schwärzungsdifferenzen reagiert, daß sie, wie aus dem Sensitometerstreifen *2* hervorgeht, in diesem Bereich eine Stufung nicht mehr erkennen läßt.

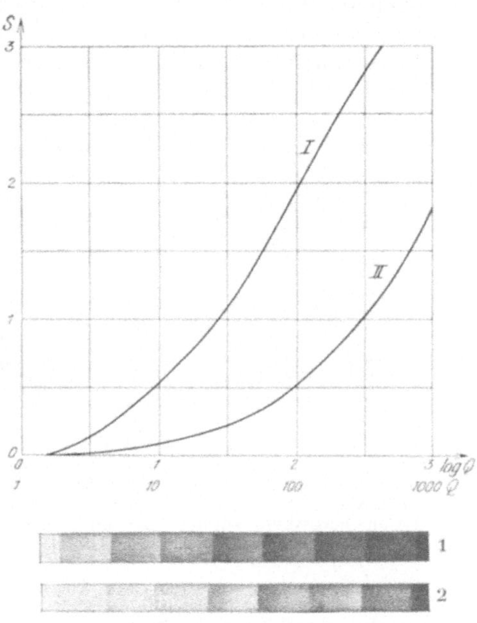

Abb. 43. *S* = Schwärzung. *Q* = Belichtungszeit. Intensität der Röntgenstrahlung. Die steil verlaufende Kurve *I* wurde durch Photometrieren des Sensitometerstreifens *1* erhalten; die im unteren Schwärzungsgebiet flach verlaufende Kurve *II* ergab sich durch Photometrieren des Sensitometerstreifens *2*.

Um für diese beiden Gradationen auch ein praktisches Beispiel zu bringen, verweisen wir auf Abb. 44.

Die eine Bildhälfte ist auf einer Röntgenplatte mit kriechender Gradation (s. Kurve *II* der Abb. 43), die andere auf einer Platte mit steiler Gradation aufgenommen; während letztere Bildhälfte die Halswirbel noch deutlich wiedergibt, sind sie auf der ersteren nicht mehr kenntlich.

Die Gradation ist keine unveränderliche Größe; sie kann durch Art und Dauer der Entwicklung weitgehend beeinflußt werden. So zeigt

---

[1] H. H. Schmidt, Perutz-Mitteilungen 1927, Heft 2 und 3.

in Abb. 45 die Kurve *1* die Gradation einer Plattensorte nach der Entwicklung in einem für die Röntgenphotographie geeigneten konzentrierten Metol-Hydrochinon-Entwickler. Kurve *2* zeigt die Gradation der gleichen Platte nach Behandlung in einem verdünnten Metol-Hydrochinon-Entwickler, wie er in der Lichtphotographie verwendet wird. Man ersieht daraus, daß die Platte bei Verwendung eines konzentrierteren Metol-Hydrochinon-Entwicklers eine steilere Gradation besitzt, also kontrastreichere Bilder liefert, als bei Verwendung verdünnten Entwicklers.

An eine gute Röntgenplatte hat man fürs erste folgende Forderungen zu stellen: große Empfindlichkeit und ausreichende Gradation.

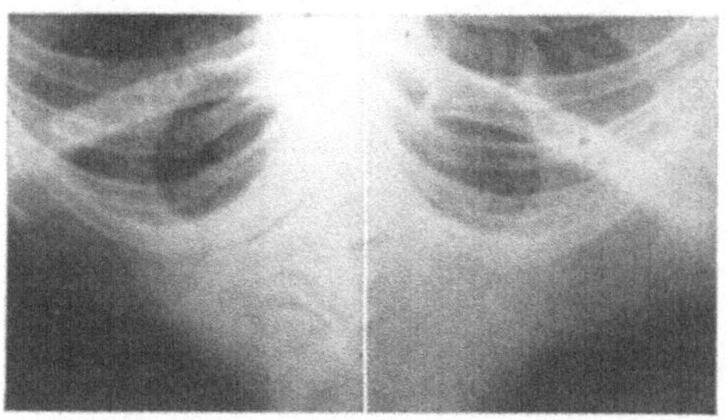

Abb. 44. Da die linke Bildhälfte auf einer Platte mit kriechender Gradation aufgenommen wurde, sind z. B. die Halswirbel auf ihr nicht sichtbar, während auf der rechten Bildhälfte, die auf einer Platte mit steiler Gradation hergestellt wurde, die Halswirbel sehr deutlich zu sehen sind

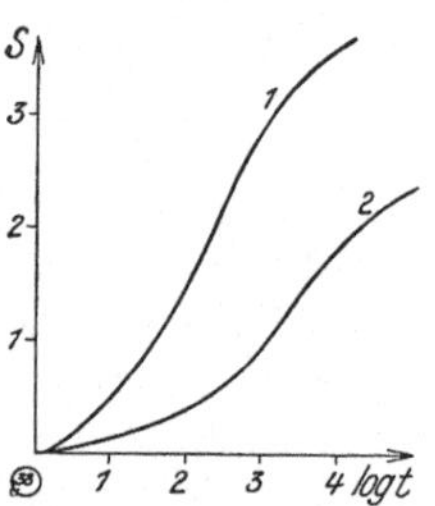

Abb. 45. Beeinflussung der Gradation durch die Entwicklung. Kurve *1* konzentrierter, Kurve *2* verdünnter Metol-Hydrochinon-Entwickler

Große Empfindlichkeit ist deshalb notwendig, um bereits durch geringe Strahleneinwirkungen deutliche Schwärzungen zu erhalten. Eine empfindliche Platte gestattet kürzere Expositionszeiten als eine weniger empfindliche. Allerdings sind der Empfindlichkeit Grenzen gesetzt, denn die empfindlichsten Emulsionen sind auch die unbeständigsten. Sie sind meist grobkörnig, wenig haltbar; bereits geringe Einwirkung von Streustrahlung, etwas längere Entwicklungsdauer oder zu hohe Entwicklertemperatur können Ursachen einer Schleierbildung sein. Unter Schleier versteht man eine geringe Schwärzung, die sich während des Entwickelns über die ganze Platte lagert. Seine verschiedenen Ursachen sind auf S. 495 eingehend beschrieben.

Ausreichende Gradation fordert man von einer Röntgenplatte, um noch geringe Intensitätsdifferenzen der Röntgenstrahlung durch gut sichtbare Schwärzungsdifferenzen innerhalb eines großen Helligkeitsumfanges auf der Platte wiedergeben zu können. Handelt es sich um die Wiedergabe sehr kleiner Intensitätsdifferenzen der Strahlung, so wird man ein Negativmaterial mit steiler Gradation bevorzugen: z. B. zur Sichtbarmachung kleiner Veränderungen namentlich in der Hartstrahltechnik. Andere Aufnahmen, wie z. B. Bucky-Aufnahmen, welche schon an sich meist sehr kontrastreich sind, werden vorteilhaft auf einem Negativ-material mit weniger steiler Gradation hergestellt.

Um dem Übelstand zu begegnen, Negativmaterial verschiedener Gradationen für die einzelnen Aufnahmen in Vorrat halten zu müssen, wird man nur eine Sorte, und zwar eine solche mit steiler Gradation verwenden, und entwickelt in jenen Fällen, in denen ein weniger kontrastreiches Bild gewünscht wird, in einem weniger konzentrierten Bad oder macht die Aufnahme mit härterer Strahlung.

Man kann sich sehr gut selbst davon überzeugen, welche Röntgenplatte am besten den gestellten Anforderungen entspricht, indem man Streifen der zu untersuchenden Plattensorten gleichzeitig unter einem Stufenfilter aus Aluminium, dessen Absorption bekannt ist, mit Röntgenstrahlen belichtet. Die empfindlichste Platte wird nach vorschriftsmäßiger Entwicklung unter der stärksten Filterstufe (zum Teil auch unter den folgenden Stufen) eine größere Schwärzung aufweisen, als die übrigen Platten. Die günstigste Gradation wird jene Platte besitzen, welche innerhalb eines großen Helligkeitsumfanges noch geringe Helligkeitsdifferenzen deutlich erkennen läßt, die also die einzelnen Stufen in deutlich voneinander verschiedenen Schwärzungen abzubilden vermag.

Der Grad der Schwärzung ist für ein bestimmtes Aufnahmematerial und bei bestimmter Verarbeitung abhängig von:

1. der Dauer der Einwirkung der Röntgenstrahlen,
2. der Größe der Strahlungsintensität.

Durch Steigerung der Strahlungsintensität vermag man bei gleichbleibender Expositionsdauer die auf der photographischen Platte entstehenden Schwärzungen zu erhöhen. Wie im Kapitel „Die Aufnahme-Exposition" ausgeführt werden wird, kann man beispielsweise durch Verdopplung des Röhrenstromes in der halben Expositionszeit die gleiche Schwärzung erreichen. Durch eine Erhöhung der Röhrenspannung um 10 kV kann man — je nach dem Spannungsbereich, in welchem man arbeitet — eine Abkürzung der Expositionszeit auf $^2/_3$ bis $^1/_2$ vornehmen, um auf gleiche Schwärzung zu gelangen.

Beiden Wegen (Steigerung des Röhrenstromes oder Steigerung der Röhrenspannung), welche, wie bemerkt, zu Abkürzungen der Expositionszeit führen, sind allerdings Grenzen gesetzt. Abgesehen von den Grenzen der Belastbarkeit der Röhre ist auch die photographische Platte selbst für Aufnahmen mit hoher Spannung ungeeignet. Das ist leicht einzusehen, wenn man bedenkt, daß bei zunehmender Durchdringungskraft nur mehr ein äußerst geringer Teil der Strahlung von der lichtempfindlichen Schicht der Platte absorbiert wird, während der weitaus größte Teil unausgenützt durch die Platte hindurchschießt. Auf diesen Mangel der photographischen Platte hat schon RÖNTGEN in seiner Vierten Mitteilung weiterer Beobachtungen über die X-Strahlen hingewiesen. Ferner werden die Intensitätsverschiedenheiten der harten Strahlung nach dem Durchdringen des Körpers viel kleiner sein, als die einer weichen Strahlung. Zur Wiedergabe dieser geringen Differenzen ist ein lichtempfindliches Material mit viel steilerer Gradation erforderlich.

Um dem ersterwähnten Übelstande der zu geringen Absorption der Strahlung in der Schicht der photographischen Platte zu begegnen, wurde seinerzeit von Alban Köhler[1] versucht, durch Vergrößerung der Schichtdicke größere Absorption zu erreichen. Der Versuch wurde derart gemacht, daß die Aufnahme auf zwei Schicht auf Schicht aufeinanderliegenden Platten gemacht wurde. Auf diese Art und Weise konnte man — durch Verdopplung der Schichtdicke — in der halben Expositionszeit zur gleichen Schwärzung gelangen. Noch ein weiterer Vorteil ergab sich aus der Verdopplung der Schichtdicke: die Gradation der beiden Schichten zusammen war steiler als die der einzelnen Schicht. Während wir z. B. bei der einfachen Schicht an einer bestimmten Stelle die Schwärzung 1 haben, erreichen wir an der gleichen Stelle bei Verdopplung der Schicht durch Addition die Schwärzung 2. Betrachten wir die beiden übereinanderliegenden Platten vor einer Schaubühne, so erfährt im erwähnten Falle das Licht hinter der Schwärzung 2 eine zweimalige Schwächung auf ein Zehntel seiner Intensität (s. S. 455), es ist also nicht auf $\dfrac{1}{2.10}$, sondern auf $\dfrac{1}{10^2} = \dfrac{1}{100}$ geschwächt. An einer anderen Stelle der einfachen Schicht von der Schwärzung 0 wird durch die Verdopplung der Schicht nichts geändert.[2]

Zusammenfassend läßt sich sagen, daß wir durch Verdopplung der Schicht die Helligkeitsunterschiede (Kontraste) in quadratischem Verhältnis zu steigern vermögen. Durch diese Steigerung der Gradation sind wir imstande, mit verhältnismäßig harter Aufnahmestrahlung, welche nach dem Durchdringen des Körpers nur geringe Intensitätsunterschiede aufweist, ebenso kontrastreiche Röntgenbilder zu erhalten, wie mit wesentlich weicherer Strahlung auf einfacher Schicht.

Die praktische Ausführung und Verwertung von Aufnahmen auf zwei Platten ist allerdings sehr umständlich. Es ist z. B. schwer, die Platten für die Diagnose wieder ordentlich zur Deckung zu bringen; außerdem ist die Herstellung von Vervielfältigungen sehr kompliziert. Nach Überwindung großer Schwierigkeiten ist es gelungen, einen Film herzustellen, der beiderseits eine lichtempfindliche Schicht trägt. Dieser Doppelfilm eignet sich besonders für Aufnahmen mit harter Strahlung, da die durch diese Strahlung entstandene Kontrastverminderung durch den Doppelfilm reichlich ausgeglichen wird.

In Abb. 46 zeigt die Kurve 2 die Gradation eines einseitig begossenen Films, Kurve 1 die eines Doppelfilms.

Da die Schwärzungen des Doppelfilms zweimal so groß sind als die des einfachen Filmes, betragen auch die Ordinaten der Kurve 1 das Doppelte der Ordinaten der Kurve 2.

Die Verstärkungsfolie. Wenn auch durch die Verdopplung der Schichtdicke der doppelte Teil der Strahlung ausgenutzt werden kann, so ist selbst

---

[1] ZS. f. Elektrotherapie 1906, Bd. 8, Heft 7. — Zacher, Fortschr. a. d. Geb. d. Röntgenstr. Bd. 33, Kongreßheft, S. 98.

[2] H. Franke, Der Doppelfilm und seine Technik, S. 9.

dieser Teil noch immer im Vergleiche zur Gesamtintensität der Strahlung gering. Eine Methode, einen weiteren großen Teil der Strahlung praktisch auszuwerten, besteht darin, das kurzwellige Röntgenlicht in langwelliges ultraviolettes bis blaues Licht zu verwandeln, welches von der lichtempfindlichen Schicht ganz absorbiert wird. Diese Aufgabe fällt den Verstärkungsfolien zu.

Eine Anzahl von chemischen Substanzen, wie Calciumwolframat, Zinksulfid usw., leuchten bei Belichtung mit Röntgenstrahlen in blauem Lichte hell auf und wirken so auf die photographische Schicht viel intensiver ein, als die zur Hervorrufung dieses Fluoreszenzlichtes erforderlichen Röntgenstrahlen.

Die Verstärkungsfolie besteht aus einem dünnen Karton oder Celluloid, auf dessen einer Seite mit Hilfe eines geeigneten Bindemittels eine fluoreszierende Substanz (meist Calciumwolframat) in möglichst feinkörnigem Zustande aufgetragen wurde. Bei der Aufnahme wird die Verstärkungsfolie Schicht auf Schicht an die Platte oder es werden zwei Folien beiderseits an den Doppelfilm angepreßt.

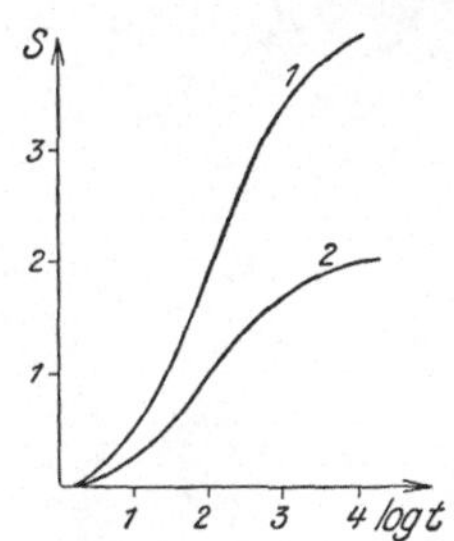

Abb. 46. Schwärzungskurven von einseitig (Kurve 2) und doppelseitig (Kurve 1) begossenem Röntgenfilm

Die Verstärkungswirkung einer Verstärkungsfolie wird durch die Abkürzung der Expositionszeit ausgedrückt. Experimentell bestimmt man diesen Faktor V so, daß eine Platte bei gleichbleibender Strahlenintensität und -qualität mit und ohne Verstärkungsfolie bis zur gleichen Schwärzung belichtet wird. Man verpackt einen Plattenstreifen, dessen eine Längshälfte von einer Verstärkungsfolie bedeckt ist, in schwarzes Papier, deckt erst die folienlose Hälfte der Platte mit Blei ab und belichtet die andere Hälfte bis zu einer bestimmten Schwärzung (z. B. $S = 1$). Dann wird die bereits belichtete Hälfte mit Blei abgedeckt und die folienlose Hälfte streifenweise 4...16mal so lange als die erste Hälfte exponiert. Nach dem Entwickeln sucht man (mit Hilfe eines Densographen nach GOLDBERG oder auch mit freiem Auge) auf der bei der Aufnahme folienfreien Hälfte jenen Streifen, dessen Schwärzung derjenigen der anderen Hälfte gleich ist; da man die Expositionszeiten dieser beiden Stellen kennt, läßt sich daraus der Verstärkungsfaktor V leicht berechnen.[1] Es ist

$$V = \frac{t_0}{t} \quad \begin{matrix} \dots \text{Expositionszeit ohne Verstärkungsfolie} \\ \dots \qquad\quad ,, \qquad\quad \text{mit} \qquad\qquad ,, \end{matrix}$$

Um die Verstärkungsfaktoren zweier verschiedener Folien miteinander vergleichen zu können, muß das Schwärzungsgebiet, in welchem die Faktoren bestimmt wurden, bei beiden Versuchen gleich gehalten werden (z. B. $S = 1$), da der Verstärkungsfaktor innerhalb gewisser Grenzen

---

[1] Eine präzisere Methode H. FRANKE, Fortschritte a. d. Geb. d. Röntgenstr. Bd. 36, Kongreßheft, S. 92.

auch vom Grade der Schwärzung abhängig ist. Man muß die zu vergleichenden Platten gleich lange in einem Entwickler gleicher Zusammensetzung und Temperatur behandeln, um vergleichbare Werte zu erhalten. Vor allem aber muß die Strahlenqualität bei den Aufnahmen die gleiche sein, da der Verstärkungsfaktor von der an der Röntgenröhre liegenden Spannung sehr stark abhängig ist, indem er mit zunehmender Härte beträchtlich wächst. Wie aus diesen Ausführungen hervorgeht, ist es unrichtig, für eine Verstärkungsfolie nur einen Verstärkungsfaktor anzugeben, da dieser von der Aufnahmestrahlung sowie innerhalb gewisser Grenzen vom Schwärzungsgebiet, in welchem er bestimmt wird, abhängig ist.

Eine gute Verstärkung ist nicht die einzige Leistung, die man von einer Verstärkungsfolie verlangen darf. Gerade die am besten verstärkenden Folien leuchten meist stark nach, d. h. sie senden noch nach beendeter Einwirkung der sie erregenden Röntgenstrahlen photographisch wirksames Licht aus und geben so häufig zu allerhand Mißerfolgen Anlaß. Es könnte z. B. vorkommen, daß eine nachleuchtende Folie, bald nach der Aufnahme mit Negativmaterial für die nächste Aufnahme verpackt, auf diesem noch deutliche Spuren der früheren Aufnahme erzeugen würde, was sogar zu Fehldiagnosen führen kann. Die besten, heute im Handel befindlichen Verstärkungsfolien leuchten bei trockenem Wetter so wenig nach, daß man sie getrost zwei Minuten nach der Aufnahme

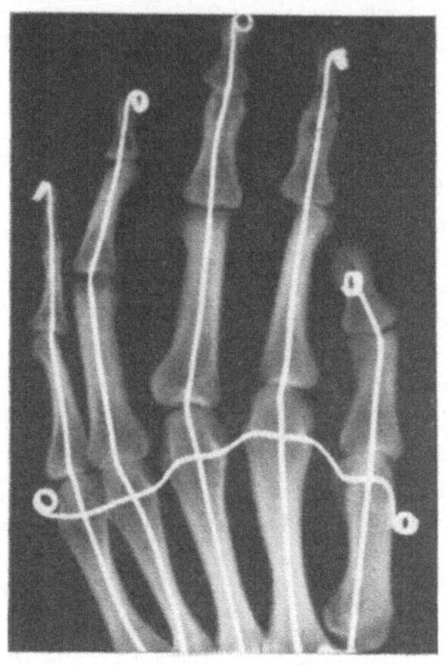

Abb. 47. Durch Nachleuchten einer schlechten Verstärkungsfolie auf einer Platte hervorgerufenes Röntgenbild einer Skeletthand

mit neuem Negativmaterial verpacken kann; bei feuchtkaltem Wetter hingegen ist größere Vorsicht geboten. Abb. 47 zeigt das Bild einer Skeletthand, welches durch bloßes Nachleuchten einer schlechten Folie erhalten wurde; die Folie, auf der die Hand während der Aufnahme lag, wurde erst in der Dunkelkammer mit einer unbelichteten Platte in engen Kontakt gebracht.

Selbst das kürzeste Nachleuchten der Folie vermag noch manche Aufnahme zu verderben, wenn man das Negativmaterial nicht in einer Kassette verpackt (fest an die Folie angepreßt) verarbeitet, sondern nur in schwarzes Papier verpackt und die Folie sich gleich nach der Exposition in dieser losen Hülle etwas verschieben kann. Man kann auf solche Art Röntgenbilder mit doppelten oder verschwommenen Konturen erhalten, welche für die Diagnose selbstverständlich unbrauchbar sind. Aus diesem Grunde scheint es wohl zweckmäßig, sich selbst über den Grad des Nachleuchtens der einzelnen Foliensorten zu informieren. Dieser Versuch ist sehr einfach so ausführbar, daß man die diversen Verstärkungsfolien im völlig verdunkelten Raum mit möglichst intensiver Strahlung zum Leuchten erregt und den Strom alsdann plötzlich ausschaltet. Man kann so — natürlich nur in gut dunkeladaptiertem Zustande — aus der kürzeren Zeit des Nachleuchtens die guten Fabrikate leicht erkennen. Viel genauer ist aber die photographische Prüfmethode. Man bestrahlt einige kleine Probestückchen der Verstärkungsfolien gleich-

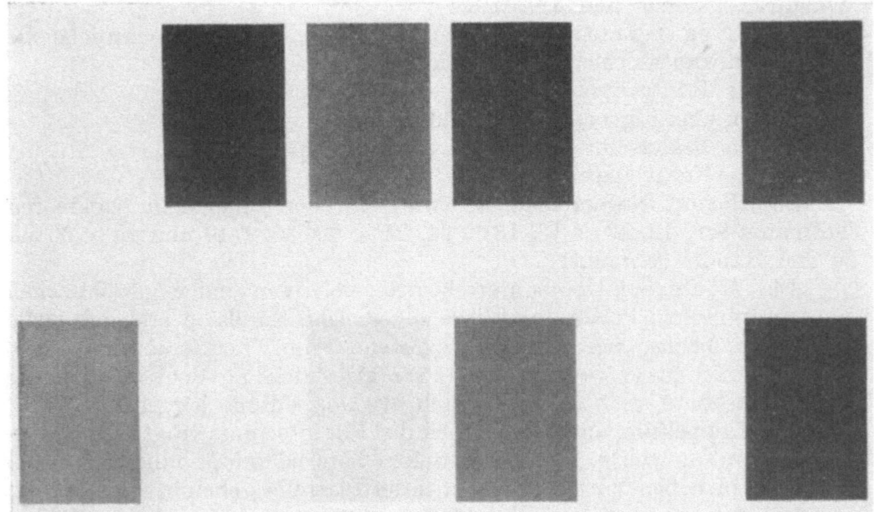

Abb. 48. Prüfung des Nachleuchtens von Verstärkungsfolien. Aus den mehr oder minder starken Scnwärzungen der einzelnen Rechtecke kann man den Grad des Nachleuchtens der einzelnen Folien ersehen. An den ungeschwärzten Stellen lagen Folien, die praktisch überhaupt nicht nachleuchten

zeitig mit ziemlich intensiver Röntgenstrahlung (z. B. bei 80 bis 90 kVmax und 30 mA in 30 cm Fokus-Folien-Distanz 5 Sekunden lang) und preßt diese Probestückchen nun möglichst rasch nach der Bestrahlung (30 Sekunden) in der Dunkelkammer in einer Kassette auf eine schon vorher vorbereitete photographische Platte. Nachdem man die Platte so dem Lichte der nachleuchtenden Folien 5 Minuten lang ausgesetzt hat, läßt sich nach erfolgter Entwicklung aus den mehr oder minder starken Schwärzungen ganz einwandfrei auf den Grad des Nachleuchtens der untersuchten Folien schließen (siehe Abb. 48).

Unter den angeführten Bedingungen lassen sich bei Verwendung guter neuer Folien Schwärzungen von 0 bis 0,20 nachweisen; Folien älteren Ursprunges rufen durch ihr Nachleuchten Schwärzungen bis zu 0,7 hervor.

Weiters ist bei der Beurteilung einer Verstärkungsfolie auch auf gute Zeichnungsschärfe [1] zu achten, welche durch mehr oder minder große Kornfeinheit des fluoreszierenden Pulvers bedingt ist. Schlechte Folien lassen auf dem Röntgenbilde deutliche Spuren ihres groben Kornes zurück. Am zweckmäßigsten prüft man die Zeichnungsschärfe der Verstärkungsfolien durch entsprechendes Auflegen von gleich feinen Nähnadeln auf die mit Folie und Platte beschickte Kassette. Die besten Folien weisen die schärfste Zeichnung der feinen Ösen auf.

Die Ausführungsformen des Aufnahmematerials. Zum Aufnahmematerial der Röntgenphotographie gehören das Negativmaterial, die Verstärkungsfolien und Kassetten.

Das Negativmaterial. Beim Negativmaterial kann man folgende vier Ausführungsformen unterscheiden:

1. Die Röntgenplatte;
2. den einseitig begossenen Film;
3. den beiderseits begossenen Film (Doppelfilm);
4. das Negativpapier.

Sämtliches Negativmaterial wird in den allgemein gangbaren Formaten 9 × 12, 13 × 18, 18 × 24, 24 × 30, 30 × 40 und 40 × 50 cm in den Handel gebracht.

Die Röntgenplatten unterscheiden sich von einer gewöhnlichen photographischen Platte durch ihre silberreiche Emulsion und ihre steile Gradation, ebenso der einseitig begossene Film. Letzterer wird heute nur mehr selten verwendet, und zwar als Zahnfilm, doch werden die Zahnfilme heute auch schon vielfach als Doppelfilme hergestellt.

Der Doppelfilm, ein Meisterstück der Phototechnik, trägt, wie bereits früher erwähnt wurde, auf beiden Seiten eine lichtempfindliche Schicht. Seine wesentlichen Vorteile gegenüber der Platte bestehen in seiner steilen Gradation und der Verwendungsmöglichkeit zweier Verstärkungsfolien. Aus beiden Faktoren folgt seine gute Detailwiedergabe bei kurzzeitigen Aufnahmen mit harter Aufnahmestrahlung.

Die Unschärfen, welche durch den Abstand der beiden Schichten zustande kommen, sind nur ganz minimal; bloß bei ganz schrägen Projektionen können sie etwas störend wirken.

Da der Film auf beiden Seiten gleich empfindlich ist, wird auf seine Verpackung viel Sorgfalt verwendet; dies ist auch notwendig, da bei ihm selbst kleine Reibungs- und Druckschleier, welche bei der Platte noch unbedeutend wären, durch die Addition der Schwärzungen bereits störend wirken würden. Um diese Schleierungsmöglichkeiten auf ein Minimum herabzudrücken, wurde ein Film hergestellt, der beiderseits über der lichtempfindlichen Schicht noch eine dünne Schutzschicht trägt. Dieser Film zeichnet sich durch besondere Klarheit aus.

Der Träger der lichtempfindlichen Schicht besteht fast ausschließlich aus Nitrocellulose; letztere ist eine sehr leicht brennbare, äußerst feuergefährliche Verbindung. Aus diesem Grunde sollten bei der Aufbewahrung größerer Filmmengen (wie z. B. im Aufnahmearchiv) alle Vorsichtsmaß-

---

[1] Peltason, Fortschr. a. d. Geb. d. Röntgenstr. Bd. 34, Heft 5, S. 691.

regeln getroffen werden, um dem Entstehen eines Brandes weitgehend vorzubeugen. In neuerer Zeit werden auch Filme auf einem unbrennbaren Emulsionsträger aus Acetylacetat-Cellulose hergestellt. Abgesehen von dem höheren Preise dieser Filme ist die Haltbarkeit vieler Fabrikate heute noch recht gering; der etwas unbeständige Emulsionsträger ruft meist schon nach einigen Wochen der Aufbewahrung eine Verschleierung des Films hervor.

Auch die Zahnfilme werden vielfach aus Doppelfilm hergestellt. Es sind dies Filme von den Größen 3×4 oder 4×5 cm in wasserdichter Einzelpackung aus schwarzem Papier mit abgerundeten Ecken. In der Packung befinden sich zwei Doppelfilme, welche aus dem auf Seite 469 u. 478 erwähnten Grund eine Seitenmarke tragen. Ein Ring aus weichem Metall, der in der Packung um den Rand der Filme liegt, ermöglicht ein entsprechendes Formen der Packung.

Schließlich sei noch eine Ausführungsform des Doppelfilms erwähnt, welche in ihren Schichten eine Substanz trägt, die unter der Einwirkung von Röntgenstrahlen dieselbe Wirkung ausübt, wie die Verstärkungsfolien. Dieser Film ist also speziell für Röntgenstrahlen „sensibilisiert" und ermöglicht kurzzeitige Aufnahmen ohne Anwendung von Verstärkungsfolien. Auch bei Aufnahmen mit sehr weicher Strahlung ist die Verstärkungswirkung bei diesem Film eine gute, während bei Aufnahmen mit Folien die Verstärkungswirkung infolge der zu großen Absorption der Folien unter gleichen Bedingungen nur äußerst gering wäre. Bei höheren Spannungen bleibt die Verstärkungswirkung bei diesem Film allerdings weit hinter der von zwei Verstärkungsfolien auf dem Doppelfilm zurück.

Das Röntgennegativpapier stellt in seiner heutigen Ausführung einen recht billigen und guten Ersatz der Röntgenplatte dar.[1] Seine einfache Handhabung, seine leichte Signierbarkeit und die Möglichkeit, auch mit Verstärkungsfolien arbeiten zu können, lassen das Negativpapier für die Zwecke der medizinischen Röntgenphotographie als gut geeignet erscheinen. Ein weiterer Vorteil besteht darin, daß die Bilder in der Aufsicht betrachtet werden können, wozu natürlich keine Schaubühne erforderlich ist. Auch dem Übelstande, immer nur ein Bild zu bekommen, welches man nicht oder nur schwer vervielfältigen kann, ist leicht abzuhelfen, da man ohneweiters in einer Kassette bis zu sechs Papiere gleichzeitig exponieren kann; gelangen Verstärkungsfolien zur Anwendung, so können natürlich nur zwei Papiere gleichzeitig in einer Kassette verwendet werden.

Den eben erwähnten Vorteilen des Negativpapiers wären als Nachteile die Tatsachen gegenüberzustellen, daß auf dem Negativpapier manche Feinheiten verloren gehen, daß Expositionsfehler — besonders Unterexpositionen — kaum ausgleichbar sind, daß die Herstellung von Diapositiven und Vervielfältigungen umständlich ist und daß sich die Papiere beim Trocknen einrollen.

---

[1] Phot. Korr. Bd. 62, S. 210 (1926).

Des Zusammenhanges halber sei schon hier die Verarbeitung des Negativpapiers besprochen; sie ist höchst einfach. Die erforderlichen Expositionszeiten sind etwas kleiner als die für eine Platte; das Entwickeln wird ganz normal vorgenommen. Zum Fixieren bediene man sich eines Härtungsfixierbades, wenn man nachträglich Hochglanzbilder herstellen will.

Bezüglich der Herstellung von Hochglanzbildern von (Hochglanzkopien) vgl. S. 72 u. 109 dieses Buches.

Die Verstärkungsfolie. Wie im vorstehenden Kapitel gezeigt wurde, ermöglicht die Verstärkungsfolie eine Abkürzung der Expositions-

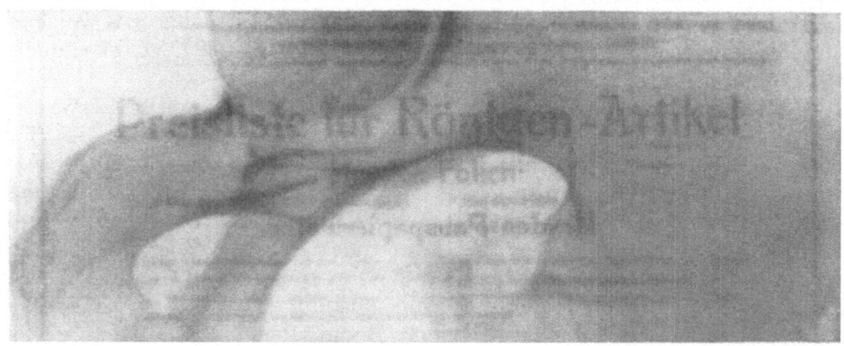

Abb. 49. Die für obige Aufnahme verwendete Verstärkungsfolie lag in der Originalverpackung auf einem frisch bedruckten Papier. Durch die (auf der Folie direkt völlig unsichtbare) Einwirkung der Druckerschwärze gelangten auf der nachfolgenden Aufnahme die Buchstaben beider Seiten des Papiers zur Abbildung

zeit. Da der Verstärkungsgrad einer Folie von verschiedenen Faktoren abhangt, ist seine eindeutige Angabe nicht möglich. Zur praktischen Orientierung diene, daß die Verwendung von Folien bei den in der Diagnostik gebräuchlichen Spannungen eine Abkürzung der Expositionszeit auf den 5. bis 10. Teil gestattet.

Um diesen Vorteil zu erlangen, muß auch ein kleiner Nachteil mit in Kauf genommen werden. Da die Calciumwolframatkristalle einer normalen Verstärkungsfolie einen rund hundertmal größeren Durchmesser haben, als die durchschnittlichen Bromsilberkörner einer normalen Röntgenemulsion,[1] weisen die mit Verstärkungsfolien hergestellten Aufnahmen eine etwas geringere Schärfe auf, als solche, welche mit reinem Röntgenlicht hergestellt wurden. Aus diesem Grunde ist die Beachtung der Kornfeinheit einer Folie von großer Wichtigkeit.

Bis vor kurzem zeigten die meisten Folien den Fehler raschen Alterns, d. h. die Zeichnungsschärfe und Verstärkungswirkung viel benutzter Folien nahm merkbar ab. Neuerdings hat sich gezeigt, daß dieses Altern bloß auf ein Verstauben der matten und rauhen Oberfläche der Folien zurückzuführen sei. Dieser Fehler wurde nunmehr bei fast allen Ver-

---

[1] J. Eggert, Fortschr. a. d. Geb. d. Röntgenstr. Bd. 34, Heft 3, S. 369.

stärkungsfolien dadurch behoben, daß man über die Schicht des fluoreszierenden Pulvers noch eine ganz dünne, glänzende Schutzschicht legte;
diese macht nicht nur die oben erwähnten Staubeinlagerungen in die
früher rauhe Oberfläche unmöglich,
sie gestattet sogar ein Abwaschen
der verunreinigten Folie mittels eines
nassen Wattebausches — natürlich
nur auf der Seite der Schutzschicht
— und macht sie so in hohem Grade
widerstandsfähig.

Schließlich soll eine Verstärkungsfolie auch bezüglich ihrer
Schmiegsamkeit beurteilt werden, da
sie sich in der Kassette allen kleinen
Unebenheiten des Films anpassen
muß, um nicht die Ursache unscharfer

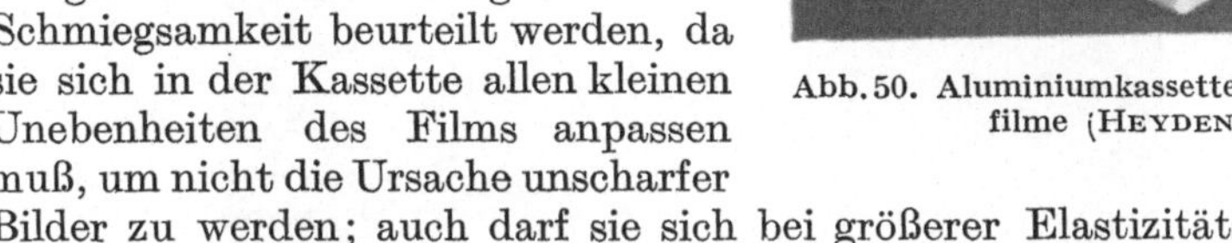

Abb. 50. Aluminiumkassette für Röntgenfilme (HEYDEN)

Bilder zu werden; auch darf sie sich bei größerer Elastizitätsbeanspru-
chung nicht knicken.

Man hüte sich, Verstärkungsfolien in der Kassette oder in der
Papierhülle längere Zeit mit bedrucktem Papier direkt in Berührung
zu bringen; durch eine auf der Folie
direkt nicht bemerkbare Einwirkung der
Druckerschwärze können auf Aufnahmen, welche unter Anwendung solcher
Folien gemacht wurden, die Buchstaben
des bedruckten Papiers weiß auf schwarz
deutlich sichtbar werden (s. Abb. 49).

Zur Schonung der Folien empfiehlt
es sich, diese — sofern sie für Platten-
aufnahmen verwendet werden — mit
vier schmalen Leukoplaststreifen an den
Kanten einer gleich großen Glasscheibe
so zu befestigen, daß die Rückseite der
Folie dem Glase zugekehrt ist.

Die Kassette. Bei Verwendung
von Doppelfilmen wird beiderseits an den
Film je eine Folie angepreßt. Dauernd
verläßlicher und inniger Kontakt zwischen Film und Folien ist nur mit Hilfe
von Aluminiumkassetten erreichbar (s.
Abb. 50). Holzkassetten haben meist den

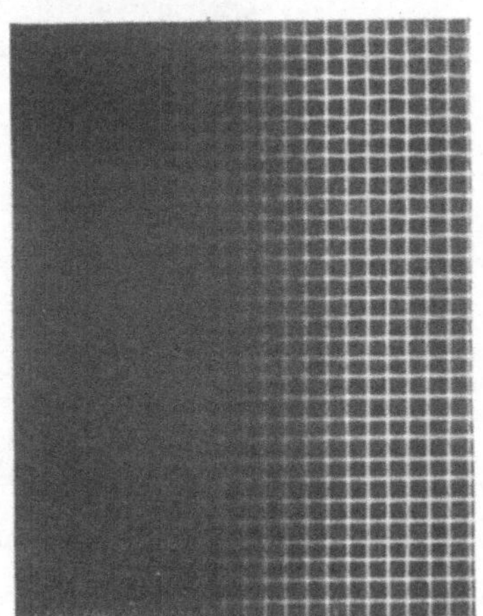

Abb. 51. Guter Kontakt (rechte Bildhälfte) und schlechter Kontakt (linke
Bildhälfte) zwischen Bromsilberpapier
und Verstärkungsfolie in der Kassette

Nachteil, sich durch Wärme und Feuchtigkeit zu verziehen. Eine dicke
Wollfilzeinlage sorgt für guten Kontakt. Man kann den Kontakt leicht selbst
überprüfen, indem man über die mit einem Bromsilberpapier beschickte
Kassette ein Drahtnetz legt und exponiert; auf dem entwickelten Papier
soll das Gitter durchwegs gleichmäßig scharf abgebildet erscheinen. Als
Beispiel hiefür sei auf die Abb. 51 verwiesen. Auf der rechten Bildhälfte

lag die Folie am Bromsilberpapier gut an, das Gitterbild ist durchwegs scharf. Gegen die linke Bildhälfte zu stand die Folie immer weiter ab; das Gitterbild wird immer unschärfer und dunkler, bis es schließlich ganz verschwindet. Im immer größer werdenden Zwischenraume zwischen Folie und Papier können sich unter den leuchtenden Stellen der

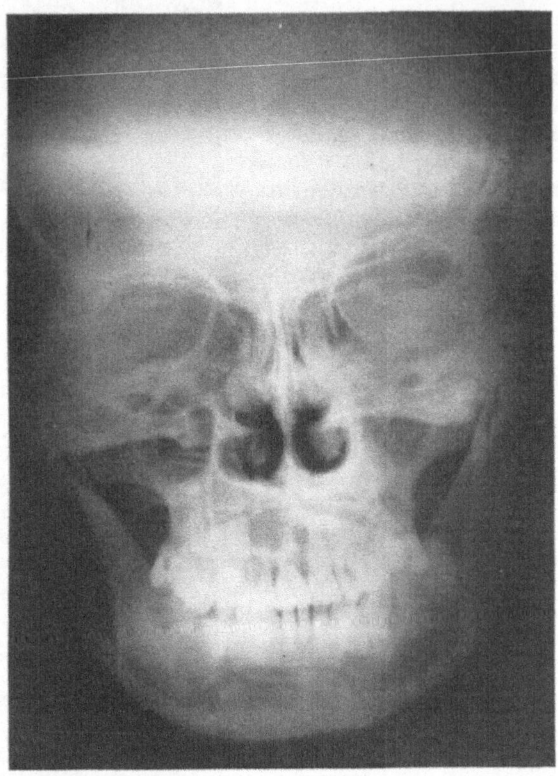

Abb. 52. Vorstehende Schädelaufnahme weist eine gleichmäßige Verschleierung auf, welche auf die hinter der Kassette entstandene Streustrahlung zurückzuführen ist. Der helle, quer über die Stirne verlaufende Streifen stammt daher, daß an dieser Stelle keine Verschleierung zustande kommen konnte, weil der Verschlußmechanismus aus Messing ein Entstehen der Streustrahlung verhinderte

Folie immer breiter werdende Lichtkegel ausbreiten, welche schließlich das Papier gleichmäßig schwärzen. Es ist möglich, daß durch schlechtes Anliegen der Folien Details zum Verschwinden gebracht werden.

Zur Erzielung engsten Kontaktes wurden sogar recht kostspielige Luftdruckkassetten hergestellt; diese Maßnahme erscheint bei Anwendung gut schmiegsamer Folien überflüssig.

Besteht der aufklappbare Kassettendeckel aus Aluminium oder Holz, so ist infolge der hinter der Kassette auftretenden Streustrahlung eine Verschleierung des Bildes zu befürchten; aus dem gleichen Grunde kommt es bisweilen sogar zu einer Abbildung des Verschluß-Mechanismus (s. Abb. 52). Bei neueren Kassetten sind diese Mängel durch einen Bleibelag des Kassettendeckels behoben.

Die Kantenhöhe der Kassette darf nicht zu groß sein und soll auf keinen Fall 20 mm übersteigen, da sich die Kassette sonst nicht in die BUCKY-Blende einführen läßt. Im allgemeinen beträgt die Kantenhöhe neuerer Aluminiumkassetten 14 bis 15 mm.

Um die in einer Kassette exponierten Negative seitenrichtig betrachten zu können, befestige man eine kleine Bleimarke mit einem kleinen Leukoplaststreifen in einer Ecke der oberen Kassettenfläche, eine Vorrichtung, welche z. B. in der neuen HEYDEN-Aluminiumkassette eingebaut ist.

Das Einlegen der Filme in die Kassette in der Dunkelkammer läßt sich zweckmäßig dadurch vereinfachen, daß man die beiden Verstärkungsfolien nach Art eines Buches an einer Längsseite mit einem Leukoplaststreifen aneinanderheftet und den Film gewissermaßen in eine Mappe gleiten läßt.[1] Im Betrieb sind die Kassetten stets mit einem weichen Pinsel sauber von Staub zu befreien.

Die Dunkelkammer

Als Dunkelkammer eignet sich jeder nicht zu kleine Raum, sofern er mit Zuleitungen für Wasser und elektrischen Strom ausgestattet ist, sich nicht allzu schwer verdunkeln läßt und in der Nähe des Aufnahmeraumes liegt. Es ist durchaus notwendig, den Raum nicht zu klein zu wählen, da das Arbeiten in der bald verbrauchten Luft eines kleinen Raumes nicht nur höchst unbequem, sondern auch gesundheitsschädigend ist.

Um sich zu überzeugen, daß die Verdunkelungen, die man am einfachsten aus schwarzem Papier herstellt, einwandfrei seien, bleibe man einige Minuten in der völlig unbeleuchteten Dunkelkammer, bis das Auge gut adaptiert ist; man kann auf diese Art lichtdurchlassende Fugen leicht entdecken und dann verstopfen. Weißen Wandanstrich durch roten oder schwarzen zu ersetzen, ist unnötig, sofern die Verdunklungen und die Dunkelkammerlampen zuverlässig sind.

Sehr anzuraten ist die Errichtung eines Labyrintheinganges (Lichtschleuse), welcher auch während der Arbeit den Eintritt in die Dunkelkammer gestattet. Er besteht, wie aus Abb. 53 wohl klar hervorgeht, aus einem kleinen lichtdichten Holzvorbau mit zwei Türen. Selbstverständlich kann während des Betriebes die eine Türe nur dann gefahrlos geöffnet werden, wenn die andere geschlossen ist.

Diesem kleinen Übelstand ist durch eine elektrische Türsicherung sehr einfach abzuhelfen; beim Öffnen der äußeren Tür wird durch einen Federkontakt ein Stromkreis geschlossen, welcher einen kleinen Elektro-

---

[1] H. FRANKE, Der Doppelfilm und seine Technik, S. 18. — Ferner: Röntgenphotographische Mitteilungen der KODAK-Gesellschaft 1927, Heft 2, S. 17.

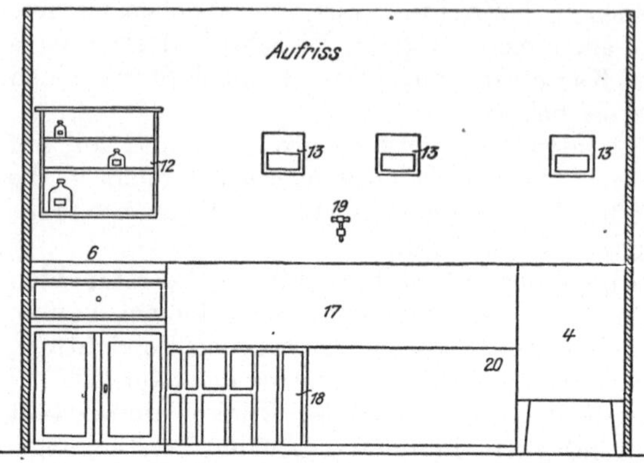

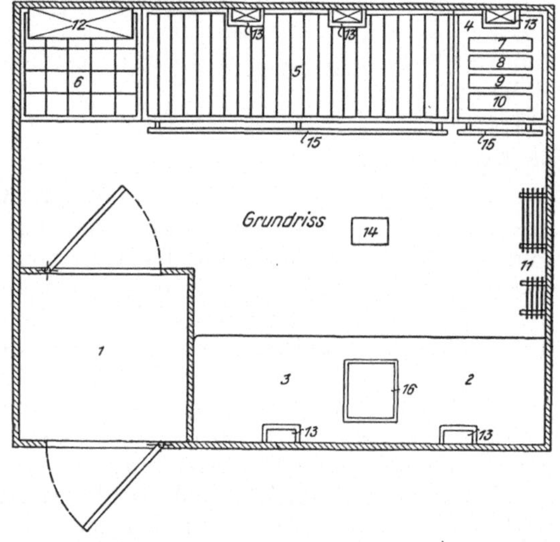

Abb. 53. Aufriß und Grundriß einer Dunkelkammer für den Röntgenarzt (nach Skizzen der Kodak-Gesellschaft ausgearbeitet). 1. Lichtschleuse, 2. Packtisch, 3. Kopiertisch, 4. Tankbehälter, 5. Schalenarbeitstisch, 6. Chemikalien-Auflösetisch, 7. Entwicklungstank, 8. Spültank, 9. Fixiertank, 10. Wässerungstank, 11. Hängeregale, 12. Chemikalienschrank, 13. Dunkelkammerlampen, 14. Deckenlampe, 15. Geländer, 16. Kopierapparat, 17. Träger der Zinkblechwannen, 18. Schalenbehälter, 19. Wasserleitung, 20. Aufbewahrungsraum für Vorratsflaschen

magneten erregt; dieser zieht einen Eisenkern an und verriegelt mit diesem die innere Tür des Labyrinths; ein Öffnen dieser Tür ist erst dann möglich, wenn durch das Schließen der äußeren Tür der Stromkreis wieder unterbrochen ist, worauf durch eine kleine Feder der Eisenkern wieder in seine ursprüngliche Lage gezogen wird.

An Beleuchtungskörpern für die Dunkelkammer darf man keinesfalls zu sehr sparen. Die Dunkelkammer soll so hell sein, daß man sich in ihr gut orientieren und alle Arbeiten bequem durchführen kann, ohne daß dabei Platten oder Filme durch aktinisches Licht verschleiert werden.

Die besten und praktischesten Dunkelkammerlampen sind solche mit elektrischer Lichtquelle. Das Tageslicht unter Verwendung roter Fensterscheiben zur Rotlichterzeugung zu verwerten, ist nicht anzuraten, da bei seiner wechselnden Helligkeit eine gleichmäßige Beurteilung der Negative sehr schwierig ist; auch wären verläßliche Rotfilter in der Größe einer Fensterscheibe ziemlich kostspielig. Darum verdunkle man das Fenster lieber mit schwarzem Papier oder einem in Holzschienen laufenden lichtdichten Vorhang, ohne sich aber dadurch die Möglichkeit zu nehmen, das Fenster nach Arbeitsschluß öffnen zu können. Kerzen-, Gas- und Petroleumlampen verschlechtern die Luft zu sehr und sind daher nur im Notfalle zu verwenden.

Zur gleichmäßigen Beleuchtung einer großen Dunkelkammer ist eine Deckenlampe mit Reflektor[1] sehr anzuempfehlen. Im übrigen braucht man an den wichtigsten Arbeitsstellen mindestens eine Lampe: also ober dem Entwicklungstisch, ober den Entwicklungstanks, ober dem Pack- und Kopiertisch. Man verwende für diese Zwecke nur Lampen mit spektroskopisch geprüften Überfangglocken oder Filterscheiben.

Daß eine Dunkelkammerlampe spektroskopisch geprüft ist, besagt noch nicht, daß man in ihr Lichtquellen jeder Kerzenstärke gefahrlos verwenden kann. Die Prüfung bezieht sich fast ausschließlich auf Lampen mit einer Lichtquelle von 16 Kerzenstärken.

Sein besonderes Augenmerk wende man auf die richtige Anbringung und Zuverlässigkeit der Lampe ober dem Packtisch, da ja jedes lichtempfindliche Material in trockenem Zustande am empfindlichsten ist. Man befestige die Lampe fix an der Wand in ungefähr ein Meter Abstand von der Stelle, an der gearbeitet werden soll. Man überzeuge sich, ob bei Verwendung dieser Lichtquelle für das zu verarbeitende Negativmaterial Gefahr der Verschleierung besteht. Bei völliger Dunkelheit bringt man ein Stück des empfindlichsten der in Verwendung stehenden Röntgenfilme in die Mitte des Packtisches, legt der Länge nach über ihn einen schmalen Blechstreifen und be-

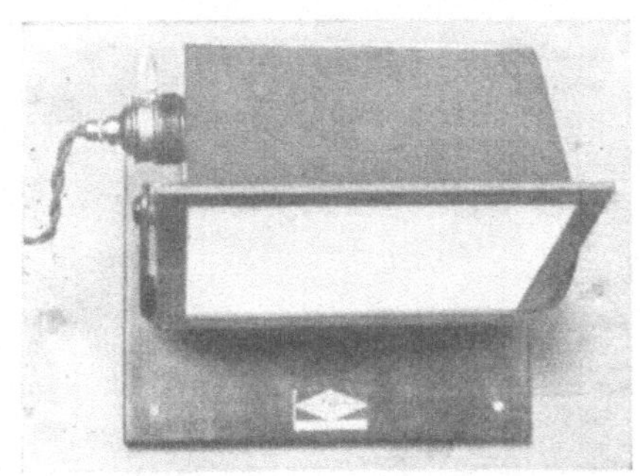

Abb. 54. Dunkelkammerlampe (AGFA)

lichtet nun mit der zu prüfenden Lampe durch entsprechendes Abdecken 1 bis 8 Minuten lang. Zeigt der 5 Minuten lang normal entwickelte Film an den weniger als 2 Minuten lang exponierten Stellen deutliche Schleierung, so ist eine schwächere Glühlampe oder ein strengeres Filter zu verwenden.

Als sehr praktisch haben sich Dunkelkammerlampen nach Abb. 54 erwiesen. Leuchtkörper und Filter können hier leicht ausgewechselt werden, durch Schwenken der Lampe ist das Licht beliebig abblendbar. Als Filter eignen sich am besten solche aus orangerotem Glas oder ebensolche Folien, wie sie A. HÜBL angegeben hat; sie sind ebenso sicher, wie das beste Rubinglas, sind aber bedeutend heller und ermöglichen daher ein sehr bequemes Arbeiten.

Den Schalter für weißes Licht bringe man möglichst weit von allen übrigen Schaltern an, um unliebsame Verwechslungen zu vermeiden.

Der Entwicklungstisch trägt auf einem massiven Holzgestell eine oder zwei flache, ungefähr 4 bis 5 cm tiefe Wannen aus Zinkblech; die tiefste

---

[1] Röntgenphotographische Mitteilungen der KODAK-Gesellschaft 1927, Heft 1, S. 10.

Stelle des schräg gebauten Bodens dieser Wannen ist mit einem Ablaufrohr verbunden. In diesen Wannen liegt je ein Holzrechen, auf welchen bei der Entwicklung die diversen Schalen zu stehen kommen. Diese Anordnung hat den Vorteil, daß trotz sorgfältiger Arbeit doch immer wieder verschüttete Lösungen Tisch und Fußboden nicht verunreinigen; man kann auf diese Art mit Hilfe einer über dem Entwicklungstisch angebrachten Brause Platten oder Filme auch direkt über dem Rechen abspülen. In der einen unteren Hälfte des Entwicklungstisches bringt man in hohen schmalen Abteilungen die senkrecht aufgestellten Tassen und Schalen unter, die andere Hälfte kann zur Aufbewahrung von fertigen Lösungen, Bechergläsern, Trichtern und Mensuren dienen. Vgl. Abb. 53, Nr. 18 und 20.

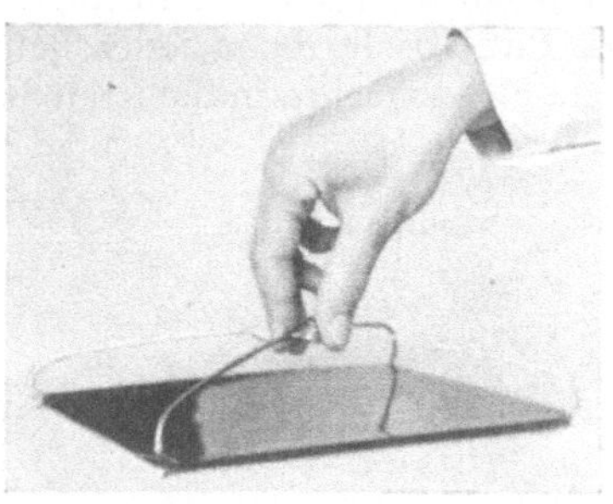

Abb 55. Entwicklungsbügel für die Schalenentwicklung von Doppelfilmen (Agfa)

Zur Entwicklung sind Vertikaltanks besonders zu empfehlen, da bei der Schalenentwicklung die untere Seite des Films stets ungenügend mit dem Bade in Berührung kommt oder mechanischen Verletzungen ausgesetzt ist.

Nur in kleineren Betrieben oder dort, wo nur wenige Filme kleineren Formates verarbeitet werden, kann man sich mit Entwicklungsbügeln für Schalenentwicklung doppelseitig begossener Filme behelfen. (Siehe Abbildung 55.) Es sind dies Drahtbügel aus vernickeltem Messing, welche den Film leicht strecken und vom Schalenboden so weit entfernt halten, daß die untere Schichtseite gut von der Lösung bespült wird und auch vor mechanischen Verletzungen sicher ist. Auf diese Weise kann jeweils nur ein Film entwickelt werden. Abgesehen davon ist die Verarbeitung der Doppelfilme im Tank viel bequemer, sicherer und ökonomischer. Der Verbrauch an Entwickler ist in den Tanks sehr gering, da infolge der kleineren Oberfläche der Flüssigkeit und des dadurch bedingten geringeren Luftzutrittes eine rasche Oxydation des Entwicklers, wie sie in der Schale vor sich geht, vermieden wird. Im allgemeinen gelangen 4 Tanks zur Verwendung: für den Entwickler, die Spülung, das Fixierbad und die Wässerung; der letztgenannte Tank ist etwas größer und wird am besten mit Wasser-Zu- und -Ablauf (letzterer oben) versehen. Zur Verarbeitung werden die Filme in mit Nuten oder Klemmvorrichtungen versehene Rahmen (s. Abb. 56) aus nichtrostendem Material eingespannt und in diesen Rahmen in die Tröge eingehängt. Bei der Entwicklung von Zahnfilm haben sich kleine Glaströge mit Filmhaltereinsätzen sehr bewährt.

Seine Kleider schützt man vor der Berührung mit Entwicklerresten am Entwicklungstisch und an den Tanks durch eine Holzleiste, welche mittels Klötzchen in ungefähr 4 cm Entfernung vom Tischrand bzw. vom Tankträger angebracht ist.

Der Packtisch soll in der Dunkelkammer auf alle Fälle so angeordnet sein, daß auch bei etwas unvorsichtiger Arbeit niemals Spritzer von Wasser oder Lösungen zu ihm gelangen können — also möglichst weit weg vom Entwicklungstisch. Die naturbelassene Hartholzplatte ist stets peinlich sauber zu halten. In den unteren Fächern des Packtisches halte man Kassetten, schwarzes Papier, Verstärkungsfolien und Negativmaterial bereit, von letzterem aber nur so viel, als man auf einmal zu verarbeiten gedenkt. Zur raschen Beförderung der bereits gepackten Platten und Filme in den hellen Nebenraum kann man über oder neben dem Packtisch eine kleine Lichtschleuse, ähnlich dem Labyrintheingang, mit zwei roten Fensterchen anbringen.

Zur rationellen Wässerung der Platten empfiehlt es sich, Wässerungskasten

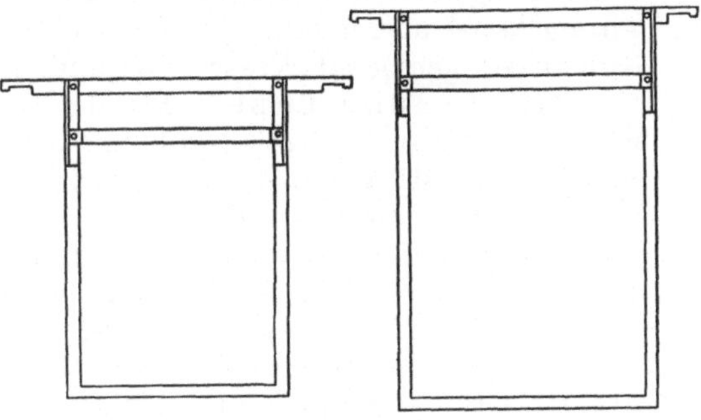

Abb. 56. Filmrahmen für die Tankentwicklung von Röntgenbildern

aus Zinkblech mit passenden Einsatzgestellen für alle zur Verarbeitung gelangenden Formate aufzustellen. Die Wässerung der Filme erfolgt im Wässerungstank.

Zum Trocknen der Platten bedient man sich der gewöhnlichen Trockenständer. In größeren Betrieben kann man direkt an der Wand mit Nuten versehene Gestelle befestigen, welche — schwach schräg hängend — ein gemeinsames Abflußrohr haben. Filme werden in Klammern hängend getrocknet.

Die Herstellung des Röntgenbildes

Die Aufnahme

Aufnahmebedingungen und Expositionszeiten. Bevor man zur praktischen Ausführung der Aufnahme schreitet, muß man sich darüber klar sein, wie sich die vermutete organische Veränderung am zweckmäßigsten zur Abbildung bringen läßt. Dabei sind folgende das gute Gelingen einer Aufnahme bedingenden Faktoren zu berücksichtigen:

Wahl der Röhre,

Blenden, Tuben,

Wahl des Negativmaterials (Format, Platte, Film, Verstärkungsfolien),

Fokus-Haut-Distanz,

Richtige Wahl der kV und mA,

Expositionszeit,

Lagerung des Patienten,

Einstellung,

Zweckmäßige Entwicklung (siehe Abschnitt Ausarbeitung des Röntgenbildes).

Wahl der Röhre. Die richtige Wahl der Röhre wurde bereits im Kapitel „Die Röntgenröhre" (S. 420 u. 424) eingehend besprochen. Man spanne die Röhre in das Stativkästchen und achte dabei auf die richtige Zentrierung der Röhre innerhalb des Kästchens. Nun befestige man die Zuleitungskabel und überzeuge sich bei Röhren mit Wasserkühlung, ob im Kühlansatz genügend Wasser vorhanden ist (Füllung auf zwei Drittel).

Blenden und Tuben. Blenden und Tuben haben die Aufgabe, im Körper auftretende Streustrahlung abzuhalten, bzw. den Strahlenkegel einzugrenzen, da alle an der Abbildung nicht beteiligten Röntgenstrahlen bloß Anlaß zu Streustrahlenbildung geben würden. Die Beschreibung der praktischen Anwendung der genannten Behelfe würde an dieser Stelle den Überblick über die Ausführung der Aufnahme trüben, sie soll daher erst am Ende dieses Kapitels erfolgen.

Negativmaterial. Die Wahl des Negativmaterials hängt von der Art und Größe des wiederzugebenden Objekts sowie von der Aufnahmetechnik ab. Das Format des Negativmaterials ist durch die Objektgröße gegeben; da das Objekt bei Aufnahmen mit Bucky-Blende infolge der erhöhten Objekt-Film-Distanz etwas vergrößert wiedergegeben wird, ist in diesem Falle das Format des Filmes größer zu wählen als bei Aufnahmen ohne Blende.

Der Doppelfilm mit zwei Folien gestattet infolge seiner steilen Gradation Aufnahmen mit hoher Röhrenspannung (Hartstrahltechnik). Man wird ihn vorteilhaft für Aufnahmen verwenden, welche kurze Expositionszeiten verlangen (Lunge, Herz) sowie zur Wiedergabe dicker und dichter Objekte (Abdominalregion, Schädel).

Nur für Aufnahmen mit weicher bis mittelharter Röntgenstrahlung werden Platten oder Negativpapier verwendet; letzteres meist nur für die Wiedergabe gröberer Veränderungen. Obzwar Platten ohne Folie bei entsprechend weicher Strahlung die schärfsten Bilder geben, haben sie wegen der erforderlichen langen Expositionsdauer und ihrer Unbrauchbarkeit für Aufnahmen mit härterer Strahlung nur beschränkte Anwendungsmöglichkeiten.

Fokus-Haut-Distanz. Man hat zu entscheiden, ob eine Nah- oder Fernaufnahme zu machen ist. Bei ersterer ist der Abstand durch die Länge des Einstellindex oder durch die Tubuslänge gegeben und beträgt durchschnittlich 40 bis 60 cm. Fernaufnahmen in 2 Meter Fokus-Film-Distanz werden in erster Linie von der Lunge gemacht. Bei dieser Art der Aufnahme ist es möglich, die verschiedene Schärfe einzelner Schattenflecke zu erkennen. Schädelaufnahmen in der Fernaufnahmetechnik können unter Umständen für die Diagnose ungünstig sein, da sie infolge größenrichtiger Wiedergabe (Angleichung der Schärfe) das Erkennen plattennaher und plattenferner Teile unmöglich machen.

Wahl der kV. Die Wahl der Röhrenspannung verlangt Berücksichtigung der Dicke und Dichte des zu durchdringenden Körperteiles sowie Berücksichtigung des Negativmaterials. Demgemäß wird man dicke Körperteile (Abdominalregion) oder dichte Körperteile (Schädel) mit hohen Spannungen (60 bis 80 kV eff) aufnehmen; das gleiche gilt für Fernaufnahmen. Wie bereits erwähnt, verwendet man für diese Aufnahmen ausschließlich Doppelfilme mit 2 Folien.

Mit mittelharter Strahlung (40 bis 60 kV eff) werden Nahaufnahmen der Brustregion, der Schultern und der unteren Extremitäten auf Doppelfilm, Platte oder Negativpapier, meist unter Verwendung von Verstärkungsfolien, gemacht.

Bei Aufnahmen der Hände und Zehen verwendet man weiche Strahlung und Platten oder Filme. In neuerer Zeit werden auch Lungenbilder mit weichen Strahlen und großem Röhrenstrom auf Doppelfilm mit Folien aufgenommen.[1]

W a h l d e r m A. Von der Größe des Röhrenstromes ist — bei gegebener Spannung — die Expositionsdauer abhängig. Kurze Expositionszeiten und hohe Röhrenströme sind für die Bildqualität am geeignetsten, nicht aber für die Lebensdauer der Röhre. Aus diesem Grund wird man nur solche Aufnahmen mit hohen Röhrenströmen herstellen, welche am ehesten durch die Unruhe des Patienten, dessen unbequeme Lagerung oder durch die Bewegung der Organe selbst (Lungenbilder) verwackelt werden können. Keinesfalls lasse man sich aber dazu verleiten, die der Röhre vorgeschriebenen Höchstleistungen zu überschreiten.

E i n s t e l l u n g d e r k V u n d m A. Ist man in seinen Überlegungen so weit gelangt, so setze man die Röntgenapparatur in Betrieb und stelle Röhrenspannung und Strom ein. Um die Röhre zu schonen und Zeit zu sparen, empfiehlt es sich, seinen Röntgenapparat auf die gebräuchlichsten Spannungen und Ströme geeicht zu haben,[2] um durch entsprechende Schalterstellung und Kontrolle mittels voranzeigender Instrumente im vorhinein die erforderlichen Aufnahmeverhältnisse einstellen zu können.

E x p o s i t i o n s z e i t. Die Expositionszeit für eine Röntgenaufnahme ist im wesentlichen von folgenden Faktoren abhängig:

1. Die Strahlenhärte, ausgedrückt in kV,
2. die Röhrenstromstärke in mA,
3. den Fokus-Film-Abstand,
4. die Empfindlichkeit des Negativmaterials,
5. die Anwendung von Verstärkungsfolien,
6. die Dicke und Dichte des zu durchdringenden Objekts.

Wegen der Mannigfaltigkeit dieser Faktoren lassen sich allgemein gültige Tabellen nur schwer aufstellen. Abgesehen davon ist die Strahlenausbeute von der Röhrentype und dem Alter der Röhre einigermaßen abhängig. Demgemäß sind die in den folgenden zwei Tabellen enthaltenen Expositionszahlen nur als Näherungswerte aufzufassen.

In der Tabelle 1 sind die Aufnahmebedingungen und Expositions-

---

[1] H. CHANTRAINE, Fortschr. a. d. Geb. d. Röntgenstr. Bd. 36, Heft 3, S. 700.
[2] Siehe S. 439 dieses Buches.

zeiten für die am häufigsten gebrauchten Aufnahmen wiedergegeben. Sie gilt für einen normal gebauten Patienten von mittlerem Körpergewicht.

Expositionstabelle 1

Gültig bei 30 mA und 45 cm Fokus-Haut-Distanz für Doppelfilm mit zwei Folien mit Ausnahme der mit „P" bezeichneten Daten, die sich auf Platte mit Verstärkungsfolie beziehen, und der mit „PoF" bezeichneten, die sich auf Platte ohne Folie beziehen

Körperteil	Rich-tung	cm	kVeff	Bucky	Material	Tubus	Sekun-den
Schädel	ax	—	60	—	Film	—	2
„	pa	—	60	—	„	—	1
„	stl	—	55	—	„	—	0,5
Nebenhöhlen	pa	—	60	—	„	großer Ohrent.	2,5
Kiefer	stl	—	50	—	„	—	1
Zähne	—	—	50	—	„	—	1,5
Halswirbel	ap	10	50	mit	„	—	1
„	oral	—	55	—	„	—	2
„	stl	—	45	—	„	—	1
Schulter	ap	14	50	—	„P"	—	2
Brustwirbel	ap	27	60	mit	Film	—	1,5/2
„	stl	33	65	„	„	—	2,5
Lendenwirbel	ap	20	60	„	„	—	2,3
„	stl	—	60	„	„	—	3
Blase, Niere	ap	27	60	„	„	—	2,5
Gallenblase	pa	27	66	„	„	—	1,3
Becken	ap	24	60	„	„	—	2,5
Thorax (schlank)	pa	—	60	„	„	—	0,3
Lungenspitzen	ap	—	45	—	„	—	1
Lunge, fern	pa	—	55	—	„	—	1,2
Oberschenkel	ap	18	55	mit	„P"	—	3
Knie	ap	12	45	—	„	—	2,5
„	stl	10	45	—	„	—	2
Vorfuß	ap	7	45	—	PoF	—	1,5
„	stl	12	50	—	„	—	2
Ellbogen	ap	13	45	—	„P"	—	1
„	stl	9	45	—	„	—	1
Sprunggelenk	ap	11	50	—	„	—	2,5
„	stl	9	50	—	PoF	—	2
Hand	ap	—	40	—	„	—	1,2
„	stl	—	40	—	„	—	2
Finger	—	—	30	—	„	—	0,5

Zum richtigen Verständnis dieser Tabelle sei gesagt, daß beispielsweise ein p a Schädel bei 60 kV eff keineswegs stets eine Sekunde bei 30 mA exponiert werden muß; wird das Milliampere-Sekundenprodukt eingehalten, so kann jede nicht allzu kurze Expositionszeit gewählt werden. In unserem Beispiel beträgt das Milliampere-Sekundenprodukt $30 \times 1 = 30$, man müßte also bei 15 mA 2 Sekunden und bei 10 mA 3 Sekunden lang exponieren.

Wollte man zur Abkürzung der Expositionszeit die Spannung vergrößern, so wäre bei einer Erhöhung der Spannung um 10 kV die Expositionszeit auf $^2/_3$ bis $^1/_2$ herabzusetzen.

Soll eine Aufnahme auf einer Platte mit Folie statt auf Doppelfilm mit zwei Folien gemacht werden, so muß die Expositionszeit um $^1/_3$ erhöht werden, bei Anwendung einer Platte ohne Folie auf etwa das Sechsfache. Soll statt auf einer Platte auf Doppelfilm (beide ohne Folien) aufgenommen werden, so genügen 50% der Expositionszeit. Bei Aufnahmen mit BUCKY-Blende ist die Expositionszeit um 50% zu erhöhen.

Die vorhin erwähnten, die Dauer der Exposition bedingenden Faktoren 1 bis 5 sind physikalischer Natur und können demgemäß (durch Wahl der Aufnahmebedingungen und des Aufnahmematerials) normalisiert werden. Anders verhält es sich mit dem Faktor 6, der die Dicke und Dichte des abzubildenden Objekts betrifft. Den verschiedenen Dichten ist in vorstehender Expositionstabelle Rechnung getragen, die nachfolgende Tabelle bringt die für verschiedene Körperdicken geltenden Expositionsdaten bei 30 mA. Zur Ermittlung der Körperdicke ist ein Körperstärkenzirkel sehr geeignet.

Expositionstabelle 2

Tabelle nach Körperdicke für 30 Milliamperes
Die angegebenen Zeiten gelten für Doppelfilm mit 2 Verstärkungsfolien

Dicke in Zentimetern	kV eff	Sekunden
6	42	0,2
8	44	0,4
10	46	0,6
12	47	0,7
14	49	0,9
16	51	1,1
18	53	1,3
20	55	1,5
22	57	1,7
24	59	1,9
26	61	2,1
28	63	2,3
30	65	2,5
32	67	2,7
34	69	2,9
36	71	3,1

Fokus-Haut-Abstand: 45 cm

Bei Lungenaufnahmen sind die Expositionszeiten um ungefähr 25% abzukürzen, bei Schädelaufnahmen um 25% zu verlängern.

Die Bemerkungen zur Tabelle 1 gelten auch für die Tabelle 2. Durch entsprechende Kombination der beiden Tabellen ist man in der Lage, auch für Patienten, deren Körpergewicht und -bau vom Durchschnitt stark abweichen, richtige Expositionszeiten zu ermitteln.

Die berechnete oder erfahrungsgemäß bekannte Expositionszeit wird auf der Schaltuhr des Röntgenapparates genau eingestellt. Jetzt schaffe man das Negativmaterial, welches in der auf S. 484 beschriebenen Weise verpackt wurde, in den Aufnahmeraum.

Erst wenn diese vorbereitenden Überlegungen und Arbeiten soweit gediehen sind, lege man den Patienten auf den Aufnahmetisch. Man erspart ihm auf diese Art ein allzu langes Warten in unbequemer Stellung.

Lagerung des Patienten und Einstellung der Röhre. Äußerst wichtig ist die richtige Lagerung des Patienten, welche mit der richtigen Einstellung der Röhre Hand in Hand geht. Es würde weit über den Rahmen dieses Kapitels hinausführen, die Einstellung der Röhre und die entsprechende Lagerung des Patienten[1] für die Aufnahmen einzelner Körperteile genau zu beschreiben.

Die Platte soll an dem aufzunehmenden Körperteil gut anliegen. Dies ist bisweilen durch Unterlegen von Sandsäckchen leicht zu erreichen. Damit durch das Gewicht des Patienten einzeln gepackte Platten nicht zerbrechen, sorge man für eine feste Unterlage; am besten verwende man hiefür starke Zinkplatten mit schrägen Kanten und abgerundeten Ecken von gleicher Größe wie die Röntgenplatte. Überdies verhindern solche Zinkplatten die sonst auf der Rückseite der lichtempfindlichen Platte auftretende Streustrahlung, welche eine Verschleierung der Platte zur Folge haben würde.

Die Platte sollte stets mit der Schichtseite dem Körper zugekehrt werden; wird dieser Rat befolgt, so bietet die Frage der Seitlichkeit keine Schwierigkeiten, d. h. die Entscheidung wird erleichtert, was auf der Aufnahme linke und was rechte Körperhälfte ist. Bei Betrachtung der entwickelten Platte von der Glasseite her besteht unter der gemachten Voraussetzung Seitenrichtigkeit bei Aufnahmen mit anteriorposteriorem Strahlengang, Seitenverkehrtheit bei solchen mit posterior-antoriorem Strahlengang. Diese Überlegung ist für den Doppelfilm nicht anwendbar, weshalb mit einer Seitlichkeitsmarke versehene Kassetten empfohlen werden mögen.

Um bei Aufnahmen mit längeren Expositionszeiten die Gefahr des Verschiebens oder Verwackelns zu vermindern, fixiere man den aufzunehmenden Körperteil mit einer Gurte, die durch Sandsäckchen niedergezogen wird.

Unter Zuhilfenahme eines Einstellindex (nach Holzknecht oder Lenk), welcher am Röhrenkästchen befestigt wird, oder einer ähnlichen Zentriervorrichtung stelle man die Richtung und Entfernung der Röhre genau ein; der Einstellindex soll auf die Mitte der Platte weisen. Bei Schrägstellungen der Röhre ist zu beachten, daß die Anodenseite niemals tiefer liegen darf, als die Kathodenseite, da das Kühlwasser ansonsten durch den Spülstutzen nicht bis zur Antikathode gelangen könnte. Nichtbefolgen dieser Vorschrift hat schon mancher Röhre das Leben gekostet.

Die Schiebeblende oder die Irisblende aus Bleiblech wird nun so

---

[1] Lilienfeld, Anordnung der normalisierten Röntgenaufnahmen des menschlichen Körpers. Neu bearbeitet von E. G. Mayer und Fr. Pordes, Urban und Schwarzenberg, Wien und Berlin, 1927.

weit geschlossen, daß das auf solche Art eingeengte Strahlenbündel nur den aufzunehmenden Körperteil trifft.

Bevor man nach erfolgter genauer Einstellung der Röntgenröhre die Exposition durchführt, muß man die Röhre, falls sie sich noch bewegt, ausschwingen lassen. Während der Aufnahme vermeide man es selbstverständlich, die Röntgenröhre durch Umhergehen im Zimmer zu erschüttern.

Man vergesse auf keinen Fall, in den Strahlengang ein 0,5 bis 1 mm dickes Aluminiumfilter zu schalten, damit der Patient durch den weichen Anteil der Strahlung keinen Schaden erleide.

Nachdem man den Patienten zur völligen Ruhe ermahnt hat, nehme man die Exposition vor. Nach der Aufnahme wird auf der Kassette (oder Papierpackung) mit Kreide der Strahlengang durch den Körper vermerkt (z. B. pa, sd). Im nachstehenden soll einiges über die praktische Anwendung von Blenden und Tuben gesagt werden:

Blenden. Die Aufnahmeblenden werden vornehmlich bei der Wiedergabe von dicken Körperteilen (Abdominalregion: Becken, Kreuzbein, Gallenblase, Niere, Kolon, Schwangerschaft usw.) verwendet. Alle diese Aufnahmen werden auf Doppelfilm mit zwei Folien bei hoher Röhrenspannung gemacht. Zwei Typen von Aufnahmeblenden sind besonders erwähnenswert: die Rollblende nach BUCKY und die Drehblende nach BUCKY.

Rollblende. Die Rollblende nach BUCKY erfordert einen bestimmten Röhrenabstand, der genau eingehalten werden muß. Mit Hilfe des Achsenzirkels nach HOLZKNECHT-KRISER[1] ist die Einstellung der Röhre in der richtigen Höhenlage sehr einfach. Ist man im Besitze eines LAMBERTschen oder eines ähnlich konstruierten Stativs, so bringe man zur raschen Einstellung der Röhre eine Marke (einen Pfeil) in der entsprechenden Höhe an. Auf das Blechgehäuse der Rollblende lege man ein dünnes Flanelltuch, damit der Patient nicht direkt auf dem kalten Blech liegen muß. Das Einlegen der Kassette in die Lade der Blende hat in der Weise zu erfolgen, daß der Film nach dem Schließen der Lade genau unter dem abzubildenden Körperteil zu liegen kommt. Zur Erleichterung des richtigen Einlegens sind in der Lade Hilfslinien gezogen, welche die Mitte der Blende sowie die Abgrenzungen der gebräuchlichen Filmformate genau angeben. Aus dem gleichen Grunde ist in der Lade eine verschiebbare Leiste angebracht, welche nach einmaliger Einstellung für eine Kassettengröße stets die richtige Lage einer Kassettenkante bedingt.

Bei Abdominalaufnahmen dicker Patienten kann man durch Anwendung einer Kompressionsgurte die Dicke des zu durchdringenden Körperteiles verringern und auch dadurch die Streustrahlung herabsetzen.

Sind Patient und Röhre richtig eingestellt, so spanne man den Hebel des Federmechanismus und stelle die Ablaufzeit ein; letztere soll ein wenig länger als die Expositionszeit sein, weil der Raster der Blende zur

---

[1] G. HOLZKNECHT und KRISER, Fortschr. a. d Geb. d. Röntgenstr. Bd. 33, Kongreßheft, S. 104.

Abbildung gelangt, wenn die Blendenbewegung vorzeitig beendigt ist. Die Expositionsdauer selbst ist bei Aufnahmen mit der Bucky-Blende um etwa 50% zu erhöhen.

Drehblende. Die Vorteile der Drehblende[1] gegenüber der Rollblende wurden bereits im Abschnitt „Blenden" S. 455 beschrieben. Die praktische Handhabung der Drehblende ist einfacher als die der Rollblende. Die Röntgenröhre ist so einzustellen, daß ihr Fokus auf der verlängerten Drehachse der Blende liegt. Der Fokus-Blenden-Abstand kann von 60 cm aufwärts beliebig variiert werden. Das Einlegen der Kassette in den Kassettenträger erfolgt ähnlich wie bei der Rollblende. Befürchtet man, daß der Schatten der Blendenachse störend in ein wichtiges Gebiet des Bildes geraten könnte, so verschiebt man die Kassette so weit, daß der Achsenschatten an den Rand des Bildes oder an eine weniger wichtige Stelle desselben zu liegen kommt. Eine Klemmvorrichtung macht eine Verschiebung der Kassette im Kassettenträger unmöglich. Vor der Exposition wird der die Blende antreibende Motor eingeschaltet. Nach ungefähr 40 Sekunden haben Motor und Blende ihre volle Tourenzahl erreicht, worauf die Exposition vorgenommen werden kann. Nach der Exposition schalte man den Blendenmotor aus; infolge des geräuschlosen Laufes von Motor und Blende vergißt man leicht diesen Handgriff.

Tuben. Den Tuben fallen zwei Aufgaben zu: Das Abgrenzen des Strahlenbündels und die Kompression des zu durchdringenden Körperteils. Der ersteren Aufgabe wird ein Tubus bei Aufnahmen von einzelnen Schädelpartien und Gelenken gerecht. Auch bei Fernaufnahmen wird ein Tubus vor die Röhre gesetzt, der gerade das gewünschte Plattenformat auszeichnet. Beiden Aufgaben — der Eingrenzung und der Kompression — dient der Tubus bei Aufnahmen von Weichteilen; so bewirkt die Kompression eines starken Abdomens eine Volumsverminderung, welche eine Verringerung der Streustrahlung zur Folge hat.

Schädigungsprophylaxe. Strahlenschädigung. Wenn dem ungeübten Röntgenologen mehrere Aufnahmen mißlingen und er gezwungen ist, dieselben zu wiederholen, so stellt er sich unwillkürlich die Frage, ob durch die Wiederholung der Aufnahmen die Haut oder die Organe des Patienten keiner Schädigung ausgesetzt werden. Diese Frage ist auch bei Serienaufnahmen und bei Aufnahmen dicker Körperteile von Wichtigkeit.

Da die einen die Gefahr solcher Aufnahmen überschätzen, die anderen wiederum unterschätzen, sei hier folgendes bemerkt. Man hat sich klar zu machen, daß jede, daher auch die photographischen Zwecken dienende Applikation von Röntgenstrahlen eine zu einer Strahlenabsorption im Körper führende Bestrahlung darstellt, deren Wirkungen auch bei kleinen Strahlenmengen vorhanden sind und unheilvoll sein müssen, wenn eine gewisse Dosis überschritten wird. Als orientierender Anhaltspunkt diene: Bei einer Fokus-Haut-Distanz von 30 cm

---

[1] Niemann, Fortschr. a. d. Geb. d. Röntgenstr. Bd. 34, Kongreßheft, S. 191.

liegt die Gefahrenzone bei einer Spannung von 55 kVeff, filterloser Aufnahme und einem Bestrahlungsfeld von 9×9 cm erst bei mindestens 700 mA sec, bei einem Filter von 1 mm Al bei zirka 1400 bis 1600 mA sec. 1400 mA sec bedeuten 20 mA durch 70 Sekunden hindurch oder 40 mA durch 35 Sekunden. Mit 20 mA könnte man also unter obigen Annahmen 14 Aufnahmen zu fünf Sekunden machen. Vermehrte Distanz gestattet Vermehrung der erträglichen Milliamperesekunden, und zwar im quadratischen Verhältnis der Distanzen; ein Übergang von 30 auf 40 cm bedeutet daher Multiplikation der obigen Zahlen mit $40^2 : 30^2$, also mit zirka 1,8. Vermehrung der Spannung bedeutet Multiplikation obiger Zahlen mit dem reziproken Verhältnis der Quadrate der Spannungen; bei Steigerung der Spannung von 50 auf 60 kVeff wären obige Zahlen mit zirka 0,7 zu multiplizieren. Verwendet man kein Filter von 1 mm Al, sondern von nur ½ mm Al, so ist der filterlosen Aufnahmstechnik gegenüber eine Erhöhung der Toleranzdosis um etwa 50% möglich. Man verwende womöglich für alle Aufnahmen ein Filter, und zwar tunlichst ein solches von 1 mm Al, da dieses hinter einem Körperobjekt, das 10 cm Wasser entspricht, nur etwa 10% der Strahlenintensität wegnimmt, hinter dichteren und dickeren Körperteilen die Intensität aber fast unmerklich schwächt.

Es ist weiter zu bedenken, daß bei zwei Drittel der Toleranzdosis ungefähr die Epilationsdosis liegt, die für behaarte Körperstellen die Grenze der Hautbelastung mit Strahlung darstellen sollte. Obige Zahlen sind äußerst vorsichtig gehalten und stellen untere Grenzen dar, bei denen es etwa zur Pigmentierung oder einem Suberythem kommen kann. Auch der Anfänger wird die angegebenen Expositionszeiten schwerlich überschreiten. Trotzdem besteht Gefahr, da ein Patient in der gleichen Region schon mehrfach aufgenommen, durchleuchtet oder bestrahlt worden sein kann. Es ist daher wichtig, nach bereits vollzogener Röntgenapplikation auf jeden Fall, sei es nach „Aufnahmedosen", sei es nach „Durchleuchtungsdosen" zu fragen; als Anhalt diene, daß die Haut schon nach 14 Tagen zirka die Hälfte der Toleranzdosis abermals verträgt.

Man photographiere keine Regionen, deren Umfang größer ist als der Bereich, für den man sich interessiert. Endlich bedenke man — und das geschieht selten —, daß die Güte des Aufnahmematerials der Haut des Patienten zugute kommt. Je empfindlicher das Aufnahmematerial ist, um so kürzer kann man exponieren, was neben Hautschonung übrigens auch Röhrenschonung bedeutet. Auf empfindliches Negativmaterial und vor allem gut verstärkendes Folienmaterial ist daher auch schon in diesem Zusammenhang zu achten.

Man richte sein Arbeitsverfahren jedenfalls so ein, daß keine zu langen Expositionszeiten resultieren. Kommt man mit Expositionszeiten aus, wie sie Tabelle 1 auf S. 476 angibt, so befindet sich die Gefahrenzone in beruhigender Entfernung.

Fernaufnahmen sind ein weiterer Schritt auf dem Wege der Hautschonung; bei den Fernaufnahmen wird durch Verminderung der Divergenz des Strahlenbündels eine bessere Ausnützung der der Haut zukommenden Strahlendosis erreicht, indem ein größerer Anteil dieser Dosis das Negativmaterial erreicht (der Tiefenquotient hat sich verbessert).

Man verwende vom Standpunkt der Hautschonung aus keine weichere Strahlung, als für die diagnostische Verwertbarkeit des Bildes nötig erscheint; weiche Strahlung überlastet die Haut, indem nur ein geringer Prozentsatz an Strahlung dem photographischen Material unter dem Patienten zukommt.

Bietet beispielsweise dem diagnostizierenden Arzt eine Schädelaufnahme oder Zahnaufnahme, die mit 60 kVeff („Hartstrahltechnik") durchgeführt wurde, alles, worauf es im gegebenen Falle ankommt, so mache man die Aufnahme nicht mit 50 oder, wie es auch vorkommt, gar mit 40 kVeff („Weichstrahltechnik").

Was den Strahlenschutz des Personals betrifft, so sei namentlich auch für die Durchleuchtung auf die Selbstschutzröhren hingewiesen, welche fast nur dem Nutzkegel der Strahlung den Austritt gestatten. Die Verwendung guter Strahlenschutzröhren ermöglicht den Betrieb ohne Röhrenkästchen. Näheres betreffend Strahlenschutz siehe R. Glocker: Internationale Strahlenschutzbestimmungen, Strahlentherapie, Bd. 32, 1926.

Hochspannungsschädigungen. Hochspannungsschädigungen kommen leider auch noch heute häufig vor; sie betreffen meistens das bedienende Personal. Die Schädigungen durchlaufen alle Grade: von der leichten Hautverbrennung bis zur Schädigung mit letalem Ausgang.

Während die Hochspannungstechnik strenge Vorschriften hat, um die leichtsinnige Annäherung an Hochspannungsleitungen zu verhüten, ist man in der medizinischen Röntgentechnik gezwungen, der Hochspannung täglich sehr nahe zu kommen. Gerade diese tägliche Nähe führt zur Gewöhnung und zur Abstumpfung gegen die Gefahr. Um so wichtiger ist es, bei der Schulung des Personals einerseits und bei der Einrichtung der Röntgenanlage anderseits gewisse Gefahrenquellen ein für allemal nach Möglichkeit zu beseitigen. Wer sich der Röhre nähert, achte immer darauf, ob jemand am Schalttisch steht, der aus Unachtsamkeit einschalten könnte. Wer am Schalter steht, achte beim Einschalten der Hochspannung, ob sich niemand im Bereiche der Hochspannung befindet. Man vermeide die unnötige Berührung der Hochspannung führenden Teile, vor allem auch temperamentvolle demonstrative Handbewegungen, welche in der Nähe der Hochspannung ausgeführt werden, z. B. das Hinweisen auf das Milliamperemeter usw. Es wäre von großer Wichtigkeit, daß dem Personal vor allem ein Griff in Fleisch und Blut übergeht: Im Moment der Gefahr muß die Ausschaltung der Hochspannung die erste Reaktion sein. Man erlebt aber in gefahrvollen Augenblicken, z. B. bei Funkenüberschlag, ein sinnloses Hinlaufen an den Platz, wo der Funken gekracht hat, statt daß der Hochspannungshebel ausgeschaltet wird.

Bezüglich der Installation seien zwei Dinge besonders hervorgehoben: Die Hochspannungsleitung soll überall so geführt oder geschützt werden, daß eine Berührung derselben so weit als möglich ausgeschlossen erscheint. Besonders bei Untertischen ist vorsichtige Installation wichtig, da man in der Dunkelheit leicht unbedenklich an alle Seiten des Tisches kommt. Wir erwähnen verschiedene Arten der fast ganz geschützten Installation: Verlegung der Hochspannungszuführung in sogenannten Bitterfeldkabeln, das sind wohlgeschützte, hoch isolierte Kabel, deren Berührung ungefährlich ist, gegen Zugang geschützte Zuführung der Hochspannungskabel von einer Seite bei Weiterführung in verschiedener Höhe, wobei das tiefere Kabel gegen das obere und gegen den Fußboden isoliert zu führen ist, endlich Durchführung der Hochspannung durch den Fußboden von unten her, falls z. B. unter dem Röntgenzimmer ein freier Raum für den Röntgentransformator vorhanden ist. Gut isolierender Fußbodenbelag sei besonders empfohlen; dieser, trocken gehalten, vermindert die Hochspannungsgefahr erheblich.

Es sei noch auf die Gefährlichkeit der Fußschalter hingewiesen; diese Gefahr kann dadurch gemindert werden, daß durch unvorsichtiges, zufälliges Betreten des Fußschalters allein Hochspannung noch nicht eingeschaltet werden kann, sondern daß erst eine Vorbewegung des Fußes zur Auslösung einer Arretiervorrichtung erforderlich ist.

Der Grad der durch die verschiedenen Apparaturen gewährten Sicherheit ist sehr verschieden. Zu warnen ist vor Apparaten, deren Sekundärspule geerdet ist; berührt eine selbst auf guter Erde stehende Person die Hochspannungsleitung, so bildet der menschliche Körper einen Teil des Stromkreises: Erde—Hochspannungsspule—menschlicher Körper—Erde. Die sekundärseitigen Erdungen werden an manchen Typen vorgenommen, weil auf diese Art die Isolierung schwächer und der Apparat kleiner gehalten werden kann. Besonders bedenklich ist die sekundärseitige Erdung, wenn nicht die Mitte, sondern ein Ende geerdet ist, da dann der Kurzschlußstrom im Falle der Berührung des anderen Poles von der gesamten Spannung unterhalten wird und weil am nicht geerdeten Pol eine gefahrlose Annäherung nur auf zweimal so große Distanz als bei mittelseitig oder nicht geerdeter Sekundärspule möglich ist, führt doch der nicht geerdete Pol in einem solchen Falle die gesamte Spannung. Es soll dann mindestens der Hochspannung führende Pol der Berührung schwer zugänglich sein; kleine zahnärztliche Apparate sind häufig für einseitige Erdung gebaut, so daß der geerdete Röhrenpol nahe an den Patienten herangebracht werden kann.

Maximalschalter sind vom Standpunkt der Sicherheit mehr zu empfehlen als Sicherungen. In neuerer Zeit arbeitet die Industrie verschiedenen Hochspannungsschutz aus, auf den wir hier nicht näher eingehen können.

Bezüglich der Erdung aller Metallteile von Stativen und Betten herrscht keine durchaus einheitliche Auffassung: die Lagerung des Patienten auf einem gut geerdeten Metalltisch macht jedenfalls seine Berührung mit Hochspannung führenden Teilen besonders gefährlich, während seine Lagerung auf isoliertem Tisch ihn nur statisch auflädt. Unbedingt kann man nur der Erdung an den Schaltischteilen und am

Trochoskop, das der Arzt bedient, das Wort reden. Es ist klar, daß die Fernaufnahmen einen weiteren Schritt zur Erhöhung der Sicherheit gegen Hochspannungsgefahr darstellen. Die psychische Beruhigung des Patienten vor der Aufnahme, die ein Stillhalten während der Exposition verlangt, ist schon aus Gründen der Hochspannungssicherheit niemals nachlässig zu behandeln.

Die Ausarbeitung des Röntgenbildes

Das Einlegen und Signieren der Platten und Filme. Bei allen nachstehend beschriebenen Arbeiten mit dem Negativmaterial achte man vor allem auf peinliche Sauberkeit der Hände.

Röntgenplatten werden, nachdem man sie mit einem weichen Pinsel abgestaubt hat, in schwarzes Papier, in schwarze Papiertaschen oder in Kassetten aus Holz, Pappendeckel oder Aluminium verpackt. Packt man die Platten in Papier, so nehme man unbedingt zwei Lagen Papier und wickle die Platte so ein, daß ihre Schichtseite nach oben zu liegen kommt. Man verwende nur gut lichtdichtes Papier und überprüfe es sicherheitshalber selbst, indem man eine solche Packung kurze Zeit in die Sonne legt und hierauf entwickelt. War das Papier schlecht, so wird man auf der Platte eine Unmenge kleiner schwarzer Punkte wahrnehmen können.

Auf der Außenseite der Packung bringe man eine Signatur mit Kreide an, welche den Inhalt (Platte mit oder ohne Verstärkungsfolie) sowie die Lage der Schichtseite der Platte bezeichnet. Diese schwarzen Papiere können getrost mehrmals verwendet werden, nur vergewissere man sich, ob sie von den scharfen Ecken der Glasplatten nicht schon durchgestoßen sind. Rascher und sicherer sind jedenfalls Kassetten zu handhaben. Die Anwendung von Kassetten empfiehlt sich auch deshalb, weil die Feuchtigkeit des Körpers des Patienten nicht an die Platte gelangen kann, was bisweilen vorkommt, wenn sie nur in schwarzes Papier eingewickelt ist.

Filme sind dem Karton sehr vorsichtig zu entnehmen; sie liegen einzeln in einer Hülle aus schwarzem Papier und werden mit dieser herausgezogen. Man vermeidet dadurch, den Film direkt angreifen zu müssen, was besonders im Sommer, wo die Hände leicht schwitzen, zu argen Flecken führen kann. Nach dem Abstauben des Films mit einem Pinsel wird er in die Kassette gebracht; auf keinen Fall darf der Film bei diesen Manipulationen abgebogen werden, da er sonst nach dem Entwickeln weiße, halbmondförmige Bugstellen aufweist. Weiters setze man bei diesen Arbeiten das Negativmaterial nur so lange als unbedingt nötig dem Lichte der Dunkelkammerlampe aus, um Schleierbildung zu vermeiden.

Negativpapier wird zwischen zwei Glasplatten genau so wie eine Röntgenplatte in schwarzem Papier oder besser in Kassetten verpackt.

Nach der Aufnahme entnimmt man das Negativmaterial in der

Dunkelkammer seiner Packung und versieht es mit derjenigen Signatur, welche die Packung trägt, wobei noch das Datum der Aufnahme beigefügt wird.

Das Signieren[1] erfolgt auf einer sauberen Unterlage mit einem Bleistift oder mit Tinte. Es gibt auch eigens für diesen Zweck hergestellte Tinten, welche weder vom Entwickler noch vom Fixierbad angegriffen oder gelöst werden.

Die Entwickler. Zur Entwicklung eines Röntgenbildes sind die meisten erprobten Entwicklersubstanzen gut verwendbar, einen besonderen „Röntgenentwickler" gibt es nicht. Wenn hier aus der großen Zahl der für die Zwecke der Röntgenphotographie angegebenen Entwickler im nachstehenden zwei herausgegriffen sind, so soll damit dem Arzt nur die Möglichkeit geboten werden, erprobte und möglichst einfach zu handhabende Entwicklerlösungen selbst anzusetzen. Diese selbst hergestellten Entwickler sind den gebrauchsfertigen Entwicklerlösungen des Handels gleichwertig, sofern sie genau nach der Vorschrift aus reinen Chemikalien in sauberen Gefäßen hergestellt worden sind.

Metol-Hydrochinon

Dieser bevorzugte Entwickler bewirkt bei guter Klarheit der hellen Stellen große Kontrastabstufungen. Das folgende Rezept nach einer Vorschrift der EASTMAN KODAK COMPANY kann ganz besonders empfohlen werden:

<pre>
Metol .... 2 g
Natriumsulfit (krist.)... 177 g
Hydrochinon .... 8 g
Natriumcarbonat (krist.) 118 g
Wasser dest. ....1000 ccm
Bromkalium .... 6 g
</pre>

Verwendet man kristallwasserfreies Natriumsulfit oder -carbonat, so nehme man nur die halbe Menge. Zur Bereitung des Entwicklers wäge man die einzelnen Substanzen auf reinen Papierstückchen ab und löse sie getrennt in kleinen Mengen lauwarmen Wassers auf. Die beiden Entwicklersubstanzen (Metol und Hydrochinon) löse man gleichzeitig mit etwas Natriumsulfit auf, um einer vorzeitigen Oxydation der Lösung vorzubeugen. Die Anwendung destillierten oder gekochten Wassers wird dringend empfohlen, sofern man Wert auf einen haltbaren Entwickler legt. Die einzelnen Lösungen werden in folgender Reihenfolge durch einen mit einem Filter beschickten Trichter direkt in die Vorratsflasche filtriert: Natriumcarbonat, Natriumsulfit, Bromkali, Metol, Hydrochinon. Das zum Lösen nicht gebrauchte Wasser wird direkt in die Flasche gegossen. Am besten setze man gleich einen größeren Vorrat an Entwicklerlösung an (z. B. 20 l), zumal sie in gut verschlossenen, im Dunkeln aufbewahrten Flaschen sehr lange haltbar ist.

Bei einer Temperatur des Bades von 18° C wird jedes Negativ in diesem Entwickler in 5 Minuten ausentwickelt. Die in Abb. 57 wieder-

---

[1] ARTNER, Fortschr. a. d. Geb. d. Röntgenstr., Bd. 35, Heft 4.

gegebene Kurve gibt die erforderlichen Entwicklungszeiten für andere Temperaturen an.[1])

Der einfacheren Verarbeitung[2] wegen ist es — namentlich in größeren Betrieben — ratsam, die Temperatur von 18° C genau einzuhalten, was bei Verwendung eines elektrisch erhitzten Tauchsieders und unter Kontrolle mit einem Thermometer leicht zu erreichen ist.

Gebrauchter Entwickler kann wiederholt verwendet werden; diente er zur Schalenentwicklung, so wird er nach Gebrauch filtriert und in eine eigens für diesen Zweck bestimmte und entsprechend bezeichnete Flasche gefüllt. Von Zeit zu Zeit gieße man etwa $1/_3$ vom gebrauchten Entwickler ab und ergänze ihn durch frischen. Fast alle Bilder, die in ganz frischem Entwickler behandelt wurden, zeigen lange keine so gute Deckung und Klarheit, als wenn sie in bereits gebrauchter Lösung entwickelt wurden. Bei Tankentwicklung verbleibt der Entwickler im bedeckten Tank und wird zeitweilig durch frische Lösung ergänzt. Ganz wegzuschütten ist der Entwickler erst dann, wenn er infolge der ständigen Bromkali-Anreicherung zu hart, d. i. zu kontrastreich (und dabei auch viel zu langsam), arbeiten sollte.

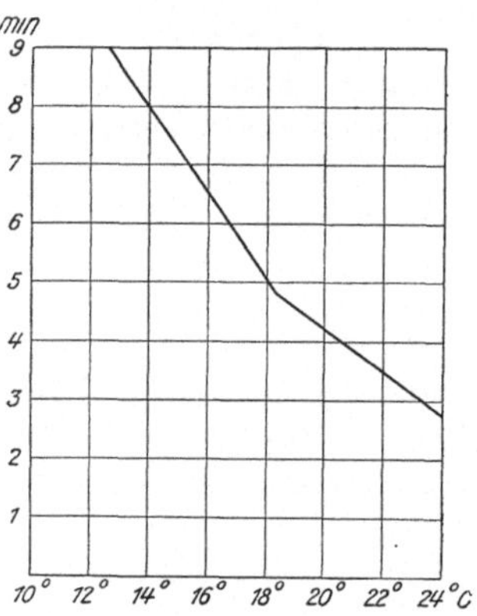

Abb. 57. Die Entwicklungszeit in Abhängigkeit von der Entwicklertemperatur

Rodinal

ist ein hochkonzentrierter Universalentwickler von fast unbegrenzter Haltbarkeit. Zum Gebrauch verdünne man ihn mit der 10- bis 15fachen Menge Wasser und füge auf je 100 ccm der verdünnten Lösung fünf bis acht Tropfen einer 10prozentigen Bromkalilösung hinzu. Bei einer Entwicklertemperatur von 18° C ist die Entwicklung eines normal exponierten Filmes in etwa 5 Minuten beendet. Durch Veränderung des Verdünnungsgrades vermag man Expositionsfehler in weitem Ausmaß durch die Entwicklung auszugleichen. So werden unterexponierte Filme mit stark verdünnter Entwicklerlösung (1 : 20 bis 1 : 40) behandelt; selbstverständlich dauert die Entwicklung bei dieser Verdünnung länger.

Praktische Ausführung der Entwicklung. Gerade dem Entwicklungsvorgange soll man besondere Aufmerksamkeit widmen, denn die meisten Fehlresultate — und mit ihnen bisweilen auch Fehldiagnosen — sind auf unsachgemäße Behandlung der Röntgenaufnahme im Laufe des Negativprozesses zurückzuführen.

Wenn auch dem Leser die Technik des Entwickelns aus dem all-

---

[1] Diese Abbildung wurde den Röntgenphotographischen Mitteilungen der Kodak-Gesellschaft 1927, Heft 3, S. 5 entnommen.

[2] Alle normal exponierten Platten und Filme werden mit diesem Entwickler genau 5 Minuten lang entwickelt.

gemeinen Teil dieses Buches geläufig sein dürfte, so beachte er dennoch die im folgenden hervorgehobenen, sogenannten Kleinigkeiten, welche dem Röntgenbetrieb eigentümlich sind und deren Nichtbeachtung zu schweren Mißerfolgen führen würde.

Entwicklung der Platte

Die ihrer Packung entnommene und signierte Platte wird bei rotem Licht mit der Schichtseite nach oben direkt in die vorbereitete, mit Entwicklerlösung gefüllte Schale gebracht; dabei ist die Schale einige Male schnell und stark zu schaukeln, um die Platte sofort vollständig mit dem Entwickler in Berührung zu bringen und der Schicht etwa anhaftende Luftblasen, welche dem Entwickler den Zutritt verwehren, zu entfernen; bisweilen gelingt dies nur mit dem Finger oder der flachen Hand; die Luftblasen sind unbedingt zu entfernen, da sich sonst an unentwickelten Stellen der Platten nach dem Fixieren glasklare Löcher zeigen. Man verwende stets eine genügende Menge Entwicklerlösung, so daß die Platte von dieser vollständig bedeckt wird. Während der ganzen übrigen Entwicklungszeit ist der Entwickler durch häufiges Schaukeln in leichter Bewegung zu halten, da man widrigenfalls wolkige Negative erhält.

Den Entwicklungsvorgang beobachte man zunächst in der Aufsicht, wobei man die Platte nicht aus der Schale zu nehmen braucht, sofern der Entwickler rein und klar ist. Nach der ersten Minute zeigt ein bei richtig gewählter Strahlung gut exponiertes Bild neben deutlichen Lichtern noch ganz klare Schatten.

Unterexponierte Bilder zeigen nach dieser Zeit noch kaum die ersten Lichter; es gelingt meistens, solche Bilder in einem Rodinalentwickler 1 : 30 bei entsprechend langer Entwicklungsdauer oder in einem ganz frischen Metol-Hydrochinonentwickler ohne Bromkalizusatz weitgehend zu verbessern.

Überexponierte Bilder erscheinen nach der ersten Minute in der Aufsicht kraftlos mit verschleierten Schatten. Durch Zusatz von Bromkalilösung 1 : 10 oder durch Anwendung eines alten, etwas verdünnten Entwicklers können solche Platten meist noch gerettet werden.

Bei fortgesetzter Entwicklung erscheinen die Halbtöne, während die Lichter an Deckung zunehmen. Da nun das Bild in der Aufsicht zu dunkel wird, betrachte man es in der Durchsicht. Dazu halte man die Platte an den Kanten über der Schale gegen die Dunkelkammerlampe, wobei der der Platte noch anhaftende Entwickler in die Entwicklerschale und nicht in andere Schalen oder auf die Kleider tropfen soll. Man vermeide es bei dieser Art der Betrachtung, die Platte der oxydierenden Wirkung der Luft zu lange auszusetzen, weil sie dadurch leicht einen Grauschleier („Luftschleier") bekommen könnte. Man lasse sich bei der Beurteilung der Platte in der Durchsicht keinesfalls dazu verleiten, die Entwicklung zu früh abzubrechen; da sich in der Plattenschicht noch Bromsilber befindet, welches erst beim Fixieren aus der Schicht herausgelöst wird, erscheint die Platte in der Durchsicht viel dunkler. Erst wenn die Platte in der Durchsicht doppelt so stark gedeckt (geschwärzt) erscheint, als sie in Wirklichkeit sein soll, ist der Entwicklungsvorgang als beendet anzusehen. Daß die Entwicklung beendet ist, kann leicht daran erkannt werden, daß die Platte von der Glasseite her in der Aufsicht betrachtet, an den Stellen der Lichter geschwärzt erscheint. Schließlich ist auch der Umstand als Zeichen für die Beendigung der Entwicklung anzusehen, daß sich auf die klarsten Schatten des Bildes ein eben merklicher Schleier zu legen beginnt.

Zur leichteren Beurteilung des Schleiers empfiehlt es sich — namentlich für den Anfänger — während der Aufnahme auf die Platte oder den Film eine Bleimarke zu legen. Da durch das Blei keine Röntgenstrahlen hindurchdringen, an dieser Stelle also keine Schwärzung entsteht, ist hier das Auftreten selbst eines schwachen Schleiers sehr leicht festzustellen.

Das Bild nimmt nur bis zu einem gewissen Punkt an Kraft und Deckung zu; bei länger andauernder Entwicklung würde sich über die ganze Platte ein Grauschleier legen, weil dann auch das unbelichtete Bromsilber allmählich zersetzt wird, also auch die unbelichteten Stellen geschwärzt werden.

Viel sicherer und leichter kann man alle diese Vorgänge verfolgen, wenn man sich eines Desensibilisators bedient. (Siehe diesbezüglich das Kapitel „Die Grundlagen der photographischen Negativ- und Positivverfahren" von J. Daimer).

Die Entwicklung des Films

Die Entwicklung des Films in der Schale ist im wesentlichen wie bei der Platte, nur sorge man für reichliche, gleichmäßige Bewegung der Schale und drehe den Film häufig um, da sonst die nach unten gekehrte Seite des Films von der Entwicklerlösung nur unvollkommen bespült würde und infolgedessen verschieden stark geschwärzte Stellen bekäme. Dieser Fehler kann durch Verwendung von Entwicklungsbügeln (siehe Abb. 55) leicht vermieden werden.

Viel sicherer und einfacher ist die Entwicklung der Filme in Tanks. In den Tanks sollen stets die Entwicklerlösungen genügend hoch aufgefüllt werden, da sonst der obere Rand der Filme nicht von der Lösung bespült würde. Die Filme werden in einen eigens für diesen Zweck konstruierten Filmrahmen (siehe Abb. 56) eingespannt und mit diesem in den Entwicklungstank eingehängt. Vorsichtshalber hebe und senke man den Film öfters im Tank, um ihn gleichmäßig zu benetzen; ansonsten kann leicht Streifenbildung eintreten. Im übrigen verfolge man den Gang der Entwicklung wie vorher beschrieben.

Sehr erleichtert wird die Beurteilung des Entwicklungsvorganges durch eine ständige Zeitkontrolle; eine solche ermöglicht außerdem eine zuverlässige Beurteilung der Richtigkeit der gewählten Expositionszeit, da jede normal belichtete Aufnahme bei einer Entwicklertemperatur von 18⁰ C im früher angegebenen Metol-Hydrochinonentwickler in 5 Minuten ausentwickelt ist. Diese Kontrolle ist sehr wichtig; viele Röntgenologen begehen den Fehler, ihre Aufnahmen zu lange zu exponieren und zu kurz zu entwickeln! Für die Zwecke der Zeitkontrolle ist eine Minutenuhr mit Alarmglocke sehr geeignet.

Die Zwischenwässerung

Nach beendeter Entwicklung läßt man den Entwickler vom Negativ gut abtropfen und spült es hierauf in einer Schale oder unter einer nicht zu kräftigen Brause gut ab, um die alkalischen Entwicklerreste zu entfernen. Letztere würden das Fixierbad verunreinigen und seine Ausnutzungsgrenze stark herabsetzen; abgesehen davon verfärben sich schlecht gewässerte Bilder leicht braun. Sehr beliebt ist — namentlich bei der Tankentwicklung — ein saures Zwischenbad, als welches zumeist eine 2- bis 3%ige Essigsäurelösung zur Anwendung gelangt. Aus dem Entwicklungsbade kommen die Negative in dieses Zwischenbad, welches alle alkalischen Entwicklerreste zuverlässig neutralisiert und so die Bilder schön klar hält, und werden hier nur ganz kurz gespült. Man überschreite niemals die angegebene Konzentration des Zwischenbades und achte darauf, daß die Temperatur desselben in den Sommermonaten nicht zu hoch sei, da die Gelatineschicht, welche gegen Säuren sehr empfindlich ist, sonst Bläschen bekommt.

Das Fixieren. Nunmehr gelangt das gut abgetropfte Bild in das Fixierbad. Bezüglich des Fixierens siehe S. 61 dieses Buches.

In den heißen Monaten ist es gut, ein Härtungsfixierbad zu verwenden. Die Negative werden in ihm nicht nur fixiert, sondern auch gehärtet, wodurch ein Weichwerden, Kräuseln oder Ablösen der Schicht an den Rändern verhindert wird. Man kann ein solches Bad nach folgendem Rezept (bei Einhaltung der angegebenen Reihenfolge) selbst ansetzen.

<pre>
Kalium-Alaunlösung 1 : 8 .... 1000 ccm
Natriumbisulfitlösung 1 : 4.......... 250 „
Natriumthiosulfatlösung 1 : 4 ...... 1000 „
</pre>

Das Fixieren der Röntgenaufnahmen dauert 5 bis 10 Minuten; während dieser Zeit sollen die Bilder im Bade reichlich bewegt werden. Das Ende des Fixierprozesses ist daran zu erkennen, daß die Schatten des Bildes in der Aufsicht nicht mehr weiß erscheinen und in der Durchsicht vollkommen klar sind. Man fixiere immer etwas länger, als unbedingt nötig, da unvollständig fixierte Bilder nicht haltbar sind und leicht gelbe Flecke bekommen, welche sich nur sehr schwer entfernen lassen. Man achte darauf, daß das Fixierbad frei von Verunreinigungen wie Gelatinehäutchen, Papierstückchen usw. sei, weil sich diese auf die Schicht des Bildes lagern und die Einwirkung des Fixiernatrons an diesen Stellen verhindern. Die Ursache auf diese Art entstandener kleiner Flecken wird dann häufig im zu groben Korn der Verstärkungsfolie gesucht.

Die Fixierlösung selber ist häufig zu erneuern, unbedingt aber dann, wenn sie trüb oder mißfarbig zu werden beginnt. Fixierbäder dadurch zu erneuern, daß man ihnen frisches Natriumthiosulfat in fester Form oder in Lösung zufügt, ist unzweckmäßig. Gebrauchte Fixierbäder werden in größeren Betrieben nicht weggegossen, sondern in einem großen Bottich gesammelt, da sie beträchtliche Mengen an Silbersalzen gelöst enthalten. Von Scheideanstalten wird das Silber aus diesen Lösungen mit Zinkstaub ausgefällt; aus dem entstandenen Niederschlag wird das Silber zurückgewonnen.

Das Wässern. Nunmehr werden die restlichen, in der Schicht des Bildes enthaltenen wasserlöslichen Silbersalze herausgelöst. Am gründlichsten erfolgt die Wässerung, wenn das Negativ senkrecht in fließendem Wasser steht; es ist so in 40 bis 60 Minuten beendet. Platten werden vorteilhaft in dem auf S. 473 beschriebenen Wässerungskasten, Filme, in ihrem Entwicklungsrahmen hängend, in dem mit Zu- und Abfluß versehenen Wässerungstank gewaschen. Das Verfahren der Wässerung des stehenden Bildes ist dem Wässern in der Schale vorzuziehen, da aus der Wasserleitung fast immer mitgerissene Schmutzteilchen sich auf der (horizontal liegenden) Schicht leicht absetzen, was im Wässerungskasten oder -tank nicht der Fall ist.

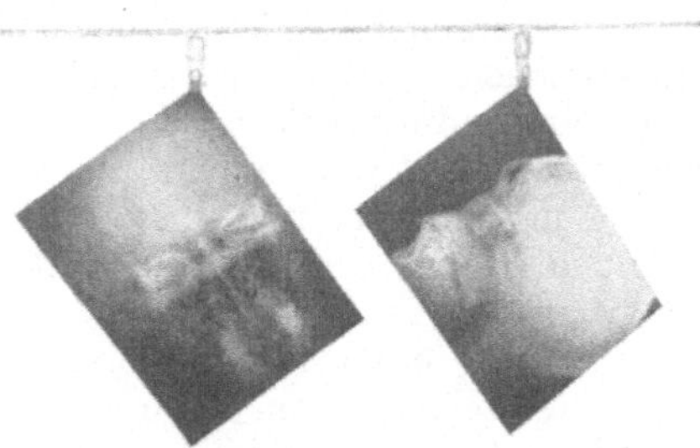

Abb. 58. Zum Trocknen sollen die Filme an Klammern schräg aufgehängt werden

Das Trocknen. Da unsachgemäßes Trocknen zu Fehlern führen kann, welche die Diagnose erschweren, verwende man auch auf diesen scheinbar untergeordneten Prozeß die größte Sorgfalt. Um die den Bildern vom Waschwasser her eventuell noch anhaftenden Unreinlichkeiten zu entfernen, spüle man sie vor dem Trocknen noch sorgfältig mit einer Brause ab. Das Trocknen soll in einem gut durchlüfteten, nicht zu warmen Raum erfolgen, also womöglich nicht in der Dunkelkammer. Platten werden auf Trockenständern, möglichst weit auseinandergestellt, Filme — vgl. Abb. 58 — in Filmklammern schräg hängend getrocknet. Dabei dürfen sie nicht allzu nahe bei einander hängen, da sie, durch einen leichten Luftzug bewegt, leicht zusammenkleben können.

Man hüte sich vor einer zu großen Wärmezufuhr beim Trocknen, da die Schicht in der Wärme weich wird und abrinnt; Abb. 59 zeigt ein Beispiel für einen so entstandenen Fehler. An der bezeichneten Stelle ist die Gelatine beim Trocknen gequollen. Würde der dadurch entstandene schwarze Streifen nicht über den Rand des Schädels hinausreichen, könnte man ihn für das Bild einer Fraktur halten.

Sicherer erreicht man ein verhältnismäßig rasches Trocknen der Platten, wenn man sie ungefähr 5 Minuten lang in einem Bade von 90%igem Alkohol (besser Methylalkohol) badet. Verschleierte Negative und Filme soll man nicht auf diese Weise trocknen. Auch mit einem

Fönapparat sind gute Resultate zu erzielen; es sei jedoch bemerkt, daß man auf diese Art nur ganz feuchte Platten trocknen darf; halb trockene Bilder, die mit dem Fönapparat fertig getrocknet werden, weisen bisweilen sehr störende Trocknungsgrenzen auf.

Die Bildverbesserung. Allgemein läßt sich sagen, daß die hieher gehörigen Prozesse nur für ganz wenige Fälle in Betracht kommen, da sie eine ganze Reihe von neuen Fehlermöglichkeiten nach sich ziehen. Nach vorgenommener partieller Abschwächung könnte man z. B. nicht mehr sicher feststellen, ob eine kleine im abgeschwächten Teil befindliche Verschattung auf eine organische Veränderung oder auf die Wirkung des Abschwächers zurückzuführen ist. Deshalb exponiere man in erster Linie richtig und verlasse sich lieber nicht auf diese Hilfsmittel.

Das Abschwächen. In manchen Fällen vermag die Abschwächung wertvolle Dienste zu leisten. Als Beispiel seien hier die Nebenhöhlenaufnahmen mit Tubus erwähnt, die infolge des kürzeren Strahlenweges durch den Schädel stets auf der einen Hälfte des Bildes stärker geschwärzt sind als auf der anderen. Zur Abschwächung tauche man in einem solchen Falle das nur ganz kurz gewässerte nasse Negativ mit

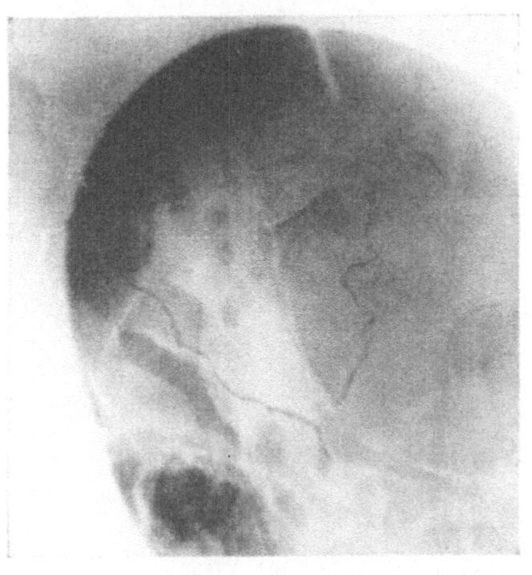

Abb. 59. Die über die linke Bildhälfte schräg verlaufende, dunkle Linie ist durch unvorsichtiges Trocknen der Platte bei erhöhter Temperatur entstanden und könnte leicnt für das Bild einer Fraktur gehalten werden

seiner zu stark geschwärzten Hälfte in das Abschwächerbad und bewege es darin auf und ab, um einen guten Übergang zwischen der abgeschwächten und der normal belassenen Hälfte zu erzielen. Für diese Zwecke eignet sich sehr gut der FARMERsche Abschwächer (siehe S. 63).

Negative, die infolge Überexposition zu dichte, undurchsichtige Schatten haben, kann man ebenfalls vorteilhaft in dieser Mischung abschwächen.

Handelt es sich darum, Negative abzuschwächen, die bei klaren, durchsichtigen Schatten in den Lichtern zu stark gedeckt sind (z. B. BUCKY-Aufnahmen), so verwende man den Ammoniumpersulfat-Abschwächer (siehe S. 63).

Das Verstärken. Aufnahmen, die durch Unterexposition oder zu kurze Entwicklung zu schwach geschwärzt sind, können durch Verstärkung mit Quecksilberchlorid verbessert werden. Bezüglich des Quecksilberverstärkers vgl. S. 62. Es sei darauf aufmerksam gemacht, daß nur die auf dem Negativ sichtbaren Details durch die Verstärkung gekräftigt werden, neue Details dabei aber nicht zum Vorschein kommen.

Die Verwertung des Röntgenbildes

Die Bildbetrachtung. Um das fertige Negativ zum Zwecke der Diagnose genau betrachten zu können, ist es notwendig, es von der Rückseite her gleichmäßig zu beleuchten. Ein einfacher, für diese Zwecke gut geeigneter Schaukasten ist in der Abb. 60 dargestellt. Er besteht aus einem innen weiß lackierten Lampenkasten, der an der Vorderwand eine Opalglasscheibe trägt. Gewöhnliche Mattscheiben sind wegen ihres groben Korns für diesen Zweck nicht verwendbar. Da bei dem verhältnismäßig hellen Licht der Schaubühne feinere Details unterexponierter Aufnahmen schwer zu erkennen wären, schalte man in die elektrische Zuleitung des Lampenkastens einen Regulierwiderstand, mit dessen Hilfe die Helligkeit der Lampe nach Bedarf verändert werden kann.

Sehr störend und — namentlich bei längerer Arbeit — sehr ermüdend wirkt das an den Seiten des Negativs ungeschwächt austretende Licht; das einfachste Mittel, dieses Licht abzuhalten, sind schwarze Kartons verschiedener Breite, die an den Seiten des Negativs vor der Schaubühne aufgestellt werden.

Wesentlich praktischer — allerdings auch teurer — sind die Schaubühnen nach Gocht oder Graessner, welche mit Blendenjalousien und einem Regulierwiderstand ausgestattet sind.

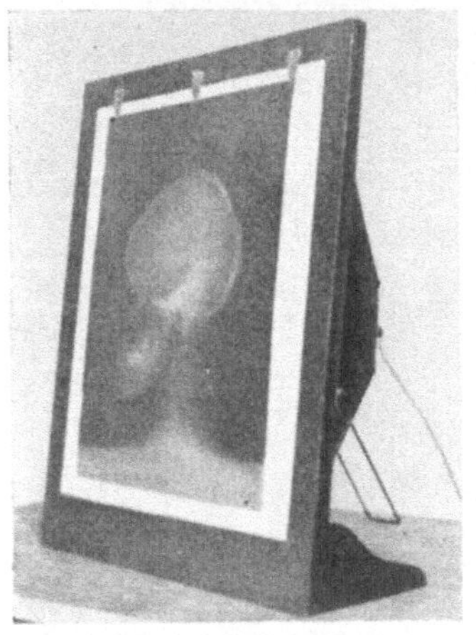

Abb. 60. Schaukasten zur Betrachtung des Röntgenbildes bei gleichmäßiger Beleuchtung (Kodak)

Die Vervielfältigung. Zur Herstellung von Kopien der Röntgennegative eignen sich am besten Gaslichtpapiere mit glänzender Oberfläche. Zum Kopieren flauer, kontrastloser Negative verwende man hart arbeitendes Papier, für kontrastreiche Negative weiches Papier.

Das Negativ wird zunächst in einen Kopierrahmen gebracht, auf das Negativ wird das mit der Schichtseite dem Negativ (bzw. der Schichtseite der Platte) zugekehrte Kopierpapier gelegt und mit dem Verschlußdeckel des Kopierrahmens fest angepreßt. Guter Kontakt zwischen Negativ und Papier ist dringend erforderlich, um Unschärfen zu vermeiden. Das Belichten nehme man am besten stets in gleicher Entfernung von der gleichen Lampe vor. Sehr gut eignet sich eine Schaubühne als Lichtquelle.

Zur Herstellung von Vervielfältigungen sind die handelsüblichen Kopierapparate sehr praktisch. Sie bestehen im wesentlichen aus einem Holzkästchen, an dessen Boden mehrere weiße und eine rote Glühlampe angebracht sind; über ihnen befindet sich eine Mattglasscheibe und in einiger Entfernung von dieser eine Spiegelglasscheibe. Ein federnder Verschlußdeckel sichert guten Kontakt. Während des Einlegens brennt die rote Birne und beleuchtet das Negativ von unten; sobald das Papier eingelegt und der Deckel geschlossen ist, bringt man durch Druck auf einen Taster die weißen Lampen zum Aufleuchten. Ein solcher Apparat hat den Vorteil, daß man in der Dunkelkammer das Belichten von Gaslichtpapier vornehmen kann, ohne vorher alles lichtempfindliche Material einpacken zu müssen und ohne seine Mitarbeiter beim Entwickeln usf. zu stören. Weiters befindet sich bei einem solchen Apparat das Negativ zwangsläufig stets in der gleichen Entfernung von der gleichen Lichtquelle, was die Bestimmung und Beibehaltung der passenden Expositionszeit sehr erleichtert.

Da die Lichtempfindlichkeit der einzelnen Papiere recht verschieden ist, lassen sich hier keine allgemein gültigen Belichtungszeiten angeben. Am besten ermittle man sie experimentell durch verschieden langes Belichten eines Streifens Gaslichtpapier unter einem Negativ. Im allgemeinen sind die weich arbeitenden Papiere empfindlicher als die normalen, diese wiederum empfindlicher als die hart arbeitenden.

Bezüglich der Weiterbehandlung der Kopien auf Gaslichtpapier vgl. S. 69 ff.

Um gute Wiedergabe der Details auch in den dunklen Stellen des Bildes zu erreichen, stelle man auf die auf S. 72 u. 109 beschriebene Weise Hochglanzbilder her.

Die Herstellung von verkleinerten Diapositiven. Diapositive sind für den Arzt ein unersetzliches Mittel, seine Röntgenaufnahmen auch einem größeren Auditorium bei einem Vortrag vorführen zu können. Da es sich dabei fast durchwegs um seltene, bisweilen auch um unersetzliche Aufnahmen handelt, ist es sehr wichtig, die Diapositive selbst anfertigen zu können. Sofern man über eine gute photographische Kamera im Formate 9 : 12 cm (oder auch eine größere) verfügt, ist dies leicht möglich. Dabei verfährt man folgendermaßen:

Das zu reproduzierende Bild wird vor eine Schaubühne gestellt. Über Filme lege man eine Glasplatte, da sie sich sonst bei der von der Lampe ausstrahlenden Tem-

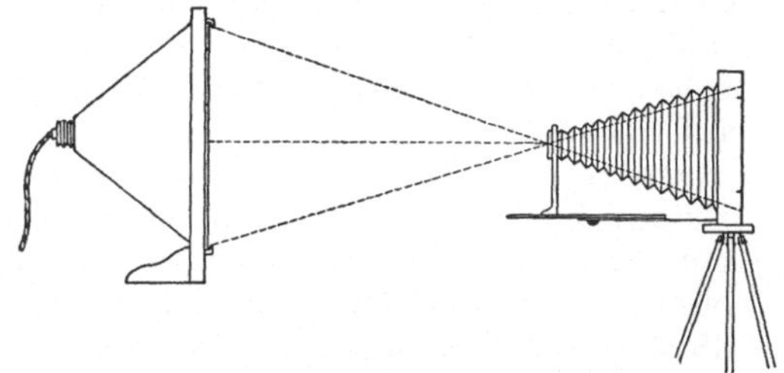

Abb. 61. Einfache Vorrichtung zur Selbstanfertigung von verkleinerten Reproduktionen und Diapositiven von Röntgenaufnahmen

peratur werfen. Nun wird alles an den Seiten des Negativs austretende Licht mit schwarzem Papier oder Pappendeckel sorgfältig abgeschirmt. Ist dies geschehen, so stelle man auf der Mattscheibe eines photographischen Apparates das von der Schaubühne beleuchtete Negativ scharf ein. In Abb. 61 ist die erforderliche Vorrichtung wiedergegeben. Die Entfernung des Apparates vom Negativ soll so bemessen sein, daß das Bild auf der Mattscheibe bei Scharfeinstellung in der Größe der Diapositivplatte erscheint. Dieses Format beträgt 8,2 × 8,2 oder 8,5 × 8,5 cm und soll in der Mitte der Mattscheibe mit einem Bleistift deutlich eingezeichnet werden. Es ist wichtig, daß das Negativ auf der Schaubühne und die Mattscheibe der Kamera parallele Ebenen sind und daß sich das Objektiv genau gegenüber der Mitte des Negativs befindet, da sonst Verzerrungen des Bildes auftreten. Ist man mit der Einstellung fertig, so schließe man den Verschluß und ersetze die Mattscheibe durch eine Kassette, in die man zuvor unter Benutzung eines speziell für diese Zwecke erhältlichen Einsatzrähmchens eine Diapositivplatte eingelegt hat. Auch für Diapositivfilme gibt es ähnliche Kassetteneinlagen.

Die Expositionszeit für ein normales Negativ beträgt z. B. bei Verwendung einer normal adjustierten Kodak-Schaubühne 30 : 40 cm und einer relativen Blendenöffnung des Aufnahmeobjektivs von 1 : 4,5 für Herlango-Germania-Diapositivplatten ungefähr 6 Sekunden, für Agfa-Diapositivfilm 3 Sekunden. Für über- oder unterexponierte Bilder wähle man entsprechend längere bzw. kürzere Belichtungszeiten. Um bei unterexponierten oder flauen Bildern gute, kontrastreichere Reproduktionen zu erhalten, blende man auf die Hälfte (1 : 9) ab; im Vergleich zu der für die Blendenöffnung 1 : 4,5 geltenden Expositionszeit muß man nunmehr viermal so lange belichten.

Die weitere Verarbeitung der Diapositivplatte ist der von Gaslichtpapier sehr ähnlich. Nach dem Trocknen befestige man mit Hilfe schwarzer Klebestreifen zum Schutze der Schicht eine Deckglasplatte an der Schichtseite der Diapositivplatte. Diapositivfilme werden zwischen zwei Deckglasplatten montiert.

Will man die Röntgenaufnahmen im Vortrage nicht als Positiv, sondern so, wie sie ursprünglich waren, also als Negativ vorführen, so sind von den Diapositiven erst Dia-Negative herzustellen. Zu diesem Behufe belichtet man hinter der fertigen Diapositivplatte (ohne Deckglas) Schicht auf Schicht einen Diapositivfilm ganz kurze Zeit (zirka $^1/_3$ Sekunde) in einem Kopierrahmen oder in einem Kopierapparat. Die zu kopierende Diapositivplatte wird dabei auf ein Stück schwarzes Papier gelegt, welches mit einem Ausschnitt versehen ist, der etwas kleiner als die Diapositivplatte ist, um alle seitlichen Lichtstrahlen, die den Rand des Diapositivfilms verschleiern würden, abzuhalten.

Die Behandlungsfehler im Negativprozeß

Der Röntgenologe soll über die Fehler seines Negativmaterials und über die Behandlungsfehler im Negativprozeß genau informiert sein.

Während der „Lichtphotograph" seine Bilder ausfleckt und alle störenden Erscheinungen im Bild — einerlei welcher Herkunft sie auch seien — durch Retusche entfernt, muß der „Röntgenphotograph" zu entscheiden imstande sein, ob beispielsweise eine Aufhellung oder ein kleiner heller Fleck im Bild auf eine Veränderung im Organismus oder auf einen Behandlungsfehler zurückzuführen ist.

Grauschleier. Während der Entwicklung wird das Negativ von einem gleichmäßigen, grauen bis schwarzen Belag überzogen, der die Schatten im Negativ trübt und dem Bild ein flaues und eintöniges Aussehen verleiht. Dieser Schleier kann folgende Ursachen haben:

a) Die Packung des lichtempfindlichen Materials wurde nicht unter Einhaltung der nötigen Vorsichtsmaßregeln geöffnet.

b) Das lichtempfindliche Material wurde in seinem Aufbewahrungsraum von Röntgenstrahlen getroffen. Man überzeuge sich, ob der Aufbewahrungsraum strahlensicher ist, indem man eine Hälfte einer sorgfältig verpackten Platte mit Blei belegt; nach einigen Tagen entwickle man die unbelichtete Platte; erscheint nach der Entwicklung die Hälfte der Platte, die mit Blei abgedeckt war, heller als die andere, so wurde letztere tatsächlich von Röntgenstrahlen getroffen. In diesem Falle ist der Vorratskasten mit 1 bis 2 mm starkem Bleiblech sorgfältig auszukleiden.

c) Das Negativmaterial wurde in einem Kasten aus frischem Weichholz oder frisch lackiertem Holz aufbewahrt. Die in frischem Holz enthaltenen Harze oder der frische Lack können Schleier hervorrufen; man darf daher solche Kästen nicht als Aufbewahrungsort für das lichtempfindliche Material verwenden.

d) Die Filme lagen zu lange in einer Kassette mit neuen Verstärkungsfolien zusammen verpackt; die Ausdünstungen der letzteren verursachen den Schleier. Man lasse die Kassetten mit den neuen Folien an einem staubfreien, trockenen Ort längere Zeit offen liegen.

e) Die Filme oder Platten sind durch allzu langes Aufbewahren verdorben. Man stapele daher keine zu großen Vorräte auf.

Ob der Grauschleier durch eine der unter a) bis e) angeführten Ursachen hervorgerufen wurde, kann dadurch festgestellt werden, daß man eine Probe des unbelichteten Negativmaterials bei größtmöglicher Dunkelheit 5 Minuten lang in einem einwandfreien Entwickler behandelt. Tritt unter diesen Bedingungen keine nennenswerte Schleierbildung auf, so ist der Grauschleier durch einen der in den folgenden Punkten behandelten Faktoren bedingt.

Ist man nicht ganz sicher, ob der Entwickler einwandfrei ist, so entwickle man zur Kontrolle gleichzeitig ein Stück einer frischen Platte.

f) Die Dunkelkammerlampe ober dem Packtisch oder dem Entwicklungstisch ist zu hell. Man überzeuge sich auf die auf S. 471 angeführte Weise von ihrer Zuverlässigkeit.

g) Das Bild wurde während der Entwicklung zu häufig aus dem Bade herausgenommen, um es in der Durchsicht zu beurteilen, und dadurch der oxydierenden Wirkung der Luft ausgesetzt; als Folge davon tritt ein sogenannter „Luftschleier" auf.

h) Das Bild wurde überexponiert. Man kann sehr leicht entscheiden, ob das graue, kontrastlose Aussehen eines Röntgenbildes durch Überexposition verursacht wurde, indem man vor der Exposition auf die Platte eine kleine Bleimarke legt; da an dieser Stelle keine Röntgenstrahlen auf die Platte gelangen, muß diese Stelle während der Entwicklung völlig klar bleiben, falls der Grauschleier auf keine anderen

Ursachen zurückzuführen ist. Überexponierte Platten oder Filme behandle man in altem, bromkalireichem Entwickler.

i) Der Entwickler war zu stark konzentriert, oder zu arm an Bromkalium. Durch Zusatz einer Bromkalilösung 1 : 10 bzw. Verdünnen des Entwicklers ist dieser Fehler zu beheben.

k) Der Entwickler war zu warm; seine Temperatur darf 20° C nicht wesentlich überschreiten.

l) Das Negativ wurde zu lange entwickelt, um beispielsweise eine Unterexposition auszugleichen. Da das Negativ während der Entwicklung nur bis zu einem gewissen Grad an Kraft und Deckung zunimmt, ist ein allzulanges Entwickeln nicht nur zwecklos, vermindert vielmehr durch Schleierbildung die Kontraste und erschwert infolgedessen die Ausführung einer brauchbaren Verstärkung, da ja auch der Schleier mit verstärkt wird.

Randschleier. Die Platte oder der Film zeigen nach der Entwicklung einen schwarzen, gegen die Mitte des Bildes zu verlaufenden Rand. Dieser kann dadurch verursacht sein, daß:

a) das lichtempfindliche Material zu lange aufbewahrt wurde (s. oben unter e).

b) die verwendete Kassette schlecht schließt.

Teilweiser Schleier, der von den Ecken des Bildes ausgeht (bisweilen strahlenförmig) und gegen die Mitte des Bildes zu schwächer wird, tritt dann auf, wenn die Ecken des schwarzen Packpapiers durch wiederholte Verwendung durchgerieben sind. Man untersuche daher öfters das Packpapier auf seine Verwendbarkeit, indem man es hinter einer stärkeren Lichtquelle betrachtet.

Gelbschleier entsteht bei Verwendung alten, schon oft gebrauchten Entwicklers oder neutralen, mit Entwickler verunreinigten Fixierbades. Er läßt sich durch Behandlung mit Thiocarbamid entfernen:

$$\begin{array}{ll} \text{Wasser} \dotfill & 1000 \text{ ccm} \\ \text{Thiocarbamid} \dotfill & 20 \text{ g} \\ \text{Citronensäure} \dotfill & 10 \text{ „} \end{array}$$

In dieser Lösung werden die zu klärenden, fixierten und gründlich gewässerten Bilder 2 bis 5 Minuten lang behandelt; hierauf wird gut gewässert und getrocknet.

Dichroitischer Schleier. Das Negativ sieht in der Aufsicht gelblichgrün, in der Durchsicht orange, rosa bis violett aus; häufig macht es den Eindruck eines nicht ausfixierten Negativs. Dieser Schleier tritt bei Verwendung von neutralem oder ungenügend angesäuertem Fixierbad auf. Beim Fixieren von Doppelfilmen in der Schale tritt er besonders häufig auf. Wenn die Fixierbäder nicht bis zur Erschöpfung ausgenutzt werden und wenn für reichliche Bewegung der Schale beim Fixieren von Filmen gesorgt wird, kann man das Auftreten dieses Schleiers leicht vermeiden.

Silberschleier. Als Silberschleier bezeichnet man einen Belag der trockenen Platte, der in der Aufsicht spiegelartig erscheint; er entsteht bisweilen bei sehr lange dauernder Entwicklung, häufiger aber dann, wenn der Entwickler mit Fixiernatron verunreinigt war. Durch Baden der Platte in einem mit der doppelten Menge Wasser verdünnten FARMERschen Abschwächer kann dieser Schleier wieder entfernt werden.

Schmutzig-brauner Schleier. Das Fixierbad war zu alt, oder die Aufnahme wurde nicht gänzlich ausfixiert. Da diese Bilder meist vollkommen unbrauchbar sind, spare man nicht zu sehr am Fixierbad und ersetze es häufig durch frisches.

Helle kleine Flecken kommen sehr häufig auf den Negativen vor und können verursacht sein durch:

a) Luftblasen, welche sich während der Entwicklung auf der Schicht festgesetzt haben. Die Flecken selber sind glasklar und scharf umgrenzt; bei genauerer Betrachtung ist an ihnen häufig ein Kern und um diesen herum ein Hof zu unterscheiden. Man entferne daher beim Einlegen des Negativs in das Entwicklerbad durch reichliche Bewegung des Bades oder durch vorsichtiges Darüberstreichen mit der Hand sorgfältig alle Luftblasen.

b) Fixiernatron, das, in fester oder flüssiger Form spurenweise auf das Negativmaterial gebracht, nach der Entwicklung kleine durchsichtige Löcher hinterläßt.

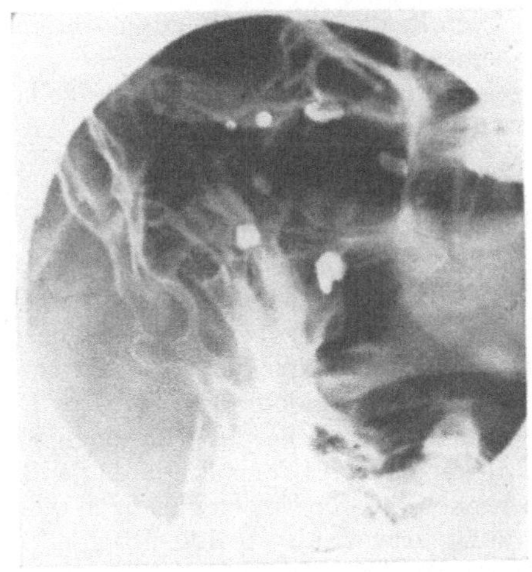

Abb. 62. Die hellen Flecken im Gesichtsschädel sind durch Verwendung einer mit Entwicklerlösung verunreinigten Verstärkungsfolie zur Abbildung gelangt

c) die Verstärkungsfolie, welche durch Entwicklerflecke verunreinigt ist. Diese Fehlerquelle kann durch eine Kontrolle der Folien leicht ermittelt werden. (Siehe Abb. 62.)

d) Fliegen, welche während des Trocknens die feuchte Gelatine aufsaugen. An solchen Stellen sind bei genauer Betrachtung kleine Gruben zu finden.

e) Bakterienfraß. Wenn Platten oder Filme in einem feuchtwarmen, schlecht ventilierten Raum getrocknet werden, so setzen sich leicht Pilze auf der Schicht an, welche die Gelatine verflüssigen. An solchen Stellen sind kleine Vertiefungen zu sehen. Aus dem gleichen Grunde bekommen Negative, die — namentlich im Sommer — übermäßig lang in ungewechseltem Wasser lagen, helle, kreisrunde, vertiefte Flecke mit erhabenen scharfen schwarzen Rändern. Hat sich einmal bei warmer Witterung dieser Fehler eingestellt oder steht einem kein guter Trockenraum zur Verfügung, so bade man die Negative nach dem Wässern in folgender Lösung:

$$\text{Wasser} \ldots\ldots\ldots\ldots\ldots\ldots\ldots\ldots 1000 \text{ ccm}$$
$$\text{Alaun} \ldots\ldots\ldots\ldots\ldots\ldots\ldots\ldots\ldots 6 \text{ g}$$
$$\text{Borsäure} \ldots\ldots\ldots\ldots\ldots\ldots\ldots\ldots 3 \text{ „}$$

f) Wasserspritzer, welche auf das schon trockene Negativ gelangten. Sie rufen glasklare, schwach vertiefte Flecke hervor.

g) Fabrikationsfehler. Diese kommen nur sehr selten vor; ihre einwandfreie Feststellung ist nicht immer leicht, erfordert komplizierte Apparate und Behelfe, viel Erfahrung und soll am besten Fachleuten überlassen werden.

Schwarze, unscharf begrenzte Flecke entstehen bei der Verwendung von schlechtem, lichtdurchlässigem Packpapier. Man prüfe diesfalls das schwarze Papier in der auf S. 484 beschriebenen Weise auf seine Lichtdichtheit.

Zackig abgegrenzte Flächen verschiedener Schwärzungen können auf folgende Arten zustande kommen:

a) Der Film gelangte vor dem Entwickeln stellenweise mit Wasser in Berührung (wenn er z. B. auf einen nassen Tisch gelegt wurde). An diesen Stellen quillt die Gelatine auf und der Entwickler greift hier rascher als an den übrigen Stellen an.

b) Die Schicht des Films wurde von Anfang an nicht gleichmäßig vom Entwickler benetzt, was namentlich dann geschehen kann, wenn sich in der Schale zu wenig Entwicklerlösung befand.

c) Die Schicht des Films wurde von Anfang an nicht gleichmäßig vom Fixierbad bespült; an jenen Stellen, welche mit dem Fixierbad nicht gleich in Berührung kommen, wirkt — trotz Abspülens nach dem Entwickeln — der Entwickler noch weiter und ruft hier eine stärkere Schwärzung hervor, als an den übrigen Stellen.

Wolkige oder gestreifte Negative. Erstere erhält man, wenn das Bad während der Entwicklung zu wenig bewegt wurde; letztere ergeben sich bisweilen bei der Standentwicklung, wenn die Filme beim Einhängen in den Tank nicht mehrmals im Entwickler gesenkt und gehoben wurden.

Aderige oder netzförmige Zeichnung der Platte, ähnlich der Zeichnung eines Knochens im Röntgenbilde, kommt bisweilen vor, wenn die Entwicklungsschale nur selten und ganz schwach bewegt wurde.

Ein heller, durchsichtiger Streifen am Rande des Films kommt dadurch zustande, daß sich im Entwicklungstank zu wenig Entwicklerlösung befindet; der obere Rand des Filmes wurde also nicht entwickelt. Man überzeuge sich daher stets, ob der Entwickler im Tank genügend hoch steht.

Schwarze, wellige Streifen, sogenannte Trocknungsränder, entstehen bei ungleichmäßigem Trocknen der Bilder. Man kann sie leicht in der Aufsicht im schräg auffallenden Licht sehen. Sie treten besonders dann auf, wenn das halb trockene Negativ mit Alkohol oder einem Fönapparat fertig getrocknet wurde; ebenso bei zu großer, unregelmäßiger Wärmezufuhr, wobei die Schicht schmilzt und abrinnt. Ähnliche dunkle Trocknungsgrenzen entstehen auch dann, wenn auf das bereits trockene

Negativ Wasser gelangt ist, wenn es also beispielsweise mit seiner Schicht auf einen nassen Tisch gelegt und nachher getrocknet wurde. Ist dies tatsächlich einmal geschehen, so weiche man das Bild nochmals gut in Wasser ein und trockne es dann auf vorgeschriebene Art.

Helle halbmondförmige Flecken werden durch Biegen oder Knicken der Filme beim Herausnehmen aus ihrer Verpackung, beim Signieren oder beim Einlegen derselben in die Kassette verursacht.

Kräuseln und Ablösen der Schicht tritt bei zu hoher Temperatur der Bäder oder des Waschwassers auf und kann bei Verwendung eines Härtefixierbades vermieden werden. Enthält der Entwickler zu viel Alkali, so kann er die gleichen Fehler hervorrufen.

Kleine weiße Kristalle, die dem Negativ eine rauhe Oberfläche verleihen und bisweilen erst bei Vergrößerung mit einer Lupe zu erkennen sind, rühren von Fixiernatron her, das nicht durch genügende Wässerung aus der Schicht entfernt worden ist. Auch sehr hartes (kalkhaltiges) Leitungswasser kann nach dem Trocknen ähnliche Spuren hinterlassen (Kalkschleier); diese lassen sich durch Abwaschen des Negativs in schwach mit einigen Tropfen Salzsäure angesäuertem Wasser wieder entfernen.

Gesprengte Schicht. Die Oberfläche des Filmes fühlt sich sehr rauh an; bei genauerer Betrachtung sieht man Vertiefungen, an deren Rändern ganz kleine Fetzen der zerstörten Schicht hängen. Bei Verwendung eines zu heißen oder zu konzentrierten Essigsäure-Zwischenbades wurde die Gelatine von der Säure angegriffen und die Schicht zerstört.

Schwarze feine Striche, welche das Negativ besonders an den hellen Stellen schmutziggrau verschleiert erscheinen lassen, sind auf Reibungen an der lichtempfindlichen Schicht zurückzuführen. Solche Reibungen können bei der Fabrikation, beim Transport, beim Einlegen, beim Entwickeln von Doppelfilmen in der Schale (die untere Hälfte des Films reibt sich beim Bewegen des Bades am Schalenboden) und beim Einhängen von Filmen in den Entwicklungstank (wobei der Film an den Wänden des Tanks leicht anstreifen kann) zustande kommen.

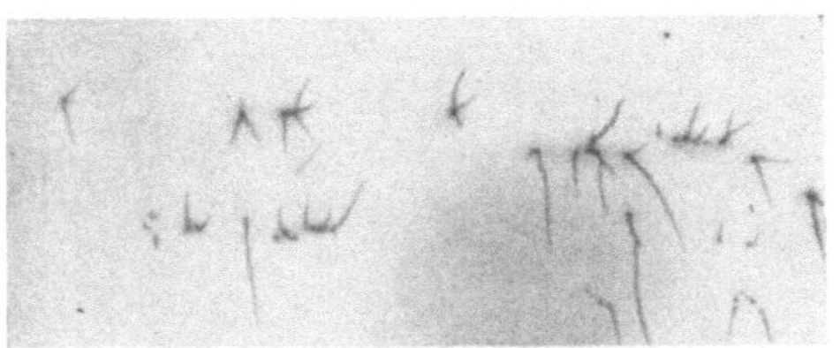

Abb. 63. Blitzbilder

Schwarze Sternchen, sogenannte „Blitzbilder" (s. Abb. 63) sind auf elektrische Entladungen zurückzuführen und treten dann auf, wenn man mit der Platte oder dem Film vor der Aufnahme die häufig statisch aufgeladenen Metallteile eines Statives berührt. Darum soll man dafür Sorge tragen, daß sämtliche Metallteile des Stativs gut geerdet sind. Bisweilen sind diese Blitzfiguren auf elektrische Entladungen, welche während der Herstellung des Filmes vorkommen, zurückzuführen.

Unerwünschte Schriftzüge und Buchstaben kommen nach dem Entwickeln auf dem Negativ zum Vorschein, wenn man frisch bedrucktes oder beschriebenes Papier längere Zeit mit lichtempfindlichem Material zusammen verpackt aufbewahrt (gar wenn das bedruckte Papier auf die Schichtseite zu liegen kam). Die Buchstaben gelangen dabei schwarz (als „Aufhellung") zur Abbildung.

Wurde bedrucktes oder beschriebenes Papier längere Zeit auf die Schichtseite einer Verstärkungsfolie gebracht, so werden bei Verwendung dieser Folien nach dem Entwickeln diese Buchstaben weiß (als „Verschattung") wiedergegeben.

Fingerabdrücke entstehen bei der Berührung der Schicht mit feuchten, fetten oder schmutzigen Fingern beim Verpacken oder Verarbeiten des lichtempfindlichen Materials. Darum wasche man sich vor dem Arbeiten mit dem Negativmaterial stets die Hände.

Weiße parallele Streifen treten bei Aufnahmen mit der Bucky-Blende auf. Sie kommen durch Stillstand oder zu kurze Ablaufzeit der Blende zustande; auch der stroboskopische Effekt (s. S. 454) kommt, namentlich bei kurzzeitigen Aufnahmen, in Betracht.

Juristische Grundlagen der medizinischen Photographie

Von **Paul Abel**, Wien

Zwei Gesichtspunkte sind zu erörtern:

I. Setzt die Rechtsordnung der photographischen Aufnahme des menschlichen Körpers oder von Teilen desselben durch den Arzt Schranken?

II. Welche Rechte hat der Arzt an dem von ihm am Patienten aufgenommenen photographischen Bilde?

Die Beantwortung kann nur nach Maßgabe der Gesetzgebung der einzelnen Staaten erfolgen, zumal nur die Darstellung des geltenden Rechts, nicht Erörterungen de lege ferenda Gegenstand vorliegender Ausführungen sind. Die Rechtslage in den verschiedenen Staaten ist — trotz vielfacher Übereinstimmung in den Grundzügen — in den Einzelheiten verschieden. Dies gilt nicht nur von der unter I. aufgestellten dem Persönlichkeitsrechte zugehörenden Frage, sondern auch für die nach urheberrechtlichen Grundsätzen zu entscheidende Frage unter II. Nach dem internationalen (Bern-Berliner) Urheberrechtsübereinkommen (vom $\frac{\text{9. September 1886}}{\text{13. November 1908}}$), dem die meisten Staaten (Österreich mit 1. Oktober 1920) beigetreten sind, ist zwar jedes Verbandsland — von Einzelheiten muß hier abgesehen werden — grundsätzlich verpflichtet, die in den anderen Verbandsländern zuerst veröffentlichten Werke der Photographie zu schützen, ohne die Erfüllung irgendwelcher Formalitäten zu verlangen, allein der Umfang des Schutzes bestimmt sich nach dem Rechte des Staates, in dem er beansprucht wird (lex fori). Die auf der Konferenz zu Rom im Jahre 1928 beschlossenen Änderungen dieses Übereinkommens beziehen sich nicht auf die Bestimmungen über Werke der Photographie.

Im vorliegenden soll österreichisches Recht (Ö.) zugrunde gelegt, aber auch auf die Rechtslage im Deutschen Reiche (D.) und in den sogenannten Nachfolgestaaten — das sind die Staaten, welche auf dem Gebiete der ehemaligen österreichisch-ungarischen Monarchie entstanden oder denen Teile dieses Gebietes zugefallen sind — Rücksicht genommen werden, also auf die Rechtslage in der tschechoslowakischen Republik (Tsch.), in Ungarn (U.), Polen (P.), Italien (I.),

Rumänien (R.) und Jugoslavien (Jug.); hiezu sei bemerkt, daß in Jugoslavien ein Urheberrechtsgesetz in der allerletzten Zeit erlassen wurde; eine deutsche Übersetzung dieses Gesetzes liegt noch nicht vor, weshalb die Rechtslage im folgenden auf Grund des Gesetzentwurfes dargestellt wird, der aber im Laufe der parlamentarischen Beratungen in den hier in Betracht kommenden Bestimmungen eine Änderung kaum erfahren haben dürfte.

I

In den letzten Jahrzehnten hat sich immer mehr der Gedanke Anerkennung verschafft, daß das Individuum bis zu einem gewissen Grade Herr seines Bildes ist, daß also insbesondere das photographisch hergestellte Bildnis einer Person — in der Regel — ohne deren Zustimmung der Öffentlichkeit nicht preisgegeben werden darf (Recht am eigenen Bilde, Ausfluß des Persönlichkeitsrechtes). Daß diese Frage meist in den Urheberrechtsgesetzen Regelung findet, hat den Grund nur in Erwägungen gesetzestechnischer Natur. Begrifflich hat sie mit dem Urheberrechte nichts zu tun.

In Ö. (§ 13, Abs. 2, Urheberrechtsgesetz [UG.] v. 26. Dezember 1895, bzw. Novelle v. 13. Juli 1920) ist bei Photographieporträts die Ausübung des Urheberrechtes an die Zustimmung der dargestellten Person oder ihrer Erben gebunden; ausgenommen sind Photographieporträts zu amtlichen Zwecken.

Vom Rechtsstandpunkte aus ist es zulässig, daß der Arzt den Patienten unter Darstellung der Gesichtszüge und der Gestalt photographisch aufnimmt oder aufnehmen läßt, auch ohne das Einverständnis des Patienten hiezu einzuholen (z. B. in der Narkose); daß ein solches Vorgehen unter Umständen standeswidrig sein kann, kommt für die vorliegende Untersuchung nicht in Betracht. Der Arzt darf auch einzelne Vervielfältigungen der Photographie zum eigenen Gebrauch, ohne Absicht, daraus eine Einnahme zu erzielen, herstellen (§ 36 in Verbindung mit § 34, Z. 2, UG.). Der Arzt darf jedoch ohne Zustimmung des Patienten das Bild weder veröffentlichen noch — außer zum eigenen Gebrauch — vervielfältigen oder nachbilden noch Vervielfältigungen (Nachbildungen) vertreiben (§ 35 in Verbindung mit § 13 UG.). Die Einwilligung des Patienten kann ausdrücklich oder stillschweigend (z. B. in der Regel dadurch, daß der Patient für die Aufnahme eine Entlohnung annimmt) erteilt werden. Bei Unmündigen ist die Willenserklärung des gesetzlichen Vertreters erforderlich. Hat der Patient bei Lebzeiten sein Einverständnis nicht erteilt oder erfolgt die Aufnahme erst nach dem Tode (Totenmaske), so ist Zustimmung der Erben — und zwar aller, nicht bloß einzelner derselben — erforderlich. War die Genehmigung bei Lebzeiten erteilt, dann bedarf es auch nach dem Tode des Patienten nicht mehr einer solchen seiner Erben. Auch wenn die Aufnahme wissenschaftlichen Zwecken dient, ist die Einwilligung der dargestellten Person notwendig; ebenso wenn die Schutzfrist an der Photographie bereits abgelaufen ist. Die Ausnahmsbestimmung einer Aufnahme „zu amtlichen Zwecken" wird bei medizinischen Photographien selten zutreffen (allenfalls bei Aufnahmen im Inquisitenspital).

Das Erfordernis der Zustimmung gilt nur, wenn es sich um „Photographieporträts" (§ 13 UG.) handelt. Dieser Begriff wird aber wohl in einem weiteren Sinne zu verstehen und daher immer dann gegeben sein, wenn es sich um die photographische Wiedergabe der Person des Patienten, also seiner äußeren Erscheinung handelt. Ob dazu die Wiedergabe der Gesichtszüge wesentlich ist, darüber sind die Meinungen geteilt. Entscheidend dürfte sein, ob sich aus dem Bilde die Person erkennen läßt. Der allseits anerkannte Satz, daß ein Bildnis (Porträt) einer Person im Sinne des Gesetzes dann nicht vorliegt, wenn die Person nur nebenher, zufällig, als Staffage auf dem Bilde erscheint, hat für medizinische Aufnahmen kaum praktische Bedeutung. Jedenfalls unterliegt die Vervielfältigung der photographischen Wiedergabe einzelner Teile des menschlichen Körpers und die Veröffentlichung solcher Bilder dann keinen rechtlichen Schranken, wenn sich aus dem Bilde die Person nicht identifizieren läßt. Es ist daher bei Zutreffen letzterer Voraussetzung zulässig, daß der Arzt Röntgen- oder sonstige photographische Aufnahmen von Teilen des menschlichen Körpers herstellt und — etwa durch Wiedergabe in einem Werke — verwertet. Fraglich kann nur sein, ob in einem solchen Falle der Name der betreffenden Person auch ohne deren Zustimmung genannt werden darf. In der Namensnennung kann unter Umständen, so wenn es sich um Wiedergabe einer körperlichen Anomalie handelt, eine Verletzung der Ehre des Betreffenden gelegen sein; aber auch abgesehen hievon dürfte es sich in der Regel, mag auch ein ausdrückliches gesetzliches Verbot nicht bestehen, empfehlen, von der Namensnennung abzusehen, um nicht gegen Grundsätze des Persönlichkeitsrechtes zu verstoßen.

Die Rechtslage in den übrigen oben angeführten Staaten ist eine ähnliche.

D. (§§ 22 ff. Kunstschutzgesetz [KG.] v. 9. Januar 1907): Der Arzt bedarf zwar nicht zur Vervielfältigung, wohl aber zur Verbreitung oder öffentlichen Schaustellung von Bildnissen (dieser Begriff ist in dem oben angegebenen Sinne zu verstehen) der Einwilligung des Abgebildeten, bzw. nach dessen Tode — jedoch nur durch zehn Jahre — der Einwilligung des überlebenden Ehegatten und der Kinder, in deren Ermanglung der Eltern.

Tsch. (§§ 34 und 36 UG. v. 24. November 1926): Regelung wie in Österreich, jedoch nach dem Tode des Abgebildeten Zustimmung nur durch zwanzig Jahre erforderlich und nur seitens der Ehegatten und Kinder, bei Abgang solcher Angehörigen der Eltern, bzw. Geschwister.

P. (Art. 18 UG. v. 29. März 1926): Das Gesetz spricht nur von der Zustimmung der dargestellten Person; Vervielfältigung und Veröffentlichung nach dem Tode der dargestellten Person scheint daher unbeschränkt zulässig zu sein.

I. (Art. 11 UG. v. 7. November 1925): Bemerkenswert ist, daß die Veröffentlichung für wissenschaftliche oder didaktische Zwecke auch ohne Zustimmung der dargestellten Person gestattet ist (das deutsche Recht kennt diese Ausnahme nur, wenn es sich um ein höheres Interesse der Kunst handelt); bei der Veröffentlichung medizinischer Aufnahmen wird einer dieser Zwecke in der Regel gegeben sein.

In U. (UG. v. 31. Dezember 1921) und R. (UG. v. 28. Juni 1923) fehlen Bestimmungen über die Frage der Veröffentlichung einer nicht auf Bestellung angefertigten photographischen Aufnahme einer Person.

In Jug. ist die Regelung dieselbe wie in D., nur wird bezüglich der Notwendigkeit der Einholung der Zustimmung der Lebensgefährte dem Ehegatten gleichgestellt.

II

Der Arzt, der eine photographische Aufnahme (darunter fallen insbesondere auch Röntgenaufnahmen) macht, hat nach österreichischem Recht (§ 35 UG.) die ausschließliche Befugnis, das Bild zu veröffentlichen, zu vervielfältigen, nachzubilden, durch mechanische oder optische Einrichtungen gewerbsmäßig vorzuführen und Vervielfältigungen (Nachbildungen) zu vertreiben. Inwieweit er von diesen Befugnissen Gebrauch machen darf, wurde im vorstehenden dargelegt. Der Schutz ist unabhängig davon, ob es sich um eine künstlerische Aufnahme handelt; er endigt in der Regel zehn Jahre nach dem Erscheinen der Photographie (§ 41 UG.). Der Arzt kann also insbesondere jedem anderen die Veröffentlichung des Bildes oder dessen Vervielfältigung untersagen; letztere auch dann, wenn das Bild bereits veröffentlicht, d. h. mit Willen des Arztes der Öffentlichkeit zugänglich gemacht wurde (§ 6 UG.). Die Vorführung im Hörsaal wird in der Regel nicht als Veröffentlichung anzusehen sein, weil der Kreis der Anwesenden auf eine bestimmte Personengruppe beschränkt ist. Herstellung einzelner Vervielfältigungen zum eigenen Gebrauch und ohne Absicht, daraus eine Einnahme zu erzielen, ist zulässig; gestattet ist auch, das Bild, jedoch nur wenn es mit Zustimmung des Arztes schon erschienen (§ 6 UG.), also insbesondere vom Arzte in ein von ihm verfaßtes Werk aufgenommen ist, zur Erläuterung des Textes in ein von einem andern verfaßtes Schriftwerk aufzunehmen; die benützte Quelle ist anzugeben (§ 36 in Verbindung mit § 34, Z. 4, UG.). Nicht nur die photographische Vervielfältigung, auch die Nachbildung durch irgend ein anderes Verfahren, etwa durch Nachmalen, ist untersagt (§ 35, Abs. 2, UG.). Eines Vorbehaltes des Schutzes bedarf es nicht.

Eingriffe in das dem Arzte zustehende photographische Urheberrecht sind zivilrechtlich und — bei Vorhandensein der Wissentlichkeit — auch strafrechtlich verfolgbar und verpflichten überdies zum Schadenersatz (§§ 44ff. UG.).

Geschützt ist immer nur das konkrete photographisch aufgenommene

Bild. Wenn der Arzt z. B. die Herzbewegung eines Menschen nach bestimmten Gesichtspunkten aufnimmt, so ist nur das dadurch geschaffene Bild gegen Veröffentlichung, Vervielfältigung usw. geschützt; es ist aber niemand anderer gehindert, nach denselben Gesichtspunkten Aufnahmen der Herzbewegung zu veranstalten. Denn einem Werke der Photographie oder Kinematographie kommt ein inhaltlicher Schutz dann nicht zu, wenn es sich bloß um die Wiedergabe von in der Natur gegebenen tatsächlichen Vorgängen handelt (§ 4, Abs. 1, Z. 2, UG.; ähnlich Art. 14 des internationalen Urheberrechtsübereinkommens), der durch die Beschlüsse der Romkonferenz eine mehr der Klarstellung dienende als sachlich in Betracht kommende Änderung erfahren hat. Wenn allerdings zu der kinematographischen Wiedergabe tatsächlicher Vorgänge noch eine gewisse Kombinationsidee hinzutritt, wenn die Verbindung der dargestellten — in der Außenwelt gegebenen — Begebenheiten eine „eigentümliche Schöpfung" darstellt, dann ist auch die Handlung als solche, also der Inhalt der kinematographischen Aufnahme geschützt. Der Schutz richtet sich dann nach den Bestimmungen, welche für Werke der Literatur oder Kunst gelten, nicht nach den Bestimmungen über Werke der Photographie. An der Idee als solcher aber, Naturvorgänge, also insbesondere Vorgänge im menschlichen Körper, etwa für Lehr- oder diagnostische Zwecke photographisch festzuhalten, besteht nach dem derzeitigen Stande der Rechtsentwicklung kein Ausschließlichkeitsrecht.

Urheber eines Werkes ist, wer es geschaffen hat (§ 4, Abs. 3, UG.). Macht der Arzt die Aufnahme, so ist zweifellos er der Urheber, mag er sich auch zur Vornahme einzelner technischer Manipulationen eines oder mehrerer Gehilfen bedienen. Wie aber, wenn der Arzt einem Photographen den Auftrag gibt, auf Grund seiner Anweisungen eine bestimmte Aufnahme herzustellen? Nach § 13, Abs. 1, UG., stehen bei gegen Entgelt bestellten Porträts die Rechte des Urhebers dem Besteller zu. Dies wird wohl sinngemäß auch dann anzuwenden sein, wenn der Arzt durch einen Photographen entgeltlich nicht gerade eine Porträtaufnahme, sondern eine Aufnahme sonstiger Körperteile machen läßt. Immerhin wird es zweckmäßig sein, die Urheberschaft des Arztes durch Vereinbarung anerkennen zu lassen, um Streitigkeiten zu vermeiden. Eine solche Vereinbarung kann auch mündlich erfolgen. Daß dann, wenn die photographische Platte dem Arzt übergeben wird, dieser das Vervielfältigungsrecht erwirbt, ist in § 18, Abs. 2, UG., ausdrücklich bestimmt. Durch bloße — entgeltliche oder unentgeltliche — Überlassung der Photographie allein wird anderseits mangels einer besonderen Verabredung das Vervielfältigungsrecht noch nicht übertragen (§ 18, Abs. 1, UG.).

Bekannt ist der Fall des Chirurgen Dr. Doyen, der von verschiedenen durch ihn ausgeführten Operationen seitens eines Photographen für Unterrichtszwecke und für sein eigenes Studium kinematographische Aufnahmen herstellen ließ. Der Photograph bewahrte unerlaubterweise die Negative auf, stellte auf Grund derselben Abzüge her und verkaufte diese an verschiedene Unternehmungen zu Zwecken der öffentlichen Vorführung. Das Tribunal civil de la Seine untersagte dies (Urteil vom 10. Februar 1905), indem es dem Dr. Doyen das ausschließliche Verfügungsrecht über die Negative zuerkannte. Diese Entscheidung dürfte auch dem österreichischen Recht, insbesondere im Hinblick auf die früher besprochenen Bestimmungen über das Recht am eigenen Bilde, entsprechen.

Die übrigen eingangs erwähnten Staaten gewähren Werken der Photographie ähnlichen Rechtsschutz wie Ö., so D. in §§ 15ff. KG.; Tsch. in § 36 UG. (mit der Erweiterung, daß der Schöpfer der Photographie — über Ö. und D. hinausgehend — auch das Recht der öffentlichen Ausstellung hat); U. in Art. 68ff.; ähnlich I., P. und Jug. Die Schutzfrist beträgt für Erzeugnisse der Photographie in D. und Tsch. zehn Jahre, in U. fünfzehn Jahre, in I. (Art. 31 UG.) und Jug. zwanzig Jahre, in P. (Art. 20 UG.) im allgemeinen zehn Jahre nach dem Erscheinen, wenn es sich aber um Photographien von wissenschaftlichem Werte handelt, 50 Jahre nach dem Tode des Urhebers.

Literatur

Bertram, A.: Der Kinematograph in seinen Beziehungen zum Urheberrecht. München-Leipzig: Duncker & Humblot. 1914. — Cohn, G.: Neue Rechtsgüter (Das Recht am eigenen Namen. Das Recht am eigenen Bilde). Berlin: O. Liebmann. 1902. — Eyermann, A.: Wesen und Inhalt des photographischen Urheberrechts. Halle: W. Knapp. 1914. — Keyssner, H.: Das Recht am eigenen Bilde. Berlin: J. Guttentag. 1896. — Kohler, J.: Das Eigenbild im Recht. Berlin: J. Guttentag. 1903. — Maugras, E. und Guégan, M.: Le Cinématograph devant le droit. Paris: Giard & Brière. 1908. — May, B.: Das Recht des Kinematographen. Berlin: R. Falk. 1912. — Schneickert, H.: Der Schutz der Photographien und das Recht am eigenen Bilde. Halle: W. Knapp.

Ferner die Kommentare zum österreichischen Urheberrechtsgesetz von:
Altschul, J. und G. F.: Wien: Manz. 1904. — Schmidl, J.: Leipzig: Duncker & Humblot. 1906. — Seiller, A.: Wien-Leipzig: Hölder-Pichler-Tempsky. 1927.

Die Kommentare zum deutschen Kunstschutzgesetz u. a. von:
Allfeld, Ph.: München: C. H. Beck. 1908. — Fuld, L.: Berlin-Leipzig: W. de Gruyter & Co. 1925. — Kohler: Kunstwerkrecht. Stuttgart. 1908. — Mittelstaedt: Das neue Kunstschutzgesetz. — Osterrieth, A. und Marwitz, B.: Berlin: C. Heymann. 1929.

Zum tschechoslowakischen Urheberrechtgesetz:
Hermann Otavsky und Gellner, O.: Prag: H. Mercy & Sohn. 1927.

Namen- und Sachverzeichnis